Dr
Gebruik, misbruik

Drugs en alcohol
Gebruik, misbruik en verslaving

Redactie:
Roel Kerssemakers
Rob van Meerten
Els Noorlander
Hylke Vervaeke

Bohn Stafleu van Loghum
Houten 2008

© 2008 Bohn Stafleu van Loghum, onderdeel van Springer Uitgeverij

Alle rechten voorbehouden. Niets uit deze uitgave mag worden verveelvoudigd, opgeslagen in een geautomatiseerd gegevensbestand, of openbaar gemaakt, in enige vorm of op enige wijze, hetzij elektronisch, mechanisch, door fotokopieen of opnamen, hetzij op enige andere manier, zonder voorafgaande schriftelijke toestemming van de uitgever.

Voor zover het maken van kopieën uit deze uitgave is toegestaan op grond van artikel 16b Auteurswet 1912 j° het Besluit van 20 juni 1974, Stb. 351, zoals gewijzigd bij het Besluit van 23 augustus 1985, Stb. 471 en artikel 17 Auteurswet 1912, dient men de daarvoor wettelijk verschuldigde vergoedingen te voldoen aan de Stichting Reprorecht (Postbus 3051, 2130 KB Hoofddorp). Voor het overnemen van (een) gedeelte(n) uit deze uitgave in bloemlezingen, readers en andere compilatiewerken (artikel 16 Auteurswet 1912) dient men zich tot de uitgever te wenden.

Samensteller(s) en uitgever zijn zich volledig bewust van hun taak een betrouwbare uitgave te verzorgen. Niettemin kunnen zij geen aansprakelijkheid aanvaarden voor drukfouten en andere onjuistheden die eventueel in deze uitgave voorkomen.

ISBN 978 90 313 50599
NUR 750

Ontwerp omslag: Studio Bassa, Culemborg
Ontwerp binnenwerk: Studio Bassa, Culemborg
Automatische opmaak: Crest Premedia Solutions (P) Ltd, India
Tekeningen: Ron Slagter

Bohn Stafleu van Loghum
Het Spoor 2
Postbus 246
3990 GA Houten

www.bsl.nl

Inhoud

	Voorwoord	16
1	**Wat zijn drugs en hoe werken ze?**	19
1.1	Definitie drugs	19
1.2	Soorten drugs naar effect	20
1.2.1	Gedragingen	22
1.3	Betekenissen van druggebruik	23
1.3.1	Gebruik van drugs bij religie	23
1.3.2	Gebruik van drugs als medicijn	24
1.3.3	Gebruik van drugs als voedsel of om prestaties te verhogen	24
1.3.4	Gebruik van drugs als genotsmiddel	25
1.4	Redenen en motieven voor drugsgebruik	25
1.5	Gebruikspatronen	27
1.6	Opname, werking en afbraak	29
1.6.1	Opname	29
1.6.2	Verdeling over het lichaam	31
1.6.3	Werking	32
1.6.4	Afbraak	32
1.6.5	Uitscheiding	33
1.7	Werking van de hersenen	35
1.7.1	Het zenuwstelsel	36
1.7.2	De hersenen	36
1.7.3	De prikkeloverdracht tussen zenuwen	39
1.8	Risico's van gebruik	45
1.8.1	Lichamelijke risico's	45
1.8.2	Maatschappelijk functioneren	46
1.8.3	Misbruik/afhankelijkheid	46
1.9	Tolerantie, onthoudingsverschijnselen, craving	50
1.9.1	Tolerantie	50
1.9.2	Onthoudingsverschijnselen	51
1.9.3	Craving	52
1.10	Theorieën van verslaving	53

1.11	Beoordeling van risico's van gebruik	56
2	**Alcohol**	**59**
2.1	Geschiedenis	59
2.2	Wat is alcohol?	62
2.3	Soorten drank	63
2.3.1	Bier	63
2.3.2	Wijn	64
2.3.3	Sterke drank	65
2.3.4	Nieuwe drankjes	67
2.4	Effecten	67
2.5	Omvang gebruik	70
2.6	Opname en afbraak van alcohol	73
2.6.1	Opname: maag/darmen	73
2.6.2	Verdeling: bloed/lichaamsvocht	73
2.6.3	Afbraak: lever	74
2.7	Werking	76
2.8	Positieve gevolgen alcoholgebruik	78
2.9	Lichamelijke gevolgen alcoholgebruik	79
2.9.1	Calorieën, seks, nachtrust, adem en kater of alcoholvergiftiging	79
2.9.2	Hersenen/zenuwaandoeningen	81
2.9.3	Hart- en bloedvaten	84
2.9.4	Gastritis, leverziekten en alvleesklierontsteking	85
2.9.5	Kanker	87
2.9.6	Psychosen	87
2.9.7	Zwangerschap	88
2.10	Afhankelijkheid	89
2.10.1	Ontstaan tolerantie	89
2.10.2	Ontstaan onthoudingsverschijnselen	90
2.10.3	Theorieën alcoholverslaving	90
2.11	Maatschappelijke gevolgen	93
3	**Opiaten**	**97**
3.1	De geschiedenis van het opiaatgebruik	97
3.2	Opium en heroïne in Nederland	99
3.3	Wat zijn opiaten?	101
3.3.1	De plant: papaver somniferum	101
3.3.2	Diverse soorten opiaten	102
3.3.3	Bereidingswijze van morfine en heroïne	104
3.4	De effecten van opiaten	104
3.5	Omvang van het probleem	105
3.6	Opname en afbraak van opiaten	106

3.7	Gevolgen van opiaatgebruik	107
3.7.1	Syndromen die voorkomen bij heroïneverslaafden	107
3.7.2	Combinatie van stoffen, bijmengsels	110
3.7.3	Opiaatverslaving en zwangerschap	110
3.7.4	Psychiatrische ziektebeelden bij opiaatverslaving	111
3.7.5	Sociale gevolgen van heroïnegebruik	111
3.8	Behandeling van opiaatverslaving, de ontwikkelingen in Nederland	112
3.8.1	Methadonverstrekking in Nederland	114
3.9	Technische aspecten bij het voorschrijven van opiaatvervangende middelen	120
3.9.1	Methadon	120
3.9.2	Buprenorfine	122
3.9.3	Heroïne	123
3.9.4	Naltrexone	124
3.9.5	Speciale groepen	124
4	**Misbruik van en verslaving aan medicatie**	**126**
4.1	Benzodiazepinen	126
4.1.1	Geschiedenis	126
4.1.2	Wat zijn benzodiazepinen?	127
4.1.3	Omvang gebruik van benzodiazepinen	127
4.1.4	Opname en afbraak	128
4.1.5	Werking	129
4.1.6	Gevolgen van benzodiazepinegebruik	130
4.1.7	Benzodiazepineverslaving	131
4.1.8	Preventie	133
4.1.9	Drugs- en alcoholverslaafden en benzodiazepinen	133
4.2	Ernstige problemen rond slaapmiddelen in de geschiedenis	138
4.3	Antidepressiva	138
4.4	Antiparkinsonmiddelen	140
4.5	Pijnstillende middelen (niet-opiaten)	140
4.5.1	Acetylsalicylzuur (aspirine)	140
4.5.2	Paracetamol (panadol, finimal)	141
5	**Overige verdovende middelen**	**143**
5.1	Inleiding	143
5.2	GHB	143
5.3	Vluchtige stoffen	147
5.4	Poppers	150
5.5	Lachgas	152
5.6	Ether	154

5.7	Laudanum	155
5.8	Absint	155
5.9	Valeriaan	157
5.10	Kava Kava	158
5.11	Damiana	160
6	**Stimulerende middelen: tabak**	**164**
6.1	Geschiedenis	164
6.2	Tabak: wat is het?	165
6.2.1	Technieken tabaksindustrie	166
6.2.2	Stoffen in tabaksrook	168
6.3	Effecten van tabaksgebruik	170
6.4	Omvang gebruik	171
6.5	Opname stofwisseling	174
6.5.1	Opname in het lichaam bij de diverse toedieningsvormen	174
6.5.2	Verdeling door het lichaam en werking in de hersenen	175
6.5.3	Afbraak nicotine door het lichaam	176
6.6	Risico's van roken	177
6.6.1	Lichamelijke aandoeningen	177
6.6.2	Sociale gevolgen	180
6.6.3	Tabaksverslaving	181
6.7	Preventie en campagnes	182
6.7.1	Lesprogramma's	182
6.7.2	Voorlichting via massamedia aan jongeren	184
6.7.3	Informatiecampagnes gericht op volwassenen	184
6.7.4	Nationale stopcampagnes	185
6.8	Wetgeving	186
6.9	Hulpverlening	189
7	**Stimulerende middelen: cocaïne**	**196**
7.1	Geschiedenis	196
7.2	Wat is cocaïne?	198
7.3	Effecten van cocaïnegebruik	200
7.3.1	Psychische effecten van cocaïne	201
7.3.2	Lichamelijke effecten van cocaïne	202
7.4	Omvang cocaïnegebruik	203
7.4.1	Bevolking	203
7.4.2	Scholieren	204
7.4.3	Problematisch gebruik	204
7.4.4	Hulpvraag	204
7.5	Opname en afbraak van cocaïne	207
7.6	Gevolgen van cocaïnegebruik	208

7.6.1	Lichamelijke complicaties	208
7.6.2	Psychopathologische syndromen bij cocaïnegebruik	213
7.7	Afhankelijkheid	214
7.8	Maatschappelijke gevolgen	215
7.9	Behandeling van cocaïneverslaving	217
7.9.1	Snuivers	217
7.9.2	Gebruikers van base en spuiters	217
8	**Stimulerende middelen: amfetamine**	**221**
8.1	Geschiedenis	221
8.2	Wat is amfetamine? Soorten amfetaminen	223
8.2.1	Chemie amfetaminen	223
8.2.2	Chemische structuren van amfetaminen en verwante stoffen	226
8.2.3	Gebruik amfetaminen	230
8.3	Effecten	231
8.4	Omvang gebruik	232
8.5	Opname van amfetaminen en effecten Op de stofwisseling	233
8.5.1	Opname, verdeling en uitscheiding	233
8.5.2	Werking op het centraal en perifeer zenuwstelsel	234
8.6	Risico's van amfetaminegebruik	236
8.6.1	Lichamelijke aandoeningen als gevolg van amfetamine	236
8.6.2	Sociale gevolgen	240
8.6.3	Lichamelijke en psychische afhankelijkheid	240
8.6.4	Opvang bij crises/behandeling	242
8.6.5	Harmreduction	242
8.7	Lijst van gebruikte afkortingen	243
9	**Stimulerende middelen: xtc**	**245**
9.1	Geschiedenis	245
9.2	Wat is xtc?	246
9.3	Effecten	249
9.4	Omvang gebruik	251
9.4.1	In de algemene bevolking in Nederland	251
9.4.2	Bijzondere groepen	252
9.4.3	Wereldwijd	252
9.5	Opname/stofwisseling	253
9.6	Lichamelijke aandoeningen als gevolg van xtc	255
9.6.1	Hyperthermie	256
9.6.2	Serotoninesyndroom	260
9.6.3	Cardiovasculaire problemen en cerebrovasculaire accidenten (cva)	262

9.6.4	Leverschade	263
9.6.5	Hyponatriëmie (watervergiftiging)	264
9.6.6	Neurotoxiciteit	266
9.6.7	Cognitieve problemen	269
9.6.8	Psychiatrische problemen	269
9.6.9	Gebit	270
9.6.10	Risico's bij polydruggebruik	270
9.6.11	Zwangerschap	271
9.7	Sociale gevolgen van xtc-gebruik	271
9.7.1	Probleemgebruik	272
9.7.2	Maatschappelijke en sociale gevolgen van langdurig xtc-gebruik	272
9.7.3	Uitgaan en gezondheid	272
9.7.4	Xtc-gerelateerde ziekenhuisopnamen	273
9.7.5	Xtc en verkeer	274
9.7.6	Agressie	274
9.8	Verslaving aan xtc	275
9.9	Risico's beperken van xtc-gebruik	275
10	**Overige stimulerende middelen**	**279**
10.1	Inleiding	279
10.2	Cafeïne: koffie, energizers en smartshopproducten	279
10.3	Ephedra	284
10.4	Ritalin® (methylfenidaat)	287
10.5	Modafinil (modiodal®)	291
10.6	Qat, khat, mira	292
10.7	Kanna	297
10.8	Sildenafil (viagra®) en yohimbine	298
11	**Tripmiddelen: lsd en psychedelische paddenstoelen**	**305**
11.1	Geschiedenis	305
11.2	Wat is lsd? Wat zijn psychedelische paddenstoelen?	309
11.3	Omvang gebruik	314
11.3.1	In de algemene bevolking in Nederland	314
11.3.2	Scholieren	314
11.3.3	Bijzondere groepen	315
11.3.4	Hulpvraag	316
11.4	Effecten	316
11.4.1	Veranderingen in zintuiglijke (sensorische) perceptie	316
11.4.2	Verandering in stemming	317
11.4.3	Verandering van tijdsperceptie	317
11.4.4	Veranderingen in mentale processen	318
11.4.5	Lichamelijke effecten	320
11.5	Opname en stofwisseling	320

11.5.1	Gebruikswijze en opname	320
11.5.2	Werking in de hersenen	321
11.5.3	Uitscheiding	322
11.6	Risico's	322
11.6.1	Lichamelijke risico's	322
11.6.2	Psychologische problemen	325
11.6.3	Verslaving	328
11.6.4	Sociale gevolgen	328
11.6.5	Wetenschappelijk onderzoek en medische toepassingen voor tripmiddelen	330
11.6.6	Risico's beperken	334
12	**Tripmiddelen: cannabis**	337
12.1	Geschiedenis	337
12.2	Wat is cannabis?	340
12.3	Effecten van cannabis	343
12.4	Omvang gebruik	345
12.4.1	In de algemene bevolking in Nederland	345
12.4.2	Bijzondere groepen	346
12.4.3	Hulpvraag	347
12.4.4	Wereldwijd	347
12.5	Opname en stofwisseling	347
12.6	Risico's van cannabis	351
12.6.1	Lichamelijke gevolgen van cannabis	351
12.6.2	Sociale gevolgen	357
12.6.3	Verslaving	360
12.6.4	Risico's beperken	363
12.7	Cannabis als medicijn	365
13	**Het gebruik van overige tripmiddelen**	369
13.1	Inleiding	369
13.2	Mescaline	374
13.2.1	Wat is het?	374
13.2.2	Risico's	375
13.3	2C-B, 2C-T-7, DOM en DOB	377
13.3.1	Wat is het?	377
13.3.2	Risico's	379
13.4	DMT en ayahuasca	380
13.4.1	Wat is het?	380
13.4.2	Risico's	384
13.5	Iboga	385
13.5.1	Wat is het?	385
13.5.2	Risico's	387
13.6	PCP	388

13.6.1	Wat is het?	388
13.7	Ketamine	389
13.7.1	Wat is het?	389
13.7.2	Risico's	391
13.7.3	Medische toepassingen	393
13.8	Dextromethorfan	394
13.8.1	Wat is het?	394
13.8.2	Risico's	396
13.9	Salvia divinorum	397
13.9.1	Wat is het?	397
13.9.2	Risico's	399
13.10	Atropineachtigen	400
13.10.1	Wat is het?	400
13.10.2	Risico's	403
14	**Doping**	**407**
14.1	Inleiding	407
14.2	Geschiedenis	407
14.3	Wat is doping?	408
14.4	Middelen en effecten	412
14.4.1	De dopinglijst	413
14.4.2	Overige prestatiebevorderende middelen	418
14.5	Omvang van gebruik	420
14.5.1	Cosmetische sporters	421
14.5.2	Topsporters	423
14.6	Bijwerkingen en risico's	424
14.7	Conclusies	431
15	**Gokken**	**433**
15.1	Geschiedenis	433
15.2	Wat is gokken	434
15.3	Uitkeringspercentage en kansberekening	436
15.4	Soorten gokspelen en regelgeving	437
15.4.1	Loterijen	438
15.4.2	Gokkasten	438
15.4.3	Casinospelen	441
15.4.4	Gokken op internet	443
15.5	Riskante gokspelen	445
15.6	Omvang	447
15.7	Risico's van gokken	448
15.8	Wat bevordert de kans om in de problemen te raken?	451
15.9	Preventie	453
15.10	Behandeling	454

16	**Internetverslaving**	**456**
16.1	Inleiding	456
16.2	Wat maakt het internet zo verleidelijk?	461
16.3	Compulsief internetgebruik, psychosociaal welzijn en persoonlijkheid	462
16.4	Perspectief en trends; behandeling en preventie	466
17	**Moderne verslavingen**	**471**
17.1	Inleiding: moderne verslavingen	471
17.2	Geschiedenis	472
17.3	Neurobiologische verklaring van seks, eet- en koopverslaving	473
17.4	Behandeling	474
17.5	Seksverslaving	475
17.5.1	Wat is het?	475
17.5.2	Kenmerken	476
17.5.3	Oorzaken	478
17.5.4	Omvang	479
17.5.5	Behandeling	479
17.6	Eetverslavingen	480
17.6.1	Wat is het?	480
17.6.2	Kenmerken	481
17.6.3	Risicofactoren	482
17.6.4	Omvang	485
17.6.5	Behandeling	486
17.7	Koopverslaving	489
17.7.1	Wat is het?	491
17.7.2	Kenmerken	492
17.7.3	Oorzaken	492
17.7.4	Omvang	493
17.7.5	Behandeling	493
17.8	Discussie: hoe moderne verslavingen te behandelen	495
18	**Preventie**	**498**
18.1	Wat is preventie?	498
18.2	Modellen van gedragsverandering	506
18.2.1	Transtheoretisch model	506
18.2.2	Ase-model	507
18.2.3	Model van persuasieve communicatie	509
18.2.4	Sociaalcognitieve theorie	510
18.3	Preventiemethoden	512
18.3.1	Beschikbaarheid beperken	513
18.3.2	Voorlichting en educatie	514
18.3.3	Vroegsignalering	516

18.4	Evidence-based werken	520
18.4.1	De preventiepraktijk	520
18.4.2	Effectieve preventieprojecten	522
19	**Verslavingsgedrag en somatiek**	**526**
19.1	Inleiding	526
19.2	Verslavingsgedrag	526
19.2.1	Alcohol	528
19.2.2	Illegale drugs	533
19.3	Overige verslavingen	537
19.3.1	Wat betekent verslavingsgedrag voor de hulpverlener?	538
19.3.2	Informatie	541
19.4	Somatisch-medische problemen bij drugsgebruikers	541
19.4.1	Algemeen	541
19.4.2	De leefstijl	544
19.4.3	De toedieningsvorm en schadelijke gevolgen	544
20	**Behandeling van verslaafden**	**552**
20.1	Inleiding	552
20.2	Zelfhulp	553
20.2.1	Verschillende modellen	554
20.3	Stepped care en disease management	555
20.4	Probleemverkenning en diagnostiek	557
20.5	Het motiveren van de cliënt	558
20.6	Detoxificatie	560
20.6.1	Alcohol	560
20.6.2	Benzodiazepine	560
20.6.3	Opiaten	561
20.7	Behandeling	561
20.7.1	Inleiding	561
20.7.2	Minimale interventiestrategie	562
20.7.3	Leefstijltrainingen	562
20.7.4	Systeembehandeling	563
20.7.5	Medicamenteuze behandeling	563
20.7.6	Community reinforcement approach (cra)	564
20.7.7	Deeltijdbehandeling	564
20.7.8	Klinische behandeling	565
20.7.9	Terugval en terugvalpreventie	569
20.7.10	Nazorg	569
20.8	Meervoudige problematiek	570
20.8.1	Justitiële verslavingszorg	570
20.8.2	Dubbeldiagnostiek: verslaving en psychiatrische stoornissen	572
20.8.3	Verstandelijke beperkingen en verslaving	574

20.9	Chronisch verslaafden/sociale verslavingszorg	574
20.9.1	Methadonverstrekking	575
20.9.2	Heroïneverstrekking	576
20.9.3	Gebruiksruimten	577
20.9.4	Woon, werk en activiteitenbegeleiding	578
20.9.5	Intramuraal motivatiecentrum (imc)	578
20.9.6	Trajectbegeleiding, bemoeizorg en casemanagement	579
20.10	Nieuwe ontwikkelingen: internettherapie	580
20.11	Prognose, verloop en behandelresultaten	584
21	**Beleid**	**589**
21.1	Geschiedenis van beleid: de eerste maatregelen	589
21.2	Verbieden of regelen	590
21.2.1	Verbieden van alcohol en drugs	592
21.2.2	Reguleren van gebruik	593
21.2.3	Legaliseren van alcohol en drugs	593
21.3	Het drugsbeleid	595
21.3.1	De opiumwet	596
21.3.2	Het cannabisbeleid	598
21.3.3	Het harddrugsbeleid: heroïne en basecoke	602
21.3.4	Het beleid ten aanzien van uitgaansdrugs	605
21.4	Het alcoholbeleid	606
21.4.1	De huidige drank- en horecawet	607
21.4.2	Overige relevante wetgeving voor het alcoholbeleid	608
21.4.3	Recente beleidswijzigingen en plannen	609
21.4.4	Effectieve maatregelen bij alcohol	610
21.5	Het tabaksbeleid	612
21.6	Het gokbeleid	613
21.7	De toekomst: een cannabiswet?	615
	Begrippenlijst Woordenlijst straattaal	617
	Auteurs	630
	Register	634

Voorwoord

Wim van den Brink

Het gebruik van alcohol en andere drugs lijkt de gewoonste zaak van de wereld geworden en veel gebruikers lijken daarbij, als echte consumenten, voortdurend de voor- en nadelen van nu eens wel en dan eens geen gebruik tegen elkaar af te wegen. Gebruik van middelen is lang niet altijd een uiting van protest of van afwijkend gedrag en in veel gevallen is gebruik van alcohol of drugs gewoon één van de vele mogelijke opties om je vrije tijd te besteden. Ook de maatschappij als geheel heeft geleerd de voor- en nadelen van gebruik van middelen af te wegen en het resultaat is een complex, soms wat ambivalent ogend, maatschappelijk systeem van toestaan, tolereren en verbieden van gebruik. De wensen van de gebruikers worden daarmee erkend, de wensen van de legale producenten gelegitimeerd en de winsten voor de schatkist veilig gesteld. Natuurlijk wordt erkend dat sommige gebruikers het risico lopen om de controle over het gebruik kwijt raken. Daarvoor is een complex systeem van preventie en behandeling opgezet, terwijl in geval van gebruik in combinatie met crimineel gedrag ook het justitiële systeem kan worden ingeschakeld met straf en hulp ter voorkoming van terugval in gebruik en/of criminaliteit.

Het boek dat nu voor u ligt heeft als titel *Alcohol en drugs, gebruik en misbruik* en lijkt in de titel al te willen zeggen dat het gebruik van drugs niet wezenlijk anders is dan het gebruik van alcohol en dat er lang niet altijd sprake hoeft te zijn misbruik, maar dat ook langdurig gecontroleerd gebruik zonder al te veel problemen een veel voorkomende mogelijkheid is. Dit beeld wordt bevestigd bij het lezen van de hoofdstukken. De sfeer is informatief en meestal luchtig, de stijl is prettig zonder overmatig veel jargon en er wordt uitgebreid aandacht besteed aan zowel de positieve als de negatieve effecten van de verschillende middelen. Ook de risico's komen bij alle middelen aan de orde en er is bij alle middelen ten minste enige aandacht voor misbruik en afhankelijkheid van de desbetreffende stof. Aan de behandeling van dergelijke stoornissen in het gebruik wordt in het algemeen niet zo heel veel aandacht besteed. Er wordt wel globaal iets gezegd over de behandelingsmogelijkheden die er zijn, maar details worden niet echt gegeven. Wel zijn er twee specifieke hoofdstukken over preventie en behandeling van verslaving, maar ook hier worden vooral de grote lijnen geschetst en wordt bijvoorbeeld nauwelijks ingegaan op recent beschikbaar gekomen medicamenteuze behandelingsmogelijkheden. Dat lijkt een bewuste keuze en een keuze die heel goed te verdedigen is. Er zijn op dit moment namelijk al voldoende boeken op de Nederlandse markt die vooral aandacht besteden aan de negatieve gevolgen van het gebruik van alcohol en drugs, aan de oorzaken van verslaving (Wiers, 2007; Franken en Van den Brink, 2008) en aan de behandeling van de stoornissen in het gebruik (Emmelkamp & Vedel, 2008; Franken en Van den Brink, 2008). In deze uitgaven wordt echter maar weinig gezegd over de specifieke stoffen, hun specifieke effecten en hun specifieke risico's. In dat opzicht lijkt het voorliggende boek een mooie brug tussen het klassieke werk van Van Epen en de meer recente boeken waarin de aandacht voor de individuele middelen misschien wat verloren is gegaan.

De aard van het boek komt ook goed tot uitdrukking in de opbouw van de 21 hoofdstukken: eerst 14 hoofdstukken over middelen, dan 4 over gokken, internet, seks/eten/kopen en verslavingsgedrag, en ten slotte 3 over preventie, behandeling en beleid. Daarna volgt als toetje nog een woordenlijst met straattaal, zoals die in de scene wordt gebezigd. Het boek kent 14 auteurs, onder wie 4 redacteuren die samen 12 van de 21 hoofdstukken voor hun rekening nemen. Hun grote inbreng en betrokkenheid en de deskundigheid van de gastauteurs hebben gezorgd voor een boek met een heldere opbouw, een goede leesbaarheid, een hoge kwaliteit en een duidelijke boodschap; een boodschap die altijd gebaseerd is op kennis, altijd hoor en wederhoor aan bod laat komen en altijd genuanceerd is als het gaat om het recht op gebruik en de risico's van dat gebruik voor de gebruiker en zijn/haar omgeving. Dit boek is een duidelijke aanwinst voor (potentiële) gebruikers, studenten, hulpverleners en beleidsmakers.

Referenties

Emmelkamp, PMG en Vedel, E (2007). Alcohol- en drugsverslaving. Een gids voor effectief gebleken behandelingen. Nieuwezijds, Amsterdam.

Epen H van (2002). Drugverslaving en alcoholisme. Druk 4. Houten: Bohn Stafleu van Loghum.

Franken, IF en Brink, W van den (2008). Handboek verslaving. Utrecht: De Tijdstroom.

Wiers, R (2007). Slaaf van het onbewuste. Amsterdam: Bert Bakker.

1 Wat zijn drugs en hoe werken ze?

Roel Kerssemakers

1.1 Definitie drugs

Alcohol en drugs raken veel aspecten van het menselijk leven. Drugs hebben te maken met genot, plezier, opwinding, inzichten in jezelf, maar ook met ruzie, verbod, straf, ziekte, verslaving en zelfs dood. Alcohol en drugs hebben duidelijk twee kanten. Dat maakt de studie ernaar ook zo fascinerend. In het eerste hoofdstuk van dit boek wordt ingegaan op de vraag wat drugs zijn, hoe ze werken en welke soort risico's er zijn.

Drugs zijn stoffen die het normale functioneren van ons centrale zenuwstelsel beïnvloeden. Zij veranderen de manier waarop de zenuwen en hersenen werken, zodat iemand zich door drugs blij en actief kan voelen of de buitenwereld op een andere manier kan ervaren.

Er zijn vele stoffen die invloed kunnen hebben op het bewustzijn. Er is pas sprake van drugs als die invloed door de gebruiker gezocht wordt en geen medisch doel dient. Industriële oplosmiddelen als lakverdunners hebben, wanneer zij opgesnoven worden, invloed op het bewustzijn, maar deze invloed wordt niet gezocht door mensen die met deze stoffen werken. Deze stoffen kunnen pas een drug genoemd worden als ze doelbewust gesnoven worden om de effecten ervan te ondervinden. Hetzelfde geldt bijvoorbeeld voor narcosemiddelen. De bewustzijnsverandering die deze middelen kunnen veroorzaken is niet het doel van gebruik. Doel is het verdoven van de patiënt voor een operatie. Narcosemiddelen zijn in deze context geen drugs. Middelen als antidepressiva en antipsychotica beïnvloeden ook het bewustzijn, maar kunnen geen drugs genoemd worden. Deze middelen dienen immers een medisch doel en worden door een arts voorgeschreven. Naar aanleiding van het bovenstaande is de volgende definitie van drugs te formuleren: drugs zijn stoffen die het functioneren van het centrale zenuwstelsel veranderen en die gebruikt worden met het doel om het bewustzijn te veranderen zonder dat daarvoor een medische indicatie is.

Plantaardig/chemisch

De meeste drugs hebben een plantaardige oorsprong. Opium zit in de papaverplant, nicotine in tabak, cocaïne in de cocaïnebladeren, THC (de werkzame stof in hasj en wiet) in de hennepplant en psilocybine in sommige paddestoelen. In de twintigste eeuw lukte het chemici om de werkzame stoffen uit planten te isoleren. Vervolgens konden sommige stoffen geheel in een laboratorium nagemaakt (gesynthetiseerd) worden, zoals psilocybine, methadon en barbituraten. Later lukte het om kleine veranderingen aan te brengen in de chemische structuur. Er is sprake van designer drugs als deze veranderingen worden aangebracht met de bedoeling een nieuwe drug te maken. Er bestond een poosje het idee dat het mogelijk zou worden om elke emotie met behulp van een designer drug op te roepen en, afhankelijk van de dosis, te bepalen hoe lang die emotie zou mogen duren.

Gebruikers maken vaak onderscheid tussen plantaardige en chemische drugs. Plantaardig ofwel puur natuur zou dan minder riskant zijn dan chemisch. Dit is onzin. Uiteindelijk vindt de werking van de stoffen in de hersenen plaats op moleculair niveau. De moleculen van de werkzame stoffen veroorzaken de effecten. Voor het lichaam maakt het niet uit of deze moleculen oorspronkelijk van een plant of uit een laboratorium komen. Voordeel van chemische gefabriceerde drugs is dat de dosis makkelijk te bepalen is. Bij drugs van plantaardige herkomst is dat veel moeilijker. Ten slotte zijn plantaardige stoffen ook lang niet altijd onschuldig, vele planten bevatten uiterst giftige stoffen. Het woord 'drugs' is een verzamelnaam voor allerlei stoffen. Sommigen daarvan hebben een groter risicoprofiel of leveren meer schade op dan andere. Voor de beoordeling van de risico's moet altijd gekeken worden naar de afzonderlijke stoffen en de manier waarop zij toegediend worden.

1.2 Soorten drugs naar effect

Er zijn drie soorten drugs als ze worden ingedeeld naar het effect dat ze veroorzaken op het bewustzijn.
1 *Verdovende middelen.* Deze maken iemand rustig, blij en verminderen angst. Bij kleine hoeveelheden ervaren mensen vaak dat het middel niet verdooft, maar juist een fit gevoel geeft. De oorzaak hiervan is dat gevoelens van vermoeidheid en 'geremd zijn' ook verdoofd worden. Bij verdovende middelen gaat het om stoffen als alcohol,

opium, morfine, heroïne, slaap- en kalmeringsmiddelen. De lichamelijke effecten van deze middelen zijn onder andere vertraagde hartslag en ademhaling. De spieren ontspannen, de zintuigen functioneren minder goed naarmate de dosis toeneemt. Soms is er sprake van kleine pupillen en obstipatie (bij opiaten). Bij hogere doses kan de ademhaling geheel uitvallen.

2 *Stimulerende middelen.* Deze maken iemand energiek, alert en opgewekt. Het zelfvertrouwen neemt toe en de gebruiker denkt de hele wereld aan te kunnen. De concentratie is beter en er is het gevoel beter na te kunnen denken. Tot stimulerende middelen behoren stoffen als nicotine, cafeïne, cocaïne, efedra, amfetamine, xtc en khat. Lichamelijke effecten zijn versnelde hartslag en ademhaling en verminderde eetlust. De spieren spannen, wat bij amfetaminegebruikers stijve kaken tot gevolg heeft. De bloeddruk gaat omhoog en de pupillen worden groter. Blaas en darmen willen zich ledigen, waardoor iemand vaker naar het toilet moet.

3 *Middelen die de zintuiglijke ervaringen veranderen.* Bij waarnemingsveranderende middelen gaat het om stoffen die ervoor zorgen dat iemand de buitenwereld anders waarneemt dan normaal. Inzichten in zichzelf of de omgeving kunnen verdiepen of er zijn religieuze of magische ervaringen. De gebruiker ziet kleuren intenser, vormen veranderen of ziet dingen die er niet zijn. Zintuiglijke ervaringen lopen in elkaar over waardoor iemand iets als een raar geluid hoort, in plaats van het te zien. Tijd gaat langzaam of staat stil. Ruimtes worden groter of kleiner. De stoffen die tot de waarnemingsveranderende middelen behoren zijn lsd, psilocybine bevattende paddestoelen, sommige cactussoorten en allerlei planten uit het tropisch regenwoud. Lichamelijke effecten zijn onder andere een iets versnelde hartslag en verhoogde bloeddruk. Verder verwijden de pupillen en gaat de gebruiker licht transpireren. Hij kan ook misselijk worden.

De indeling in effecten die drugs veroorzaken op het bewustzijn gaat niet helemaal op. Drugs veroorzaken meestal meerdere effecten en de effecten zijn ook afhankelijk van de dosis. Alcohol ontspant, maar bij kleine doses voelt iemand zich vooral fitter. Hasj en wiet ontspannen ook, maar kunnen in hoge doses ook tripeffecten geven. MDA, een op xtc lijkende stof, veroorzaakt zowel opwekkende als tripeffecten.
De effecten zijn behalve van de drug en de dosis ook afhankelijk van set en setting. Met set worden de persoonlijke eigenschappen van de gebruiker bedoeld, zoals lichamelijke conditie, stemming en verwachtingen die hij over het effect heeft. Met setting wordt de omgeving

waarin gebruikt wordt bedoeld: thuis of in een club, alleen of met bekenden.

In de pers wordt eigenlijk altijd over verdovende middelen gesproken, ook als er bijvoorbeeld een partij cocaïne in beslag is genomen.

1.2.1 GEDRAGINGEN

Het blijkt dat mensen ook van bepaalde gedragingen in een roes kunnen raken, bijvoorbeeld door lang te dansen of lange tijd hard te lopen. Bij hardlopen worden stoffen in de hersenen aangemaakt die lijken op heroïne. Een natuurlijke roes is echter veel minder riskant dan een door drugs opgewekte roes. Mogelijk prikkelen drugs de hersendelen die bij het roesgevoel betrokken zijn op een veel langduriger manier, dan bijvoorbeeld bij hardlopen het geval is. Het lichaam herstelt dan moeilijker.

Toch blijkt dat er sommige gedragingen zijn die een even ernstige verslaving kunnen oproepen als bij drugs of alcohol. Het gaat hierbij om gedragingen als gokken en misschien ook gamen en internetten. Deze gedragingen werken mogelijk op dezelfde manier op de hersenen als alcohol en drugs. Vast staat dat veel mensen gokverslaafd zijn en zich aanmelden bij de verslavingszorg. De geboden behandeling verschilt ook nauwelijks van de behandeling van alcohol of drugsproblemen. Op dit moment melden game- en internetverslaafden zich nog nauwelijks (Stichting IVZ, 2006). Aan verslaafde gedragingen wordt in hoofdstuk 17 aandacht besteed.

> **Intermezzo 1.1 De vroegste geschiedenis**
>
> 6000 v.Chr. Kleitablet uit Iran/Irak met tekst over alcohol (Inaba & Cohen, 1996; Kerssemakers & Schweitzer, 1999).
> 5000 v.Chr. Kruik uit Iran met resten wijn.
> 4000 v.Chr. Verbouw van opium door Sumeriërs in Irak en Iran.
> 3000 v.Chr. Gebruik van Peyotecactussen tijdens religieuze rites in Zuid Amerika.
> 2737 v.Chr. Chinese keizer schrijft over genezende werking van cannabis.
> 2500 v.Chr. Graven uit Peru met voorraden cocaïnebladeren.
> 2200 v.Chr. Chinese keizer heft belasting op wijn om de consumptie te beperken.
> 700 v.Chr. Homerus beschrijft in de Odyssee hoe opium alle gevoelens onderdrukt.
> 500 v.Chr. Boek uit India (Altharva-Veda) prijst cannabis aan als middel tegen spanning en angst.

50 na Chr. Romeinse geschiedschrijver vertelt hoe Fransen bier dronken.
81 na Chr. Romeinse keizer vernietigd de helft van alle wijngaarden om overmatig alcoholgebruik tegen te gaan.
350 Eerste schriftelijk bewijs dat er thee gedronken wordt in China.
500 Afbeelding van priester in Mayatempel in Mexico die tabak rookt.
570 Geboorte Mohammed. Hij verbiedt het gebruik van wijn. Gebruik van opium is wel toegestaan.
700 China maakt kennis met opium via Arabische handelaren.
800 Verbouw van thee in Japan toegestaan. Tabak, koffie en hasj fungeerde later ook als alternatief voor alcohol.
800 De Arabier Geber perfectioneert de manier om wijn te destilleren tot sterke drank.
850 Ontdekking van de koffieplant in Ethiopië.
944 40.000 mensen overlijden in Frankrijk aan St. Anthonis Vuur. Een ziekte waarbij graan besmet wordt met de schimmel moederkoren. Deze schimmel produceert ergotamine. Inname veroorzaakt: hallucinaties, stuiptrekkingen, gangreen. Uit moederkoren wordt lsd gemaakt.

1.3 Betekenissen van druggebruik

De stoffen die we tegenwoordig als drugs beschouwen hebben in de loop van de geschiedenis verschillende functies gehad.

1.3.1 GEBRUIK VAN DRUGS BIJ RELIGIE

In veel oude religies werden drugs gebruikt. De gebruikte drugs waren plantaardig en hadden meestal een waarnemingsveranderend effect. In dit kader worden ze wel 'entheogene' (het goddelijke in jezelf realiserende) drugs genoemd. De drugs werden gebruikt om in contact te komen met goden of om het inzicht in bepaalde problemen te vergroten. De priester of sjamaan bereidde de stoffen. In trance bezocht hij de bovennatuurlijke wereld om kennis op te doen of om raad te krijgen. De middelen werden tijdens religieuze ceremonies ook aan leden van de stam verstrekt. Door gezamenlijk te dansen of te zingen werd de religieuze ervaring dan nog intenser. De regels van deze ceremonies voorkwamen misbruik en problemen. Als dezelfde drugs buiten deze context gebruikt worden, zoals soms in onze westerse wereld gebeurd, nemen de risico's van het gebruik toe.

In de huidige tijd is druggebruik nog maar zelden verbonden aan religies. De drie grote godsdiensten, het jodendom, het christendom en de islam, gebruiken in hun religieuze praktijk geen psychoactieve stoffen (behalve een beetje alcohol). In de Santo Daime kerk wordt tijdens de liturgie de ayahuasca-thee gedronken waarvan DMT de psychoactieve stof is. Ook in het Amazonewoud snuiven verschillende volken DMT-houdende plantendelen. In de Native American Church wordt Peyote gebruikt. Zie hiervoor ook hoofdstuk 13.

1.3.2 GEBRUIK VAN DRUGS ALS MEDICIJN

De stoffen die nu als drugs gebruikt worden, zijn in het verleden gebruikt als medicijn. Sommige drugs kennen nog steeds medische toepassingen.

In primitieve culturen verstrekte de sjamaan tegen verschillende ziekten allerlei middelen, middelen die ook wel tijdens religieuze riten gebruikt werden. In oude Chinese geschriften werd al gesproken over cannabis als medicijn. Ook heroïne is in de loop van de geschiedenis gebruikt als kalmerend middel en als medicijn tegen diarree en hoest. Drugs die ook nu nog als medicijn gebruikt worden, worden meestal niet gegeven om het bewustzijnsveranderende effect, maar om andere effecten te bewerkstelligen (bijv. vermindering van pijn). Als er toch een bewustzijnsveranderend effect optreedt, dan wordt dat gezien als een bijwerking. Deze bijwerking kan verminderd worden door een geringe dosis te nemen. Op dit moment wordt cannabis wel gebruikt als middel tegen misselijkheid bij chemotherapie en als middel om de eetlust te stimuleren. Morfine helpt als middel tegen de pijn en cocaïne helpt als middel om plaatselijk te verdoven.

Soms worden drugs als zelfmedicatie gebruikt. Het gaat dan meestal om het bewustzijnsveranderende effect, bijvoorbeeld psychotische mensen gebruiken cannabis om de bijwerkingen van antipsychotica te verminderen.

1.3.3 GEBRUIK VAN DRUGS ALS VOEDSEL OF OM PRESTATIES TE VERHOGEN

Drugs kunnen ook als voedsel gebruikt worden. Cocabladeren worden door arme boeren in Bolivia gekauwd tegen de honger. Alcohol levert calorieën op, maar bevat geen nuttige voedingsstoffen als eiwitten en vitaminen. In de middeleeuwen werd veel bier gedronken omdat het water verontreinigd was. Die noodzaak verminderde toen koffie en thee, gezet van gekookt water, hun intrede deden.

Drugs kunnen als prestatieverbeterend middel gebruikt worden. In Japan kregen fabrieksarbeiders een tijdlang amfetamine om de productie te verhogen. In de Tweede Wereldoorlog kregen piloten amfetamine. Ook seksuele prestaties zouden met sommige drugs verbeteren, dergelijke drugs worden afrodisiaca genoemd. Zuivere Yohimbine, de werkzame stof in de Yohimbeplant, wordt in bepaalde medicijnen verwerkt om de seksuele prestaties te verhogen.

Als in sport drugs wordt gebruikt, bijvoorbeeld amfetamine, dan is er sprake van doping (zie hoofdstuk 14).

1.3.4 GEBRUIK VAN DRUGS ALS GENOTSMIDDEL

Ten slotte kunnen drugs gebruikt worden als genotsmiddel. Er is dan sprake van recreatief druggebruik. Iemand kan alcohol of drugs gebruiken om te genieten van de smaak, om er even uit te zijn, voor de gezelligheid en/of om wat makkelijker te praten. Soms willen gebruikers ook echt in een roes raken, dronken, high of stoned, stronken (dronken = stoned) of volkomen ontspannen worden. Het gaat dan om het bereiken van een lichtzinnig, uitgelaten, euforisch gevoel waarbij alle zorgen vergeten worden. Behalve als genotsmiddel worden drugs ook wel gebruikt als middel om een groter inzicht in zichzelf of de wereld te krijgen. Met name tripmiddelen worden hiervoor wel eens gebruikt.

1.4 Redenen en motieven voor drugsgebruik

Er zijn redenen om met gebruik te beginnen en redenen om ermee door te gaan. De redenen om ermee te beginnen liggen bij de gebruiker en zijn omgeving. Er kan sprake zijn van nieuwsgierigheid, bij een bepaalde groep willen horen of een positieve houding tegenover druggebruik. Beschikbaarheid en/of aanbod van drugs kan iemand overhalen om met drugs te beginnen. Drugs aangeboden krijgen blijkt vrij normaal te zijn. Van de vijftienjarige scholieren heeft bijna de helft wel eens cannabis aangeboden gekregen en tien procent wel eens xtc (Korf et al., 2003).

Nieuwsgierigheid leidt in de meeste gevallen wel tot gebruik, maar vaak is het een eenmalig experiment. Zo heeft van de zeventienjarige scholieren 37 procent ooit van zijn leven cannabis gebruikt, terwijl in de afgelopen maand slechts twintig procent heeft gebruikt. Bij xtc liggen die getallen op zeven en twee procent (Korf et al., 2003). Een grote groep begint dus met gebruik en zet dat gebruik niet voort.

Beginnende druggebruikers die doorgaan met gebruik doen dat om uiteenlopende redenen. Onder andere is aan coffeeshopbezoekers gevraagd waarom zij blowen. Zij gaven als redenen: om te ontspannen, voor de gezelligheid, omdat het lekker is, omdat het een prettig gevoel geeft, om in een roes te raken, om te kunnen slapen, om inspiratie op te doen, uit verveling en omdat ze verslaafd zijn (Korf et al., 2002). Gebruikers van GHB is ook gevraagd wat hun motieven zijn. Zij noemden onder andere: om blij te worden, om op te gaan in de muziek, om knuffelig te worden, omdat de contacten met anderen leuker zijn, om lekkerder in mijn vel te zitten, omdat het geen kater oplevert (Korf & Nabben, 2002).

Mensen gebruiken om positieve en negatieve redenen. Negatieve redenen zijn bijvoorbeeld 'om lekkerder in je vel te zitten', 'om te kunnen slapen', 'als kalmeringsmiddel'. Gebruik als ontspanning kan een negatieve reden zijn als iemand zonder dat gebruik niet meer tot ontspanning kan komen. Doorgaan met gebruik vanwege negatieve redenen is vaak veel riskanter dan vanwege positieve redenen. Bij negatieve redenen wordt snel, vaak (dagelijks) en veel gebruikt. Verslaving ligt dan op de loer.

Omgevingsfactoren (beschikbaarheid, aanbod) en persoonlijke factoren (nieuwsgierigheid) zijn dus bij het beginnen met druggebruik erg belangrijk. Bij doorgaan met gebruik worden persoonlijke factoren steeds belangrijker. De hierboven genoemde motieven en het al of niet hebben van problemen gaan een rol spelen, evenals genetische factoren (Brink, 2006).

> **Intermezzo 1.2 Geschiedenis: pogingen tot regulering**
>
> 1200-1300 Bierproductie krijgt in Europa belangrijke impuls onder andere door verstedelijking.
> 1300 Het drinken van sterke drank leidt hier en daar tot misbruik. In Zwitserland en Engeland worden sluitingstijden ingevoerd.
> 1400 Koffie wordt populair in Arabische landen.
> 1492 Columbus komt in aanraking met tabak en brengt het naar Europa.
> 1500 Portugezen brengen opium in China. Het zou 200 jaar duren voordat opium populair werd in China.
> 1554 Koffiehuis wordt geopend in Istanbul.
> 1600 Portugezen en Nederlanders beginnen met opiumimport in China.
> 1606 Hennep bereikt de Verenigde Staten. Het dient voor de productie van touw en als medicijn.
> 1610 Nederlanders brengen thee mee vanuit China.

1624 Paus Urbanus VIII verbiedt roken van tabak op straffe van excommunicatie.
1652-1666 Eerste koffiehuizen in Londen en Amsterdam.
1670 Mislukte poging in Engeland om koffiehuizen te verbieden.
1710-1750 Gin-epidemie in Engeland. Productie wordt aan banden gelegd.
1729 Chinese autoriteiten willen opiumgebruik aan banden leggen.
1730 Ontdekking van ether.
1776 Ontdekking van lachgas.
1804 De Duitse apotheker Serturner isoleert morfine uit opium.
1826 Eerste matigheidsbeweging in de Verenigde Staten.
1839 Chinezen vernietigen voorraden opium.
1840-1842 Eerste opiumoorlog. Engelsen vallen China aan dat de opiumhandel wil verbieden. China wordt gedwongen handel toe te staan.
1840 Franse arts schrijft over geneeskrachtige werking van cannabis.
1850-1856 Tweede Opiumoorlog. Handel wordt verder uitgebreid.

1.5 Gebruikspatronen

Er zijn verschillende typen gebruikers. De meeste mensen gebruiken recreatief of uit gewoonte. Een kleine groep gebruikt excessief of is verslaafd. De typologie is ook te lezen als verschillende fasen in gebruik. Van experimenteren tot excessief of verslaafd gebruik. Er zijn vijf soorten gebruikers te onderscheiden.

1 De *experimentele gebruiker* is in de eerste plaats nieuwsgierig naar het effect. Hij wil de effecten van drugs ervaren. Het gebruik blijft beperkt tot maximaal enkele keren en in het gebruik zit geen vast patroon. In een enkel geval kan een experiment gevaarlijk zijn, bijvoorbeeld bij zwangerschap.
2 De *recreatieve gebruiker* is niet langer nieuwsgierig. Hij kent het effect immers al. De recreatieve gebruiker wil het effect doelbewust ervaren. Hij is uit op het effect. Hij wil van stemming veranderen. In het gebruik zit nog geen regelmatig patroon. Het vindt onregelmatig plaats en heeft geen negatieve gevolgen voor het leven van de gebruiker.
3 De *gewoontegebruiker* gebruikt volgens een bepaald patroon. Elke dag, elke weekend of iedere keer als hij uitgaat wordt er gebruikt.

De gebruiker heeft controle. Een begin van verlangen naar de drug kan ontstaan als op het geplande tijdstip niet gebruikt kan worden, maar dit verlangen is nog makkelijk te overwinnen. Het gebruik heeft geen gevolgen voor het leven van de gebruiker.

4 De *excessieve gebruiker* gebruikt veel en regelmatig. Het gebruik heeft duidelijk gevolgen voor school, werk, relaties en gezondheid. Ondanks deze negatieve consequenties gaat de gebruiker door met het gebruik. Er begint ook een duidelijk verlangen naar drugs te ontstaan.

5 De *verslaafde gebruiker* verlangt naar gebruik. Aan dit verlangen kan bijna geen weerstand geboden worden. Het gebruik roept steeds meer problemen op. Ondanks deze problemen gaat hij gewoon door met gebruik. Het gebruik van drugs neemt steeds meer tijd in beslag en gaat het dagelijkse leven overheersen. Soms probeert de gebruiker te stoppen, maar meestal mislukt dit.

Intermezzo 1.3 Geschiedenis: pogingen tot regulering

1851 Eerste wetten in de VS met het doel alcoholconsumptie te beperken.

1855 Uitvinding van de injectienaald. Stoffen kunnen direct in het bloed worden gebracht.

1859 Cocaïne wordt geïsoleerd uit het cocablad.

1863 Vin Mariana, een wijn die cocaïne bevat, wordt gepatenteerd.

1874 Heroïne wordt uit morfine gemaakt.

1881 Eerste drankwet in Nederland. Verkooppunten voor sterke drank worden beperkt.

1883 Beierse soldaten krijgen cocaïne op doktersadvies toegediend om langer te kunnen blijven vechten.

1884 Freud publiceert *Uber Coca*. Hij ziet veel medische toepassingen voor cocaïne.

1884 Uitvinding van de machine om sigaretten te rollen.

1886 In de Verenigde Staten komt een nieuw drankje op de markt, Coca Cola, dat cocaïne bevat. Coca Cola bevatte toen vijf milligram cocaïne.

1887 Amfetamine wordt voor het eerst als een puur chemisch middel gemaakt.

1894 Een Engelse Koninklijke Commissie beweert dat opium en cannabis onschadelijk zijn.

1898 Bayer verkoopt heroïne als hoestdrank.

1903 De producenten van Coca Cola geven toe aan politieke druk en halen de cocaïne uit de Coca Cola. Coca Cola bevatte tot die tijd vijf milligram cocaïne.
1906 In China worden strenge wetten tegen opiummisbruik aangenomen.

1.6 Opname, werking en afbraak

In deze en de volgende paragraaf wordt besproken hoe drugs werken. Daarvoor is nodig te begrijpen hoe drugs:
- in het lichaam komen (toedieningswijze);
- over het lichaam verdeeld worden;
- hersenen beïnvloeden;
- weer afgebroken worden.

De werking van drugs op de hersenen verklaart de effecten. In paragraaf 1.7 wordt daarom uitgebreid ingegaan op de werking van drugs op de hersenen.

1.6.1 OPNAME

Om de hersenen te kunnen bereiken moeten drugs eerst in de bloedbaan komen. De snelheid waarmee drugs de hersenen bereiken bepaalt het verslavend effect. Reden waarom roken van bijvoorbeeld cocaïne meer verslavend is dan bijvoorbeeld snuiven. De snelheid van het effect hangt af van waar de drugs terechtkomen: eerst in de grote of meteen in de kleine bloedomloop. De grote bloedsomloop voorziet alle organen van zuurstof. Het loopt van het hart naar de organen en weer terug naar het hart. De kleine bloedsomloop zorgt ervoor dat het bloed weer zuurstof opneemt. Het loopt van hart, naar de longen en weer terug.
De duur van de totale bloedsomloop is ongeveer een minuut. Het bloed heeft met andere woorden een minuut nodig om de kleine en grote bloedsomloop te doorlopen.
Drugs kunnen op verschillende manieren in het bloed komen:
- *Eten, drinken of slikken.* Drugs als alcohol, amfetamine, xtc en slaap- en kalmeringsmiddelen kunnen gedronken, gegeten of geslikt worden. De drugs komen via mond, maag en darmen in het bloed terecht. Na de darmen passeert het bloed de lever. Daar wordt een deel van de drug afgebroken (*first pass effect*). Na de lever gaat het bloed naar het hart. Het hart pompt het bloed naar de longen en

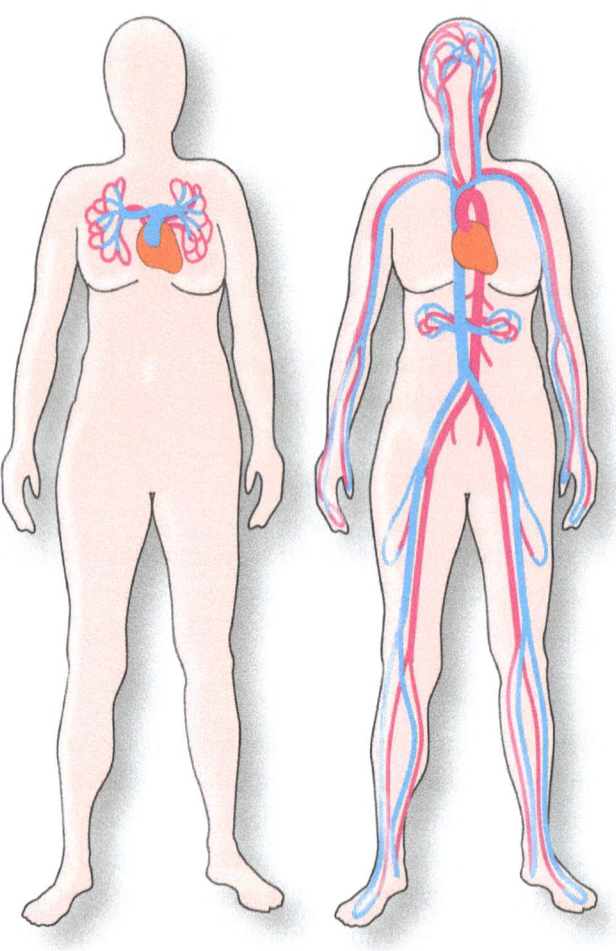

Figuur 1.1 *Kleine bloedsomloop (links), grote bloedsomloop (rechts).*

weer terug (de kleine bloedsomloop). Pas dan pompt het hart het bloed met de drugs naar alle organen, waaronder de hersenen (grote bloedsomloop). In de regel komen de effecten bij eten, drinken of slikken na twintig tot dertig minuten op gang (Inaba & Cohen, 1996).
- *Roken/inhaleren.* Drugs als tabak, cannabis, heroïne en basecoke kunnen gerookt of geïnhaleerd worden. Bij roken neemt men steeds een trekje. De gebruiker neemt de totale dosis dus niet in een keer, maar steeds een deel daarvan. De stoffen komen bij roken via de

longblaasjes in het bloed terecht. De stoffen zitten dan meteen in de kleine bloedsomloop en hoeven niet eerst de lever te passeren. Het hart pompt het bloed vervolgens naar alle organen, waaronder de hersenen. Roken of inhaleren is de snelste methode om de effecten van drugs te voelen. De effecten kunnen al na zeven tot tien seconden optreden.
- *Spuiten.* Drugs als heroïne, cocaïne en amfetamine kunnen door spuiten in een ader in de bloedbaan gebracht worden. Het is ook mogelijk om in de spieren of direct onder de huid te spuiten. Een verschil met roken is dat de spuiter de hele portie vaak in een keer neemt. Daardoor treedt bij spuiten vaak een intense flash op die volgens gebruikers te vergelijken is met een seksueel orgasme. Het risico op een overdosis is echter groter. Bovendien kunnen door spuiten allerlei onzuiverheden direct in de bloedbaan terechtkomen. Bij spuiten gaat de drug via de aders naar het hart. Darm, maag en lever hoeven dus niet eerst gepasseerd te worden. In het hart doorloopt het bloed met de drugs eerst de kleine bloedsomloop, waarna het in de grote bloedsomloop terechtkomt. De effecten treden na vijftien tot dertig seconden op. Spuiten in een spier of direct onder de huid geeft effecten na drie tot vijf minuten.
- *Snuiven.* Cocaïne wordt gesnoven. Het lost in het neusslijmvlies op, waarna het in de bloedbaan terechtkomt. Vervolgens gaat het bloed naar het hart, door de kleine bloedsomloop en naar de hersenen. Bij snuiven bereiken drugs sneller de hersenen dan bij eten, de maag, darmen en lever hoeven niet eerst gepasseerd te worden. De effecten treden na enkele minuten op.
- *Absorberen via de huid.* Drugs kunnen ook via de huid in het bloed terechtkomen. Nicotine komt bijvoorbeeld met nicotinepleisters via de huid in het bloed terecht. Nicotine wordt dan over lange tijd gelijkmatig afgegeven. De effecten treden pas na lange tijd op, één tot twee dagen.

1.6.2 VERDELING OVER HET LICHAAM

Eenmaal in de bloedbaan opgenomen, bereiken de drugs (moleculen) via de bloedsomloop elk orgaan, weefsel en lichaamsvocht. Daar worden ze of genegeerd, opgeslagen (bijv. THC in vetweefsel), afgebroken (lever) óf ze beïnvloeden de werking van het orgaan (cocaïne op de hartspier).

Belangrijk is dat de effecten van alcohol en drugs afhankelijk zijn van de hoeveelheid bloed. Bij weinig bloed zijn de effecten op de organen en de hersenen sterker dan bij veel bloed. Het lichaamsgewicht bestaat voor 7,5 procent uit bloed. Iemand van 65 kilogram heeft vijf liter bloed, iemand van tachtig kilogram heeft zes liter bloed. De effecten op de organen hangen ook af van de doorbloeding van de organen. Cocaïne kan op een rijk doorbloed orgaan als het hart direct invloed uitoefenen. Op spieren zullen drugs minder invloed hebben.

Het bloed met drugs stroomt naar alle organen, waaronder de hersenen. De hersenen zijn erg kwetsbaar en moeten goed beschermd worden. De wanden van de bloedvaten in de hersenen hebben als bescherming een dubbele cellaag. Zij laten alleen bepaalde stoffen door. Virussen, bacteriën en allerlei giftige stoffen kunnen deze wand niet passeren. Dit wordt bloed-hersenbarrière genoemd. Alcohol en drugs kunnen deze wand wel passeren.

Sommige drugs passeren de bloed-hersenbarrière wat makkelijker dan andere drugs. Bij heroïne gaat het wat makkelijker dan bij morfine. De rookbare vorm van cocaïne passeert de bloed-hersenbarrière ook makkelijker dan snuifcocaïne.

1.6.3 WERKING

In paragraaf 1.7 komt de invloed van drugs op de hersenen uitgebreid aan bod. In het kort komt het erop neer dat alcohol en drugs, wanneer zij in de hersenen aangekomen zijn, de werking van de zenuwen beïnvloeden. Drugs beïnvloeden de prikkeloverdracht tussen de zenuwen. Zenuwen geven via chemische stofjes signalen aan elkaar door. Deze stofjes worden ook wel overdrachtstoffen ofwel neurotransmitters genoemd. Drugs zorgen ervoor dat de neurontransmissie toe- of afneemt. Hierdoor worden de zenuwen extra of minder geprikkeld. Dit geeft allerlei effecten (bijv. lekker gaan voelen) en het optreden van verscheidene lichamelijke processen. Overigens komen de effecten van drugs niet altijd overeen met de hoogste concentratie in het bloed. De effecten treden vooral op in het begin van de opname, als de concentratie in het bloed het snelst verandert.

1.6.4 AFBRAAK

Vanuit de hersenen komen de drugs weer in het bloed terecht en worden vervolgens door de lever afgebroken. De lever is het best voor te stellen als een chemische fabriek die met allerlei stoffen (enzymen) de drugs afbreekt of de chemische structuur ervan verandert.

Bij elke drug gaat de afbraak anders, maar meestal wordt de drug afgebroken tot een bepaalde stof die vervolgens weer afgebroken wordt in andere stoffen. Zo wordt alcohol eerst afgebroken tot aceetaldehyde, een uiterst giftige stof, die wordt omgezet in azijnzuur. De azijnzuur wordt afgebroken tot water en koolzuur, die met de urine en uitgeademde lucht worden uitgescheiden. Soms verlaten stoffen ook onaf-

gebroken het lichaam. Van xtc en amfetamine wordt de helft onveranderd uitgescheiden. Afbraakproducten kunnen ook werkzame stoffen zijn. Heroïne wordt afgebroken tot morfine. Diazepam wordt afgebroken tot stoffen die minstens zo werkzaam zijn als diazepam zelf.
Als een drug snel wordt afgebroken, zijn de effecten ook van kortere duur. Belangrijke factoren die van invloed zijn op de afbraaksnelheid zijn:
− *Leeftijd*. De productie van enzymen in de lever die alcohol en drugs moeten afbreken, neemt bij het ouder worden af.
− *Etniciteit*. Aziaten breken aceetaldehyde slechter af dan blanken, waardoor zij eerder last hebben van een kater.
− *Gezondheid*. Bij een zieke lever zal vanzelfsprekend de afbraak slechter verlopen dan bij een gezonde lever (Inaba & Cohen, 1996).
− *Sekse*. Vrouwen hebben sneller een hoger promillage dan mannen.

Halfwaardetijd

Halfwaardetijd is de tijd die het lichaam nodig heeft om de concentratie van een stof in het bloed met de helft te verminderen. Bij cocaïne is de halfwaardetijd ongeveer een uur. Bij xtc ongeveer acht uur, bij heroïne enkele minuten. Heroïne wordt eerst afgebroken tot morfine. De halfwaardetijd van morfine is twee uur. Bij cannabis is het ingewikkelder: een deel van de werkzame stof THC wordt niet afgebroken maar opgeslagen in het vetweefsel. In kleine beetjes wordt het in de loop van de tijd door het vetweefsel weer afgegeven. Dit is overigens zo weinig dat de gebruiker het niet merkt. In het bloed bedraagt de halfwaardetijd dertig minuten. Eenmaal opgeslagen in het vetweefsel bedraagt de halfwaardetijd twee tot zeven dagen.

1.6.5 UITSCHEIDING

Na de afbraak door de lever worden de afbraakstoffen uitgescheiden. Dit gebeurt meest door de nieren, maar een deel van uitscheiding gaat ook via de ademhaling en transpiratie. De nieren zijn grote zuiveringsinstallaties: iedere minuut gaan liters bloed door de nieren. De zuivering vindt plaats in zogenaamde nefronen, de filters van de nieren. Hiervan zijn er miljoenen. De nefron bestaat uit een bekervormige kop met daaraan een lange lusvormige buis. In de bekervormige kop zit een kluwen van bloedvaatjes. Door de bloeddruk wordt vocht met allerlei stoffen, waaronder de afbraakstoffen of de drugs, door de wand van het nefron geperst. Bloedcellen kunnen er niet doorheen en blijven achter. Nuttige stoffen worden verder in de afvoerbuis van het nefron weer aan het bloed teruggegeven, terwijl de afbraakstoffen en andere afvalstoffen via de urinebuizen worden afgevoerd naar de blaas. Op die manier raakt het lichaam de toegediende drugs weer kwijt.

Bij testen op drugs wordt meestal getest op de afbraakstoffen in de urine. Scoort men positief op de afbraakstof, dan is gebruik van de drug aangetoond. Bij de meeste drugs kan twee tot vier dagen na gebruik aangetoond worden dat er gebruikt is, bij GHB is dat twaalf uur, bij heroïne drie tot vijf dagen en cannabis is tot drie weken aantoonbaar. De afbraakproducten van drugs komen uiteraard in een latere fase in de urine dan in het bloed. Drugs zijn daarom ook langer aantoonbaar in de urine dan in het bloed.

Gespecialiseerde laboratoria kunnen ook haar testen. Dit is erg kostbaar en vindt alleen plaats in het kader van strafrechtelijk onderzoek. In haar zijn drugs tot negentig dagen aantoonbaar. In intermezzo 1.4 is een lijst opgenomen met hoelang drugs in de urine aantoonbaar zijn.

Intermezzo 1.4 Testen op drugsgebruik

Met tal van tests kan druggebruik geconstateerd worden. De periode waarin het gebruik getraceerd kan worden verschilt per soort drug (zie tabel 1.1).

In behandelsettings test men om te controleren of er drugs worden gebruikt. Gebruik kan ontslag uit de behandeling betekenen. Het is daarom aan te bevelen om bij onverwachte urine-uitslagen, zoals een stof die langer aantoonbaar is dan verwacht wordt of urine die plotseling positief wordt op een stof die de patiënt nooit eerder heeft gebruikt, met het betrokken laboratorium te overleggen over eventueel storende factoren alvorens harde maatregelen te nemen. Twee voorbeelden:

1. Twee oudere heren, opgenomen vanwege alcoholproblematiek, waren positief op amfetamine, een stof die ze geen van beiden ooit gebruikt hadden. De boosdoener bleek het antidepressivum sertraline (Zoloft). Een paar warme dagen en daardoor meer geconcentreerde urine maakte de uitslag opeens zichtbaar.
2. Een patiënt met cocaïneproblemen bleek positief op amfetamine. Dit had bijna tot ontslag uit de kliniek geleid, maar zijn heftige ontkenning leidde tot nader onderzoek en de boosdoener bleek een middel tegen darmkrampen, mebeverine (duspatal) te zijn.

Tabel 1.1 Periode waarbinnen drugsgebruik te traceren is

Soort drug	Periode
alcohol	4-24 uur
cannabis	1-3 dagen (incidenteel gebruik) 2 tot 3 weken (chronisch intensief gebruik) In uitzonderlijke gevallen tot 6 weken
cocaïne	2-4 dagen (incidenteel gebruik) tot 8 dagen (intensief gebruik)
xtc	tot 72 uur
amfetamine	1 tot 4 dagen
efedrine	tot 72 uur
paddo's	minder dan 24 uur (wordt alleen getest bij intoxicatie)
GHB	tot 12 uur
lsd	tot 48 uur (afhankelijk van de dosis)
heroïne	tot 8 uur: geldt voor het aantonen van heroïne zelf 3-5 dagen: geldt voor het aantonen van heroïnegebruik
morfine	tot 3 dagen
opium	tot 3 dagen
methadon	3-5 dagen
benzodiazepine	12 uur tot 2 weken (afhankelijk van het gebruikte middel)
mescaline	tot 72 uur
DMT	tot 72 uur
PCP	tot 48 uur
khat	tot 1 dag

1.7 Werking van de hersenen

Enige kennis van de werking van de hersenen is nodig voor een goed begrip van de werking van drugs. Deze kennis is ook nodig om begrippen als 'tolerantie', 'onthoudingsverschijnselen' en 'verslaving' te begrijpen (zie verderop in dit hoofdstuk). In deze paragraaf wordt ingegaan op:
– het zenuwstelsel;
– de hersenen;
– de prikkeloverdracht tussen de zenuwen.

1.7.1 HET ZENUWSTELSEL

Het menselijk zenuwstelsel bestaat uit het centrale (hersenen en ruggenmerg) en perifere zenuwstelsel. Het perifere zenuwstelsel ontvangt signalen uit de buitenwereld (bijv. een kat zien) en geeft deze door aan het centrale zenuwstelsel. Deze interpreteert het signaal en zendt vervolgens allerlei boodschappen naar verschillende delen van het lichaam, bijvoorbeeld naar de spieren zodat het katje opgepakt kan worden. Het perifere zenuwstelsel bestaat uit een willekeurig en een autonoom deel. Het willekeurige zenuwstelsel regelt de bewegingen die de mens onder controle heeft, bijvoorbeeld de spieren die nodig zijn om het katje op te kunnen pakken. Het autonome zenuwstelsel regelt de functies die de mens niet onder controle heeft: de werking van organen als hart, klieren, spijsvertering, ademhaling.

Het autonome zenuwstelsel bestaat uit een sympathisch en parasympathisch deel. Het sympathische deel zorgt ervoor dat het lichaam goed reageert op stress of dreiging. Het zorgt ervoor dat de hartslag gestimuleerd wordt, de luchtwegen zich uitzetten en de spieren zich spannen. Het parasympathische deel brengt het lichaam weer in rust wanneer de dreiging voorbij is. Hartslag en ademhaling gaan dan weer omlaag. Cocaïne en amfetamine stimuleren het sympathische deel, heroïne het parasympathische deel van het autonome zenuwstelsel.

1.7.2 DE HERSENEN

Verslaving kan gezien worden als een aandoening van de hersenen. Hierbij zijn verschillende onderdelen van de hersenen betrokken.
De hersenen bestaan uit een oud primitief deel en een in evolutie ontwikkeld nieuw deel. Het oude deel bestaat onder andere uit de hersenstam en de middenhersenen. Een belangrijk onderdeel van de oude hersenen is het zogenaamde beloningscentrum.
Het nieuwe deel (neocortex) is het rationele deel van de hersenen. Het zorgt ervoor dat de mens informatie kan interpreteren, begrijpen en beoordelen. Van alle zoogdieren is bij de mens het nieuwe deel het verst ontwikkeld.

Dehe rsenstam, middenhersenen en het beloningscentrum

De hersenstam ligt tussen het ruggenmerg en de hersenen. Vanuit de hersenstam worden vitale functies als ademhaling, hartslag, bloeddruk, spijsvertering en slapen bestuurd.
De middenhersenen liggen vlakbij de hersenstam. Zij zijn betrokken bij onbewust instinctief gedrag, emoties en stemmingen. Emoties als angst, woede, dorst en honger ontstaan vanuit de middenhersenen.

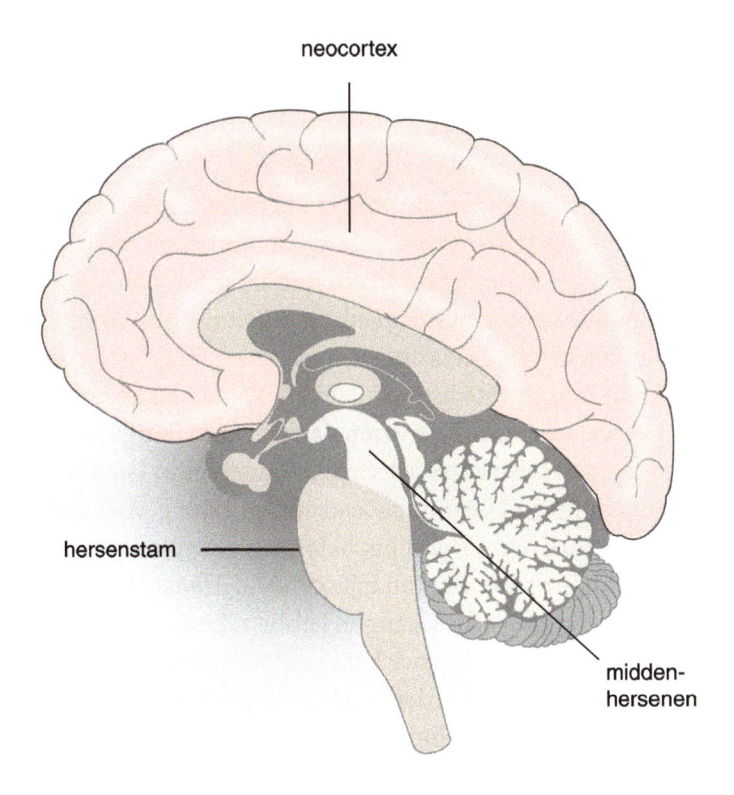

Figuur 1.2 *Neocortex; middenhersenen; hersenstam.*

Een belangrijk onderdeel van de middenhersenen is het zogenoemde beloningscentrum. Het beloningscentrum zorgt ervoor dat bepaalde gedragingen met een prettig gevoel beloond worden. Dit zijn vooral gedragingen die voor het voortbestaan van de soort van belang zijn. Zoals drinken bij dorst, eten bij honger en seksuele activiteit bij het zien van een mogelijke partner. Doordat het gedrag met een prettig gevoel beloond wordt, is de kans groot dat dit gedrag zich herhaalt. Evolutionair gezien is dit voor de overleving van de soort erg belangrijk. Er dreigt bijvoorbeeld bij iemand een tekort aan water. De middenhersenen signaleren dit en veroorzaken een gevoel van dorst. Als reactie hierop zoeken we naar water en drinken het op. Het beloningscentrum beloont het drinken met een prettig gevoel. De ondervonden beloning en de omstandigheden waarin het water gevonden is vormen krachtige herinneringen die ervoor zullen zorgen dat we het gedrag in de toekomst herhalen.

Alcohol en drugs zijn, net als eten, drinken en seksuele activiteit, ook in staat om het beloningcentrum op een zeer krachtige manier te prikkelen. Deze beloning en de omstandigheden waarin gebruikt wordt vormen, net als bij het drinken van water bij dorst, zeer krachtige herinneringen.

Verslaving

Bij het ontstaan van verslaving zijn van belang:
- *Het beloningscentrum.* De mate waarin het beloningscentrum (na geprikkeld te zijn) prettige gevoelens kan oproepen verschilt per mens. Werkt het beloningscentrum minder goed, dan kunnen mensen minder genieten van alledaagse beloningen (Brink, 2006). Bij hen zullen extreme ervaringen zoals racen, bergbeklimmen of gebruik van drugs grote invloed hebben. Van dit soort activiteiten krijgen ze wel een kick. Ze ervaren dan wel het prettige gevoel dat een ander al van alledaagse activiteiten ondervindt. Iemand met een slecht functionerend beloningscentrum zal extra gevoelig zijn voor het gebruik van drugs. Werkt het beloningcentrum normaal, dan zal de krachtige prikkeling van bijvoorbeeld drugsgebruik een te sterk en dus negatief effect kunnen hebben. Bepaalde genen kunnen verantwoordelijk zijn voor het verminderd functioneren van het beloningscentrum. Verder zal door langdurig druggebruik het beloningscentrum ook minder goed gaan functioneren. In feite verandert door het langdurig druggebruik dit deel van de hersenen (Brink, 2006).
- *Het geheugen.* Het positieve gevoel na gebruik en de situatie waarin het gebruik plaatsvond, worden door de middenhersenen in het geheugen opgeslagen en vormen zeer sterke herinneringen. Dat klopt ook met wat gebruikers vertellen. Zij kunnen zich de eerste keren dat ze gebruikten en de situatie waarin dat plaatsvond heel goed herinneren. Deze herinnering kan later een zeer sterke trek of verlangen (*craving*) oproepen, bijvoorbeeld als de gebruiker in een situatie komt die doet denken aan eerder gebruik (Brink, 2006). Dit verlangen kan net zo sterk zijn als het dorstgevoel in het voorbeeld hierboven. Terugval in gebruik ligt dan op de loer. De krachtige manier waarop de ervaringen opgeslagen worden, betekenen in zekere zin een verandering van de hersenen.
- *De nieuwe hersenen.* De nieuwe hersenen vormen het rationele deel van de hersenen. Een deel van de nieuwe hersenen heeft tot taak om conflicten tussen verlangens (naar bijv. alcohol en drugs) en rationele overwegingen (je kunt toch iets anders doen in plaats van drinken; bel die goede vriend op als je trek krijgt) in goede banen te leiden. De middenhersenen zullen geneigd zijn om aan het verlangen naar alcohol en drugs toe te geven. De rede en rationaliteit van de nieuwe hersenen zullen dit proberen te voorkomen, maar kun-

nen hier lang niet altijd tegen op. Bij verslaafden functioneert het deel van de nieuwe hersenen dat met deze interne conflicten moet omgaan minder goed. Dit kan verklaren waarom de reactie van verslaafden op heftige verlangens vaak minder goed verloopt en verslaafden geen weerstand kunnen bieden aan de impuls tot gebruik (Brink, 2006).

1.7.3 DE PRIKKELOVERDRACHT TUSSEN ZENUWEN

Alcohol en drugs verstoren de prikkeloverdracht tussen zenuwen (Inaba & Cohen, 1996; Snyder, 1989). Het zenuwstelsel bestaat uit miljarden cellen. Al die cellen staan met elkaar in verbinding. Hierdoor kunnen signalen via een enorm breed vertakt netwerk doorgegeven worden. Iemand die zich aan een hete pan brandt, trekt onmiddellijk de hand terug en houdt deze onder koud stromend water. Simpele handelingen waar heel wat schakeltjes in het zenuwstelsel voor nodig zijn. Eerst gaat er een signaal van de hand naar de hersenen. Deze interpreteert het signaal en stuurt een aantal boodschappen naar verschillende plekken terug waardoor degene zijn hand terugtrekt, hij pijn voelt, au roept, zijn hand onder de koude kraan houdt en het voorval in zijn geheugen opslaat zodat hij de volgende keer beter uitkijkt. De signaal- of prikkeloverdracht tussen de zenuwcellen verloopt via een chemisch proces. Een zenuwcel bestaat uit een cellichaam met enkele korte uitlopers (de dendrieten) en een lange uitloper (het axon). Het axon van de ene cel maakt contact met de dendrieten van de volgende cel. Tussen het axon en de dendriet ligt een ruimte. Deze ruimte wordt de synaptische spleet genoemd (zie figuur 1.3a). Het contact tussen zenuwen vindt plaats met behulp van chemische stofjes. Deze stofjes worden overdrachtsstoffen ofwel neurotransmitters genoemd.

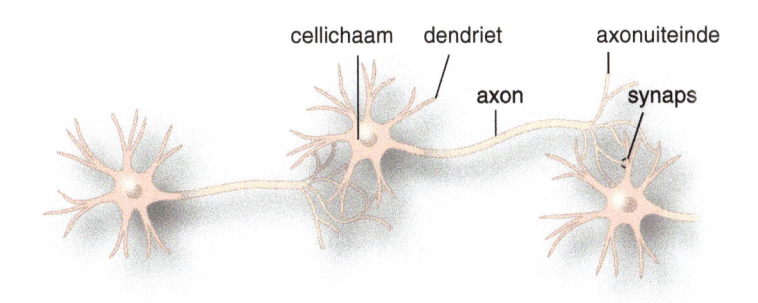

Figuur 1.3a *Zenuwcellen.*

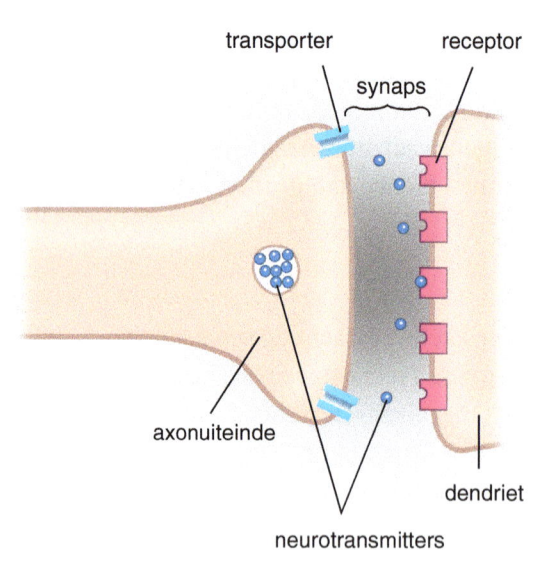

Figuur 1.3b *De synaps.*

Neurotransmitters zitten in kleine blaasjes aan het uiteinde van het axon en kunnen van daaruit de synaptische spleet oversteken en zich hechten aan bepaalde structuren van de dendriet of volgende cel. Deze structuren worden receptoren genoemd (zie figuur 1.3b). Door de hechting wordt het mogelijk de elektrische lading van de dendriet te veranderen. Wordt die positief dan zal de zenuw signalen gaan afvuren. Wordt die negatief dan zal het afvuren van signalen door de zenuwcel geremd worden. Na hechting aan de receptor laat de neurotransmitter los en gaat terug naar de zenuw waar hij oorspronkelijk vandaan kwam. Het teruggaan naar de zenuw gebeurt met een soort pompje. Dit pompje wordt een transporter genoemd.

Neurotransmitters zijn dus stoffen die zorgen voor de communicatie, ofwel de prikkeloverdracht, tussen zenuwen. Het zijn als het ware de boodschappenjongens van de hersenen. Zij maken het mogelijk dat prikkels van de ene zenuw naar de andere wordt overgedragen. Stapsgewijs gaat het proces van prikkeloverdracht als volgt:

1 De boodschap, het elektrische signaaltje, komt bij het uiteinde van het axon aan.
2 De zakjes aan het uiteinde van het axon gaan open en neurotransmitters komen vrij.
3 De neurotransmitters komen in de synaptische spleet terecht en steken deze over.
4 De neurotransmitters hechten zich aan de receptoren.

5 De elektrische lading van de dendriet verandert. De ontvangende zenuw zal harder of juist minder hard gaan vuren.
6 De neurotransmitter koppelt zich los.
7 De neurotransmitter wordt afgebroken of:
8 De neurotransmitter wordt door de transporter naar de oorspronkelijke zenuw teruggebracht.

Alcohol en drugs *veranderen de werking van neurotransmitters* en grijpen in op dit systeem van prikkeloverdracht. De veranderende neurotransmissie leidt tot een andere prikkeloverdracht dan normaal. Hierdoor wordt het beloningscentrum extra geprikkeld en veranderen allerlei lichamelijke processen. Reden waarom mensen zich na het gebruik van drugs zo lekker voelen.

Drugs kunnen de neurontransmissie op de volgende manieren beïnvloeden:
1 *De afgifte van neurotransmitters stimuleren.* Drugs dringen in de zakjes aan het uiteinde van de zenuw binnen en duwen de neurotransmitters naar buiten.
2 *De werking van neurotransmitters imiteren.* Drugs bezetten de receptor en geven dezelfde signalen af als de neurotransmitter. Omgekeerd kunnen ze de werking van de receptor ook blokkeren.
3 *Het teruggaan van neurotransmitters naar de oorspronkelijke zenuw blokkeren.* Drugs blokkeren de transporter waardoor de neurotransmitter niet terug kan naar de oorspronkelijke zenuw. De neurotransmitters blijven dan actief en blijven signalen uitzenden.
4 *De enzymen remmen die neurotransmitters afbreken.* Als neurotransmitters zich loskoppelen van de receptor blijven ze soms in de synaptische spleet zweven. Ze worden dan afgebroken door enzymen. Drugs kunnen de activiteit van deze enzymen remmen. Ook dan blijven de neurotransmitters langer actief.
5 *Een tekort aan neurotransmitters veroorzaken.* Drugs kunnen de productie van neurotransmitters remmen of ervoor zorgen dat ze geleidelijk weglekken uit de blaasjes.

Er zijn inmiddels ongeveer tachtig neurotransmitters ontdekt. Enkele bekenden zijn: noradrenaline, dopamine, serotonine, glutamaat, gaba en anadamide. Wat betreft chemische structuur lijken deze stoffen op verschillende drugs. Zo lijkt de structuur van methamfetamine op dopamine en de structuur van THC op anandamide.
Overal in de hersenen en zenuwen vindt neurotransmissie plaats. De effecten van drugs hangen af van de plek in de hersenen waar de drugs

de neurotransmissie veranderen en de functie die dat specifieke hersengebied heeft. Als een drug de neurotransmissie verandert in een gebied dat betrokken is bij het hongergevoel, zal die drug invloed hebben op het hongergevoel.

Van de meeste drugs is inmiddels bekend hoe en waar in de hersenen zij de neurotransmissie beïnvloeden. Hiermee kunnen de effecten die de afzonderlijke drugs veroorzaken voor een deel begrepen worden. Bij de bespreking van de afzonderlijke drugs in de volgende hoofdstukken, wordt uitgebreid ingegaan op de manier waarop drugs de neurontransmissie beïnvloeden.

Voorbeelden

Cannabis bindt zich aan de cannabinoïde-receptor en imiteert de werking van anandamide. Anandamide stimuleert op (een indirecte) manier het beloningscentrum. Cannabis zal dat net als anandamide ook doen, waardoor iemand zich lekker gaat voelen. Anandamide-receptoren komen ook voor in het geheugen en hongercentrum. Deze functies worden door cannabis beïnvloed.
Amfetamine bindt zich aan de dopaminetransporter. De transporter (het pompje) gaat hierdoor omgekeerd werken, waardoor amfetamine het axon indringt en dopamine de synaptische spleet induwt. De hoeveelheid dopamine in de synaps wordt verhoogt waardoor het beloningscentrum geprikkeld wordt. Amfetamine verhoogt ook de hoeveelheid noradrenaline. Noradrenaline prikkelt het sympathische zenuwstelsel, waardoor het hart sneller gaat kloppen, spieren zich spannen en pupillen vergroten.
Heroïne wordt in het lichaam omgezet in morfine. Morfine imiteert de werking van endorfine. Endorfine stimuleert op een indirecte manier het beloningscentrum. Morfine zal dat ook doen. Endorfine zorgt ervoor dat bepaalde zenuwen minder substantie P gaan afscheiden. Substantie P geeft pijnsignalen door. Morfine zal er net als endorfine voor zorgen dat er minder substantie P wordt afgescheiden waardoor pijn minder gevoeld wordt.
Alcohol beïnvloedt onder andere Gaba. Gaba remt de werking van zenuwcellen waardoor iemand verdooft raakt.

Neurotransmitters en genen

Genen bevatten de informatie voor de erfelijke eigenschappen, zoals de kleur van het haar en de ogen. Genen zijn ook van invloed op de aanmaak en afbraak van neurotransmitters en receptoren. Een ongunstige variant van een bepaald gen zorgt ervoor dat er minder dopaminereceptoren zijn. Het beloningscentrum functioneert dan minder goed, waardoor iemand minder goed in staat is om te genieten van alledaagse beloningen (Brink, 2006). Een gunstige variant van het gen zorgt ervoor dat er veel dopaminereceptoren zijn. Het gebruik van drugs zal bij een minder goed functionerend beloningscentrum een zeer positieve ervaring opleveren, terwijl bij een normaal functionerend beloningscentrum het gebruik van drugs een te krachtige en dus negatieve ervaring kan opleveren. De groep met het minder goed functionerende beloningscentrum is vatbaarder voor misbruik en verslaving (zie ook paragraaf 1.7.2).

Neurotransmitters en receptoren
Tussen het aantal neurotransmitters en haar receptoren bestaat een evenwicht. Als receptoren herhaaldelijk door drugs bezet worden, zal het zenuwstelsel zich aan de overprikkeling aanpassen door de receptoren gevoeliger te maken of het aantal te verminderen (*down regulation*). Er zal dan meer gebruikt moeten worden om het oorspronkelijke effect weer terug te krijgen. Zo kan herhaald gebruik van drugs langdurige en mogelijk blijvende veranderingen in het brein veroorzaken, waarbij het aantal dopaminereceptoren afneemt (Brink, 2006). Er zijn dus twee redenen waarom verslaafden minder dopaminereceptoren hebben. Genetisch en door het voortdurende gebruik.
Is er weinig binding, dan is het zenuwstelsel geneigd de receptoren gevoeliger te maken of het aantal te laten toenemen (*up regulation*) zodat in ieder geval zoveel mogelijk neurotransmitters opgevangen worden. Verslavingsverschijnselen als tolerantie en onthoudingsverschijnselen kunnen ook vanuit dit evenwicht begrepen worden. Dit komt aan bod in paragraaf 1.9.

> Intermezzo 1.5 Geschiedenis: het begin van het wereldwijde verbod
>
> 1911 Eerste opiumconferentie in Den Haag op initiatief van de Verenigde Staten naar aanleiding van problemen in de Verenigde Staten rond het gebruik van opium.
> 1912 Opium verdrag van 1912. In dit verdrag werd bepaald dat cocaïne en opiaten alleen voor medische en wetenschappelijke doeleinden vervaardigd mochten worden.
> 1912 MDMA (werkzame stof in xtc) wordt voor het eerst gemaakt en er wordt een patent op aangevraagd.

1914 Harrison Narcotic Act in de Verenigde Staten. Deze wet stelt bezit van drugs strafbaar.
1919 Eerste Nederlandse Opiumwet. Met als basis het verdrag van 1912. Bezit van drugs is nog niet strafbaar. Handel is alleen voor medische doeleinden toegestaan.
1920-1933 Alcoholverbod in de Verenigde Staten. Illegaal gestookte drank kost 35.000 mensen het leven. Maar alcoholisme en ziekten als levercirrose en gevallen van huiselijk geweld namen enorm af.
1928 Tweede Opiumwet. Bezit van drugs wordt ook strafbaar. Hennep valt onder de Opiumwet.
1930-1934 Pogingen van geheelonthoudersbewegingen om ook Nederland droog te leggen.
1934 Begin van de Anonieme Alcoholisten.
1937 Marihuana in de VS wordt verboden. Ook het verbouwen van de hennepplant voor medische en economische redenen.
1938 Albert Hofmann maakt voor het eerst lsd in zijn zoektocht naar medicijnen afgeleid uit de moederkoornschimmel.
1940-1944 Amfetamine wordt door legerartsen voorgeschreven tegen vermoeidheid.

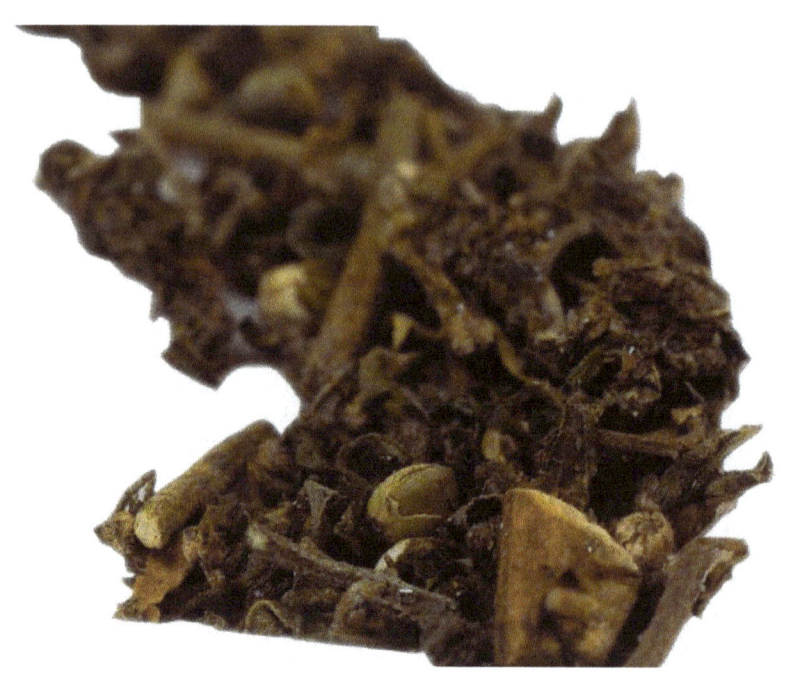

Figuur 1.4 *Marihuana.*

1.8 Risico's van gebruik

Druggebruik gaat gepaard met korte- en langetermijnrisico's voor de gezondheid, het maatschappelijke functioneren en er bestaat een kans op verslaving.

1.8.1 LICHAMELIJKE RISICO'S

De dosis, frequentie en wijze van toedienen kunnen ernstige consequenties voor de gezondheid hebben. Als over risico's van alcohol en druggebruik gesproken wordt, wordt vaak alleen aan verslaving gedacht. De lichamelijke risico's zijn echter zeker zo belangrijk.
Het is belangrijk om te weten hoe en wanneer gezondheidsrisico's precies ontstaan, zodat er adviezen gegeven kunnen worden om deze risico's in te perken. Probleem hierbij is dat de meeste drugs illegaal zijn, waardoor er weinig animo is om onderzoek te financieren dat gericht is op beperking van de schade of zo veilig mogelijk gebruik.

- *Alcohol* en haar afbraakproducten zijn uiterst giftig. Er is inmiddels redelijk veel onderzoek bekend vanaf welke dosis de lichamelijke risico's beginnen toe te nemen (Poppelier et al., 2002). Hieruit is af te leiden dat een dagelijkse consumptie van een à twee glazen per dag voor vrouwen en twee à drie voor mannen geen risico's met zich meebrengt. Deze hoeveelheden gelden overigens niet bij zwangerschap, ziekten en het al doorgemaakt hebben van verslavingsproblemen. Gebruik boven deze hoeveelheden, vergroot sterk de kans op lichamelijke aandoeningen als leverziekten, hartziekten en allerlei vormen van kanker.
- *Hasj en wiet* worden vooral schadelijk door de toedieningswijze. Het roken is schadelijk voor de longen, ook bij geringe hoeveelheden. De schade wordt beperkt door gebruik van een Vaporizer waardoor de hasj of wiet verdampt. Verder is er kans op psychose (zie hoofdstuk 12).
- *Tabak* veroorzaakt de meeste doden van alle gebruikte drugs, voornamelijk door de toedieningswijze: het roken. Er zijn risico's bij matig gebruik en zelfs meeroken is schadelijk.
- *Xtc* is als stof mogelijk giftig voor bepaalde zenuwcellen. Door niet te vaak te gebruiken kunnen de risico's beperkt worden.
- *Cocaïne* is schadelijk voor de neus en het hart. De risico's voor het hart nemen sterk toe wanneer door ouder worden de conditie van hart- en bloedvaten achteruit gaat.

– Heroïne is bij een geringe dosis nauwelijks giftig. Bij een grote dosis is de kans zeer groot dat de ademhaling onderdrukt wordt, met fatale gevolgen. Risico's van heroïne zitten vooral in de toedieningswijze: spuiten en roken.

In de volgende hoofdstukken wordt per drug uitgebreid ingegaan op de lichamelijke risico's.

1.8.2 MAATSCHAPPELIJK FUNCTIONEREN

De invloed van alcohol en drugs op het maatschappelijk functioneren is verschillend en is sterk afhankelijk van de mate van gebruik. Alcohol kan bij matig gebruik een positieve invloed hebben op het functioneren. Losser worden en wat makkelijker praten kan de sociale contacten ten goede komen. Tabak heeft nauwelijks invloed op het maatschappelijk functioneren, ook niet bij veel roken. Druggebruik brengt maatschappelijk extra risico's met zich mee, mede vanwege de illegaliteit en gebrek aan controle op kwaliteit. Bij overmatig gebruik hebben alcohol en drugs vrijwel altijd zeer negatieve gevolgen. Er kunnen problemen ontstaan met politie en justitie, met opleiding of werk en met vrienden, familie en partner. Vaak zijn deze problemen een reden om te gebruiken, waardoor de situatie er slechter op wordt.

1.8.3 MISBRUIK/AFHANKELIJKHEID

Het meest in het oog springende gevolg van alcohol en druggebruik is verslaving of afhankelijkheid. Er zijn definities van Jellinek, de Wereldgezondheidsorganisatie (WHO) en de Amerikaanse Vereniging van Psychiatrie (APA). De definitie van de APA wordt op dit moment wereldwijd gebruikt. Jellinek heeft het over alcoholisme, de definities van de WHO en APA zijn breder. Zij definiëren afhankelijkheid in het algemeen. In de Nederlandse verslavingszorg is de definitie van Van Dijk lange tijd belangrijk geweest.

Van Dijk: systeem van vicieuze cirkels

Van Dijk beschreef in 1976 verslaving als een systeem van vicieuze cirkels waardoor de aandoening de neiging heeft zichzelf te versterken (Van Dijk, 1976). Hij onderscheidde vier cirkels.
1 *Farmacologische vicieuze cirkel.* Na stoppen of minderen ervaart de gebruiker onprettige lichamelijke reacties ofwel onthoudingsverschijnselen. Deze onthoudingsverschijnselen verdwijnen wanneer er opnieuw gebruikt wordt. Dit helpt op de korte termijn, maar op de lange termijn nemen de verschijnselen alleen maar toe.

2 *Psychische vicieuze cirkel.* Door het gebruik voelt de gebruiker zich schuldig en soms ook angstig. De gebruiker kent maar een remedie tegen dit negatieve gevoel en dat is opnieuw gebruiken. Hierdoor komen deze negatieve gevoelens in heviger mate terug waardoor opnieuw gebruikt wordt.
3 *Sociale vicieuze cirkel.* Door het gebruik ontstaan conflicten met de partner of op het werk. Om geen last te hebben van deze conflicten wordt opnieuw gebruikt. Hierdoor verergeren de conflicten waardoor de neiging om opnieuw te gebruiken opnieuw gevoed wordt.
4 *De cerebrale vicieuze cirkel.* Door het gebruik van bepaalde drugs kan hersenbeschadiging optreden. Hierdoor kan het vermogen om jezelf te beheersen of verstandige keuzes te maken aangetast worden, zodat er minder weerstand is tegen herhaald gebruik.

Jellinek: alcoholisme is een ziekte

De alcoholonderzoeker Jellinek beschreef in 1961 alcoholisme als een ziekte. Centraal stond bij hem het begrip controleverlies. Dat wil zeggen dat drinkers ondanks de beste voornemens om matig te drinken, toch telkens weer doorzakken. Jellinek had het idee dat je van dat controleverlies nooit meer afkwam. Tegenwoordig wordt dat niet meer zo absoluut gezien en wordt eerder van een 'verminderde controle' (impairment of control) gesproken.

De WHO

De Wereldgezondheidsorganisatie geeft een boekwerk uit waarin diagnostische criteria van alle ziekten beschreven worden (WHO, 2002). De tiende editie van dit 'International Classification System of Diseases' (ICD-10) beschrijft onder andere schadelijk gebruik en afhankelijkheid van alcohol of drugs. Schadelijk gebruik is al het gebruik dat lichamelijke of geestelijke schade veroorzaakt. Van afhankelijkheid is sprake als drie van onderstaande symptomen zich het afgelopen jaar samen hebben voorgedaan:
1 Een sterk verlangen te gebruiken.
2 Moeite om gebruik te controleren, dat wil zeggen het moeilijk vinden om gebruik uit te stellen, matig te gebruiken of om op tijd te stoppen.
3 Aanwezigheid van tolerantie, dat wil zeggen dat grotere doses nodig zijn om het oorspronkelijke effect nog te voelen.
4 Aanwezigheid van onthoudingsverschijnselen bij minderen of stoppen.
5 Toenemende verwaarlozing van hobby's. Veel tijd gaat verloren door het gebruik en het herstellen ervan.

6 Doorgaan met gebruik ondanks de wetenschap dat het gebruik schade oplevert.

DSM IV

De Amerikaanse Vereniging van Psychiatrie geeft een boekwerk uit waarin alle diagnostische criteria voor psychische stoornissen beschreven worden (APA, 1994). De vierde editie van dit 'Diagnostic Statistical Manual' (DSM-IV) spreekt van misbruik en van afhankelijkheid. Van misbruik is sprake als zich in de afgelopen twaalf maanden ten minste een van onderstaande situaties heeft voorgedaan:

1 Herhaaldelijk gebruik van alcohol of drugs waardoor problemen ontstaan op het werk, school of thuis. Bijvoorbeeld veel afwezig zijn, slecht werk leveren, afspraken niet nakomen.
2 Herhaaldelijk gebruik van alcohol of drugs in situaties waarin dat gevaarlijk is voor de gebruiker zelf of anderen. Bijvoorbeeld autorijden of het bedienen van een machine onder invloed.
3 Het herhaaldelijk in aanraking komen met politie of justitie (bijv. wegens vechtpartijen of verstoring van de openbare orde).
4 Doorgaan met gebruik ondanks dat er iedere keer problemen ontstaan op sociaal of relationeel vlak.

Volgens de DSM-IV is er sprake van afhankelijkheid wanneer het afgelopen jaar drie van onderstaande zeven symptomen zich hebben voorgedaan.

1 Ontwikkeling van tolerantie.
2 Last hebben van onthoudingsverschijnselen bij minderen of stoppen.
3 Meer en gedurende langere tijd gebruiken dan het plan is.
4 Aanhoudende wens of mislukte pogingen om te minderen of te stoppen.
5 Veel tijd gaat verloren aan het verkrijgen van het middel, het gebruik zelf en het herstellen ervan.
6 Minder aandacht besteden of opgeven van sociale contacten, hobby's en werk.
7 Doorgaan met gebruik ondanks de wetenschap dat er problemen zijn die door het gebruik veroorzaakt zijn of verergeren.

De omschrijving van WHO en DSM-IV lijken sterk op elkaar. De WHO noemt het sterke verlangen naar alcohol of drugs expliciet. In de definitie van de DSM-IV komt dit verlangen tot uiting in kenmerken als: meer en langer drinken dan het plan was en mislukte pogingen om het gebruik te minderen. Beide omschrijvingen noemen: veel bezig zijn met het middel, minder aandacht besteden aan hobby's en doorgaan met gebruik ondanks de wetenschap dat het problemen oplevert. Beide omschrijvingen hebben het ook over tolerantie en onthoudingsverschijnselen als kenmerk, dit komt in de volgende paragraaf aan bod.

Intermezzo 1.6 De recente geschiedenis

1945 Waarschuwingen tegen roken van de Mayokliniek in de VS.
1950-1970 Amfetamine wordt in de VS door velen gebruikt als vermageringsmiddel.
1961 Enkelvoudig Verdrag van New York. Ondertekenaars verplichten zich erop toe te zien dat het gebruik van verdovende middelen beperkt blijft tot geneeskundige en wetenschappelijke doelen. Het orgaan dat toezicht houdt is de INCB (International Narcotic Control Board). Het INCB kan landen ter verantwoording roepen en zelfs strafmaatregelen uitvaardigen.
1964 Officieel rapport in de VS dat roken van tabak ongezond is.
1972 Eerste hasjcoffeeshop van Nederland.
1976 Wijziging Nederlandse Opiumwet. De wet maakt sindsdien een onderscheid tussen drugs met een onaanvaardbaar risico, de harddrugs die op lijst 1 geplaatst zijn, en drugs met een minder zwaar risico, hasj en wiet die op lijst 2 staan.
1980 Publicatie van richtlijnen, waaronder verkoop van hasj en wiet is toegestaan. Opsporing door politie had weinig prioriteit meer. Begin van enorme uitbreiding van coffeeshops.
1982 Eerste berichten over aids. Een ziekte die de komende jaren honderden spuitende druggebruikers zal treffen.
1986 Begin van xtc-gebruik, vooral op Ibiza en in Londen.
1988 Xtc wordt in Nederland in de Opiumwet opgenomen.
1996 Richtlijnen voor coffeeshops worden verscherpt. Deze zijn nu: geen reclame, geen harddrugs, geen toegang voor personen onder de achttien jaar, geen verkoop van meer dan vijf gram per dag.
1997 Nieuw coffeeshopbeleid in Amsterdam. Coffeeshops krijgen exploitatievergunning.
1997 2C-B wordt opgenomen in de Opiumwet.
2000 Oprichting Bureau Medicinale Cannabis (BMC) die de teelt van medicinale cannabis moet reguleren.
2001 Verkoop van poppers wordt verboden door het ministerie van Volksgezondheid. Poppers zouden hartkloppingen, bloedarmoede en hoofdpijn veroorzaken.

2002 GHB (gammahydroxybutyraat) wordt opgenomen in de Opiumwet. GHB valt ook onder de Wet op de Geneesmiddelenvoorziening.
2003 Medicinale cannabis kan via de apotheek verkregen worden.

1.9 Tolerantie, onthoudingsverschijnselen, craving

1.9.1 TOLERANTIE

Als een stof gedurende lange tijd gebruikt wordt, past het lichaam zich aan de stof aan. Het gevolg is dat op een gegeven moment de effecten niet meer gevoeld worden. Iemand die veel drinkt wordt niet meer aangeschoten van acht pilsjes. Iemand die geregeld valium gebruikt heeft na enige tijd vijf tot tienmaal de oorspronkelijke dosis nodig om zijn angst nog te onderdrukken. De gebruikers zijn tolerant geworden voor de psychotrope effecten van de stof. Tolerantie is dus het ervaren van een geringer effect bij dezelfde dosis ofwel het moeten vergroten van de dosis om het oorspronkelijke effect nog te voelen.

De ontwikkeling van tolerantie bij een bepaalde drug is niet voor alle effecten hetzelfde. Iemand die morfine als pijnstillend middel krijgt, zal in het begin misselijk worden en nauwe pupillen hebben. Na geregelde toediening zal hij niet meer misselijk zijn, maar heeft nog wel steeds kleine pupillen. Van amfetamine wordt iemand energiek en stijgt de bloeddruk. Na regelmatig gebruik zal het oppeppende effect niet meer voelbaar zijn, maar het effect dat de bloeddruk verhoogd wordt zal blijven.

Bij xtc treedt tolerantie voor het zogenoemde entactogene effect (volkomen ontspannen zijn, contact met anderen willen, muziek beter horen) in sterkere mate op, dan voor het stimulerende effect. Na enige tijd is dit effect niet meer voelbaar en rest alleen het oppeppende effect van xtc. Een tot twee maanden onthouding is nodig om het entactogene effect weer te voelen.

Tolerantie kan op verschillende manieren ontstaan. Er is sprake van de volgende vormen:
– *Metabolische tolerantie.* De lever kan zich aanpassen, waardoor de enzymen in de lever de stoffen sneller gaan afbreken. Hierdoor moet iemand meer gaan gebruiken om het effect nog te voelen.
– *Weefseltolerantie.* Zenuwcellen kunnen zich ook aanpassen. Zij worden dan minder gevoelig voor de drug. Alcohol bijvoorbeeld gaat op een receptor zitten, waardoor de remmende neurotransmitter

(gaba) zich langere tijd aan dezelfde receptor kan binden. Hierdoor wordt het remmende effect van gaba groter. De zenuw merkt dit en gaat de samenstelling van de receptor veranderen, waardoor alcohol zich niet langer aan die receptor kan binden. Iemand moet meer gaan drinken om hetzelfde remmende effect alsnog te bereiken.
- *Kruistolerantie.* De ene stof veroorzaakt tolerantie voor de andere stof. Iemand die gewend is aan heroïne, raakt ook gewend aan methadon.
- *Negatieve tolerantie.* Er is niet meer, maar juist minder van de stof nodig om eenzelfde effect te bereiken. Soms kan bij cannabis negatieve tolerantie optreden. Iemand is dan gevoeliger geworden voor de effecten. Negatieve tolerantie is een zeldzaam verschijnsel.
- *Cyclische tolerantie.* De tolerantie ontwikkelt zich zeer snel en houdt zeer kort aan, bijvoorbeeld bij gebruik van tripmiddelen. Bij lsd-gebruik ontwikkelt zich na vier tot vijf dagen tolerantie; na ongeveer een even lange periode is deze tolerantie weer verdwenen.
- *Omgekeerde tolerantie.* Bij ouder worden of bij beschadiging van de lever kan de tolerantie sterk afnemen.

Na stoppen of minderen kan tolerantie naar het beginniveau terugkeren. Dit kan zeer riskant zijn wanneer er sprake is van terugval en de gebruiker dezelfde dosis neemt die hij gewend was te nemen. Bij heroïne is dan de kans op een overdosis erg groot.

1.9.2 ONTHOUDINGSVERSCHIJNSELEN
Onthoudingsverschijnselen zijn de lichamelijke reacties op het minderen of stoppen met gebruik.
Het lichaam heeft zich door het vele gebruik aan de drug aangepast. Het zenuwstelsel of de lever is door het vele gebruik veranderd. Het aantal receptoren in de zenuwcellen is toe- of afgenomen of er zijn extra enzymen in de lever ontwikkeld.
Wanneer het lichaam de drug ineens niet meer krijgt moet het zich opnieuw aanpassen. Dat wordt ervaren als onthoudingsverschijnselen. Deze verschijnselen kunnen zeer onprettig zijn. De gebruiker gaat bijvoorbeeld zweten (alcohol), krijgt kippenvel (heroïne) of gaat slecht slapen (cannabis).
De onthoudingsverschijnselen zijn vaak het tegengestelde van wat iemand onder invloed ervaart. Heroïnegebruik levert rust op, nauwe pupillen, trage werking van de darmen en remming van seksuele functies. Tijdens de onthoudingsfase is er onrust, wijde pupillen, een versnelde werking van de darmen met buikkrampen en diarree en ontremmen van de seksuele functies, bijvoorbeeld in de vorm van spon-

tane zaadlozingen en orgasmen (die meestal als onaangenaam beleefd worden). Speedgebruikers kunnen vaak dagen of weken achtereen niet slapen. Tijdens de onthoudingsfase is een slaap van drie keer 24 uur heel gewoon.

Onthoudingsverschijnselen kunnen bijzonder onaangenaam zijn. Voor veel gebruikers is de angst voor onthoudingsverschijnselen een reden om te blijven gebruiken.

Voor alle onthoudingsverschijnselen geldt dat ze verdwijnen door de betreffende drug of een nauw verwante stof opnieuw te nemen. Uiteraard worden hierdoor de verschijnselen op den duur alleen maar erger.

1.9.3 CRAVING

Het gebruik, de ervaren roes en de manier van gebruik vormen zeer krachtige herinneringen. Als een gebruiker in een omgeving komt waarin hij het middel eerder gebruikt heeft, kan een sterk verlangen naar de drug ontstaan. Dit verlangen kan een reden zijn voor terugval.

> **Intermezzo 1.7   Hoe raak je verslaafd**
>
> Verslaafd raak je niet van de ene op de andere dag. Het is iets wat zich in de loop van de tijd ontwikkelt. We nemen het voorbeeld van Harrie, een 44-jarige man die auto's verkoopt.
>
> **Het willen voelen van het effect**
> Alcohol had vanaf het begin een ware impact op me. Ik vond de uitwerking geweldig. Ik vond het lekker, raakte mijn spanningen kwijt en werd er vrolijk van. Ik was me er toen niet zo van bewust. Maar ik zocht vaak situaties op waar alcohol was.
>
> **Verlangen**
> Ik verlangde vaak naar alcohol. Dat begon in de middag al op mijn werk. Dat nuchtere gevoel beleefde ik vaak als heel onprettig, ik werd extra gejaagd. Als ik dan in de kroeg was ervoer ik ineens dat ik heel rustig en vrolijk werd. Achteraf gezien gebruikte ik de alcohol om van het gejaagde gevoel af te komen. Zonder alcohol kon ik niet meer in een goede stemming komen. Als een klant een auto kocht, dacht ik kunnen we dat niet bezegelen met een glas. Maar dat kon helaas niet. Dat was toch wel ongebruikelijk. Een flesje wijn meegeven mocht wel. Maar die bleef dicht.

Tolerantieontwikkeling
Ik merkte wel dat ik sneller en gulziger ging drinken. Het eerste glas vloog erin. Ik begon steeds meer te drinken. Nam ook wel eens iets mee naar mijn werk. En dan ook nog 's avonds thuis. Ik moet de volgende dag toch wel erg naar drank gestonken hebben. Er was een periode dat ik erg veel kon hebben. Iemand zei wel eens, drink toch eens wat minder. Maar ik dacht wat heb je daar nou aan. Dan voel je toch niks. Om me goed te voelen moet ik toch minstens een glas of vier hebben.

Onthoudingsverschijnselen
Op een gegeven moment kreeg ik ook ontwenningsverschijnselen. Ik voelde me 's ochtends onprettig en gejaagd. Ik knapte geweldig op van een slok. Gek, vroeger dronk je om rustig en vrolijk te worden. Later drink je om van een vervelend gevoel af te komen. Al met al werd het vervelende gevoel er niet minder op. Je stond er elke ochtend mee op. Vervelend dat je zo naar drank ruikt. Zeker op mijn werk. Ik moest zo nu en dan ook wel eens verzuimen. Dat vond ik in het begin wel erg maar op een gegeven moment interesseerde het me niet meer. Regelmatig probeerde ik te minderen. Je transpireerde dan en deed 's nachts geen oog dicht. Dat was niet vol te houden. Ik wilde bewijzen dat ik geen probleem had. Na een of twee dagen soms een week liep het dan weer helemaal uit de hand. Als ik een ander zag drinken was ik verkocht. Alsof ik er geen controle meer over had.

Neerwaartse spiraal
Door het drinken kreeg ik steeds meer problemen. Op mijn werk ging het niet meer. Ik werd een tijdje op ziekteverlof gestuurd. Bepaalde mensen begonnen me ook te vermijden. Om die problemen maar niet te voelen ging ik opnieuw drinken.

1.10 Theorieën van verslaving

Er zijn verschillende theorieën over het ontstaan van verslaving. Deze theorieën hebben grote invloed op de behandeling.
1 Het *morele model* gaat ervan uit dat verslaving ontstaat door een zwakke wil of door morele zwakte. Verslaafden zijn zondig of schuldig. De aanpak moet vooral strafrechtelijk zijn.

2 Het *farmacologische model* gaat geheel uit van de stof. De stof maakt mensen verslaafd. Door het gebruik ontwikkelt zich tolerantie en ontstaan onthoudingsverschijnselen waardoor de gebruiker blijft gebruiken. De aanpak is gericht op het voorkomen dat mensen in aanraking komen met de stof. De drooglegging in de Verenigde Staten, het verbod op drugs en de 'war on drugs' zijn gebaseerd op dit model.
3 Het *psychiatrische model* ziet verslaving als een symptoom van een onderliggende stoornis. Als deze stoornis wordt behandeld zal de verslaving vanzelf verdwijnen. Aanhangers van het psychiatrische model richten zich dus in de behandeling op psychiatrische ziekten, depressies, problemen in de vroege jeugd, levensmoeilijkheden, ADHD, trauma's, psychosen enzovoort.
4 Het *sociale model* ziet verslaving als een symptoom van een relatiestoornis tussen mensen of als een gevolg van maatschappelijke druk of stress. In de behandeling is het van belang ook de directe omgeving (gezin/familie) te betrekken.
5 Het *medische model* ziet verslaving aan alcohol en drugs als een puur lichamelijke aandoening. Verslaving is een chronische ziekte die het gevolg is van een lichamelijke overgevoeligheid. De gebruiker ervaart vanaf het eerste gebruik een sterke drang om te blijven gebruiken. Al snel treedt controleverlies op, waardoor de gebruiker niet meer kan stoppen of minderen. In dit model zal het doel van behandeling altijd gericht zijn op abstinentie, ofwel niet meer gebruiken. Voor alcoholisten is matig gebruik niet mogelijk. De AA en behandeling volgens het Minnesotamodel hangen dit model aan.
6 Het *gedragstherapeutische model* ziet verslaving als aangeleerd gedrag. De positieve effecten van alcohol en drugs bekrachtigen het gebruik, waardoor een sterk verlangen naar gebruik ontstaat. Het verlangen naar het positieve effect is belangrijker voor het gebruik van drugs dan de ervaringen in de vroege jeugd. In de behandeling gaat men ervan uit dat iets wat aangeleerd is ook weer afgeleerd kan worden. Veel behandelingen in de verslavingszorg, zoals de leefstijltrainingen, zelfhulpprogramma op internet en online-behandelingen zijn op dit model gebaseerd.
7 Het *biopsychosociale model* ziet verslaving als het resultaat van aangeboren vatbaarheid, persoonlijke ontwikkeling en sociale omstandigheden. Iemand kan een genetische predispositie hebben om een verslaving te ontwikkelen. Een niet-optimale persoonlijke ontwikkeling kan ervoor zorgen dat iemand slecht kan omgaan met stress en weinig besluitvaardig is. Negatieve omgevingsinvloeden, zoals gebrek aan warmte, seksueel misbruik, slechte voeding en

hoge maatschappelijke eisen, kunnen eveneens een rol spelen bij het ontstaan van verslaving. De gelijktijdige werkzaamheid van deze factoren zorgt ervoor dat iemand verslaafd raakt. De aanpak bestaat uit meerdere interventies. Psychotherapie, medicatie en verbetering van sociale omstandigheden worden ingezet om de verslaving te overwinnen. Inaba gaat uit van een model waarbij verslaving gezien wordt als het resultaat van vatbaarheid, omgevingsinvloeden en het gebruik van bepaalde middelen.

8 Het *hersenziektemodel* ziet verslaving als een hersenziekte. Het beloningscentrum in hersenen kan goed of minder goed functioneren. Bepaalde genen kunnen ervoor zorgen dat iemand een gering aantal dopaminereceptoren heeft, waardoor hij vatbaarder is voor misbruik en verslaving. Door herhaald en frequent gebruik kan het aantal receptoren nog verder verminderen. Deze veranderingen kunnen langdurig zijn en mogelijk zelfs blijvend. Het gebruik en de manier van gebruik vormen bovendien zeer krachtige herinneringen, waardoor terugval op de loer ligt. Ook kan het vermogen om met krachtige verlangens om te gaan minder goed functioneren. Bij verslaving is dus sprake van een aantal afwijkingen in de hersenen. Mogelijk kunnen in de toekomst medicijnen ontwikkeld worden om dit te beïnvloeden.

9 In het *aanvaardingsmodel* accepteert men dat de gebruiker verslaafd is. Het heeft geen zin de verslaafde van zijn verslaving af te helpen. Beter is het om te proberen de risico's die het gebruik en de levensstijl met zich meebrengen zoveel mogelijk te beperken. Het verstrekken van heroïne aan drugsverslaafden is op dit model gebaseerd.

Intermezzo 1.8 Top-12 verslavende middelen

De mate waarin een bepaalde drug verslavend is wordt niet louter bepaald door het soort drug. Ook de wijze van toedienen speelt een rol bij het verslaafd raken. De meest verslavende drugs met hun toedieningswijze in volgorde zijn:
1 roken van tabak
2 roken van crack/gekookte cocaïne
3 roken of spuiten van heroïne
4 spuiten van amfetamine
5 snuiven van cocaïne
6 slikken van amfetamine
7 drinken van alcohol
8 roken van cannabis

9 drinken van koffie
10 slikken van xtc
11 slikken van lsd
12 eten van Peyote

Bron: Inaba2

Intermezzo 1.9 Screening

Er zijn diverse tests waarmee nagegaan kan worden of iemand riskant gebruikt. Deze tests zijn handig als diagnose-instrument, maar kunnen ook door gebruikers van alcohol of drugs gedaan worden om na te gaan of zij riskant gebruiken. Een positieve uitslag helpt de gebruiker om kritisch na te denken over zijn gebruik. Voor een echte diagnose moet hij natuurlijk naar zijn behandelend arts.

Voor alcohol is er de *audit*. Deze test werd ontwikkeld door de WHO. Een score van acht of meer is een indicatie voor de arts om meer onderzoek te doen. De SOG meet of iemand op een problematische manier gokt. Voor riskant gebruik van internet is ook een test ontwikkeld. De Amsterdamse verslavingszorg instelling Jellinek ontwikkelde vier tests voor riskant gebruik van cannabis, cocaïne, amfetamine en xtc (Donders, 2006). Deze testen zijn op diverse internetsites te vinden (o.a. www.jellinek.nl) en zijn erg populair.

1.11 Beoordeling van risico's van gebruik

Drugs zijn te beoordelen aan de hand van hun risico's. Hierbij is een aantal criteria te noemen. Er moet gekeken worden naar de kans op verslaving, lichamelijke risico's en de kans dat de gebruiker maatschappelijk in de problemen komt. In Nederland beoordeelt het CAM (Coördinatiepunt Assessment en Monitoring) van de Inspectie voor gezondheidszorg de risico's van nieuwe drugs. Het CAM gebruikt hierbij criteria als afhankelijkheid en lichamelijke risico's (acuut en chronisch) en kijkt naar wat gebruik kan betekenen voor de volksgezondheid (hoeveel mensen gebruiken er), de openbare orde en in hoeverre criminelen bij productie en verspreiding betrokken zijn.

Jaap van der Stel heeft ook een manier beschreven hoe drugs beoordeeld kunnen worden (Graaff, 2003). Bij zijn beoordeling ging het om drie te beantwoorden vragen:
1 Wat is de veiligheid van het middel bij incidenteel gebruik ofwel hoe groot is de kans op een overdosis?
2 Hoe groot is de kans op verslaving, zowel geestelijk als lichamelijk?
3 Welke gezondheidsrisico's zijn er, hoe ernstig zijn deze en hoe vaak komen ze voor?

Als deze vragen beantwoord zijn, kan een oordeel geveld worden over de risico's van de drug rekening houdend met alle aspecten. De inschatting van deze risico's is vaak erg ingewikkeld. Het gaat bij lichamelijke stoornissen vaak om een toegenomen kans dat iemand een bepaalde aandoening krijgt. Dat wil dus lang niet zeggen dat diegene de aandoening krijgt.
Bij de beoordeling moet ook gekeken worden naar de risico's bij matig gebruik en risico's bij excessief gebruik. Alcohol is bijvoorbeeld bij matig gebruik relatief onschuldig, maar bij overmatig gebruik wordt het een zeer riskante drug, veel riskanter dan bijvoorbeeld cannabis. Maar ook hier is er al snel sprake van definitieproblemen. Wat is matig gebruik en hoe groot de kans dat iemand een drug matig blijft gebruiken?
Om drugs op het niveau van het individu te beoordelen en onderling met elkaar te vergelijken, kan geprobeerd worden zoveel mogelijk gegevens te verzamelen om de volgende vragen, voor zowel matig gebruik als excessief gebruik, te beantwoorden.
1 Wat zijn de lichamelijke risico's op korte termijn en op lange termijn van de drug?
2 Welke risico's zijn er verbonden aan het feit dat de stof illegaal is?
3 Wat is de kans dat iemand door gebruik de stof gaat misbruiken of verslaafd raakt?
4 Wat is de kans dat iemand door gebruik maatschappelijk in de problemen komt?

In dit boek zullen bij de bespreking van de middelen veel gegevens over deze vragen aangereikt worden.

Referenties

American Psychological Association (APA). Diagnostical and statistical Manual for Mental Disorders-IV (DSM. IV); 1994.
Brink W van den. Verslaving: een chronisch recidiverende hersenziekte. Justitie verken 2005; 32: 59-72.

Dijk WK van. Alcoholisme, een veelzijdig verschijnsel. Tijds. Alc. Drugs 2 1976; 1: 26-32.

Donders N. Verslaving als behandelbare hersenziekte. In: Donders N, Snelders S, Pieters T, Geelen N van, Meijman F, Stel J van der. Alcoholisme en het genetisch venster: een nieuwe kijk op alcoholverslaving? Den Haag: Sticht Maat en Ondern; 2006.

Graaff D de. Validiteit onderzoek: Test voor riskant druggebruik. Haarlem: Rescon; 2003.

Inaba DS, Cohen WE. Uppers, Downers, All Arounders. Ashland: CNS Publications; 1996.

Kerssemakers R., Schweitzer L. Drugs en Drugs. Amstelveen: Van der Meer Publishing; 2000.

Korf DJ, Nabben T, Benschop A. Trends in alcohol, tabak, drugs en gokken bij jonge Amsterdammers. Antenne 2001. Amsterdam: Rozenberg Publishers; 2002.

Korf DJ, Nabben T, Benschop A. Trends in alcohol, tabak, drugs en gokken bij jonge Amsterdammers. Antenne 2002. Amsterdam: Rozenberg Publishers; 2003.

Korf DJ, Nabben T, Leendert F, Benschop A. Tussen extase en narcose. GHB. Amsterdam: Rozenberg Publishers; 2002.

Ouwehand AW, Mol A, Kuijpers WGT, Boonzajer Flaes S. Kerncijfers Verslavingszorg 2005. Houten: Stichting Informatie Voorziening Zorg (IVZ); 2006; 1-38.

Poppelier A, Wiel A van de, Mheen D. Overdaad Schaadt, Rotterdam: IVO; 2002.

Snyder SH. Psychofarmaca, hersenen onder invloed. Maastricht: Natuur en Techniek; 1989.

Stel JC van der. De beoordeling van Psychoactieve stoffen. Utrecht: GGZ Nederland; 2003.

2 Alcohol

Roel Kerssemakers

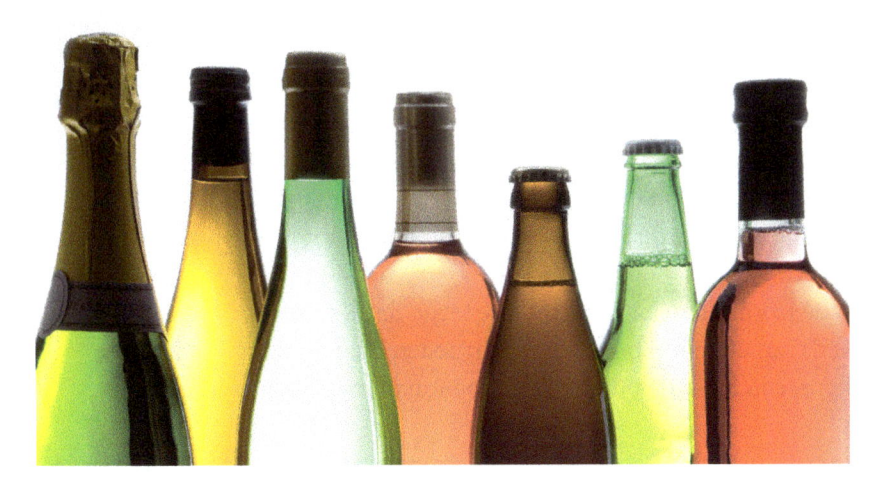

Figuur 2.1

2.1 Geschiedenis

'Mede' gemaakt van honing en water is waarschijnlijk het oudste alcoholische drankje. Vermoedelijk is het toevallig ontstaan doordat honing en water op een warme plek met in de lucht zwevend gist in aanraking kwam. Achtduizend jaar geleden werd het al gedronken (Wikipedia). Uit gevonden stukken aardewerk uit Iran/Irak blijkt dat bier 5400 jaar voor Christus al bekend was (Inaba et al., 2000). In Egypte zijn papyrusrollen uit 3500 voor Christus gevonden met het recept voor wijn. Ook zijn er afbeeldingen in grafkamers gevonden waaruit duidelijk wordt dat de Egyptenaren al wijn konden maken en zelfs dronken werden. Een Egyptische priester wees al op de gevaren toen hij zei: "Ik verbied u naar de kroeg te gaan, u zijt gedegenereerd gelijk de beesten."

De belangrijkste drank in het oude Griekenland was wijn. Beschilderde vazen en mokken laten uitbundige feestmalen zien waarbij wijn gedronken werd. De dichter Hesiodes (700 v.Chr.) noemde druiven een geschenk van Dionysos, de God van de wijn. Hij waarschuwde echter ook voor de gevolgen toen hij zei dat drank: 'hersenen en tong van vorm doet veranderen'.

Plato was een voorstander van gematigd drinken (Spieksma, 2000). Hij kreeg er een wet door die het jongeren tot achttien jaar verbood om te drinken. Tot het dertigste jaar was gematigd drinken veroorloofd en hierna mocht men pas vrij drinken. De Grieken kenden al sterke drank en er zijn aanwijzingen dat ook de Chinezen al vroeg konden distilleren.

Religie

Bij de Azteken speelde drank een religieuze rol. Dronkenschap was verplicht bij religieuze aangelegenheden. Als je je niet bezatte was dat een belediging voor de goden. De Romeinen dronken wijn. Maar dat liep regelmatig uit de hand. In 81 na Chr. vernietigde de keizer de helft van alle wijngaarden om overmatig alcoholgebruik tegen te gaan.

In de Koran (620 na Chr.) staat te lezen dat alcohol en gokken tot het werk van de duivel behoren en vermeden moeten worden. In de Hadieth, een boek met uitspaken van Mohammed staat te lezen:

> *Alcohol is de moeder van al het kwaad en is het meest beschamend van al het kwaad.*
>
> *Alles wat bedwelmend werkt in grote hoeveelheden, is verboden zelfs in kleine hoeveelheden.*
>
> *Gods vloek komt terecht bij tien groepen van mensen die met alcohol handelen. Degene die het distilleert, degene van wie het gedistilleerd wordt, degene die het drinkt, degene die het vervoert, degene naar wie het is gebracht, degene die het serveert, degene die het verkoopt, degene die het geld ervan gebruikt, degene die het koopt en degene die het koopt voor een ander.*
>
> *www.islam.nl*

Bloeiperiode

In de Hollandse streken werd vooral bier gedronken. De Germanen wisten al hoe ze het moesten maken. Omstreeks 1300 werd bier de volksdrank. Door de slechte kwaliteit van het drinkwater was het drinken van alcohol een veilig alternatief. Het meeste bier werd in kloosters gebrouwen. Later kwamen er pas brouwerijen (Van der Stel, 1995). Het distilleren kwam in de late middeleeuwen tot bloei. Eind zeventiende eeuw is sterke drank een echte concurrent van bier en wijn geworden. Dat leidde onder andere in Engeland tot grote problemen. Begin 1700 is daar sprake van een ginepidemie. Hoge belastingen, beperking van de productie en verkoop, damde de epidemie in. Na 1800 wordt alcohol in toenemende mate als een groot maatschappelijk probleem gezien. Dit leidt tot allerlei drankbestrijdingsorganisaties. In Amerika werd drankbestrijding gesteund door zakenlieden die nuchtere werklieden nodig hadden. Eind negentiende eeuw ontstaan in Nederland diverse geheelonthoudersorganisaties en organisaties die voor matigheid pleitten, zoals de Volksbond tegen Drankmisbruik. Er wordt nauw samengewerkt met emancipatiebewegingen en vakbonden. Iedereen is overtuigd van de noodzaak tot matiging. Socialisten als middel tot verheffing van de arbeiders, de katholieken en protestanten als middel tot behoud van de zedelijke identiteit en de liberalen als middel voor het opvoeren van de productiviteit. In 1881 komt de eerste drankwet, de voorloper van de huidige Drank- en Horecawet tot stand. De wet wilde vooral het aantal verkooppunten voor sterke drank beperken. De matigheidsbeweging was in Nederland erg effectief. In de jaren twintig van de vorige eeuw werd er nauwelijks alcohol gedronken.

Drooglegging

Tussen 1920 en 1933 werd de VS drooggelegd. Dat had succes, maar ook zulke grote nadelen dat drooglegging niet vol te houden was. Huiselijk geweld en allerlei ziekten die door alcohol veroorzaakt werden namen sterk af. Maar er ontstond ook een enorme maffia die illegaal alcohol ging stoken en verkopen. Er kwam verkeerd geproduceerde alcohol op de markt, waardoor 35.000 mensen het leven lieten en een nog grotere groep ernstig ziek werd. Ondertussen werd de bevolking gecriminaliseerd. In 1930 liep het aantal arrestanten wegens overtreding van het drankverbod op tot een miljoen. Na de economische crisis was het drankverbod niet langer te handhaven. Het geld van de drankaccijnzen was te hard nodig voor de opbouw van de economie. Als erfenis van het drankverbod was er de goed georganiseerde maffia die nu andere terreinen nodig had om geld te verdienen, zoals handel in heroïne en cocaïne. Bovendien was er een uitgebreid ambtenaren- en politieapparaat die een nieuwe opdracht nodig had. Al zoekende ontdekte men het vervolgen van cannabis als werkterrein (Inaba et al., 2000).

Nederland is ook bijna drooggelegd. In de jaren dertig van de vorige eeuw is door geheelonthoudersorganisaties nog campagne gevoerd om via een soort gemeentelijk referendum (de Plaatselijke Keuze) op lokaal niveau tot een verbod op de alcoholverkoop te komen. Er is een aantal vrijwillige volksstemmingen georganiseerd, maar het verbod op alcoholverkoop heeft het nooit gehaald (Van Belois & Goos, 1979). Tot verder na de Tweede Wereldoorlog bleef het alcoholgebruik laag.

Drie keer zoveel

Pas na 1960 kwam het gebruik in een stroomversnelling en is de Nederlandse bevolking drie keer zoveel gaan drinken. Voornaamste oorzaken voor deze toename zijn:
- de toegenomen welvaart en het achterblijven van de prijs van alcohol bij overige prijsstijgingen;
- het leren kennen van andere drankjes (wijn, sherry) door vakanties;
- de grotere acceptatie van gebruik van alcohol door vrouwen en jongeren.

De toename van het gebruik is aanleiding voor een nationale campagne. In 1996 begint de campagne 'Alcohol maakt meer kapot dan je lief is'. In november 2000 wordt de Drank- en Horecawet aangescherpt. In december 2006 start een nieuwe campagne die ouders meer bewust maken van het drinken van alcohol op jonge leeftijd.

2.2 Wat is alcohol?

Alcohol (C_2H_5OH) ofwel Ethanol of Ethylalcohol is een heldere, kleurloze en smaakloze vloeistof met een zwakke geur. Bij inname ontstaat een brandend gevoel. Het is een energierijke stof. Een gram ofwel een milliliter alcohol levert zeven calorieën op. Er zijn honderden soorten alcohol waarvan ethanol de minst giftige is.

Alcohol ontstaat wanneer suiker in honing of vruchten in aanraking komt met gist. Ook van granen kan alcohol gemaakt worden. Het zetmeel in granen moet dan eerst omgezet worden in suiker. Door het graan gedeeltelijk te laten ontkiemen, ontstaan enzymen die het zetmeel kunnen omzetten in suikers.

Gist is een eencellige schimmel. Het is niet groter dan 1/100 millimeter en met het blote oog niet te zien. Het zweeft door de lucht, maar ontwikkelt zich ook op de schil van vruchten. Bij het persen van de vruchten komen ze in het sap terecht, waarna ze zorgen voor een natuurlijke gisting. De suiker wordt dan omgezet in alcohol en koolzuurgas (de belletjes in champagne). Voor de productie van alcohol kan men ook fabrieksmatig geproduceerde gist gebruiken.

Bij de vergisting ontstaan niet alleen alcohol en koolzuur, maar ook allerlei andere smaak-, kleur- en geurstoffen. Het soort gist dat gebruikt wordt is dan ook erg belangrijk en maakt deel uit van het recept van de drank. Veel bierbrouwerijen hebben dan ook hun eigen gist.

Behalve alcohol, koolzuur en smaakstoffen ontstaan in minieme hoeveelheden ook andere soorten alcohol, zoals methylalcohol n-propanol en n-butanol. Deze andere soorten alcohol worden foezelalcoholen genoemd. Zij hebben hetzelfde effect als gewone alcohol, maar worden wel trager afgebroken en zijn giftiger. Methylalcohol zit onder andere in spiritus. Het is zeer schadelijk voor de zenuwen, na gebruik kan blindheid optreden. Foezelalcoholen spelen ook een belangrijke rol bij de kater.

Distilleren

Naarmate de drank langer gist, neemt het alcoholpercentage toe. Het maximum percentage bedraagt vijftien procent. Bij dat percentage sterft de gist. Door distilleren kan een hoger percentage bereikt worden. Distilleren is mogelijk doordat alcohol bij verhitting eerder verdampt dan water. Door de verdampte alcohol op te vangen en deze af te laten koelen ontstaat een vloeistof met een hoger alcoholpercentage. Dranken tot vijftien procent worden zwak alcoholhoudende dranken genoemd, daarboven sterke alcoholhoudende drank.

2.3 Soorten drank

Er zijn verschillende soorten drank, zoals bier, wijn en gedistilleerd. Sinds kort zijn er ook een aantal nieuwe dranken op de markt.

2.3.1 BIER

Bier wordt gemaakt van gerst en tarwe en bevat meestal vijf procent alcohol. Op flesjes bier wordt ook het zogenaamde stamwortgehalte vermeld. Dit is het percentage opgeloste suikers dat, voordat het gisten begint, in het brouwerijbeslag (de wort) zit. Een hoog percentage stamwort, ofwel veel suikers, veroorzaakt meestal een hoog alcoholpercentage. Maar dat hoeft niet. Men kan er bij het brouwen ook voor kiezen een deel van de suikers niet te laten vergisten. Je krijgt dan een zoet bier. Om verwarring met het alcoholpercentage te voorkomen, wordt het stamwortgehalte in Nederland niet in percentages uitgedrukt maar onderscheidt men vier categorieën stamwortgehalte (zie intermezzo 2.1).

Intermezzo 2.1 Soorten bier
In de Bierverordening van het Productschap Dranken, worden aan de hand van het stamwortgehalte (en soms alcoholpercentage) de volgende bieren onderscheiden:
- *Bokbier*. Deze naam is uitsluitend toegestaan voor biermerken met een stamwortgehalte van meer dan 15,5% (categorie S).
- *Pils*. Deze naam is uitsluitend toegestaan voor bier met een stamwortgehalte van niet meer dan 13,5% (categorie 1).
- *Oud bruin*. Deze naam mag alleen gebruikt worden voor bier met een stamwortgehalte tussen 7-11% (categorie 2). Het zijn zoete bieren.
- *Alcoholarm bier*. Deze naam is uitsluitend toegestaan voor bier met 1,2% alcohol en een stamwortgehalte van minstens 2,2% (categorie 3).
- *Alcoholvrij bier*. Deze naam mag alleen gebruikt worden voor bier met 0,1% alcohol. Het stamwortgehalte moet ook 2,2% zijn.
- *Lambic bieren*. Dit zijn zure bieren waarbij spontane gisting deel uitmaakt van het productieproces.

2.3.2 WIJN
Wijn wordt gemaakt van druiven. De soort druiven die men hiervoor gebruikt is erg belangrijk voor de smaak. Andere smaakbepalende factoren voor wijn zijn de ouderdom van de druivenstokken, het aantal per hectare en – heel belangrijk – de manier waarop de wijnboer de wijn laat gisten. Op het velletje van de druif bevindt zich de natuurlijke gist. Wanneer dit in contact komt met het sap uit vruchtvlees (de most) kan de vergisting beginnen.

Witte wijn wordt gemaakt van witte en rode druiven. Bij witte wijn verwijdert men na het persen van druiven onmiddellijk de schillen en pitten om kleuring van het sap te voorkomen. Daarna gaat het druivensap in de gistkuip en kan het gisten beginnen.

Rode wijn wordt gemaakt van rode druiven. Het sap gaat met schil en pit de gistkuip in. Bij rosé gaan de schillen ook mee de gistkuip in, maar worden daar vervolgens snel weer uitgehaald. Wijn is zoet wanneer men de gisting snel stopzet. De aanwezige suikers zijn dan nog niet omgezet in alcohol. Wijn is droog wanneer men het vruchtensap helemaal uit laat gisten. Wijn is mousserend als de wijn al in de fles is gedaan voordat de gisting is stopgezet. De gisting gaat dan in de fles door, waardoor de koolzuur pas bij opening kan ontsnappen.

2.3.3 STERKE DRANK

Gedistilleerde drank wordt gemaakt van granen of van vruchten. Het heeft een alcoholpercentage van minimaal 15 procent, meestal van rond de 35 à 40 procent.

Cognac, armagnac en brandy worden gedistilleerd vanuit wijn. Het distillaat laat men nog enige tijd rijpen in eikenhouten vaten. Cognac en armagnac komen uit een bepaald gebied in Frankrijk en mogen alleen dan zo heten. Brandy komt uit Spanje, Portugal, Italië, Griekenland, Duitsland en uit overige streken van Frankrijk.

Grappa uit Italië is een distillaat van druivenschillen en pitten die men samen met water laat gisten en vervolgens distilleert. Het alcoholpercentage kan wel 60 procent bedragen.

Calvados is een distillaat van cider of appelwijn. Appelwijn maakt men door gemalen appels met water te laten gisten. Vervolgens gaat men de appelwijn distilleren. Calvados bevat 40 procent alcohol. Rum wordt gemaakt van suikerriet en heeft minimaal 37 procent alcohol. Voor tequila gebruikt men de Agave. Bij likeuren hangt men in een mengsel van alcohol en water zakken met kruiden of vruchtenschillen. Als de geuren en smaken in het mengsel zijn getrokken, begint men met distilleren.

Jenever, korenwijn, whisky, wodka en aquavit hebben als grondstof granen. Omdat granen geen suikers maar zetmeel bevatten, is het produceren ingewikkelder dan bij vruchten. De zetmeel in granen moeten eerst omgezet worden in suikers (zie intermezzo 2.2). De productie gaat in de volgende stappen:

1 Granen ontkiemen door ze in water te weken (bepaalde enzymen ontstaan dan) en vervolgens te drogen, zodat er mout ontstaat.
2 Mout met water verhitten, zodat de ontstane enzymen zetmeel omzetten in suikers: er ontstaat wort.
3 Gist toevoegen aan wort, waarna alcohol kan ontstaan.
4 Het ontstane brouwsel distilleren.

Intermezzo 2.2 Zo brouwt men bier

Het hele brouwproces duurt drie maanden. Het brouwen van bier gaat in de volgende stappen.

1 *De gerst laten ontkiemen*. De grondstof voor bier is een speciale gerst, brouwgerst. Het ontkiemen van de gerstekorrels gebeurt door ze in water te weken. Er ontstaan *enzymen*, die later in het brouwproces nodig zijn om het zetmeel in de gerst om te zetten in suiker.

2 *De gerst laten drogen*. Het drogen van de ontkiemde gerst gebeurt door er warme of hete lucht door te blazen. Het drogen noemt men ook wel 'eesten'. Door de hete lucht stopt het ontkiemen. De gerstekorrels verkleuren: hoe heter de lucht, hoe donkerder de kleur. Van donkere gerstekorrels maakt men donker bier. Het product dat nu ontstaan is heet *mout*.

3 *Het mout malen*. Uit het geplette mout ontstaat een grof moutmeel, bestaande uit het binnenste van de gerstekorrels en de beschermende schilletjes, ofwel het kaf of blies.

4 *Het mout vermengen met water*. Het grove moutmeel wordt vermengd met water en verhit tot aan het kookpunt. Het brouwsel ruikt al naar bier en lijkt op pannenkoekenbeslag. Het wordt een aantal keren verhit en weer afgekoeld. Door de verhitting gaan de enzymen die bij het ontkiemen ontstaan zijn, hun werk doen. Zij zetten het *zetmeel* uit de gerst om in *suiker*.

5 *Het mout met water zeven*. Het kaf in het beslag of brouwsel laat men naar beneden zakken, waardoor zich onder in de ketel een dikke laag vormt. Onder die laag bevindt zich een zeef. Het brouwsel gaat door het kaf en de zeef heen. Het product dat nu ontstaan is, heet *wort*.

6 *Het wort koken*. Aan de gekookte wort wordt voor de smaak hop toegevoegd. Door het koken wordt de wort steriel en stopt de werking van de enzymen.

7 *Het toevoegen van biergist: het maken van alcohol*. Aan de afgekoelde wort voegt men biergist toe. De biergist zorgt ervoor dat de *suikers* omgezet worden in *alcohol* en koolzuur. Verder ontstaan door het gist allerlei aromatische bijproducten. Veel brouwerijen kweken hun eigen gist. Gist is een deel van het brouwgeheim.

8 *Het bier laten rusten*. Na gisting laat men het bier rusten, wordt het nog eenmaal gezeefd en vervolgens in flessen gedaan.

2.3.4 NIEUWE DRANKJES

De markt speelt in op trends en komt zo nu en dan met nieuwe drankjes op de markt, bijvoorbeeld mixdrankjes, shooters, alcoholpops en blasters. Mixdrankjes zijn bestaande gedistilleerde dranken, zoals wodka, jenever en rum, vermengt met frisdrank, zoals cola of jus d'orange of citroen. Ze worden kant-en-klaar aangeboden in blikjes van 200-330 milliliter, met een alcoholpercentage van vijf tot zeven procent. Shooters zijn likeuren in een hippe verpakking. Ze worden verkocht in kleine flesjes met een inhoud van twintig milliliter en hebben een alcoholpercentage van twintig procent. Alcoholpops worden gemaakt van vruchtensappen, zoals grapefruit en citroen. Men laat het sap gisten, maar voegt ook alcohol en koolzuur toe. De drankjes worden verkocht in blikjes en flesjes van 330 milliliter en bevatten meestal vijf procent alcohol. *Blasters* zijn mixen van frisdranken met stimulerende stoffen, zoals cafeïne en guarana, én sterke, gedistilleerde drank (vaak wodka). Blasters worden verkocht in flesjes met een inhoud van twintig milliliter en hebben een alcoholpercentage van tien procent. Het lastige van al deze nieuwe drankjes is dat iemand moeilijk kan bepalen hoeveel alcohol hij nu eigenlijk binnenkrijgt. De hoeveelheid en het alcoholpercentage verschillen immers per flesje/blikje. Er moet dus gerekend worden.

2.4 Effecten

Tachtig procent van de Nederlanders drinkt, dus de meeste hebben de effecten van alcohol ervaren. De effecten hangen sterk af van de dosis of preciezer: van de bloedalcoholconcentratie (BAC). Stemming, lichamelijke conditie en de omgeving waarin iemand gebruikt zijn ook van invloed op de effecten.
Alcohol neemt vermoeidheidsgevoelens weg, vergroot het zelfvertrouwen en neemt remmingen weg. De gebruiker wordt losser, gezellig, opgewekt, gaat meer praten en heeft meer behoefte aan contact met anderen. Eventuele spanningen verdwijnen. Bloedvaten verwijden waardoor de gebruiker een warm gevoel krijgt, pols en ademhaling gaan sneller, de eetlust neemt toe.
De effecten van alcohol zorgen ervoor dat de gebruiker makkelijker met anderen omgaat. Een en ander is ook in onderzoek bevestigd. Het blijkt dat matige drinkers over het algemeen sociaal actiever zijn, meer vrienden hebben, grotere sociale netwerken hebben en zich zekerder in gezelschap voelen dan niet drinkers of overmatige drinkers (Snel, 2000).

Intermezzo 2.3 Glazen en verpakking glazen

De inhoudsmaat van een glas is zo gemaakt dat je bij ieder drankje evenveel alcohol binnenkrijgt. Bier zit in een groot glas, jenever in een klein glas. Hierdoor zit in een glas bier evenveel alcohol als in een glas wijn of een glas jenever. Elk glas bevat ongeveer 12 ml alcohol. Het soortelijk gewicht van alcohol is 0,8 gram. Een glas bevat dus 10 gram alcohol. In schema:

	Aantal milliliters per glas/fles/blikje	Alcoholpercentage	aantal milliliters	aantal grammen	aantal standaardglazen
bierglas	250	5	12,5	10	1
wijnglas	100	12	12	9,6	1
portglas	60	20	12	9,6	1
sterke drank	35	35	12,25	9,8	1
bier flesje	330	5	16,5	13,2	1,3
bier ½ liter	500	5	25	20	2
wijn fles	750	12	90	72	7
port fles	750	20	150	120	12
sterke drank fles	750	35	262	210	21
mixdrankje/flesje	275	5,6	15,4	12,32	1,2
shooter	20	20	5	4	0,4

Bij grotere doses veranderen de effecten snel (zie tabel 2.1).

Tabel 2.1 Effecten van alcohol bij grotere doses

Bloedalcoholgehalte in promille	Aantal glazen (vrouw)	Aantal glazen (man)	Effect
0,5-1,5	2-5	3-7	zorgeloos en vrolijk gevoel, roekeloosheid neemt toe, afname van oordeelsvermogen, zelfkritiek, reactiesnelheid en coördinatie van bewegingen
1,5-3	6-9	10-15	opgewekte stemming gaat over in overdreven emotionaliteit, luidruchtigheid en agressiviteit, de gebruiker kan een gesprek niet meer volgen, gebeurtenissen om hem heen dringen slecht door, spiercoördinatie gaat verder achteruit, de drinker raakt in de war en krijgt black-outs (weet de volgende dag niet meer wat er gebeurd is)
3-4	10-13	15-19	toenemende kans dat wat de drinker ziet of hoort niet meer tot hem doordringt, denken gaat langzaam, informatie onthouden lukt niet meer
4/5			ademhaling en polsslag vertragen zo sterk dat de drinker bewusteloos kan raken, levensgevaar neemt toe: de ademhaling kan stoppen waarna de drinker een hartstilstand krijgt

Motieven

Er is weinig onderzoek gedaan naar de redenen waarom mensen alcohol gebruiken. Genot is het belangrijkste motief. Om iets te vieren of voor de gezelligheid zijn andere veel genoemde motieven (Snel, 2000).

Intermezzo 2.4   Daarom drinken jongeren

In 1998 is in Nederland bij jongeren van 15 tot 25 jaar onderzoek gedaan naar de redenen waarom zij drinken. De jongeren werden ondervraagd in cafés of disco's (Bieleman et al., 1998).
- 71% dronk voor de gezelligheid
- 51% omdat het lekker is
- 12% om zich meer op hun gemak te voelen
- 6% om in een roes raken
- 2% om dronken te worden
- 6% omdat iedereen het doet

Alcohol wordt dus meestal gebruikt om positieve redenen. Maar mensen kunnen ook uit negatieve redenen drinken, bijvoorbeeld om zorgen, stress of problemen te vergeten. Dit worden dan wel zorgdrinkers genoemd. Zorgdrinken bij adolescenten is voorspellend voor later alcoholmisbruik (Snel, 2000).

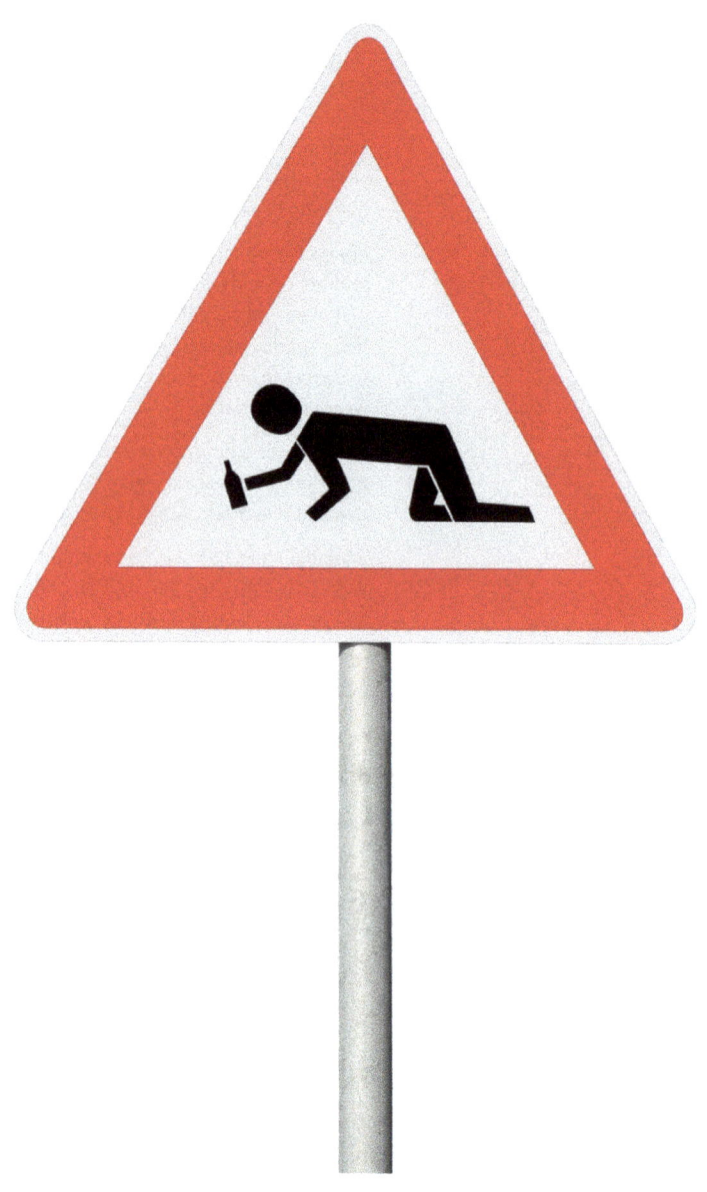

Figuur 2.2 Bord (niet officieel) dat waarschuwt voor dronken mensen.

2.5 Omvang gebruik

Van de bevolking tussen de 15 en 64 jaar, ofwel 8,5 miljoen mensen, heeft 78 procent onlangs nog gedronken (Rodenburg et al., 2007). Bier is in Nederland het populairst. In 2005 dronken Nederlanders per hoofd van de bevolking 312 glazen bier, 210 glazen wijn en 116 glazen sterke drank (7,9 liter pure alcohol) (Productschap Dranken, 2006;

Productschap Wijn, 2006). Nederland staat daarmee in Europa op een vrij lage plaats. In Ierland wordt 10,8 liter pure alcohol gedronken, in Duitsland 10,2, in Frankrijk 9,3 en België 8,8. In Italië wordt minder, namelijk 6,9 liter, gedronken en in Zweden 4,9 liter.

Scholieren

Om de vier jaar wordt onderzoek gedaan naar het drinkgedrag onder scholieren (Van Laar, 2004). Er wordt al vroeg begonnen met drinken. Op twaalfjarige leeftijd heeft de helft van de leerlingen al kennisgemaakt met alcohol. Op vijftienjarige leeftijd drinkt de helft al elke week en is de helft ook al eens dronken geweest. Opvallend is dat de Marokkaanse leerlingen weinig drinken. Van de leerlingen van Marokkaanse afkomst in het voortgezet onderwijs heeft 17 procent wel eens gedronken. Bij de Turkse leerlingen ligt dit op 39 procent en bij de Nederlandse op 90 procent.

Er wordt vooral in het weekend veel gedronken. Van de drinkende vijftienjarige jongens, drinkt bijna een op de vijf in het weekend meer dan tien glazen. Bij de zeventien- en achttienjarige leerlingen is dit een op de drie. Bij de meisjes liggen deze getallen op de negen en zeven procent. Geen wonder dat een hoop leerlingen ook met enige regelmaat dronken zijn. Vijftien procent van de vijftienjarige mannelijke leerlingen is de afgelopen maand vijf of meer keer dronken geweest. Bij de zeventien- en achttienjarige jongens is dit zelfs twintig procent. Bij de meisjes is het wat minder, maar ook hier liggen de getallen op respectievelijk zeven en zes procent.

De trend wijst erop dat er onder jongeren steeds meer gedronken wordt. Het aantal leerlingen dat zegt de afgelopen maand dronken te zijn geweest is sinds 1988 bijna verdubbeld (van 12% naar 21%). Internationaal gezien drinken de Nederlandse leerlingen veel. Van de vijftien- en zestienjarige leerlingen heeft 25 procent de afgelopen maand meer dan tien keer gedronken. In de VS is dit maar vier procent, in Zweden een procent en in de zuidelijke landen rond de zeven à acht procent.

Problematisch gebruik

Verschillende onderzoeken maken duidelijk hoeveel mensen problematisch drinken. De onderzoeken zijn lastig te vergelijken, omdat de onderzoekers steeds andere leeftijdscategorieën hanteren.

- Het *Nationaal Prevalentie Onderzoek* (Rodenburg, 2007) onderzoekt het alcohol- en druggebruik onder de bevolking van vijftien tot 64 jaar. Het onderzoek biedt een eerste aanknopingspunt over het aantal problematische drinkers. Van de groep die afgelopen maand

gedronken heeft (8,5 miljoen mensen) drinkt een vijfde dagelijks. Dat zijn 1,7 miljoen mensen. Tien procent van de dagelijkse drinkers (170.000 mensen) drinkt een of meer keer per week zes glazen of meer, twee procent doet dat meer dan drie keer per week en een procent (17.000 mensen) drinkt vrijwel elke dag zes of meer glazen.
- Het *Centraal Bureau voor de Statistiek* meet zwaar drinken. Zwaar drinken wil zeggen ten minste een keer in de week zes glazen of meer drinken. Volgens het CBS is elf procent van de bevolking van twaalf jaar en ouder een zware drinker (CBS, 2007). Dat zijn ongeveer 1.300.000 mensen. Bij deze groep mensen zitten dus ook die mensen die niet dagelijks maar alleen in het weekend teveel drinken.
- De *Universiteit van Maastricht* heeft onderzocht hoeveel probleemdrinkers er in Nederland zijn (Van Dijck et al., 2005). Een probleemdrinker is iemand die zwaar drinkt (21 dagen per maand 4 of 5 glazen drinken en/of 1 keer per week 6 glazen of meer) en als gevolg van dat gebruik problemen ondervindt. Dat zijn problemen op het gebied van gezondheid, omgeving (partner, vrienden, collega's, politie, justitie), afhankelijkheid, de manier waarop gedronken wordt (stiekem drinken, indrinken) en dronkenschap en katers. In 2003 was tien procent van de bevolking van zestien tot 69 jaar een probleemdrinker, zeventien procent van de mannen en vier procent van de vrouwen. Dit zijn 1.100.000 mensen. Problematisch gebruik omvat dus meer problemen dan verslaving alleen. Verslaving is een van de problemen die je als gevolg van alcohol kunt krijgen. De meeste probleemdrinkers zitten in de leeftijdsgroep van zestien tot 24 jaar. Het is niet zo dat problematisch drinken altijd erger wordt. Zeker de helft verandert zijn drankpatroon. Van de probleemdrinkers in 2003 was een jaar later nog 46 procent probleemdrinker (Van Dijck et al., 2006).
- *Ledermann* bekeek hoe het gebruik van alcohol over de verschillende groepen verdeeld is. Er is er een kleine groep die veel drinkt en een grote groep die matig drinkt. De tien procent zwaarste drinkers, drinken 35 tot 50 procent van de totale hoeveelheid alcohol die in Nederland dronken wordt (Lemmens, 2003).

Verslaafden
In 1996 is voor het laatst vastgesteld hoeveel mensen voldeden aan de criteria voor afhankelijkheid (zie paragraaf 2.10 voor de omschrijving afhankelijkheid). Van de bevolking tussen de 18 en 64 jaar is 3,7 procent afhankelijk van alcohol (Bijl et al., 1998). Dit zijn 360.000 mensen.

De hulpverlening bereikt jaarlijks een kleine tien procent van deze groep. In 2006 meldden zich 309.210 mensen aan voor behandeling (Stichting IVZ, 2007). Dit lijkt weinig, maar niet vergeten moet worden dat van deze 360.000 mensen er een groot aantal mensen weer weet te herstellen. In een periode van drie jaar herstelt 74 procent. Veel meer dan het aantal dat in behandeling komt (De Bruin, 2005).

2.6 Opname en afbraak van alcohol

De route die alcohol in het lichaam aflegt komt in de volgende paragrafen aan bod.

2.6.1 OPNAME: MAAG/DARMEN

Via mond en slokdarm komt alcohol in de maag terecht, waar het zich vermengt met vocht, maagzuur en eventueel voedsel. Een deel van de alcohol (20%) wordt direct vanuit de maag in de bloedstroom opgenomen. Deze alcohol bereikt onmiddellijk de hersenen. Voedsel in de maag vertraagt de opname van alcohol.
In de maag wordt ook een klein deel van de alcohol afgebroken. Dat gebeurt door het enzym ADH dat in het maagslijmvlies zit. Het enzym ADH zet de alcohol om in aceetaldehyde (Inaba et al., 2000).
Vrouwen, oudere mannen en alcoholisten hebben minder ADH activiteit in de maag dan jonge mannen. Bij vrouwen is de ADH activiteit slechts zeventig procent van die van de man. Hierdoor breken vrouwen minder alcohol af dan mannen. Dit is een van de redenen waarom vrouwen bij eenzelfde glas meer alcohol in hun bloed krijgen dan mannen.
De rest van de alcohol komt via het maagportier (de kringspier tussen maag en dunne darm) in de dunne darm terecht. In de darmen gaat de alcohol door de darmwand de bloedstroom in. Voedsel in de darmen vertraagt ook de opname. Bij uitvoerig eten kan de opname in het bloed wel een uur vertraagd worden. Vooral voedsel dat rijk is aan koolhydraten, maar ook vetten en eiwitten, kunnen de opname vertragen. Sterke drank wordt sneller opgenomen dan zwakalcoholische dranken. Ook dranken met koolzuur, zoals champagne en warme dranken, worden sneller opgenomen (Spieksma, 2000).

2.6.2 VERDELING: BLOED/LICHAAMSVOCHT

Na de darmen passeert het alcoholrijke bloed eerst de lever. Daarna gaat het bloed naar het hart. Het hart pompt het bloed naar de longen en weer terug naar het hart (kleine bloedsomloop). Vervolgens pompt het hart het bloed met alcohol naar alle organen, waaronder de lever en hersenen (grote bloedsomloop). In een minuut is het alcoholrijke bloed het hele lichaam rondgepompt.

De hoogste concentratie alcohol in het bloed treedt bij sterke drank na drie kwartier tot een uur op. Bij bier kan dat veel langer duren (Spieksma, 2000).

Tijdens het rondpompen verdeelt de alcohol zich snel over al het lichaamsvocht, weefsels en hersenen. Bij mannen wordt de alcohol meer verdund dan bij vrouwen. Dat komt omdat mannen meer lichaamsvocht hebben dan vrouwen. Mannen hebben over het algemeen meer spierweefsel en vrouwen meer vetweefsel. Spierweefsel bevat meer vocht dan vetweefsel. Alcohol lost op in vocht en niet in vet. Dat betekent dat eenzelfde hoeveelheid alcohol bij een man een lager promillage oplevert dan bij een vrouw. Bij een man bestaat gemiddeld 72 procent van het lichaamsgewicht uit lichaamsvocht. Bij een vrouw is dat 61 procent. Een man weegt gemiddeld 80 kilo, een vrouw 68 (De Bruin, 2005). Bij een man verdeelt eenzelfde glas alcohol zich dus over 56 liter bij een vrouw over 40 liter.

2.6.3 AFBRAAK: LEVER

Iedere keer als het bloed de lever passeert wordt een deel van de alcohol afgebroken. Dat gebeurt met een snelheid van ongeveer zeven gram per uur. Over een glas met tien gram alcohol doet de lever anderhalf uur. Hierin zitten wel individuele verschillen. De ondergrens ligt bij vijf tot zes gram per uur en de bovengrens bij twaalf tot dertien gram per uur (Spieksma, 2000). Bij de afbraak van alcohol komt energie vrij en wel zeven calorieën per gram alcohol. De afbraak van alcohol kan niet versneld worden. Niet door koffie, niet door veel bewegen, niet door een koude douche, niet door een wandeling in de frisse lucht en ook niet door vitamines.

De alcohol wordt in aantal stappen afgebroken. Eerst breekt de lever de alcohol af tot aceetaldehyde. Aceetaldehyde is een uiterst giftige stof die verantwoordelijk is voor de kater en mogelijk een rol speelt bij door alcohol veroorzaakte kankers (Theruvatu et al., 2005). Aceetaldehyde wordt afgebroken tot azijnzuur. Vervolgens wordt het azijnzuur afgebroken tot water en kooldioxide. Water en kooldioxide wordt via urine en adem uitgescheiden.

Mensen kunnen verschillen in de mate waarin hun enzymsystemen functioneert. Deels kan dit erfelijk zijn, deels ontstaat dit door veel te drinken. Vrouwen, oudere mannen en alcoholisten hebben minder ADH-activiteit dan jonge mannen (Spieksma, 2000). In het algemeen kunnen Aziaten slecht tegen alcohol. Dit komt omdat het enzym ALHD, dat aceetaldehyde afbreekt, afwijkend is of zelfs ontbreekt.

Hierdoor krijgen zij meer aceetaldehyde in hun bloed. Dit leidt tot klachten als een rood en warm gezicht, hoofdpijn, duizeligheid, benauwdheid en misselijkheid. Reden waarom Aziaten soms afzien van alcohol.
Ook het medicijn disulfiram is op stofwisseling van alcohol gebaseerd. Disulfiram blokkeert de afbraak van aceetaldehyde tot azijnzuur. Hierdoor blijft aceetaldehyde lang in het bloed en gaat iemand die drinkt zich zeer ellendig voelen. Mensen die gestopt zijn met drinken, slikken disulfiram om terugval te voorkomen. Zij weten dat als ze gaan drinken, ze zich zeer ziek gaan voelen.

Intermezzo 2.5 Afbraak alcohol

Bij de afbraak van alcohol is een aantal enzymen betrokken. De belangrijkste zijn:
- ADH ofwel alcoholdehydrogenase;
- ALHD ofwel aldehyde dehydrogenase;
- MEOS ofwel het microsomaal ethanol oxiderende systeem.

ADH breekt de alcohol af tot aceetaldehyde. ALHD breekt dit weer af tot azijnzuur. MEOS wordt actief bij hoge concentraties alcohol en bij chronisch alcoholgebruik. Dit systeem zou een verklaring kunnen zijn voor het feit dat mensen aan alcohol wennen.

Intermezzo 2.6 Vrouwen sneller dronken

Vrouwen raken over het algemeen van dezelfde hoeveelheid dertig procent sterker onder invloed dan mannen. De redenen zijn (Inaba et al., 2000) dat vrouwen:
- minder lichaamsvocht hebben dan mannen;
- minder alcohol afbreken in de maag.

Daarnaast hebben de geslachtshormoonspiegels invloed op de alcoholconcentratie in het bloed. De snelste afbraak van alcohol ligt op dag 20-25 van de cyclus (dus vlak voor de menstruatie). Eenzelfde hoeveelheid alcohol kan bij een vrouw op verschillende tijdstippen in de cyclus verschillende effecten hebben. De oorzaak hiervan is onbekend.
De grens van verantwoord drinken ligt bij vrouwen lager dan bij mannen (vrouwen een glas, mannen twee glazen per dag), omdat zij de alcohol minder snel afbreken.

2.7 Werking

Alcohol passeert de bloed-hersenbarrière en beïnvloedt de werking van de hersenen en zenuwen. Naarmate het bloedalcoholgehalte hoger wordt, worden meerdere delen van de hersenen beïnvloed:

1. De *cortex*, die informatie interpreteert en analyseert. Door alcoholgebruik kan de drinker minder goed oordelen en nadenken. Beïnvloeding van de cortex maakt de drinker minder geremd en hij voelt meer zelfvertrouwen. Het functioneren van de gaat zintuigen achteruit.
2. Het *limbisch systeem* dat betrokken is bij emotie en geheugen. De drinker wordt overdreven emotioneel en inprenten van nieuwe informatie gaat niet meer.
3. De *kleine hersenen*, die bewegingen coördineren. De drinker kan de vinger niet meer naar de neus brengen, het evenwichtsvermogen wordt aangetast, de drinker gaat waggelen.
4. De *hersenstam*, die onder andere ademhaling bestuurt. Bij veel alcoholgebruik wordt de ademhaling onderdrukt waardoor de drinker kan overlijden (Inaba et al., 2000; zie ook tabel 2.1).

Alcohol beïnvloedt de werking van diverse neurotransmitters:
- De *dopaminehuishouding*, waardoor het beloningscentrum geprikkeld wordt en de drinker zich lekker gaat voelen.
- *GABA*. Remt andere zenuwcellen in hun activiteit. Alcohol versterkt deze remmende werking. Het bindt zich aan dezelfde receptor als GABA, maar op een iets andere plaats. Als GABA en alcohol tegelijkertijd gebonden zijn aan de receptor, blijft GABA langer op de receptor zitten en wordt er langere tijd een remmende boodschap aan de zenuw afgegeven. Bovendien zorgt alcohol ervoor dat GABA zich vaker kan binden aan de receptor. De remmende werking van GABA wordt dus sterker. De hersenen gaan langzamer werken waardoor de drinker ontspannen en rustig wordt.
- *Glutamaat*. Stimuleert andere zenuwcellen in hun activiteit. Alcohol gaat dit effect tegen. Het verandert de vorm van de receptor. Hierdoor kan glutamaat zich niet binden aan de receptor. Het stimulerende effect van glutamaat op andere zenuwen neemt af. Ook hierdoor gaan de hersenen langzamer werken. Er bevinden zich veel glutamaatreceptoren in de hypocampus. De hypocampus is belangrijk voor het kortetermijngeheugen. Wanneer alcohol zich bindt aan de glutamaatreceptoren worden de geheugenfuncties verstoord. De drinker krijgt black-outs en weet dan niet wat er tijdens de roes is gebeurd.

Intermezzo 2.7   De kater

Bij een kater voelt iemand zich slap, moe, misselijk, hij moet overgeven en heeft hoofdpijn. De oorzaak van een kater is nog niet helemaal duidelijk (Inaba et al., 2000). Onder meer de volgende redenen worden genoemd.

1 *Vochtverlies*. Alcohol remt de werking van een hormoon (antidiuretisch hormoon) dat ervoor zorgt dat terugwinning van water door de nier wordt bevorderd. Gevolg is een overmatige productie van urine en uitdroging van het lichaam. Hierdoor heeft de drinker de volgende dag een droge mond en voelt hij zich slap en moe. Bij sterke drank krijg de drinker nog minder vocht binnen dan bij bier, waardoor de kater heftiger is.
2 *Het ontstaan van de giftige stof aceetaldehyde*. Bij de afbraak van alcohol ontstaat het giftige aceetaldehyde. Het lichaam breekt deze stof zo snel mogelijk af. Als iemand veel drinkt ontstaat er toch nog relatief veel van deze stof. De aceetaldehyde zorgt voor hoofdpijn en het trillend gevoel.
3 *Irritatie van het maagslijmvlies*. Door alcohol wordt het maagslijmvlies geïrriteerd. Ook hierdoor kan misselijkheid ontstaan.
4 *Andere alcoholen*. In alcoholische dranken zitten, behalve alcohol, in zeer kleine hoeveelheden andere soorten alcohol (foezelalcoholen). Ze zijn giftig en worden traag afgebroken. De ernst van de kater heeft te maken met de hoeveelheid foezelalcoholen. In wodka zitten de minste en in pruimenbrandewijn de meeste foezelalcoholen.
5 *Moe voelen*. Verder zijn ook persoonlijke factoren van groot belang. Als iemand zich moe, slecht of down voelt, zal de kater de volgende dag zeer onaangenaam zijn.

Een kater is te voorkomen door tussendoor een glas water te drinken, een glas water voor het slapen te nemen en door alleen te drinken als men zich goed voelt en uitgerust is. Tegen een kater valt weinig te doen, met rust en tijd gaat de kater vanzelf over.

2.8 Positieve gevolgen alcoholgebruik

Alcoholgebruik brengt een aantal positieve gevolgen met zich mee:
- Alcoholische dranken smaken lekker. Die smaak ontstaat voor een belangrijk deel door het vergistingsproces en is dus onlosmakelijk met alcohol verbonden.
- Veel mensen stellen de effecten van matig alcoholgebruik op prijs: moeheid verdwijnt, de drinker wordt vrolijk, alert, praat gemakkelijk en voelt zorgen verdwijnen.
- Matig alcoholgebruik werkt beschermend tegen hart- en vaatziekten (Popelier, 2002). De beschermende werking treedt op bij een glas per dag (Meerkerk, 2005). Alcohol werkt nadelig als iemand meer gebruikt (zie paragraaf 2.9.4). Hartziekten komen vooral voor bij mensen van middelbare leeftijd. Het beschermende effect geldt dan ook voor mannen boven de veertig jaar en voor vrouwen boven de vijftig jaar (NIGZ, 2002). Alcohol leidt tot een toename van de zogenaamde goede cholesterol. Deze verwijdert de slechte cholesterol uit het bloed en de vaatwanden. Dit voorkomt hart- en vaatziekten. Alcohol remt ook het aan elkaar plakken van bloedplaatjes. Dit kan voorkomen dat het bloedvat verstopt raakt. Het effect wordt dus veroorzaakt door alcohol, het maakt niet uit of men bier of wijn drinkt.
- Alcohol kan goed zijn voor de gezondheid door het plezier dat de gebruiker ervan ondervindt. Uit een aantal onderzoeken blijkt dat dit plezier een positief effect op de gezondheid heeft. De kans hierop is het grootste bij matig gebruik en het kleinst bij geheelonthouding en overmatig gebruik (Snel, 2000). Kanttekening bij dit soort resultaten is dat de groep geheelonthouder vaak mensen bevat die om gezondheidsredenen niet mogen drinken of met drinken gestopt zijn. Het feit dat deze groep al iets minder gezond is, kan de resultaten vertekenen.
- Alcohol heeft positieve economische gevolgen (naast negatieve, zie paragraaf 2.11). In de productie van alcoholische dranken hebben 8500 mensen werk en in de verkoop (slijterijen) werken 2600 mensen. In de horeca vinden nog eens 300.000 mensen een baan (ministerie van VWS, 2007). De alcoholomzet in de horeca bedraagt € 4,4 miljard. De opbrengsten uit accijnzen zijn € 0,85 miljard.

Verantwoord alcoholgebruik
Alcohol kan dus positief zijn of op zijn minst geen nadelige gevolgen hebben bij matig gebruik. Matig gebruik voor een volwassen man is twee standaardglazen per dag en voor een volwassen vrouw een

standaardglas per dag (Gezondheidsraad, 2006); bij bijzondere gelegenheden voor mannen niet meer dan vijf en voor vrouwen niet mee dan drie. Verder geldt dat iemand twee dagen niet moet drinken om gewoontevorming te voorkomen (www.alcoholinfo.nl). Er zijn situaties waarin iemand helemaal niet moet drinken, bijvoorbeeld als hij moet werken, studeren of sporten of moet deelnemen aan het verkeer. Vrouwen kunnen bovendien niet drinken als ze zwanger zijn, het willen worden of als ze borstvoeding geven.

Intermezzo 2.8   Het bloedalcoholgehalte (BAG)

Bij het vaststellen van hoeveelheid alcohol in het bloed wordt niet uitgegaan van de hoeveelheid bloed, maar van de hoeveelheid lichaamsvocht. Iemand met een gewicht van zeventig kilo heeft vijftig liter lichaamsvocht. Als hij een glas drinkt krijgt hij tien gram binnen dat verdeeld wordt over vijftig liter vocht. Dat is tien gram gedeeld door vijftig is 0,2 gram per liter vocht en dus ook 0,2 gram per liter bloed. Het BAG wordt per milliliter bloed weergegeven. In het voorbeeld heeft de persoon na een glas per milliliter bloed, 0,2 milligram alcohol in zijn bloed. Dat wordt dan 0,2 promille genoemd.

Tegenwoordig wordt bij de toepassing van de Wegenverkeerswet gewerkt met het ademalcoholgehalte (AAG), dat is het aantal microgrammen pure alcohol uitgedrukt per liter (uitgeademde) lucht. Het alcoholrijke bloed passeert de longen (kleine bloedsomloop), waarbij het bloed koolzuur en alcohol afgeeft en zuurstof opneemt. Van alle alcohol worden enkele procenten via de longen uitgescheiden (Spieksma, 2000), ofwel uitgeademd. Het ademalcoholgehalte is om te rekenen naar BAG. Een ademalcoholgehalte van 220 microgram correspondeert met een BAG van 0,5 promille.

2.9   Lichamelijke gevolgen alcoholgebruik

2.9.1   CALORIEËN, SEKS, NACHTRUST, ADEM EN KATER OF ALCOHOLVERGIFTIGING

- *Calorieën.* Alcohol levert per gram zeven calorieën op en daarbij calorieën van de suikers in de drank. Een glas bier bevat 85, een glas rode wijn 80 en glas whisky 85 calorieën. De energie die alcohol oplevert kan niet worden opgeslagen en wordt onmiddellijk verbruikt.

Van alcohol op zich wordt de drinker dus niet dik. Wel van de suikers in drank, vooral in bier en in mixdrankjes. Deze suikers worden in het lichaam omgezet in vet en vet dat niet verbrand wordt, wordt opgeslagen. Bij mannen hoopt het vet zich dan op rondom de buik, bij vrouwen op de heupen, de bovenbenen en bovenarmen. Daarnaast functioneert alcohol ook nog als een eetlustopwekker. Alcohol levert alleen energie en bevat geen nuttige voedingstoffen als eiwitten, vitaminen en mineralen (Lemmens, 2006). Op den duur kan veel alcohol drinken dan ook leiden tot ondervoeding.

- *Seks.* Weinig alcohol maakt losser en verlaagt remmingen. Het verlaagt eveneens de testosteronspiegel bij mannen, waardoor het moeilijker wordt een erectie te krijgen en klaar te komen. In Macbet liet Shakespeare de Poortwachter zeggen: 'Alcohol provokes the desire but takes away the performance'. Bij vrouwen is het andersom, het testosteron neemt juist toe. Het orgasme kan hierdoor versterkt worden. Bij een hoge dosis hebben vrouwen echter geen zin meer in seks en bij mannen blijft de erectie uit. Ook bij langdurig alcoholgebruik neemt bij vrouwen de lust in seks af en kan bij mannen impotentie optreden (Meerkerk et al., 2005).
- *Nachtrust.* Alcohol ontspant en helpt bij inslapen, maar door alcohol slaapt iemand ook onrustiger en wordt eerder wakker. De drinker krijgt onvoldoende diepe slaap en rust daardoor onvoldoende uit. Ook de remslaap is verminderd.
- *Adem.* Bij het passeren van de longblaasjes, wordt een gedeelte van de alcohol in het bloed afgegeven aan de longblaasjes. Dit wordt uitgeademd, waardoor de drinker onaangenaam naar drank ruikt. De blaastest is hierop gebaseerd (zie intermezzo 2.8).
- *Kater of alcoholvergiftiging.* Een kater als gevolg van veel drinken (zie ook intermezzo 2.7) is een vorm van alcoholvergiftiging. Echter, meestal wordt deze term gereserveerd voor de verdoving van de hersenen waardoor de ademhaling onderdrukt wordt en de drinker in coma kan raken. Bij een volwassene kan bij vier promille een alcoholvergiftiging optreden, bij jonge onervaren drinkers ligt dit veel lager. Kinderen die met een alcoholvergiftiging in een ziekenhuis opgenomen werden, hadden een gemiddeld alcoholpromillage van 1,7. Jaarlijks worden 1800 mensen met een alcoholvergiftiging opgenomen. Eenderde van de slachtoffers is tussen de tien en twintig jaar. De afgelopen vijf jaar is het aantal alcoholvergiftigingen meer dan verdubbeld. Vooral de stijging bij jongeren tussen de tien en veertien jaar is opvallend (Valkenberg et al., 2007).

2.9.2 HERSENEN/ZENUWAANDOENINGEN

Alcohol is slecht voor de hersenen. Dit wordt besproken voor jongeren, binge drinkers en problematische drinkers.

Jongeren

Hersenen ontwikkelen zich tot het 24e levensjaar. Het deel van de hersenen dat verantwoordelijk is voor redeneren, plannen en zelfbeheersing, is in de pubertijd nog in ontwikkeling. Een belangrijk hersengebied voor het geheugen is de hippocampus. Ook dit deel van de hersenen is tijdens de pubertijd nog volop in ontwikkeling. Verschillende onderzoeken wijzen in de richting van schade als gevolg van alcoholgebruik. Jongeren die afhankelijk zijn van alcohol of alcohol misbruiken, blijken een kleinere hippocampus te hebben dan jongeren die niet afhankelijk zijn. Het blijkt dat de hippocampus tijdens adolescentie extra gevoelig is voor alcohol (DeBellis et al., 2000). Ook blijkt dat jongeren met alcoholproblemen minder witte stof hebben in de hersenbalk. Witte stof is de isolerende laag waarmee de axonen zijn omgeven (zie hoofdstuk 1). De onderzoekers concluderen dat de verkleinde hippocampus en de afname van de witte stof kunnen leiden tot verstoringen in de hersenfuncties die langdurig invloed hebben op denken en geheugen (Tapert et al., 2003). Verder blijkt dat jongeren met alcoholproblemen bij bepaalde geheugentesten lagere zuurstofconcentraties in bepaalde hersengebieden hebben, dan jongeren die geen alcoholproblemen hebben (Tapert et al., 2004). Dat betekent dat hun hersenactiviteit lager is, waardoor ze slechter presteren op bepaalde geheugentaken. Bij deze onderzoeken zijn wel enige kanttekeningen te plaatsen, omdat de omvang van de onderzoeksgroepen gering is (Verdurmen et al., 2006). Onduidelijk is ook of deze verschijnselen blijvend zijn. Bij volwassenen zie je na abstinentie verbetering optreden. Of dit voor adolescenten geldt is onbekend. Mogelijk herstellen ze snel, maar het kan ook zo zijn dat de gevolgen van alcohol een blijvend nadelig effect hebben (Tapert & Schweinsburg, 2005).

Binged rinken

Eenmalig veel drinken, ofwel binge drinken, kan zowel gevolgen hebben voor het korte- als het langetermijngeheugen. Binge drinken is zoveel drinken dat het bloedalcoholgehalte tot 0,8 promille of meer stijgt. Als een man zes glazen in twee uur drinkt, heeft hij dit promillage.
Bij eenmalig veel drinken kan een black-out optreden. Informatie uit het kortetermijngeheugen wordt dan niet doorgegeven aan het lange-

termijngeheugen. De drinker weet dan bijvoorbeeld niet meer hoe hij is thuisgekomen.
Het langetermijngeheugen blijkt na een avond flink drinken slechter te functioneren. Uit onderzoek van de Universiteit van Utrecht bleek dat studenten die gedronken hadden, de volgende dag slechter presteerden op geheugentesten (het kunnen onthouden van woorden na een uur) dan studenten die niet gedronken hadden (NIGZ, 2003).

Excessief drinken/problematisch drinken
Excessieve en problematische drinkers krijgen vaak een tekort aan vitamine B1, waardoor ernstige zenuwaandoeningen kunnen ontstaan. Zenuwcellen kunnen niet functioneren zonder vitamine B1. Excessieve en problematische drinkers:
- krijgen onvoldoende vitamine B1 binnen omdat ze vaak slecht eten;
- nemen vitamine B1 in het lichaam minder goed op, omdat de slijmvliezen van de spijsverteringsorganen door de alcohol ontstoken en beschadigd raken;
- slaan vitamine B1 minder op en zijn sneller door de voorraad heen, als de lever door alcoholgebruik beschadigd is;
- raken veel vitamine B1 kwijt door braken en diarree;
- hebben veel vitamine B1 nodig voor verbranding van alcohol (Arts, 2004a).

Bij excessief drinken kan een verlies van neuronen in de frontaalkwab optreden. Dat kan gevolgen hebben voor het geheugen, kritisch en analytisch denken en concentratie. Bij tweeënhalf glas per dag werd geen krimp van de frontaalkwab gevonden, vanaf drie glazen was het verband niet significant, bij zes eenheden per dag nam het risico duidelijk toe (Popelier, 2002).
Bij nog hogere aantallen per dag kan polyneuropathie en het Wernicke/korsakovsyndroom optreden.

Polyneuropathie ontstaat vooral na langdurige alcoholconsumptie van acht glazen per dag (Popelier, 2002), maar kan ook bij lagere consumptieniveaus optreden, vooral bij slechte voeding. Het is een aandoening aan een aantal zenuwen, vooral de langste zenuwen zijn het sterkst aangedaan.
Klachten zijn:
- een pijnlijk en soms brandend gevoel in voeten en vingers;
- uitvalverschijnselen, zoals dove tenen en voeten;

- verlammingen, vooral bij de onderbenen (de gebruiker gaat met een klapvoet lopen), de spieren worden dunner en de beenomvang kleiner.

Het Wernicke/korsakovsyndroom kent een acuut (de ziekte van Wernicke) en chronisch stadium (de ziekte van Korsakov). Wernicke kent drie kernsymptomen:
- oogbewegingsstoornissen;
- loopstoornissen;
- verwardheid.

Er treedt celdood op met als gevolg puntbloedinkjes in een aantal hersenstructuren. Zonder snelle toediening van vitamine B1 kan een Wernicke dodelijk verlopen. Vitamine B1 dient intraveneus of intramusculair toegediend te worden, omdat door de beschadiging van de slijmvliezen van het spijsverteringsstelsel bij orale toediening veel te weinig opgenomen wordt. De ziekte kan ook mild verlopen, waardoor hij vaak niet opgemerkt wordt. Bij veel patiënten is er uiteindelijk sprake van geheugenstoornissen. Deze patiënten hebben dan het korsakovsyndroom, in feite de resttoestand van een ernstig gebrek aan vitamine B1.

Bij het korsakovsyndroom is er sprake van ernstige stoornissen van het geheugen. Het vermogen om nieuwe informatie op te slaan (in te prenten) ontbreekt en reeds opgeslagen informatie kan verloren gaan. De oudste herinneringen blijven het best bewaard. Patiënten met het korsakovsyndroom hebben ook moeite om herinneringen in de juiste tijd te plaatsen. Van dingen die lang geleden gebeurd zijn, geloven patiënten soms dat ze kort geleden hebben plaatsgevonden. Om de gaten in hun geheugen op te vullen, gebruiken patiënten informatie uit andere delen van hun geheugen en voegen dat in het verhaal dat ze aan het vertellen zijn in. Het verhaal wordt daarmee schijnbaar weer compleet (Arts, 2004a).
Het geheugen dat ten grondslag ligt aan het kunnen uitvoeren van vaardigheden, is nog wel redelijk intact. Een muziekinstrument bijvoorbeeld kunnen deze patiënten nog steeds bespelen. Ernstig zijn de stoornissen in de uitvoerende functies. Plannen en bijstellen van gedrag verloopt problematisch. Alledaagse taken als boodschappen en de was doen, kunnen niet meer in volgorde van afzonderlijke stappen gedaan worden waardoor deze patiënten halverwege blijven hangen. Door oefeningen zijn nog wel vaardigheden te leren. Praktische vaar-

digheden raken langzaam ingeslepen door in concrete situaties steeds dezelfde oefeningen te doen (Arts, 2004b).

2.9.3 HART- EN BLOEDVATEN

Matig alcoholgebruik werkt beschermend tegen hart- en vaatziekten (Popelier, 2002; zie paragaaf 2.8).

Hart

Vanaf drie glazen per dag heeft alcohol een negatieve invloed op het hart, de kans op een verhoogde bloeddruk neemt dan toe (Popelier, 2002). Een hoge bloeddruk verhoogt het risico van een hartinfarct. Mogelijk ontstaat de hoge bloeddruk doordat alcohol zorgt voor een verhoogde afgifte van adrenaline.
Alcoholgebruik kan ook leiden tot cardiomyopathie, de hartspier kan dan niet meer goed samentrekken of ontspannen. Het hart kan daardoor het bloed niet meer goed rondpompen. Cardiomyopathie ontstaat door een tekort aan vitamine B1 en de giftige werking van alcohol en aceetaldehyde. Als gevolg ervan ontstaat hartfalen met hartritmestoornissen en een vergrote kans op het ontstaan van bloedstolsels. Bij hartfalen is het hart niet in staat om voldoende bloed rond te pompen, waardoor de weefsels onvoldoende bloed krijgen.

Beroerte

Alcohol vergroot de kans op een beroerte. Er zijn twee soorten beroerte, een herseninfarct of een hersenbloeding. Bij een infarct raakt een bloedvat verstopt, bij een bloeding barst of scheurt een bloedvat. Alcohol werkt niet beschermend tegen een hersenbloeding, integendeel, de meeste studies vertonen juist een positief verband tussen alcoholgebruik en een hersenbloeding. Volgens een Schotse studie kan hiervan al sprake zijn vanaf een glas per dag (Popelier, 2002).
Kleine hoeveelheden werken wel beschermend voor een herseninfarct. Bij grotere hoeveelheden (7 consumpties per dag) neemt het risico op een infarct duidelijk toe.
Een mogelijke verklaring voor het beschermende effect, is dat alcohol het aan elkaar kleven van bloedplaatjes remt. Samengekleefde bloedvaatjes kunnen een haarvat in de hersenen verstoppen en een herseninfarct veroorzaken.
Een verklaring voor de vergrote kans op een beroerte, is de door alcohol veroorzaakte verhoogde bloeddruk, cardiomyopathie en hartritmestoornissen. Alcohol vermindert ook het aantal bloedplaatjes. Bloedplaatjes spelen een belangrijke rol bij de stolling. Dit betekent dat als er een hersenbloeding optreedt, deze ook lang blijft doorbloeden.

Binged rinken

Binge drinken is slecht voor het hart en de bloedvaten. Binge drinkers hebben een grotere kans op hart- en vaatziekten. Tijdens of na het weekend neemt het aantal hartinfarcten toe. Over de oorzaken is nog veel onbekend. Binge drinken leidt tot een verhoging van de bloeddruk. Verder hebben alcohol en de afvalstoffen een direct effect op de prikkeling van de hartspier. Dat kan leiden tot ernstige hartritmestoornissen. Bij het ontstaan van een herseninfarct lijken de grote schommelingen in de bloeddruk van belang. Tijdens het drinken gaat de bloeddruk omhoog. Als de alcoholconcentraties dalen gaat de bloeddruk weer sterk omlaag. Door deze veranderingen wordt de kans op een herseninfarct vergroot (Popelier, 2002).

2.9.4 GASTRITIS, LEVERZIEKTEN EN ALVLEESKLIERONTSTEKING

Gastritus

Door overmatig alcoholgebruik kan het maagslijmvlies gaan ontsteken. Symptomen zijn:
- opgeblazen gevoel;
- oprispingen;
- maagpijn;
- zuurbranden.

Chronische alcoholisten hebben last van ochtendbraken. Als zij proberen iets te eten of drinken ontstaan, behalve bij alcohol, heftige braakreacties. Het ontstoken slijmvlies kan aanleiding geven tot bloedingen die zich kunnen uiten in bloedbraken of teerachtige ontlasting.

Leverziekten
- *Vetlever.* Alcohol wordt door de lever afgebroken. Teveel alcoholgebruik leidt tot een opeenhoping van vet in lever en bloed, waardoor de lever kan gaan zwellen. Dit kan gepaard gaan met pijn, slechte eetlust, misselijkheid, braken en soms geelzucht. Bij medisch onderzoek wordt een vergrote lever en leverfunctiestoornissen gevonden. Door de vetophoping kan de levercel beschadigd raken en zelfs dood gaan. Een vetlever kan al ontstaan na een paar dagen stevig drinken. Wanneer je stopt met drinken kan de lever zich na enkele weken weer herstellen. Een en ander afhankelijk van de schade die eventueel is opgetreden.
- *Alcoholhepatitis.* Door grote hoeveelheden alcohol kan een leverontsteking optreden. Patiënten zijn dan zwaar ziek met hevige buik-

pijn, koorts, slechte eetlust, geelzucht, misselijkheid en braken. Alcoholhepatitis is een ernstige aandoening met mogelijk dodelijke gevolgen. Hepatitis kan een voorloper van levercirrose zijn. Ook andere leverontstekingen vergroten de kans op cirrose.
- *Levercirrose*. Dit is een chronische aandoening waarbij levercellen sterven en worden vervangen door bindweefsel. Hierdoor worden de bloedvaten die door de lever lopen vernauwd. De verminderde doorbloeding en de afname van leverweefsel zorgt ervoor dat de lever steeds minder functioneert. De lever verschrompelt en wordt kleiner. Een levercirrose ontstaat geleidelijk. Soms heeft men jarenlang geen klachten. Zijn er wél klachten, dan heeft men last van: vermoeidheid, opgeblazen gevoel, verminderde eetlust, buikpijn, misselijkheid en geelzucht. Cirrose kan uiteindelijk tot de dood leiden. Als de lever het bloed niet meer kan zuiveren, kunnen afbraakstoffen in de hersenen terechtkomen. Dit kan leiden tot sufheid, verwardheid, uiteindelijk coma (encefalopathie) en de dood. Een cirrose herstelt niet, maar kan wel tot staan worden gebracht als met drinken gestopt wordt. Niet iedereen die overmatig drinkt krijgt levercirrose. Individuele factoren spelen ook een rol. Zo'n vijftien procent van de alcoholverslaafden ontwikkelt levercirrose. Een ernstige complicatie van levercirrose is het knappen van spataderen in de slokdarm (bloedbraken). Dit kan dodelijk zijn. Doordat het bloed niet meer vrij door de lever kan stromen ontstaat er een hoge bloeddruk in de ader die van de darmen naar de lever loopt (de poortader). Het bloed moet stromen en gaat andere wegen zoeken, bijvoorbeeld via de aders van de slokdarm om het hart te bereiken. Deze aders zijn niet op de hoge druk berekend, zij zetten uit waardoor zich spataderen kunnen vormen. Knapt zo'n vat, dan ontstaat een ernstige bloeding. Aan door alcohol veroorzaakte leverziekten overlijden in Nederland zeshonderd mensen per jaar (ministerie van VWS, 2007).

Alvleesklierontsteking

Alcoholisten hebben vaak last van een alvleesklierontsteking (pancreatitis). Alcohol stimuleert de alvleesklier tot het maken van meer spijsverteringssappen. Door deze extra productie kan de alvleesklier gaan ontsteken. Bij een ernstige ontsteking verlaten de spijsverteringssappen de pancreas, achter het buikvlies langs, waarbij de sappen overal ontstekingen veroorzaken. Dit leidt soms tot de dood. Een alvleesklierontsteking kan ook chronisch worden met steeds opnieuw aanvallen van pijn en braken. Als de alvleesklier stopt, ontstaan er spijsverteringsproblemen en diabetes.

2.9.5 KANKER

Alcohol verhoogt de kans op kanker. Volgens epidemiologisch onderzoek wordt geschat dat vier tot zes procent van de sterfte aan kanker samenhangt met excessief alcoholgebruik. Dit komt neer op 1500 tot 2300 sterfgevallen per jaar. De volgende kankers worden met alcohol in verband gebracht.

- Darm: vanaf drie glazen per dag is een verhoogde kans op endeldarmkanker duidelijk en is de kans op dikke darmkanker licht verhoogd (Popelier, 2002). Alcohol zorgt voor een verhoogde afgifte van galzuur. Galzuur speelt direct een rol bij het ontstaan van darmkanker. De lever kan, als deze door het vele drinken minder goed functioneert, ook een rol spelen. Bepaalde giftige stoffen worden niet afgebroken en kunnen allerlei organen beïnvloeden.
- Borst: bij een glas per dag neemt het risico al toe (Popelier, 2002). De reden waarom alcohol borstkanker veroorzaakt is nog onduidelijk. Vermoed wordt dat alcohol de hormoonhuishouding beïnvloedt. Mogelijk bevordert alcohol de groei van de tumor.
- Slokdarm: vanaf vier glazen per dag voor vrouwen en zes voor mannen neemt de kans op slokdarmkanker toe (Popelier, 2002). De combinatie met tabak vergroot de risico's sterk. Veel alcoholgebruik kan ertoe leiden dat maagsap terugvloeit naar de slokdarm. Het onderste gedeelte van de slokdarm kan dan ontstoken raken, waardoor er een verhoogde kans is op kanker aan de kliercellen van de slokdarm.
- Mondholte, strottenhoofd en keelholte: vanaf zes glazen per dag voor vrouwen en acht voor mannen neemt de kans op deze vormen van kanker toe (Popelier, 2002). De combinatie met roken vergroot deze kans. Alcohol kan bepaalde kankerverwekkende stoffen oplossen en ervoor zorgen dat deze stoffen in de cellen komen. Langdurig drinken zorgt ook voor een verminderde speekselproductie. Hierdoor kan er een ophoping van kankerverwekkende stoffen op de slijmvliezen gaan zitten.
- Lever: alleen bij zwaar drinken vergroot alcohol de kans op leverkanker.
- Alvleesklier: alcohol verhoogt de kans op het krijgen van een alvleesklierontsteking en deze ontsteking verhoogt de kans op alvleesklierkanker.

2.9.6 PSYCHOSEN

Als gevolg van overmatig gebruik kunnen psychosen ontstaan, zoals het delirium tremens en psychotische stoornissen met hallucinaties of wanen. Bij een delirium treden hallucinaties op. De patiënt ziet beweeglijke (fantasie)diertjes die ook gevoeld kunnen worden. De temperatuur is verhoogd. De patiënt ziet vuurrood en baadt in het zweet. Het bewustzijn is verlaagd en er is sprake van extreme angst. Er zijn tremors en de patiënt is zeer onrustig. Tijdens het delier, dat 72 uur kan duren, treedt een volledige slapeloosheid op. Soms zijn er ook insulten. Het delier kan behandeld worden met benzodiazepine. Dit heeft meteen een gunstig effect op de onrust en de hallucinaties.

Er is sprake van een door alcohol veroorzaakte psychotische stoornis als er hallucinaties of wanen optreden binnen een maand na intoxicatie of onthouding. De patiënt beleeft de hallucinaties of wanen als werkelijk en ziet niet in dat ze met het gebruik van het middel te maken hebben. De diagnose wordt niet gesteld als de wanen voortkomen uit een delier of eerdere psychotische stoornis. Opvallend zijn bijvoorbeeld de akoestische hallucinaties. De patiënt hoort dan allerlei stemmen of spreekkoren die hem zijn zondige levenstijl voorhouden en bedreigen. De patiënten zijn daarbij extreem angstig. Een waan die bij alcohol kan optreden is de zogenaamde jaloersheidwaan. De drinker denkt dan dat zijn partner hem ontrouw is. Bij doorvragen hoe de patiënt daarbij komt valt de absurde bewijsvoering op.

2.9.7 ZWANGERSCHAP

Het drinken van een of meer glazen alcohol per dag vermindert de vruchtbaarheid bij man en vrouw (Gezondheidsraad, 2005). Vrouwen die minder dan een glas drinken hebben veertig procent minder kans om zwanger te worden, in vergelijking tot vrouwen die niet drinken. Verder vergroot alcoholgebruik in de weken rondom de bevruchting het risico van miskramen en foetale sterfte. Hoe meer door beide partners gedronken wordt, hoe groter het risico.

Alcohol heeft invloed op zowel spermacellen als eicellen. Het aantal zaadcellen en de beweeglijkheid nemen af. Ook veranderen zaadcellen van grootte waardoor de zaad-eiversmelting geremd wordt. Verder kunnen bij zowel de zaad- als eicel veranderingen in het erfelijkheidsmateriaal optreden.

Bij zwangerschap is het veiligste advies om niet te drinken. Bij minder dan een glas alcohol per dag is mogelijk het risico van een miskraam of vroeggeboorte verhoogt. Minder dan een glas kan ook al een negatieve invloed hebben op de mentale ontwikkeling van het kind. Bij een tot twee glazen per dag is de negatieve invloed op de mentale ontwikkeling van het kind in vele studies aangetoond.

Bij twee tot zes glazen neemt het risico van miskramen en vroeggeboorte verder toe. Een negatieve invloed op de mentale ontwikkeling,

zoals geheugen, intelligentie en rekenvaardigheid, is vrijwel zeker.
Ook ontstaat er een verhoogd risico dat het kind op latere leeftijd alcoholgerelateerde problematiek ontwikkelt.

Bij zes glazen of meer ontstaan, naast de reeds genoemde risico's, ook het risico van aangeboren afwijkingen en op het foetaal alcoholsyndroom (FAS). Dit kan ook gebeuren als de vrouw weinig drinkt maar bij sommigen gelegenheden zes glazen of meer drinkt. Bij FAS heeft de baby een lager geboortegewicht, een geringere lichaamslengte, een kleinere schedel, afwijkingen aan het gezicht zoals een platte neus, een minder goed ontwikkelt zenuwstelsel en een laag IQ.

Geeft de vrouw borstvoeding, dan wordt er bij alcoholgebruik minder moedermelk geproduceerd. Bij een tot twee glazen drinkt de baby al twintig procent minder en krijgt bovendien alcohol binnen. Gevolg is dat de baby slechter slaapt.

2.10 Afhankelijkheid

Een ander belangrijk gevolg van overmatig alcoholgebruik is de kans op afhankelijkheid. De in hoofdstuk 1 besproken criteria van de DSM-IV (APA, 1994) en de WHO (1992) gelden ook voor alcohol. In beide definities wordt gesproken over tolerantie en onthoudingsverschijnselen. Hieronder wordt ingegaan op hoe deze verschijnselen ontstaan. Daarna wordt ingegaan op de verschillende theorieën van verslaving.

2.10.1 ONTSTAAN TOLERANTIE

Bij tolerantie moet de gebruiker steeds meer drinken om het effect nog te voelen. Tolerantie kan ontstaan doordat de lever meer enzymen aanmaakt om alcohol en aceetaldehyde af te breken. Dit heet metabolische tolerantie.

Het zenuwstelsel en de hersenen passen zich ook aan. Alcohol zorgt ervoor dat de neurotransmitter GABA (zie hoofdstuk 1 en paragraaf 2.7) zich langer aan de GABA-receptoren bindt, waardoor de zenuw meer remmende boodschappen ontvangt dan normaal. Hierdoor voelt de drinker zich ontspannen. Als reactie op de langere binding van GABA, verandert de samenstelling van de receptor en wordt deze minder gevoelig voor alcohol. Alcohol en GABA binden zich dan niet meer zo makkelijk aan de receptor, waardoor er minder remmende signalen worden doorgegeven. Daarnaast neemt door het vele drinken het aantal GABA-receptoren af (downregulatie) en moet de gebruiker meer drinken om het rustige, ontspannen gevoel te krijgen.

Met glutamaat gebeurt het omgekeerde (zie paragraaf 2.7). Glutamaatreceptoren worden geblokkeerd door alcohol, waardoor glutamaat de zenuwen niet langer kan stimuleren. Het neuron merkt dat en zorgt ervoor dat de receptoren gevoeliger worden en er extra receptoren bijkomen. Er moet dan meer gedronken worden om de stimulerende werking van glutamaat alsnog te blokkeren (WHO, 1992).

2.10.2 ONTSTAAN ONTHOUDINGSVERSCHIJNSELEN

Onthoudingsverschijnselen ontstaan als de gebruiker stopt of mindert met drinken. Deze verschijnselen variëren van licht tot ernstig. De gebruiker kan last hebben van transpiratie, slecht slapen, maagklachten, misselijkheid, onrust, angst en gespannenheid. Soms zijn de verschijnselen erger zoals trillen of (hoge) koorts. Een epileptische aanval (insult) of een delirium is ook mogelijk.

Iemand die een halfjaar acht glazen per dag drinkt, kan bij stoppen al last hebben van ontwenningsverschijnselen.

De onthoudingsverschijnselen zijn bij stoppen na 24 uur op een hoogtepunt en na drie dagen is het ergste voorbij. Na zeven tot tien dagen zijn ze, als zich geen complicaties voordoen, meestal volledig verdwenen.

Onthoudingsverschijnselen ontstaan doordat het lichaam overprikkeld wordt. Het hangt samen met de afname en minder gevoelig voor alcohol worden van GABA-receptoren. Bij ineens stoppen met drinken kan GABA zich niet meer of heel kort binden, waardoor minder remmende boodschappen worden doorgegeven en overprikkeling ontstaat (Inaba et al., 2000).

Glutamaat speelt ook een rol bij het ontstaan van onthoudingsverschijnselen. Het neuron heeft door het vele drinken extra receptoren gemaakt. Wanneer ineens gestopt wordt met alcohol, bindt zich heel veel glutamaat aan de receptoren. Het neuron wordt dan overgestimuleerd.

Een ernstig onthoudingsverschijnsel is het in paragraaf 2.9.6 genoemde delirium tremens. Het kan optreden bij mensen die tien tot vijftien jaar lang zeer veel gedronken hebben (Spieksma, 2000). Een delirium is een indicatie voor een spoedopname. Het treedt zes tot 48 uur na het laatste drankje op (Inaba et al., 2000). Onbehandeld volgt er uitputting in drie tot tien dagen (Spieksma, 2000).

2.10.3 THEORIEËN ALCOHOLVERSLAVING

Medisch model
Abstinentie of wel het stoppen met drinken is volgens Jellinek (1890-1963) de enige remedie tegen alcoholisme. Hij zag alcoholisme als een ziekte met een bepaald verloop en onderscheidde vier fasen:

1 *Pre-alcoholisch.* De drinker merkt dat alcohol een zeer positief effect op hem heeft. Hij voelt bijvoorbeeld de sterk ontspannende werking. In deze fase ontwikkelt zich ook tolerantie.
2 *Promodaal.* Black-outs treden vaak op. De drinker heeft geheugenverlies voor een deel van de roestoestand. In deze fase drinkt men snel en soms stiekem om zo snel mogelijk de roestoestand te bereiken. De drinker wil van alcoholproblemen niks weten, maar voelt zich wel vaak schuldig.
3 *Kritiek.* Controleverlies treedt op. Ondanks het voornemen om weinig te drinken gaat het steeds mis. Het drinken wordt steeds goedgepraat of weggerationaliseerd. Toch probeert de gebruiker zijn drankgebruik te controleren, wat soms voor een korte periode lukt. Er ontstaan steeds meer problemen op het werk en met familie en kennissen.
4 *Chronisch.* Duidelijke onthoudingsverschijnselen treden op. De behoefte aan alcohol is groot. Vaak wordt 's morgens al gedronken. De tolerantie kan in deze fase weer afnemen.

Volgens Jellinek is het belangrijkste symptoom van alcoholisme controleverlies. Dat wil zeggen dat drinkers ondanks het voornemen om weinig te drinken toch iedere keer weer doorzakken. Abstinentie ofwel het stoppen met drinken is voor Jellinek de enige remedie tegen alcoholisme. De opvattingen van Jellinek passen in het medische model (zie paragraaf 1.10).
In de jaren zeventig van de vorige eeuw nuanceerde Edwards deze visie. Controleverlies is geen absoluut begrip, eerder is er sprake van een continuüm. Controleverlies kan in meer of mindere mate optreden. Verder kon het afhankelijkheidssyndroom in lichte, verhevigde en ernstige mate optreden. Bij de lichte vorm is blijvende abstinentie niet nodig, bij de ernstige vormen is abstinentie voor de rest van het leven de enig juiste aanpak (Van Epen, 2002).

Biopsychosociaal model
Op dit moment fungeren vooral het leertheoretische, biospyschosociale en hersenziektemodel (zie paragraaf 1.10). Het leertheoretisch model ziet verslaving als aangeleerd gedrag dat ook weer afgeleerd kan worden. Volgens het biopsychosociale model ontstaat verslaving door een interactie van aangeboren kwetsbaarheid, persoonlijke ontwikkeling en omstandigheden (Donders, 2006a). In het biopsychosociale model lijken de medische aspecten steeds belangrijker te worden. Verslaving wordt dan gezien als een hersenziekte (Donders, 2006b). Hieronder wordt dieper ingegaan op kwetsbaarheid, persoonlijke

ontwikkeling en omstandigheden. Bij kwetsbaarheid wordt ook het hersenziektemodel besproken.

Aangeboren kwetsbaarheid

Variaties in genen kunnen een rol spelen bij het ontwikkelen van problematisch alcoholgebruik. Genen hebben invloed op het aantal dopaminereceptoren en de wijze van transport van dopamine tussen zenuwcellen. Deze genen kunnen het beloningssysteem minder efficiënt maken. Mensen met deze genen hebben dan meer alcohol nodig om het beloningscentrum te prikkelen (Donders, 2006a; 2006b).

Genen hebben ook invloed op het serotoninesysteem. Alcohol kan ervoor zorgen dat serotonine langer werkt. Een te laag serotonineniveau kan depressieve gevoelens veroorzaken. Alcohol heft dit enigszins op. Bij stoppen komen de depressieve gevoelens weer terug, waardoor de kans op terugval groot is.

Genen kunnen soms ook beschermend werken. Deze invloeden hebben meestal te maken met genen die betrokken zijn bij de regeling van de stofwisseling van alcohol. Aziatische volken bijvoorbeeld breken aceetaldehyde slecht af met als gevolg nare lichamelijke reacties als roodheid, misselijkheid en overgeven. Een dergelijke stofwisseling werkt beschermend tegen het ontstaan van verslaving (Donders, 2006a).

Dat er genetische invloeden zijn blijkt ook uit studies naar eeneiige en twee-eiige tweelingen. Als een van een eeneiige tweeling verslaafd raakt, is er 53 procent kans dat de ander ook verslaafd raakt. Bij twee-eiige tweelingen, die genetisch veel meer van elkaar verschillen, ligt deze kans op 23 procent (Donders, 2006a). Een Amerikaans onderzoek onder tweelingen schatte de genetische invloed op 48 tot 58 procent (Inaba et al., 2000). In het algemeen kan bij tweelingonderzoeken wel een overschatting van de genetische invloed optreden. Voor zover tweelingen samen opgroeien worden ze door de omgeving op dezelfde manier benaderd. Met deze factor wordt vaak geen rekening gehouden.

Behalve genetische kwetsbaarheid is ook duidelijk geworden dat langdurig drinken veranderingen veroorzaakt in lichaam en hersenen, die mogelijk leiden tot een blijvende gevoeligheid. Doordat de stofwisseling en het zenuwstelsel zich aan het voortdurende alcoholgebruik aanpassen, kan het beloningscentrum minder gevoelig worden voor alcohol. Er zal dan meer gedronken moeten worden om de effecten nog te voelen.

Verder blijkt de herinnering aan positieve gevoelens door gebruik van alcohol een zeer krachtige herinnering te zijn die in de middenhersenen wordt opgeslagen. Hierdoor ligt terugval op de loer. Bij verslaafden blijkt, ten slotte, dat het vermogen om met krachtige verlangens om te gaan minder goed functioneert (Brink, 2006).

Persoonlijke ontwikkeling
Een belangrijke risicofactor voor het ontwikkelen van alcoholproblemen blijkt de beginleeftijd te zijn. Veertig procent van degenen die op veertienjarige leeftijd begonnen met drinken, heeft ooit voldaan aan de criteria van alcoholafhankelijkheid. Bij mensen die op twintigjarige leeftijd begonnen lag dit op tien procent (Brink, 2006). Ook andere persoonlijke factoren kunnen een rol spelen, zoals angst, behoefte aan sensatie, vroeg en aanhoudend probleemgedrag en falen op school. Factoren in het gezin kunnen eveneens bijdragen, zoals een positieve houding tegenover alcohol, gebruik door de ouders zelf en slechte gezinsomstandigheden. Ten slotte speelt ook het gebruik van vrienden en hun mening over alcohol een rol (Verdurmen et al., 2006; Van der Stel, 2007).

Omstandigheden
De beschikbaarheid en prijs van alcohol speelt een belangrijke rol, evenals de factoren jeugdcultuur, sociale normen en wetten die gebruik bevorderen of mogelijk maken.
Verslaving is multicausaal en de bestrijding daarvan ook (zie daarvoor hoofdstuk 18 en 20).

2.11 Maatschappelijke gevolgen

Naast lichamelijke gevolgen (ziekten) en verslaving, heeft alcohol een groot aantal gevolgen voor de maatschappij. Het KPMG heeft in 2001 de maatschappelijke kosten op een rij gezet (KPMG, 2001). Toen werd 8,2 liter pure alcohol per hoofd van de bevolking gedronken, nu 8,1. Aangenomen kan dus worden dat de omvang van de schade door alcohol ongeveer hetzelfde is gebleven. De maatschappelijke kosten bedragen 2,6 miljard euro per jaar. Er zijn kosten die samenhangen met werk, misdrijven, verkeer, gezondheidszorg en verslavingszorg.
De werkelijke kosten liggen waarschijnlijk nog hoger. Zo schat de Adviesdienst verkeer en vervoer van het ministerie van Waterstaat de kosten van alcoholgerelateerde verkeersongevallen alleen al op twee miljard euro. Alcohol maakt overmoedig, vermindert het reactievermogen en veroorzaakt de zogenaamde tunnelblik (links en rechts niet meer

zien wat er gebeurt). In het verkeer vallen jaarlijks 115 slachtoffers en 2600 ernstig gewonden (Popelier, 2002). Bij de kosten voor gezondheidszorg zijn de kosten van door alcohol veroorzaakte kanker buiten beschouwing gelaten, terwijl vier tot zes procent van alle gevallen van kankers door alcohol veroorzaakt worden.

In de hoofdstukken 18, 20 en 21 wordt nader ingegaan op de behandeling van mensen met alcoholproblemen en op hoe deze problemen voorkomen kunnen worden.

Intermezzo 2.9   Schade alcoholgebruik

Kosten op de werkplek:
- werknemers in ziektewet met alcoholproblemen: 13%;
- productieverlies door werknemers met alcoholproblemen: 10%;
- kosten verzuim, ziekte en slechte prestaties: 1554 miljoen euro per jaar.

Criminaliteit:
- agressiedelicten onder invloed: 40%;
- tijd die de politie besteedt aan alcoholgerelateerde zaken: 22%;
- kosten politie, rechtspraak, vernielingen, verkeersongevallen 841 miljoen euro per jaar.

Gezondheidszorg:
- aantal personen op Spoedeisende Hulp in ziekenhuizen vanwege alcoholgerelateerde ongevallen of geweld: 13.000;
- kosten huisartsenhulp en ziekenhuizen: 115 miljoen euro.

Verslavingszorg:
- aantal personen behandelt in de verslavingszorg: 30.000;
- kosten ambulante verslavingszorg, verslavingsreclassering, klinieken en algemene psychiatrische ziekenhuizen voor de verslavingszorg: 68 miljoen euro.

Referenties

American Psychological Association (APA). Diagnostical and Statistical Manual for Mental Disorders-IV (DSM-IV); 1994.

Arts NJM. Het syndroom van Korsakov (1): ontstaan en geheugenstoornissen. Patient Care & gedragsneur 2004a; 8: 2-9.

Arts NJM. Het syndroom van Korsakov (2): ontstaan en geheugenstoornissen. Patient Care & gedragsneur 2004b; 10: 10-6.
Belois JJ van, Goos CJ. Min of meer Alcohol. In: Min of meer Alcohol 1979; 141-2.
Bieleman B. et al. Aangeschoten Wild. Groningen: Bureau Intraval; 1998.
CBS Permanent Onderzoek Leefsituatie (POLS). In: Laar M van. et al. Nat. Drugsmonitor, Jaarbericht 2006; 139.
Bijl RV. et al. Psychiatrische morbiditeit, zorggebruik en zorgbehoefte: Resultaten van de NEMISIS. Tijdschr voor gezondheidsweten 1998; 76(8): 446-75.
Brink W van den. Verslaving: een chronische recidiverende hersenziekte, Justitie verken 2006; 32: 59-72.
Bruin H de. The craving withdrawal model for alcoholism. Amsterdam: Benecke NL; 2005.
DeBellis MD, Clark DB. et al. Hippocampal volume in adolescent onset alcohol use disorders. Am Journ of psych 2000; 157: 737-44.
Dijck D van. et al. De prevalentie van probleemdrinken in Nederland: een algemeen bevolkingsonderzoek. Maastricht: Universiteit van Maastricht; 2005.
Dijck D van. et al. De incidentie, remissie en chroniciteit van probleemdrinken in de algemene Nederlandse bevolking: een longitudinaal onderzoek. Maastricht: Universiteit van Maastricht; 2006.
Donders N. De rol van genetische factoren bij alcoholverslaving. In: Alcohol en het genetisch venster 2006a; 23.
Donders N. Verslaving als behandelbare hersenziekte. In: Alcohol en het genetisch venster 2006b; 23.
Epen JH van. Drugsverslaving en alcoholisme. Houten: Bohn Stafleu van Loghum; 2002.
Gezondheidsraad. Richtlijnen goede voeding. Den Haag: Gezondheidsraad; 2006.
Gezondheidsraad. Risico's van alcoholgebruik bij conceptie, zwangerschap en borstvoeding. Den Haag: Gezondheidsraad; 2005.
Inaba DS, Cohen WE. Uppers, Downers, All Arounders. Ashland: CNS Publications; 2000.
KPMG. Kosten en baten van alcoholzorg en -preventie. Hoofddorp; 2001.
Laar M van. et al. Jeugd en Riskant gedrag: Peilstationsonderzoek 2003. Utrecht: Trimbos-instituut; 2004.
Laar M van. et al. Nationale Drugsmonitor, Jaarbericht 2006. Utrecht: Trimbos-instituut 2007; 157.
Lemmens L. Minder drinken. Amsterdam: Uitgeverij Boom; 2006.
Lemmens P. Op je gezondheid implicaties voor beleid. In: Op je gezondheid Studiemiddag Project Alcohol Voorlichting en Preventie. Woerden: NIGZ; 2003.
Meerkerk GJ. et al. NHG-standaard Problematisch alcoholgebruik. Huisarts en wetensch 2005; 48(6): 284-5.
Ministerie van VWS. Hoofdlijnenbrief alcoholbeleid. Den Haag: kamerstuk; 2007.
NIGZ. Factsheet, matig alcoholgebruik en het voorkomen van hart- en vaatziekten. Woerden: NIGZ; 2002.
NIGZ. Ik ben zat en wie ben jij, achtergrond informatie voor het oplossen van de alcoholwetenschapsquiz. Woerden: NIGZ; 2003.
Popelier A. Overdaad schaadt, een inventarisatie van de lichamelijke gevolgen van sociaal geaccepteerd alcoholgebruik en bingedrinken. Rotterdam: IVO; 2002.
Productschap Dranken. Jaarverslag 2005. Rotterdam: Productschap Dranken; 2006.
Productschap Wijn. Jaarverslag 2005. Den Haag: Productschap Wijn; 2006.
Rodenburg G. et al. Nationaal Prevalentieonderzoek Middelengebruik. Rotterdam: IVO; 2007.
Snel J. Alcohol nuchter bekeken. Assen: Koninklijke van Gorcum BV; 2000.

Spieksma RP. Alcoholisme en probleemdrinken. Den Haag: Fred Jansen Drukkerij BV; 2000.

Stel JC van der. Drinken, drank en dronkenschap. Vijf eeuwen drankbestrijding en alcoholhulpverlening in Nederland. Hilversum; 1995.

Stel JC van der. Wat elke professional over verslaving moet weten. Houten: Bohn Stafleu van Loghum; 2007.

Stichting Informatie Voorziening Zorg (IVZ). Kerncijfers Verslavingszorg 2006. Houten: Stichting IVZ; 2007.

Tapert SF. et al. Blood oxygen level dependent response and spatial working memory in alcohol use disordered adolescents. Alcoholism: clinical and experimental research 2004; 28: 1577-86.

Tapert SF. et al. Reduced fractional anisotropy in the splenium of adolescents with alcohol use disorder. Proceedings of the International Society of Magnetic Resonance Medicine 2003; 11: 8217.

Tapert SF, Schweinsburg AD. The human adolescent brain and alcohol use disorders. Recent developments in Alcoholism 2005; 17: 177-97.

Theruvathu J. et al. Polyamines stimulate the formation of mutagenic 1,N2-propanodeoxyguanosine adducts from acetaldehyde. In: Nucleic Acids Research 2005; 33(11): 3513-20. nar.oxfordjournals.org.

Valkenberg H, Lely N. et al. Alcohol en jongeren een ongelukkige combinatie. Medisch Contact on line; 2007.

Verdurmen J. et al. Alcoholgebruik en jongeren onder 16 jaar. Schadelijke effecten en effectiviteit van alcoholinterventies. Utrecht: Trimbos-instituut; 2006.

World Health Organization (WHO). International Classification of Diseases-10 (ICD-10); 1992.

Websites

Alcoholinfo.nl.
Over Islam. Het verbod op alcohol: overislam.nl.
Wikipedia: wikipedia.org/wiki/mede (drank).

3 Opiaten

Els Noorlander

3.1 De geschiedenis van het opiaatgebruik

De geschiedenis van opiaatgebruik is door Hans van Epen (2002) als volgt beschreven.
Een van de oudste historische bronnen die de papaver als slaapwekkend en bedwelmend middel vermeldt is een tekst in spijkerschrift op een Soemerisch kleitafeltje van ongeveer 3500 voor Christus. Ook in het oude Egypte was de opium bekend. Uit de vertalingen van de beroemde papyrusrollen van Ebert, de Duitse egyptoloog en romanschrijver, weten we dat omstreeks 1500 voor Christus opium in Egypte bekend was en op grote schaal werd gebruikt. In het oude Griekenland was de papaver speciaal toegewijd aan de god van de dood, Thanatos, aan zijn broeder Hypnos, de god van slaap, en aan diens zoon Morfeus, de god van de dromen. (De termen hypnotica en morfine, die nu nog in gebruik zijn, zijn afgeleid van de namen van bovengenoemde goden.) De Arabieren hebben de gewoonte van opiumgebruik overgenomen van de Egyptenaren. In de vroege middeleeuwen werd opium als medicament op grote schaal voorgeschreven door de Arabische medici. In Europa werd vanaf de twaalfde eeuw in toenemende mate gebruik gemaakt van opium als medicament. Het werd het essentiële bestanddeel van talrijke geneeskrachtige dranken en aftreksels uit die tijd. Er was vrijwel geen ziekte, waarbij opium niet heilzaam geacht werd.
Wanneer opiumgebruik in de historie ter sprake komt, wordt meestal direct gedacht aan China. Ten onrechte! Vanaf 1600 werd opium in China geïmporteerd. Het gebruik nam geleidelijk toe, waarop de toenmalige machthebbers een verbod afkondigden. Dit verbod gaf aanleiding tot twee opiumoorlogen waarbij de Engelsen ervoor zorgden dat de opium uit hun kolonie India in China verkocht kon worden.

Pas vanaf 1853 werd opium ook in China zelf geproduceerd. In Europa dateert het gebruik van opium als genotmiddel van het einde van de achttiende eeuw. In deze tijd verbreidde de gewoonte zich snel, bijvoorbeeld in Engeland, waarschijnlijk op grond van de relaties die dat land had met zijn kolonie India.

Volgens de Engelse schrijver De Quincey (1785-1859; *Confessions of an English Opium Eater*) manifesteerde het gebruik van opium zich in alle lagen van de bevolking. Hij noemt diverse beroemdheden uit zijn tijd die aan opium verslaafd waren: parlementsleden, hooggeplaatste geestelijken, edellieden, ministers en beroemde schrijvers, onder wie Samuel Coleridge. Maar ook de lagere sociale klassen maakten graag van opium gebruik. De apothekers, bij wie De Quincey regelmatig zijn portie opium kwam ophalen, klaagden erover dat het aantal klanten dat om opium kwam hand over hand toenam. Textielfabrikanten uit Manchester vertelden De Quincey dat steeds meer arbeiders in de fabrieken opium gebruikten.

Het gebruik van opium leverde overigens in die tijd niet zo erg veel problemen op; de drug was goedkoop en niet, zoals heden ten dage, illegaal. Schadelijke gevolgen voor het lichaam traden niet op, en agressie, zo bekend bij alcoholgebruikers, werd ook niet waargenomen Toch waren er in die tijd reeds enkele medici die waarschuwden voor de mogelijke gevolgen van overmatig gebruik van opium.

In tegenstelling tot Engeland, waar de opium gewoonlijk werd gegeten of gedronken, werd in Frankrijk de stof gerookt. De Fransen hadden de rookgewoonte overgenomen van het Verre Oosten. Tschaudu of rookopium is een min of meer weke, plastische substantie, waarvan ruwe opium het hoofdbestanddeel is. Deze tschaudu wordt, zoals dit heet, 'geschoven'. Rond 1840 waren er in Parijs en de andere havensteden, zoals Le Havre, Bordeaux en Marseille, meerdere opiumkitten. Tot diep in onze eeuw is in Frankrijk het schuiven van opium een traditie gebleven.

Niet alleen de ontdekking van heroïne, ook de uitvinding van de injectienaald in 1853 is van belang geweest bij de snelle verbreiding van de verslaving aan opiaten. Door onderhuidse injecties dan wel injecties in een ader werd het mogelijk de stof veel sneller in de bloedbaan te brengen dan mogelijk was door middel van roken of eten. En het is juist de injectiemethode die bij opiatengebruikers veel schade heeft aangericht.

3.2 Opium en heroïne in Nederland

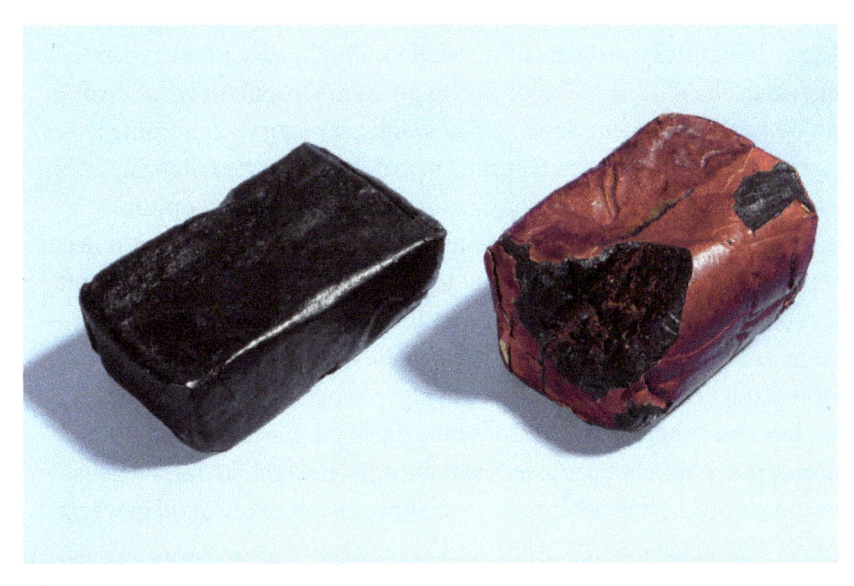

Figuur 3.1 Opium.

In Nederland bestonden van oudsher enkele opiumhaarden: het Binnenbantammer-kwartier in Amsterdam en Katendrecht in Rotterdam. Aanvankelijk ging het hoofdzakelijk om Chinezen, alsmede een gering aantal aan opium verslaafde prostituees en anderen. De Chinezen schoven de opium, de andere categorie gebruikers loste veelal plakjes opium op in hete koffie. Het gebruik bleef heel beperkt. In 1919 werd echter toch de eerste opiumwet aangenomen, waarbij handel in opiaten alleen werd toegestaan voor medische doeleinden. Bij de opkomst van het drugprobleem in Nederland ging een aantal marihuana-, hasj-, LSD- en speedgebruikers ertoe over bij de Chinezen plakjes opium te kopen. De prijs van de opium was in die tijd laag, hoewel opiumgebruik duurder was dan het gebruik van cannabisproducten: met een plak opium van tien gulden deed je een dag, voor een tientje stuff was je een week lang stoned. Een aantal speedgebruikers die zich de gewoonte van intraveneus druggebruik had aangewend, ging plakjes opium oplossen en spuiten. Bij gebruikers die dagelijks opium spoten, werden wel na stoppen onthoudingsverschijnselen gezien, hoewel dit betrekkelijk zelden voorkwam. Gedurende de periode van de plakjes opium baarde het opiatengebruik de hulpverleners nauwelijks zorg. De problemen die zich voordeden met druggebruikers waren de problemen rond de 'flippende' tripmiddelengebruikers, alsmede de problemen van agressie, psychose en lichamelijke uitputting bij de speedgebruikers.

De grote verandering kwam toen in 1972 de heroïne op de markt verscheen. Verondersteld wordt dat Chinezen uit Hong Kong en Singapore, verenigd in zogenaamde triaden, hun kans schoon zagen en op grote schaal heroïne begonnen te pushen. Opvallend is dat de prijs van de heroïne in Nederland aanvankelijk zeer laag was; heroïne was aanvankelijk, voor zover niet gratis of vrijwel gratis verkrijgbaar, zeker goedkoper dan marihuana, hasj, tripmiddelen, speed en opium.

Maar het duurde niet lang of de meeste opiumgebruikers gingen heroïne proberen en hetzelfde was het geval met de meeste gebruikers uit de toenmalige speed- en LSD-scene. Binnen enkele jaren had de heroïne in ons land het gebruik van vrijwel alle illegale drugs (behalve cannabisproducten!) grotendeels verdrongen, cocaïne werd pas vijftien jaar later weer belangrijker. Gedurende vele jaren is het opiatenprobleem, met name het probleem van chronisch dagelijks intraveneus heroïnegebruik, het belangrijkste drugprobleem in ons land geweest.

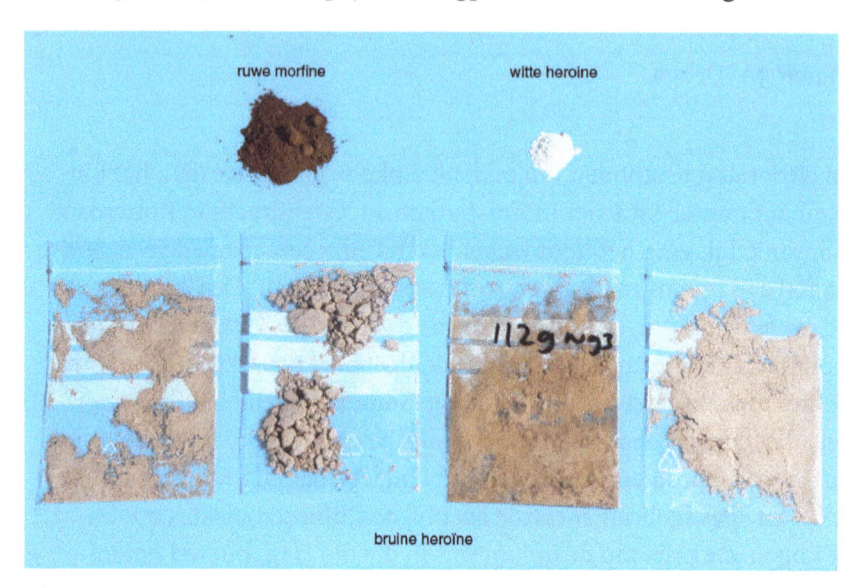

Figuur 3.2 Heroïne.

Er zijn echter in de loop van de tijd belangrijke verschuivingen opgetreden. Een gevolg van de hoge heroïneprijs is indertijd een verandering van de toedieningswijze geweest. Over het algemeen zal de verslaafde de voorkeur geven aan die manier van toediening waarbij zo weinig mogelijk van zijn kostbare drugs verloren gaat. Heroïne is bij opname door de mond minder werkzaam, terwijl bij roken een niet onaanzienlijk gedeelte van de actieve substantie verbrandt, dus in de lucht terechtkomt. Een logische ontwikkeling was een enorme toename van het gebruik van de injectienaald. Aanvankelijk werden onderhuidse injecties toegepast, later de nog effectievere inspuitingen direct in de bloedbaan. Een gevolg van deze toedieningstechniek is weer een toename van zogenaamde spuitcomplicaties en spuitziekten bij heroïneverslaafden geweest: lever- en aderontsteking, hartklepontsteking, complicaties door het gebruik van vuile naalden en spuiten, alsmede talloze overdosisgevallen, die bij opname door de mond of door middel van roken vrijwel niet voorkomen. AIDS en hepatitis als spuitcomplicatie mogen ook niet vergeten worden. Het is dus positief dat het aantal spuiters in de loop van de tijd gestaag is gedaald. Het 'chinezen' als toedieningsmethodiek heeft het shotten goeddeels verdrongen. Aan de andere kant blijkt steeds meer dat het gebruik van grote hoeveelheden rookbare drugs: tabak, cannabis en heroïne, een zware belasting vormen voor de longen van de gebruikers. Longemfyseem en recidiverende pneumonieën vormen een steeds groter probleem bij oudere verslaafden.

Een andere belangrijke trend is het verdwijnen van de 'pure' opiaatverslaafde. Deze is inmiddels zeldzaam geworden. De huidige populatie van hulpverleningsinstellingen omvat grotendeels mensen die van alles door elkaar gebruiken, waarbij in de loop van de tijd cocaïne en alcohol belangrijker zijn geworden dan opiaten.

3.3 Wat zijn opiaten?

3.3.1 DE PLANT: PAPAVER SOMNIFERUM

De papaver somniferum, Nederlandse naam: slaapbol, maar in sommige streken aangeduid als blauw maanzaad of maankop, behoort tot de papaverfamilie. De plant heeft vier losse kroonbladen, bleekpaars of witachtig van kleur. De bloem is vrij groot, tot tien centimeter in doorsnede. Nadat de bloem is uitgebloeid ontwikkelt zich snel een ronde zaaddoos die bij rijpheid een doorsnede van ongeveer vijf centimeter heeft. De bladeren en de stengel zijn blauwgroen. Uitgestrekte papavervelden die, althans in onze streken, in juli bloeien, zien er schitterend uit. De papaver somniferum behoort waarschijnlijk niet tot onze oorspronkelijke flora, de oorsprong ligt vermoedelijk in Klein Azië, maar is sinds de oudheid hier gekweekt en wordt frequent verwilderd aangetroffen. Het doel van het kweken van papavers is meestal het verkrijgen van het zaad: het zogenaamde maanzaad. Deze smaakstof wordt sinds mensenheugenis op allerlei soorten van brood en gebak gebruikt (maanzaadbollen). Uit het maanzaad kan een goede consumptieolie worden geperst. De plant is eenjarig, dat wil zeggen dat hij elk jaar opnieuw uit het zaad van een vorige generatie gekweekt moet worden. De plant voelt zich thuis op allerlei grondsoorten en kan groeien onder verschillende klimatologische omstandigheden. In Eurazië groeien papavers in het enorm uitgestrekte heuvel- en berggebied van Turkije, Syrië, Irak, Afghanistan, Pakistan, India, Burma, Thailand, Laos en Vietnam. In Noord-Amerika is onder andere Mexico bekend wegens zijn uitgebreide papaverteelt. Maar ook in West-Europa gedijt de papaver goed: in Noord-Frankrijk in de omgeving van Reims worden papavers verbouwd.

Nadat de bloem is uitgebloeid ontwikkelt zich een ronde zaaddoos. Deze kan worden ingesneden en uit de snede vloeit een wit melksap dat aan de lucht bruin verkleurt. Deze substantie kan met een bot mes worden afgeschraapt en vormt de zogenaamde ruwe opium. Deze ruwe opium bevat nog allerlei verontreinigingen. Door een zuiveringsprocedure wordt uit de ruwe opium zogenaamde rookopium of tschaudu bereid.

De rookopium wordt geschoven uit een lange pijp, met een stenen kelk ongeveer in het midden van de steel. Opiumpijpen zijn er in maten en soorten.

De ruwe opium, zoals die in het Midden-Oosten, Afghanistan, India, Pakistan, en Zuidoost-Azië wordt geoogst, wordt voor een betrekkelijk klein gedeelte afgenomen door de lokale bevolking. Het grootste gedeelte gaat naar clandestiene laboratoria die vandaag de dag meestal in de buurt van de papavervelden liggen. Dit vanwege het feit dat de uit ruwe opium bereide morfine slechts ongeveer tien procent van het volume van de opium heeft, zodat het transport bijzonder vereenvoudigd wordt, en de kans op ontdekking bij smokkel evenredig kleiner.

> Intermezzo 3.1 Wist u dat?
> Als je een sneetje maakt in de onrijpe zaadbol komt er een melkachtige vloeistof tevoorschijn die aan de bol blijft kleven. Deze vloeistof droogt op en verkleurt naar bruin/zwart. Met een stomp mesje schraapt men de stroopachtige substantie bij elkaar: de opium.

3.3.2 DIVERSE SOORTEN OPIATEN

Alkaloïden

In 1805 werd door Sarturner uit de ruwe opium de zuivere stof morfine geïsoleerd. In totaal zijn in de loop van de jaren 25 van deze 'alkaloïden' uit opium bereid, zoals morfine, codeïne, en papaverine. In 1898 heeft de Duitse scheikundige Pröser uit morfine heroïne bereid. Dit

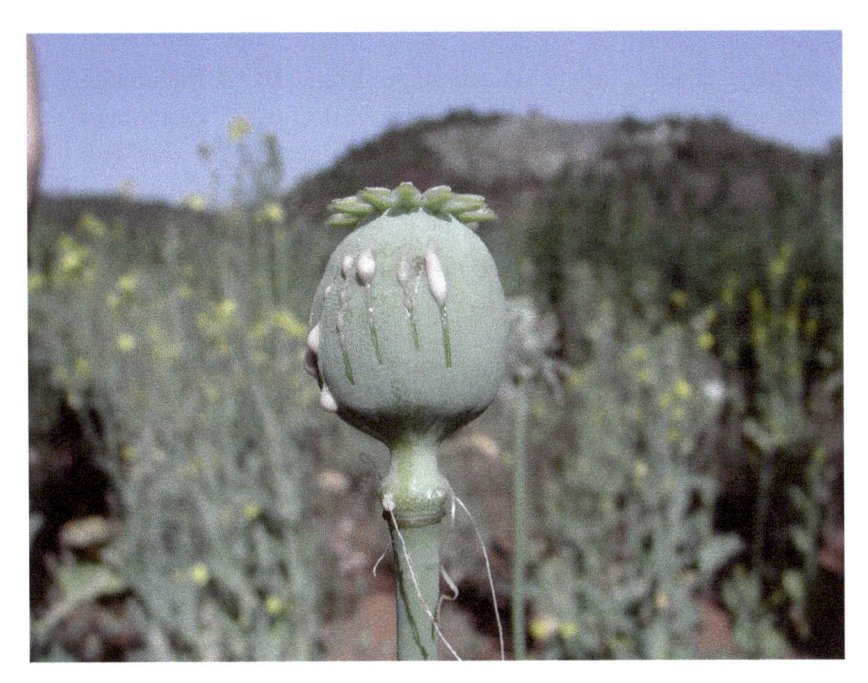

Figuur 3.3 *Papaverbol.*

bleek in de praktijk een bijzonder krachtig en efficiënt pijnstillend middel te zijn. Helaas heeft men aanvankelijk gedacht dat heroïne in het geheel niet verslavend zou werken. Het tegendeel bleek het geval te zijn; met name in de Verenigde Staten zijn vanaf ongeveer 1915 talloze mensen aan deze stof verslaafd geraakt.

Halfsynthetische en synthetische preparaten

Bij halfsynthetische preparaten is een bepaalde stof uit de opium door bepaalde scheikundige processen omgezet in een ander opiaat. Hiervan is heroïne het bekendste: deze stof wordt verkregen door het koken van morfine met azijnzuur. Ten slotte zijn er de zuiver synthetische opiaten: stoffen met een opiumachtige werking, die langs zuiver chemische weg vervaardigd zijn. Deze stoffen verschillen onderling in werking, werkingsduur en sterkte. De chemische structuur kan totaal anders zijn dan die van morfine of heroïne, zoals bij methadon. Methadon heeft een veel langere werking dan heroïne, maar heeft verder dezelfde nadelen: bij overmatig gebruik is de gebruiker 'stoned', een overdosis is net zo gevaarlijk. Er is een stof die nog langer werkt dan methadon, het zogenaamde LAAM (*long acting acetyl methadone*). Deze stof is van de markt verwijderd vanwege optredende hartritmestoornissen.

Opiaatantagonisten

Vervolgens zijn daar nog de opiaatantagonisten. Deze stoffen binden aan de opiaatreceptor en blokkeren deze, waarbij ze zelf geen opiaatachtige werking hebben. Ze kunnen dus gebruikt worden als tegengif bij een opiaatoverdosis, zoals de stof nalorfine. Naltrexon is een opiaatantagonist die een dag lang werkt en niet alleen de werking van opiaten blokkeert, maar ook de heftige behoefte aan opiaten bij verslaafden kan remmen.

Buprenorfine is een zogenaamde gedeeltelijke opiaatantagonist. In lagere doseringen werkt het als heroïne en morfine, in hogere doseringen treedt een antagonistisch effect in werking. Een voordeel hiervan is dat de gebruiker niet snel geneigd zal zijn veel meer te gebruiken dan is voorgeschreven, het effect wordt dan meer onaangenaam dan prettig.

3.3.3 BEREIDINGSWIJZE VAN MORFINE EN HEROÏNE

De bereiding van morfine uit ruwe opium is een betrekkelijk eenvoudige procedure. De bereiding van heroïne uit morfine is een veel ingewikkelder proces, waarvoor een beter geoutilleerd laboratorium en meer vakmanschap noodzakelijk zijn.

Op de plaats van consumptie wordt heroïne versneden, bijvoorbeeld met melksuiker, zodat de sterkte wisselt. Straatheroïne in de Verenigde Staten in de jaren zestig bevatte zelden meer dan vijf procent diacetylmorfine, maar Nederlandse heroïne was ook toen al meestal veel sterker. Dat verschil heeft menig buitenlandse gebruiker het leven gekost.

De bestanddelen uit opium die een praktische betekenis hebben in de geneeskunde zijn morfine, codeïne en papaverine. Morfine wordt gebruikt als sterk pijnstillend middel, codeïne als middel tegen hoest en papaverine als geneesmiddel tegen allerhande kramptoestanden van glad spierweefsel van de inwendige organen.

3.4 De effecten van opiaten

Morfine en heroïne hebben ongeveer hetzelfde effect, alleen is heroïne sterker. De eerste doses zijn vrijwel altijd onaangenaam: ze veroorzaken misselijkheid, duizeligheid, braken, onaangename sensaties in het hoofd, jeuk over het gehele lichaam, maar vooral in het gezicht. Bij voortgezette heroïnetoediening verdwijnen de bovengenoemde onaangename effecten spoedig: er ontstaat tolerantie voor deze effecten. Geleidelijk aan leert de gebruiker de euforie kennen: een gevoel van onverschilligheid, een afwezig zijn van allerlei onaangename gevoelens als pijn en verdriet, een gevoel van lichamelijk welbehagen. Bij een injectie in een ader treden de aangename effecten uiteraard zeer acuut op, na enkele seconden. Deze uiterst genotvolle sensaties wordt door de gebruikers 'flash' genoemd.

Op het lichamelijke vlak hebben morfine en heroïne een groot aantal effecten:
- Pijnstilling.
- Het afdempen van hoestprikkels. Codeïne wordt bewust voor deze indicatie toegepast.
- Remming van het ademhalingscentrum. Ademhalingsstilstand bij overdosis heeft de dood tot gevolg als niet spoedig ingegrepen wordt, bijvoorbeeld met kunstmatige ademhaling of door toediening van een tegenmiddel, een 'antagonist'.
- Remming van de functies van het centrale zenuwstelsel (czs). Dit zijn onder andere de hersenen, met als gevolg sufheid, bij hogere dosis slaperigheid, bewusteloosheid en ten slotte de dood.
- Vermindering van de beweeglijkheid van de darmen (peristaltiek) met als gevolg obstipatie.
- Seksuele effecten. Een remming van de seksuele functies, een vermindering van de interesse in seksuele aangelegenheden, bij de man vaak impotentie en bij de vrouw ontbreken van de menstruatie.
- Vernauwing van de oogpupillen (pin-point pupils).

3.5 Omvang van het probleem

Naar schatting telt Nederland ongeveer 35.000 problematische harddrugsgebruikers, waarbij het dan bij opiaten gaat om heroïnegebruikers, die overigens merendeels ook cocaïne gebruiken (Rodenburg et al., 2005). Dit aantal is al jaren min of meer stabiel. Het gebruik onder jongeren daalt sterk, in 1989 was de gemiddelde leeftijd in methadonprogramma's 32 jaar; in 2004 was dat 45 jaar. Het aantal middelbare scholieren dat ooit ervaring met heroïne heeft gehad schommelt steeds rond de een procent. Ongeveer de helft daarvan heeft recent nog gebruikt (Nationale drugs monitor, 2006). Het aantal spuiters neemt snel af, steeds meer verslaafden gaan weer over op roken of zijn nooit tot spuiten overgegaan.

Onder bepaalde groepen is het gebruik veel frequenter; dat geldt bijvoorbeeld voor gedetineerden en zwerfjongeren.

In Europa scoort Nederland met deze cijfers onder het gemiddelde. Sterfte: per jaar sterven enkele honderden harddrugsgebruikers in Nederland, men schat rond de vijfhonderd. Ongeveer twintig procent hiervan overlijdt aan oorzaken die direct met drugsgebruik te maken hebben, zoals overdoses en bloedvergiftiging. Ongeveer 65 procent hiervan heeft indirect te maken met drugsgebruik (ongevallen, infectieziekten, suïcide). Deze cijfers zijn vergeleken met andere Europese landen laag, maar vergelijkingen zijn lastig door verschillen in gegevensverzameling (Wilgenburg, 2006).

3.6 Opname en afbraak van opiaten

Opiaten worden goed door het maagdarmkanaal opgenomen. Door omzetting in de lever is de biologische beschikbaarheid echter verminderd, voor morfine is die bijvoorbeeld maar 25 procent. In de geneeskunde kan dit effect omzeild worden door toediening als zetpil. Intraveneuze toediening geeft een maximale beschikbaarheid. Eenmaal in het bloed worden opiaten deels gebonden aan bloedeiwitten en alleen het gedeelte dat vrij blijft bepaalt het effect. In de hersenen wordt heroine weer omgezet in morfine en is dan als zodanig werkzaam. Morfine en heroïne werken relatief kort, het is daarom nodig meerdere malen per dag te gebruiken. Methadon werkt lang en kan eenmaal per dag gegeven worden (Van Epen, 2002).

In de jaren zeventig van de vorige eeuw ontdekte men het bestaan van lichaamseigen opiaten (endorfinen en enkefalinen) en de bijbehorende receptoren (Wilgenburg, 2006). Enkefalinen zijn op meer dan 25 verschillende plaatsen in de hersenen gevonden, endorfinen in hypofyse, hypothalamus en hersenstam. Ook op een aantal andere plaatsen in het lichaam treft men endogene opiaten aan: in het autonome zenuwstelsel en in de bijnierschors, maar ook hart, geslachtsorganen, nieren, pancreas en maagdarmkanaal. Er blijken meerdere typen opiaatreceptoren te bestaan: bèta-endorfine heeft de grootste affiniteit voor Mu-receptoren (μ-receptoren), en de enkefalinen voor Delta receptoren (δ-receptoren). Een derde type opiaatreceptor is de kappa-receptor (κ-receptor).

Opiaten kunnen in al deze organen de plaats van de endogene opiaten innemen. Voor sommige effecten ontstaat snel tolerantie, voor andere niet: voor de euforiserende werking en de werking op de ademhaling wel, voor de remmende werking op het maagdarmkanaal en het vernauwende effect op de pupillen niet.

In de hersenen veroorzaken opiaten ook het vrijkomen van dopamine, dat door zijn werking op het beloningssysteem in verband wordt gebracht met de verslavende werking van drugs in het algemeen.

3.7 Gevolgen van opiaatgebruik

Bij langdurig gebruik van opiaten ontwikkelt zich voor het euforiserende effect van opiaten tolerantie, met andere woorden voor dezelfde effecten is een steeds hogere dosis nodig.

3.7.1 SYNDROMEN DIE VOORKOMEN BIJ HEROÏNEVERSLAAFDEN

De in deze paragraaf genoemde syndromen zijn gestoeld op Van Epen (2002).

Intoxicatie
Intoxicatie (vergiftigingstoestand, het onder invloed zijn) als gevolg van een opiaat kenmerkt zich door de volgende symptomen. De gebruiker ziet er 'stoned' uit. De pupillen zijn zeer nauw. In de regel is de geïntoxiceerde passief en stil en wordt gemakkelijk geïrriteerd door gezeur aan zijn hoofd. Het bewustzijn is min of meer gedaald, hoewel ervaren gebruikers dit goed kunnen compenseren. Bij de zwaardere graden van intoxicatie treedt slaperigheid tot coma op. Misselijkheid, braken en duizeligheid zijn beginnerssymptomen, waarvoor spoedig tolerantie optreedt. Hardnekkige obstipatie is algemeen. Slechte eetlust en vage bovenbuikklachten komen eveneens voor.

Onthoudingssyndroom
Bij patiënten die een lichamelijke afhankelijkheid ten opzichte van opiaten opgebouwd hebben, treden na staken van de opiatentoediening na enige tijd onthoudingsverschijnselen op. Bij opiaten met een korte halveringstijd, zoals morfine of heroïne, treden de eerste symptomen al op binnen een aantal uur na de laatste toediening; ze zijn de tweede of derde dag maximaal en nemen in de loop van de vierde tot zesde dag langzaam in intensiteit af. Na het staken van een opiaat met een langere halveringstijd, het methadon, ontstaan de symptomen pas een dag na het staken; ze zijn na vijf tot zeven dagen het hevigst en nemen daarna geleidelijk af gedurende een tijdsverloop van een tot drie weken. De onthoudingssymptomen kunnen variëren van vrijwel afwezig tot zeer ernstig. In zeldzame gevallen zijn ze levensbedreigend.
De symptomen zijn de volgende: een angstig, onrustig, wat ingevallen gelaat, klamme en koude huid, grote ogen met wijde pupillen, een loopneus, soms de hik, vaker voortdurend geeuwen, een gevoel van afwisselend warm en koud hebben, buikkrampen met veel winden laten en diarree, soms braken, spierpijn en krampen in rug en benen. Verder kippenvel en toegenomen darmbewegingen, lichte stijging van pols,

bloeddruk en lichaamstemperatuur. Bij dit alles heeft men meestal een onstilbaar verlangen weer een opiaat te nemen.

Tal van factoren zijn van invloed op de aard en intensiteit van de onthoudingsverschijnselen. Een van die factoren is de ernst en de duur van de voorafgaande verslaving. Bij mensen die nog maar kort gebruiken, ziet men in de regel milde onthoudingssyndromen. Bij gebruik van grote tot zeer grote hoeveelheden ziet men ernstiger symptomen. Verder is de algemene lichamelijke conditie van de patiënt van groot belang. Onthoudingssyndromen plegen ernstiger te verlopen bij mensen die lichamelijk ziek zijn en bij patiënten in een algemeen slechte lichamelijke conditie. Van belang is voorts de psychische conditie van de patiënt: sommigen schreeuwen moord en brand, terwijl er objectief niet zoveel van onthoudingsziekte te zien is; weer anderen verdragen relatief gemakkelijk een fors onthoudingssyndroom. Hierbij spelen ook psychogene factoren een rol.

Speciale zorg vergen de volgende categorieën patiënten:
- personen met in de voorgeschiedenis chronische bronchitis, astma of uitgerekte longen, hebben tijdens onthouding vaak hevige aanvallen van benauwdheid;
- bij suikerpatiënten raakt tijdens de onthouding de instelling dikwijls grondig ontregeld;
- bij zwangeren kan een onthoudingssyndroom de dood van de ongeboren vrucht veroorzaken, vooral in de eerste drie maanden van de zwangerschap, maar ook nog wel later.

Verlengde abstinentie
Als na maximaal enkele weken de grove symptomen van de onthoudingsziekte zijn geweken, kan nog vele maanden een toestand bestaan die wel wordt aangeduid als verlengde abstinentie ofwel post-detoxificatiesyndroom. De symptomen zijn:
- overgevoeligheid voor zintuigprikkels;
- gemakkelijk huilen en andere emotionele reacties;
- prikkelbaarheid;
- snel vermoeid zijn;
- verveling, een gevoel van leegte;
- depressiviteit;
- slaapstoornissen.

Wat betreft de oorzaak leggen sommige onderzoekers de nadruk op fysiologische factoren (Hyman et al., 2006), zoals het optreden van craving; anderen benadrukken meer de psychogene factoren: de ex-

verslaafde wordt geconfronteerd met de grote leegte in de achter hem liggende tijd, alsmede met de onvoorstelbare problemen die hem in de toekomst nog te wachten staan. Inmiddels is uit onderzoek van hersenfuncties bekend dat het vele maanden duurt voordat de hersenen zich weer aan een drugsvrij bestaan hebben aangepast, de klachten hebben zeker een duidelijk neurofysiologisch substraat. De hersenen moeten als het ware weer leren op normale plezierige prikkels te reageren, gedurende langere tijd is daardoor niets meer echt leuk.
Het hoge terugvalpercentage na geslaagde ontwenningspogingen moet voor een niet onbelangrijk gedeelte worden toegeschreven aan het post-detoxificatiesyndroom. Therapeutisch is het daarom belangrijk dat patiënten na een ontwenningskuur nog lang in een veilige omgeving blijven (bijv. enkele maanden), maar helaas zijn patiënten hiertoe meestal niet gemotiveerd of ontbreken de praktische mogelijkheden.

Overdosis
Bij een overdosis opiaten kunnen de volgende oorzaken spelen:
1 Bij de eerste keer gebruik wordt een veel te hoge dosis ingenomen (nog geen tolerantie).
2 Na een gedwongen of vrijwillige ontwenningskuur (bijv. in het Huis van Bewaring of in een kliniek) valt de verslaafde terug en neemt dan meestal de dosis die hij gewend was te nemen, er niet aan denkend dat als gevolg van de kuur de tolerantie is verloren. Zo'n eerste shot na een periode van maanden abstinentie veroorzaakt dan meestal een ernstige en niet zelden dodelijke overdosis.
3 Concentratie van de heroïne. Buitenlandse gebruikers krijgen nog wel eens een overdosis doordat zij worden verrast door de sterke Nederlandse straatheroïne.

Het klinische beeld van de overdosis is als volgt:
- diepe bewusteloosheid;
- blauwpaars gezicht;
- zeer langzame ademhaling (bijv. vier tot zeven ademhalingsexcursies/min);
- zeer nauwe pupillen (vlak voor de dood worden de pupillen weer wijd);
- lage tot afwezige peesreflexen;
- meestal lopen de luchtwegen snel vol, met het risico van verstikking;
- lage bloeddruk.

Bij de behandeling van de overdosis moeten de luchtwegen worden vrijgemaakt. Daarna moet zo snel mogelijk intraveneus een tegengif, met name drie tot vijf milligram nalorfine (of 0,5 tot 2 mg naloxon) worden toegediend. Als de diagnose juist was, treedt binnen enkele seconden een belangrijke verbetering in: de ademhaling wordt normaal en de patiënt komt bij zijn positieven. Als teveel tegengif wordt toegediend, kan de patiënt in een heftig onthoudingssyndroom terechtkomen, met als mogelijk gevolg een opwindingstoestand bij verlaagd bewustzijn en agressie.

Toediening van het middel moet een paar keer herhaald worden; de werkingsduur van de meeste opiaten is namelijk veel langer dan die van de gebruikelijke antagonisten. Als de patiënt na de toediening van het tegengif verder niet zorgvuldig wordt geobserveerd, is de kans groot dat hij een aantal uren later weer in coma raakt.

3.7.2 COMBINATIE VAN STOFFEN, BIJMENGSELS

Een moeilijkheid is dat in veel gevallen van overdosis sprake is van een combinatie van stoffen, bijvoorbeeld heroïne en alcohol, heroïne en slaapmiddelen. De diagnose en behandeling van zo'n gemengd coma is natuurlijk moeilijker dan van een enkelvoudige; het geven van een opiatentegengif heeft echter vrijwel altijd zin.

3.7.3 OPIAATVERSLAVING EN ZWANGERSCHAP

Opiaten passeren de placenta. Een ongeboren vrucht van een verslaafde moeder is dus zelf ook afhankelijk van opiaten (Smit & Boer, 1998). Er is bij dergelijke kinderen een verhoogde kans op vruchtdood en vroeggeboorte. De ongeregelde leefstijl van een heroïneverslaafde moeder en bijkomend gebruik van nicotine, alcohol en andere drugs maken de risico's nog groter. Na de bevalling ontstaat bij de baby een opiatenonthoudingsbeeld: het kind is prikkelbaar, huilt veel, slaapt en zuigt slecht, trilt en heeft last van braken en diarree.

Geadviseerd wordt de moeder methadon voor te schrijven om in elk geval een stabiele situatie te creëren. Er kan voor gekozen worden de methadon de hele zwangerschap voort te zetten, maar in dat geval is een onthoudingsbeeld bij de baby onvermijdelijk. Tussen de 16e en de 32e week kan methadon langzaam worden afgebouwd. Dit zal vrijwel alleen maar lukken in een klinische situatie, ambulant is het risico op toenemend heroïnegebruik veel te groot.

Kinderen van opiaatverslaafde moeders hebben vaker last van gedragsproblemen, hoeveel hiervan door de opiaten zelf komt, hoeveel door andere stoffen, en hoeveel ontstaat door een verre van optimale leefsituatie na de bevalling valt moeilijk vast te stellen.

3.7.4 PSYCHIATRISCHE ZIEKTEBEELDEN BIJ OPIAAT- VERSLAVING

De Nationale Drugsmonitor vermeldt dat onder opiaatverslaafden depressie, angst-, psychotische en persoonlijkheidsstoornissen veel vaker voorkomen dan onder de rest van de bevolking. Minstens de helft van deze patiënten lijdt, of heeft geleden aan een of meer psychische stoornissen. De cijfers lopen echter uiteen, al naar gelang de onderzochte populaties. Uit onderzoek van Driessen naar de Nederlandse methadonpopulatie kwam in 1991 al naar voren dat deze patiënten 700 keer meer last hadden van bepaalde klachten dan hun leeftijdgenoten in de gemiddelde bevolking (Driessen, 1990). Meestal gaat het om onrust, spanning en depressie. Het gaat hier natuurlijk om al of niet drugsgeïnduceerde klachten, niet om onafhankelijke diagnosen, maar toch zijn de cijfers niet mis. Ongeveer 20 procent van de populatie had last van geheugenproblemen, agressie of suïcidaliteit. Alleen hallucinaties kwamen weinig voor, zo'n 5 procent. Van de hele onderzoeksgroep had maar 18 procent geen enkele psychische klacht, 37 procent had er 3 of meer. Men kan dus bij opiaatverslaafden nogal wat psychopathologie verwachten.

Depressiviteit kan voorkomen tijdens perioden van gebruik, tijdens afkickprocessen en na mislukte afkickpogingen. Het verdient aanbeveling bij een behandeling niet te snel met antidepressiva te beginnen (Van de Stel, 2006); de meeste depressies verdwijnen spontaan na detoxificatie of na instellen op een stabiele methadondosis.

Opiaten hebben over het algemeen eerder een gunstig effect op psychotische toestanden, vooral vanwege het angstdempend effect. Bij een afkick kunnen echter ook psychotische toestanden optreden, deze afkickpsychosen zijn meestal van korte duur. De symptomen zijn grote angst en paranoia. Bij abrupte abstinentie (cold turkey) komen ze waarschijnlijk vaker voor dan bij langzamere reductiekuren.

3.7.5 SOCIALE GEVOLGEN VAN HEROÏNEGEBRUIK

De in deze paragraaf genoemde sociale gevolgen zijn gestoeld op Van Epen (2002).

Het kan niet ontkend worden dat de heroïne-epidemie schade heeft aangericht aan maatschappij. Het grote aantal heroïnedoden en -invaliden spreekt voor zichzelf. Hiernaast is de schade als gevolg van secundaire criminaliteit van niet te onderschatten betekenis. Het is logisch dat de man in de straat de heroïne van al deze ellende de schuld zal geven. Toch moeten hierbij de nodige vraagtekens geplaatst worden. De stof veroorzaakt geen orgaan- of weefselbeschadigingen, wat bijvoorbeeld nicotine en alcohol wel doen. Heroïne veroorzaakt geen toename van de agressiviteit. Dit in tegenstelling tot bijvoorbeeld alcohol of cocaïne. Gebruikers die over voldoende heroïne kunnen beschikken vertonen geen toegenomen neiging tot crimineel gedrag.

De conclusie die zich opdringt is de volgende: het is niet zozeer de opium, de morfine of de heroïne die de grote schade veroorzaakt. De grote schade werd aangericht, omdat de prijs van heroïne op de zwarte markt zo extreem hoog was. De reële kostprijs van een dagdosis heroïne voor een gemiddelde verslaafde overtreft zeker niet de prijs van laten we zeggen, een paar glazen bier of een pakje sigaretten. Doordat heroïne echter verboden en om die reden clandestien is, hebben handelaren vrij spel en kan de prijs zodanig worden opgedreven dat de gebruiker, tenzij hij zeer bemiddeld is, vrijwel automatisch in de criminele sfeer wordt gedreven.

Heroïne is snel verslavend, de werkingsduur kort, de afkickverschijnselen kwellend en de craving heftig. Dit leidt ook bij individuele gebruikers tot gedragsproblemen. Immers, de hoeveelheid heroïne die een verslaafde nodig heeft valt niet op een normale manier te bekostigen. Dat wil zeggen dat geld verkregen moet worden door criminaliteit of prostitutie, of door het dusdanig onder druk zetten van de directe omgeving dat men daar geld van weet los te krijgen. Families van verslaafden vertellen de gruwelverhalen: leegroven van de ouderlijke woning, dreigen met agressie of zelfmoord, afpersing van familieleden, tot en met beroving met fysiek geweld. De verslaafde maakt er gebruik van dat de eigen familie niet zo snel de politie zal inschakelen en ook steeds wel weer tot hulp bereid zal zijn. Met name voor ouders is dit een afschuwelijke lijdensweg. De landelijke stichting ouders van drugsverslaafden (LSOVD) onderhoudt een zelfhulpnetwerk voor deze ouders.

3.8 Behandeling van opiaatverslaving, de ontwikkelingen in Nederland

De medicamenteuze behandeling van opiaatverslaafden is erop gericht het gebruik van illegale heroïne te stoppen. Daartoe wordt gebruik gemaakt van twee sterk verschillende strategieën:
- de patiënt detoxificeren en clean zien te houden.
- de patiënt voorzien van legale opiaten, zodat het gebruik van illegale opiaten stopt.

Ongeveer 12.000 personen in Nederland krijgen een onderhoudsdosis legale roesopiaten, in de meerderheid van de gevallen methadon. Ongeveer 4500 personen worden behandeld met het doel abstinentie te bereiken, en ook daarbij spelen voorgeschreven roesopiaten een rol.

Samen is dat tweederde van het aantal geschatte opiaatverslaafden (zie ook hoofdstuk 20).

In geval van *detoxificatie* zijn er de volgende mogelijkheden:
1. middels een detoxopname is het mogelijk een patiënt in drie weken van de opiaten af te krijgen, daarna is het onthoudingsbeeld tot hanteerbare proporties teruggebracht;
2. zonder opname de patiënt instellen op methadon en dit langzaam afbouwen, dit betekent over het algemeen een lange lijdensweg met veel terugval;
3. middels een zogenaamde snelle detoxprocedure een patiënt in enkele dagen van de opiaten afhelpen door het toedienen van de opiaatantagonist naltrexone en veel steunende medicatie.

Detoxificatie lukt bij de eerste en tweede variant soms wel, maar dit soort behandelingen heeft alleen enige kans van slagen als ze gevolgd worden door een nazorgtraject. De craving naar opiaten, plus een leven dat helemaal op het gebruik van opiaten is ingesteld, maken clean blijven een zeer zware opgave. Intensieve nazorg door middel van een deeltijdbehandeling of een langere klinische opname verhoogt de kans van slagen. Een langere opname is mogelijk in de vorm van een behandelopname van enkele maanden of nog langer in de zogenoemde therapeutische gemeenschappen. Dan leert de patiënt in een intensief therapeutisch programma allerlei nieuw gedrag aan waarmee hij zich zonder drugs in de samenleving kan leren handhaven. Dit soort behandelingen heeft goede resultaten voor degenen die zo'n programma minstens een halfjaar volgen. Helaas is de uitval over het algemeen groot, want er wordt van de deelnemers veel gevraagd. De lengte van de opnamen in TG's en de grote inzet die het vraagt van de patiënten, hebben ertoe geleid dat er in Nederland nog maar enkele TG's over zijn.

Men kan clean blijven ondersteunen door middel van het toedienen van de opiaatantagonist naltrexone. Dit kan zowel ambulant als klinisch. Door blokkering van opiaatreceptoren in de hersenen vermindert deze stof de craving, en bij gebruik van een gangbare dosis heroïne blokkeert het de werking. Met behulp hiervan lukt het meer mensen van heroïne af te blijven.

Bij de derde mogelijkheid lukt detoxificatie snel en effectief, de patiënt is hoogstens enkele dagen flink ziek, maar het succes is ook nu weer afhankelijk van de kwaliteit van de nazorg. Een voordeel is wel dat de patiënt direct op een opiaatantagonist wordt ingesteld. Een variant van deze methode is het 'afkicken onder narcose'. Daarbij wordt de patiënt de eerste uren van het proces onder narcose gebracht. De resultaten hiervan bleken hetzelfde als wanneer de behandeling zonder narcose werd doorlopen. Omdat de variant zonder narcose de risico's van de narcose zelf niet heeft, verdient de aanpak zonder narcose de voorkeur.

Als men niet detoxificatie voor ogen heeft maar stabilisatie van de leefsituatie van de verslaafde, bestaat de mogelijkheid de patiënt legale opiaten voor te schrijven. De meest bekende variant is de verstrekking van methadon, een synthetisch opiaat. Methadon heeft dezelfde effecten als heroïne, het is net zo verslavend, maar het is legaal, werkt 24 uur per dag en kan via de mond worden ingenomen. Het hele idee van methadonverstrekking berust op een medisch idee: mensen zijn afhankelijk geworden van opiaat, net zo afhankelijk als een diabetespatiënt van zijn insuline, dus die stof moet je ze op verantwoorde wijze gewoon laten gebruiken. Een bijkomend voordeel is dan dat ze geen geld nodig zullen hebben voor dure, illegale heroïne en dus minder crimineel zullen worden.

3.8.1 METHADONVERSTREKKING IN NEDERLAND

De Nederlandse methadonverstrekking heeft een stormachtige geschiedenis (Van Epen, 2002). Nederland heeft nu zo'n veertig jaar ervaring met methadonverstrekking. Er is geen wetenschappelijk onderzoek gedaan naar hoe dit verschijnsel in de loop van de jaren zich heeft ontwikkeld, maar er zijn meerdere beschrijvingen van hoe de plaatselijke situatie in de loop van de jaren plaatsvond. Van Epen (2002), schrijvend vanuit de Rotterdamse situatie, gaat ervan uit dat het mogelijk is een aantal fasen in de ontwikkeling te onderscheiden: tot ongeveer 1975 was sprake van een experimentele fase. Vanaf 1975 tot 1980 was methadonverstrekking een behandelmethodiek die met meer of minder succes werd toegepast bij heroïneverslaafden om hen een min of meer normaal leven te laten leiden. Vanaf 1980 valt hoe langer hoe minder de nadruk op de behandeling van heroïneverslaafden en hoe langer hoe meer op het verstrekken van een alternatieve drug. In de loop van de jaren negentig van de vorige eeuw ontstaat er weer meer de neiging methadonverstrekking in te passen in een medisch behandeltraject. In de eerste twee fasen waren het hoofdzakelijk de medici, onder wie de psychiater, die het methadonbeleid vorm gaven, in de derde fase is sprake van veel meer invloed vanuit allerlei maatschappelijke groeperingen, alsmede vanuit de politiek, in de vierde fase manifesteren de medici zich weer. Het proces heeft zich op diverse plaatsen in Nederland verschillend ontwikkeld, de diverse stadia zijn overal wel aantoonbaar, maar het proces verliep toch beduidend anders in Amsterdam dan bijvoorbeeld in Drenthe.

Eerste fase: experiment

Gedurende de eerste of experimentele fase hebben zich, achteraf gezien, vele uitwassen voorgedaan. Niemand was nog ervaren op het gebied van de methadonverstrekking, iedere voorschrijvende arts kon in principe doen wat hij wilde. Er zijn voorbeelden van huisartsen die onbeperkt op verzoek van verslaafden en vaak zelfs op verzoek van niet-verslaafden methadon voorschreven als de klanten wilden hebben. Het toenemende drugsprobleem in de samenleving fascineerde en absorbeerde in die tijd tal van hulpverleners. In de hele maatschappij was er die extreme, overdreven belangstelling: drugdeskundigen, of wie daarvoor doorging, konden als ze dat wilden, elke avond van de week ergens een lezing over drugverslaving houden. Echter, de methadonverstrekkende arts bevond zich tussen twee vuren: aan de ene kant tal van boze junkies, hun familieleden en hun huisartsen die telkens en telkens klaagden dat er te weinig methadon werd voorgeschreven, anderzijds de orthodoxe drugvrije adepten, die vonden dat er veel te veel werd voorgeschreven en dat mensen daardoor onnodig verslaafd werden gehouden.

Tweede fase: behandeling

Rond 1975 kwam er een eind aan de experimentele fase. Het was intussen duidelijk dat ervaringen uit Amerikaanse experimenten, met geselecteerde patiëntenpopulaties, niet zonder meer in Nederland toepasbaar waren. De blokkeringshypothese bleek zijn beperkingen te hebben: zelfs met zeer hoge doseringen methadon bleven veel mensen bijgebruiken. Tot 1980 werd er gestructureerd methadon verstrekt. 'Meegeefprogramma' waren grotendeels omgebouwd tot 'ter-plekke-consumerenprogramma's'. Aan de cliënten werden eisen gesteld, in termen van zich lichamelijk laten onderzoeken, laboratoriumonderzoek, het meedoen aan groepsgesprekken, urinecontroles en wat dies meer zij. Mensen die op grove wijze misbruik maakten, zich onttrokken aan de contractueel overeengekomen verplichtingen, agressief waren, hulpverleners aanvielen, crimineel bleven, enzovoort, werden uitgesloten. Het aantal methadoncliënten daalde, menigeen hield het voor gezien en vond de moeite die hij moest doen voor het verkrijgen van methadon te groot. Methadonbehandeling werd hoe langer hoe meer gezien als een voorstadium voor een abstinentiegerichte, klinische behandeling. In die tijd nam het aantal behandelklinieken en therapeutische gemeenschappen in snel tempo toe.

Derde fase: maatschappelijk

Eind jaren zeventig van de vorige eeuw kwam de grote ommezwaai en daarmee deed de derde fase van de methadonverstrekking zijn intrede: de fase gedurende welke methadon niet langer gezien werd als een behandeling voor heroïneverslaafden, uiteindelijk gericht op een clean leven, maar enkel en alleen als een vervangende drug. De junkiebonden hadden overal hun kritische geluiden laten horen, iedere verslaafde had recht op methadon. De verslaafde moest zelf de noodzakelijke dosis kunnen bepalen, of althans een vergaande mate van inspraak hebben in de dosis. Urinecontroles werden als een vorm van repressie gezien en dienden niet meer te worden toegepast, methadon moest altijd, overal en voor iedereen beschikbaar zijn. De methadonverstrekking moest losgekoppeld worden van de verdere behandeling. Dus, psychotherapie en maatschappelijke begeleiding op één plaats en de verstrekking van de methadon volslagen onafhankelijk daarvan op een andere. Men wilde van de behandeling van verslaafden weer eerstelijnsgeneeskunde maken: de huisartsen, door de hulpverleners op veel plaatsen met veel moeite buiten spel gezet, dienden weer de behandeling op zich te gaan nemen. Aan bijgebruik werd niet zwaar getild, als methadon mensen van criminaliteit kon afhouden dan was de politiek vóór methadonverstrekking, hoe meer hoe liever. Er werden alternatieve methadonprogramma's uit de grond gestampt, naast de bestaande behandelprogramma's.

> **Intermezzo 3.2   Maatschappelijke fase: wat kwam ervan terecht?**
> Binnen een halfjaar zagen, achteraf natuurlijk voorspelbaar, de hulpverleners van de nieuwe, maatschappelijk georiënteerde, programma's alle problemen waarmee de reguliere hulpverleners tien jaar daarvoor, in de experimentele fase, geworsteld hadden. Het nieuwe programma groeide de hulpverleners volledig boven het hoofd en het liep uit de hand in termen van handel, agressie (heftige onderlinge vechtpartijen met als doel meegegeven flessen methadon van elkaar te bemachtigen), overlast in de buurt van de uitreiking enzovoort.
> Het registreren van methadonclienten vond men niet ethisch, met als gevolg dat tal van dubbelverstrekkingen plaatsvonden. Aan deze noodtoestand kon echter in Rotterdam een eind gemaakt worden toen de apotheek weigerde nog langer methadon aan de

nieuwe programma's te verstrekken, als zij niet meededen aan een centrale registratie.

Een aantal jaren later zaten de werkers van de nieuwe, maatschappelijke programma's weer om de tafel met hun collega's uit de eerdere, behandelingsgeoriënteerde programma's. De werkers uit de nieuwe programma's hadden natuurlijk geleidelijk aan ook wel hun lesje geleerd. Het is jammer, hoewel wellicht onvermijdelijk, dat het ronde wiel en het zwarte naaigaren telkens opnieuw moeten worden uitgevonden. Een neveneffect van de beschreven ontwikkeling was overigens wel dat vrijwel alle programma's zich genoodzaakt zagen hun werkwijze meer aan te passen aan de wensen van de cliënten. Het verstrekkingssysteem werd als geheel meer laagdrempelig, en daarmee enerzijds meer toegankelijk, en anderzijds minder effectief als middel om heroïnegebruik tegen te gaan.

Intermezzo 3.3 Maatschappelijke fase: methadonverstrekking in Rotterdam

In Rotterdam bestond de hoop dat de enorme toename van de hoeveelheid verstrekte methadon een afname van de aan drugsgerelateerde criminaliteit tot gevolg zou hebben. Hiernaar is enig onderzoek gedaan. In 1979 waren er 380 ingeschreven methadoncliënten, in 1982 waren dit er ruim negenhonderd. De gemiddelde dosis methadon was in 1979 dertig milligram per persoon per dag, in 1982 zeventig milligram per persoon per dag. Er was in die tijd geen sprake van een toename van het aantal heroïneverslaafden, maar er werd een veel grotere hoeveelheid methadon aan de bestaande populatie verstrekt. Een nadeel hiervan zou kunnen zijn dat weliswaar de 'paniekcriminaliteit' van zieke junkies af zou nemen, maar er een toename kon ontstaan van goed geplande en georganiseerde overvallen en grote inbraken. Plannen voor criminele activiteiten werden min of meer open en bloot in de wachtkamer van het methadonprogramma besproken. Of dit werkelijk een substantieel effect is geweest is niet bekend, vermeld moet natuurlijk wel worden dat er in die tijd geen serieus wetenschappelijk onderzoek verricht is naar het verband tussen methadondosering enerzijds en criminaliteit anderzijds.

Een interessante ontwikkeling in die tijd waren de 'methadonbussen'. Een bus, bijvoorbeeld een omgebouwde stadsbus, werd ingericht als een verstrekkingsruimte van methadon. De bus parkeerde ergens, hielp veertig of vijftig verslaafden aan hun methadon, reed weer door naar een ander stadsgedeelte en voorzag daar weer een groep van methadon. De bussen hadden een aantal voordelen, vooral wat overlast betrof: verslaafden bleven niet rondhangen als ze methadon gehad hadden, er ontstond geen comfortabele ontmoetingsplek enzovoort. Ook was het mogelijk om verslaafden op meerdere plekken in de stad te helpen, zodat de groep als geheel zich niet meer in grote groepen rond een plek verzamelden. Een nadeel bleek hier en daar dat de bussen niets anders meer deden dan methadon geven, soms zelfs door een luikje, en dat iedere vorm van begeleiding of contact in de kiem werd gesmoord. Maar er waren ook wel bussen die een koffiekamer aan boord hadden, en hulpverleners om mee te praten en om hulp te vragen. Een ander nadeel betrof echter de veiligheid: bij agressieve escalaties bijvoorbeeld bevonden de hulpverleners zich ver van directe assistentie.

Intermezzo 3.4 Maatschappelijke fase: methadonverstrekking in Utrecht

De beschreven ontwikkeling van de methadonverstrekking in Nederland was grosso modo de Rotterdamse. Voor zover er zonder onderzoek iets zinnigs over kan worden gezegd, blijkt uit nota's, beschrijvingen en ervaringen dat deze vier fasen ook elders herkenbaar waren. Maar er waren ook vele verschillen.

De Utrechtse situatie is beschreven door Goof van de Wijngaard en Hans Verbraek in het boek *Methadon in de jaren negentig*. Dit boek, uit 1990, geeft een fraai beeld van de chaos die ontstond tijdens de maatschappelijke fase. Het steeds weer strakker en dan weer losser worden van verstrekkingsregels en het al of niet koppelen van methadon en overige hulpverlening, leidden tot heftige controversen. In hoofdstukken in hetzelfde boek over de Amsterdamse situatie wordt erover geklaagd dat de zeer laagdrempelige methadonverstrekking, waar de Amsterdamse hulpverlening zo trots op was, alweer op zijn retour is, dat er alweer meer registratieregels zijn, meer eisen, meer sancties, minder klantvriendelijkheid. In Amsterdam is men tijdens de hele maatschappelijke fase blijven inzetten op huisartsen als voorschrijvers van methadon en daar ziet men dezelfde controverse: erg klantvriendelijk, maar de

inspectie klaagt over polygebruik en gebrek aan kwaliteitscontrole (Wijngaard & Verbraek, 1990).
Rond deze tijd begon ook de landelijke overheid serieus geïnteresseerd te worden in de methadonverstrekking. In 1990 verscheen het rapport Methadonverstrekking in Nederland van Driessen in opdracht van het ministerie van WVC (Driessen, 1990). Deze onderzoeker koos een andere invalshoek: wat willen methadonprogramma's en wat bereiken ze? Zijn conclusies stemmen niet vrolijk: er is veel problematiek en de mogelijkheden daar iets aan te doen is beperkt. Overal is sprake van personeelstekort, slechte werksfeer en een hoog ziekteverzuim, en er zijn grote verschillen in aanpak in diverse regio's. Heel interessant zijn de vragen naar de doelstellingen van programma's. In 1984 was er namelijk een studie verschenen waarin methadonprogramma's gevraagd werd naar hun doelstellingen. Er was dus een zekere vergelijking mogelijk. In 1983 gaf nog 68 procent van de programma's aan abstinentie als belangrijk doel na te streven, in 1990 was dit 33 procent. Beperken van maatschappelijke overlast kwam als doelstelling in de vraagstelling van 1983 niet eens voor, in 1990 vond 66 procent van de instellingen dit een zeer belangrijke doelstelling. Beide onderzoeken zijn moeilijk vergelijkbaar, maar de trend lijkt Van Epens overgang van de behandelingsfase naar de maatschappelijke fase te ondersteunen.

Vierde fase: professionalisering
De Nederlandse methadonverstrekking heeft vervolgens een aantal jaren voortgesukkeld. Programma's waren vaak slecht georganiseerd en matig bezet wat personeel betreft, artsen en psychiaters zag men er maar zelden, de patiënten gebruikten methadon als een goedkope vorm van opiaten en brachten nog steeds de rest van hun dag door met criminaliteit en gebruik van drugs, heroïne of anderszins. De kwaliteit van programma's verschilde enorm tussen de diverse delen van Nederland.
In de loop van de jaren negentig van de vorige eeuw kwam een nieuwe beweging op gang: de wetenschappelijk onderbouwde aanpak. Het idee dat verslaving een serieus psychiatrisch probleem met neurobiologische aspecten is won steeds meer veld. Men keek ook steeds vaker naar ontwikkelingen in het buitenland (NIH Consensus Conference, 1998).

Nieuwe ontwikkelingen vinden nu zoveel mogelijk plaats gebaseerd op gedegen wetenschappelijk onderzoek. Het idee dat als methadon niet het gewenste resultaat had, heroïne het misschien wel zou doen werd steeds serieuzer overwogen. De minister van VWS vroeg de Gezondheidsraad om een advies en daar adviseerde men een experiment te starten met het verstrekken van heroïne aan heroïneverslaafden die met methadon slecht bleven functioneren (Gezondheidsraad, 1995). De resultaten kwamen in 2002 beschikbaar en daaruit bleek dat de patiëntengroep inderdaad beter was gaan functioneren op psychiatrisch, somatisch en sociaal gebied (Van den Brink et al., 2002). Helaas is heroïneverstrekking in een gestructureerde vorm duur, met gesloten, bewaakte units, geschoold personeel enzovoort, dus uitbreiding van het aantal plaatsen geschiedt maar mondjesmaat.

Parallel liep er een onderzoek naar het verstrekken van veel hogere doseringen methadon dan tot nu toe in Nederland gebruikelijk was. Ook uit deze resultaten bleek dat patiënten psychisch en somatisch in betere conditie kwamen, zij het dan dat dit niet gold voor hun sociaal gedrag: ze bleven even crimineel (Driessen et al., 2003).

3.9 Technische aspecten bij het voorschrijven van opiaatvervangende middelen

3.9.1 METHADON

Er is eigenlijk maar een echte contra-indicatie voor het voorschrijven van methadon en dat is de situatie waar er geen opiaatverslaving bestaat. Methadon is een opiaat, evenals bijvoorbeeld morfine of heroïne. Het heeft dezelfde eigenschappen als de andere opiaten, hoewel het een andere chemische structuur bezit. Methadon is een halfuur na inname in het plasma aantoonbaar, werkt maximaal na twee tot vier uur, en heeft een halfwaardetijd van gemiddeld 24 uur. In de praktijk wil dit zeggen dat de stof langer dan 24 uur werkzaam is. Het idee dat methadon geen euforie of althans een lichtere euforie zou veroorzaken dan heroïne, is onzin. Wie dagelijks methadonpatiënten om zich heen heeft, zal ervaren dat zij net zo stoned kunnen zijn als heroïnegebruikers, hoewel de effecten van het stoned-zijn bij hen langer aanwezig blijven als gevolg van de langere halveringstijd van methadon (Van Epen, 2002).

De dosering van methadon is afhankelijk van wat men met het voorschrijven wil bereiken.

Indien men een klinisch onthoudingsbeeld wil behandelen, gaat men uit van de objectiveerbare onthoudingsverschijnselen. Het 'kwartet van Van Epen' (2002) is hierbij een goede richtlijn:

1 PU = pupilverwijding.
2 PE = verhoogde peristaltiek.
3 PO = snelle pols.
4 PI = pilo-erectie ook wel bekend als 'kippenvel'.

Het kan natuurlijk zijn dat de patiënt elders al methadon kreeg, in dat geval kan men de dosis navragen en daarvan uitgaan. Bij het voorkomen van onthoudingsverschijnselen is twintig milligram altijd een veilige dosis. Blijven verschijnselen zichtbaar, dan verhoogt men elke twee uur de dosis met tien milligram tot de verschijnselen verminderen. Bij heroïnegebruikers is zelden meer dan veertig tot vijftig milligram nodig, bij methadongebruikers kan het veel meer zijn.
Daarna hangt het beleid af van het gewenste behandeldoel.

Behandeldoel: stoppen alle opiaatgebruik

Is het de bedoeling dat de patiënt met opiatengebruik stopt (De Jong et al., 2004) en dus van de methadon af wil, dan kan men ervoor kiezen de dosis wat laag te houden en enkele onthoudingsverschijnselen op de koop toe te nemen. Iedere dosisverhoging moet immers later weer verlaagd worden. Methadon bereikt een zogeheten 'steady state' na vijf dagen van een bepaalde dosis. Daarna kan men de dosis weer gaan verlagen, bijvoorbeeld met vijf milligram elke drie of vier dagen. In een ambulante situatie, waar heroïne voor het grijpen is, kan dit ook langzamer. Zonder klachten gaat dit echter nooit. In de ambulante hulpverlening mislukken de meeste afbouwschema's, omdat weer heroïnegebruik optreedt. In een klinische situatie lukt de detox meestal wel, maar treedt na ontslag uit de kliniek weer frequent terugval op. Voorschrijven van naltrexon vijftig milligram per dag kan terugval helpen voorkomen, maar aangezien dit pas voorgeschreven kan worden als de patiënt al een week van de methadon af is halen de meeste patiënten dat moment niet.

Heeft een patiënt al lang methadon gebruikt en wil hij daarmee stoppen, dan lukt ook dat ambulant maar moeizaam. Klinisch is het mogelijk in drie weken tijd een patiënt clean van methadon te krijgen, men kan de eerste dosisverlagingen in grote stappen nemen, de meeste patiënten die een hoge dosis gebruiken merken nauwelijks iets van een verlaging met twintig procent. Daalt de dosis onder de dertig milligram dan kan men kleinere stappen gaan nemen. Het verdient geen aanbeveling dosisverlagingen eindeloos te rekken. Patiënten zijn daartoe wel geneigd als ze klachten ontwikkelen, maar dalen in steeds kleinere stappen en met grotere tussenpozen maken een dergelijk afkick tot een eindeloze lijdensweg, die dan ook vaak mislukt. Een zogenaamde 'snelle detox'-procedure kan dan een oplossing zijn. De patiënt wordt opgenomen op een afdeling met goede medische zorg, krijgt geprotocolliseerd een aantal symptomatische medicamenten (pijnstillers, antikrampmiddelen, tranquillizers) en daarna naltrexon (De Jong, 2002). Er treedt acuut een ernstig onthoudingsbeeld op dat intensieve verpleegkundige zorg vraagt. De patiënt is vooral de eerste dag erg ziek, de tweede al minder en de derde nog een beetje, en daarna is het leed geleden en zijn er alleen nog een paar dagen rust nodig. De patiënt staat dan ook gelijk op naltrexon als anti-craving middel. Ondanks de heftige verschijnselen zijn patiënten naderhand opmerkelijk positief over de procedure.

Behandeldoel: minderen illegaal opiaatgebruik

Als het de bedoeling is dat de patiënt komt te staan op een stabiele dosis methadon met als gevolg zo min mogelijk heroïnegebruik, dan zal men de dosis juist gaan verhogen, bijvoorbeeld met tien milligram elke vijf dagen, op geleide van de sedatie. Is de patiënt suf, dan moet het langzamer, blijft hij helemaal helder dan kan het sneller. Een stabiele onderhoudsdosis komt meestal tussen de zestig en 120 milligram uit. Het verdient overigens aanbeveling doseringen vast te stellen in nauw overleg met de patiënt. De ene methadongebruiker is de andere niet en veel verslaafden hebben zelf nadrukkelijke ideeën over wat werkt en niet werkt. Conflicten over vijf milligram methadon meer of minder kosten veel tijd en energie en ondermijnen de arts-patiëntrelatie. Indien de wensen van de patiënt passen in een verantwoord beleid is het verstandiger die wensen te respecteren.

Een richtlijn Methadon onderhoudsbehandeling is door Resultaten Scoren gepubliceerd (Loth et al., 2005). Het is van belang te weten dat er medicijnen zijn die de werking van methadon verminderen. Voorbeelden zijn het pijnstillende middel Fortral (pentazocine), het anti-epilepticum carbamazepine (*Tegretol*), het antidepressivum fluvoxamine (*Fevarin*), hiv-remmers, en ook het antituberculosemiddel rifampicine. Tijdens behandeling met dergelijke medicijnen is aanpassen van de methadondosis aan de orde.

3.9.2 BUPRENORFINE

Instellen op buprenorfine is vaak lastiger dan op methadon vanwege het feit dat buprenorfine een partiële agonist is die zich sterk aan opiaatreceptoren bindt en andere opiaten van de receptor verdringt (Rigter et al., 2004). Is de patiënt onder invloed van een ander opiaat als hij buprenorfine krijgt, dan stopt de werking daarvan acuut en is er kans op een onthoudingsbeeld dat met buprenorfine niet op te heffen is. Buprenorfine is daarom in acute situaties een minder logische keuze. Voor het instellen op buprenorfine is actieve coöperatie van de patiënt noodzakelijk. Er zal namelijk altijd sprake zijn van enige onthoudingsverschijnselen tijdens het instellen.

Indien de patiënt alleen heroïne gebruikt, wordt de eerste dosis buprenorfine gegeven vier uur na de laatste heroïnedosis of op het moment dat onthoudingsverschijnselen beginnen op te treden. De tabletten worden niet geslikt, maar men moet ze onder de tong laten smelten. Ze worden namelijk anders in het maagdarmkanaal afgebroken. De werking is snel, na een halfuur is de piekconcentratie bereikt, de patiënt voelt de werking al veel eerder. De Richtlijn Opiaatonderhoudsbehandeling adviseert te starten met een dosis van 0,8 tot 2 milligram, en te verhogen op geleide van de toestand in de dagen die volgen. De uiteindelijke dagdosis kan variëren van 4 tot 32 milligram; een dagdosis van 8 tot 16 milligram buprenorfine is ongeveer equivalent aan 60 tot 100 milligram methadon. Vanwege de betrekkelijk korte halfwaardetijd (3-4 uur) kan de dosis over drie giften per dag worden verspreid. Erg lastig is dat buprenorfine in Nederland alleen nog beschikbaar is in de vorm van tabletten van 0,2 milligram (merknaam Temgesic). Een dosis van 4 milligram wil dus al zeggen 20 tabletten.

Indien een patiënt wordt omgezet van methadon naar buprenorfine verdient het aanbeveling de dosis methadon te verlagen tot 30 milligram gedurende een week, en de eerste dosis buprenorfine, in dit geval 2 tot 4 milligram, te geven 24 uur na de laatste methadondosis. Bij een hogere dosis wordt 48 tot 96 uur aanbevolen. Indien het niet lukt de patiënt af te bouwen naar op zijn hoogst 60 milligram methadon wordt buprenorfine als medicament afgeraden.

3.9.3 HEROÏNE

Heroïne wordt in Nederland voorgeschreven in daartoe aangewezen instellingen die zich aan een aantal strakke regels moeten houden (Van den Brink, 2002). Heroïne wordt daar voorgeschreven naast methadon, het gaat nadrukkelijk om een extra medicament. De maximum dosis heroïne bedraagt per dag duizend milligram, maximumdosis per keer vierhonderd milligram, en kan zowel gespoten als gerookt worden. De patiënten moeten meerdere keren per dag naar de 'verstrekkingsunit' komen en binnen die unit gebruiken: onder geen voorwaarde mag heroïne de verstrekkingsunit verlaten. Deze behandeling is bedoeld voor langdurig opiaatverslaafden die met de gangbare methadonverstrekking slecht bleven functioneren. Het is gebleken dat hun psychische, somatische en sociale toestand met deze aanpak kan verbeteren.

3.9.4 NALTREXONE

Naltrexone is een opiaatantagonist; het neemt de plaats in van opiaten in de hersenen, maar heeft zelf geen opiaatachtige werking (Van Wilgenburg, 2006). Toegediend aan iemand die verslaafd is, veroorzaakt het per direct een heftig onthoudingssyndroom. Voorgeschreven aan iemand die clean is, schermt het de hersenen als het ware af voor opiaten. Als de ex-verslaafde dan nog een keer opiaten gebruikt, merkt hij daar niets van. De hoop is natuurlijk dat hij dan het gebruik stopt. Tevens blijkt dat het blokkeren van de opiaatreceptoren met naltrexone de craving naar opiaten bij een aantal mensen vermindert.

Het middel kan alleen gegeven worden aan patiënten die gemotiveerd zijn en de werking begrijpen; mensen kunnen namelijk proberen hoe dan ook een opiaateffect te bereiken door massale doseringen te gaan nemen. Boven een bepaalde dosis echter jagen de opiaten de naltrexone weer van de opiaatreceptoren, met een ernstige overdosis als gevolg.

3.9.5 SPECIALE GROEPEN

Er zijn enkele groepen patiënten op onderhoudsopiaten die een aparte medische begeleiding nodig hebben.

– *Psychotische gebruikers, met name schizofreniepatiënten*: de beste oplossing voor deze groep is waarschijnlijk concentratie in een apart, klein programma waar een intensieve, tolerante begeleiding plaatsvindt en waar behalve met methadon ook met neuroleptica gewerkt kan worden. Een psychiater als programmaleider en psychiatrisch verpleegkundigen als stafleden zijn onontbeerlijk.
– *Zwangere vrouwen en moeders met baby's*: bij deze categorie verslaafden moet telkens het belang van de moeder tegen het belang van het kind worden afgewogen, het nemen van de juiste beslissing is een van de allermoeilijkste problemen van de drugshulpverleners. Natuurlijk draait het altijd om de vraag: kan deze verslaafde of toekomstige moeder een kind min of meer verantwoord opvoeden en grootbrengen?
– *Alcoholisten*: voor de vele aperte alcoholisten onder heroïneverslaafden en methadongebruikers is in een aantal gevallen de gecombineerde verstrekking van methadon en Refusal en/of anti-cravingmedicatie (en in elk geval vitamine B1!) een goede oplossing.
– *Chronische nierpatiënten en diabetici*: bij deze categorieën is steeds overleg met een internist noodzakelijk. Bij de diabetespatiënt die

wil afkicken is langzaam dalen onder voortdurende controle van de bloedsuikers noodzakelijk om ontregeling te voorkomen.

Referenties

Brink W van den, Hendriks VM, Blanken P, Huijsman IA, Ree JM van. Heroïne op medisch voorschrift, verkorte weergave van de rapportage, Centrale Commissie Behandeling Heroïneverslaafden. Utrecht; 2002.

Driessen FMHM, Lelij B van de, Smeets HM. Effecten van hoge doses methadon: een gerandomiseerd lange termijn experiment op negen locaties: eindrapport. Utrecht: Bureau Driessen; 2003.

Driessen FMHM. Methadonverstrekking in Nederland. In opdracht van Min van WVS. Utrecht: Bureau Driessen; 1990.

Epen JH van. Drugsverslaving en alcoholisme. Houten: Bohn Stafleu Van Loghum; 2002.

Gezondheidsraad. Het voorschrijven van heroïne aan verslaafden aan heroïne. Den Haag; 1995/12.

Hovens JE, Hensel RW, Griffioen J. Doelstellingen van methadonprogramma's: een onderzoek in het veld. TADP 1984; 10: 19-27.

Hyman SE, Malenka RC, Nestler EJ. Neural mechanisms of addiction: the role of reward-related learning and memory. Annual review of neuroscience 21 2006; 29: 565-598.

Jong CAJ de, Hoek AFM van, Jongerhuis M. Richtlijn Detox, verantwoord ontgiften door ambulante of intramurale detoxificatie. Resultaten Scoren. Amersfoort; 2004.

Jong CAJ de, Krabbe PFM. Snelle detoxificatie van opiaten: wat voegt anesthesie toe? Korte termijn resultaten van een gerandomiseerde vergelijking tussen twee methoden van snelle detoxificatie bij opiaatafhankelijken. St Oedenrode: Novadic; 2002.

Loth C, Oliemolen L, Jong C de. RIOB Richtlijn Opiaatonderhoudsbehandeling. Resultaten Scoren. Amersfoort; 2005.

Nationale drugs monitor. Utrecht: Trimbos Instituut; 2006.

NIH Consensus Conference: Effective Medical Treatment of Opiate Addiction. JAMA 1998; 22: 280.

Rigter H, Gageldonk A van, Ketelaars T, Laar M van. Hulp bij probleemgebruik van drugs. NDM. Utrecht: Trimbos Instituut; 2004.

Rodenburg G, Spijkerman R, Eijnden R van de, Mheen D van. Nationaal Prevalentie Onderzoek Middelengebruik 2005. Rotterdam: IVO; 2007.

Smit BJ, Boer K. Drugs en zwangerschap. Bijblijven 1998; 10,8: 30-5.

Stel J van de. Comorbiditeit. ZON MW State of the art 2006; deel 5.

Wijngaard G van de, Verbraeck H. Methadon in de jaren negentig. Utrecht: WGU; 1990.

Wilgenburg H van. Farmacologie en toxicologie van heroïne. Tijdsch Verslaving nr. 2 2006; 59-63.

Misbruik van en verslaving aan medicatie

4

Els Noorlander

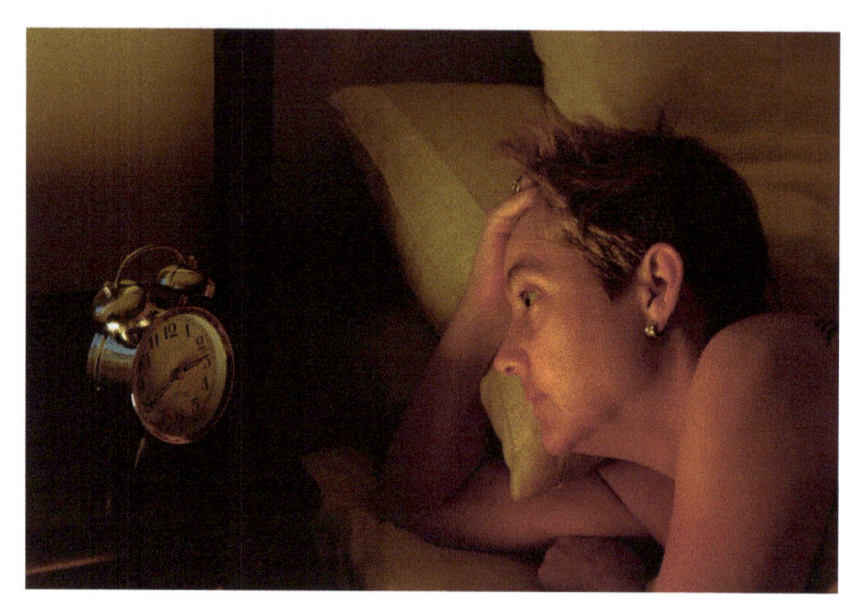

Figuur 4.1

4.1 Benzodiazepinen

4.1.1 GESCHIEDENIS

Het gebruik van stoffen om angst en slaapstoornissen te bestrijden is vermoedelijk zou oud als de mensheid. Alcohol en opiaten zijn al duizenden jaren onder andere gebruikt als slaapmiddel. Talloze kruiden en andere stoffen zijn met dit doel gebruikt, in Nederland kent men bijvoorbeeld al heel lang de valeriaan. Dat opiaten en alcohol grote nadelen hebben, en dus op een gegeven moment nauwelijks meer door artsen werden toegepast, leidde ertoe dat allerlei andere stoffen voor dit doel werden voorgeschreven. Bekend en berucht zijn de barbituraten. Deze stoffen, zeer effectief als het erom gaat rust en een betere slaap te bereiken, hadden grote nadelen. Sommigen werkten heel lang, zodat stapeling in het lichaam optrad, het verslavingspotentieel was groot en de therapeutische breedte klein. Dat laatste wil zeggen dat de afstand tussen een werkzame en dodelijke dosis maar klein is. Er zijn vele geslaagde suïcides met barbituraten gepleegd, en als men schrijvers van detectiveverhalen uit de eerste helft van de twintigste eeuw mag geloven, is er ook regelmatig sprake geweest van nog veel duisterder praktijken. Geen wonder dat toen de benzodiazepinen op de markt kwamen – de eerste, diazepam (valium) in 1963 – het aanvankelijk enthousiasme groot was. Benzodiazepinen zijn namelijk veel veiliger. Het is een hele toer om er suïcide mee te plegen; zelfs met torenhoge doseringen lukt dat meestal alleen maar als er ook flink wat alcohol bij wordt gebruikt. Dat ook benzodiazepinen grote nadelen hebben werd pas in de loop van een aantal jaren duidelijk, toen er in Nederland reeds honderdduizenden mensen chronisch gebruiker waren geworden. In 1998 publiceerde de Gezondheidsraad een rapport over dit probleem (Gezondheidsraad, 1998), waarin het advies wordt gegeven bij een benzodiazepine-indicatie slechts kortdurend voor te schrijven en chronische gebruikers met klem te adviseren het gebruik geleidelijk te minderen.

4.1.2 WAT ZIJN BENZODIAZEPINEN?

Benzodiazepinen zijn medicamenten die door de farmaceutische industrie worden vervaardigd voor toediening als tablet of capsule of als injectie of zetpil. De belangrijkste werking zijn kalmering, slaperigheid, spierverslapping en een anticonvulsief effect, dat wil zeggen dat het epileptische insulten kan couperen (Farmacotherapeutisch Kompas, 2007). Benzodiazepinen hebben een zogenaamde kruistolerantie met alcohol, daardoor kunnen ze onthoudingsverschijnselen bij een alcoholdetox effectief bestrijden. Bij het delirium tremens zijn ze het medicament van eerste keus.

4.1.3 OMVANG GEBRUIK VAN BENZODIAZEPINEN

Benzodiazepinen behoren tot de meest voorgeschreven geneesmiddelen ter wereld (Zitman et al., 2006). In 2005 werden ze aan 1,2 miljoen Nederlanders voorgeschreven als middel tegen angst en aan 700.000 mensen als slaapmiddel. Nog 200.000 mensen kregen zoplicon en zolpidem voorgeschreven, middelen die formeel geen benzodiazepinen zijn maar dezelfde werking en dezelfde nadelen vertonen, behalve dat ze geen anticonvulsieve en geen spierverslappende werking hebben. Uit eerdere gegevens blijkt het bij benzodiazepinegebruikers in eenderde deel van de gevallen te gaan om langdurig gebruik (>3 maanden). Dat zou betekenen dat in Nederland meer dan 600.000 mensen langdurig benzodiazepinen gebruiken. Daarbij zijn nog niet meegeteld patiënten die binnen GGZ-instellingen worden behandeld en de zoplicon en zolpidemgebruikers (Zitman et al., 2006).

4.1.4 OPNAME EN AFBRAAK

Benzodiazepinen worden geslikt of gespoten en in het lichaam door de lever afgebroken, waarbij sommige worden omgezet in actieve afbraakproducten. Wat werking betreft ontlopen de verschillende benzodiazepinen elkaar niet veel. De belangrijkste verschillen zitten in farmacokinetiek, dat wil zeggen in de snelheid van opname en de werkingsduur. Over het algemeen zijn kortdurende benzodiazepinen eerder geschikt als slaapmiddel en voor acute situaties, de langwerkende meer geschikt als angstdemper. Een ander belangrijk verschil is de aanwezigheid van werkzame metabolieten. Dat wil zeggen dat na afbraak van de stof in het lichaam de afbraakproducten zelf ook een benzodiazepinewerking hebben. Dit verlengt de totale werkingsduur aanzienlijk. Het maakt het ook lastig de diverse stoffen goed te vergelijken. Men zou bijvoorbeeld kunnen zeggen dat tien milligram diazepam vergelijkbaar is met vijftig milligram oxazepam (Seresta), ware het niet dat diazepam werkzame metabolieten heeft en oxazepam niet. Chloordiazepoxide (Librium), diazepam (Valium) en clorazepinezuur (Tranxene) hebben veel langdurig werkzame metabolieten, alprazolam (Xanax), lorazepam (Temesta) en oxazepam (Seresta) hebben er geen. Heel globaal is er wel een zekere vergelijking te maken tussen de effectiviteit van de diverse stoffen:

Intermezzo 4.1   Doseringen

Uitgaande van diazepam tien milligram zijn de vergelijkbare doses (Zitman et al., 2006):
– alprazolam (Xanax) één milligram;
– bromazepam (Lexotanil) tien milligram;
– chloordiazepoxide (Librium) dertig milligram;
– clorazepaat (Tranxene) vijftien milligram;
– lorazepam (Temesta) tweeënhalve milligram;
– oxazepam (Seresta) vijftig milligram;
– temazepam (Normison) twintig milligram;
– nitrazepam (Mogadon) vijf milligram,
– flurazepam (Dalmadorm) dertig milligram.

Bij ouderen voorgeschreven moeten de doses minimaal worden gehalveerd en verdienen stoffen zonder actieve metabolieten de voorkeur. Bij een te sterk dempende en spierverslappende werking moet bij ouderen namelijk rekening worden gehouden met het risico van valpartijen met botbreuken als gevolg.

Benzodiazepinen zijn aantoonbaar in de urine. Hoe lang ze aantoonbaar blijven hangt af van de gebruikte laboratoriumtechniek. Bij het gebruik van sommige reagentia zijn de werkzame metabolieten soms langer dan een week nog aantoonbaar na staken van het medicament.

4.1.5 WERKING

Benzodiazepinen werken op het zogenaamde GABA-systeem. GABA staat voor gamma-amino-boterzuur. Het is een neurotransmitter die een werking uitoefent op de remmende systemen van het brein. Dit GABA-systeem is verreweg het grootste systeem in de hersenen. Benzodiazepinen versterken de remmende werking van GABA, en remmen dus de activiteit van hersencellen.

Het zijn belangrijke medicijnen voor bepaalde indicaties: voor epileptische insulten en alcoholdetox zijn ze soms levensreddend, net als bij de catatonie zoals die bij sommige psychiatrische ziektebeelden optreedt. De spierverslappende werking is ook zeer nuttig in de ongevalsgeneeskunde. Het zijn superieure angstdempers en zijn dan ook beslist geïndiceerd bij psychosen die met veel angst gepaard gaan, en bij de eerste fase van een depressiebehandeling voordat de antidepressieve werking van andere medicijnen op gang kan komen. Uit deze lijst van indicatie blijkt ook al direct dat het steeds gaat om kortdurende toedieningen. Het algemene advies is deze stoffen niet langer dan twee weken voor te schrijven als slaapmiddel en niet langer dan twee maanden als angstdemper. Er ontstaat anders een risico van afhankelijkheid, met name bij patiënten bij wie ook sprake is van een persoonlijkheidsstoornis of een verslaving aan andere middelen.

De bijwerkingen volgen logisch uit de werking:
- sufheid;
- geheugenstoornissen;
- valneiging (vanwege de spierverslappende werking);
- concentratiestoornissen;
- emotionele vervlakking.

Patiënten die na langdurig gebruik stoppen vermelden een soort grauwsluiereffect. Ze dachten dat ze alles tot het moment van afbouw normaal waarnamen, maar na stoppen rapporteren ze dat kleuren helderder worden, muziek mooier klinkt, emotionele gebeurtenissen meer impact hebben. Wetenschappelijke gegevens over dit fenomeen ontbreken. De geheugenstoornissen bij benzodiazepinegebruikers kunnen indrukwekkend zijn, routinehandelingen leveren geen problemen op, maar het opnemen van nieuwe informatie wordt problematisch.

4.1.6 GEVOLGEN VAN BENZODIAZEPINEGEBRUIK

Vanuit een psychosociale invalshoek moet allereerst de neiging van benzodiazepinegebruikers vermeld worden om het oplossen van problemen eindeloos uit te stellen. Het slikken van deze stoffen maakt het leven in een moeizame sociale of relationele situatie enigszins draaglijk, waardoor de neiging moeilijke problemen actief aan te pakken vermindert. Ook zijn psychotherapeutische interventies minder werkzaam als benzodiazepinen verstrekt worden. Om een emotie te kunnen bewerken moet die emotie natuurlijk wel op te roepen zijn. Indien een patiënt gemotiveerd is om een serieuze behandeling aan te gaan voor een angststoornis, trauma of slaapstoornis, dan is het noodzakelijk benzodiazepinen af te bouwen, anders zal een andere behandeling niet aanslaan.

Speciale aandacht is noodzakelijk voor de werking van benzodiazepinen op patiënten met bepaalde persoonlijkheidsstoornissen. Aangezien veel van deze patiënten last van angst hebben, zijn benzodiazepinen bij hen met nadruk populair. Ze zijn echter zeer nadelig. Bij patiënten met een Borderline persoonlijkheidsstoornis versterken ze de gevoelens van vervreemding en de impulsiviteit. Patiënten met agressieproblematiek worden vaak in hun neiging tot ageren geremd door angst voor de gevolgen van hun gedrag; het is bepaald geen goed idee die angst te verminderen door benzodiazepinen voor te schrijven. Patiënten met antisociaal gedrag worden met benzodiazepinen antisocialer, en benzodiazepinen zullen bij hen de agressieproblematiek juist verergeren.

Onverwachts kunnen bij gebruik van benzodiazepinen zogenaamde paradoxale reacties optreden: in plaats van rust ontstaan dan juist agitatie en prikkelbaarheid. Dit ziet men vooral veel bij ouderen optreden, en bij patiënten met alreeds cerebrale problemen, zoals zwakbegaafde mensen of mensen met een hersenbeschadiging.

Wat betreft de effecten tijdens de zwangerschap: van sommige benzodiazepinen is een verhoogde kans aangetoond op aangeboren afwijkingen, en met name een gespleten verhemelte. Gebruik tijdens het laatste trimester van de zwangerschap veroorzaakt onthoudingsverschijnselen bij de baby na de geboorte (Farmacotherapeutisch Kompas, 2007).

4.1.7 BENZODIAZEPINEVERSLAVING

Benzodiazepinen werken snel en zijn zeer effectief. Gevoelens van angst en onrust zijn na het innemen van tien milligram valium binnen het uur een heel stuk minder. Daarmee passen deze stoffen goed in een cultuur als de onze die op snelle, directe behoeftebevrediging is ingesteld. Immers, andere medicijnen hebben soms weken nodig om te gaan werken en niet-medicamenteuze interventies kosten tijd en energie.

Een groot probleem van de werking van benzodiazepinen is echter de tijdelijkheid ervan. Bij wetenschappelijk onderzoek wordt geconstateerd dat de werking van het medicijn na enkele weken begint af te nemen en dat na een week of zes de werking niet meer verschilt van die van placebo. Helaas is dat meestal niet de ervaring van de patiënt; men is bij verbetering van de klachten niet meer geneigd het gebruik nog te stoppen. Als men na langere tijd dat wel probeert, worden de optredende onthoudingsverschijnselen geïnterpreteerd als een teken van opnieuw optredende psychopathologie en als een teken dat men de stof echt nodig heeft. Dus wordt het gebruik hervat.

De meeste benzodiazepineverslaafden ervaren zichzelf niet als verslaafd. Ze ervaren zich eerder als een patiënt met een chronisch probleem waarvoor chronisch medicatie nodig is. Indien hun arts dit beeld bevestigt blijft dit idee soms levenslang intact. De Gezondheidsraad wijst erop dat een bijwerking als geheugenproblemen door de patiënt vaak helemaal niet wordt waargenomen (Gezondheidsraad, 1998). De familie weet wel dat het hun moeder zaken meerdere keren moet vertellen, maar daar raakt iedereen op ingesteld. De grauwsluier wordt per definitie niet waargenomen zolang het gebruik doorgaat. De valneiging wordt meestal aan heel andere oorzaken geweten. De patiënt heeft nog herinneringen aan de klachten die aan het gebruik voorafgingen en denkt dat dat medicijn daar nog steeds tegen helpt. Het is daarom geen wonder dat benzodiazepineverslaafden hun probleem vaak helemaal niet als zodanig ervaren. Het is de vraag in hoeveel procent van de gevallen er hier sprake is van gewoontegebruik en in hoeveel procent van verslaafd gebruik. Het is gebleken dat een simpele interventie (het sturen van een informatiebrief) voldoende kan zijn om twintig procent van de chronisch gebruikers zonder veel problemen het gebruik te laten staken (Zitman et al., 2006). In die gevallen was er blijkbaar sprake van een gemakkelijk te doorbreken gewoonte. Aan de andere kant zijn er veel patiënten die slechts met veel inzet en tijd van behandelaars hun gebruik ter discussie willen stellen, en die een aantal gedragingen gaan vertonen vergelijkbaar met het gedrag van drugsgebruikers die willen voorkomen van hun drug afgesneden te worden. Zij zijn degenen die blijkbaar een verslavingsprobleem hebben ontwikkeld.

Verslavingsgedrag bij benzodiazepinegebruikers

De pogingen van benzodiazepineverslaafden om aan hun gewenste stoffen te komen kunnen bizarre vormen aannemen:
- aan anderen voorgeschreven middelen slikken;
- klachten simuleren;
- al of niet bedekt dreigen met agressie of suïcide als de arts het waagt aan de benzo's te komen;
- recepten vervalsen.

Verslaafden die er later over vertellen vermelden nog meer trucs:
- de arts gedurende de hele spreekuurtijd bezighouden met emotionele verhalen, om dan in de laatste minuut te komen met: o, ja dokter, mijn seresta is ook op, heel goed wetend dat de arts geen tijd meer heeft om het gebruik ter discussie te stellen;
- maximaal gebruik maken van waarnemers en onervaren arts-assistenten (hoewel het steeds beter functionerende elektronisch patiëntendossier die mogelijkheden wel aardig kan kortsluiten).

De relatie met de arts, en vooral de huisarts, en de benzodiazepineverslaafde is een interessante. Beiden weten dat het benzodiazepinegebruik zou moeten stoppen, maar de patiënte wil haar medicatie niet kwijt, de arts heeft geen zin in eindeloze discussies, dus praten ze samen over iets anders en het benzodiazepinegebruik gaat door. Het is mooi beschreven door Joke Haafkens (1997). In haar boek blijkt ook duidelijk dat patiënten die uiteindelijk toch gestopt zijn goed kunnen vertellen over al hun trucs, terwijl een patiënte die is blijven gebruiken eindeloze verhalen heeft over waarom zij nu juist een van die uitzonderingen is die echt die medicatie nodig heeft, uiteraard in tegenstelling tot al die anderen die misschien verslaafd zijn, maar zij is een heel ander geval enzovoort. Of de patiënte die natuurlijk wel weet dat ze de medicatie zou moeten stoppen, maar haar arts de schuld geeft: hij had haar nooit zoveel moeten voorschrijven, nu zit zij met de problemen, en nu moet hij haar die medicatie natuurlijk niet gaan afpakken!

4.1.8 PREVENTIE

Uit de verslaving en de gevolgen daarvan kan maar één grote les getrokken worden: uiterste terughoudendheid met het starten met benzodiazepinen, want eenmaal gestart kan men in een spiraal terechtkomen waaruit het moeilijk ontsnappen is. Bij de klachten waar het hier dikwijls om gaat, vage klachten van nervositeit, angsten, somberheid, slapeloosheid en wat dies meer zij, is lang niet altijd sprake van een ziekte maar eerder van psychosociale problematiek. Het is dan de taak van de arts aan deze aspecten aandacht te geven, lang voordat het voorschrijven van benzodiazepine geïndiceerd is. Het voorschrijven van leefregels zal in negen van de tien gevallen wel onmisbaar zijn. Voor de langdurige behandeling van een angststoornis (fobie, paniekstoornis, posttraumatische stressstoornis en gegeneraliseerde angststoornis) of een depressie zijn benzodiazepinen niet geïndiceerd, daarvoor zijn antidepressiva en cognitieve gedragstherapie aangewezen. Benzodiazepinen kunnen een rol spelen bij plotselinge heftige angst zoals die bij een psychose kan optreden, of bij een depressie in de periode dat een antidepressivum nog niet werkt. Er is dan wel een risico dat de patiënt na drie weken het antidepressivum niet meer wil en de benzodiazepine wil houden. Langdurig benzodiazepinengebruik is volgens de Richtlijn Angststoornissen alleen desnoods acceptabel als alle andere interventies aantoonbaar geprobeerd en mislukt zijn (Van Balkom & Van Vliet, 2006).

Hoewel natuurlijk elke arts zijn eigen scala aan adviezen zal ontwikkelen, overeenkomstig zijn eigen ervaring, opleiding en persoonlijke smaak en voorkeur, zal toch steeds sprake moeten zijn van een individuele benadering van de klachten van de patiënt. Het is prima als de arts in de omgeving de naam opbouwt zeer terughoudend met dit soort medicaties te zijn, op de lange duur spaart dat veel tijd en energie.
Patiënten zijn veel gevoeliger voor alternatieve adviezen als er nog geen verslaving is opgetreden. Bij verslaving is het verkrijgen van de stoffen een doel op zichzelf geworden en is de patiënt net zo min gevoelig voor adviezen als een drugsverslaafde of een alcoholist.

4.1.9 DRUGS- EN ALCOHOLVERSLAAFDEN EN BENZODIAZEPINEN

Drugs- en alcoholverslaafden zijn dol op benzodiazepinen. Niet alleen vanwege de werking zelf, hoewel die aangenaam genoeg kan zijn, maar om nog heel andere redenen.

Intermezzo 4.2 Drugsgebruikers en huisartsen (1)

Op de achterbank van een Rotterdamse methadonbus zaten drugsverslaafden op hun gemak adressen van huisartsen te verhandelen die bereid waren onbekende patiënten benzodiazepinen voor te schrijven. Voor een 'geeltje', toentertijd 25 gulden, kreeg men het adres. Het kostte extra als de koper ook nog wilde weten voor welke verhalen de huisarts gevoelig was en voor welke dreigementen hij waarschijnlijk zou zwichten.

De alcoholist wordt met benzo's erbij sneller dronken, dat spaart geld. De drugsgebruiker gebruikt de helft van zijn maanddosis in een keer op en is dan een avond heel erg onder invloed, de rest verkoopt hij en van de opbrengst betaalt hij andere drugs. Een voorraadje houden is ook handig voor het geval je dealer bijvoorbeeld gearresteerd wordt, dan kun je afkickverschijnselen van opiaten wat verlichten. Een andere techniek is zich voordoen als opiaatverslaafde, vragen om methadon of iets anders vervelends en zich dan laten 'overhalen' om met een recept valium genoegen te nemen. Kortom, de kans is heel groot dat deze medicatie niet op een verantwoorde manier zal worden gebruikt. Wat het nut van zulke medicatie voor deze doelgroep zou moeten zijn is al helemaal onduidelijk. De conclusie is: niet aan beginnen.

Intermezzo 4.3 Gebruikers en huisartsen (2)

Een intelligente drugsgebruiker betaalde jarenlang zijn heroïne- en cocaïnegebruik uit de opbrengst van door hem legaal verkregen benzodiazepinen. Hij kende het 'repertorium' zo ongeveer uit zijn hoofd en wist precies welke klachten welk medicijn zouden kunnen opleveren. Hij was niet zo dom om om pillen te vragen, hij toonde zich zelfs terughoudend en liet zich de medicatie bijna opdringen. Hij gaf zich uit voor een vertegenwoordiger die voor zijn werk veel moest reizen. Voor een kleine klacht meldde hij zich bij een plaatselijke huisarts. Minstens eenmaal per week lukte het hem een huisarts af te leiden zodat hij een blanco recept kon stelen. Op het legale recept dat hij voor het kleine klachtje gekregen had stond dan de handtekening die hij kopieerde op het blanco recept waar hij een benzodiazepinevoorschrift op schreef. Hij vertelde later met spijt dat hij zo dom geweest was een keer te proberen een opiumwetrecept te schrijven. Hij was toen door de mand gevallen. Hij was ervan overtuigd dat als hij het bij benzodiazepinen gehouden had hij tot in lengte van dagen op deze manier door had kunnen gaan.

Huisartsen zijn tegenwoordig wel zo verstandig aan onbekende patiënten geen grote hoeveelheden benzodiazepinen voor te schrijven, en zeker niet aan patiënten die bekend staan als verslaafd. Toch lukt het een verslaafde nog wel eens door te dreigen met geweld of eventueel zelfs gewelddadig te worden een recept te krijgen. De huisarts die dat overkomt doet er goed aan direct aangifte te doen, anders zal hij de patiënt elke week terug zien met hetzelfde gedrag, en mogelijk zal hij ook nog anderen zien verschijnen aan wie zijn adres, inclusief gebruiksaanwijzing, is doorverkocht.

Behandeling benzodiazepineverslaving

Het is om een aantal redenen belangrijk dat een chronische benzodiazepinegebruiker het gebruik staakt:
1 gebruik van deze stoffen dient waarschijnlijk helemaal geen nuttig doel meer;
2 angstklachten kunnen door gebruik van benzodiazepinen verergeren;
3 elk jaar kunnen in ons land meer dan duizend gebroken heupen worden toegeschreven aan het gebruik van benzodiazepinen door ouderen (Zitman et al., 2006);
4 de geheugenproblemen doen ernstig af aan de kwaliteit van leven;
5 is psychotherapie geïndiceerd dan is het noodzakelijk van benzodiazepinen af te komen;
6 benzodiazepinegebruik kan gevaar opleveren in het verkeer en bij het bedienen van machines;
7 er is risico van suïcide, naar schatting sterven elk jaar enkele tientallen mensen aan een overdosis, zij het vaak gecombineerd met alcohol.

Bij stoppen met benzodiazepinen kunnen onthoudingsverschijnselen worden verwacht:
- slapeloosheid;
- angstgevoelens;
- prikkelbaarheid;
- spiertrekkingen of beven;
- hartkloppingen;
- duizeligheid;

- concentratiestoornissen;
- lusteloosheid;
- misselijkheid;
- hoofdpijn;
- moeheid;
- in ernstige gevallen kunnen epileptische insulten of psychotische verschijnselen optreden.

Er zijn meerdere methoden om, vooral in de eerste lijn, een deel van de chronische gebruikers tot stoppen te bewegen. Een goed moment voor een dergelijke interventie is bijvoorbeeld de komst van een nieuwe huisarts. Een op de vijf chronische gebruikers kan via de volgende interventies met gebruik stoppen:
- een brief met voorlichting;
- een uitnodiging voor een gesprek;
- voorlichting geven;
- informatiemateriaal uitdelen.

Een andere methode is *gereguleerde dosisreductie*, waarbij de benzodiazepinen worden omgezet naar een enkele stof met een langdurige werking. Immers, bij een kortwerkende stof wisselen dagelijks momenten van rust zich af met momenten van onrust als de stof is uitgewerkt. De snelle werking daarna van een nieuwe dosis wordt geacht het verslavingsfenomeen te versterken. Schakelt men eerst over op een langwerkende stof als valium, dan is men de hele dag doorlopend onder invloed van de stof. De pieken en dalen die anders bij een afbouw verhevigd zouden kunnen optreden blijven weg. Daarna wordt er afgebouwd. Een goed schema is elke week omlaag met 25 procent en de laatste week nog een keer met 12,5 procent. Deze aanpak lukt vooral goed als de dosis niet hoger was dan dertig milligram valiumequivalenten per dag. Het is wel onvermijdelijk dat er zo nu en dan klachten zullen optreden; die zijn met goede uitleg aan de patiënt over het algemeen wel hanteerbaar. Patiënten kunnen heel wat aan als ze weten waar de klachten vandaan komen en waar ze het voor doen. De methode van gereguleerde dosisreductie is goed onderbouwd (Zitman et al., 2006).

De methode die gebaseerd is op *langzame afbouw op basis van symptomen* kan een afbouwschema hebben dat langer dan een jaar duurt. Er wordt een dosis verlaagd, vervolgens wacht men af tot alle eventuele abstinentieverschijnselen verdwenen zijn alvorens men weer iets omlaag gaat. Bij veel optredende klachten kan men de stappen ook nog verkleinen. Dit past wel bij de vraag van sommige patiënten om te kunnen afbouwen met in elk geval maar heel weinig klachten. Aan de andere kant kan deze aanpak bijna eindeloos lijken. De resultaten lijken weliswaar bemoedigend, maar de hoeveelheid onderzoek ernaar is nog maar gering (Zitman et al., 2006).

Een vierde methode is *gereguleerde afbouw met aanvullende behandeling*. Heel wat medicijnen en andere interventies zijn geprobeerd om de benzodiazepineafbouw te vergemakkelijken: enig resultaat wordt gemeld van antidepressiva (*imipramine*) of stemmingsstabilisatoren (*carbamazepine, valproaat*), melatonine (een middel tegen jetlag) voor mensen met slaapproblemen, en cognitieve gedragstherapie voor mensen met paniekaanvallen. Al deze interventies gaan uit van logische redeneringen: patiënten bezig met benzodiazepineafbouw hebben last van stemmingsstoornissen, slaapstoornissen en angst, en geven dikwijls aan dat ze zich beter voelen als ze iets anders krijgen wat hen helpt de vertrouwde benzo's los te laten. Het zal in de praktijk ook gaan om een zogenaamd placebo-effect. Daar kan men natuurlijk gebruik van maken om patiënten door een moeilijke periode heen te slepen. Hard bewijs dat dergelijke medicatie het uiteindelijk resultaat van de benzodiazepineafbouw positief beïnvloedt, ontbreekt echter.
Cognitieve gedragstherapie bij patiënten met een paniekstoornis geeft hen meer zelfvertrouwen en dat helpt bij een moeizame benzodiazepineafbouw. Of het uiteindelijk veel uitmaakt als het gaat om het definitief stoppen met benzodiazepinen is ook weer de vraag. Hard bewijs ontbreekt.

Tot slot is er de *klinische detox*, vooral geschikt voor mensen met extreem benzogebruik en tevens aanwezige andere verslavingen of andere psychopathologie. Het voordeel van een kliniek is:
− steun van andere patiënten;
− steeds aanwezige medische zorg;
− afleiding van de optredende verschijnselen door een dagprogramma.

Na klinische detox van 76 benzodiazepineverslaafden bleef eenderde clean, eenderde ging veel minder gebruiken en eenderde had geen positief resultaat (Zitman et al., 2006).

4.2 Ernstige problemen rond slaapmiddelen in de geschiedenis

Er zijn in het verleden heel andere stoffen gebruikt dan de tot nu toe besproken tranquillizers van uitsluitend het benzodiazepinetype. Een kenmerk van de pillenverslaving is dat het juist in vele gevallen gaat om modieuze fenomenen die niet langer dan een paar jaar duren. In dit verband kunnen genoemd worden verslaving aan:
- methaqualon (*Mandrax*);
- glutethimide (*Doriden*);
- het in het verleden populaire barbituraat secobarbital (*Vesperax*).

Mandrax wordt nog steeds massaal gebruikt in Zuid-Afrika, waar het met cannabis wordt vermengd en gerookt. De broompreparaten, zoals Diacid, die zich ongeveer 30 tot 35 jaar geleden populair wisten te maken, verdwenen de laatste dertig jaar volledig uit de aandacht van de druggebruikers. Hetzelfde was het geval met een aantal synthetische opiaten, zoals Burgodin.
Een middel uit de benzodiazepinegroep dat langdurig alle modegrillen overleefde, en nog wel wordt gebruikt, is flunitrazepam (*Rohypnol*). Deze stof is berucht vanwege zijn frequent optredende paradoxe reacties. Deze reacties kunnen gepaard gaan met extreme agressie. Bijzonderheid bij het gebruik van deze stof is dat de gebruiker niet meer weet wat hij vijf minuten geleden gedaan heeft. Hij voelt zich er dan ook niet verantwoordelijk voor.

Het inmiddels uit de handel genomen middel triazolam (*Halcion*) veroorzaakte op schizofrenie gelijkende ziektebeelden, gepaard gaande met zelfmoordneiging.

Begin jaren zestig van de vorige eeuw bleek dat het slaapmiddel Thalidomide (*Softenon*) bij ongeboren kinderen zeer ernstige afwijkingen van het bewegingsapparaat veroorzaakte. Het duurde helaas lang voordat men de link legde tussen de steeds vaker voorkomende afwijkingen en dat simpele slaaptabletje wat maanden eerder was ingenomen.

4.3 Antidepressiva

Wat verslaving betreft spelen antidepressiva een ondergeschikte rol, er is nauwelijks sprake van tolerantieontwikkeling. Onthoudingsverschijnselen treden wel op na langdurig gebruik, maar een sterke behoefte opnieuw te gaan gebruiken niet. Antidepressiva worden veelvuldig voorgeschreven en ook wel oneigenlijk gebruikt. De tabletten worden soms fijngemaakt en gerookt met een tripachtig effect. Antidepressiva zijn de medicamenten van eerste keus bij de behandeling van angststoornissen. Sommige antidepressiva hebben bijna direct een positieve werking op gestoorde slaap, zoals mirtazepine (Remeron) en sertraline (Zoloft). Dat maakt dat ze ook wel bij slaapstoornissen worden voorgeschreven als die gepaard gaan met depressieve klachten. Of hier dan sprake is van een echte depressie is de vraag. Feitelijk maakt men gebruik van een bijwerking, slaperigheid, om een patiënt met slaapproblemen geen verslavende benzodiazepinen te hoeven voorschrijven. Misbruik en afhankelijkheid van deze stoffen worden nauwelijks waargenomen.

Neuroleptica, antipsychotische middelen, worden eveneens vrijwel niet als verslavingsmiddel gebruikt. Een uitzondering vormen enkele chronische psychiatrische patiënten in inrichtingen. Zo zijn er patiënten die duidelijk verslaafd zijn aan het roesachtige en verdovende effect dat optreedt na injectie met zogenaamde depotneuroleptica (middelen met lange werkingsduur). De vervelende bijwerkingen die zo'n depot ook heeft houden echter overmatig gebruik wel tegen.
De meer gebruikelijke verslavingsmiddelen van chronische inrichtingspatiënten waren vroeger echter het in onbruik geraakte slaapmiddel paraldehyde en de injectie met opial-scopolamine, een middel dat gegeven werd bij onrust. Er waren vele patiënten die precies wisten hoe onrustig ze 's avonds moesten worden om het middel toegediend te krijgen.
Sommige neuroleptica, vooral die met sterk dempende werking zoals chloorprotixeen (Truxal) en pipamperon (Dipiperon), worden gebruikt bij de behandeling van angst- en spanningsklachten. Ze worden gegeven in plaats van benzodiazepinen, bijvoorbeeld aan mensen met een sterk verhoogd verslavingsrisico. Deze stoffen hebben een dempende werking. Ze hebben het voordeel dat de werking blijft bestaan en er geen tolerantie optreedt. Er zijn zeker patiënten die aan deze stoffen verslaafd raken, evenals aan het ook wel om deze reden voorgeschreven antiallergicum promethazine (Phenergan). Over het algemeen loopt het gebruik minder uit de hand dan bij de benzodiazepinen en wordt er weinig in gehandeld.
Soms worden neuroleptica op de zwarte markt aangeboden en echte pillenfreaks nemen alles wat ze te pakken krijgen. Het kan leiden tot onverwachte bijwerkingen (zie intermezzo 4.4).

> **Intermezzo 4.4 Je moet niet alles slikken**
> Een langdurig drugsgebruiker verscheen in paniek bij de methadonbus met een nek die scheef stond en niet meer recht wilde. Ook had hij een dikke tong, zodat hij nauwelijks kon praten. Uiteindelijk werd duidelijk dat hij een handje pillen had geslikt, afkomstig van een inbraak bij een apotheek, zonder te weten wat hij slikte. Het bleken antipsychotica te zijn. Een injectie akineton loste vervolgens het probleem op.

4.4 Antiparkinsonmiddelen

Antiparkinsonmiddelen vinden toepassing bij de ziekte van Parkinson en bij de parkinsonachtige symptomen die optreden als bijwerking van de meeste neuroleptica. Bekende antiparkinsonmiddelen die gebruikt worden voor bijverschijnselen van neuroleptica zijn de parasympathicolytica, bijvoorbeeld trihexyfenidyl (*Artane*), biperideen (*Akineton*), en dexetimide (*Tremblex*). In overdosis, en speciaal indien toegediend door middel van intramusculaire injecties, kunnen deze anticholinerge middelen een atropineachtige vergiftiging veroorzaken, gepaard gaande met dronkenschap, zwakke tripeffecten (hallucinaties), een gevoel van loomheid en psychische ontspanning, wijde pupillen, een droge mond, visusstoornissen, misselijkheid en duizeligheid.

De roeseffecten worden door sommige patiënten geapprecieerd, hetgeen tot verslaving aanleiding kan geven. Tolerantie en abstinentie treden niet op, wel bestaat het risico voor een min of meer ernstige toxische psychose. Verslaving aan en psychosen ten gevolge van anticholinerge antiparkinsonmiddelen zijn beschreven (Farmacotherapeutisch Kompas, 2007).

4.5 Pijnstillende middelen (niet-opiaten)

4.5.1 ACETYLSALICYLZUUR (ASPIRINE)

Het kauwen op de bast van wilgenhout werd sinds eeuwen toegepast als behandeling van allerlei kwalen. In 1827 lukte het Leroux uit de bast van de wilg *Salix Alba*, een stof af te scheiden die koortswerende eigenschappen had (salicine). Uit salicine werd salicylzuur gemaakt en van dit zuur kunnen diverse stoffen worden afgeleid (salicylaten of aspirineachtige stoffen). Het zijn belangrijke geneesmiddelen die onder andere worden toegepast om koorts te onderdrukken en bij pijn door acuut reuma en jicht.

Bij langdurig gebruik van matige hoeveelheden Aspirine kan zogenaamde salicylisme ontstaan waarbij voor kan komen:
- duizeligheid;
- oorsuizen;
- gehoorverlies voor hoge tonen;
- verwardheid;
- psychose;
- misselijkheid;
- braken;
- kleine hoeveelheden bloed in de ontlasting (slechts door middel van laboratoriumonderzoek op te sporen; soms treedt echter een maagbloeding op).

Bij eenmalig gebruik van een aanzienlijke hoeveelheid aspirine, zoals bij zelfmoordpogingen kan voorkomen, treedt een ander ziektebeeld op, onder andere gekenmerkt door;
- ademhalingsmoeilijkheden;
- verwardheid;
- psychose;
- eventueel bewusteloosheid;
- sterk zweten;
- braken;
- rood gelaat met oedeem rondom de ogen;
- allerlei symptomen die wijzen op uitdroging (plooien in de huid blijven staan);
- verhoogde lichaamstemperatuur;
- bloedingen.

Een levensbedreigende toestand kan ontstaan bij een salicyldosis van dertig tot veertig gram; dergelijke patiënten dienen met spoed in een ziekenhuis te worden opgenomen.

4.5.2 PARACETAMOL (PANADOL, FINIMAL)

Een toename van het misbruik van paracetamol vormt de laatste tijd een probleem: men heeft ontdekt dat paracetamol een ernstige leverbeschadiging kan veroorzaken, vooral bij overdosis. Mensen die al iets aan hun lever mankeren of gemankeerd hebben en alcoholisten zijn voor de leverbeschadiging door paracetamol extra gevoelig. De acute complicatie ontstaat enkele dagen na inname van de paracetamol en doet zich voor in de vorm van een versterf van leverweefsel, soms in korte tijd dodelijk verlopend. Een flinke overdosis paracetamol moet dan ook altijd serieus genomen worden.

Een ander belangrijk gezondheidsprobleem is de door paracetamol veroorzaakte hoofdpijn. Deze kan optreden na meer dan driemaal per week gebruik. Het leidt tot inname van nog veel meer en veel vaker paracetamol, terwijl de hoofdpijn niet meer verdwijnt. Stoppen met paracetamol geeft dan enkele weken zware hoofdpijn, die spontaan moet verdwijnen. Verslaving aan paracetamol is geen zeldzaamheid.

Referenties

Balkom AJLM van, Vliet IM van. De plaats van benzodiazepinen binnen de Richtlijn angststoornissen. Psyfar 2006; 1,4: 17-22.
Farmacotherapeutisch Kompas. College voor zorgverzekeringen CVZ.
Gezondheidsraad. Naar een doelmatig gebruik van benzodiazepinen. 1998.
Haafkens J. Rituals of silence, long term tranquillizer use by women in the Netherlands. A social case study. Amsterdam: Het Spinhuis; 1997.
Vissers FHJA. Gebruik van slaap- en kalmeringsmiddelen in het dagelijks leven,- determinanten, gevolgen en de rol van de huisarts. Maastricht; 1998.
Zitman FG, Oude Voshaar RC, Kan CC. Stoppen met chronisch gebruik van benzodiazepinen. Psyfar 2006; 1,4: 9-16.

5 Overige verdovende middelen

Raymond Niesink

5.1 Inleiding

In dit hoofdstuk worden de effecten en het gebruik van enkele middelen beschreven die ingedeeld worden onder de noemer overige verdovende middelen. Deze indeling is niet gebaseerd op grond van de werking van de stoffen, maar op grond van het belangrijkste door de gebruiker gewenste effect. De meeste van de besproken middelen veroorzaken een meestal kortdurende roes. In de voorgaande hoofdstukken is al gebleken dat een bepaalde stof of een bepaald middel meerdere effecten kan hebben, en dat sommige effecten alleen optreden bij bepaalde doseringen of onder bepaalde omstandigheden. De in dit hoofdstuk besproken middelen tellen meestal slechts een kleine groep gebruikers, althans in Nederland, want lijmsnuiven heeft in sommige derde wereldlanden epidemiologische vormen aangenomen. Het percentage gebruikers in de algehele bevolking, of binnen een bepaalde leeftijdsgroep, is voor de meeste middelen zo klein dat deze in algemene bevolkingsonderzoeken niet meetbaar is. Voor sommige van de middelen, zoals GHB en poppers, geldt dat ze wel enige populariteit hebben binnen bepaalde subculturen of binnen bepaalde segmenten van het uitgaanspubliek. Over het algemeen zijn er geen betrouwbare cijfers over het aantal mensen dat dit soort middelen gebruikt, en hoe vaak ze dat doen.

5.2 GHB

De afkorting GHB staat voor gamma-hydroxyboterzuur. De stof dempt de werking van de hersenen en zorgt voor euforie. GHB komt van nature voor in het lichaam, met name in de hersenen.

GHB is in 1961 voor het eerst gesynthetiseerd in opdracht van de Franse onderzoeker Laborit, de ontdekker van het eerste antipsychoticum. Laborit deed onderzoek aan de neurotransmitter GABA. GABA passeert de bloed-hersenbarrière niet en daarom zocht hij een stof met een vergelijkbare werking die wel de bloed-hersenbarrière kon passeren (Laborit et al., 1960). Al gauw verscheen GHB op de markt, een slaapmiddel dat zonder doktersrecept verkrijgbaar was. Later werd het in sommige landen geregistreerd als geneesmiddel voor het tot stand brengen van een narcose. Omdat het middel een slechte pijnstillende werking heeft is dit inmiddels een verouderde toepassing (Miotto et al., 2001), die als zodanig in Nederland niet meer plaatsvindt. Sinds kort wordt GHB via de apotheek geleverd onder de merknaam Xyrem® ter behandeling van narcolepsie (slaapziekte). GHB wordt in hoofdzaak voor (illegale) recreatieve doeleinden gebruikt.

In de Verenigde Staten genoot GHB al in de jaren tachtig van de vorige eeuw enige populariteit in het krachtsportcircuit, vooral onder bodybuilders. Het zou de afgifte van groeihormoon stimuleren, de spiergroei bevorderen en zorgen voor de afbraak van vetweefsel. Pas eind jaren tachtig, begin jaren negentig van de vorige eeuw kwam het ook in Nederland op de markt. Eerst werd het via smartshops aangeboden, onder andere als afrodisiacum (lustopwekkend middel). Later werd het middel populair in het partycircuit omdat het euforie teweeg kan brengen (Wong et al., 2004). In het partycircuit staat het vooral bekend als 'geil' middel waar je lekker op kan seksen, maar ook mee op moet passen vanwege de kans om 'out' te gaan. Uit onderzoek onder Amsterdamse uitgaanders eind jaren negentig van de vorige eeuw bleek dat dit 'out' gaan regelmatig voorkomt (Korf et al., 2002).

GHB wordt meestal aangeboden in opgeloste vorm en verkocht in kleine vijf milliliter flesjes. De buisjes bevatten gemiddeld tussen de drie en vierenhalve milliliter GHB-oplossing. De zuiverheid daarvan ligt gemiddeld op iets meer dan vijftig procent maar kan sterk variëren (Korf et al., 2002). Een vijf milliliter buisje bevat daardoor gemiddeld zo'n twee tot drie gram zuivere GHB. Een overdosering kan al bereikt worden bij een dosis van drie tot vijf gram! GHB is geurloos en smaakt zeer zout. Het wordt in uitzonderlijke gevallen geproduceerd door de farmaceutische industrie, maar meestal illegaal geproduceerd. Sommige mensen kopen GHB via internet of maken het zelf. Door de grondstof gamma-butyrolactone (GBL) of butaandiol te vermengen met natrium- of kaliumloog (NaOH resp. KOH) ontstaat GHB. Zowel butyrolactone als butaandiol worden zelf in het lichaam snel omgezet in GHB en hebben daarbij dezelfde werking als GHB (Palmer, 2004).

Effecten

In kleine hoeveelheden geeft GHB een ontspannen, vredig gevoel en kan het seksueel stimulerend werken; aanrakingen worden sterker gevoeld. Bij hogere doseringen van GHB kunnen misselijkheid en duizeligheid optreden. Soms valt men als een blok in slaap. Dit effect lijkt veel op dat van een grote dosis alcohol. Bij het wakker worden is men vaak erg alert en soms wat agressief. Het doseren van GHB is moeilijk en gaat vaak mis. GHB vermindert het katterige gevoel na gebruik van speed en XTC. Ongewenste effecten van GHB-gebruik zijn: duizeligheid, verslappen van de spieren, trillen, misselijkheid, hoofdpijn, onbedwingbare slaap, verwardheid en roekeloosheid (Drasbek et al., 2006; Britt & McCance-Katz, 2005).

GHB grijpt aan op meerdere receptorsystemen, maar de belangrijkste verdovende effecten worden waarschijnlijk veroorzaakt via een specifieke GHB-receptor en door de inwerking op het GABA-systeem. Deze specifieke GHB-receptoren komen met name voor in de hersenschors en in de hippocampus. De hippocampus is een structuur in de hersenen die nauw betrokken is bij geheugenprocessen. De effecten van GHB lijken erg op de effecten van alcohol en het is mogelijk dat de effecten deels op dezelfde wijze tot stand komen. De eufore effecten van GHB komen vermoedelijk tot stand via een indirecte werking op het dopaminesysteem (Crunelli et al., 2006; Pardi & Black, 2006).

Gebruik

De populariteit van GHB heeft een hoogtepunt gehad eind jaren negentig van de vorige eeuw en aan het begin van deze eeuw, maar de populariteit lijkt de laatste jaren weer wat te zijn toegenomen. Algemeen is het gebruik echter zo laag dat dit met algemene bevolkingsonderzoeken niet te meten is. Onderzoek onder Amsterdamse scholieren wees uit dat minder dan één tot een half procent de afgelopen maand GHB had gebruikt (Korf et al., 2003). Het gebruik van GHB vindt vooral plaats in specifieke segmenten van het uitgaanscircuit, zoals het homocircuit, en het fetisj en alternatieve clubsegment. In cafés wordt het zelden aangetroffen. Hoewel het tegenwoordig in clubcircuits vaker wordt aangetroffen, heeft het meer de status van een privé- en afterdrug (Korf et al., 2006).

Risico's

Hiervoor is al gezegd dat het doseren van GHB vaak misgaat. Dat komt omdat de dosis GHB die prettige effecten geeft en de dosis waarbij mensen het bewustzijn kunnen verliezen erg dicht bij elkaar liggen ('out gaan'). Alcohol versterkt de effecten van GHB nog eens, dat betekent dat in combinatie met alcohol het risico op een overdosering GHB al bij lagere doseringen kan optreden. Een overdosis van GHB kan resulteren in het stoppen van de ademhaling (Mason & Kerns, 2002). Dit gebeurt met name wanneer GHB wordt ingenomen met andere verdovende middelen zoals alcohol of benzodiazepines. Ziekenhuizen krijgen steeds vaker te maken met opnamen vanwege een GHB-overdosis. De behandeling bestaat uit het bewaken van ademhaling en hartslag van de patiënt, die vaak na twee tot drie uur weer wakker en helder is en zich meestal niet kan herinneren wat er is gebeurd. Soms is opname op een intensivecareafdeling nodig om de ademhaling te ondersteunen of tijdelijk over te nemen. Er is een aantal gevallen bekend met een fatale afloop, veroorzaakt door het uitvallen van de ademhaling. Wanneer GHB samen met alcohol wordt gebruikt bestaat er een vergrote kans op braken. Het braaksel kan dan in de longen terechtkomen en de patiënt loopt het risico te stikken. Frequent gebruik van hoge doseringen GHB leidt tot afhankelijkheid (verslaving) en onthoudingsverschijnselen, waaronder slapeloosheid gedurende meerdere dagen (Galloway et al., 1997).

In de populaire media en bij het grote publiek staat GHB vooral bekend als *date rape drug*. Het middel zou door mannen worden gebruikt om een vrouw te verkrachten. Tijdens het uitgaan wordt het onopvallend in het drankje van het potentiële slachtoffer gedaan, waardoor deze slaperig en suf wordt. Omdat GHB leidt tot geheugenverlies – er is vaak geen herinnering aan wat er zich onder invloed van GHB heeft afgespeeld – herinnert het slachtoffer zich na het ontwaken meestal niet wat er gebeurd is. Daarnaast speelt dat GHB in het lichaam afgebroken wordt in stoffen die niet aantoonbaar zijn in bloed of urine. Op het moment van aangifte, meestal meer dan zes uur nadat de toediening van de GHB heeft plaatsgevonden, is dan geen GHB meer aantoonbaar. Hierdoor is de bewijsvoering na een verkrachting vaak lastig. Overigens moet opgemerkt worden dat GHB een hele sterke zoute, of bittere, smaak heeft. In nuchtere toestand zal iemand snel proeven of er iets in het drankje is gedaan. In sommige drankjes zal de GHB-toevoeging door de smaak van het drankje wel degelijk gemaskeerd kunnen worden. Het verhaal over GHB als *date rape drug* is extra lastig omdat veel slachtoffers zich dus niets meer herinneren. In sommige gevallen zeggen vrienden of omstanders van het slachtoffer dat deze de GHB zelf vrijwillig heeft ingenomen. Er zijn geen betrouwbare gegevens over het aantal verkrachtingsslachtoffers van GHB; de afgelopen jaren worden er wel vaker aangiften gedaan.

5.3 Vluchtige stoffen

'Vluchtige stoffen' is een verzamelnaam voor verschillende producten. Ze worden ook wel snuifmiddelen, oplosmiddelen of inhalants genoemd.[1] Deze middelen kunnen worden ingedeeld in drie groepen (Ridenour et al., 2007; Williams & Storck, 2007):
1 vluchtige organische oplosmiddelen;
2 aerosolen, zoals de drijfgassen in spuitbussen;
3 anesthetica of verdovingsmiddelen.

Veel middelen veroorzaken bij het inademen een roestoestand. Voorbeelden zijn: organische oplosmiddelen (tri (trichloorethyleen) en ether), schoonmaakproducten (tolueen, benzeen, methanol en chloroform), brandstoffen, aanstekergassen (butaan en propaan) en lijmoplosmiddelen. Meestal gaat het om producten die vrij in de handel verkrijgbaar zijn. De stoffen worden gemakkelijk via de ademhaling opgenomen en lossen snel op in het vetweefsel van de hersenen.

Inname

Vluchtige stoffen kunnen op verschillende manieren worden ingenomen. Hoewel er enkele zijn die ook kunnen worden gedronken, worden ze voornamelijk geïnhaleerd. Soms wordt een spray uit een spuitbus rechtstreeks in de neus of in de mondholte gespoten en op die manier geïnhaleerd. Ook wordt een middel, bijvoorbeeld lijm, wel in een plastic zak gedaan. Vanuit die zak worden de oplosmiddelen geïnhaleerd ('lijmsnuiven'). Huffing is het drenken van een lapje in een vloeistof en vervolgens wordt het in de mond gestopt en geïnhaleerd, of men houdt het onder de neus. Sommige stoffen, zoals oplosmiddelen in lijm en in nagellak, worden, soms onbewust, opgesnoven. Bij het bouwen van modelspoorbanen snuift men veelvuldig de oplosmiddelen op uit de modelbouwlijm; bewust of onbewust kunnen modelbouwers op die manier verslaafd raken aan lijmsnuiven. Hetzelfde fenomeen kan zich voordoen tijdens het aanbrengen van nagellak. Aanstekergas bevat butaan, en kan worden geïnhaleerd uit een aansteker, maar ook uit de spuitbus waarmee aanstekers kunnen worden bijgevuld. Uit de bijvuller komt veel meer gas dan uit een aansteker.

---

[1] Ether, poppers en lachgas behoren ook tot deze groep, maar vanwege hun specifieke gebruik worden deze stoffen elk in een aparte paragraaf in dit hoofdstuk besproken.

Effecten

Ondanks de grote variëteit in producten verloopt de roes grotendeels hetzelfde. Deze is afhankelijk van de gebruikte hoeveelheid of de concentratie van het oplosmiddel. Hoe meer of hoe geconcentreerder, des te sterker het effect. De roes komt meestal vrij snel, al binnen enkele seconden, en is vaak zeer intens. Wanneer de hoeveelheid in het bloed groter wordt, kan de gebruiker geconfronteerd worden met hallucinaties, wanen, een verminderde spiercontrole, oorsuizingen, dubbelzien, buikpijn, blozen en overgeven. De roestoestand is enigszins vergelijkbaar met die van alcohol, waarbij ook sprake is van duizeligheid, desoriëntatie en een licht gevoel in het hoofd. Een euforische roes kan gevolgd worden door een verdovend effect (Ridenour et al., 2007; Williams & Storck, 2007).

Werking

Het werkingsmechanisme van deze middelen is nauwelijks bekend. Dierstudies hebben aangetoond dat de stoffen invloed uitoefenen op het dopaminesysteem, het systeem dat betrokken is bij verslavingsgedrag (Riegel et al., 2007). Ook hebben de meeste stoffen een effect op de transmissie van de neurotransmitter GABA (Balster, 1998).

Gebruik

Het probleem van het snuiven van lijm en andere oplosmiddelen werd voor het eerst als zodanig erkend in de jaren vijftig van de vorige eeuw. Het op de markt brengen van steeds meer oplosmiddelen vergrootte het probleem. Het snuiven van lijm of andere vluchtige middelen komt in Nederland overigens nauwelijks voor, in tegenstelling tot landen waar de levensomstandigheden minder goed zijn. Bekend zijn de beelden van kinderen in verpauperde wereldsteden die verslaafd zijn aan lijmsnuiven. Maar ook in de VS, Groot-Brittannië en Ierland wordt door middelbare scholieren veel geëxperimenteerd met het snuiven van middelen (Lorenc, 2003; Williams & Storck, 2007; Miller & Plant, 1996).

> **Intermezzo 5.1 Verkoop van lijm in Rio verboden**
>
> RIO DE JANEIRO, 23 DEC. Rio de Janeiro heeft gisteren de verkoop van lijm voor het plakken van schoenen verboden om lijmsnuiven in de Braziliaanse stad aan banden te leggen. Vooral straatkinderen snuiven de lijm, die als narcoticum werkt. Er moet nog een oplossing verzonnen worden voor schoenlappers, die nu ook geen lijm meer hebben.
>
> (Reuters) Bron: NRC-Handelsblad 23-12-2004

Risico's

Een groot risico bij het lijmsnuiven is dat de gebruiker bewusteloos raakt en de stof uit de zak blijft inademen. Wanneer men niet stopt met het inhaleren van een middel, kan dat het verlies van reflexen, problemen met het hart, ademhalingsstilstand en uiteindelijk de dood tot gevolg hebben (Brouette & Anton, 2001). Het meest gevaarlijke effect is het zogenoemde 'sudden sniffing death' dat wordt veroorzaakt door onregelmatigheden van het hart (Shepherd, 1989). Een Brits onderzoek onder duizend overleden lijmsnuivers toonde aan dat twintig procent van de overledenen voor de eerste keer hadden gebruikt (Bland & Taylor, 1998). Een veelvoorkomende doodsoorzaak onder lijmsnuivers is suïcide door overdosering.

Bij inhalatie van aanstekergas kunnen bevriezingsverschijnselen optreden, omdat dit gas onder hoge druk staat en daarom zeer koud is. Er kan hierdoor ook het zogenaamde glottisoedeem ontstaan, een acute ernstige zwelling in de luchtpijp. Snelle medische hulp is daarbij belangrijk om te voorkomen dat iemand stikt.

Veel van de genoemde middelen zijn zeer ontvlambaar. Ernstige verbrandingen komen dan ook regelmatig voor. Eén onderzoek meldde dat in 26 procent van de doodsoorzaken door oplosmiddelen verbrandingen een rol speelden (Wills, 1997). Bij langdurig gebruik van vluchtige oplosmiddelen ontstaat tolerantie, dat wil zeggen dat de gebruiker steeds meer nodig heeft voor hetzelfde effect. Soms is sprake van een geestelijke afhankelijkheid (Wu et al., 2004). Ook lichte lichamelijke afhankelijkheid kan optreden. De onthoudingsverschijnselen, die meestal niet zo ernstig zijn, bestaan uit duizeligheid, misselijkheid, slapeloosheid en angst (Kurtzman et al., 2001).

Chronischg ebruik

Herhaalde blootstelling aan organische oplosmiddelen is schadelijk. Uit onderzoek is gebleken dat schilders, meubelmakers en mensen die dagelijks met (tapijt)lijm in aanraking komen, een zeer groot risico lopen neurologische afwijkingen te ontwikkelen (Lolin, 1989). Dit syndroom, het organisch psychosyndroom (OPS), ontstaat doordat mensen aan teveel vluchtige (makkelijk verdampende), organische stoffen (zoals oplosmiddelen) worden blootgesteld tijdens het uitoefenen van hun beroep. Chronisch gebruik van oplosmiddelen veroorzaakt permanente hersenbeschadigingen. In een neurologisch onderzoek onder lijmsnuivers werd bij 65 procent van de gebruikers schade aan het zenuwstelsel vastgesteld. Tolueen, een stof die vele industriële toepassingen kent, is bijzonder neurotoxisch. Bij de helft van tolueengebruikers werd een afwijking aan de kleine hersenen, het deel van de hersenen dat de spierbewegingen coördineert, vastgesteld. Naast effecten op het zenuwstelsel veroorzaakt het gebruik van vluchtige stoffen een verhoogd risico van lever- en nierbeschadigingen.

5.4 Poppers

Poppers zijn vloeibare, zeer vluchtige en kort werkzame drugs. Het gaat om de organische nitrieten amylnitriet, butylnitriet en isobutylnitriet of mengsels daarvan (Haverkos & Drotman, 1996). Meestal worden ze in kleine glazen flesjes verkocht. Oorspronkelijk was de verkoop, die meestal plaatsvond via homobars en seksshops, legaal. De flesjes waren voorzien van productinformatie (inhoud, leverancier). Sinds de verkoop eind 2001 verboden is, bevatten de flesjes nauwelijks nog informatie. Ondanks het verbod zijn poppers nog volop verkrijgbaar.

Amylnitriet werd voor het eerst gesynthetiseerd in 1857. Vroeger werd deze stof toegepast voor het tegengaan van angina pectoris-aanvallen en als antigif bij cyanide-intoxicaties. De werkzaamheid is echter te kortdurend voor een onderhoudstherapie bij angina pectoris en omdat er inmiddels betere middelen beschikbaar zijn voor het tegengaan van een aanval, wordt amylnitriet tegenwoordig alleen nog als antigif gebruikt bij cyanide vergiftigingen.

Als geneesmiddel tegen angina pectoris zat het verpakt in ampullen. De naam 'poppers' is afgeleid van het Engels werkwoord *to pop* (knallen) en verwijst naar het geluid dat bij het openbreken van een ampul te horen is. Poppers hebben een scherpe, chemische geur die nog het meest aan chloorhoudende schoonmaakmiddelen doet denken.

Poppers zijn bij kamertemperatuur zeer vluchtig en trekken water aan. Soms bevindt zich in een poppersflesje een balletje, zowel bedoeld om de vloeistof te mengen als om eventueel binnengedrongen water te absorberen. De vloeistof is zeer licht ontvlambaar.

Gebruik

Vanwege de acute en zeer kortdurende roes die poppers veroorzaken worden ze als drug gebruikt. Vanouds worden poppers het meest gebruikt in het homocircuit, maar sinds eind jaren tachtig van de vorige eeuw zijn ze ook populair op de dansvloer onder een heteroseksueel publiek. Poppers worden gebruikt als lustverhogend middel en in mindere mate als partydrug.

Poppers worden verhandeld in het uitgaanscircuit, in homobars en via winkels en postorderbedrijven in seksartikelen. Amylnitriet en verwante verbindingen als isopropyl- en isobutylnitriet worden in vele

vormen te koop aangeboden. Op het internet zijn ze te koop onder fantasienamen zoals 'Rush', 'Bolt', 'Quicksilver', 'Locker-Room' en 'Liquid incense'.
De damp van de vloeistof wordt meestal direct uit het flesje geïnhaleerd door even krachtig boven een open flesje te snuiven. Soms worden enkele druppels op een zakdoek gesprenkeld, de zakdoek onder de neus gehouden en de damp opgesnoven.
Als middel tegen angina pectoris werd voor amylnitriet een maximale dosis van tweehonderd milligram per keer en een gram per etmaal aanbevolen. Flesjes in het uitgaanscircuit bevatten vaak acht gram of meer.

Effecten
Poppers hebben een sterk vaatverwijdend effect. Inhalatie veroorzaakt een korte sensatie van bijna-bewustzijnsverlies, enigszins vergelijkbaar met het effect van lachgas. Gebruikers melden een mild kortstondig gelukzalig gevoel, men voelt zich plotseling zeer ontspannen, slap en duizelig en er stijgt een warm gevoel op naar het hoofd. Het veroorzaakt een verhoogde hartslag en een soort van roes die de seksuele beleving versterkt. De werking treedt al op na vijf tot vijftien seconden en duurt, afhankelijk van de geïnhaleerde hoeveelheid, ongeveer één tot maximaal vijf minuten. De psychische werking van het middel is gebaseerd op een sterke verwijding van de bloedvaten in de hersenen (Romanelli et al., 2004). Feitelijk komt het 'psychotrope' effect van poppers dus indirect tot stand; er zijn geen specifieke receptoren in de hersenen bij betrokken.
In de homoscene wordt het vooral gebruikt vlak voor een orgasme. Het wordt in deze scene ook wel gebruikt omdat het een erectie verstevigt en langer laat duren. Dit wordt veroorzaakt doordat nitrieten de afgifte van stikstofoxide verhogen, waardoor de doorbloeding in de zwellichamen van de penis toeneemt. Dit effect is slechts van zeer korte duur. Omdat het middel ook de bloeddruk verlaagt kan het daarna ook een negatieve uitwerking op de erectie hebben.

Ongewenste effecten
Ongewenste effecten van het gebruik van poppers zijn een verlaging van de bloeddruk, duizeligheid, misselijkheid, braken, hoofdpijn, een slap gevoel in de spieren, blauwe lippen of nagels en in uitzonderlijke gevallen bewustzijnsverlies (Haverkos & Drotman, 1996). Deze effecten zijn meestal van korte duur.
Het gebruik van poppers kan ook leiden tot huiduitslag. Het doorslikken of in de neus inbrengen van de vloeistof kan tot ernstige irritatie

en vergiftiging leiden. Daarnaast bestaat een kans op hersenbeschadiging door beschadiging van de bloedvaten. Omdat poppers de druk op de oogbol verhogen, bestaat de kans dat gebruik gezichtsstoornissen veroorzaakt. Dit kan zich uiten in het 'zien van vlekken'. Er is melding gemaakt van het voorkomen van methemoglobinemie na het gebruik van poppers. Methemoglobinemie is een afwijking van de rode bloedlichaampjes waardoor het bloed geen, of minder, zuurstof kan vervoeren (Stalnikowicz et al., 2004; Romanelli et al., 2004). Dit lijkt echter maar zeer sporadisch voor te komen. Ongewenste effecten van poppers komen meer voor door recreatief gebruik dan vroeger bij medisch gebruik. Dit heeft er waarschijnlijk mee te maken dat de doseringen die destijds voor medische toepassingen werden gebruikt, veel lager waren dan die welke recreatief worden gebruikt.

Te diep snuiven van amylnitriet kan bewusteloosheid veroorzaken. In combinatie met sidenafil (Viagra®) kan een versterking van het bloeddrukverlagend effect optreden. Een plotselinge ernstige bloeddrukverlaging kan leiden tot flauwvallen. Combinatie van XTC of speed met poppers vormt een zware belasting voor hart- en bloedvaten.

Echte verslaving aan poppers komt nauwelijks voor. Wel zijn sommige gebruikers zodanig afhankelijk geworden van de combinatie seks en poppers, dat ze zeggen zonder poppers geen orgasme meer denken te kunnen krijgen. Bij frequent regelmatig gebruik is soms in geringe mate sprake van tolerantieontwikkeling; er moet steeds meer gebruikt worden om hetzelfde effect te bereiken.

5.5 Lachgas

Lachgas (N_2O), vroeger stikstofoxidule geheten en tegenwoordig distikstofoxide, is het oudste in de anesthesie gebruikte inhalatiegas. Het is een kleurloos zoetgeurend gas. Bij gebruik van lachgas in de anesthesie wordt het gebruikt om de patiënt onder narcose te houden. Daarbij gebruikt men dan eerst een snelwerkend slaapmiddel dat via een ader wordt ingespoten; het aanhouden van de narcose vindt vervolgens plaats door toediening van lachgas via de beademing. Het gebruik van lachgas in de anesthesie neemt in Nederland af door de introductie van meer potente middelen. De werking van lachgas is veel minder sterk dan dat van de nieuwere middelen. In de negentiende eeuw is het toedienen van lachgas enige tijd in zwang geweest als kermisattractie.

Lachgas is een kleurloos, niet-irriterend gas, dat geleverd wordt in grote stalen gasflessen. Bij openen van de gasfles verdampt het gas, de verdampingswarmte wordt onttrokken aan de cilinder die daardoor afkoelt. Uit de flessen kunnen ballonnetjes worden gevuld, waardoor het lachgas zonder gevaar van bevriezing kan worden ingeademd. Tegen de verkoop van lachgas voor niet-industriële doeleinden kan worden opgetreden op grond van de wet op de geneesmiddelenvoorziening. Gaspatronen met lachgas voor slagroomsifons zijn echter gewoon in de supermarkt en in speciale kookwinkels te koop. Lachgas wordt geinhaleerd, waarna de gebruiker zo lang mogelijk de adem inhoudt. De uitgeademde lucht kan in het ballonnetje worden geblazen en opnieuw worden geïnhaleerd. Het gebruik van lachgas is een tijdje populair geweest op feestjes en houseparty's.

Effecten

Lachgas is een krachtige pijnstiller (analgeticum) en een zwak verdovend middel (anestheticum). Het heeft een stimulerend effect op het sympathisch zenuwstelsel (zie hoofdstuk 1). Er is sprake van een direct, remmend effect op de hartspier, maar dit wordt gecompenseerd door een stimulerende sympathische werking. Tijdelijk is sprake van een lichte versnelling van de ademhaling.

Bij inademing van lachgas ontstaat een bewustzijnsdaling die enigszins lijkt op dronkenschap, wat kan leiden tot giechelig gedrag, vandaar de naam. Het beïnvloedt de waarneming. Sommige gebruikers beschrijven een tripachtig effect. Het effect stijgt snel naar het hoofd en geeft dan een gevoel van bijna-bewustzijnsverlies, duizelingen, evenwichtsstoornissen. Lachgas verlaat het lichaam zeer snel, zodra de inname wordt gestopt verdwijnt het effect binnen vijf minuten, meestal is het effect na een minuut al uitgewerkt. De werking van distikstofoxide komt tot stand via blokkering van een glutamaatreceptor (de NMDA-receptor).

Risico's

Bij lichte dosering (tot 50%) van lachgas treedt sedatie (verdoving) op, bij hogere dosering zal diepere sedatie optreden. Bij hogere doseringen van honderd procent lachgas (ballonnetjes op houseparty bevatten 100% lachgas) kan er een tekort aan zuurstof ontstaan. Het zuurstoftekort is vooral van invloed op de hersenen, waardoor duizelingen, hoofdpijn en evenwichtsstoornissen kunnen optreden. Zeer intensief gebruik kan aanleiding geven tot ernstige hoofdpijn; deze wordt vermoedelijk veroorzaakt door zuurstofgebrek in de hersenen. Wanneer lachgas direct uit slagroomspuitpatronen wordt ingenomen, bestaat kans op bevriezing van lippen en longen. Voor zover bekend is lachgas niet verslavend en treedt er ook geen tolerantie op.

Bij chronisch gebruik van distikstofoxide kunnen ernstige neurologische stoornissen optreden. Deze worden veroorzaakt doordat distikstofoxide de werking van vitamine B_{12} blokkeert. De effecten zijn vergelijkbaar met die welke voorkomen bij de vitamine B_{12}-deficiëntie bij chronisch alcoholmisbruik.

De NMDA-receptor vervult een belangrijke rol bij de rijping van het zenuwstelsel. Gebruik van distikstofoxide blokkeert de NMDA-receptor en kan daardoor blijvende schade aan de hersenen veroorzaken. Tegenwoordig wordt het daarom afgeraden om lachgasnarcose toe te passen bij jonge kinderen omdat daarvan de hersenen nog volop in ontwikkeling zijn. Dat geldt ook voor de ongeboren vrucht in geval van een zwangerschap. Uit dierexperimenteel onderzoek blijkt dat blootstelling van distikstofoxide tijdens de zwangerschap kan leiden tot schade aan de ongeboren vrucht en een spontane abortus.

5.6 Ether

Ether (di-ethylether of ethoxyethaan) is een zeer brandbare, kleurloze vloeistof, waarvan de damp zeer explosief is. Omdat het onder invloed van licht gemakkelijk afbreekt, wordt ether in het donker (bruine flessen) bewaard.

Het inademen van ether veroorzaakt gedurende korte tijd een opwekkend gevoel (etherroes). Ether remt de activiteit van het zenuwstelsel; voortgezette inademing leidt tot bewusteloosheid.

Sinds het midden van de negentiende eeuw werd zuivere ether als anestheticum gebruikt. Ether is samen met lachgas tot de introductie van het onbrandbare halothaan in 1956 het ideale anestheticum gebleven. Hoewel ether op zich een relatief veilig anestheticum is, wordt het hiervoor nog slechts zelden gebruikt wegens de bijwerkingen en het grote brand-(explosie)gevaar. Een van de nadelen is ook dat de inleiding van de narcose onaangenaam is voor de patiënt en dat het ontwaken vaak gepaard gaat met misselijkheid en braken.

In de tweede helft van de negentiende eeuw is ether enige tijd in zwang geweest als genotmiddel. In Ierland werd in die periode een strenge antialcoholcampagne gevoerd en daardoor ontstond de gewoonte kleine hoeveelheden ether te drinken (Fromberg, 2003). Het drinken van een kleine hoeveelheid ether heeft eenzelfde effect als het drinken van alcohol. Dit ethergebruik verbreidde zich vervolgens over heel Groot-Brittannië en vervolgens ook over de rest van Europa en de Verenigde Staten. Ethergebruik als alternatief voor alcohol verdween aan het einde van de negentiende eeuw.

Het drinken of snuiven van ether komt nu nog maar nauwelijks voor. Voor zover bekend treedt er bij het gebruik geen lichamelijke afhankelijkheid op en slechts zeer zelden leidt het ethersnuiven tot psychische afhankelijkheid (Krenz et al., 2003).

5.7 Laudanum

Opium en opiumpreparaten vinden al eeuwenlang toepassing in de geneeskunde (zie ook hoofdstuk 3). Paracelsus (1493-1541) dacht met de uitvinding van laudanum een soort geneesmiddel tegen alle kwalen gevonden te hebben. Ook één van de beroemdste geneeskundigen uit de zeventiende eeuw, Thomas Sydenham, had een laudanum. Sydenhams laudanum is een met opium bereide wijn met een alcoholpercentage van zestig procent. Verder bevatte het water, saffraan en kaneel. Oorspronkelijk genoot laudanum een grote populariteit als middel tegen allerlei kwalen. De grootste verdienste van het middel was de pijnstillende en kalmerende werking. Vanwege de pijnstillende en antispastische eigenschappen werd het toegepast bij buikkolieken en maag- en darmontstekingen. De werking is vergelijkbaar met andere opiumbevattende preparaten. Tot in het begin van de twintigste eeuw was laudanum vrij verkrijgbaar en relatief goedkoop. Het gebruik in de achttiende en negentiende eeuw is te vergelijken met de manier waarop tegenwoordig aspirine wordt toegepast. In de negentiende eeuw begon de wetenschap zich te buigen over de verslavende werking van opiaten en daarmee ook van laudanum. Met de komst van de Opiumwet werd de vrije verkoop van laudanum verboden, mede vanwege het beschikbaar komen van andere middelen.

5.8 Absint

Over absint doet een groot aantal fabels de ronde. Vincent van Gogh zou zijn oor hebben afgesneden als gevolg van de hallucinerende werking van absint en de Fransen zouden diverse veldslagen in de Eerste Wereldoorlog verloren hebben door overmatige consumptie van deze voormalige volksdrank. De fabels die dit anijsdrankje omgeven maken het tot een heel mystieke drank met veel rituelen eromheen. Absint, ook wel alsem genoemd, is eigenlijk een oud medicinaal kruid. Het werd aanbevolen bij maag en darmklachten. De plant heeft als wetenschappelijke naam *Artemisia absinthium* en behoort tot de asterachtigen, de composieten. De samenstelling van veel absinthdranken is nogal verschillend, er gaan meestal vijf tot tien verschillende kruiden in. Het alcoholpercentage is bijzonder hoog, vandaar de aanbeveling om Absint aan te steken, en daarmee de helft van de alcohol te verdampen. In ieder geval kan Absint als drank, vanwege het hoge alcoholpercentage, niet aanbevolen worden om in te nemen bij maag- en darmstoornissen. De drank (door kunstenaars als Picasso, Degas en Toulouse-Lautrec 'de groene fee' gedoopt) was sinds 1909 in Nederland verboden, omdat de werkzame stof thujon uit *Artemisia absinthium* tot waanzin zou leiden (Huisman et al., 2007). Sinds 2004 mag absint in Nederland weer worden verkocht. In Frankrijk, Tsjechië en Groot-Brittannië was het verbod op absint al eerder opgeheven. Het drankje geniet enige populariteit bij twintigers en dertigers, waarschijnlijk mede door de mystiek. Traditioneel wordt absint gedronken met een suikerklontje met koud water opgelost in de absint, waardoor die minder bitter smaakt. Tegenwoordig wordt een suikerklontje op de absint gelegd en aangestoken waardoor het een lichte karamelsmaak krijgt en een deel van de alcohol verdampt.

De stof thujon werkt enigszins hallucinerend, maar eigenlijk alleen bij zeer hoge doseringen. Recent onderzoek doet vermoeden dat deze stof een interactie aangaat met de GABA-receptor (Bielenberg, 2007).

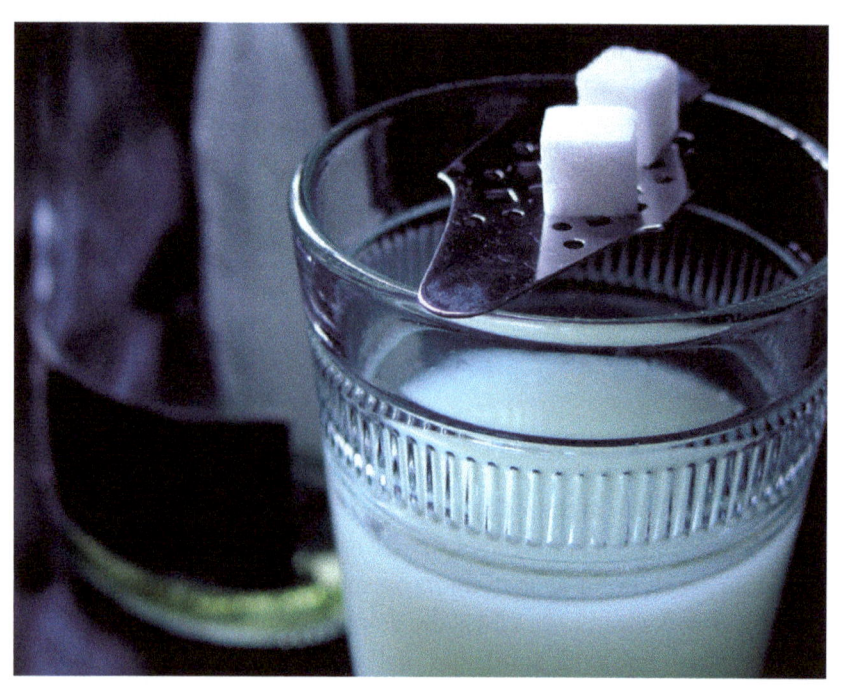

Figuur 5.1 Absint.

Een deel van de toxische effecten van de oorspronkelijke absint kan mogelijk verklaard worden door koper die werd toegevoegd om de absint mooi groen te kleuren. Zoals alle alcoholhoudende dranken, kan absint bij zeer veel gebruik tot verslaving leiden. Langdurig en frequent gebruik van absint veroorzaakt zenuw- en hersenbeschadiging, voornamelijk vanwege het hoge alcoholpercentage.

5.9 Valeriaan

De valeriaanplant (*Valeriana officinalis*) is een kruid met een geneeskrachtige werking, het heeft een lange traditie in de natuur- en volksgeneeskunde. Valeriaan speelde een belangrijke rol als kalmerend middel in geval van hysterie, nervositeit en dergelijke. De wortels van deze plant worden al sinds mensenheugenis gebruikt om er een kalmerend extract van te maken. De wortels bevatten, ook na voorzichtig drogen, enkele specifieke stoffen, de valepotriaten (valeriana epoxy triesters). In de wortel van de plant *V. officinalis* worden daarnaast ook nog valeriaanzuur en acetoxy-valeriaanzuur aangetroffen. De typische doordringende geur van de wortel ontwikkelt zich pas bij het drogen. Uit de wortelstok van de valeriaan wordt valeriaantinctuur geperst. Een tinctuur is een sterk aftreksel of oplossing van organische substanties in alcohol of ether, vooral gebruikt voor geneeskundige of cosmetische doeleinden. Meestal bestaat een tinctuur uit vijf delen alcohol van zeventig procent en één deel fijngestampte of tot poeder vermalen kruiden.

Valeriaantinctuur wordt in de fytotherapie (kruidengeneeskunde) toegepast bij overspannenheid en om zenuwen te kalmeren; verdunde tinctuur wordt in de homeopathie voor dezelfde kwalen gebruikt. Valeriaan was al bij de Grieken en Romeinen bekend als middel tegen krampen. Het gold ook als een belangrijk middel tegen de pest. De rustgevende werking werd pas voor het eerst in de achttiende eeuw ontdekt. Valeriaan is mild rustgevend, krampstillend, ontspant de spieren en bevordert het inslapen. In tegenstelling tot bijvoorbeeld alcohol werkt valeriaan niet verdovend en wordt het slaapproces niet veranderd. Een bekend plantaardig geneesmiddel waarin valeriaan is verwerkt is Valdispert®.

Door de aanwezigheid van valeriaanzuur en etherische oliën verspreiden de meeste valeriaansoorten een onaangename geur. Valeriaan wordt toegepast in de vorm van tinctuur of dragees, bij lichte vormen van nervositeit en spanning. Valeriaanproducten hebben bijna geen bijwerkingen en zijn niet giftig. Uit onderzoek blijkt de werking, lichte sedatie, sneller inslapen en betere slaap, beter te zijn dan van een placebo (fopgeneesmiddel) (Brattstrom, 2007). In vergelijking met benzodiazepinen is het effect te verwaarlozen (Saeed et al., 2007). Heel veel onderzoek is er echter niet gedaan en de kwaliteit van het onderzoek dat er wel is laat te wensen over. Uit onderzoek naar de samenstelling van valeriaanproducten in Nederland bleek dat er grote verschillen zijn in kwaliteit en hoeveelheid van de bestanddelen. Tot op heden is er niet eenduidig een stof of stofgroep aan te wijzen die voor de werking verantwoordelijk is, maar men denkt dat de valepotriaten alsmede valeriaanzuur en valeriaanzuurderivaten hiertoe zeker bijdragen. Ook de vluchtige olie kan een rol spelen bij de biologische activiteit van valeriaan.

Een voordeel van valeriaan is dat er nauwelijks bijwerkingen zijn, hoewel men ook van deze middelen een beetje suf wordt en concentratieverlies kan krijgen. Er zijn geen wetenschappelijke aanwijzingen dat valeriaan het sedatieve of hypnotische effect van reguliere geneesmiddelen versterkt.

5.10 Kava Kava

Alternatieve benamingen voor Kava Kava zijn: Kawa, Kawa Kawa of Kava Kava, 'awa (Hawaii), 'ava (Samoa), yaqona (Fiji), sakau (Pohnpei) Kava kava werd in onze contreien tot enkele jaren geleden gebruikt als alternatief slaap- en kalmeringsmiddel. Oorspronkelijk is kava een traditioneel brouwsel dat gebruikt werd op de eilanden van de Stille

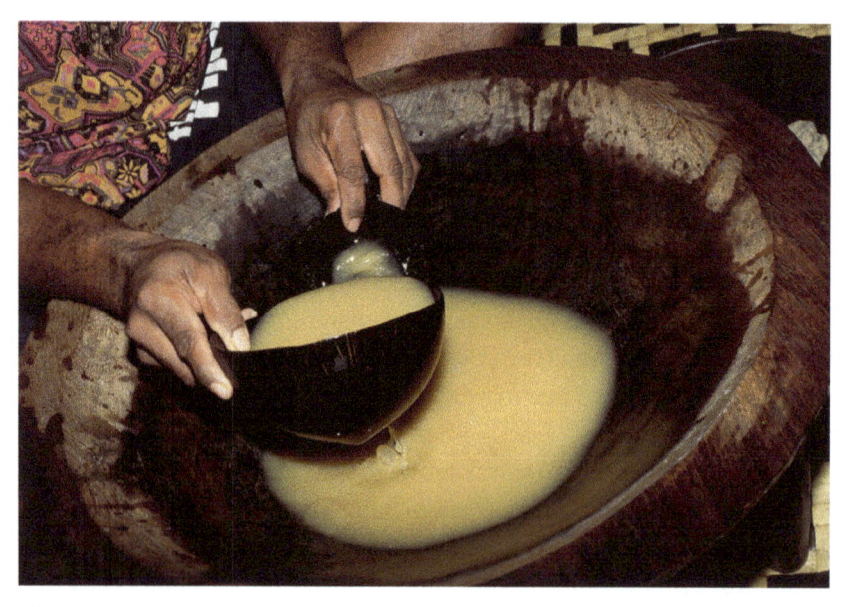

Figuur 5.2 *Kava kava.*

Oceaan. Het wordt gemaakt van de wortel en stam van een gekweekte struik, de *Piper methysticum*. De naam Kava heeft betrekking op zowel

de plant als de drank. Het heeft een milde bedwelmende en ontspannende werking enigszins vergelijkbaar met die van alcohol. Onderzoek heeft aangetoond dat een extract van de plant anxiolytische eigenschappen heeft (Pittler & Ernst, 2003; Saeed et al., 2007). In de jaren tachtig van de vorige eeuw was even sprake van een epidemie van chronisch zwaar kavamisbruik onder de Aboriginals in het noorden van Australië. Dit leidde tot grote bezorgdheid onder de lokale gezondheidsautoriteiten, omdat overmatig gebruik zeer nadelig is voor de gezondheid. Ondervoeding, gewichtsverlies, lever- en nieraandoeningen, huidirritatie en ademhalingsstoornissen behoren tot de risico's. De bladeren en stengels, de groene delen van de plant, bevatten zeer giftige stoffen die ernstige leverschade kunnen veroorzaken. Alleen de wortel wordt gebruikt. Deze bevat een groot aantal psychoactieve stoffen. Om die stoffen vrij te maken, wordt de wortel gekauwd, gemalen of gestampt. Er ontstaat een emulsie van druppeltjes werkzame stoffen in een zetmeelachtige oplossing. De smaak is enigszins scherp, de kleur varieert van grijs, tot lichtbruin en glazig groen. De emulsie wordt vermengd met koud water en zo snel mogelijk gedronken.
De sterkte hangt af van de soort, de versheid en de kweekwijze. Door drogen en veroudering verliest kava aan kracht. Kava kava heeft waarschijnlijk een rustgevend effect, maar meer onderzoek is nodig om dit te bevestigen.
Een half uur na het drinken van de bereide kava begint de werking die circa twee uur aanhoudt, daarna nemen de effecten af en zijn ze circa acht uur na inname verdwenen. Het is een mild centraal werkend middel, aanvankelijk licht stimulerend, vooral euforiegevend en pas in hogere dosering ontspannend (spierverslappend en uiteindelijk slaapverwekkend). Het heeft licht anesthetische eigenschappen, werkt ontspannend op skeletspieren en heeft een vochtafdrijvende werking. De slaap die volgt op gebruik van kava wordt ervaren als verkwikkend. Bij ontwaken zijn geen effecten meer voelbaar, er volgt geen kater. Kava is niet lichamelijk verslavend, al kan wel een psychische afhankelijkheid ontstaan. De actieve bestanddelen worden kavalactonen genoemd, hiervan zijn er een kleine twintig geïdentificeerd. Ze zijn alle psychoactief. Slechts zes van deze stoffen hebben merkbare effecten. Hun onderlinge verhouding verschilt van plant tot plant en daardoor kunnen ook de effecten variëren. Verse kava bevat de meeste kavalactonen. Hoe hoger in de plant, des te minder werkzame bestanddelen. De concentraties die zijn aangetroffen zijn respectievelijk vijftien, tien en vijf procent in achtereenvolgens de wortel, stronk en stammen.

Het gebruik van kava leek betrekkelijk veilig. In de tweeduizend jaar dat het wordt gebruikt heeft het een uitstekende reputatie opgebouwd. Deze reputatie is in het begin van de twintigste eeuw vrij snel omgeslagen, nadat ernstige leverproblemen optraden bij vooral westerse gebruikers (Clouatre, 2004; Richardson & Henderson, 2007). In reformwinkels en smartshops werd kava gepresenteerd als een natuurlijk middel tegen stress en angststoornissen. Enkele jaren geleden ontstond ongerustheid over de schadelijkheid van het gebruik van commerciële kavaproducten. Er werden enkele ernstige leververgiftigingen gemeld na het gebruik van supplementen met kava-extract. Met name het alkaloïde pipermethystine, dat alleen voorkomt in de groene delen van de plant, zou verantwoordelijk kunnen zijn voor de gevallen van leververgiftiging. Ook de stof flavokaine B zou kunnen bijdragen aan de giftigheid, flavokaine B komt wel voor in de wortels. Behalve leverschade worden ook tijdelijke huidaandoeningen en zenuwafwijkingen gemeld.

In de kava die commercieel werd geëxporteerd naar Noord-Amerika en Europa kwamen in het begin grote hoeveelheden groene delen van de plant voor. De groene delen van de plant worden in de landen waar kava traditioneel wordt geconsumeerd niet gebruikt. Dit levert mogelijk een verklaring voor het feit dat de leverschade wel in Europa en Noord-Amerika voorkwam, maar niet in de oorspronkelijke landen van gebruik.

Met name in verband met het risico op de (soms fatale) leverbeschadigingen, is de verkoop van kava kava in Nederland en verschillende andere Europese landen sinds 2002 verboden.

5.11 Damiana

De plant damiana, *Turnera diffusa*, is een struik met zoetgeurende bladeren. De plant is in tuincentra volop verkrijgbaar en komt van nature voor in hete, vochtige streken, zoals in delen van Texas (VS). De bladeren van de damiana worden al sinds de oudheid gebruikt als medicijn bij de diverse Centraal-Amerikaanse culturen, zoals in Mexico. Door indianen wordt damiana gebruikt als afrodisiacum en voor astma, bronchitis, neurosen en diverse seksuele aandoeningen. In Nederland wordt damiana te koop aangeboden in smartshops, in reformwinkels en via het internet in de vorm van kruiden (gedroogde bladeren en stengels), poeder, capsules, tabletten en tinctuur. Soms wordt het in alcoholhoudende drankjes verwerkt.

Damiana wordt aangeprezen als seksueel stimulerend middel (afrodisiacum) en het zou de bloedcirculatie en de stofwisseling bevorderen.

Het psychoactieve effect van damiana wordt wel vergeleken met de 'high' van marihuana. De mild afrodiserende en euforische werking houdt ongeveer anderhalf uur aan. Bij regelmatig gebruik zou het effect sterker worden.

Het roken van damiana veroorzaakt een lichte euforie en een marihuana-achtig effect. Deze 'high' duurt ongeveer zestig minuten. Na het drinken van de thee treden slechts subtiele effecten op, zoals intensievere doorbloeding van het onderlichaam. Bij vrouwen heeft damiana een ontspannende en verlichtende werking bij menstruatiekrampen. Het kruid wordt algemeen beschouwd als toniserend, diuretisch, stimulerend en geslachtsdrift prikkelend.

Het is niet precies bekend welke stoffen in de plant verantwoordelijk zijn voor de effecten. Er is onderzoek gedaan naar de essentiële olie uit damiana, die verschillende kleine, sterk geurende stoffen (terpenen) bevat. Het is niet duidelijk of deze terpenen inderdaad de actieve stoffen zijn.

Hoge doseringen zorgen voor een licht euforisch gevoel. De bladeren hebben een mild laxerend effect. Sommige leveranciers waarschuwen voor mogelijke schadelijke effecten op de lever bij veelvuldig gebruik van hoge doseringen.

Referenties

Balster RL. Neural basis of inhalant abuse. Drug Alcohol Depend 1998; 51: 207-14.

Beltman W, Riel AJPH van, Wijnands-Kleukers APG, Vriesman MF, Hengel-Koot IS van den, Vries I de, Meulenbelt J. Smartshops: Overzicht van producten, geclaimde werking en hun medisch-toxicologische relevantie. Bilthoven: RIVM; 1999.

Bielenberg J. Med Monatsschr Pharm 2007; 30: 322-6.

Bland JM, Taylor J. Deaths from accidental drug poisoning in teenagers. Deaths due to volatile substance misuse are greatly underestimated. BMJ 1998 316: 146.

Brattstrom A. Scientific evidence for a fixed extract combination from valerian and hops traditionally used as a sleep-inducing aid. Med Wochenschr 2007 157: 367-70.

Britt GC, McCance-Katz EF. A brief overview of the clinical pharmacology of "club drugs". Subst Use Misuse 2005; 40: 1189-1201.

Brouette T, Anton R. Clinical review of inhalants. Am J Addict 2001; 10: 79-94.

Clouatre DL. Kava kava: examining new reports of toxicity. Toxicol Lett 2004 150: 85-96.

Crunelli V, Emri Z, Leresche N. Unravelling the brain targets of gamma-hydroxybutyric acid. Curr Opin Pharmacol 2006; 6: 44-52.

Drasbek KR, Christensen J, Jensen K. Gamma-hydroxybutyrate-a drug of abuse. Acta NeurolScand 2006 114: 145-56.

Fromberg E. Kennisbank: CD-rom Psychoactieve stoffen. Den Haag: Stapel & De koning; 2003.

Gahlinger PM. Illegal drugs: a complete guide to their history, chemistry, use and abuse. Sagebrush Press: 203-22.

Galloway GP, Frederick SL, Staggers FE, Gonzales M, Stalcup SA, Smith DE. Gamma-hydroxybutyrate: an emerging drug of abuse that causes physical dependence. Addiction 1997 92: 89-96.

Hanson G, Venturelli P. Drugs and society, 6th ed. Ontario: Jones and Bartlett Publishers; 2001.

Haverkos HW, Drotman DP. NIDA technical review: nitrite inhalants. Biomed Pharmacother 1996; 50: 228-30.

Huisman M, Brug J, Mackenbach J. Absinthe-is its history relevant for current public health? Int J Epidemiol 2007; 36: 738-44.

Korf D, Nabben T, Benschop A. Antenne 2002. Trends in alcohol, tabak en drugs bij jonge Amsterdammers. Amsterdam: Rozenberg Publishers; 2003.

Korf D, Nabben T, Benschop A. Antenne 2005. Trends in alcohol, tabak en drugs bij jonge Amsterdammers. Amsterdam: Rozenberg Publishers; 2006.

Korf D, Nabben T, Leenders F, Benschop A. GHB: tussen extase en narcose. Amsterdam: Rozenberg Publishers; 2002.

Krenz S, Zimmermann G, Kolly S, Zullino DF. Ether: a forgotten addiction. Addiction 2003 98: 1167-68.

Kurtzman TL, Otsuka KN, Wahl RA. Inhalant abuse by adolescents. J Adolesc Health 2001; 28: 170-80.

Laborit H, Jouany JM, Gerard J, Fabiani F. Generalities concerning the experimental study and clinical use of sodium gammahydroxybutyrate. Agressologie 1960; 1: 397-406.

Lolin Y. Chronic neurological toxicity associated with exposure to volatile substances. Hum Toxicol 1989; 8: 293-300.

Lorenc JD. Inhalant abuse in the pediatric population: a persistent challenge. Curr Opin Pediatr 2003; 15: 204-9.

Maisto SA, Galizio M, Connors GJ. Drug use and abuse. Belmont: Thomson Wadsworth; 2004.

Mason PE, Kerns WP. Gamma hydroxybutyric acid (GHB) intoxication. Acad Emerg Med 2002; 9: 730-9.

Miller PM, Plant M. Drinking, smoking, and illicit drug use among 15 and 16 year olds in the United Kingdom. BMJ 1996: 394-7.

Miotto K, Darakjian J, Basch J, Murray S, Zogg J, Rawson R. Gamma-hydroxybutyric acid: patterns of use, effects and withdrawal. Am J Addict 2001; 10: 232-41.

Palmer RB. Gamma-butyrolactone and 1,4-butanediol: abused analogues of gamma-hydroxybutyrate. Toxicol Rev 2004; 23: 21.

Pardi D, Black J. Gamma-Hydroxybutyrate/sodium oxybate: neurobiology, and impact on sleep and wakefulness. CNS Drugs 2006; 20: 993-1018.

Pittler MH, Ernst E. Kava extract for treating anxiety. Cochrane Database Syst Rev 2003; CD003383.

Richardson WN, Henderson L. The safety of kava: a regulatory perspective. Br J Clin Pharmacol 2007; 64: 418-20.

Ridenour TA, Bray BC, Cottler LB. Reliability of use, abuse, and dependence of four types of inhalants in adolescents and young adults. Drug Alcohol Depend 2007; 91: 40-49.

Riegel AC, Zapata A, Shippenberg TS, French ED. The abused inhalant toluene increases dopamine release in the nucleus accumbens by directly stimulating ventral tegmental area neurons. Neuropsychopharmacology 2007; 32: 1558-69.

Romanelli F, Smith KM, Thornton AC, Pomeroy C. Poppers: epidemiology and clinical management of inhaled nitrite abuse. Pharmacotherapy 2004; 24: 69.

Saeed SA, Bloch RM, Antonacci DJ. Herbal and dietary supplements for treatment of anxiety disorders. Am Fam Physician 2007; 76: 549-56.

Shepherd RT. Mechanism of sudden death associated with volatile substance abuse. HumToxicol 1989; 8: 287-91.

Stalnikowicz R, Amitai Y, Bentur Y. Aphrodisiac drug-induced hemolysis. J Toxicol Clin Toxicol 2004; 42: 313-6.

Williams JF, Storck M. Inhalant abuse. Pediatrics 2007 119: 1009-17.

Wills S. Drugs of abuse. London: The pharmaceutical press; 1997.

Wong CG, Gibson KM, Snead OC. From the street to the brain: neurobiology of the recreational drug gamma-hydroxybutyric acid. Trends Pharmacol Sci 2004; 25: 29-34.

Wu LT, Pilowsky DJ, Schlenger WE. Inhalant abuse and dependence among adolescents in the United States. J Am Acad Child Adolesc Psychiatry 2004; 43: 1206-14.

Stimulerende middelen: tabak   6

Dr. Marc C. Willemsen en Drs. Andrée J. van Emst

6.1 Geschiedenis

Het gebruik van tabak als genotsmiddel kent een lange geschiedenis. De tabaksplant komt uit Noord- en Midden-Amerika, waar de oorspronkelijke bewoners al enkele eeuwen voor onze jaartelling bekend waren met de psychoactieve eigenschappen ervan. Eind vijftiende eeuw introduceerden ontdekkingsreizigers de plant in Europa, aanvankelijk vooral in Spanje. Nadat ook Engelsen in Noord-Amerika in contact kwamen met rokende indianen, werd het roken van tabak in brede kring populair in Noord-Europa. Aanvankelijk werd tabak gepruimd en ook wel gesnoven of met behulp van een pijp gerookt. In de loop van de zeventiende eeuw werd tabak een gewild handelsproduct en raakte het via de overzeese scheepvaart bekend in de rest van de wereld. In 1614 waren er alleen al in Londen meer dan zevenduizend verkooppunten van tabak (Haustein, 2001). In 1828 ontdekten chemici het farmacologisch actieve alkaloïde dat de naam nicotine kreeg. Met de uitvinding van de sigarettenmachine in 1881 kwam de grootschalige productie van fabriekssigaretten op gang. Tabaksgebruik nam in de twintigste eeuw epidemische vormen aan.

De tabaksepidemie volgt een bekend patroon (Lopez et al., 1994). Er worden verschillende stadia onderscheiden (zie figuur 6.1). In een land dat zich nog in het eerste stadium bevindt is het roken nog geen algemeen geaccepteerd sociaal gedrag. Minder dan vijftien procent van de mannen rookt en het roken onder vrouwen komt nog nauwelijks voor. Sommige ontwikkelingslanden bevinden zich nog in dit stadium. De incidentie van met roken verband houdende ziekten, zoals longkanker, is nog vergelijkbaar met die van niet-rokers.

In stadium 2, dat twee tot drie decennia kan duren, dringt het roken in steeds bredere lagen van de samenleving door, beginnend in de hogere welstandsklassen en mannen. Het roken onder vrouwen volgt doorgaans een à twee decennia later en laat dan dezelfde snelle toename zien als bij de mannen. Overheidsmaatregelen om het roken terug te dringen zijn in deze fase nog onderontwikkeld. Informatie over de gezondheidsschade bereikt het brede publiek sporadisch.

In de derde fase, die drie decennia kan duren, begint de rokersprevalentie onder mannen af te nemen. Er zijn veel ex-rokers onder mannen van middelbare leeftijd en ouder. Tegelijkertijd neemt de gemiddelde tabaksconsumptie per roker toe, omdat het aantal verslaafden onder hen relatief groter wordt. In deze fase is veel informatie bekend over de gezondheidsschade van het roken en wordt de bevolking hierover uitgebreid en systematisch geïnformeerd. Hierdoor bereikt de prevalentie bij vrouwen niet het niveau van de mannen. Er is bij vrouwen sprake van een lang aanhoudend niveau van rond de veertig procent rokers, voordat de prevalentie begint af te nemen. Bij mannen ligt de piek op ruim 65 procent. Het stoppen met roken komt eerder en vaker voor bij de hoger opgeleide bevolkingsgroepen, mogelijk omdat die meer gevoelig zijn voor voorlichtingscampagnes. Opvallend is dat in deze periode met roken geassocieerde sterfte snel toeneemt. In de loop van deze periode wordt het roken steeds minder geaccepteerd, waardoor het politieke draagvlak voor overheidsmaatregelen om het roken terug te dringen gunstiger wordt.

In de laatste fase neemt het roken bij mannen en vrouwen verder af, echter minder snel dan in fase 3. Uiteindelijk komt het percentage rokers onder mannen en vrouwen op ongeveer hetzelfde niveau uit. Kenmerkend is dat de piek in mortaliteit door roken bij mannen nu op haar hoogtepunt is, terwijl langzaam duidelijk wordt dat ook de vrouwelijke populatie met snel toenemende sterfte door roken te maken krijgt. Nederland bevindt zich momenteel in fase 4, net als veel andere West-Europese landen. De toekomst zal moeten uitwijzen hoe het verdere verloop van de tabaksepidemie eruit zal zien. Het percentage rokers in de landen die het 'verst' gevorderd zijn, zoals sommige Amerikaanse Staten, Canada, Australië, Engeland en sommige Scandinavische landen, ligt momenteel al onder de twintig procent.

6.2   Tabak: wat is het?

Tabak komt van de tabaksplant (*Nicotiana tabacum*). Tabak voor shag of sigaretten bestaat meestal uit een mengel van verschillende soorten tabak. Tabak wordt geconsumeerd vanwege de smaak en de versla-

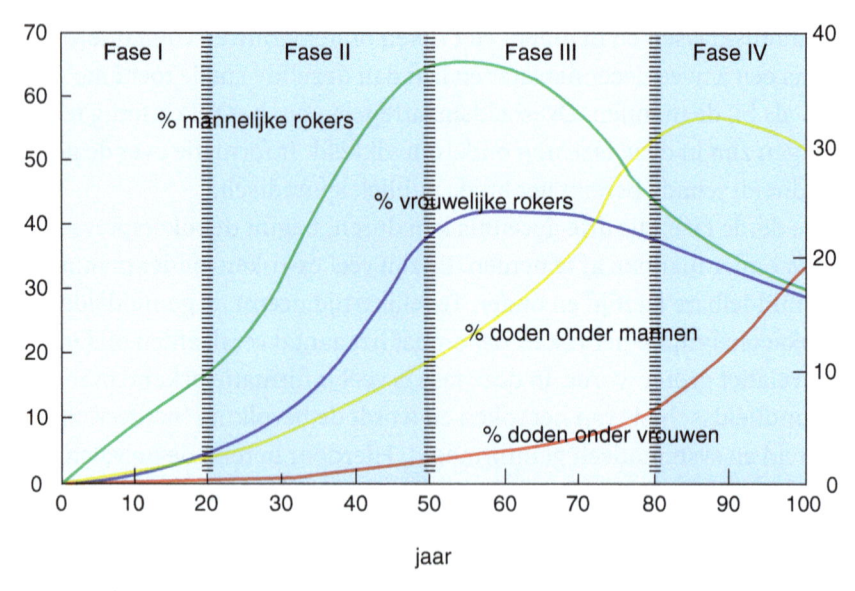

Figuur 6.1 Een historisch model van de mondiale tabaksepidemie (overgenomen uit Lopez et al., 1994).

vende eigenschappen, vooral veroorzaakt door de nicotine. De manier van drogen heeft invloed op de smaak en het nicotinegehalte. Zongedroogde tabak heeft een hoog suikergehalte en een zachte smaak. Luchtgedroogde tabak heeft een lager suikergehalte, een hoge zuurgraad, scherpe rook en een hoog nicotinegehalte.

Een sigaret is al lang geen natuurproduct meer bestaande uit pure tabak met een papiertje eromheen. De moderne sigaret is een hightech product speciaal ontwikkeld om op efficiënte wijze nicotine te verstrekken aan de gebruiker. Slechts een deel van de tabak in een sigaret komt rechtstreeks van het tabaksblad. Een aanzienlijke hoeveelheid van de 'tabakssnippers' in een moderne sigaret is wat men noemt 'reconstituted tobacco', gemaakt van de pulp van vermalen delen van de tabaksplant die anders weggegooid zouden worden. De fabrikant spuit en impregneert deze pulp met allerlei toevoegingen (zie paragraaf 6.2.1). De gedroogde pulp wordt vervolgens gesneden in een vorm die lijkt op versneden tabaksblad en weer aan de sigaret toegevoegd.

6.2.1 TECHNIEKEN TABAKSINDUSTRIE

De tabaksindustrie heeft verschillende technieken ontwikkeld om de hoeveelheid nicotine in het eindproduct (sigaret) te manipuleren. Dit

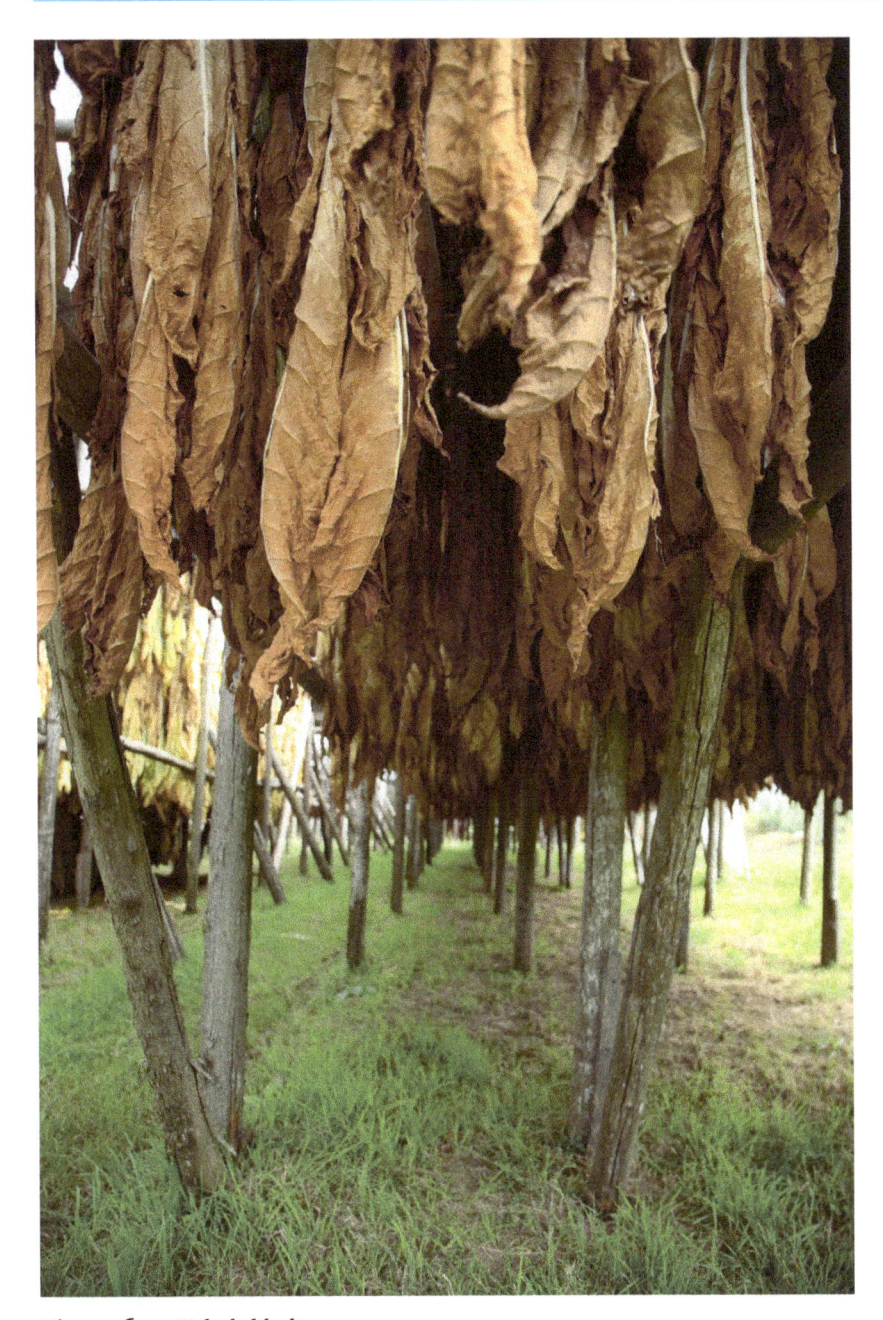

Figuur 6.2 Tabaksbladeren.

gebeurt zowel bij de verbouwing van de tabak als later bij de samenstelling en de productie van de uiteindelijke sigaret. Door kruising en veredeling van tabaksrassen zijn de moderne commercieel geteelde rassen goed bestand tegen ziekten en parasieten en is de tabak minder bitter of scherp, waardoor het geschikter is gemaakt voor verwerking in sigaretten. In de tachtiger jaren van de vorige eeuw werd via genetische manipulatie een ras ontwikkeld met tweemaal zoveel nicotine als normaal (Kessler, 1994).

Er worden zeer veel ingrediënten (zogenaamde additieven) toegevoegd aan tabak. In 2000 werden tabaksfabrikanten in de Verenigde Staten verplicht om een volledige lijst met additieven openbaar te maken (Kessler, 1994). Deze lijst telde 599 ingrediënten. Fabrikanten voegen stoffen toe die de luchtwegen verwijden, waardoor de tabaksrook dieper kan worden geïnhaleerd en er meer nicotine kan worden opgenomen. Bekende luchtwegverwijdende ingrediënten zijn cacaopreparaten en stikstofoxide (Vleeming et al., 2005). Smaakstoffen die kunnen worden toegevoegd zijn suiker, chocolade, gist, zoethoutextract, honing en vanille. Deze toevoegingen worden in voedingsproducten als veilig beschouwd, maar het is niet bekend welk effect de verbrandingsproducten ervan hebben op de gezondheid.

6.2.2 STOFFEN IN TABAKSROOK

Bij de verbranding van tabaksbladeren worden honderden chemische verbindingen gevormd die een mengsel opleveren van stoffen in vaste of vloeibare vorm (samen de teer) en gassen. Teer dat in de longen achterblijft wordt in verband gebracht met het ontstaan van longkanker. Er zijn meer dan vierduizend stoffen geïdentificeerd in tabaksrook, waaronder kankerverwekkende zoals benzo(a)pyreen, polycyclische aromatische koolwaterstoffen (PAK's) en nitrosaminen. Daarnaast bevat tabaksrook veel stoffen die de luchtwegen irriteren. Ingeademde sigarettenrook bevat ongeveer vier procent koolmonoxide (Kuipers, 2005). Koolmonoxide verdringt de zuurstof in het bloed doordat het 250 keer makkelijker bindt aan hemoglobine dan zuurstof. Dit betekent een ernstige beperking van het zuurstoftransport en dus van het prestatievermogen, hetgeen te merken is bij intensieve inspanning die langer duurt dan enkele minuten (Kuipers, 2005).

Nicotine

De tabaksplant heeft talloze natuurlijke vijanden. Het tabaksblad bevat een giftige stof die een aantal parasieten effectief bestrijdt. Deze stof is nicotine. Nicotine is dus eigenlijk een natuurlijk insecticide. Nicotine is een vloeibare, giftige verbinding die inwerkt op het zenuwstelsel en de oorzaak is van de lichamelijke verslaving. Nicotine behoort tot de alkaloïden, een groep stoffen waartoe ook genotmiddelen als cafeïne en cocaïne behoren. Nicotine is toxisch bij inname van grote hoeveelheden. Inademing van nicotine leidt direct tot een verhoogde bloeddruk en stijging van de hartfrequentie (Benowitz, 2000; Verheugt,

2005). Het effect is ongeveer twintig minuten na het doven van de sigaret weer verdwenen (Verheugt, 2005). Zie verder paragraaf 6.3 over de effecten van nicotine op het lichaam en paragraaf 6.6 voor informatie over gezondheidsschade door teer en koolmonoxide.

De stof nicotine komt in de tabaksplant in gebonden en ongebonden (vrije) vorm voor. Bij de gebonden vorm zitten er waterstofmoleculen aan de nicotine vast, ongebonden is dit niet het geval. Het percentage vrije nicotine varieert sterk tussen de verschillende sigarettenmerken: van 0,01 procent tot 0,36 procent (Pankow et al., 2003). De gebonden vorm komt dus veel vaker voor. Het blijkt echter dat deze gebonden vorm slechter wordt opgenomen in het bloed (Kessler, 1994). De tabaksindustrie heeft technieken ontwikkeld om deze opname te verbeteren. Bij deze technieken is het de bedoeling dat het evenwicht tussen de gebonden en vrije vorm richting deze vrije vorm verschuift. Dit evenwicht wordt beïnvloed door de pH. Bij een hoge pH zijn er minder waterstofmoleculen beschikbaar en zal er dus meer vrije nicotine zijn. Dit wordt gerealiseerd door toevoeging van de basische stof ammonia (Bates et al., 1999). Andere toevoegingen aan sigaretten zijn suikers en levulinezuur. Suikers verhogen het effect van nicotine en levulinezuur verhoogt de opneembaarheid van nicotine in de hersenen (Vleeming et al., 2005).

Verminderen, verwijderen of neutraliseren schadelijke stoffen
De hoeveelheid nicotine die een roker binnenkrijgt wordt beïnvloed door factoren die de tabaksfabrikant kan manipuleren, zoals type filter, luchtdoorlaatbaarheid van het papier en van het filter en verbrandingssnelheid van de tabak (Vleeming et al., 2005). Zo bevatten 'lichte' sigaretten vaak kleine gaatjes in het filter en poreuzer papier, waardoor de tabaksrook verdund raakt met lucht. Rokers passen hun rookstijl aan om toch voldoende nicotine uit de sigaret te krijgen. Zij doen dit door meer trekjes te nemen, dieper te inhaleren, de sigaret verder op te roken en door met de vingers de perforaties af te dekken. Hierdoor inhaleren ze meer nicotine en ook meer teer en koolmonoxide. Dit is de reden dat 'light' sigaretten in de praktijk niet minder ongezond zijn dan normale sigaretten en zijn de aanduidingen 'light' en 'mild' tegenwoordig binnen de EU verboden omdat ze misleidend zijn.
Er bestaat geen twijfel dat de gezondheidsschade die sigaretten toebrengen aan rokers aanzienlijk kan worden verminderd. Een overzicht van patenten ingediend door de tabaksindustrie heeft duidelijk gemaakt dat zij technieken hebben ontwikkeld om schadelijke stoffen zoals nitraten, nitrogenen, nitrosaminen, benzo(a)pyreen, en aldehyde

uit sigaretten te verwijderen of te neutraliseren (ASH, 1999). Tot op heden heeft de industrie deze technieken nog nauwelijks benut. Waarschijnlijk is zij hier alleen toe te brengen door strengere overheidsregulering van het tabaksproduct zelf, bijvoorbeeld door het opleggen van maximale waarden voor toxische en kankerverwekkende stoffen (Gray, 2005).

De tabaksindustrie is al jaren bezig met de ontwikkeling van alternatieve 'nicotine delivery devices', waarmee nicotine voor recreatieve doeleinden kan worden geconsumeerd, zonder dat er nog verbranding van tabak aan te pas komt. Het is waarschijnlijk dat de sigaret in de toekomst (deels) vervangen zal worden door andere producten die een gelijkwaardige 'nicotine-kick' geven, met minder negatieve gezondheidsproblemen (Gray & Kozlowski, 2003). Zo wint de elektronische sigaret (e-sigaret) steeds meer aan populariteit. Dit product bootst het roken van een sigaret vrij nauwkeurig na: een LED-lampje imiteert de brandende tip van de sigaret en smaakstoffen zorgen voor eenzelfde smaaksensatie als tabak. De e-sigaret bevat vloeistofampullen met nicotine. Als er lucht door het apparaat wordt gezogen, verstuift de vloeistof en kan de nicotine worden geïnhaleerd. Door toevoeging van propylene glycol aan de vloeistof wordt bereikt dat de damp lijkt op rook.

6.3 Effecten van tabaksgebruik

De effecten van nicotine zijn zeer complex. Enerzijds is er sprake van lichamelijke effecten als een verhoogde hartslag, bloedvatvernauwing en versnelling van de ademhaling, anderzijds zijn er subjectieve effecten als een gevoel van ontspanning en een verhoogde concentratie. Nicotine stimuleert de afgifte van adrenaline. Na het roken van een sigaret gaat de hartslag omhoog en worden de kleinere bloedvaten samengetrokken. Omdat de bloedcirculatie in de haarvaten vermindert, treedt een aantal effecten op. Dit is vooral merkbaar aan de dalende temperatuur in handen en voeten. Door het samentrekken van de bloedvaten stijgt ook de bloeddruk. Dit effect blijft, naast een verhoogde polsslag, tot enkele uren na het roken van een sigaret aanwezig. Nicotine blokkeert tevens het vrijkomen van het hormoon insuline. Hierdoor wordt er minder glucose afgebroken, waardoor de eetlust wordt geremd.

Nicotine kan afhankelijk van de dosis zowel een opwekkend als ontspannend effect hebben. Dit tweezijdige effect is ook bekend van andere stoffen. Het komt bijvoorbeeld ook voor bij alcohol. Het eerste drankje werkt ontremmend en stimulerend, maar wie meer drinkt wordt door alcohol verdoofd. Nicotine onderscheidt zich van sommige andere verslavende stoffen, zoals alcohol en heroïne, door het ontbreken van een lang aanhoudende roes. Als we nicotine met cocaïne vergelijken, valt op dat nicotine weliswaar een kick lijkt te geven, maar dat die van veel kortere duur is en minder belonende kwaliteiten heeft. Uit een onderzoek waarbij rokende cocaïnegebruikers in een 'dubbelblind experiment' (zowel proefpersoon als experimentator waren niet op de hoogte van de onderzoeksmanipulatie) hetzij cocaïne, hetzij nicotine kregen toegediend nadat ze tenminste acht uur onthouding van roken erop hadden zitten, rapporteerden alleen bij nicotine gevoelens van zenuwachtigheid en onaangenaamheid (Jones et al., 1998). Nicotine werd minder vaak dan cocaïne geassocieerd met euforie en positieve gevoelens. Rokers rapporteren vooral stimulerende gevoelens en prikkeling, maar óók negatieve sensaties doordat hartslag en bloeddruk stijgen. Bij te sterke dosering gaat men zich door de toxische eigenschappen ongemakkelijk voelen.

6.4   Omvang gebruik

Nederland beschikt over verschillende bronnen over de omvang van tabakgebruik in Nederland. Een van die bronnen is de banderolafgifte van het ministerie van Financiën, waarvan de cijfers door het CBS worden bijgehouden. Hieruit worden verkoopcijfers van tabak afgeleid. In 2006 werden 17.115 miljoen sigaretten en 10.903 miljoen shagjes verkocht (STIVORO, 2007). Omgerekend naar 7,76 miljoen Nederlandse rokers kocht de gemiddelde roker in 2006 7.442 sigaretten en/of shagjes. Dat is gemiddeld 20,5 stuks per roker per dag. Dit aantal per roker is behoudens wat fluctuaties in de afgelopen 20 jaar niet wezenlijk veranderd.

Shag
In Nederland worden vooral fabriekssigaretten verkocht, maar ook veel shag. Shag is in Nederland populairder dan in het buitenland. In 2006 rookte 62 procent van de rokers (wel eens) sigaretten en 53 procent (wel eens) shag (STIVORO, 2006). Daarnaast rookte 1 procent pijp en 14 procent sigaren of cigarillo's. Door combinatiegebruik komen deze percentages opgeteld boven de 100 procent uit.
De verkoop van shag maakte in 1967 nog 35 procent van de totale tabaksverkoop in Nederland uit (STIVORO, jaarverslag). Dit steeg vanaf de jaren zeventig van de vorige eeuw tot 52 procent in 1985, onder meer door intensieve op jongeren gerichte reclamecampagnes over

shag die in de jaren zeventig van de vorige eeuw van start gingen en afnemende koopkracht door toegenomen werkloosheid in de jaren tachtig van de vorige eeuw (Mindell & Whynes, 2000). Deze ontwikkeling was zorgwekkend, omdat het roken van shag schadelijker is door een hoger teerniveau. In de jaren negentig van de vorige eeuw daalde het aantal shagrokers vervolgens weer enigszins, naar rond de 45 tot 49 procent. Een mogelijke verklaring voor deze afnemende populariteit van shag is dat het prijsverschil tussen shag en sigaretten afnam (Mindell & Whynes, 2000). De laatste jaren lijkt de shagconsumptie verder af te nemen: in 2006 maakte shagconsumptie 39 procent uit van de totale tabaksverkoop in Nederland (STIVORO, 2007a).

Vragenlijstonderzoek

Een ander bron over de omvang van het roken is afkomstig uit periodiek vragenlijstonderzoek. De meeste getailleerde gegevens zijn afkomstig van de peilingen die TNS-NIPO uitvoert in opdracht van STIVORO. In 1979 werd voor het eerst begonnen met een jaarlijkse peiling onder de jeugd. Deze Roken Jeugd Monitor wordt steeds afgenomen bij een representatieve steekproef van tien- tot negentienjarigen. De andere monitor is het Continu Onderzoek Rookgewoonten, een continue peiling van het roken door 'volwassenen' (15 jaar en ouder). Resultaten uit de monitors kan onder meer gevonden worden op de websites van STIVORO (http://www.stivoro.nl) en het RIVM (http://www.rivm.nl). Naast deze twee TNS-NIPO-peilingen vinden in Nederland nog andere periodieke peilingen van rookgedrag plaats, maar deze zijn beperkter wat betreft het aantal vragen dat specifiek over tabaksgebruik gaat (Permanent Onderzoek Leefsituatie (POLS) van het CBS) of vinden minder frequent plaats (het Peilstation-onderzoek van het Trimbos-instituut, een brede inventarisatie van alcohol en druggebruik onder scholieren dat om de vier jaar onder scholieren wordt gehouden).

Percentage rokers en afname

Het percentage rokers in de Nederlandse samenleving was het grootst aan het eind van de jaren vijftig van de vorige eeuw (zie figuur 6.3). Het totale percentage rokers bedroeg zestig procent en daalde daarna aanzienlijk, waarschijnlijk onder invloed van voorlichting over de gezondheidsschade die in Nederland sinds 1957 wordt gegeven. Het percentage rokers nam eerst af onder hoger opgeleiden en daarna ook onder de lager opgeleide rokers. Halverwege de jaren zeventig van de vorige eeuw werd het percentage niet-rokers groter dan het percentage rokers. Rond 1990 kwam de verhouding uit op tweederde niet-rokers tegenover eenderde rokers. De laatste jaren lijkt de daling weer verder door te zetten. In 2006 rookte 28 procent van alle Nederlanders van vijftien jaar en ouder (STIVORO, 2007a). Er rookten meer mannen (31%) dan vrouwen (25%) en dit geldt voor alle leeftijdsgroepen. Eerder is al opgemerkt dat het gemiddeld aantal sigaretten of shagjes dat men in Nederland per dag rookt, ruim twintig sigaretten bedraagt, uitgaande van de verkoopcijfers op basis van banderolafgifte. Dit is meer dan wat rokers zelf zeggen te roken, namelijk vijftien sigaretten of shagjes per dag (STIVORO, 2006). Het verschil moet worden verklaard door onderrapportage in het vragenlijstonderzoek en doordat een deel van de op de binnenlandse markt verkochte tabak in het buitenland wordt geconsumeerd.

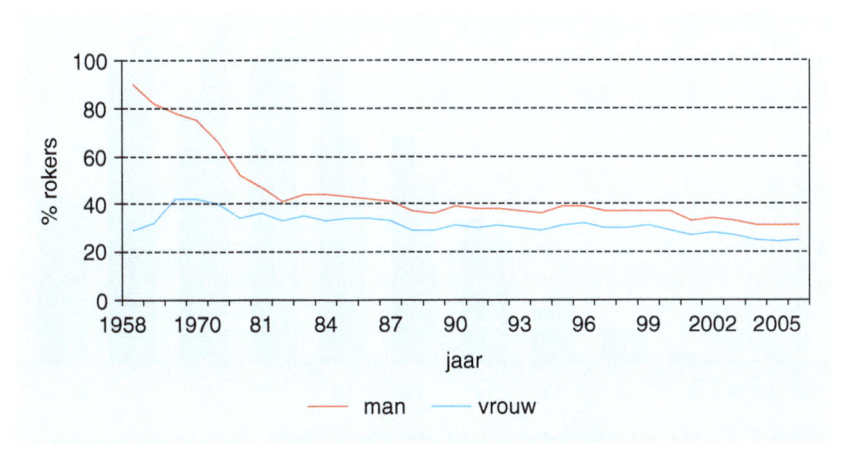

Figuur 6.3 Percentage rokers vanaf 1958, naar geslacht.

Bron: Continu Onderzoek Rookgewoonten (TNS-NIPO in opdracht van STIVORO). De definitie van 'roker' is dat men 'wel eens rookt'.

Tabakgebruiko nder jongeren

Roken is beduidend minder populair onder de huidige generatie jongeren vergeleken met 10 jaar geleden. In 1996 rookt 54 procent van de jongeren tussen 10 en 20 jaar wel eens. Dit percentage is gestaag gedaald naar 45 procent in 2007 (STIVORO, 2007b). Ook het dagelijks roken is afgenomen: van 23 procent in 1996 naar 16 procent in 2007. Hoewel het roken onder jongeren dus op de lange termijn een dalende trend vertoont, begint de tabaksverslaving voor de meeste rokers nog steeds in de periode dat men op de middelbare school zit. Het percentage rokers onder jongeren neemt sterk toe met de leeftijd (zie figuur

6.4). Als men ouder wordt gaat men ook méér roken. Van de jongeren die zeggen in de afgelopen 4 weken gerookt te hebben, zegt een 13-jarige ruim 5 sigaretten per dag te roken, een 14-jarige 6, een 15- of 16 18 en een 18-jarige ruim 9 sigaretten per dag (ongepubliceerde data, Roken Jeugd Monitor 2006).

Van de jongeren die zeggen dat ze in de afgelopen maand wel eens gerookt hebben rookt 70 procent alleen sigaretten, 10 procent rookt alleen shag en 17 procent rookt beide (STIVORO, 2007b). Het percentage jongeren dat alleen sigaretten rookt is tussen 1994 en 2007 sterk toegenomen van 45 procent naar 70 procent. Meisjes roken vaker dan jongens alleen sigaretten (79% tegenover 62%).

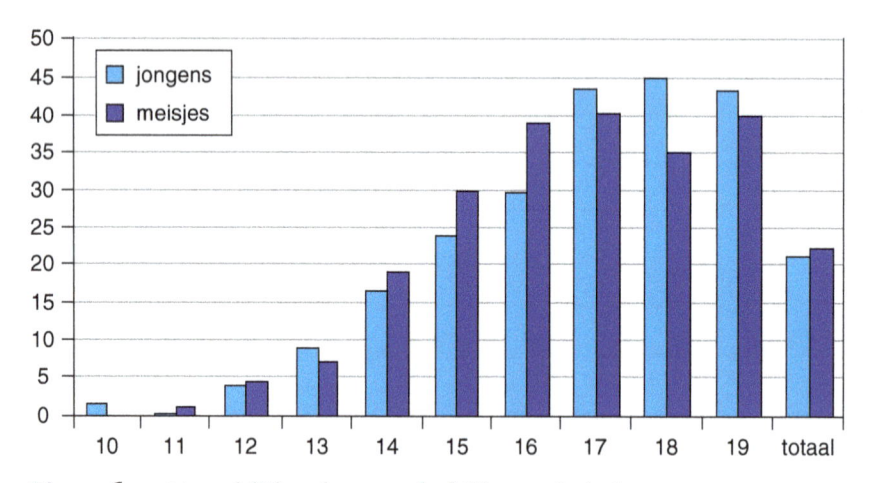

Figuur 6.4 *Maandelijks roken naar leeftijd en geslacht in 2007.*

Bron: Roken Jeugd Monitor (TNS-NIPO i.o.v. STIVORO)

6.5 Opname stofwisseling

6.5.1 OPNAME IN HET LICHAAM BIJ DE DIVERSE TOEDIENINGSVORMEN

Tabak wordt meestal gerookt (sigaret, sigaar, waterpijp), maar kan ook worden gesnoven, gepruimd of gezogen. We spreken dan van rookloze tabak ('smokeless tobacco'). Het snuiven is grotendeels in onbruik geraakt. In tegenstelling tot de situatie in Europa wordt in de Verenigde Staten nog veel tabak gepruimd ('chewing tobacco'). De verkoop van zuigtabak (in het Engels vaak aangeduid met de wat verwarrende term 'snuff dipping') is verboden in de EU en komt binnen Europa alleen voor in Noorwegen (geen EU land) en Zweden. Zweden heeft een uitzonderingspositie op het verbod bedongen. In Zweden spreekt men van 'snus'. Het is alleen bij mannen populair: ongeveer twintig procent van de mannen gebruikt snus, een procent van de vrouwen (Forsyth et al., 2003). Zuigtabak is verkrijgbaar in kleine hoeveelheden fijngemalen tabak (1-2 gram), vaak in een poreus zakje, dat tussen lip of wang en het tandvlees wordt gehouden. De nicotine wordt geheel opgenomen via het mondslijmvlies, hetgeen langzamer gaat vergeleken met tabaksrook. De piekniveaus van nicotine in het bloed zijn vergelijkbaar met het roken van tabak, maar de waarden blijven langer hoog (Sanner, 2003). Het verslavingspotentieel van zuigtabak is vergelijkbaar met dat van sigaretten. Er zijn meer dan 2.500 chemische stoffen geïdentificeerd in zuigtabak en 28 hiervan zijn gekenmerkt als carcinogeen (Sanner, 2003). Genoeg reden om snus niet als een veilig alternatief te zien.

6.5.2 VERDELING DOOR HET LICHAAM EN WERKING IN DE HERSENEN

Als nicotine in het lichaam terechtkomt, wordt het snel verspreid door het bloed. De stof komt hierbij ook in de hersenen terecht. Gemiddeld duurt het acht seconden voordat de nicotine de hersenen bereikt, maar de stof wordt voor het grootste deel ook weer snel afgebroken. Het feit dat het zo snel wordt opgenomen en weer wordt afgebroken zorgt er mede voor dat nicotine sterk verslavend is.

De subjectieve effecten (zie paragraaf 6.3) hebben te maken met het aangrijpen van nicotine op receptoren, vooral in de hersenen. Nicotine verbindt zich meer specifiek met acetylcholinereceptoren, die op verschillende plaatsen in de hersenen aanwezig zijn. Hierdoor kan er op veel locaties in de hersenen sprake zijn van een (belonend) effect van nicotine. Benowitz presenteerde een model waarin de invloed (en het bijbehorende belonende effect) op elk type neurotransmitter staat beschreven (Benowitz, 1999). Zo beschrijft hij dat nicotine onder andere dopamine, noradrenaline, maar ook vasopressine en serotonine activeert. Deze neurotransmitters hebben ieder een verschillend effect. Zo levert vasopressine een bijdrage aan de verbetering van het geheugen, en beïnvloedt serotonine de stemming positief. Opmerkelijk is dat meerdere neurotransmitters van invloed zijn op het onderdrukken van de eetlust (dopamine, noradrenaline en serotonine). Een van de belonende gevolgen is de bevordering van het vrijkomen van de neurotransmitter dopamine. Hierdoor ervaren rokers plezierige effecten en onderdrukking van de eetlust (positieve bekrachtiging). Het vrijkomen van endorfine leidt ertoe dat negatieve gevoelens als angst verminderen (negatieve bekrachtiging). Onduidelijk is of de belonende effecten

van roken direct veroorzaakt worden door nicotine, door de opheffing van onthoudingsverschijnselen, of door beide (Benowitz, 1998).
Als nicotine chronisch gebruikt wordt, verandert er iets in de hersenen: het aantal dopaminereceptoren in het brein neemt fysiek toe. Maar tevens zien we dat de gevoeligheid van nicotine-acetylcholinereceptoren in de specifieke dopaminepaden in de hersenen vermindert. Hierdoor wordt de 'lustbeleving' bij langdurig nicotinegebruik mogelijk weer afgeremd. Het mechanisme lijkt bij tabaksverslaving behoorlijk complex te zijn en onderzoek naar de rol van dopamine bij tabaksverslaving is nog in volle gang.

6.5.3 AFBRAAK NICOTINE DOOR HET LICHAAM

Tussen mensen bestaan wel verschillen in de snelheid waarmee zij nicotine afbreken. Het enzym CYP2A6 is hiervoor verantwoordelijk. Dit verschil lijkt genetisch te zijn bepaald (Ring et al., 2007). Omdat nicotine snel afbreekt, zorgt de gemiddelde roker dat zijn nicotinespiegel door de dag heen op peil blijft. Hierdoor krijgt hij zo min mogelijk last van ontwenningsverschijnselen (Benowitz, 1998). Rokers passen hun consumptiepatroon hierop aan. Dit geldt in verhoogde mate voor rokers waarbij de nicotine snel wordt afgebroken; bij hen treedt sneller een daling van nicotine in het bloed op. Naarmate de dag vordert stijgt bij het roken van een sigaret per uur de nicotinespiegel in het bloed tot een bepaald plateau (zie figuur 6.5). 's Nachts wordt de nicotine 'voorraad' verbruikt, waardoor het nicotinegehalte daalt onder het niveau dat men gewend is. Om deze reden hebben zware rokers die nicotine snel afbreken 's ochtends bij het opstaan direct behoefte aan nicotine. Nicotine verlaat het lichaam deels direct via de nieren. Het grootste deel wordt echter afgebroken in de lever, waarbij nicotine wordt omgezet in cotinine. Cotinine wordt vervolgens door de nieren uitgescheiden. In de klinische praktijk wordt met de grote verschillen in nicotineafbraak tussen rokers steeds meer rekening gehouden. Zo ontwikkelde Bittoun een algoritme, waarbij het uitgangspunt is dat in het begin van de behandeling de plasmaconcentratie van nicotine die rokers normaal uit hun sigaret halen zoveel mogelijk wordt vervangen door nicotine uit pleisters, kauwgom, tabletten en dergelijke (Bittoun, 2006). Omdat de standaarddoseringen uit deze middelen erg laag zijn en bijzonder traag in het bloed worden opgebouwd (in vergelijking met zoals de roker dat gewend is bij de sigaret), wordt een combinatietherapie geadviseerd. Daarbij zorgt een nicotinepleister met een hoge nicotineafgifte voor een stabiel nicotineniveau in het bloed en worden kauwgom en pillen additioneel gebruikt om hunkering tegen te gaan (Bittoun, 2006).

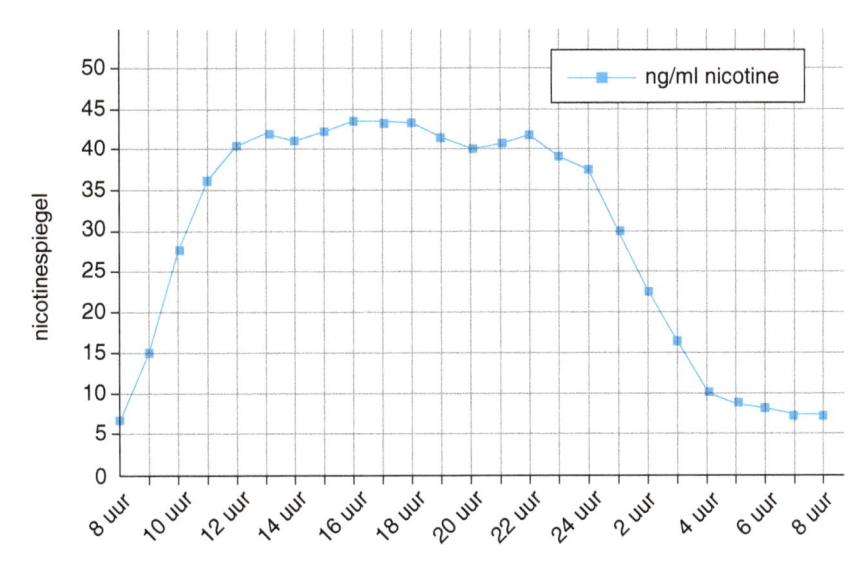

Figuur 6.5 *Verloop van de nicotinebloedspiegel bij een gemiddelde roker gemeten gedurende 24 uur.*

Bron: Benowitz (1998).

6.6 Risico's van roken

6.6.1 LICHAMELIJKE AANDOENINGEN

Roken veroorzaakt een scala aan lichamelijke aandoeningen. De meest voorkomende zijn vormen van kanker, hart- en vaataandoeningen en chronische luchtwegproblemen. Daarnaast heeft roken gevolgen voor bijvoorbeeld tanden en botten.

Kanker
Roken heeft invloed op alle organen in het lichaam en is verantwoordelijk voor verschillende vormen van kanker. De relatie tussen roken en longkanker is daarbij het sterkst en ook het meest voorkomend. Al in 1964 werd geconstateerd dat er voldoende epidemiologisch bewijs was voor de causale relatie tussen roken en longkanker bij mannen (USDHEW, 1964). In 1968 bleek dit ook voor vrouwen het geval te zijn (USDHEW, 1968). Er bestaat een sterke dosis-responsrelatie tussen roken en longkanker. Rokers die gemiddeld tot 15 sigaretten per dag roken, hebben een vijfmaal groter risico om aan longkanker te overlijden. Voor zware rokers (meer dan 20 sigaretten per dag) is dit risico 25 keer zo groot. Het aantal jaren dat men rookt is ook van invloed. Uit onderzoek van Peto et al. (2000) blijkt dat zelfs als mensen op

middelbare leeftijd (ouder dan 50 jaar) met roken stoppen, het risico van longkanker substantieel vermindert. Als zij voor deze leeftijd stoppen neemt het risico zelfs met 90 procent af vergeleken met mensen die door blijven roken. Hierbij geldt dat hoe eerder mensen stoppen met roken, hoe minder kans zij lopen longkanker te ontwikkelen. In Nederland is 86 procent van de sterfgevallen door longkanker toe te schrijven aan roken. Roken verhoogt daarnaast het risico op strottenhoofdkanker, mondholte- en keelkanker en slokdarmkanker (USDHHS, 2004). De combinatie van roken en drinken verhoogt het risico aanzienlijk, waarbij het risico voor vrouwen groter is dan voor mannen. In mindere mate vergroot roken de kans op andere vormen van kanker, zoals blaas-, pancreas- en baarmoedermondkanker.

Hart- en vaatziekten

Hart- en vaatziekten zijn de meest voorkomende doodsoorzaak in Nederland. Meestal is dit het gevolg van arteriosclerose ('aderverkalking'). Hoewel er zeker sprake is van genetische aanleg, blijkt uit verschillende epidemiologische onderzoeken de relatie tussen roken en hart- en vaatziekten (Verheugt, 2005). Van alle leefstijlfactoren die van invloed zijn op de kans om hart- en vaatziekten te ontwikkelen is roken de belangrijkste. Meerdere stoffen uit de tabaksrook hebben gevolgen voor de bloedvaten. Zo verhoogt nicotine de hartslag en beschadigt de wanden van het bloedvat. Door langdurige blootstelling aan nicotine worden de vaten beschadigd (USDHHS, 2004). De wanden worden ruw en de hormoonproductie in de cellen wordt ontregeld. Hierdoor plakken de bloedplaatjes aan de ruwe en beschadigde vaatwand en vormen als het ware korstjes op de wanden. Koolmonoxide hecht zich ruim tweehonderd maal zo snel aan rode bloedlichaampjes als zuurstof. Hierdoor kan een groot deel van de rode bloedlichaampjes geen zuurstof meer vervoeren, waardoor het hart harder moet werken om meer bloed rond te pompen. Rokers lopen ook de kans dat het gehalte aan de schadelijke vorm van cholesterol (LDL) stijgt.

Het is dan ook niet voor niets dat in de Europese richtlijn voor de behandeling van hart- en vaatziekten als eerste advies het stoppen met roken is opgenomen (Graham et al., 2007). Ook bij de primaire preventie van hart- en vaatziekten is stoppen met roken van grote invloed. Als iemand een jaar gestopt is met roken, vermindert de kans op een hart- en vaatziekte met vijftig procent. Na vijftien jaar is de kans gelijk aan die van mensen die nooit hebben gerookt (USDHHS, 2004).

Chronische luchtwegklachten (COPD)

Tabaksrook bevat een groot aantal chemische stoffen, waaronder nicotine, teer en agressieve gassen. Deze stoffen zorgen ervoor dat ontstekingen aan de luchtwegen kunnen optreden. Hierdoor kunnen zowel acute als chronische luchtwegklachten ontstaan. Bij acute symptomen gaat het om verkoudheid, hoesten, niezen, maar ook om longontsteking. Bij chronische symptomen gaat het om COPD, een zeer ernstige aandoening. COPD is een verzamelnaam voor chronische bronchitis en longemfyseem. Bij chronische bronchitis is het slijmvlies ontstoken, terwijl bij emfyseem de rek uit de longen is en sprake is van verlies van longweefsel, een onomkeerbare aandoening. In negentig procent van de gevallen is roken de oorzaak van COPD (Wagena, 2005). Er bestaat een dosis-responsrelatie tussen roken en COPD. Hoe langer iemand rookt en hoe meer sigaretten, des te groter wordt de kans op het ontwikkelen van COPD. Vrouwen lijken een grotere kans dan mannen te hebben op het krijgen van COPD (Watson et al., 2003). Ongeveer twaalf tot veertien procent van de volwassenen heeft een of meer COPD-symptomen, zoals chronisch hoesten en slijm opgeven. Iets meer dan vier procent van alle sterfgevallen is toe te schrijven aan COPD (bron: CBS Doodsoorzakenstatistiek). Stoppen met roken kan ervoor zorgen dat de COPD niet verergert en is de meest effectieve behandeling bij COPD.

Een andere ernstige luchtwegaandoening is astma. De relatie tussen roken en astma is minder duidelijk. Mensen met astma reageren verschillend op allergene en niet-allergene prikkels. Tabaksrook behoort tot de niet-allergene prikkels. Tabaksrook kan een astmatische reactie uitlokken.

Roken en zwangerschap

Roken heeft invloed op de vruchtbaarheid van zowel mannen als vrouwen. Bij vrouwen neemt de kans op een bevruchting met tien tot veertig procent af (afhankelijk van het aantal gerookte sigaretten). Bij mannen heeft roken invloed op de kwaliteit én kwantiteit van het zaad (BMA, 2004).

Roken is schadelijk voor het ongeboren kind. Er zijn aanwijzingen dat roken de kans op een klompvoetje (Dickinson et al., 2007) en een schisis of hazenlip (Zeiger et al., 2005) vergroot, maar groot is dit effect niet. Veel groter zijn de effecten op het geboortegewicht, vroeggeboorte en de longfunctie van het kind (ook na de geboorte) (USDHHS, 2004). Kinderen van rokende moeders zijn gemiddeld lichter en hebben vaker een groeiachterstand, afhankelijk van het aantal gerookte sigaretten. De longfunctie van het kind wordt door roken minder. Deze kinderen hebben na de geboorte ook vaker en meer last van hoesten en de longfunctie is een jaar na de geboorte nog steeds verminderd (Dezateux et al., 2001). Roken tijdens en na de zwangerschap vergroot de kans op wiegendood. Steeds minder vrouwen in Nederland roken tijdens de zwangerschap. Toch rookt veertien procent van de zwangere vrouwen wel eens (Lanting et al., 2007).

6.6.2 SOCIALE GEVOLGEN

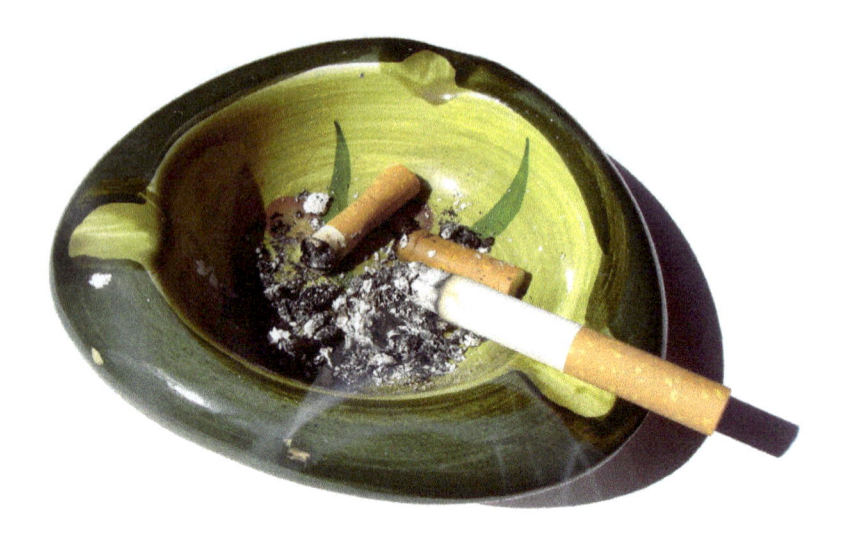

Figuur 6.6

De sociale gevolgen van roken zijn anders dan die van andere middelen, bijvoorbeeld alcohol. Iemand die gerookt heeft kan prima autorijden, werken of een goede vader of moeder zijn, omdat roken geen nadelige roeseffecten heeft. Sociale gevolgen zijn er echter zeker wel. Het belangrijkste gevolg voor anderen is het ongewild 'meeroken'. Het grootste deel van omgevingsrook is afkomstig van de smeulende sigaret (85%), de rest is de door de roker uitgeblazen rook. De gevolgen zijn het ernstigst bij kwetsbare groepen als kleine kinderen en mensen met luchtwegklachten. Mensen met astma of COPD kunnen het benauwd krijgen door tabaksrook. De effecten van meeroken op baby's en kinderen zijn deels hetzelfde als bij roken tijdens de zwangerschap: verminderde longfunctie en kans op wiegendood. Ook hebben kinderen die meeroken vaker last van middenoorontsteking en luchtweginfecties en ontwikkelen ze vaker astma. De risicoverhoging varieert van twintig tot ongeveer vijftig procent (Gezondheidsraad, 2003). In Nederland is het meeroken door (kleine) kinderen in de afgelopen jaren sterk teruggebracht. In 1996 werd nog 48 procent van kinderen onder de vier jaar blootgesteld aan tabaksrook, in 2006 was dit zestien procent (bron: ongepubliceerde cijfers uit het Continu Onderzoek Rookgewoonten van STIVORO).

Voor alle niet-rokers die aan tabaksrook zijn blootgesteld geldt dat er al een vernauwing van de aderen optreedt bij een halfuur meeroken. Op langere termijn is, afhankelijk van de duur van blootstelling, een aantal risico's vastgesteld. Zo leidt regelmatige blootstelling aan omgevingstabaksrook tot een verhoging van de kans op longkanker met twintig procent (Gezondheidsraad, 2003). Het extra risico op hartaandoeningen is twintig tot dertig procent (Gezondheidsraad, 2003).

Een ander sociaal gevolg is dat rokers de gemeenschap geld kosten. Berekend is dat een rokende werknemer de werkgever op jaarbasis 105 euro kost (Jacobs-van der Bruggen et al., 2002). Daarin zijn niet de kosten meegenomen van het verlies aan arbeidstijd door rookpauzes op het werk. Sinds 1 januari 2004 zijn rookvrije werkplekken verplicht. Roken is sindsdien alleen toegestaan in speciaal daarvoor ingerichte rookruimtes of in de buitenlucht. Rokers zijn daarom 'gedwongen' om het werk te onderbreken als zij willen roken. Overigens is een werkgever niet verplicht een rookruimte in te richten of rookpauzes toe te staan.

6.6.3 TABAKSVERSLAVING

Lange tijd is roken gezien als een slechte gewoonte. Tegenwoordig wordt bij roken wel van een verslaving of (in termen van DSM-IV) afhankelijkheid gesproken. Beginnen met roken is echter vooral omgevingsbepaald. Doorgaan met roken (verslaving) kent een duidelijke genetische component (Willemsen et al., 2001). Tabaksgewenning is een complex proces, waarbij farmacologische factoren, leerfactoren, de persoonlijkheid van de roker en de sociale context een rol spelen. Zoals in paragraaf 6.4.2 beschreven, is er sprake van een direct effect van nicotine op receptoren in de hersenen. Bij het staken van het tabaksgebruik treedt een aantal onthoudingsverschijnselen op die vergelijkbaar zijn met onthoudingsverschijnselen van andere psychoactieve stoffen. Deze variëren van slaapstoornissen tot rusteloosheid, gebrek aan concentratie en maagdarmstoornissen. De meeste rokers die terugvallen doen dat binnen een week na het stoppen met roken. Na ongeveer een week is de nicotine uit het lichaam verdwenen en is de hunkering vooral toe te schrijven aan de conditionering die in de loop der jaren is ontstaan. De meeste rokers roken de gehele dag, waardoor talloze koppelingen van dagelijkse momenten aan roken zijn ontstaan. Net als bij andere verslavingen zijn bij het beginnen van het gebruik bewuste processen actief (afwegen van voor- en nadelen). Maar als iemand verslaafd is, is er sprake van een automatisch proces: de neocortex kan geen weerstand bieden aan de impuls om te gaan roken. Als hierdoor problemen gaan optreden is een bewust proces, waarbij motivatie en eigen effectiviteit belangrijke componenten zijn, weer noodzakelijk om te kunnen stoppen met roken. Hiervoor wordt ook het begrip zelfcontrole wel gebruikt, waarbij de vaardigheid wordt bedoeld om verstandige beslissingen te nemen over gewoontegedrag dat op korte termijn aantrekkelijk, maar op lange termijn schadelijk is (Schippers en Van Emst, 2000). Het kan langere tijd (tot een jaar) duren voor men 'van de sigaret af is' en er dus sprake is van een nieuw automatisch proces van niet-roken.

6.7   Preventie en campagnes

De overheid tracht de gezondheidsschade door het roken te verminderen door een combinatie van voorlichting, hulpverlening en regelgeving. In deze paragraaf bespreken we de voorlichting. We gaan in op enkele veelgebruikte preventieprogramma's gericht op jongeren (lesprogramma's) en bespreken de effectiviteit van massamediale voorlichting. In de volgende paragrafen behandelen we wetgeving (paragraaf 6.8) en hulpverlening aan rokers die willen stoppen (paragraaf 6.9).

6.7.1   LESPROGRAMMA'S

Lesprogramma's over tabak zijn beschikbaar voor groep 7 en 8 van het basisonderwijs en klas 1 en 2 van het voortgezet onderwijs. In de meeste lesprogramma's wordt gebruik gemaakt van combinaties van methodieken, zoals het verstrekken van kennis en informatie over tabak en gezondheidsrisico's, het aanleren van vaardigheden om weerstand te bieden aan de sociale druk om te gaan roken (leren 'nee' te zeggen), herkennen van hoogrisico situaties, bewustwording van de invloed van media, leeftijdgenootjes en van familie en het maken van een publieke commitment om niet te gaan roken.

Er is veel onderzoek gedaan naar de effectiviteit van rookpreventielessen. Een recent overzicht van de literatuur liet zien dat er nauwelijks evidentie is voor aanhoudende effecten op de langere termijn op het voorkomen dat jongeren beginnen met roken (Wiehe et al., 2005). In een ander systematisch overzicht werden 23 gerandomiseerde studies geïdentificeerd (Thomas & Perera, 2006). Na een analyse, waarbij data afkomstig uit de methodologisch meest rigoureuze studies werd samengevoegd, leek het erop dat lesprogramma's een positief maar niet-significant effect op de korte termijn (6 maanden) hebben, maar geen effect op de lange termijn (tenminste 2 jaar). Een positief effect wil zeggen dat minder kinderen met roken beginnen. Rookgedrag kan er dus voor beperkte tijd door worden uitgesteld, hetgeen zeker belangrijke winst is, het wordt er echter niet langdurig door voorkomen. Het geringe effect van de lesprogramma's moet begrepen worden uit de beperking van het aantal lessen (meestal 3 tot 5 lessen; hier kan moeilijk een langdurig effect van verwacht worden) en waarschijnlijk een te eenzijdige focus op het tegengaan van de invloed van leeftijdgenoten (De Vries, 2004). Een onderzoek onder jongeren in zes Europese landen vond verrassend genoeg dat in geen enkel land ondersteuning werd gevonden voor de invloed van vrienden op het beginnen met roken door adolescenten (De Vries et al., 2006). De invloed van de ouders lijkt toch groter te zijn dan vaak wordt aangenomen en ook selectieprocessen spelen een belangrijkere rol: jongeren die al roken kiezen hun vrienden onder rokers.

Intermezzo 6.1   Actie Tegengif

Actie Tegengif is een van de best onderzochte Nederlandse programma's voor gebruik in school. Het is de Nederlandse tegenhanger van de Smokefree Class Competition, een programma dat vanaf 1997 in een groeiend aantal Europese landen wordt uitgevoerd, in Nederland sinds 1998. Actie Tegengif is bedoeld voor kinderen in de eerste twee klassen van het voortgezet onderwijs. Kern is het vergroten van sociale druk om niet te beginnen met roken via het vooruitzicht op een groepsbeloning voor het collectief niet-roken. Dit wordt gedaan door een klassikale niet-roken afspraak. De klas gaat gezamenlijk de uitdaging aan om een halfjaar niet te roken. De leerlingen uit de klassen die de wedstrijd volhouden krijgen een prijs. Door het bieden van een aantrekkelijke groepsbeloning in het vooruitzicht, wordt de sociale groepsdruk om niet-roker te blijven positief beïnvloed.

De effectiviteit is in Nederland onderzocht in de brugklassen van het (i)vbo en mavo in experimenteel onderzoek, met nametingen vlak na de interventie en na twaalf maanden (Crone et al., 2003). Er werd een significant direct effect gevonden op het voorkomen dat brugklassers beginnen met roken. Een jaar na de interventie was het beschermende effect niet meer significant.

6.7.2 VOORLICHTING VIA MASSAMEDIA AAN JONGEREN

Er is veel onderzoek gedaan naar het effect van massamediale voorlichting op rookgedrag bij jongeren. Er is echter weinig onderzoek gedaan met een experimenteel onderzoeksontwerp, waardoor er ook iets zinnigs gezegd zou kunnen worden over oorzakelijkheid. Een systematisch overzicht van de literatuur identificeerde zes van dergelijke gecontroleerde studies (Sowden & Arblaster, 1998). Hiervan bleken er slechts twee te leiden tot een significant lager percentage jongeren dat met roken begint. Deze interventies onderscheidden zich, doordat ze waren gebaseerd op een gedegen analyse van psychologische determinanten van beginnen met roken, doordat ze intensief waren (honderden TV-, radio- en bioscoopspotjes) en over meerdere jaren werden gevoerd. In Nederland is geen gecontroleerd onderzoek verricht naar de effectiviteit van niet-roken campagnes gericht op jongeren.

6.7.3 INFORMATIECAMPAGNES GERICHT OP VOLWASSENEN

Een logische eerste stap bij het ontmoedigen van tabaksgebruik is het informeren van het publiek over de gezondheidsrisico's. Uit een overzicht van het onderzoek tot 1985 bleek dat informatiecampagnes kunnen leiden tot veranderingen in bewustwording, kennis en attitudes van rokers (Flay, 1987). Hierbij geldt dat effecten groter zijn als er sprake is van een langdurige campagne (ten minste enkele maanden), een intensieve blootstelling (hoge frequentie) en een groot bereik (bijv. via radio, televisie en de gedrukte media). Echter, omdat de onderzochte campagnes tegelijkertijd met andere maatregelen plaatsvonden (bijv. een verbod op tabaksreclame), is het moeilijk om uitspraken te doen over effecten van enkel de voorlichting.

Een meer recente Australische angstopwekkende campagne 'Every cigarette is doing you damage' bestond uit sterk aansprekende TV-filmpjes waarin direct de schade door het roken aan hersenen, de aorta en longen zichtbaar werd gemaakt. De campagne leidde tot een toename van de intentie van rokers om met roken te willen stoppen en een verbetering in de kennis van de gezondheidsgevolgen van het roken (Wakefield et al., 2003), echter een rechtstreeks effect op rookgedrag kon niet worden aangetoond. De meeste rokers zijn zich inmiddels bewust van de gezondheidsschade van het roken en/of willen al stoppen met roken, waardoor informatiecampagnes in Nederland geacht worden nog weinig effectief te zijn. Volgens Goldman en Glantz (1998) kunnen boodschappen die wijzen op de manipulaties van de industrie en op de schadelijkheid en last van meeroken wellicht nog wel indruk maken.

6.7.4 NATIONALE STOPCAMPAGNES

Grootschalige massamediale stoppen-met-roken campagnes hebben wél aantoonbaar effect op het percentage rokers in de samenleving. Zo'n campagne roept rokers op om massaal op een bepaald moment te stoppen met roken, bijvoorbeeld op 1 januari of op een niet-roken dag. Van de Nederlandse rokers zegt slechts 24 procent dat ze nooit zouden willen stoppen met roken (bron: Continu Onderzoek Rookgewoonten, STIVORO). De meeste rokers willen dus wel van het roken af, en 23 procent zelfs binnen een halfjaar. In een stopcampagne beoogt men deze gemotiveerde rokers te stimuleren om een concrete stoppoging te ondernemen en wil men deze rokers informatie geven over hoe ze het beste kunnen stoppen en waar ze ondersteuning kunnen vinden. De gedragseffecten kunnen optreden door het grote bereik, waardoor in een kortere periode veel mensen een stoppoging doen die – door het beschikbaar zijn van veel informatie over stopondersteuning – succesvoller is dan buiten de campagneperiode om. Een grootscheepse 'stopcampagne' is alleen realiseerbaar met een relatief groot budget, waarmee voldoende campagneblootstelling (bijv. via de televisie) kan worden gerealiseerd om op grote schaal rokers 'mee' te krijgen om te stoppen met roken. Er mag waarschijnlijk een daling met een half tot een procent worden verwacht volgens schattingen van het RIVM (Feenstra et al., 2005). Dit lijkt weinig, maar op een bevolking van ruim dertien miljoen Nederlanders van vijftien jaar en ouder betekent een daling van bijvoorbeeld dertig procent rokers naar 29 procent rokers dat ruim 130.000 mensen definitief met roken stoppen. Een dergelijk gedragseffect op populatieniveau is opmerkelijk, omdat het effect van massamediale voorlichting op gezondheidsgedrag in het algemeen minimaal tot nihil is (Gezondheidsraad, 2006). In Nederland zijn door STIVORO in het verleden drie grootschalige stopcampagnes gehouden. In 1991 werd de campagne 'Samen stoppen met roken' gevoerd met veertien wekelijkse televisieshows en een Teleac stoppen-met-roken cursus. De campagne resulteerde in een daling van het percentage rokers met ongeveer een procent, met uitzondering van rokers jonger dan twintig jaar (Mudde & De Vries, 1997). Dit effect werd bereikt ondanks een forse toename van de tabaksreclame in die periode. Een tweede stopcampagne werd gevoerd rond de millenniumwisseling onder de titel 'Dat kan Ik Ook!'. Deze campagne bestond uit aangekochte zendtijd op televisie en vrije publiciteit. Een evaluatie toonde aan dat naar schatting 627.000 rokers een stoppoging ondernomen (Westerik & Van der Rijt, 2001). Dat is ruim viermaal zoveel als bij een normale jaarwisseling. Het percentage rokers nam met ruim een procentpunt af tussen 1999 en 2000 (STIVORO, 2007a). Dit betekent overigens niet dat dit per se door de campagne is veroorzaakt, want we weten niet hoeveel mensen gestopt zouden zijn rond de millenniumwisseling als er geen campagne was geweest. Wel bleek uit het onderzoek dat de campagne aantoonbaar heeft bijgedragen aan de motivatie om te stoppen, het verbeteren van kennis van effectieve hulpmiddelen bij het stoppen, erkenning van de voordelen van het stoppen en het ervaren van sociale druk om niet te roken (Westerik & Van der Rijt, 2001). De derde campagne ('Nederland Start Met Stoppen') was begin 2004. Het viel samen met het rookvrij worden van de werkplek en werd voorafgegaan door een accijnsverhoging op tabak. Na afloop van de campagne hadden meer dan 800.000 rokers een stoppoging gedaan (Van den Putte et al., 2005). Hiervan was een jaar later nog bijna 35 procent van het roken af. Al met al daalde het percentage rokers in de samenleving met twee procent (van 30% naar 28%). Aangetoond is dat de campagne effect heeft gehad op stopgedrag, vooral door het bevorderen van interpersoonlijke communicatie over stoppen met roken (Van den Putte et al., 2005).

6.8 Wetgeving

Naast grootschalige stopcampagnes zijn wettelijke maatregelen, en dan vooral prijsverhoging en rookverboden, effectief gebleken om tabaksgebruik terug te dringen (Levy et al., 2004). De overheid (ministerie van VWS) bepaalt de wettelijke maatregelen in samenspraak met de Tweede Kamer en in afstemming met Europees en mondiaal tabaksontmoedigingsbeleid. Nederland heeft bijvoorbeeld in 2002 de 'Warsaw Declaration for a tobacco-free Europe' ondertekend en de door de WHO opgestelde 'Framework Convention on Tobacco Control' geratificeerd. Dit betekent dat Nederland zich verplicht om maatregelen te treffen om het roken te ontmoedigen, waaronder algehele verboden op tabaksreclame en -promotie, het roken op de werkplek en de verkoop van tabak aan minderjarigen. De regelgeving rondom tabak is de laatste decennia in een aantal stappen strenger geworden.

Intermezzo 6.2   De Tabakswet

Nederland kent sinds 1990 een Tabakswet. Hierin staat dat er niet gerookt mag worden in ruimten die bestemd zijn voor gemeenschappelijk gebruik binnen overheidsorganisaties of door de overheid gefinancierde organisaties, zoals gemeentehuizen, bejaardenhuizen, kinderdagverblijven, kazernes, buurthuizen en ziekenhuizen. De overheid probeerde andere beperkingen (bijv. reclame- en verkoopbeperkingen) te realiseren door met de tabaksindustrie afspraken te maken (zelfregulering). Met het aantreden van minister Borst-Eilers in 1994 op het departement van VWS, kreeg tabakspreventie een hogere prioriteit. In 1996 kwam de Nota Tabaksontmoedigingsbeleid tot stand. Hierin werd een wijziging van de Tabakswet aangekondigd. In het debat in de Tweede Kamer werd duidelijk dat het tot dan toe geldende convenant met de industrie over reclamebeperking niet tot de gewenste resultaten had geleid. Op 16 April 2002 werd de gewijzigde Tabakswet door de Eerste Kamer aangenomen.

De gewijzigde Tabakswet bevat de volgende maatregelen:
1. een verbod op tabaksreclame en sponsoring (vanaf 7 november 2002);
2. een verbod op tabaksreclame in kranten en tijdschriften (per 1 januari 2003);
3. een verkoopverbod van tabaksartikelen in overheidsinstellingen (per 1 januari 2003);
4. een verbod op verkoop van tabaksartikelen aan kinderen onder zestien jaar (per 1 januari 2003);
5. een verbod op verkoop van kleine verpakkingen (vanaf 1 januari 2003);
6. een rookverbod in al het personenvervoer, inclusief treinen (vanaf 1 januari 2004);
7. de verplichting van werkgevers ervoor te zorgen dat hun werknemers geen hinder of overlast van roken ondervinden (rookverbod werkplek vanaf 1 januari 2004);
8. een verbod op het gratis verstrekken van tabaksproducten.

Een belangrijk verschil met de oude tabakswet is dat overtredingen worden gevolgd door bestuurlijke boetes. De Voedsel- en Warenautoriteit (VWA) controleert of organisaties zich aan de rookverboden houden. Bij het rookverbod voor de werkplek werd een uitzondering gemaakt voor de horeca. Deze uitzondering is op 1 juli 2008 opgeheven.

Keuzevrijheid, zeker ook als het om leefstijl gaat, wordt in het algemeen in Nederland gezien als een groot goed. Historisch gezien bestaat er in Nederland een grote mate van tolerantie ten aanzien van roken. Die tolerantie is echter afgenomen sinds duidelijk werd dat meeroken niet alleen hinder is, maar vooral bij kwetsbare groepen (kinderen, mensen met luchtwegaandoeningen) werkelijk gezondheidsschade veroorzaakt (paragraaf 6.6.2). Legitimering van de steeds strenger wordende overheidsmaatregelen moet dan ook vooral gezocht worden in het feit dat roken aantoonbare schade toebrengt aan anderen. Daarnaast spelen normatieve overwegingen een rol. De overheid voelt zich verantwoordelijk om kinderen en jongeren te beschermen tegen de verleiding van roken, bijvoorbeeld door een reclameverbod en verhoging van de leeftijdsgrens voor de verkoop van tabaksproducten. Kinderen zijn immers door de groepsdruk, slimme marketingtactieken van de tabaksindustrie en door de verslavende werking van tabak, niet altijd in staat om de effecten van het roken op langere termijn te overzien.

Als we de regelgeving ten aanzien van tabak in Nederland vergelijken met de andere landen van de Europese Unie, valt op dat Nederland niet voorop loopt. De Wereldbank heeft in 2003 op basis van de beschikbare wetenschappelijke literatuur vastgesteld dat de volgende maatregelen effectief zijn om het roken terug te dringen: verhoging van de prijs van sigaretten, rookverboden voor de werkplek en publieke ruimten, voorlichting en campagnes, verboden voor reclame en promotie van tabaksproducten, waarschuwingen op de verpakking van sigaretten, en het bieden van ondersteuning aan rokers die willen stoppen met roken (World Bank, 1999). Binnen de EU wordt periodiek geïnventariseerd welke van deze maatregelen zijn ingevoerd en wordt op basis van deze inventarisatie een rangorde per land bepaald. Van de dertig landen bevond Nederland zich in 2004 op de zevende positie (Joossens, 2004), in 2005 op de tiende positie (Joossens & Raw, 2006) en in 2007 op de (gedeelde) veertiende positie (Joossens & Raw, 2007). In 2007 liep Nederland internationaal gezien achter door een relatief lage consumentenprijs van tabaksproducten, het ontbreken van een financiële vergoeding voor stopondersteuning, het ontbreken van een rookverbod in de horeca en een relatief laag overheidsbudget voor tabaksontmoediging. Ons land besteedde in 2006 ongeveer vijftig cent per hoofd van de bevolking aan tabaksontmoediging, zoals campagnes. Als internationale norm wordt drie euro aangehouden.

6.9 Hulpverlening

De behandeling van andere verslavingen (alcohol, drugs en gokken) vindt voor een groot deel door instellingen voor verslavingszorg plaats. Toch komt maar een klein percentage van de mensen met deze problemen daar terecht. Omdat roken jarenlang niet gezien werd als een verslaving waar mogelijk behandeling voor nodig is, is de ontwikkeling van ondersteuning aan rokers die willen stoppen heel anders verlopen. Deze ondersteuning werd vooral ingezet als preventief middel om ziekten te voorkomen. Dat is de reden dat veel interventies ontwikkeld zijn voor hulpverleners in de algemene gezondheidszorg. Een bekend voorbeeld is de 'minimale interventiestrategie' om patiënten te ondersteunen bij het stoppen met roken. Deze interventie wordt vooral in huisartspraktijken, cardiologie- en longafdelingen van ziekenhuizen en in verloskundepraktijken breed toegepast. Een andere reden waarom de hulpverlening aan rokers grotendeels buiten de verslavingszorg plaatsvindt, is dat sterk is ingezet op ondersteuningsmethoden die centraal aangeboden kunnen worden (schriftelijk, via internet en telefonisch). Dit biedt twee grote voordelen. Ten eerste is er geen sprake van een stigma (je moet naar de verslavingszorg) en wordt, meer dan bij andere verslavingen, door hulpverleners buiten de verslavingszorg onderkend dat zij een rol hebben in het geven van stopadviezen en begeleiden van rokers. Ten tweede is het op deze manier mogelijk gebleken om een aaneensluitend, stepped care en evidence-based preventie- en hulpverleningsaanbod te ontwikkelen, zodat voor alle rokers een passende gedragsmatige methode (eventueel in combinatie met farmacotherapie) beschikbaar is.

Stoppogingen
Al eerder constateerden wij dat de meeste rokers willen stoppen met roken. Ongeveer een kwart van de rokers brengt dit voornemen jaarlijks in de praktijk. Van alle stoppogingen slaagt echter slechts vijf tot zeven procent definitief (Baillie et al., 1995). Een van de oorzaken hiervoor zou kunnen zijn dat rokers nog onvoldoende gebruik maken van effectief bewezen stopmethoden. Stoppogingen die worden ondersteund door een 'hulpmiddel' in combinatie met gedragsmatige (psychologische) ondersteuning zijn twee tot vier keer zo effectief als wilskracht alleen, afhankelijk van de kwaliteit en de intensiteit van de psychologische ondersteuning (Willemsen et al., 2003; Van Wheel et al., 2005). Hoewel dit aantal langzaam stijgende is, gaf in 2006 toch nog 63 procent van de stoppers aan dat ze alleen vertrouwden op de eigen wilskracht (STIVORO, 2006).

Bij rokers die een serieuze stoppoging doen zonder hulpmiddel zien we een snelle terugval. Zoals al opgemerkt, is na een jaar nog slechts vijf tot zeven procent gestopt. We spreken van een effectieve stopmethode als deze het gerekend na een jaar significant en substantieel beter doet dan die vijf tot zeven procent. Daarnaast moet in een vergelijkend experiment (een trial) vastgesteld zijn dat de therapie het beter doet dan een controlebehandeling, het liefst een placebo. Het succespercentage van stoptherapie is in absolute zin niet erg hoog. Dit is goed te begrijpen vanuit de sterk verslavende werking van nicotine en het roken. Welke methode men ook gebruikt, de kans dat men na een jaar weer is teruggevallen zal niet makkelijk onder de tachtig procent uitkomen.

Stopmethoden

Nederlandse rokers hebben toegang tot verschillende effectief bewezen stopmethoden. Het kwaliteitsinstituut voor de gezondheidszorg CBO heeft in 2004 de Richtlijn Behandeling van Tabaksverslaving gepubliceerd (CBO, 2004; Van Wheel, 2005). Deze richtlijn geeft aanbevelingen voor stoppen-met-rokenondersteuning in de dagelijkse praktijk, waarbij de beschikbare effectieve ondersteuning op een rij is gezet. Het gaat om farmacologische ondersteuning (nicotinekauwgom, pleisters, inhaler en zuigtabletten, bupropion en nortriptyline), minimale interventiestrategie door de arts, individuele counseling en telefonische counseling. Individuele counseling kan bijvoorbeeld ook in de vorm van een groepscursus plaatsvinden, zoals de Pakje Kans Training van STIVORO. Recentelijk is nog het middel Varenicline beschikbaar gekomen als effectieve stopmedicatie. Verder gaat ondersteuning via internet een steeds grotere rol spelen. De huisarts heeft bij dit alles een belangrijke rol als adviseur bij het maken van een keuze uit het aanbod van stopmethoden. Indien er medische indicatie is, mogen ook verslavingszorginstellingen hulp verlenen.

Effectiviteit therapievormen

Er is veel onderzoek gedaan naar de effectiviteit van de verschillende therapievormen en dan met name naar farmacotherapie. Opgemerkt moet worden dat vrijwel alle wetenschappelijke trials naar de werkzaamheid van farmacotherapie bij stoppen met roken zijn uitgevoerd in combinatie met intensieve gedragsmatige counseling. Farmacologische methoden doen het eigenlijk alleen goed in combinatie met psychosociale ondersteuning. Begeleiding is alleen al belangrijk met het oog op juist gebruik van de medicatie, de juiste dosering en de kans te vergroten dat men niet voortijdig de kuur staakt. Bij zelfmedicatie is bijvoorbeeld vaak sprake van veel te lage doseringen bij het begin van de kuur, waardoor bijvoorbeeld nicotinevervangers ten onrechte niet lijken te 'werken'. Plasmanicotineconcentraties bereiken gemiddelde pieken van tien tot honderd ng/ml bij rokers, terwijl de concentratie zelden hoger wordt dan vijftien ng/ml bij een gemiddelde kuur van nicotinevervangers (Bittoun, 2006). Een onderzoek liet zien dat als rokers nicotinevervangers zonder tussenkomst van een arts of andere hulpverlener gebruiken om te stoppen met roken, de succeskans na tenminste zes maanden rond de zeven procent uitkomt (Hughes, 2003). Dit is dus niet beter dan de eerdergenoemde 'benchmark'. Farmacotherapie alleen heeft dus weinig effect.

Hoe ziet effectieve gedragsmatige counseling aan rokers eruit? We weten dat het aantal en de intensiteit van de gesprekssessie belangrijk is: het meest effectief is een minimum van vier counselingsessies van ongeveer vijftien minuten, waarvan de eerste plaats vindt vóór de stopdag en de tweede binnen een week na de stopdag (Sutherland, 2003). Er zijn aanwijzingen dat de effectiviteit van een intensieve interventie toeneemt bij een totale contactduur oplopend tot negentig minuten. Daarboven is een aanvullend effect niet aangetoond (CBO, 2005). Verder weten we dat de effectiviteit groter is als het praten wordt gecombineerd met farmacotherapie. Opmerkelijk genoeg is nog weinig bekend over welke gedragsmatige therapie-elementen het meest effectief zijn. Vrijwel alle grote trials naar counseling of gedragsmatige ondersteuning vergeleken een eclectische multicomponentenbenadering met een controlegroep, die meestal een minimale behandeling kreeg (Fiore et al., 1998). Counseling kan op verschillende manieren worden toegepast, zonder verlies van effectiviteit: in een groepsformat, via de telefoon (telefonische hulplijn) of in een face-to-face format (persoonlijke coaches).

De laatste jaren zien we een toename van het gebruik van stopmethoden. Zo'n 30 tot 35 procent van de stoppers gebruikt tegenwoordig een hulpmiddel of -methode. Als men iets zoekt om de stoppoging te vergemakkelijken, kiest men vooral voor farmacotherapie en commerciële alternatieve stopmethoden. In het algemeen kun je zeggen dat rokers de voorkeur geven aan methoden die weinig tijd en investering vergen én aan methoden die een soort magie uitstralen en de verwachting wekken dat je gemakkelijk kunt stoppen. Vooral de methoden die op de commerciële markt worden aangeboden bezitten deze kenmerken. In Nederland zijn de Allen Carr methode, acupunctuur en lasertherapie populair. Helaas is van geen van deze methoden gebleken dat ze het beter doen dan een placebobehandeling.

Referenties

ASH. The safer cigarette: What the tobacco industry could do ... and why it hasn't done it. A survey of 25 years of patents for innovations to reduce toxic and carcinogenic chemicals in tobacco smoke. London: Action on Smoking and Health/Imperial Research Fund; 1999.

Baillie AJ, Mattick RP, Hall W. Quitting smoking: estimation by meta-analysis of the rate of unaided smoking cessation. Austr Journ of Publ Health 1995; 19: 129-31.

Bates C, Connolly GN, Jarvis M. Tobacco additives. Cigarette engineering and nicotine addiction. A survey of the additive technology used by cigarette manufacturers to enhance the appeal and addictive nature of their product. London: ASH/Imperial Research Fund; 1999.

Benowitz NL. Nicotine safety and toxicity. New York: Oxford university press; 1998.

Benowitz NL. Nicotine addiction. Primary Care 1999; 26: 611-31.

Benowitz NL. Nicotine toxicity. In: Ferrence R, Slade J, Room R, Pope M. Nicotine and public health. Am Publ Health assoc 2000; 65-76.

Bittoun R. A Combination Nicotine Replacement Therapy (NRT): Algorithm for Hard-to-Treat Smokers. Journ of Smoking Cess 2006; 1: 3-6.

British Medical Association (BMA). Report on the impact of smoking on sexual, reproductive and child health. 2004.

CBO. Richtlijn behandeling van tabaksverslaving. Alphen aan de Rijn: van Zuiden Communications; 2004.

Crone MR, Reijneveld SA, Willemsen MC, Leerdam FJM van, Spruijt RD, Hira Sing RA. Prevention of smoking in adolescents with lower education: a school based intervention study. Journ of Epide and Comm Health 2003; 57: 675-80.

Dezateux C, Stocks J, Wade AM, Dundas I, Fletcher ME. Airway function at one year: association with premorbid airway function, wheezing, and maternal smoking. Thorax 2001; 56: 680-6.

Dickinson KC, Meyer RE, Kotch J. Maternal smoking and the risk for clubfoot in infants. Birth Defects Research and Clinical Mol Teratol 2007; 42: 58-63.

Feenstra T, Baal P van, Hoogeveen R, Vijgen S, Stolk E, Bemelmans W. Cost effectiveness of interventions to reduce tobacco smoking in The Netherlands. Bilthoven: RIVM. Rapport no. 260601003/2005.

Fiore MC, Bailey WC, Cohen SJ, et al. Treating tobacco use and dependence. Clinical Practice Guideline. Rockville, Md: US Department of Health and Human services. Publ Health Service; 2000.

Flay B. Mass media and smoking cessation: a critical review. Am Journ of Publ Health 1987; 77: 153-80.

Forsyth A, Hastings G, Anderson A. The producer perspective: Potential Strategies for the Marketing of Snus. In: Prins T, Willemsen M, Scholten C, Veen J van der. Oral tobacco: ENSP status report on Oral Tobacco. Brussel: ENSP (Europ Netw on Smok Preven) 2003; 69-85.

Gezondheidsraad. Volksgezondheid door passief roken. Den Haag: Gezondheidsraad; 2003.

Gezondheidsraad. Plan de campagne: Bevordering van gezond gedrag door massamediale voorlichting. Den Haag: Gezondheidsraad; nr.2006/16.

Goldman LK, Glantz SA. Evaluation of antismoking advertising campaigns. JAMA 1998 279: 772-7.

Graham I, Atar D, Borch-Johnson K, Boysen G, Burell G, et al. European guidelines on cardiovascular disease prevention in clinical practice. Eur Journ of Cardiovasc Preven and Rehab 2007; 14(Suppl 2): S1-113.

Gray N. Time to change attitudes to tobacco: product regulation over five years? Addiction 2005 100: 575-6.

Gray N, Kozlowski LT. More on the regulation of tobacco smoke: how we got there and where next. Annals of Oncology 2003; 14: 353-7.

Haustein KOH. Tobacco or Health? Physiological and social damages caused by tobacco smoking. Berlijn: Springer; 2001.

Hughes JR, Shiffman S, Callas P, Zhang J. A meta-analysis of the efficacy of over-the-counter nicotine replacement. Tobacco Control 2003; 12: 21-7.

Jacobs-van der Bruggen MAM, Welte RA, Koopmanschap MA, Jager JC. Aan roken toe te schrijven productiviteitskosten voor Nederlandse werkgevers in 1999. Bilthoven: RIVM; 2002.

Joossens L. Effective tobacco control policies in 28 European Countries. Brussel: ENSP; 2004.

Joossens L, Raw M. The Tobacco Control Scale: A new scale to measure country activity. Tobacco Control 2006; 15: 247-53.

Joossens L, Raw M. Progress in tobacco control in 30 European countries, 2005 - 2007. Presented at the 4th European Conference Tobacco or Health 2007, Basel.

Kessler DA. The control and manipulation of nicotine in cigarettes. Tobacco Control 1994; 3: 362-9.

Kuipers H. Invloed op sportieve prestaties. In: Knol K, Hilvering C, Wagener DJTh, Willemsen MC. Tabaksgebruik: gevolgen en bestrijding. 2003: 193-9.

Lanting CI, Segaar D, Crone MR, Wouwe JP van. Licht dalende prevalentie van roken rondom de zwangerschap. Ned Tijdsch voor Geneesk 2007 151: 2566-9.

Levy DT, Chaloupka F, Gitchell J. The effects of tobacco control policies on smoking rates: a tobacco control scorecard. Journ of Publ Health Manage and Practi 2004, 10: 338-53.

Lopez AD, Collishaw NE, Piha T. A descriptive model of the cigarette epidemic in developed countries. Tobacco Control 1994; 3: 242-7.

Mindell JS, Whynes DK. Cigarette consumption in The Netherlands 1970 -1995. Does policy encourage the use of hand-rolling tobacco? Eur Journ of Publ Health 2000; 10: 214-9.

Mudde AN, Vries H de. The reach and effectiveness of a national mass media-led smoking cessation campaign in the Netherlands. Am Journ of Publ Health 1999; 89: 346-50.

Pankow JF, Tavakoli AD, Luo W, Isabelle LM. Percent free base nicotine in the tobacco smoke particulate matter of selected commercial and reference cigarettes. Chem Research in Toxico 2003;16: 1014-8.

Peto R, Darby S, Deo H, Silcocks P, Whitley E, Doll R. Smoking, smoking cessation, and lung cancer in the UK since 1950: combination of national statistics with two case-control studies. Brit Med Journ 2000;321: 323-9.

Putte SJHM van den, Yzer MC, Berg BM ten, Steevels RMA. Nederland Start met Stoppen/Nederland Gaat Door Met Stoppen: Evaluatie van de STIVORO campagnes rondom de jaarwisseling 2003-2004. Amsterdam: ASCOR (Universiteit van Amsterdam); 2005.

Pieterse ME, Willemsen MC. Ontstaan en voorkomen van rookgedrag bij jongeren. In: Knol K, Hilvering C, Wagener DJTh, Willemsen MC. Tabaksgebruik: gevolgen en bestrijding. Lemna 2005; 283-99.

Ring HZ, Valdes AM, Nishita DM, Prasad S, Jacob P, Tyndale RF, Swan GE, Benowitz NL. Gene-gene interactions between CYP2B6 and CYP2A6 in nicotine metabolism. Pharmacogenetic Genomics 2007; 17: 1007-15.

Sanner T. Health effects associated with snuff use. In: Prins T, Willemsen M, Scholten C, Veen J van der. Oral tobacco: ENSP status report on Oral Tobacco. Brussel: ENSP (Eur Netw on Smok Preven) 2003; 11-35.

Schulze A, Mons U, Edler L, Potschke-Langer M. Lack of sustainable prevention effect of the 'Smoke-Free Class Competition' on German pupils. Preventive Medicine 2006; 42: 33-9.

Schippers GM, Emst AJ van. Zelfcontrole en verslaving. In: Handboek Verslaving. Houten: Bohn Stafleu van Loghum: B4342-1-28; 2000.

Sowden AJ, Arblaster L. Mass media interventions for preventing smoking in Young people. Cochrane Database of Systematic reviews 1998, Issue 4. Art. No.: CD001006.

STIVORO. Roken, de harde feiten: Volwassenen 2006. Den Haag: STIVORO; 2006.

STIVORO. Wij laten rokers niet in de kou staan. Jaarverslag 2006. Den Haag: STIVORO; 2007a.

STIVORO. Roken, de harde feiten: Jeugd 2007. Den Haag: STIVORO; 2007b.

Thomas R, Perera R. School-based programmes for preventing smoking Cochrane Database of Systematic Reviews 2006, Issue 3. art. No.: CD001293. DOI: 10.1002/14651858.

U.S. Depart of Health, Educa and Welfare. Smoking and health. Report of the Advisory Committee in the Surgeon General of the Public Health service. Washington: U.S. PHS Publication No. 1103; 1964.

U.S. Depart of Health, Educa and Welfare. The Health Consequences of Smoking. Supplement to the 1967 Public health Service Review. Washington: U.S; 1968.

U.S. Depart of Health and Hum Serv. The Health Consequences of Smoking. A Report of the Surgeon General. Atlanta GA; 2004.

Vartiainen E, Sukko A, Paavola M, et al. "No Smoking Class" competitions in Finland: their value in delaying the onset of smoking in adolescence. Health Promotion International 1996; 11: 189-92.

Verheugt FMA. Het cardiovasculaire apparaat en de bloedstolling. In Knol K, Hilvering C, Wagener DJTh, Willemsen MC. Tabaksgebruik: gevolgen en bestrijding. Utrecht: Lemma; 2005: 131-41.

Vleeming W, Schenk E, Opperhuizen A. Van tabakszaad naar tabaksrook. In Knol K, Hilvering C, Wagener DJTh, Willemsen MC. Tabaksgebruik: gevolgen en bestrijding. Utrecht: Lemma; 2005: 27-41.

Vries H de. Waarheen en waarvoor: is er toekomst voor gezondheidsbevordering en rookpreventie? Een reactie op de bijdrage van Rutger Engels. Gedrag en Gezondheid 2004; 32: 282-91.

Vries H, Candel M de, Engels R, Mercken L. Challenges to the peer influence paradigm: results for 12-13 year olds from six European countries from the European Smoking Prevention Framework Approach study. Tobacco Control 2006; 15: 83-9.

Wagena EJ. Cigarette Smoking, COPD and Psychological Problems. Academisch proefschrift, Maastricht; 2005.

Wakefield M, Freeman J, Donovan R. Recall and response of smokers and recent quitters to the Australian National Tobacco Campaign. Tobacco Control 2003; 12 (Suppl II): ii15-ii22.

Watson L, Boezen HM, Postma DS. Differences between males and females in the natural history of asthma and COPD. European Respiratory Monographs 2003; 25: 50-73.

Westerik, H, Rijt GAJ van der. De millenniumcampagne 'Stoppen met roken 2000': Evaluatie van een campagne onder Nederlandse rokers. Nijmegen: Katholieke Universiteit Nijmegen; 2001.

Wheel van, Coebergh JWW, Drenthen, T, Schippers GM, Spiegel PI van, Anderson PD, Bladeren FA van, Veenendaal H van. Richtlijn 'behandeling van tabaksverslaving'. Ned Tijdsch voor Geneesk 2005; 149: 17-21.

Wiborg G, Hanewinkel R. Effectiveness of the 'Smoke-free class competition' in delaying the onset of smoking in adolescence. Preventive Medicine 2002; 35:241-9.

Wiehe SE, Garrison MM, Christakis DA, Ebel BE, Rivara FP. A systematic review of school-based smoking prevention trials with long-term follow-up. Journ of Adoles Health 2005; 36: 162-9.

Wiers R. Slaaf van het onbewuste. Amsterdam: Bert Bakker; 2007.

Willemsen MC, Vink J, Boomsma D. Roken en erfelijkheid. Tijdsch voor Gezondheidswet (TSG) 2001; 79: 79-85.

Willemsen MC, Wagena EJ, Schayk CP van. De effectiviteit van stoppen-met-rokenmethoden die in Nederland beschikbaar zijn: een systematische review op basis van Cochrane-gegevens. Ned Tijdsch voor Geneesk 2003; 147: 922-7.

World Bank. Curbing the Epidemic: Governments and the Economics of Tobacco Control. Washington DC: the World Bank; 1999.

Zeiger JS, Beaty TH, Liang KY. Oral clefts, maternal smoking, and TGFA: a meta-analysis of gene-environment interaction. Cleft Palate-Craniofacial Journal 2005; 42: 58-63.

Stimulerende middelen: cocaïne 7

Rob van Meerten

7.1 Geschiedenis

De cocaplant (*Erythroxylon coca*) is een bloeiende struik die onder andere in het Andesgebergte groeit op een hoogte van vijfhonderd tot tweeduizend meter. Centra van de cocaverbouwing zijn Peru, Colombia en Bolivia, maar de plant is overal in de Andes, van Zuid-Chili tot het Caribisch gebied, te vinden. Het gebruik van cocaïne, in het bijzonder het kauwen van cocabladeren, heeft een zeer lange geschiedenis. Een recente archeologische vondst in Ecuador toont aan dat het gebruik van cocaïne al minstens vijfduizend jaar geleden voorkwam.

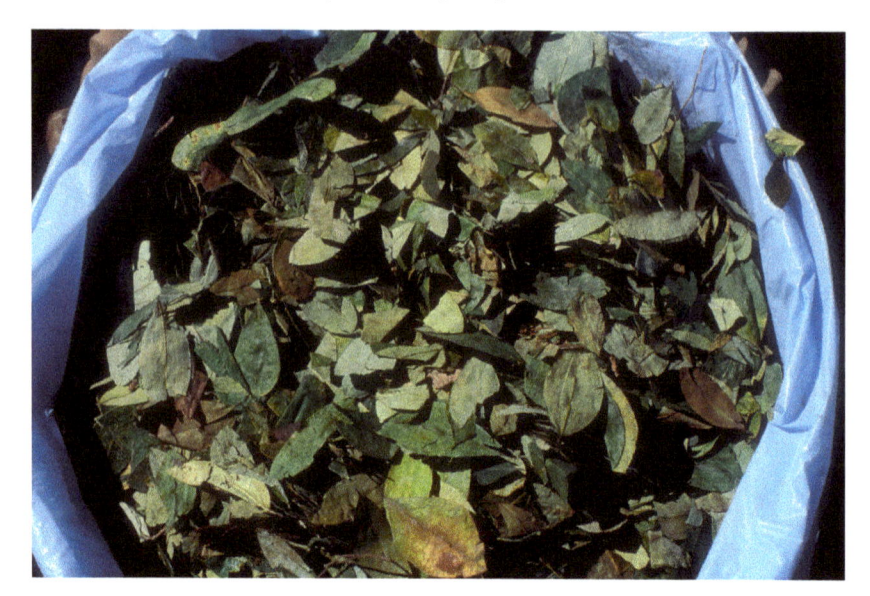

Figuur 7.1 Cocaïnebladeren op een markt in Peru.

Algemeen bekend is dat de cocaplant voor de Inca's heilig was. Minder bekend is dat Philips II van Spanje, tegen de wil van de missionarissen in, decreteerde dat cocagebruik noodzakelijk was voor de indianen in de onderworpen gebieden van Zuid-Amerika. Misschien was hem ter ore gekomen dat de arbeiders onder invloed van cocaïne zonder vermoeidheidsverschijnselen en met weinig voedsel langdurig konden werken. Overigens houdt men tegenwoordig in de tinmijnen van Bolivia voor de indiaanse arbeiders nog steeds cocapauze in plaats van koffiepauze. Hoewel in de zeventiende en achttiende eeuw de cocaplant in West-Europa bekend was en er over de effecten van het kauwen van de bladeren diverse boeken bestonden, is deze wijze van gebruik op dit continent nooit ingeburgerd.

De indianen kauwen dagelijks de gedroogde bladeren tegen de honger en de moeilijke omstandigheden waarin zij leven. Daarnaast worden de bladeren gebruikt als medicijn tegen ziekten. De bladeren bevatten onder andere mineralen als magnesium, barium, koper, zink, ijzer, aluminium, fosfaat en de vitaminen, A, C, E, B2 en thiamine. Verder bevatten de bladeren onder andere proteïnen, vetten, koolhydraten en kalk. De plant wordt ook gebruikt in tandpasta, haar- en huidcrèmes en frisdranken (Hellinga & Plomp, 2005).

Het actieve bestanddeel van cocaïne werd in 1862 door Albert Nieman en Wohler geïsoleerd (Wohler, 1862). Zij schreven dat de door hen ontdekte stof een bittere smaak had en de tong gedurende korte tijd verdoofde.

De ontdekking van het gebruik van cocaïne als lokaal anestheticum moet worden toegeschreven aan de Peruviaanse generaal en chirurg Thomas Morena y Mais. Theodoor Aschenbrant, een Duitse legerarts, was degene die het eetlustremmende effect van cocaïne ontdekte. In 1883 schreef hij dat militairen minder vermoeid raakten en tijdens manoeuvres met minder voedsel toekonden wanneer zij cocaïne kregen. De laatstgenoemde effecten zijn ook bij de indianen goed bekend. Zij kunnen lange marsen door de bergen maken zonder honger of oververmoeidheid. De 'cocade' is een lengtemaat geworden, namelijk de afstand die met een bepaalde dosis cocabladeren kan worden afgelegd (zoals onze boeren vroeger de afstand tussen twee dorpen maten naar het aantal pijpen tabak dat onderweg werd gerookt).

Sigmund Freuds beroemde publicatie *Über coca* verscheen in 1884. Freud, die in die tijd zelf vaak kleine hoeveelheden cocaïne gebruikte, was buitengewoon enthousiast over de effecten van dit middel. Hij noemde verscheidene indicaties, bijvoorbeeld als algemeen versterkend middel bij maagdarmstoornissen, cachexie (slechte algemene lichamelijke toestand door chronische en uitputtende ziekten) en astma en als ontwenningsmiddel bij morfineverslaving. Veel genoegen heeft Freud uiteindelijk niet aan cocaïne beleefd. Een poging zijn vriend Fleischl van een morfineverslaving te genezen mislukte, bovendien kreeg Fleischl een ernstige cocaïnepsychose. Het belang van de lokaal verdovende eigenschappen van cocaïne heeft Freud wellicht onderschat, waardoor Koller (oogarts en leerling van Freud) met de wetenschappelijke eer van deze ontdekking kon gaan strijken. Ten slotte werd Freud in woord en geschrift hevig aangevallen door Erlenmeyer, die hem verweet na alcohol en opiaten 'een derde gesel voor de mensheid te hebben uitgevonden' (Erlenmeyer, 1885).

Eind negentiende, begin twintigste eeuw werd er in de Verenigde Staten, en in mindere mate in Europa, cocaïne gebruikt in de vorm van een alcoholisch extract. Angelo Mariani patenteerde in 1863 'Vin Mariani'. Pemberton introduceerde in de Verenigde Staten in 1886 een extract van cocabladeren en colanoten: Coca Cola. Reeds in 1903 werd cocaïne als bestanddeel in Coca-Cola verboden.

Cocaïne is voor het eerst gesynthetiseerd – op een kunstmatige wijze samengesteld zonder gebruik te maken van de cocaplant – door Willstätter in 1923 (Willstätter et al., 1923).

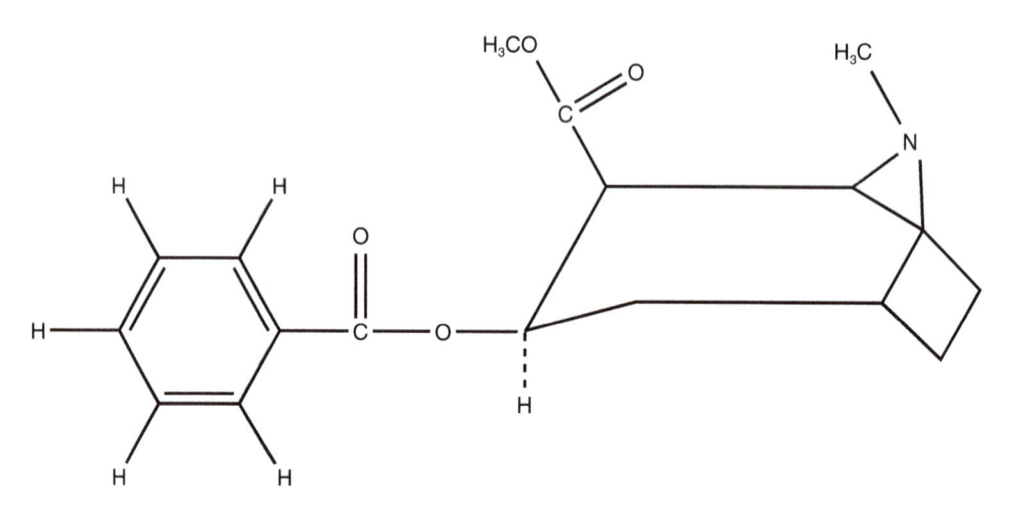

Figuur 7.2 *De ruimtelijke structuur van de cocaïnemolecule is ontdekt door de onderzoekers Von Hardegger en Ott in 1955.*

7.2 Wat is cocaïne?

De belangrijkste leveranciers van cocaïne zijn twee aan elkaar verwante planten: de *Erythroxylon coca* (Boliviaanse cocaplant) en de *Erythroxylon novogranatense* (Columbiaanse cocaplant) (Emboden, 1979). De bladeren bevatten een half tot een procent cocaïne.

Bij de productie van cocaïne wordt uit de cocabladeren een mengsel van diverse stoffen, onder andere cocaïne, geëxtraheerd met kerosine. Na toevoeging van een waterig zuur wordt de cocaïne geëxtraheerd en blijven de bruikbare bestanddelen achter in de kerosine. De zure cocaïneoplossing wordt geneutraliseerd, waarna een ruw product – bazooka, cocaïnebase of cocaïnepasta – verkregen wordt.

Dit betrekkelijk eenvoudig te bereiden en in de landen van herkomst zeer betaalbare product wordt gerookt door de lokale bevolking. Voor de export naar de Verenigde Staten en West-Europa wordt uit cocaïnepasta een 'zout' verkregen. Er wordt daartoe zoutzuur aan de pasta toegevoegd en herhaaldelijk omgekristalliseerd tot het zeer zuivere product cocaïnehydrochloride. Snuifcoke wordt bij gebruik opgesnoven door de neus en kan ook intraveneus gebruikt worden.

Van cocaïnehydrochloride kan weer een 'base' gemaakt worden door toevoeging van bijvoorbeeld natriumcarbonaat of ammonia. Dit gebeurt vooral in Europa en de USA. Dit product wordt gekookte coke (base), crack, free base, zuivere coke, schone coke, bori, rock, of wit genoemd. Crack is eigenlijk onzuivere base met restanten natriumbicarbonaat. Het dankt zijn naam aan het knetterend geluid dat bij verhitting ontstaat. Base wordt gerookt door een pijpje. De glazen basepijp, meestal gevuld met rum, is in onbruik geraakt. De laatste jaren worden eenvoudige basepijpjes gebruikt, bijvoorbeeld van een oude aansteker met een balpenhuls als inhaleerpijpje.

Het effect van het basen van gekookte coke lijkt op spuiten van gewone (snuif)coke: een klap (flash) in de hersenen gelijkend op een sterk orgasme door het hele lichaam. Het crack roken of freebasen is min of meer afgeleid van het roken van cocaïnepasta in Zuid-Amerika. Eigenlijk is er een paradoxale situatie: in de landen van herkomst wordt een goedkoop product, de cocaïnepasta of cocaïnebase door middel van een moeizame chemische procedure tot een zeer zuiver product omgetoverd, geschikt om te snuiven of om te shotten. In Europa en de USA maakt men er door koken met een base weer het (goedkope) rookbare artikel van. Er zijn dus twee verschillende soorten cocaïne. De effecten en risico's van beide soorten zijn heel verschillend.

In 2006 werden door het Drugs Informatie en Monitoring Systeem (DIMS) 630 cocaïne monsters onderzocht op versnijdingsmiddelen. Van de monsters bevatte 94,3 procent ook cocaïne (hydrochloride). De concentratie varieerde van 4 tot 99 procent met een gemiddelde van 53 procent (gewichtsprocenten). Cocaïne wordt de laatste jaren versneden met fenacetine. In 2006 waren 45 procent van de poeders hiermee

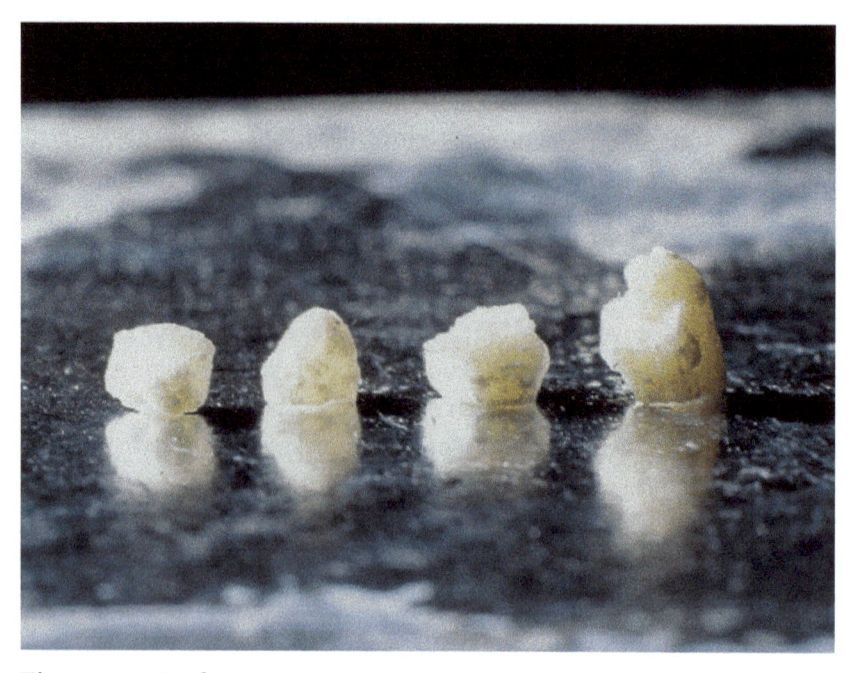

Figuur 7.3 Crack.

versneden. De concentratie varieerde in 2006 van 1 tot 84 procent. Fenacetine is een pijnstiller die uit de handel is genomen vanwege mogelijk kankerverwekkende eigenschappen. Waarschijnlijk zijn de doseringen die gebruikt worden om te versnijden te laag voor schadelijke effecten. Nader onderzoek is gewenst.

Af en toe komt er vervuilde cocaïne op de Nederlandse markt. De cocaïne is dan vermengd met atropine. Atropine kan hallucinaties en hartkloppingen veroorzaken. Ook kan iemand na gebruik het bewustzijn verliezen. In bepaalde gevallen is de stof dodelijk.

7.3 Effecten van cocaïnegebruik

De effecten tussen snuifcocaïne en base verschillen. Dit hangt ook samen met de gebruikswijze. Snuifcocaïne wordt door de neus opgesnoven en komt relatief langzaam in het bloed. Base wordt gerookt en komt al na enkele seconden in het bloed. De effecten zijn zowel lichamelijk als psychisch merkbaar.

Intermezzo 7.1   Ervaringen van cokegebruikers (voordelen)
De voor- en nadelen van cocaïnegebruik door 55 primaire cocaïneverslaafden die hulp zochten (Van Meerten & De Bie, 1996):
Je kunt eindeloos doorgaan met 'stappen', werken, activiteiten.
Je voelt je zelfverzekerder. Je kunt veel beter praten en je hebt het naar je zin.
Je hebt een beter contact met andere mensen.
Je vergeet je problemen. Cocaïne veroorzaakt complete ontspanning en een gevoel van saamhorigheid met andere gebruikers.
Je hebt overal zin in, zo ook in seks. Cocaïne geeft je energie.
Je voelt je overal boven staan en je hebt macht.
Je kunt doordrinken en je blijft toch nuchter. Als je dronken bent, word je nuchter.
Je wordt veel creatiever en kunt bijzonder goed denken.
Je zintuigen worden scherper en gevoeliger.

7.3.1   PSYCHISCHE EFFECTEN VAN COCAÏNE

Cocaïne verhoogt de stemming, het veroorzaakt een zogenaamde euforie. Deze is over het algemeen van korte duur, waardoor de gebruiker verschillende doseringen cocaïne snel achter elkaar neemt, bijvoorbeeld snuivers elk half uur en shotters soms om de paar minuten. De gebruikers worden opgewekt en vrolijk, zij beleven een buitengewone helderheid van het denken. Ze voelen zich gelukkig, krijgen meer energie en voelen zich zelfverzekerd. Moeheid en honger verdwijnt. Lichamelijke en geestelijke prestaties zouden beter kunnen worden verricht. Vaak zijn er erotische fantasieën. Een ervaren gebruiker – Freud – over de psychische effecten:

> *Je merkt dat je zelfcontrole toeneemt en dat je vitaliteit en werklust hebt. Met andere woorden, je bent gewoon normaal en na enige tijd kun je nauwelijks geloven dat je onder invloed van een verdovend middel bent. Langdurige en intensieve mentale of fysieke arbeid wordt zonder een spoor van vermoeidheid uitgevoerd. Dit resultaat wordt bereikt zonder dat een van die onplezierige na-effecten optreedt zoals na vrolijkheid teweeggebracht door alcohol. Er is absoluut geen hunkering meer, na de eerste of zelfs na herhaalde inneming van het middel; integendeel men voelt er veeleer een zeker eigenaardige weerzin tegen.*

Richard Ashley interviewde en observeerde 81 cocaïnegebruikers (Ashley, 1975). De meest voorkomende effecten waren een intens gevoel van welbehagen en gelukzaligheid, stimulering van de seksuele gevoelens en vermogens, en vermindering van vermoeidheid, honger en dorst.

7.3.2 LICHAMELIJKE EFFECTEN VAN COCAÏNE

Cocaïne heeft een aantal effecten op het lichaam:

- *Centrale zenuwstelsel.* Cocaïne prikkelt het centrale zenuwstelsel (de hersenen). Op lichamelijk vlak blijkt dit effect onder andere door de toegenomen energie (Van Wilgenburg, 1997).
- *Blokkade van de prikkelgeleiding door gevoelszenuwen.* Door deze blokkering kan cocaïne gebruikt worden als middel om plaatselijke gevoelloosheid te bewerkstelligen. In de geneeskunde is dit van ontzaglijke betekenis geweest. Plaatselijke verdoving, bijvoorbeeld van het oog, maakte allerlei operaties mogelijk die vóór de ontdekking van deze eigenschap van cocaïne onmogelijk waren. Tot aan vandaag de dag wordt in de geneeskunde, en met name in de oogheelkunde en chirurgie, regelmatig gebruik gemaakt van de lokaal verdovende eigenschappen van cocaïne. Ook bij technische ingrepen aan neus, keel en luchtwegen wordt deze stof toegepast. Wel zijn er in de loop van de jaren allerlei min of meer op cocaïne gelijkende stoffen ontwikkeld, maar hun lokale uitwerking verschilt niet wezenlijk van die van cocaïne. Zulke moderne chemische varianten zijn bijvoorbeeld novocaïne, scandicaïne, xylocaïne en lidocaïne. Het effect van plaatselijke gevoelloosheid is aan alle cocaïnegebruikers bekend: als zij een likje van de door hen gekochte coke nemen, wordt het puntje van de tong of de lip spoedig gevoelloos.
- *Ademhaling.* Bij lage of middelmatige dosis versnelt de ademhaling zonder verdieping. Bij een hoge dosis is er een zeer snelle, oppervlakkige ademhaling.
- *Hart- en vaatstelsel.* Bij hoge doses is er een verhoging van de hartfrequentie en bloeddruk als gevolg van vernauwing van de bloedvaten. Er is sprake van tijdelijke toename van spierkracht en uithoudingsvermogen.
- *Lichaamstemperatuur.* Een lichte stijging van de lichaamstemperatuur.
- *Droge slijmvliezen.* Cocaïne helpt, zij het tijdelijk, bij verkoudheid, neusverstopping en bij ontsteking van de neusbijholten.
- *Stoelgang.* Cocaïne heeft een laxerende werking, de darmbewegingen nemen toe. Door prikkeling van de blaas treedt frequent urineren op (Van Wilgenburg, 1997).

Intermezzo 7.2 Ervaringen van cokegebruikers (nadelen)

Cocaïne kost teveel geld. Het ruïneert je financieel.
- Je gaat er lichamelijk aan kapot en het sloopt je gezondheid.
- Je verliest je vrienden, familie, gezin en partner.
- Na gebruik van cocaïne word je depressief.
- Je wordt paranoïde en dwangmatig.
- Je slaapt niet meer.
- Je bent nog dagen erna agressief, prikkelbaar en opgefokt.
- Cocaïne veroorzaakt een afschuwelijke onverschilligheid.
- Een dag na het gebruik heb je een enorme kater, je voelt je gesloopt en moe.
- Als gevolg van cocaïne word je onbetrouwbaar, ga je liegen.
- Na het gebruik krijg je enorme schuldgevoelens.
- De mensen zien je als een junkie.
- Je wordt enorm agressief.
- Je isoleert jezelf volledig.
- Je wordt stug, koud, egoïstisch en wantrouwend.
- Als je uitgaat en je hebt geen cocaïne, dan heb je het helemaal niet meer naar je zin.
- Door cocaïne word je erg jaloers.
- Je kunt er niet mee stoppen.

7.4 Omvang cocaïnegebruik

De genoemde cijfers zijn gebaseerd op de Nationale Drug Monitor 2006, van het Trimbos-instituut (2007; www.trimbos.nl).

7.4.1 BEVOLKING

In 2005 heeft 0,6 procent van de bevolking tussen de 15 en 64 jaar in het afgelopen jaar nog cocaïne gebruikt. Opvallend is dat het aantal nieuwe gebruikers van cocaïne daalde tussen 2001 en 2005. In absolute getallen telde Nederland in 2005 naar schatting 32.000 actuele cocaïnegebruikers. In de grote steden hebben mensen het vaakst ervaring met cocaïne. Zo heeft ooit 7,6 procent versus 0,7 procent op het platteland gebruikt. De gemiddelde leeftijd tussen 2001 en 2005 steeg van de recente gebruikers. De jaarlijkse aanwas van mensen die voor het eerst cocaïne gebruiken is gedaald van 0,4 procent in 2001 naar 0,1 procent in 2005. Deze cijfers duiden op een dalende populariteit van cocaïne. Nederland zit met het gebruik van cocaïne internationaal gezien in de middenmoot. Maar de verschillen met andere landen zijn klein.

7.4.2 SCHOLIEREN

Onder scholieren lijkt het gebruik van cocaïne ooit of pas nog iets te dalen tussen 1996 en 2003. Onder uitgaande jongeren in Amsterdam daalde het actuele gebruik van cocaïne onder de bezoekers van trendy clubs tussen 1998 en 2003 van 24 naar 14 procent. Onder de cafébezoekers bleef het gebruik tussen 2000 en 2005 echter stabiel. Elders in het land lijkt cocaïne onverminderd populair te zijn, maar varieert per stad. Onder probleem- en zwerfjongeren is er een toename van het gebruik van base.

7.4.3 PROBLEMATISCH GEBRUIK

In vergelijking met de gemiddelde bevolking, komt problematisch cocaïnegebruik veel voor onder dak- en thuislozen en gedetineerden. Onder probleemgebruikers van harddrugs is base de belangrijkste drug. Er zijn drie groepen probleemgebruikers:
1 Gebruikers van opiaten, die bijna allemaal daarnaast ook base gebruiken.
2 Gebruikers van enkel base.
3 Recreatieve gebruikers van snuifcoke waarvan het gebruik is overgegaan in problematisch gebruik.

7.4.4 HULPVRAAG

In 2006 meldden zich 9599 mensen aan met een hulpvraag over cocaïne. Cocaïne is hiermee goed voor ongeveer 13 procent van de totale hulpvraag. Tussen 1994 en 2004 groeide het aantal cliënten met cocaïneproblemen als primair probleem met een factor 4. Vanaf 2004 is er weer sprake van een lichte daling. Van 6 van de 10 cocaïnecliënten (59%) is roken van base de belangrijkste wijze van gebruik en voor 4 van de 10 (40%) snuiven. Slechts 1 procent injecteert de cocaïne. De meeste cocaïnecliënten (72%) hadden ook problemen met een ander middel, met name alcohol en heroïne. Voor 28 procent was cocaïne het enige probleem.
Op basis van therapeutische ervaringen zijn de volgende kenmerken te noemen bij de groepen die snuifcocaïne en base gebruiken (Van Meerten, 1998).

Snuifcocaïne
– Cocaïne is in de 'snelle' kringen (mode, reclame, media, yuppies, kunst) enige tijd trendy geweest. In deze kringen werd cocaïne gepromoot door middel van slogans als *Things go better with coke, Enjoy life with coke*, in de trant van het 'Martiniwereldje' van de reclame. In dergelijke trendgevoelige kringen is een bepaalde vorm van drugge-

bruik vaak voorbijgaand. De meeste mensen uit dergelijke kringen zijn met teveel andere zaken bezig, waarbij het onder invloed zijn van cocaïne op den duur sterk negatief gaat werken. Wel blijven er in deze groep mensen 'aan de cocaïne hangen', op dezelfde manier als ook mensen aan alcohol blijven vastzitten. De laatste tijd is er weer een nieuwe, jongere, groep met veel geld die het wiel opnieuw aan het uitvinden is. Deze groep met veel geld, onder andere in de IT-wereld, gebruikt veel coke.

- In kringen waar veel alcohol wordt gebruikt, wint cocaïne aan populariteit als 'wondermedicijn' tegen dronkenschap: 'je wordt er redelijk nuchter van en je kunt blijven doordrinken'.
- De criminele groeperingen, mensen die over veel geld beschikken en veelal in het nachtleven vertoeven, vinden het gebruik van cocaïne heel acceptabel, in tegenstelling tot het gebruik van heroïne.
- Een groep mensen uit het 'grijze circuit' verdient erg veel geld, meestal 'zwart', en weet zich met dit geld geen raad. In deze kringen is cocaïne ingeslagen als een bom. Het kon niet op. Hard werken, stappen, cocaïne, doorgaan, hard werken, stappen enzovoort. Steeds meer mensen uit deze groep weten niet meer hoe zij nog ooit met cocaïne kunnen stoppen.
- In de uitgaanswereld was er sprake van een nieuwe cokegolf, zoals in de jaren tachtig van de vorige eeuw, vooral buiten de grote steden. In het huidige leven gaat alles sneller en na de xtc-golf wordt coke gebruikt voor meer energie om langer door te kunnen gaan. In deze groepen wordt veel meer gebruikt dan in de jaren tachtig van de vorige eeuw, men heeft net als van alcohol nooit genoeg. De witte motor coke is behoorlijk toegenomen in pk's. De gebruikers zijn nieuwe groepen jonge mensen die niets met de jaren tachtig van de vorige eeuw te maken hebben. In Amsterdam is men bezig opnieuw deze groepen van de nodige informatie op gebied van cokepreventie te voorzien. Het gebruik van cocaïne in de clubs neemt daardoor af, maar niet in de kroegen.
- Waar veel drugs zijn, is cocaïne meer een aanvulling op het bestaande pakket. Cocaïne wordt niet verkocht in 'koffieshops', waar hasj en weed legaal te koop zijn. Maar men kijkt er in deze kringen lang niet meer zo negatief tegenaan als voorheen, wat bij heroïne nog wel het geval is.

Base
- Bij de meeste huisadressen waar heroïne te koop is, is vaak ook gekookte coke verkrijgbaar. Hier ontstaat een vermenging van cliënten.

- Cocaïnedealers staan steeds minder negatief tegenover heroïne, deels omdat zij hebben ontdekt dat heroïne een effectieve demper is bij al te opgefokte cocaïneklanten.
- De groep Antillianen was al veel eerder dan de Nederlanders vertrouwd met zowel de snuifcocaïne als de base. Vanaf begin 1970 speelt deze drug een bescheiden rol op Curaçao en Aruba. Heroïne kende men daar niet. Naarmate de eilanden meer als tussenstation voor de handel gingen fungeren, bleef er ook meer cocaïne hangen. Een steeds grotere hoeveelheid kwam hiervan naar Nederland. Op de eilanden zelf nam het gebruik echter ook in omvang toe. Wat dit betreft is er een aanzienlijk verschil met de Surinaamse groep in Nederland, die vanaf het begin van de jaren zeventig van de vorige eeuw veel meer gericht was op heroïne. Bij deze groep deed de cocaïne pas veel later zijn intrede, met name na de staatsgreep door de militairen in Suriname.
- Hoe cocaïne bij mensen afkomstig uit het gebied rond de Middellandse Zee een rol is gaan spelen, is vooralsnog niet geheel duidelijk. De indruk bestaat dat de drug hier een statusverhogende functie heeft gehad. De Marokkaanse groep in de grotere steden verzorgt vaak de tussenhandel, bijvoorbeeld de drugrunners in Rotterdam.
- De heroïnerokers die hun heroïne vanaf folie roken, roken voornamelijk base met een basepijpje en bij velen is de base de eerste drug geworden. Was deze groep eerst redelijk stabiel door de methadonprogramma's, zodra er base bijkwam ging het met velen bergafwaarts. Er is geen stoppen aan als de gebruiker eenmaal base rookt, met alle nadelige gevolgen van dien: verlies van woning, schulden, criminaliteit en ernstige gezondheidsproblemen.
- De groep heroïnespuiters is in Nederland altijd klein geweest. Toch raakt deze groep behoorlijk ontregeld door het spuiten van snuifcoke. Stoppen is heel moeilijk, vaak alleen door nog meer heroïne te nemen als demper.
- Er ontstond een nieuwe groep van enkel crackrokers die moeilijk te bereiken is voor de hulpverlening. Deze groep is vaak in de grote steden te vinden. Sommigen in deze groep lopen het gevaar aan heroïne verslaafd te raken, omdat ze ontdekt hebben dat heroïne een goede demper is als ze te opgefokt zijn.
- In de prostitutiewereld wordt coke al veel langere tijd gebruikt. In de betere seksclubs is vaak snuifcoke onder de tafel te koop. In de raamprostitutie wordt vaak snuifcoke gebruikt om de lange werkuren door te komen. Straatprostituees zitten vaak aan de crack, met alle risico's van dien. Er worden veel risico's genomen door

onveilige seks te bedrijven en regelmatig komen klanten via de gebruikende prostituee voor het eerst in aanraking met crack. Door de coke wordt de seks ook vaak harder en extremer.
- In de mannenprostitutie bestaan dezelfde tendensen.

7.5 Opname en afbraak van cocaïne

De gebruikswijze van cocaïne bepaalt de hoogte van de concentratie in het bloed en de snelheid waarmee cocaïne het centraal zenuwstelsel bereikt. Kauwen van de cocaïnebladeren gaat het langzaamst, pas na een tot twee uur is de hoogste cocaïneconcentratie in het bloed bereikt. Snuifcoke wordt door het neusslijmvlies langzaam in het bloed opgenomen en komt na drie minuten in de hersenen aan. Spuiten in de bloedbaan gaat sneller, de coke komt binnen veertien seconden met een klap in de hersenen aan. Base bereikt de hersenen binnen acht seconden.
De duur van de werking is eveneens heel verschillend:
- snuiven vijftien tot dertig minuten;
- spuiten een tot twee minuten;
- roken twintig seconden.

Na het passeren van de lever wordt cocaïne betrekkelijk snel omgezet in het niet-actieve benzoylecgonine en enkele andere producten. Het wordt ten dele direct uitgescheiden via de nieren. Na een tot twee uur is van de aanvankelijke aanwezige cocaïne nog maar de helft in het lichaam over. Bij hoge plasmaconcentraties (bijv. bij overdoses of als een condoom met cocaïne scheurt in de maag van een smokkelaar) kan de lever de grote hoeveelheid niet zo snel verwerken en moet met een veel langere halfwaardetijd rekening gehouden worden.

In de hersenen zijn voornamelijk dopamine en noradrenaline betrokken bij de werking van cocaïne en in mindere mate serotonine (Van Wilgenburg, 1996). Dopamine is belangrijk voor het intern beloningssysteem. Noradrenaline regelt het vecht- en vluchtgedrag.
Cocaïne bindt aan de dopaminetransporter en neemt de plaats in van dopamine. Normaal gesproken zorgt de dopaminetransporter ervoor dat dopamine uit de synaps weer wordt teruggebracht naar de hersencel. Door de binding van cocaïne aan de transporter kan dopamine niet meer teruggepompt worden in de cel en zal zich ophopen in de synaps. Cocaïne is dus een dopamineheropnameremmer. Er komt meer dopamine in de synaps en er bindt meer dopamine aan de dopaminereceptoren. Hierdoor worden bepaalde gedeelten van de hersenen

(waaronder het beloningscircuit) sterk geactiveerd, wat de typische cocaïne-effecten veroorzaakt.

Cocaïne zal ook, maar in mindere mate, een vergelijkbare werking uitoefenen op het noradrenaline- en serotoninesysteem. Door blokkering van de noradrenalinetransporter komt er meer noradrenaline in de synaps. Dit zorgt voor de lichamelijk stimulerende effecten van cocaïne (energie, verhoogde bloeddruk en hartslag, zweten, verwijde pupillen).

Cocaïnegebruikers kunnen cocaïne van enkele keren tot enkele jaren gebruiken voordat zij verslaafd raken. Op een zeker moment echter wordt het gebruik bij een hoog percentage van hen compulsief en wordt het moeilijker om te stoppen. Bij slechts vijftien procent van de mensen die ooit gebruikten treedt er uiteindelijk afhankelijkheid op (Den Brink, 2006).

Herhaald gebruik van cocaïne verandert het gebruikerspatroon. Recente ontdekkingen tonen aan dat langdurig gebruik van cocaïne veranderingen in de hersenen teweegbrengt die de gevoeligheid voor cocaïne vergroten. De veranderingen in de hersenen vinden alleen plaats na langdurig gebruik, soms pas na jaren. Als het echter eenmaal een feit is, wordt de zucht naar cocaïne veel sterker en leidt dat tot compulsief gebruik. De overgevoeligheid blijft zestig dagen bestaan na het laatste gebruik van cocaïne (Siegel, 1984). Dit is belangrijke informatie in verband met de risico's van terugval. Dergelijke wetenschappelijke bevindingen maken het mogelijk de cocaïneverslaving beter te begrijpen. Het helpt eveneens veranderingen te begrijpen in de wijze van gebruik optredend na een zekere periode van misbruik van de drug, en de verschijnselen van zucht (craving). Zij openen ook wegen om medicijnen te ontdekken die op de neurotransmitterreceptoren werken om de werking van cocaïne te voorkomen.

7.6 Gevolgen van cocaïnegebruik

7.6.1 LICHAMELIJKE COMPLICATIES

De risico's die voor snuifcocaïne gelden, gelden in verhevigde mate voor base en het spuiten van cocaïne.

Neusslijmvlies

Door het snuiven van cocaïne trekken de bloedvaten in de neus samen, de cellen krijgen onvoldoende bloed en er ontstaan ontstekingen in het slijmvlies. Door de ontsteking gaat het neusslijmvlies extra slijm produceren. De gebruiker krijgt een loopneus. Ontstoken neusslijmvlies kan ook erg pijnlijk zijn. Als de cocaïne in de voorhoofdsholte komt, kan het daar verstoppingen en hoofdpijn veroorzaken. Op den duur kunnen cokesnuivers hun reukvermogen verliezen.

Oververmoeidheid/gewichtsverlies
Cocaïne onderdrukt vermoeidheid en slaap. Een gebruiker weet van geen ophouden en gaat over zijn grenzen. Oververmoeidheid en uitputting is het gevolg. Ook kan gewichtsverlies optreden.

Hartenb loedvatenstelsel
Cocaïne vernauwt de bloedvaten, verhoogt de bloeddruk en versnelt de hartslag. Door de vernauwing van de bloedvaten krijgt het hart minder zuurstof. Tegelijkertijd moet het hart een grotere inspanning leveren. Dit betekent een extra belasting voor het hart met als mogelijk gevolg:
– *hartritmestoornissen*: variërend van het te snel kloppen (sinustachycardy) tot snelle onregelmatige samentrekking van de hartkamers (kamerfibrilleren) waardoor de pompfunctie van het hart stil komt te liggen en een gebruiker kan overlijden;
– *hartinfarct*: kan optreden doordat de hartspier onvoldoende zuurstof krijgt, door vaatspasmen van de kransslagader (kransslagader voorziet het hart van zuurstofrijk bloed) of door bloedstolsels. Cocaïne vernauwt de bloedvaten waardoor het bloed langzamer stroomt, bloedcellen aan elkaar kunnen gaan plakken en zo een bloedstolsel (trombus) vormen. Hierdoor kan een bloedvat zich afsluiten. Het risico wordt groter naarmate de gebruiker ouder wordt en bloedvaten door aderverkalking al aangetast zijn;
– *cardiomyopathie*: abnormale verdikking van de hartspier waardoor het hart aan pompfunctie verliest;
– *hoge bloeddruk*: dit is slecht voor de vaatwanden, ze kunnen beschadigen waardoor vetten zich makkelijker kunnen afzetten. Cocaïne kan zo bijdragen tot aderverkalking;
– *hersenbloeding*: door bloeddrukverhoging kunnen epileptische toevallen en hersenbloedingen optreden.

Overdosis
Cocaïne kan dodelijk zijn bij doseringen van 20 tot 1000 milligram. Een orale dosis van 500 milligram kan evengoed als een intraveneuze dosis van 750 of 800 milligram dodelijke gevolgen hebben. Individuele gevoeligheid verschilt (House, 1990; www.emedicine.com).
Een overdosis laat een versnelde versie zien van de klassieke fysiologische en psychologische reacties op cocaïnegebruik. De euforie maakt plaats voor prikkelbaarheid, delirium, tremors en convulsies met het

karakter van een temporaal insult. Een eventueel overlijden is meestal het gevolg van cardiovasculaire complicaties of respiratoire insufficiëntie. Vreemd genoeg komt het vaak voor dat chronische gebruikers de kenmerken van overdosering vertonen, terwijl ze niet meer dan de gebruikelijke dosis nemen. In dergelijke gevallen reageren de hersenen om de een of andere reden anders. Het slachtoffer kan zich gedurende ongeveer een uur na toediening van de cocaïne prima voelen of juist dysfoor en vervolgens een grand-mal-insult krijgen en sterven. Dit verschijnsel staat bekend als 'omgekeerde tolerantie'. Het wordt wellicht veroorzaakt door de herhaalde, onder de drempel blijvende, elektrische prikkeling van het limbische systeem waarmee chronisch cocaïnegebruik gepaard gaat.

Een overdosis cocaïne is nauwelijks behandelbaar en wordt weinig gezien, omdat het beloop in de zin van overlijden normaal is. Een overdosis vereist onmiddellijk behandeling, gericht op het verminderen van de prikkeling van het centrale zenuwstelsel en de ondersteuning van alle orgaanstelsels. De hypertensie en tachycardie reageren nog wel eens goed op propranolol (Inderal), terwijl naloxon (Narcan) kan worden gegeven om de werking van eventuele andere middelen die de patiënt heeft ingenomen tegen te gaan. Voor het neutraliseren van een overdosis cocaïne bestaat geen geneesmiddel. Toediening van vocht is belangrijk. De gebruikers hebben soms dagenlang gebruikt zonder te eten en te drinken en kunnen dus ernstig uitgedroogd zijn. Nog een mogelijk symptoom van een cocaïne-intoxicatie is een verhoogde lichaamstemperatuur. Koorts dient bij druggebruikers altijd zeer ernstig genomen te worden, vanwege het gevaar van een ziektekiemen bevattende infectie. Bij een voorheen gezonde, jonge volwassene kunnen hoofdpijn, insulten, pijn op de borst, zweertjes in de neus, een chronisch pijnlijk ontstoken keel, chronische hoest, gewichtsvermindering, slapeloosheid, neerslachtigheid en/of paranoia op cocaïnegebruik wijzen.
De psychiatrische aandoeningen worden behandeld met de daartoe aangewezen medicatie.

Zwangerschap
Proefdierenonderzoek heeft uitgewezen dat langdurig cocaïnegebruik nadelige effecten heeft op de kwaliteit van spermacellen. Het aantal goede spermacellen neemt af, waardoor de kans op een goede bevruchting met vijftig procent afneemt. Het is niet bekend of cocaïne bij mensen invloed uitoefent op de kwaliteit van de spermacellen. Er

treedt in ieder geval geen vermindering op van de beweeglijkheid en levensvatbaarheid van de spermacellen.

Proefdierenonderzoek heeft ook uitgewezen dat cocaïne nadelige gevolgen kan hebben voor de eicellen. Het verstoort de rijping van de eicel. Hierdoor kan de eicel zich, na bevruchting, niet ontwikkelen tot een gezond kind.

Cocaïne leidt tot verhoging van de bloeddruk bij moeder en kind (foetus). De bloedvaten van een foetus zijn heel erg gevoelig en dun. Snelle verschuivingen in bloeddruk kunnen ernstige consequenties hebben voor zowel moeder als kind. Een spontane bloeddrukverhoging in de foetus kan een hersenbloeding veroorzaken voordat het kind is geboren. Het samentrekken van bloedvaten leidt ook tot een afname van de bloed- en zuurstofaanvoer naar de placenta en de foetus. Een slechte bloed- en zuurstofaanvoer heeft invloed op de groei en ontwikkeling van de foetus. Verder kan cocaïne de ontwikkeling van het zenuwstelsel negatief beïnvloeden.

Er is een verhoogde kans op vroegtijdige geboorte, groeiachterstand en hersenbeschadiging. Het kind overlijdt hierbij vaak in de baarmoeder door de groeiachterstand of door een *solutio placenta* (prenataal loslaten van de placenta van de baarmoederwand). Dit overleeft het kind niet en zal in de baarmoeder overlijden.

Kinderen die tijdens de zwangerschap blootgesteld zijn aan cocaïne hebben na de bevalling vaak last van neurologische verschijnselen. Dit kenmerkt zich door:
- extreme beweeglijkheid;
- verhoogde ademhaling;
- hyperactiviteit;
- soms 'trekkingen' (convulsies);
- trillerigheid;
- onvermogen om met de omgeving interactie aan te gaan;
- snelle geïrriteerdheid;
- bij huilen moeilijk te troosten.

De kinderen worden altijd een tijd ter observatie in het ziekenhuis gehouden in verband met eventuele complicaties. In de moedermelk heeft cocaïne dezelfde effecten op het kind als op de moeder, waardoor ademhalingsproblemen, stemmingslabiliteit, diarree, braken en convulsies kunnen voorkomen.

Combinaties met andere drugs
Er zijn tal van cocaïnegebruikers die deze drug incidenteel tot zich nemen. Meestal zonder problematische gevolgen. Vaak is er bij snui-

ven de combinatie met alcohol. De gebruiker kan redelijk veel drinken en toch het gevoel hebben dat hij er nog bij is. De combinatie alcohol en cocaïne zorgt voor de vorming van een nieuwe stof coca-ethyleen. Coke en coca-ethyleen zorgen voor een extra belasting van het hart en komen bij deze combinaties meer geweld in gedachten en gedrag voor (Den Brink, 2006). Veel geregelde cannabis- en xtc-gebruikers nemen, als het er is en als ze het kunnen betalen, zo nu en dan coke om langer door te kunnen gaan. Veel cocaïnegebruikers roken heel veel sigaretten tijdens hun gebruik. Zowel cocaïne als nicotine werken in op de dopamine in de hersenen.

Bij heroïnegebruikers die hun heroïne chinezen (roken vanaf aluminiumfolie) is base geregeld de eerste drug geworden.

Bij heroïnespuiters wordt heroïne en coke (zout) in één shot vermengd ('speedball') en in de ader gespoten. Volgens kenners is dit het neusje van de zalm, zoals uit het volgende fragment mag blijken.

> *Ik hield een lucifer onder de lepel totdat de morfine was opgelost. Cocaïne verhit je nooit. Ik voegde een beetje cocaïne toe op de punt van een mes en zag de cocaïne direct oplossen, als sneeuw die met water in contact komt. Ik bond een versleten das om mijn arm. Mijn ademhaling ging sneller van opwinding en mijn handen trilden. "Kan jij voor me spuiten, Ike?" Ouwe Ike tastte met een vinger voorzichtig langs de ader – de spuit rustend tussen duim en vingers. Ike was goed. Ik voelde de naald nauwelijks in de ader glijden. Donkerrood bloed spoot in de spuit. "Oké," zei hij, "laat het maar gaan." Ik maakte de das los en de spuit zoog leeg in mijn ader. De cocaïne trof mijn hoofd, een plezierige duizeligheid en spanning terwijl de morfine zich in ontspannende golven door mijn lichaam verspreidde. "Was het goed?" vroeg Ike glimlachend. "Als God iets beters gemaakt heeft, dan heeft Hij het voor zichzelf gehouden", antwoordde ik.*
>
> Bron: Burroughs (1953), Junkie

Specifieke risico's bij spuiten en basen

Spuiters van cocaïne hebben kans op:
– spuitabcessen;
– schade aan de aderen;
– hiv-besmetting;
– hepatitis A, B of C;
– een ontstoken hartklep door niet steriel te spuiten.

Basegebruikers hebben kans op:
- keelontsteking;
- chronische, productieve hoest met bruin tot zwart sputum;
- longstuwing;
- longbeschadigingen die op den duur onherstelbaar kunnen zijn;
- loopvoeten door dagen en nachten door blijven lopen op slechte, soms natte schoenen en onverzorgde voeten (ontstoken door bacteriën en schimmels, soms etterende en bloedende pijnlijke wonden) (Boekhout van Solinge, 2001);
- brandwonden in het gelaat door hete cocaïnedampen.

7.6.2 PSYCHOPATHOLOGISCHE SYNDROMEN BIJ COCAÏNEGEBRUIK

Ten aanzien van het cocaïnegebruik kent men het eufore syndroom (de gewenste effecten) en bij langdurig gebruik, of gebruik in hoge doseringen, het dysfore syndroom dat kan overgaan in een hallucinose, psychose of depressie. De cocaïnedysforie wordt gekenmerkt door een sombere stemming, gepaard gaande met angst en achterdocht. De gebruikers zijn prikkelbaar en klagen dikwijls over concentratiestoornissen. Tevens bestaan anorexia en impotentie. Zij huilen veel, zijn extreem moe en uiten soms suïcidale gedachten. Tijdens een dergelijke dysforie ziet men vaak de neiging ontstaan tot dwangmatig cocaïnegebruik om er weer bovenop te komen. (Van den Berg, 1984.)

- De *cocaïnedepressie* lijkt op een vitale, endogene depressie, gepaard gaande met een sombere angstige stemming, het ontbreken van enig levensperspectief, volledige desinteresse en apathie. De lijders zijn extreem moe en futloos, ze slapen en eten niet meer, hebben een onvermogen tot huilen en zijn vaak suïcidaal. Dagschommelingen komen hierbij voor, maar zijn moeilijk te traceren omdat de wisseling van stemming ook het gevolg kan zijn van een nieuwe dosis cocaïne.
- Typisch is de *cocaïnehallucinose* die gepaard gaat met overwegend tactiele, maar ook visuele hallucinaties. De tactiele hallucinaties (gevoel alsof er op of in de huid insecten zitten) kunnen aanleiding geven tot parasietenwaan. Van de visuele hallucinaties wordt meestal het splintertjes- of kristalletjes-zien vermeld. Sommige chronische cocaïnegebruikers verwijderen de vloerbedekking of breken de planken uit de vloer, omdat zij overal kristalletjes cocaïne menen te zien. Reuk-, smaak- en gehoorhallucinaties kunnen eveneens voorkomen, maar zijn minder opvallend.
- De *cocaïnepsychose* kan sprekend lijken op een acute paranoïde schizofrene psychose, met als verschil dat er in de regel een zeker besef

bestaat dat cocaïne de oorzaak van de toestand is. Achtervolgingswanen zijn algemeen, de wanen kunnen soms een uitermate bizar karakter hebben, hoewel ze meestal vluchtig zijn. Hevige agressieve ontladingen jegens de vermeende belagers kunnen optreden. Een bijzondere vorm van cocaïnepsychose is de jaloersheidwaan of echtelijke ontrouwwaan, niet te onderscheiden van het gelijknamige beeld bij chronische alcoholisten. (Van den Berg, 1984.)

7.7 Afhankelijkheid

Volgens de DSM-IV (zie hoofdstuk 1) is de gebruiker afhankelijk wanneer hij drie of meer van onderstaande symptomen vertoont (APA, 1995):
1 Tolerantie ofwel de behoefte aan meer cocaïne.
2 Het optreden van onthoudingsverschijnselen.
3 Meer gebruiken dan het plan was.
4 Willen minderen maar niet kunnen.
5 Vermindering van hobby's, sociale activiteiten en werk.
6 Voortdurend gebruik, ondanks dat de gebruiker weet dat het schade oplevert.
7 Met gebruik gaat veel tijd verloren, zowel aan het gebruik zelf als aan het bijkomen van het gebruik.

Over een eventuele ontwikkeling van tolerantie bij regelmatig cocaïnegebruik zijn de meningen verdeeld. Volgens Snijders (1986) neemt de gebruiker op den duur het honderdvoudige van de oorspronkelijke dosis met hetzelfde effect. Siegel (1984) stelt dat voor de euforie geen tolerantie ontstaat, echter wel voor de activerende effecten. Een door hem onderzochte groep gebruikers bleek na een periode van vier jaar gemiddeld tweemaal zoveel te snuiven als in het begin.
Veel andere onderzoekers neigen ertoe aan te nemen dat de tolerantie voor de eufore effecten bij herhaaldelijk gebruik toeneemt.

De abstinentieverschijnselen zijn waarschijnlijk licht of ontbreken (Hendriks, 2007). Jaffe vermeldde in 1975 dat bij staken na langdurig gebruik bepaalde EEG-veranderingen kunnen ontstaan, evenals verandering in het slaap-waakritme. Siegel (1984) beschreef een ongeveer vier dagen durend onthoudingssyndroom, gekenmerkt door somberheid, oververmoeidheid, gestoorde slaap en honger. Veel gebruikers hebben last van depressieve stemmingen als zij stoppen. Zij slapen of niet of juist teveel. Ook de eetlust is sterk toegenomen of verdwenen. Verder hebben zij nergens meer plezier in en is hun lustbeleving verminderd. Sommigen hebben last van doodsgedachten en enkelen kunnen suïcidaal zijn. Dit duurt vaak van enkele dagen tot enkele weken. Alle auteurs zijn het erover eens dat cocaïne sterk verslavend werkt, waarbij verslaving wordt gezien als een psychische afhankelijkheid. Vrijwel alle gebruikers geven aan dat cocaïne 'zo lekker' is en dat je er beslist niet van kunt afblijven als je er nog iets van in huis hebt. Zelfs bij uitsluitend 'sociale' cocaïnegebruikers komt het soms voor dat zij zich op hun werk ziek melden om door te kunnen gaan met het gebruik ervan tot hun voorraadje op is.

7.8 Maatschappelijke gevolgen

In het verkeer kan cocaïnegebruik mensen overmoedig maken met als gevolg een agressieve rijstijl. Hierover zijn geen cijfers, de politie zal zich eerder richten op het alcoholgebruik (dat vaak samengaat met cocaïnegebruik). Enkele jaren geleden hadden zowel het politiecorps in Utrecht als in Groningen veel last van het overmatige geweld dat zij moesten gebruiken bij het arresteren van verdachten onder invloed van cocaïne.
Volgens het Letsel Informatie Systeem (LIS) van Stichting Consument en Veiligheid (zie ook trimbos.nl) kwamen in 2005 2900 gebruikers op de eerste hulpafdelingen van ziekenhuizen voor hulp na een ongeval, geweld of zelfmutilatie gerelateerd aan drugsgebruik. Hiervan had 35 procent cocaïne gebruikt. In 2005 zijn er in ziekenhuizen 101 mensen opgenomen vanwege cocaïnemisbruik of afhankelijkheid. Bij nog eens 547 gevallen is cocaïneafhankelijkheid of misbruik als nevendiagnose gesteld. De klachten waarmee mensen zich aanmelden waren:
- letsel door ongevallen;
- ziekten van ademhalingswegen;
- vergiftigingen;
- ziekten van hart en vaatstelsel;
- psychosen;
- misbruik van andere drugs.

In 2005 waren er 23 sterfgevallen met cocaïne als primaire doodsoorzaak.
Behalve de hierboven genoemde kosten, zijn er kosten voor:
- hulpverlening;
- justitie;
- gevangeniswezen;
- verwervingscriminaliteit;

- de onderwereld die haar indirecte kosten verhaalt op de bovenwereld (dit is moeilijk scherp te krijgen, bijv. geen belasting betalen, geld witwassen, infiltratie in de bovenwereld);
- de wetenschap om oplossingen te zoeken voor het probleem.

> **Intermezzo 7.3 Hoeveel geld gaat er om in de cocaïnehandel?**
> Stel een gebruiker neemt een halve gram cocaïne per week.
> Volgens de schattingen zijn er 32.000 cocaïnegebruikers in Nederland.
> De kosten van een gram cocaïne zijn ongeveer 50 euro.
> 32.000 × 1 = 32.000 × 50 = 1.600.000 euro per week.
> 52 × 1.600.000 = 83.200.000 euro per jaar.
> 83.200.000 : 2 = 41.600.000 euro per jaar voor een halve gram cocaïne per week voor 32.000 gebruikers.
> Er werd in 2004 in Nederland 12.000 kilo door de politie gevonden.
> Op de prijs van cocaïne had dit totaal geen invloed.
> In straatwaarde uitgedrukt is dit 12.000 × 1000 = 12.000.000 gram × 50 = 600.000.000 euro.

Nederland wordt altijd gezien als een belangrijke doorvoerhaven. In de praktijk valt dit wel mee (zie tabel 7.1). De kosten die gemaakt worden om deze kilo's boven water te krijgen zijn onbekend (www.emcdda.org).

Tabel 7.1 Gevonden kilogrammen drugs in 2004.

Land	Kilogram
België	3.522
Duitsland	969
Spanje	33.135
Frankrijk	4.484
Italië	3.539
Portugal	7.423
Engeland	6.858
Nederland	12.000

7.9 Behandeling van cocaïneverslaving

De behandeling van mensen met een cocaïneverslaving heeft vaak te maken met de gebruikerswijze.

7.9.1 SNUIVERS

Snuivers zijn vaak goed ambulant te behandelen met motiverende gesprekstechnieken om de cliënt te motiveren meer controle te krijgen over zijn impulsen tot gebruik. Soms is er detoxificatie nodig, zeker als er een combinatie is met heftig alcoholgebruik. Vervolgens is er een scala aan behandelmogelijkheden:
- terugvalpreventie, leren om terugval te voorkomen;
- cognitieve gedragstherapie om gedachten te leren te beïnvloeden, vooral irreële gedachten die het gebruik in stand houden;
- leefstijltrainingen gericht op het veranderen van risicovolle gedragingen.
- Community Reinforcement Approach, een in Nederland nieuwe behandeling die probeert de verslavingslevensstijl te veranderen in een gezonde, niet verslaafde levensstijl. De focus ligt op het dagelijks functioneren in de omgeving. Cliënten worden voor hun goede gedrag beloond met tegoedbonnen voor nuttige zaken, bijvoorbeeld kleding, eten en onderdak;
- systeembehandeling, waarbij partner, ouders en/of kinderen bij de behandeling worden betrokken om de verslaafde weer in een normaal patroon te krijgen en om zaken uit het verleden op te lossen.

7.9.2 GEBRUIKERS VAN BASE EN SPUITERS

Bij gebruikers van base en spuiters is het veel moeilijker om blijvend tot abstinentie te komen. De verslavingsernst is vaak groter dan bij de snuivers. Meestal is opname in een detoxificatiekliniek de eerste stap. Met behulp van medicatie wordt het ontgiften van cocaïne in gang gezet. Hierna wordt er aan de hand van de mogelijkheden van de cliënt gekozen voor een vervolgbehandeling. Dit kan in een kliniek of dagbehandeling. De technieken die hierbij gebruikt worden zijn van een klassiek hiërarchisch model (TG) tot behandeling op cognitief gedragstherapeutische basis.

De laatste jaren valt in Nederland op dat detoxificatie van cocaïne in klinieken in het buitenland wordt gedaan, zoals in Londen, Schotland of zelfs in Zuid-Afrika. De nabehandeling is in Nederland volgens het Minnesotamodel, een model gebaseerd op twaalf stappen en vergelijkbaar met de AA-aanpak (Anonieme Alcoholisten, in groepsgesprekken steunen de leden elkaar om niet meer te drinken volgens bepaalde stappen).

Vooral bij de gebruikers van base en spuiters is er vaak sprake van dubbele diagnostiek. Dat wil zeggen dat er naast de verslaving psychiatrische stoornissen te zien zijn, bijvoorbeeld:
- persoonlijkheidsstoornissen, zoals de borderline, antisociale, paranoïde, schizoïde, ontwijkende, afhankelijke, obsessief-compulsieve;
- angsten;
- trauma's;
- stemmingsstoornissen.

De behandeling richt zich op zowel de verslaving als op de psychiatrische aandoening. Voor de meeste psychiatrische aandoeningen zijn tegenwoordig redelijke medicijnen zonder al teveel bijwerkingen.
Er zijn verschillende medicamenten getest met het doel abstinentie teweeg te brengen of om terugval te voorkomen door de zucht te verminderen. Tot nu toe springt geen medicijn eruit (EELDA). Het antidepressivum desipramine (een noradrenaline heropnameremmer) schijnt positieve effecten te hebben bij depressieve mensen met cocaïnemisbruik. Bij de ontwikkeling van nieuwe geneesmiddelen ligt de focus op middelen die binden aan (een specifiek subtype van) de dopaminereceptor. Momenteel worden er klinische trials uitgevoerd met dergelijke moleculen (Meyer & Quenzer, 2005).
Gedeeltelijk werkt disulfiram in combinatie met cognitieve gedragstherapie. Verder zijn er onderzoeken gedaan naar medicamenten voor 'harm reduction'. Dit zijn stimulantia agonisten zoals methylfenidaat, dexamfetamine, modafinil en cocaïne. Deze substitutiebehandeling lijkt effect te hebben, maar er is nog veel onderzoek nodig. Vaccinatie tegen de werking van cocaïne is misschien in de toekomst een optie, maar staat nog in de kinderschoenen (Hendriks, 2007).
Daarnaast zijn er wetenschappelijk onderzochte behandelmethoden voor de psychiatrische aandoeningen.
Bij gebruikers die niet abstinent kunnen blijven moeten de lichamelijke gevolgen zo goed mogelijk opgevangen en behandeld worden, ook om verdere verspreiding van hiv en Hepatitis A, B en C te voorkomen. 'Harm reduction' is voor deze groep van groot belang (Kools & Van Aalderen, 2005; Wittenberg, 2005; NHS 2002).

Referenties

American Psychiatric Association (APA). Diagnostische Criteria van de DSM-IV. Swets & Zeitlinger bv.; 1995.
Berg PC Van Den. Depressief syndroom ten gevolge van cocaïnegebruik, TADP 1984,10/3:133-5.
Boekhout van Solinge T. Op de pof. Cocaïnegebruik en gezondheid op straat. Stichting Mainline; 2001.
Brink W den. Hoe schadelijk zijn softdrugs? Justitiële verkenningen 2006; 32: 72-8.
Burroughs W. Junkie. U.S: Ace Books; 1953.
Cocaïne - de antwoorden, 7e druk. Trimbos-instituut; 2001.
Emboden WA. Narcotic plants. Revised and enlarged. Second edition. New York: Mac-Millan Publishing Co; 1979.
Erlenmeyer A. Über die Wirkung des Cocaln bei der Morphiumentziehung. Centralblatt für Nervenheilkunde, Psychiatrie und gerichtliche Psychopathologie 1885: 8/13: 289-99.
Hellinga G, Plomp H. Uit je bol, 9e druk. Wikipedia, de vrije encyclopedie; 2008.
Hendriks V. Behandeling van cocaïneverslaving: Stand van zaken. Amsterdam: PARC; 2007.
House MARN. (Vert: Seunke WH.) Am J Nurseg 1990; 90/4: 41-5.
Jaffe JH. Cocaine addiction - Behavioral pattern of drug use. 1975.
Kools JP, Aalderen H van. Hit Health. Determine and strenghten existing control strategies to reduce drug demand and drug related harm. Stichting Mainline: 2005.
Meerten R van. Een ambulante behandelwijze bij cocaïneverslaafden. In: Handboek verslaving 1989; B4330.
Meerten R van, Bie E de. Gecracked door de coke. Stichting Intraval/ NeVIV; 1996.
Meyer JS, Quenzer LF. Psychopharmacology. Drugs, the brain and behaviour. Sinauer Associates, USA; 2005.
National Health Service (NHS). National Treatment Agency for Substance Misuse. Commissioning cocaïne/crack treatment. 2002.
Pennings EJ, Lecesse AP, Wolff FA. Addiction 2002; 7: 773-83.
Richard A. Cocaine: It's History, Uses and Effects. New York: Sint Martin's Press; 1975.
Siegel RK. Changing patters of cocaine use: longitudinal observations, consequences and treatment. (NIDA Research Monograph 50). Washington DC: 1984.
Snijders SH. Psychofarmaca, Hersenen onder invloed? Wetenschappelijke bibliotheek deel 15; 1986.
Wilgenburg H van. De werking van cocaïne. Universiteit van Amsterdam/Academisch Medisch Centrum; 1996.
Wilgenburg H van. Cocaïne: farmacologische effecten en schadelijke werking van cocaine en cocaïne-HCL. In: Handboek verslaving 1997; E 3170: 1-18.
Willstätter R. Wolfes O. Mader H. Synthese des naturlichen Cocaines. Ann Chem. Justus Liebig; 1923.
Wittenberg S. Niet uit het veld te slaan. Bereiken van basecokegebruikers op straat. Stichting Mainline; 2005.
Wohler F. Forsetzung der Untersuchungen uber Coca und das Cocain. Ann Chem. Justus Liebig 1862.

Websites

EELDA Evidence-Based Electronic Library for Drugs and Addiction.

emcdda.org EMCDDA Eur Monitor Centre for Drugs and Drug Addiction.
emedicine.com/EMERG/topic102.htm
en.eelda.org
jellinek.nl/drugsvoorlichting.
trimbos.nl

8 Stimulerende middelen: amfetamine

Henk van Wilgenburg

8.1 Geschiedenis

Amfetamine, en het nauw verwante methamfetamine, zijn synthetische psychoactieve verbindingen die gerekend worden tot de stimulerende middelen met potentieel verslavende werking. Amfetamine en methamfetamine staan sinds 1976 op lijst 1 van de Opiumwet. Op deze lijst staan harddrugs met een onaanvaardbaar risico voor de gezondheid. Produceren, verhandelen en bezitten van harddrugs is strafbaar. Voordat het zover was gekomen had amfetamine al een bewogen geschiedenis achter de rug als geneesmiddel en als middel voor recreatief gebruik.

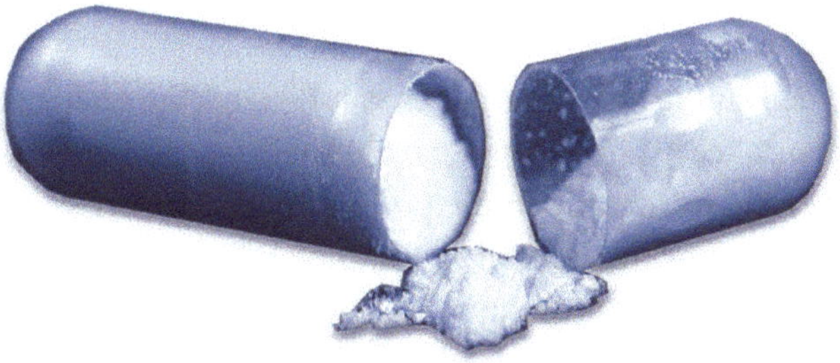

Figuur 8.1 *Capsule met amfetaminen.*

Eeuw van de chemie

De negentiende eeuw was de eeuw van de chemie. Nadat morfine geïsoleerd was uit opium en cocaïne uit de cocabladeren, lukte het tegen het einde van deze eeuw, in 1885, efedrine te synthetiseren. De stimulerende stof efedrine komt van nature voor in Ma-Huang (*Ephedra vulgaris*), een plant uit de Chinese volksgeneeskunde. Kort daarop werd amfetamine als puur chemisch middel in Berlijn gesynthetiseerd door de Roemeense chemicus Lazar Edeleanu. Hierna volgden snel nog meer chemisch gesynthetiseerde fenethylaminen, de klasse van chemische stoffen waartoe ook amfetamine behoort, zoals methylamfetamine gesynthetiseerd door de Japanner Ogata in 1919.

Medische toepassing

In 1910 en ontdekten Engelse fysiologen de structuurovereenkomst van amfetamine met het hormoon adrenaline. Het duurde echter tot 1927 voordat amfetamine voor het eerst medisch werd toegepast als bloeddrukverhogend middel. In de dertiger jaren van de vorige eeuw was men op zoek naar een middel tegen astma. Het was bekend dat adrenaline, intraveneus toegediend, een astma-aanval kan couperen. Adrenaline kan echter niet oraal worden ingenomen en heeft bovendien vele ernstige bijwerkingen, onder andere op hart en bloedvaten. Op zoek naar een alternatief, isoleerde men in de dertiger jaren van de vorige eeuw efedrine voor dit doel uit de Chinese plant Ma Huang. Inhalatie van efedrine geeft verwijding van de bronchiën, maar de grondstof Ma Huang is maar in beperkte mate voorradig. Chemici, op zoek naar verwante stoffen, kwamen amfetamine tegen als een stof die qua structuur en eigenschappen overeenkwam met efedrine. Spoedig kwam amfetamine onder de merknaam Benzedrine als legaal middel om de luchtwegen te verwijden in de vrije verkoop op de markt.

Recreatieve en andere doeleinden

In 1937 werd een studie naar de effecten van Benzedrine op het menselijk denken gepubliceerd. Men vond dat alertheid was toegenomen en dat slaap uitgesteld werd. Studenten, politici, criminelen en anderen hadden dit ook al gauw in de gaten en toonden belangstelling om Benzedrine ('speed') voor meer recreatieve doeleinden te gebruiken. Hiertoe behoorden ook bekende persoonlijkheden zoals Adolf Hitler, die vijf keer per dag een speedinjectie kreeg, en later ook John Kennedy, die speed gebruikte om vermoeidheid te onderdrukken. Eind jaren dertig van de vorige verklaarde de American Medical Association dat amfetamine geschikt was voor een groot aantal uiteenlopende kwalen. Tegen 1946 had de farmaceutische industrie al licenties voor 39 verschillende medische toepassingen, waaronder narcolepsie (aanvallen van slaapzucht), gevallen van aandachtstekortstoornis met hyperactiviteit (*attention deficit hyperactivity disorder*, of ADHD), de ziekte van Parkinson, impotentie, depressie, schizofrenie en nicotineverslaving. Ernstige bijwerkingen werden volgens de industrie niet waargenomen. In de Tweede Wereldoorlog maakte amfetamine geschiedenis omdat soldaten amfetamine meekregen in hun survival kit. Massaal werd het gebruikt tegen vermoeidheid en uitputting. Fabrieksarbeiders ontvingen amfetamine om werkmotivatie en productie te bevorderen. Na de oorlog werden grote hoeveelheden gedumpt op de wereldmarkt en, omdat amfetamine in veel landen zonder recept verkrijgbaar was, begonnen begin vijftiger jaren van de vorige eeuw ook de problemen.

Verslaving

In Japan gebruikten in de jaren na de Tweede Wereldoorlog meer dan twee miljoen jongvolwassenen amfetamine. In Europa was amfetamineverslaving eind jaren vijftig van de vorige eeuw vooral een groot probleem. Toen het moeilijker werd om eraan te komen, ontstonden er illegale laboratoria waar vooral amfetamine werd gemaakt. Nederland was zelfs een exportland naar Zweden.

Hoewel een land als Zweden al in het begin van de jaren vijftig van de vorige eeuw de negatieve aspecten van amfetamine onderkende en amfetamine tot verboden middel verklaarde, heeft het tot 1976 geduurd eer amfetamine en verwante stoffen in Nederland onder de opiumwet vielen. Op recept is amfetamine in sommige landen nog verkrijgbaar als middel tegen narcolepsie en voor de behandeling van ADHD. Voor de laatste toepassing wordt tegenwoordig de voorkeur gegeven aan een ander verwant stimulerend middel: methylfenidaat (Ritalin, Concerta). De amfetaminen zijn als preparaat niet meer in Nederland op de markt. Wel wordt amfetamine als apotheekbereiding soms nog voorgeschreven.

Hoewel illegaal, zijn amfetaminen nog steeds populaire middelen. Ze zijn een goedkoop alternatief voor cocaïne en kunnen als 'upper' ook prima gecombineerd worden met 'downers', opiaten en andere sederende middelen.

8.2   Wat is amfetamine? Soorten amfetaminen

8.2.1   CHEMIE AMFETAMINEN

Amfetaminen zijn chemisch bereide stoffen met een stimulerende werking. Stoffen die hetzelfde effect hebben als speed zitten ook in planten als khat (khata Edulis) en ephedra. Zo bevat de ephedraplant een procent efedrine en de khatplant cathinone en cathine. Ook mescaline, voorkomend in de Peyotecactus, heeft een structuur die nauw verwant is aan amfetamine. De variatie op de structuur zorgt ervoor dat mescaline vooral hallucinogeen werkt, terwijl bij amfetamine de stimulerende werking overheerst. Chemisch lijkt amfetamine ook sterk op het hormoon adrenaline en op de neurotransmitters nor-adrenaline en dopamine.

Bij gebruik als drug gaat het in Nederland vooral om de stof amfetamine. Preciezer gezegd gaat het om amfetaminesulfaat ofwel amfetamine in zoutvorm, waardoor het als poeder of als pil aangeboden kan worden.

Zonder sulfaat is het geen poeder maar een olieachtige substantie, er is dan sprake van amfetaminebase. Dit komt niet voor op de Nederlandse drugsmarkt. Kortheidshalve zal in de tekst verder gesproken worden over amfetamine, daar waar amfetaminesulfaat bedoeld wordt.

Rechts- en linksdraaiende amfetamine

Amfetamine kan rechts- en linksdraaiend zijn. Rechtsdraaiende amfetamine past als het ware beter op de receptoren in de hersenen dan linksdraaiende amfetamine. De rechtsdraaiende amfetamine is dan ook sterker dan de linksdraaiende amfetamine. Amfetamine (dex- of d-amfetamine) is rechtsdraaiende amfetamine en levo-amfetamine (l-amfetamine) is linksdraaiende amfetamine. De merknaam voor het mengsel van rechtsdraaiende en linksdraaiende amfetamine is benzedrine. Dexedrine bevat uitsluitend de rechtsdraaiende amfetamine. De amfetamine die in Nederland aangeboden wordt is altijd een combinatie van rechtsdraaiende en linksdraaiende amfetamine. Op de markt komt amfetamine voornamelijk als speed voor en is dan meestal versneden met cafeïne.

Methamfetamine

Een andere vorm van amfetamine is methamfetamine. Methamfetamine (meth) komt vrijwel niet voor in Nederland. Methamfetamine lost beter op in vet dan amfetamine en passeert daardoor makkelijker de bloed-hersenbarrière. Uit het vetdepot komt methamfetamine weer langzaam vrij, waardoor het ook langer werkt dan amfetamine (tot wel 24 uur).

Gebruik

Hoewel de verschillende vormen van amfetaminen, d- en l-amfetamine, dexamfetamine en methamfetamine farmacologisch niet wezen-

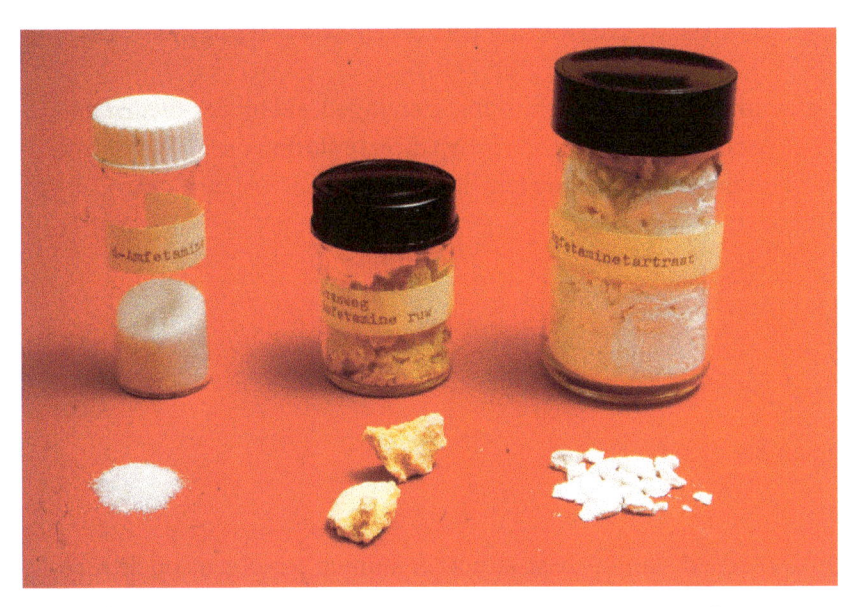

Figuur 8.2 *Ruw amfetamine (midden) en de zoutvormen van amfetamine: amfetaminesulfaat (links) en amfetaminetartraat (rechts).*

lijk van elkaar verschillen, zijn er wel voorkeuren bij de verschillende manieren van gebruik. Dexamfetamine is oraal ingenomen effectiever dan het mengsel van d- en l-amfetamine. Belangrijk gegeven is dat methamfetamine ook gerookt kan worden. Hierdoor zijn de effecten heftiger dan bij gewone amfetamine.

Ook methamfetamine kan links- en rechtsdraaiend zijn. Meestal koop je een mengsel van links en rechtsdraaiende methamfetamine. Methamfetaminesulfaat, of kortheidshalve methamfetamine, ziet er in kristallijnenvorm prachtig wit uit en heet daarom in de scene 'crystal' en samengeperst 'ice'. In tegenstelling tot wat vaak gedacht wordt geeft de kristallijnenvorm echter geen garantie voor zuiverheid en vaak bevinden er zich nog stoffen in die van het productieproces afkomstig zijn. De rechtsdraaiende methamfetamine, onder de merknaam Pervitine, wordt in praktisch zuivere vorm geproduceerd in de Tsjechische Republiek. Een andere populaire vorm is yaba. Yaba is een Thais woord en betekent zoveel als 'crazy drug'. Yaba wordt in de vorm van pilletjes en tabletten, die er uitzien als snoepjes, op de markt gebracht en bevatten 25-35 milligram methamfetamine en 45-65 milligram cafeïne.

Uitgaande van simpele grondstoffen zijn amfetaminen en amfetamineachtige stoffen zonder al teveel moeite in laboratoria te maken. Ook xtc is een amfetamineachtige stof (zie verder hoofdstuk 9).

8.2.2 CHEMISCHE STRUCTUREN VAN AMFETAMINEN EN VERWANTE STOFFEN

Amfetaminen worden chemisch gezien ingedeeld bij de fenethylaminen. Fenethylaminen zijn een groep diverse stoffen die als basisstructuur fenethylamine hebben (zie figuur 8.3).

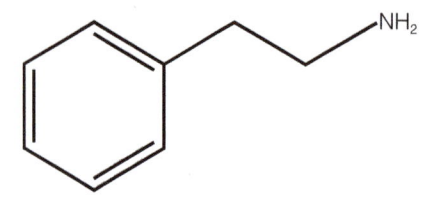

Figuur 8.3 Fenethylamine.

Op deze fenethylamine basisstructuur kunnen vervolgens op de ring of op de keten extra atomen of atoomgroepen geplaatst worden, waardoor men een heel diverse groep krijgt van gesubstitueerde fenethylaminen. Figuur 8.4 toont de mogelijke substitutieplaatsen.

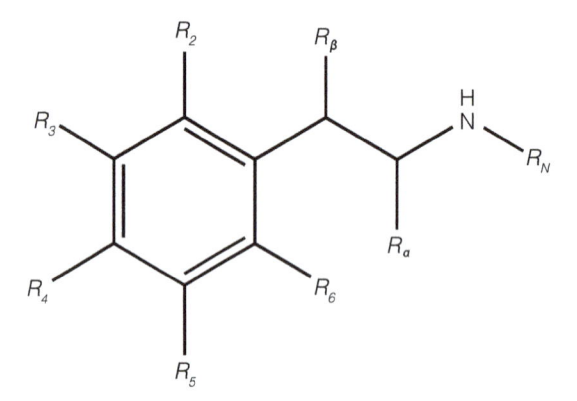

Figuur 8.4 Mogelijke substitutieplaatsen van fenethylamine.

Verschillende neurotransmitters behoren tot de fenethylaminen (dopamine, adrenaline, noradrenaline), maar ook plantaardige stimulerende stoffen zoals efedrine, cathionine en plantaardige hallucinogene stoffen zoals mescaline uit de Peyotecactus (figuur 8.5 t/m 8.10). Een bijzondere subgroep vormen de amfetaminen. Dat zijn fenethylaminen met op de R-alfaplaats op de keten een extra methylgroep (CH_3). Ook in deze amfetaminegroep kunnen er weer variaties aangebracht worden. De bekendste is een extra methylgroep aan het stikstofatoom: methylamfetamine (figuur 8.11) of methamfetamine (figuur 8.12).

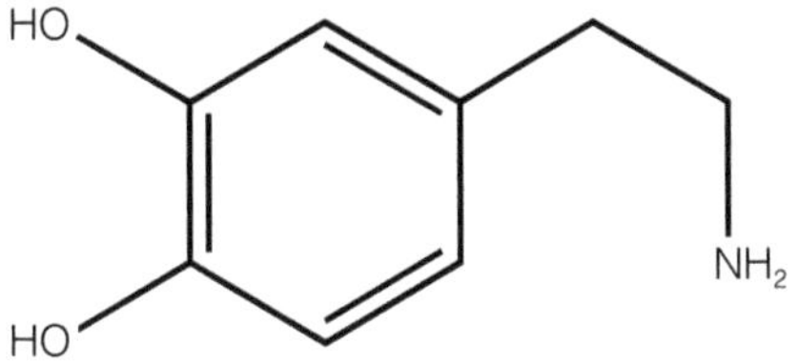

Figuur 8.5 Dopamine.

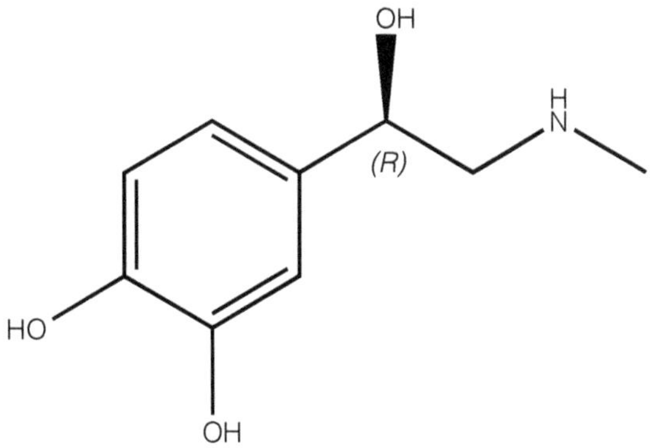

Figuur 8.6 Adrenaline.

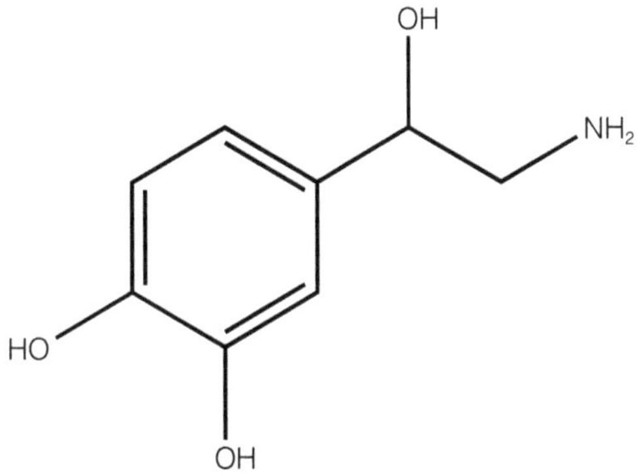

Figuur 8.7 Noradrenaline.

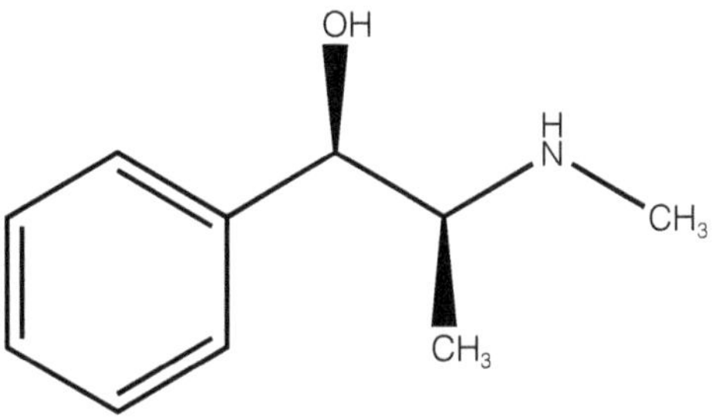

Figuur 8.8 Efedrine.

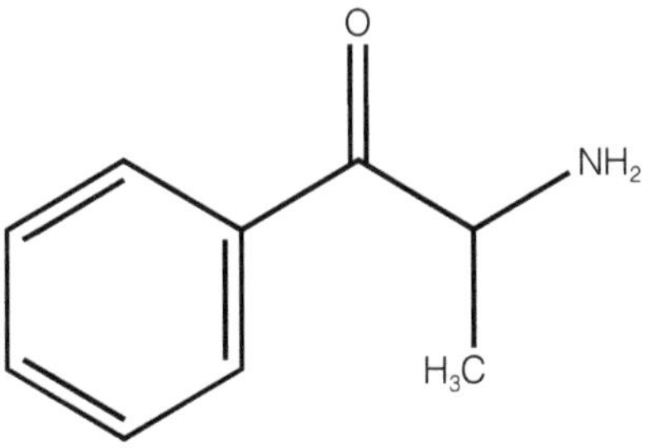

Figuur 8.9 Cathionine.

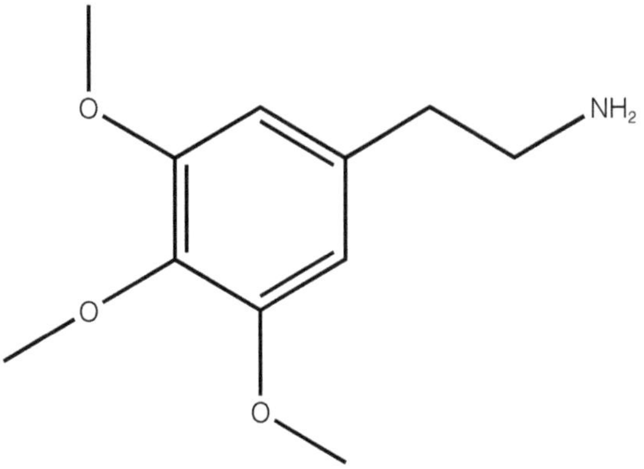

Figuur 8.10 Mescaline.

Een extra methyleendioxygroep aan de ringstructuur geeft aanleiding tot respectievelijk MDA (figuur 8.13) en MDMA, ofwel xtc (figuur 8.14), stoffen met een entactogene werking (zie hoofdstuk 9).

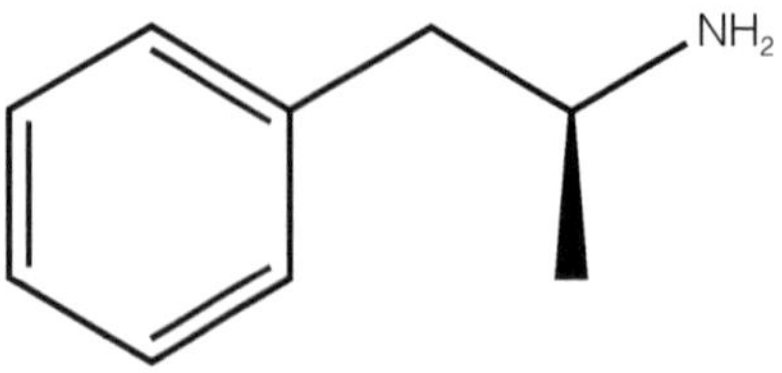

Figuur 8.11 Amfetamine.

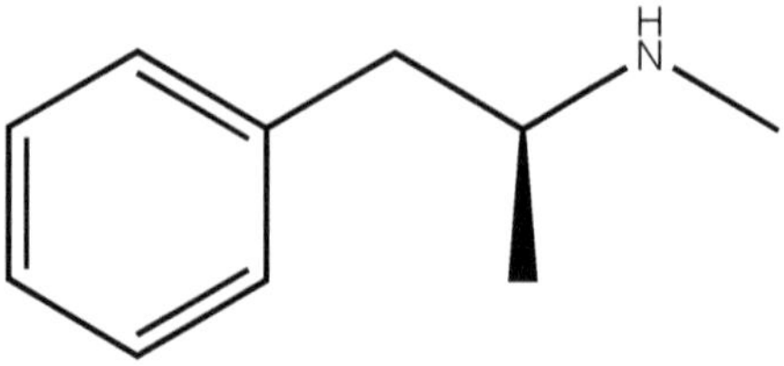

Figuur 8.12 Methamfetamine.

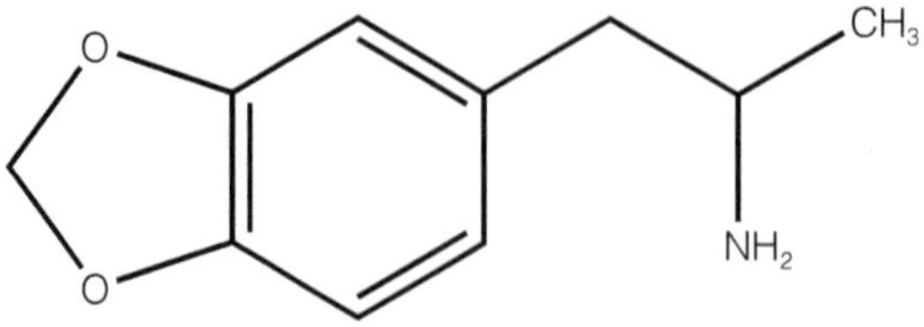

Figuur 8.13 MDA.

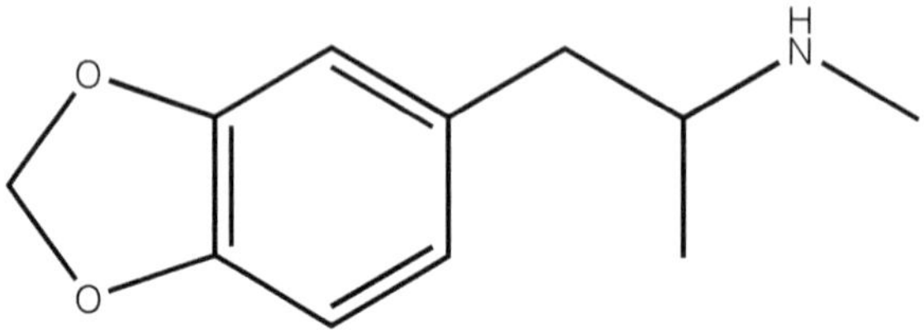

Figuur 8.14 MDMA.

Andere variaties op de amfetaminebasisstructuur kunnen aanleiding geven tot stoffen met een hallucinogene werking zoals DOB (2,5-dimethoxy-4-bromoamfetamine, figuur 8.15), DOM (methyldimethoxyamfetamine, figuur 8.16) en MTA (4-methylthioamfetamine, figuur 8.17).

Andere hallucinogene designerdrugs zoals 2C-B zijn geen amfetamine afgeleiden (want er zit geen CH_3-groep op de R-alfaplaats op de keten), maar behoren wel tot de klasse van de fenethylaminen (figuur 8.18).

Methylfenidaat (Ritalin/Concerta) en 4-methylaminorex (Euphoria) hebben wel amfetamineachtige eigenschappen, maar behoren chemisch gezien niet tot de fenethylaminen (al zijn er wel structuurgelijkenissen) (figuur 8.19 en 8.20).

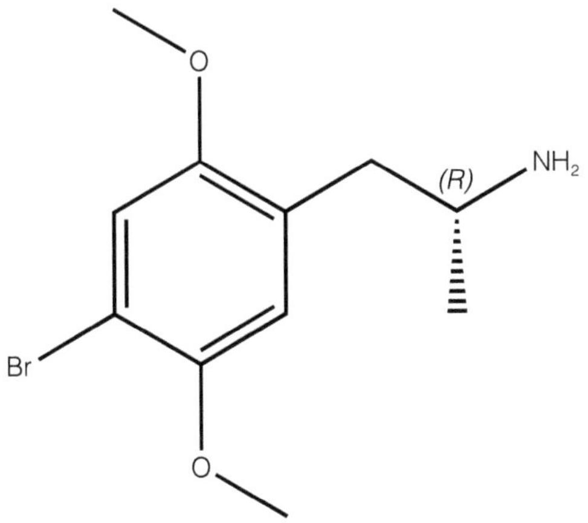

Figuur 8.15 DOB.

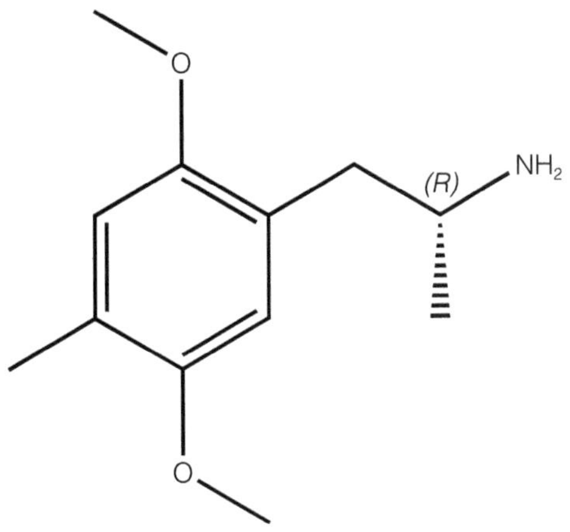

Figuur 8.16 DOM.

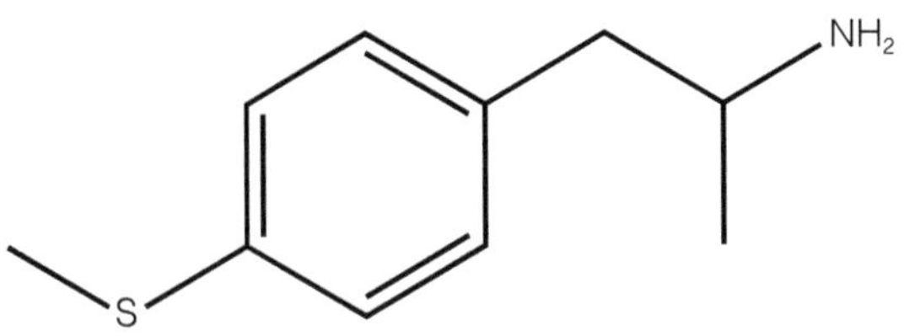

Figuur 8.17 MTA.

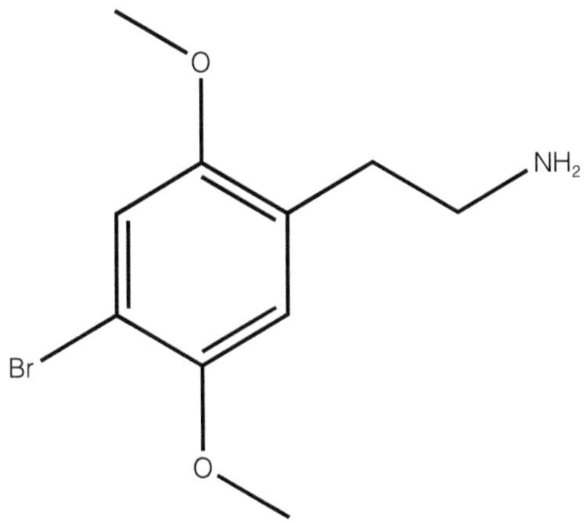

Figuur 8.18 2C-B.

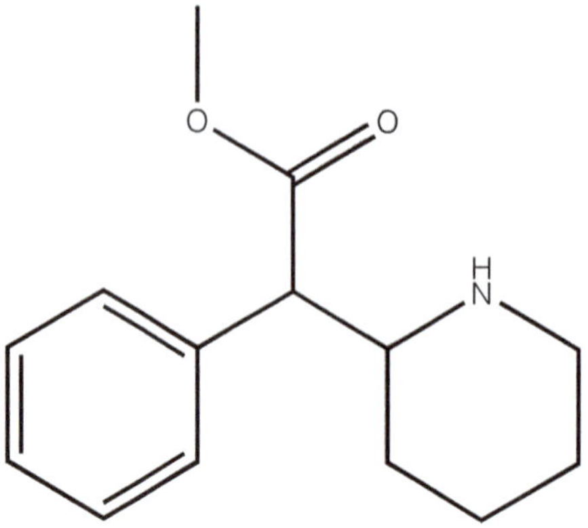

Figuur 8.19 Methylfenidaat.

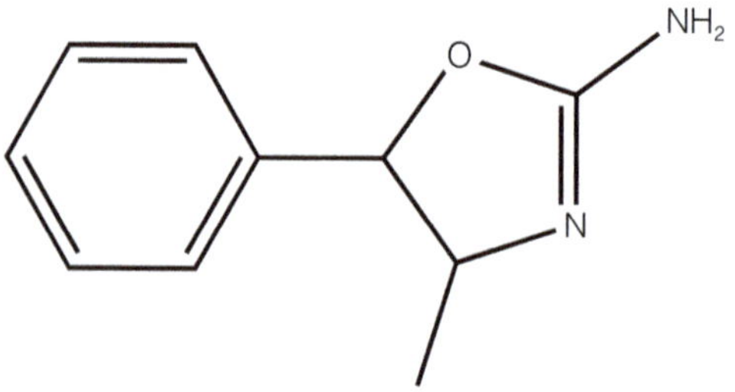

Figuur 8.20 4-Methylaminorex.

8.2.3 GEBRUIK AMFETAMINEN

Voor medische indicaties zijn er nauwelijks meer toepassingen voor amfetamine, omdat betere, minder risicovolle middelen hiervoor in de plaats zijn gekomen. Op recept is amfetamine, wanneer andere middelen niet het gewenste resultaat leveren, nog verkrijgbaar als middel tegen narcolepsie en voor de behandeling van ADHD. Voor de laatste toepassing wordt tegenwoordig de voorkeur gegeven aan methylfenidaat (Ritalin, Concerta).

Amfetamine uit het legale medische circuit zijn de Benzedrinetabletten met vijf milligram amfetamine per tablet. De therapeutische dosis varieert tussen de vijf en zestig milligram per dag.

Straatamfetamine (speed) wordt in erg verschillende concentraties verkocht en is dan ook moeilijk te doseren, maar een gebruikelijke dosis is vijf tot veertig milligram. Een gebruikelijke dosis voor methylamfetamine is vijf tot tien milligram. Voor recreatief gebruik kan de dosis per dag echter enorm oplopen. Exceptionele doses tot vierduizend milligram per dag, die voor de onervaren gebruiker dodelijk kunnen zijn, zijn bekend. Speed is meestal in poedervorm of is verwerkt in tabletten met cafeïne, xtc (MDMA) en andere stoffen. In tijden dat MDMA moeilijk te verkrijgen is vervangt amfetamine MDMA in ecstasytabletten. Uit poeders die als speed zijn verkocht en door DIMS zijn getest blijkt dat speed meestal is versneden met cafeïne. Het gemiddelde percentage cafeïne over de jaren 2002 tot 2006 bedroeg 45 procent. Het percentage amfetamine bedroeg gemiddeld 35 procent. Slechts twee procent van de onderzochte poeders bevatte alleen methamfetamine in plaats van amfetamine.

De combinatie van een 'downer' en een 'upper', zoals heroïne met cocaïne (de 'speedball'), staat al lang bekend als een ideale combinatie. De twee stoffen gecombineerd hebben eigenschappen die niet zonder meer aan elk van de stoffen apart kan worden toegekend. Op dezelfde manier laat amfetamine zich ook combineren met barbituraten, benzodiazepinen en andere tranquillizers, of wordt gelijktijdig met alcohol gebruikt. Amfetamine kan ook cocaïne vervangen wanneer de laatste niet voorradig of relatief te duur is. In de Verenigde Staten overtreft de consumptie van methamfetamine tegenwoordig de consumptie van cocaïne.

8.3 Effecten

Amfetaminen zijn sterk werkende psychostimulantia en om die reden al lang populair onder uiteenlopende gebruikersgroepen. Toename van beschikbare energie was de reden dat amfetamine werd gedistribueerd onder militairen om vermoeidheid tegen te gaan, dat chauffeurs het gingen gebruiken om tijdens lange ritten niet in slaap te vallen, dat onder andere wielrenners het aanwendden als doping en het populair werd als vermageringsmiddel.

De *acute lichamelijke effecten* hebben veel gemeen met zowel stimulatie van het centraal zenuwstelsel, als met de effecten die optreden bij activering van het sympathisch zenuwstelsel. Het sympathisch zenuwstelsel is onderdeel van het autonome zenuwstelsel, dat allerlei lichaamsfuncties regelt. Tot de acute centrale effecten die de gebruikers ervaren behoren rusteloosheid, drang om sneller te praten en slapeloosheid. De gemoedsstemming is tijdelijk verbeterd, de gebruiker beschikt over meer energie, is alerter, vermoeidheid en hongergevoel zijn onderdrukt en de behoefte aan slaap is sterk verminderd. Sociale remmingen vallen weg, de gebruiker ervaart meer zelfvertrouwen en onrealistische gevoelens van zelfoverschatting. De gemoedstoestand kan snel omslaan naar irritatie en agressie.

Stimulatie van het sympathische zenuwstel, als onderdeel van het autonome zenuwstelsel dat allerlei lichaamsfuncties regelt, leidt ertoe dat ademhaling, hartslag en bloeddruk toenemen en de lichaamstemperatuur stijgt gelijk met het energieverbruik. Als reflex neemt de hartfrequentie echter vaak weer af en bij hoge doses kunnen hartritmestoornissen optreden. De eetlust wordt aanvankelijk geremd. De pupillen verwijden zich en de mond is droog.
Karakteristiek zijn de herhaalde bewegingen en het verplaatsen en terugplaatsen van objecten. Dit zogenaamde stereotype gedrag, wordt ook bij proefdieren waargenomen. Het vermogen om zich te concen-

treren neemt af. Opvallend is ook de motorische onrust die zich onder andere uit in kaakbewegingen.

De effecten van amfetamine en methylamfetamine zijn hetzelfde. Methylamfetamine is echter anderhalf tot tweemaal zo sterk en de werking houdt langer aan.

Amfetaminen hebben ook een analgetisch, dat wil zeggen pijnstillend, effect en versterken dit effect van opiaten (De la Torre et al., 2004).

Nadat amfetamine is uitgewerkt blijft een katterig gevoel over en slaat een grote vermoeidheid toe.

Amfetamine gaat de verdovende werking van alcohol tegen. Dronkenschap wordt niet gevoeld, maar is wel aanwezig. Door deze combinatie komt de kater de volgende ochtend een stuk harder aan.

8.4 Omvang gebruik

Zoals uit de jaarberichten van de Nationale Drug Monitor blijkt is het percentage recente amfetaminegebruikers, evenals het percentage van de algemene bevolking van twaalf jaar en ouder die ooit gebruikt heeft, na een tijdelijke toename midden jaren negentig van de vorige eeuw nu vrij laag en betrekkelijk stabiel, respectievelijk 0,3 en 2,1 procent in 2005 (Van Laar et al., 2006). Het percentage consumenten van amfetamine vertoont een piek onder jonge volwassenen van 20 tot en met 24 jaar. In 2006 hebben zich 1215 mensen aangemeld met een amfetamineprobleem. Het aandeel vrouwen steeg iets van 21 procent in 2000 naar 23 procent in 2006. Amfetamine blijkt vooral in de middelgrote steden voor te komen. Van de cliënten komt 40 procent uit steden met 20.000 tot 50.000 inwoners.

Onder bepaalde groepen van de bevolking ligt het gebruik aanzienlijk hoger. Onder bezoekers aan trendy clubs ligt het 'ooit gebruik' en het recent gebruik respectievelijk op 34 en 7 procent. Onder de jongeren zijn het vooral de jongeren in projecten voor spijbelopvang (resp. 35 en 9%), bezoekers van coffeeshops (39 en 5%) en zwerfjongeren (47 en 10%) die speed gebruiken.

De laatste jaren is een toename te zien van het aantal opnamen in algemene ziekenhuizen gerelateerd aan problemen met amfetamine(-achtigen), hoewel het aandeel op alle drugsopnamen beperkt blijft. Het aantal hulpvragen van gebruikers met een amfetamineprobleem bij de ambulante verslavingszorg bedraagt slechts twee à drie procent van alle vragen voor drugsproblematiek. In het merendeel van de gevallen is er sprake van gelijktijdige problemen met een ander middel.

Van de landen binnen Europa, Australië en de Verenigde Staten behoort Nederland tot de landen met het laagste amfetaminegebruik. Het percentage mensen dat ooit amfetamine heeft gebruikt loopt uiteen van beneden een procent in Portugal en Griekenland tot negen procent in Australië en de Verenigde Staten, met een uitschieter van twaalf procent in Engeland en Wales. In de Verenigde Staten vormt vooral het gebruik van methamfetamine een groeiend probleem, waar methamfetamine het gebruik van cocaïne begint te overtreffen.

8.5 Opname van amfetaminen en effecten op de stofwisseling

Afhankelijk van de wijze van gebruik zullen de amfetaminen min of meer snel het zenuwstelsel bereiken en hun stimulerende werking uitoefenen.

8.5.1 OPNAME, VERDELING EN UITSCHEIDING

Amfetamine wordt doorgaans oraal ingenomen, maar kan ook worden gesnoven of via een ader geïnjecteerd. Methamfetamine werkt sterker dan amfetamine en is geschikter om gespoten of gerookt te worden. Hierdoor kunnen snel hoge bloedspiegels verkregen worden. Wordt amfetamine geslikt dan vindt de opname in de bloedbaan vanuit de darmen plaats. Ongeveer twintig procent blijft gebonden aan plasma-eiwitten in het bloed, het overige deel lost op in het waterige deel van het bloed en kan makkelijk de zenuwcellen bereiken. Effecten van oraal ingenomen amfetamine worden pas na ongeveer een halfuur merkbaar. De eerste effecten na spuiten worden al na vijf tot tien minuten waargenomen, maar duurt het minst lang. De kristallijnenvorm van methamfetamine, gerookt of gesnoven, komt voor negentig procent beschikbaar in het bloed.

Het grootste deel wordt onveranderd uitgescheiden in de urine en een ander deel wordt eerst in de lever gemetaboliseerd. De snelheid van uitscheiding van amfetamine via de nieren is afhankelijk van de zuurgraad van de urine. Is de urine zuur, dan wordt amfetamine versneld uitgescheiden. Bij een basische urine houdt het lichaam amfetamine langer vast. Door gelijktijdig maagtabletten met natriumbicarbonaat te slikken, waardoor de urine basisch wordt, wordt de uitscheiding sterk geremd. Vroeger werd hiervan gebruik gemaakt om de kans op een positieve uitslag bij dopingcontrole te verkleinen. Onder normale omstandigheden heeft amfetamine een halfwaardetijd van circa zes tot twintig uur. De werking duurt vijf tot acht uur, maar kan veel langer aanhouden. Methamfetamine werkt zes tot twaalf uur en in de rookbare vorm (ice) tot zelfs 24 uur. Dit zijn niet zozeer individuele verschillen, maar is, zoals gezegd, afhankelijk van de zuurgraad van de urine op het moment van uitscheiding door de nieren.

Amfetamine is in de urine twee tot vier dagen aantoonbaar en in het bloed tot maximaal 72 uur. Tegenwoordig zijn de detectiemethoden voor amfetaminen in de urine dermate verfijnd dat zelfs de geringste sporen aan te tonen zijn. Zelfs in de haren is tot een halfjaar na gebruik nog amfetamine aan te tonen (De la Torre, 2004).

8.5.2 WERKING OP HET CENTRAAL EN PERIFEER ZENUWSTELSEL

De perifere effecten van amfetaminen uiten zich bijvoorbeeld in bloeddruktoename, mydriasis (pupilverwijding), tremors, transpireren, tandenknarsen en droge mond.

Amfetaminen hebben een structuurovereenkomst met de neurotransmitters die behoren tot de monoamines: noradrenaline, serotonine en dopamine. Zij verstoren daardoor de communicatie tussen de cellen waarbij deze neurotransmitters betrokken zijn.

De communicatie tussen zenuwcellen onderling en tussen zenuwcellen en hun doelorganen, spieren en klieren, wordt verzorgd door chemische signaalstoffen, de neurotransmitters, in de synaps. De synaps bestaat uit het zenuwuiteinde, waar de neurotransmitters in kleine blaasjes opgeslagen zitten, de receptorzijde van de volgcel en de synaptische spleet tussen de twee cellen. Na prikkeling komt een klein deel van de neurotransmitters vanuit de blaasjes vrij in de synapsspleet en binden zich met receptoren, waardoor de activiteit van de volgcel gestimuleerd of geremd wordt. Daarna wordt een groot deel van de neurotransmitters weer opgenomen voor hergebruik door transporteiwitten in de zenuwuiteinden.

De amfetaminen remmen de heropname van deze neurotransmitters en zij stimuleren bovendien de afgifte hiervan. Dit laatste aspect wordt nog versterkt doordat het enzym monoamine oxidase (MAO), dat betrokken is bij de afbraak van de monoamines, geremd wordt. Onderling verschillen de amfetaminen in de mate waarin zij de processen voor noradrenaline, serotonine en dopamine beïnvloeden (Sulzer et al., 1995). Zo verstoren amfetamine en methamfetamine het sterkst de heropname en de afgifte van noradrenaline en in mindere mate voor serotonine en dopamine. Bij MDMA (ecstasy) ligt het accent op deze processen voor serotonine.

De amfetaminen gaan zelf geen directe binding aan met een van de monoamine receptoren. Hun activiteit is indirect, doordat als gevolg van de amfetaminen meer van de neurotransmitters beschikbaar zijn voor de receptoren. Met andere woorden, de amfetaminen gedragen zich als valse neurotransmitters. Herhaalde toediening van amfetaminen put de voorraad monoamines in de zenuwuiteinden uit, waardoor het farmacologisch effect vermindert (acute tolerantie).

Reeds geruime tijd is bekend dat amfetamine ook de heropname blokkeert en de afgifte verhoogt van dopamine en noradrenaline in het mesolimbische systeem, met name het striatum en de cerebrale cortex, hersengebieden die gerekend worden tot het beloningssysteem (Heikkila et al., 1975). De toename van extracellulair dopamine in het mesolimbische systeem na herhaalde toediening van psychostimulantia is in verband gebracht met drugszoekgedrag en drug craving (Robinson et al., 1985).

Amfetamine oefent niet alleen zijn werking uit op de zenuwcellen in het centrale zenuwstelsel, maar ook op de synapsen van perifere zenuwen waarbij noradrenaline de neurotransmitter is. Evenals in het centrale zenuwstelsel is amfetamine verantwoordelijk voor een grotere beschikbaarheid van noradrenaline aan de zenuwuiteinden van het sympathisch zenuwstelsel. Het autonome zenuwstelsel, waarvan het sympathisch zenuwstelsel een onderdeel is, regelt functies zoals bloeddruk, hartactiviteit, ademhaling en stofwisseling. Hartfrequentie en hartkracht nemen toe onder invloed van stimulering van het sympathisch zenuwstelsel, alsmede de doorbloeding van alle organen, met uitzondering van het maagdarmkanaal. Ook luchtwegen verwijden zich en de stofwisseling is verhoogd, waardoor glucose wordt vrijgemaakt uit het opgeslagen leverglycogeen om de benodigde energie te leveren die nodig is voor de verhoogde lichaamsactiviteit. De spijsvertering is echter vertraagd, omdat dit veel energie vergt. Dit zou ten koste gaan van de vrees-, vecht- en vluchtreacties. Amfetamine versterkt deze effecten. Het resultaat is dat er roofbouw gepleegd wordt op het lichaam, totdat de energievoorraden uitgeput raken. Deze perifere reacties worden nog versterkt, omdat na herhaalde toediening van amfetamine het gewenste psychotrope effect afneemt, terwijl het effect op het sympathisch zenuwstelsel onverminderd blijft.

8.6 Risico's van amfetaminegebruik

Amfetamine en methylamfetamine staan op lijst 1 van de Opiumwet. Op deze lijst staan harddrugs met een onaanvaardbaar risico voor de gezondheid.

8.6.1 LICHAMELIJKE AANDOENINGEN ALS GEVOLG VAN AMFETAMINE

Veel van de schadelijke effecten liggen in het verlengde van de hierboven genoemde effecten, zoals schade aan het gebit door bruxisme. Andere schade is context- en routespecifiek, zoals gebruik in overvolle ruimten, of is indirect, zoals infecties door gebruik van vervuilde injectienaalden.

- *Overdosering.* Overdosering leidt tot misselijkheid en braken, zeer hoge koorts, abnormale hartritmen, ernstige verstoring van de bloedsomloop, oververhitting, leverstoornissen, niet meer functioneren van de nieren, convulsies, coma en in zeldzame gevallen tot de dood.
- *Oververhitting.* Bij hoge fysieke inspanning in overvolle ruimten, zoals in dancings, lopen amfetaminegebruikers een verhoogd risico van uitdroging en oververhitting. Het is bekend dat ecstasygebruik onder deze omstandigheden fatale gevolgen kan hebben, maar dat maatregelen, zoals de beschikbaarheid van isotonische dranken en een ruimte om af te kunnen koelen, preventief kunnen werken. Dierexperimenteel onderzoek suggereert dat amfetaminegebruik in overvolle ruimten het risico voor toxische effecten verhoogd. Muizen en ratten die met veel dieren tegelijk in een kooitje zitten, hebben een veel geringere overlevingskans bij gelijke doses dan dieren die slechts met enkele soortgenoten bij elkaar zitten, de zogenaamde aggregatie toxiciteit.
- *Serotoninesyndroom.* Het serotoninesyndroom is een vergiftiging met serotonine. Amfetamine veroorzaakt naast het vrijmaken van noradrenaline ook een ophoping van serotonine in de synapsspleet door de remming van de heropname in het zenuwuiteinde én de remming van het enzym monoamine oxidase (MAO), waardoor de neurotransmitters niet worden afgebroken en langer actief kunnen blijven. Dit effect wordt versterkt wanneer amfetamine gelijktijdig met andere middelen gebruikt wordt die de serotoninespiegel verhogen. Het kan resulteren in het serotoninesyndroom, vooral wanneer iemand geneesmiddelen slikt tegen epilepsie die behoren tot de klasse SSRI (selectieve serotonine heropnameremmers) of MAO-remmers. Het syndroom kenmerkt zich door spiersamentrek-

kingen, heftig transpireren, versnelde hartslag, hoge koorts, verwardheid, hallucinaties, opgewondenheid, hoofdpijn en in het ergste geval coma. Deze verschijnselen kunnen meer of minder heftig optreden kort na het consumeren van amfetamine. Het loopt zelden fataal af. Zonder ingrijpen verdwijnen deze symptomen doorgaans vanzelf.
- *Gewichtsverlies.* Amfetamine remt de eetlust. Het gebruik van amfetamine bij overgewicht heeft echter weinig zin. De gewichtsafname is niet of nauwelijks het gevolg van toegenomen activiteit en hoger metabolisme. Voor de eetlustremming treedt bovendien gewenning op, waardoor het beoogde effect niet meer bereikt wordt bij gelijkblijvende doses. Daarom en vanwege het risico van afhankelijkheid moeten amfetamine en andere stimulantia sterk afgeraden worden als vermageringsmiddel.
- *Tanden.* De mond is droog als gevolg van verminderde speekselproductie. Dit laatste kan leiden tot ulceratie in de mond en het tandvlees raakt ontstoken. Knarsetanden (bruxisme) door verhoogde motorische activiteit en samentrekken van de kaakspieren kan gebitschade veroorzaken.
- *Neus.* Snuiven geeft een branderig gevoel in de neus door irritatie van de slijmvliezen, waardoor de slijmvliezen vaak ontstoken raken en het reukvermogen vermindert. Ook de ogen raken geïrriteerd wanneer amfetaminepoeder in de ogen komt bij het snuiven.
- *Verhoging bloeddruk/belasting hart.* De bloeddrukstijging is dosisafhankelijk. Gewenning treedt wel op voor de psychotrope effecten, maar niet voor de bloeddrukstijging. Daarmee loopt de gebruiker het risico van sterke toename van de bloeddruk wanneer de dosis verhoogd wordt omwille van het psychotrope effect. Met name voor mensen met hartproblemen is dit een risico.
- *Kater.* Negatieve na-effecten, zoals vermoeidheid, slapeloosheid en depressieve gevoelens kunnen aanleiding zijn om alcohol, benzodiazepine, cannabis of opiaten te gebruiken om de ellende te verlichten. Onder invloed van amfetamine zijn de sederende effecten van deze stoffen minder, maar nadat deze uitgewerkt zijn keert het katterige gevoel versterkt terug.
- *Depressies en psychoses.* Chronisch gebruik veroorzaakt vergelijkbare effecten als acute hoge doses, al zijn abnormale mentale toestanden bij chronisch gebruik algemener. Zelfwaardering neemt af en paranoïde gevoelens krijgen de overhand. Aanvallen van paniek, depressief gedrag en psychose zijn kenmerkend wanneer chronisch hoge doseringen worden gebruikt. Levendige hallucinaties zijn zowel visueel, auditief, als tactiel. Typerend is het gevoel van beestjes op en

onder de huid. De paranoïde psychose bij helder bewustzijn is soms moeilijk van schizofrenie te onderscheiden.
- *Spuiten.* Amfetaminespuiters lopen in vergelijking met heroïnespuiters een verhoogd risico voor hiv en hepatitisinfectie, vooral omdat dagelijks verschillende malen achter elkaar intraveneus wordt geïnjecteerd. Het risico wordt nog versterkt door het chaotisch gedrag van de amfetaminegebruikers. Lichamelijke uitputting maakt de gebruiker vatbaarder voor ziekten. Methamfetamine leent zich beter dan amfetamine om gespoten te worden. Hiv/aids is een veel groter probleem onder methamfetaminegebruikers in de Verenigde Staten dan in Europa. Dit wordt niet alleen toegeschreven aan het gezamenlijk gebruik van verontreinigde injectienaalden, maar waarschijnlijk ook aan het feit dat gebruik onder invloed eerder leidt tot onveilige seks (Jemigan et al., 2005). Het vermoeden bestaat ook dat methamfetamineafhankelijkheid leidt tot neuronale en immunologische veranderingen, waardoor de kans op besmetting toeneemt.
- *Geweld.* Hoewel verondersteld wordt dat onder invloed van amfetamine gewelddadig gedrag vaker zou voorkomen, is dat niet bewezen voor amfetamine. Mogelijk wordt agressief gedrag van alcoholgebruikers versterkt door amfetamine. Noradrenaline en het hormoon adrenaline worden in verband gebracht met vecht- en vluchtgedrag. Hoge doses amfetamine lijken eerder het defensieve gedrag te versterken.
- *Verkeer.* Een groot gevaar is dat na herhaalde doses, bijvoorbeeld om wakker te blijven, de gebruiker plotseling uitgeput raakt en in een diepe lang aanhoudende slaap valt ('crasht'), wat onder andere tot ongelukken in het verkeer heeft geleid. Nadat de psychostimulerende effecten zijn uitgewerkt blijft een katterig gevoel over en slaat de vermoeidheid toe. Amfetamine is van invloed op psychomotorische functies. Wanneer de bloedconcentratie van amfetamine laag is zal de gebruiker alerter zijn en sneller reageren. Bij hogere concentraties is de psychomotorische coördinatie verstoord en is het gedrag chaotisch. Hierdoor zal het risico betrokken te zijn bij verkeersongelukken toenemen. Gelijktijdige consumptie van alcohol maskeert het gevoel van onder invloed van alcohol te zijn, terwijl dat in werkelijkheid wel zo is. Dit kan leiden tot risicovol verkeersgedrag.
- *Neurotoxiciteit.* De vraag of gebruik van amfetaminen kan leiden tot onherstelbare hersenschade staat volop in de belangstelling. Bij proefdieren is aangetoond dat overdosering leidt tot het volledig verdwijnen van dopamine en serotonine uit de zenuwuiteinden en dat amfetamine met name toxisch is voor zenuwuiteinden met do-

pamine (McCann & George, 2004). Dit effect wordt versterkt door hoge omgevingstemperaturen en temperaturen lager dan vijftien graden Celsius (Kita et al., 2003). Al eerder was geconstateerd dat hoge doses methamfetamine bij ratten leidt tot verlies van zenuwvezels met dopamine (Kogan et al., 1976). De neurotoxische effecten waren tot een jaar na het staken van de toediening van methamfetamine bij de ratten nog te observeren. Bij apen was het effect, naar men dacht van MDMA, op serotonine zenuwuiteinden na jaren nog terug te vinden (Seiden & Sabol, 1996). Recent onderzoek heeft echter aannemelijk gemaakt dat de neurotoxiciteit uitsluitend toe te schrijven zou zijn aan de verontreiniging van de ecstasy met methamfetamine (Lyvers, 2006).

Bij de mens kan systematisch onderzoek naar de toxiciteit van amfetamine uiteraard niet uitgevoerd worden. Wel heeft men met hersenscans van gebruikers de neurotoxiciteit door methamfetamine aannemelijk kunnen maken. Met *magnetic resonance imaging* (MRI) technologie kan de doorbloeding van verschillende hersengebieden gemeten worden (Chang et al., 2002). Langdurig methamfetaminegebruik laat een significant veranderde verdeling van de doorbloeding zien. Sommige gebieden blijken beter doorbloed, terwijl in andere gebieden de doorbloeding significant is gedaald ten opzichte van de controles. Verondersteld wordt dat in beschadigde hersengebieden de doorbloeding toeneemt om de schade te herstellen. In definitief beschadigde gebieden zou de doorbloeding daarentegen juist weer afnemen. Ook kon aangetoond worden dat de stofwisseling in bepaalde hersengebieden verlaagd is en dat een significante afname van de dopaminetransporter tot 28 procent in verband gebracht kon worden met verminderde hersenactiviteit en effecten op het geheugen (Volkow et al., 2001a; 2001b; 2001c). Gevreesd wordt dat door deze hersenschade de kans op verminderde cognitieve functies en op storingen in de motoriek, zoals gezien wordt bij de ziekte van Parkinson, toe zal nemen.

De hersenen hebben het vermogen om zich aan te passen aan veranderde situaties. Hierbij speelt glutaminezuur een belangrijke rol als neurotransmitter (Jones & Bonci, 2005). De veranderingen zijn microscopisch waar te nemen als veranderde dichtheden van zenuwuiteinden die het glutaminezuur bevatten. De veronderstelling is dat deze veranderingen ten grondslag liggen aan leren (Wolf et al., 2004). Onder invloed van stimulantia worden deze veranderingen bij proefdieren waargenomen in hersengebieden die in verband gebracht worden met het beloningsgedrag en verslaving. Na staken van de toediening zijn deze hersengebieden voor lange duur, en mogelijk blijvend, veranderd (Robinson et al., 1985). De vraag doet zich nu voor of de door amfetamine en andere verslavende stoffen veroorzaakte 'vorm van leren' de normale leeractiviteit belemmert.

8.6.2 SOCIALE GEVOLGEN

Het aantal gebruikers dat alleen maar amfetamine consumeert is relatief klein. In tegenstelling tot xtc ervaart de gebruiker met amfetamine geen entactogene gevoelens en voelt zich daarom minder betrokken bij andere mensen. Om die reden gaat als partydrug de voorkeur uit naar xtc boven amfetamine. De amfetamineverslaafde wordt op den duur paranoïde en raakt sociaal geïsoleerd. Problemen ontstaan vooral als amfetamine met alcohol wordt gecombineerd. In 2005 vermeldt de Landelijke Medische Registratie 45 opnamen in algemene ziekenhuizen met als hoofddiagnose amfetamineproblematiek, inclusief andere psychostimulantia, zoals ecstasy, en 82 opnamen met amfetamineproblematiek als nevendiagnose. De reden van opname was in deze gevallen psychose (15%), misbruik of afhankelijkheid van alcohol of drugs (24%), ongevallen (21%), hart- en vaatziekten (7%), ziekten van de ademhalingswegen (4%), of vergiftiging (10%).

8.6.3 LICHAMELIJKE EN PSYCHISCHE AFHANKELIJKHEID

> **Intermezzo 8.1   Criteria voor afhankelijkheid volgens DSM-IV**
> Volgens de DSM-IV is iemand afhankelijk wanneer zich bij hem/haar in het afgelopen jaar drie van onderstaande zeven symptomen hebben voorgedaan:
> 1 Ontwikkeling van tolerantie.
> 2 Last hebben van onthoudingsverschijnselen bij minderen of stoppen.
> 3 Meer en gedurende langere tijd gebruiken dan je van plan bent.
> 4 Aanhoudende wens of mislukte pogingen om te minderen of te stoppen.
> 5 Veel tijd gaat verloren aan het verkrijgen van het middel, het gebruik zelf en het herstellen ervan.
> 6 Minder aandacht besteden aan of opgeven van sociale contacten, hobby's en werk.
> 7 Doorgaan met gebruik ondanks de wetenschap dat er problemen zijn die door het gebruik veroorzaakt zijn of verergeren.

De sterk verslavende werking van amfetamine en andere psychostimulantia wordt praktisch geheel aan de psychische afhankelijkheid voor deze stoffen toegeschreven. Dit wordt in verband gebracht met het beloningssysteem, waarbij de neurotransmitter dopamine een centrale rol speelt. Verslaving wordt vaak afgemeten aan de mate van lichamelijke en psychische afhankelijkheid (zie intermezzo 8.1). *Lichamelijke afhankelijkheid* blijkt wanneer het gebruik plotseling gestaakt wordt. De abstinentieverschijnselen die dan ontstaan zijn een maat voor de lichamelijke afhankelijkheid. Van lichamelijke afhankelijkheid, in de zin dat abstinentieverschijnselen optreden bij het staken van het gebruik (zoals bij heroïne), is met amfetamine nauwelijks sprake. Wel treden 'drawback' verschijnselen op. Effecten van euforie slaan om in dysforie, maagdarmstoornissen, tremors, depressie en angst. Deze verschijnselen worden echter niet gezien als een maat voor lichamelijke afhankelijkheid. Deze verschijnselen kunnen ook optreden na gebruik van hoge doses zonder dat de gebruiker 'verslaafd' is. De onthoudingsverschijnselen zijn ook niet levensbedreigend, zoals wel het geval kan zijn na het plotseling staken van bijvoorbeeld langdurig barbituratengebruik. In het algemeen zijn geen speciale voorzorgsmaatregelen vereist om een patiënt medisch te begeleiden na het staken van amfetaminegebruik.

Daarentegen is de *psychische afhankelijkheid* zeer groot. De hunkering naar het middel na een aantal weken van frequent gebruik wordt onweerstaanbaar. De gebruiker is dan geneigd om de hele voorraad achter elkaar op te gebruiken tot fysieke uitputting en vermoeidheid de overhand krijgen.

De psychische afhankelijkheid wordt in verband gebracht met het directe effect van amfetamine op het 'beloningssysteem' in de hersenen. Zenuwuitlopers van dopamine bevattende cellen eindigen in verschillende delen van het zenuwstelsel, met name in de nucleus accumbens en de prefrontale cortex. Het is juist in deze gebieden dat onder invloed van amfetamine dopamine in verhoogde mate beschikbaar komt. Wanneer dieren zichzelf elektrisch prikkels kunnen toedienen in verschillende hersengebieden, dan blijkt dat prikkeling van de nucleus accumbens leidt tot aanhoudende zelfstimulatie. Op dezelfde wijze dienen proefdieren zichzelf hoog frequent amfetamine toe via een canule in een bloedvat, terwijl niet verslavende stoffen niet leiden tot zelftoediening. Een ander effect dat vaak met verslaving in verband wordt gebracht is tolerantie of gewenning. Hoewel tolerantie geen voorwaarde is voor verslaving, blijkt dat de amfetaminegebruiker de doses opvoert om de gewenste psychische effecten te bereiken. Wordt amfetamine toegepast tegen de overweldigende behoefte om gedurende de dag te slapen (narcolepsie), dan is er geen noodzaak om de dosis te verhogen. Gewenning treedt ook niet op voor effecten op het hart. Met andere woorden, er is sprake van partiële tolerantie.

8.6.4 OPVANG BIJ CRISES/BEHANDELING

Er is zelden noodbehandeling nodig. Antipsychotica, zoals chloorpromazine, kunnen vanwege hun kalmerend effect en onderdrukking van angstgevoelens worden toegediend als iemand wanen en hallucinaties heeft. Deze middelen kunnen de meeste centraal stimulerende werking van amfetamine tegengaan, maar hebben geen effect op de perifeer sympathische werking. Door de toediening van een antipsychoticum kan de bloeddruk echter sterk dalen. Gewoonlijk kunnen geruststelling en een rustgevende omgeving de patiënt helpen te herstellen. Indien nodig moeten uitdroging en andere complicaties worden behandeld. Is er sprake van suïcidaal gedrag, wat tijdens de ontwenning kan optreden, dan is opname tijdens de ontwenning aan te bevelen. Omdat ontwenning verder nauwelijks gepaard gaat met lichamelijke onthoudingsverschijnselen is verdere behandeling meestal niet nodig (zie hoofdstuk 20).

8.6.5 HARMREDUCTION

Het gebruik van amfetamine moet afgeraden worden voor mensen met hartklachten, psychotische symptomen, angst- en spanningstoestanden, depressies en zelfmoordneigingen. Uit waarnemingen bij de mens is gebleken dat amfetamine schadelijk is voor de vrucht. Amfetamine komt ook met de moedermelk mee en moet daarom niet gebruikt worden tijdens borstvoeding. Voeding en geneesmiddelen die de urine basisch maken kunnen de uitscheiding van amfetamine aanzienlijk vertragen, waardoor de kans op overdosering toeneemt. Dit geldt onder andere voor bepaalde geneesmiddelen, zoals acetazolamide, dat onder andere door epileptici als geneesmiddel wordt gebruikt, thiazidediuretica, maagzuurremmers en voor een vegetarische dieet. Deze interacties en de bovengenoemde risico's gelden eveneens wanneer methylfenidaat (Ritalin, Concerta) voor ADHD of narcolepsie voorgeschreven wordt. Alcohol kan de centrale bijwerkingen verergeren en moet ook afgeraden worden.

8.7 Lijst van gebruikte afkortingen

Afkorting	Omschrijving
ADHD	attention deficit hyperactivity disorder
DOB	2,5-dimethoxy-4-bromoamfetamine
DOM	methyldimethoxy-amfetamine
5-HT	5-hydroxytryptamine
LTD	langetermijndepressie
LTP	langetermijnpotentiering
MAO	monoamine oxidase
MDA	methyleendioxyamfetamine
MDEA	methyleendioxyethylamfetamine
MRI	magnetic resonance imaging
MTA	4-methylthioamfetamine

Referenties

Cami J, Farre M. Drug addiction. New Engl journ of medici 2003; 349: 975-86.
Chang L, Ernst T, Speck O, Patel H, DeSilva M, Leonido-Yee M, Miller EN. Perfusion MRI and computerized cognitive test abnormalities in abstinent methamphetamine users. Psychiatry research 2002; 114: 65-79.
Cho AK. Ice: a new dosage form of an old drug. Science 1990 249: 631-4.
Gouzoulis-Mayfrank E, Daumann J, Sass H. Long-term neurotoxic brain damage in ecstasy (MDMA) users. A review of the literature. Nervenarzt 2002; 73: 405-21.
Harris DS, Boxenbaum H, Everhart ET, Sequeira G, Mendelson JE, Jones RT. The bioavailability of intranasal and smoked methamphetamine. Clinical pharmacology & therapeutics 2003; 74: 475-86.
Heikkila RE, Orlansky H, Mytilineou C, Cohen G. Amphetamine: evaluation of d- and l-isomers as releasing agents and uptake inhibitors for 3H-dopamine and 3H-norepinephrine in slices of rat neostriatum and cerebral cortex. The journ of pharmaco and experimen therapeu 1975 194: 47-56.
151202Jenkins AJ, Cone EJ. Pharmacokinetics: drug absorption, distribution, and elimination: In Steven B, Karch MD, editors. Drug abuse handbook. San Francisco: CRC Press; 1988: 151-202.
Jernigan TL, Gams AC, Archibald SL, Fennema-Notestine C, Mindt MR, Marcotte TL, Heaton RK, Ellis RJ, Grant I. Effects of Methamphetamine Dependence and HIV Infection on Cerebral Morphology. American journal of psychiatry 2005; 162: 1461–72.
Jones S, Bonci A. Synaptic plasticity and drug addiction. Current opinion in pharmacology 2005; 5: 20-5.
Kita T, Wagner GC, Nakashima T. Current research on methamphetamine-induced neurotoxicity: animal models of monoamine disruption. Journ of Pharma Sciences 2003; 92: 178-95.

Kogan FJ, Nichols WK, Gibb JW. Influence of methamphetamine on nigral and striatal tyrosine hydroxylase activity and on striatal dopamine levels. Eur Journ of Pharma 1976; 36: 363-71.

Laar MW van, Cruts AAN, Verdurmen JEE, Ooyen-Houben MMJ van, Meijer RF. Jaarbericht Nat Drug Monitor 2006. Utrecht: Trimbos-instituut; 2006.

Lyvers M. Recreational ecstasy use and the neurotoxic potential of MDMA: current status of the controversy and methodological issues. Drug and Alcohol Review 2006; 25: 269-76.

Maure HH, Kraemer T, Springer D, Staack RF. Chemistry, Pharmacology, Toxicology, and Hepatic Metabolism of Designer Drugs of the Amphetamine (Ecstasy), Piperazine, and Pyrrolidinophenone Types: A Synopsis. Therapeutic drug monitoring 2004; 26: 127-31.

McCann UD, George AR. Amphetamine neurotoxicity: accomplishments and remaining challenges. Neuroscience and Biobehavioral Reviews 2004; 27: 821-6.

Reneman L, Booij J, Lavalaye J, Bruin K de, Reitsma JB, Gunning WB, Heeten GJ den, Brink W Van Den. Use of amphetamine by recreational users of ecstasy (MDMA) is associated with reduced striatal dopamine transporter densities: a [123I] -CIT SPECT study - preliminary report. Psychopharmacology 2002 159: 335-40.

Robinson TE, Becker JB, Moore CJ, Castaneda E, Mittleman G. Enduring enhancement in frontal cortex dopamine utilization in an animal model of amphetamine psychosis. Brain Research 1985 343: 374-7.

Robinson TE, Kolb B. Structural plasticity associated with exposure to drugs of abuse. Neuropharmacology 2004; 47: 33-46.

Seiden LS, Fischman MW, Schuster CR. Long-term methamphetamine induced changes in brain catecholamines in tolerant rhesus monkeys. Drug and alcohol dependence 1976; 1: 215-9.

Seiden LS, Sabol KE. Methamphetamine and methylenedioxymethamphetamine neurotoxicity: possible mechanisms of cell destruction. NIDA Research Monographs 1996 163: 251-76.

Sulzer D, Chen TK, Lau YY, Kristensen H, Rayport S, Ewing A. Amphetamine redistributes dopamine from synaptic vesicles to the cytosol and promotes reverse transport. The journ of neuroscience 1995; 15: 4102-8.

Torre R de la, Farre M, Navarro M, Pacifici R, Zuccaro P, Pichini S. Clinical pharmacokinetics of amfetamine and related substances: monitoring in conventional and nonconventional matrices. Clinical pharmacokinetics 2004; 43: 157-85.

Volkow ND, Chang L, Wang GJ, Fowler JS, Franceschi D, Sedler M, Gatley SJ, Miller E, Hitzemann R, Ding YS, Long J. Loss of dopamine transporters in methamphetamine abusers recovers with protracted abstinence. The journal of neuroscience 2001; 21: 9414-8.

Volkow ND, Chang L, Wang GJ, Fowler JS, Leonido-Yee M, Franceschi D, Sedler MJ, Gatley SJ, Hitzemann R, Ding YS, Logan J, Wong C, Miller EN. Association of dopamine transporter reduction with psychomotor impairment in methamphetamine abusers. Am journ of psychiatry 2001 158: 377-82.

Volkow ND, Chang L, Wang GJ, Fowler JS, Franceschi D, Sedler MJ, Gatley SJ, Hitzemann R, Ding YS, Wong C, Logan J. Higher cortical and lower subcortical metabolism in detoxified methamphetamine abusers. Am journ of psychiatry 2001 158: 383-9.

Wolf ME, Sun X, Mangiavacchi S, Chao SZ. Psychomotor stimulants and neuronal plasticity. Neuropharmacology 2004; 47: 61-79.

9 Stimulerende middelen: xtc

Hylke Vervaeke

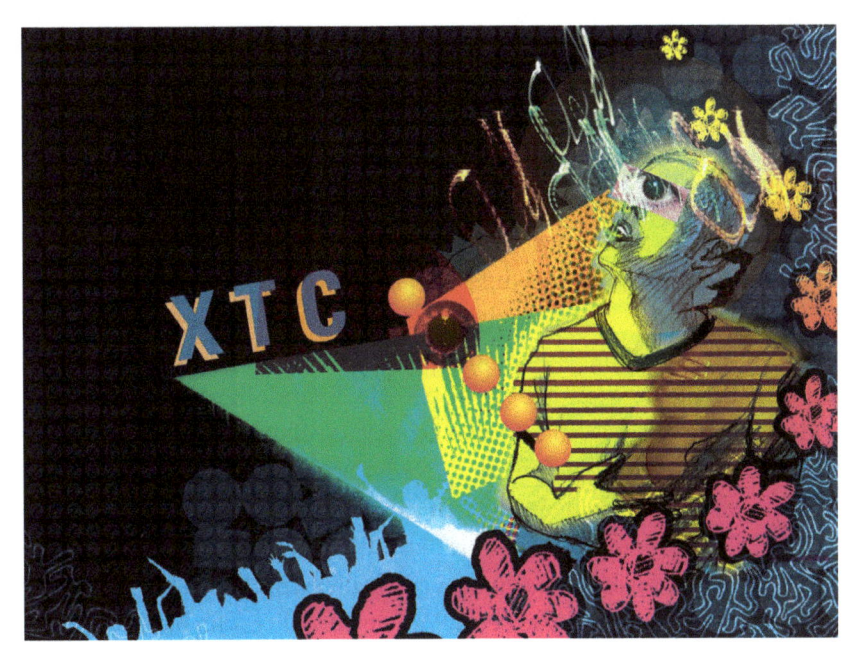

Figuur 9.1 Omslag van de xtc-folder van de Jellinek

9.1 Geschiedenis

In vergelijking met middelen als opium en cannabis, die al sinds de prehistorie gebruikt worden, is xtc een zeer moderne drug. Hoewel dit middel pas echt bekend werd in de laatste twee decennia van de vorige eeuw als brandstof van de dance en party cultuur, is het eigenlijk al bijna honderd jaar oud. MDMA (3,4-methyleendioxymethamfetamine, de chemische naam voor xtc), werd immers voor het eerst gesynthetiseerd in 1912 door de Duitse farmaceutische firma Merck als een onbelangrijk bijproduct in hun zoektocht naar nieuwe hemostatica (bloedstelpende geneesmiddelen). MDMA is dus niet ontwikkeld als eetlustremmer, in tegenstelling tot wat vaak beweerd wordt. In de jaren vijftig van de vorige eeuw onderzocht de Universiteit van Michigan, gesponsord door het Amerikaanse leger, de toxiciteit van MDMA (en nog zeven andere drugs) in cavia's, ratten, muizen, honden en apen. Er is geen bewijs in het publieke domein dat EA 1475 (de codenaam voor MDMA) aan mensen is toegediend of is getest als waarheidsserum (Freudenman et al., 2006). Op het einde van de jaren zestig van de vorige eeuw werd MDMA herontdekt door Alexander Shulgin, een chemicus die verschillende nieuwe psychoactieve drugs uitvond en testte op zichzelf en een groep vrienden (waaronder 2C-B, zie hoofdstuk 13). Verrast door de warme en communicatieverhogende effecten van het middel, introduceerde hij MDMA bij bevriende psychologen en psychiaters (Shulgin & Shulgin, 1991). Gedurende de jaren 1970 werd MDMA ondergronds als hulpmiddel bij psychotherapie gebruikt, maar langzaamaan raakte het middel ook 'op de straat' bekend. Samen met het ontstaan van een nieuwe muziekstijl 'house' wordt xtc (de naam die MDMA ondertussen heeft gekregen) steeds bekender gedurende de jaren 1980. In 1985 wordt MDMA in de USA via een spoedprocedure door de DEA tijdelijk in Schedule 1 geplaatst en een jaar later wordt dat definitief. Xtc en de rave subcultuur verspreiden zich naar Goa, Ibiza, Londen en uiteindelijk de rest van Europa (Holland, 2001). Midden jaren 1980 duikt xtc voor het eerst op in Nederland. In verschillende kringen wordt er thuis, in besloten kring vanwege de therapeutische effecten, mee geëxperimenteerd. In Nederland hebben de eerste ondergrondse feesten plaats in 1987 en vanaf 1990 begint de dancescene te professionaliseren. In 1988 wordt xtc ook in Nederland illegaal. Ondanks het verbod wordt xtc een heel geliefd feestmiddel in het laatste decennium van de twintigste eeuw. Van de bezoekers van houseparty's en clubs in de jaren negentig van de vorige eeuw had 22 tot 64 procent diezelfde nacht xtc gebruikt (Van de Wijngaart, 1997; Korf et al., 2003). In de 21e eeuw is het gebruik van xtc gedaald en gestabiliseerd, hoewel het na alcohol, tabak en cannabis, de populairste partydrug blijft.

9.2   Wat is xtc?

MDMA (3,4-methyleendioxymethamfetamine) is de chemische naam voor xtc. MDMA behoort dus tot de chemische familie van de amfetamines. Zoals duidelijk te zien is in figuur 9.2, bestaat de molecule MDMA uit de basisstructuur van methamfetamine met een extra ringvormige structuur. Het is deze extra ringvormige structuur die de werking van MDMA fundamenteel verschillend maakt van de werking van (meth)amfetamine, zowel in de hersenen, als in de effecten die de gebruiker ervaart. Waar (meth)amfetamine voornamelijk een stimulerend effect heeft (zie hoofdstuk 8), heeft MDMA ook een bewustzijnsveranderende component: een verliefd, empathogeen gevoel met veel behoefte aan contact met anderen (zowel op tactiele als op het communicatieve vlak). Wegens deze bijzondere eigenschappen behoort xtc tot de klasse van de entactogene middelen. Voor een uitgebreide beschrijving van de effecten van xtc wordt verwezen naar de volgende paragraaf.

Andere entactogene middelen zijn de directe 'familieleden' van MDMA: MDA (3,4-methyleendioxyamfetamine) en MDEA (3,4-methyleendioxy-N-ethylamfetamine). MDA werkt langer en meer hallucinogeen, terwijl MDEA een kortere werkingsduur heeft, meer stimulerend werkt en het entactogene aspect minder aanwezig is.

Andere variaties op amfetamine hebben een hallucinogene werking en worden psychedelische amfetaminen genoemd. Een voorbeeld is DOB (4-Bromo-2,5-dimethoxyamfetamine) (zie hoofdstuk 13).

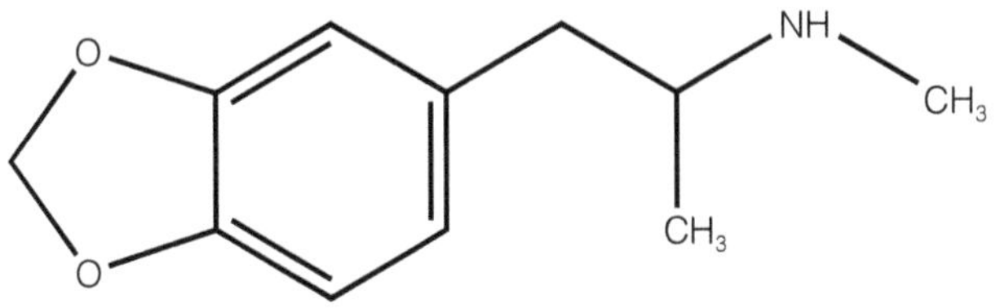

Figuur 9.2 Molecuulstructuur van MDMA.

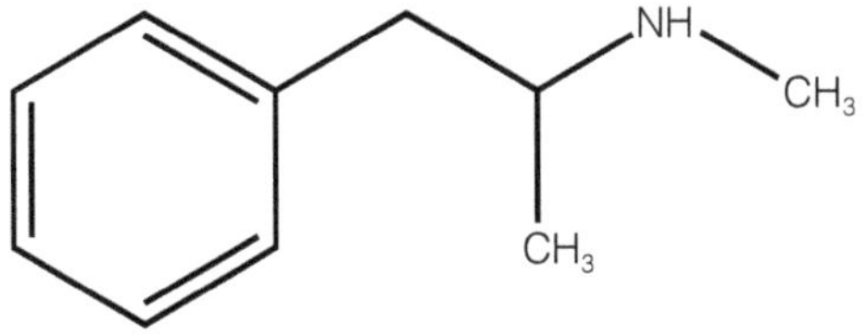

Figuur 9.3 Molecuulstructuur van methamfetamine.

MDMA is op de markt als tabletten ('pillen'), poeder, of kristallen. Een gebruikersdosis is 50 tot 150 milligram. Sinds 1993 analyseert het Drugs Informatie en Monitoring Systeem (DIMS) van het Trimbosinstituut drugsmonsters die door consumenten zijn ingeleverd bij instellingen voor verslavingszorg. Sinds 1999 bevat 80 tot 90 procent

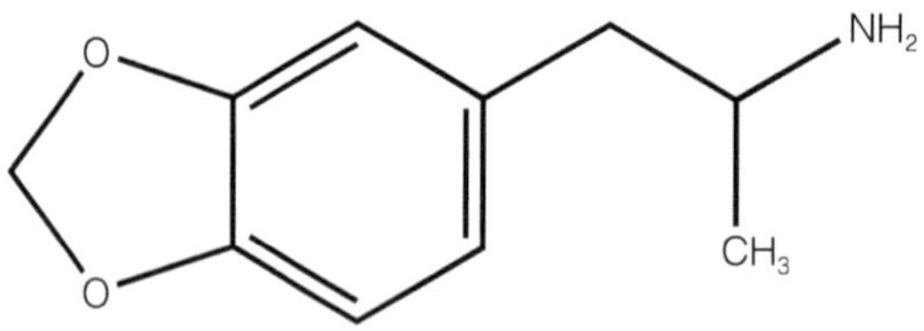

Figuur 9.4 Molecuulstructuur van MDA.

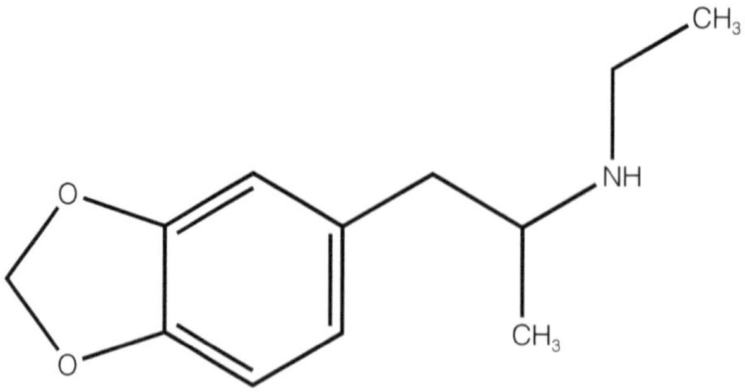

Figuur 9.5 Molecuulstructuur van MDEA.

van de als xtc aangeleverde pillen alleen MDMA als werkzame stof. De gemiddelde hoeveelheid MDMA in een xtc-pil was 74 milligram in 2006; 3 procent had een dosering van meer dan 140 milligram, 17 procent tussen 106 en 140 milligram, 30 procent 71 tot 105 milligram, 37 procent 36 tot 70 milligram en 13 procent 1 tot 35 milligram. MDEA en MDA komen bijna niet voor. In tegenstelling tot wat vaak gedacht wordt zit er tegenwoordig zelden (meth)amfetamine in een xtc-pil. In 2006 bevatte slechts 4 procent van de als xtc aangeleverde pillen (meth)amfetamine, in 1997 was dat nog bijna een vijfde. Sowieso was de markt toen slecht, slechts 45 procent van de pillen bevatte MDMA. Gedurende de jaren negentig van de vorige eeuw zijn enkele keren tripmiddelen zoals 2C-B of DOB aangetroffen in xtc-tabletten. Op de aanwezigheid van gevaarlijke stoffen in xtc-pillen, zoals atropine in 1997 en PMA in 2001, heeft het DIMS gereageerd met landelijke waarschuwingscampagnes.

De consument betaalt voor een xtc-pil tegenwoordig gemiddeld drie euro, wat heel wat minder is dan de dertig gulden in de beginjaren (Van Laar, 2007). De meeste gebruikers slikken een tot twee pillen per gelegenheid, een tot drie keer per maand. Dit kan echter oplopen bij hevige gebruikers tot meerdere pillen (5-10) ieder weekend (Ter Borgt & Engels, 2005).

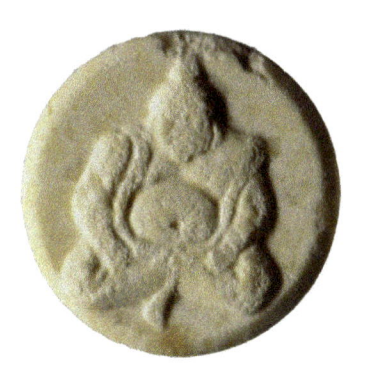

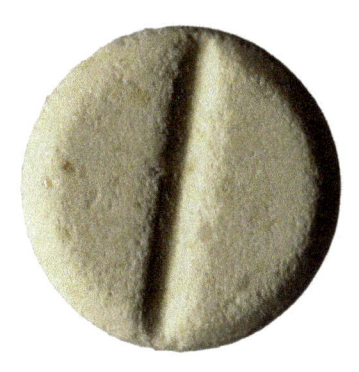

Figuur 9.6 *Xtc-pillen.*

> **Intermezzo 9.1 Synthese van MDMA**
> MDMA kan vanuit verschillende grondstoffen gesynthetiseerd worden. Meestal wordt gebruik gemaakt van de grondstof 3,4-methyleendioxyphenyl-2-propanone (PMK) en de Leuckart synthesemethode. Safrol kan ook gebruikt worden als grondstof en bevindt zich in diverse planten, zoals nootmuskaat.

9.3 Effecten

MDMA heeft zowel stimulerende als bewustzijnsveranderende effecten, hoewel het geen echte hallucinogene werking heeft. Gebruikers voelen zich warm, vredevol, verliefd, euforisch en open. Er is een sterke behoefte aan contact met andere mensen en intimiteit (prosociale effecten). Onder invloed van MDMA is men veel gevoeliger voor aanrakingen en gebruikers raken elkaar dan ook graag aan. Niet zelden ziet men op feestjes of bij thuisgebruik gebruikers elkaar masseren of knuffelen op een niet-seksuele manier. Daarom wordt xtc ook wel de hugdrug of knuffeldrug genoemd. Vaak wordt een warme, tintelende gloed gevoeld die door het hele lichaam stroomt. Xtc is geliefd als partydrug omdat het middel energie geeft, maar vooral wegens de intense beleving van muziek, het lekkere dansen en het gevoel van verbondenheid met de andere feestgangers. Gebruikers vertellen dat ze op xtc de muziek echt aanvoelen en er helemaal in op gaan, alsof ze 'voor het eerst de muziek echt begrijpen', en dat hun dansbewegingen 'lekkerder dan normaal voelen en heerlijk gestuurd worden door de muziek'.

Een gebruiker verwoordt het als volgt: 'het leek alsof ik op naald van de draaitafel van de DJ zat, ik zat helemaal in de muziek!'

> **Intermezzo 9.2 Ratten op xtc?**
> Ook ratten ervaren de prosociale of entactogene effecten van MDMA. Ratten die MDMA kregen toegediend, vertonen een stijging in sociale interacties: ze spenderen meer tijd in elkaars dichte nabijheid bij een eerste ontmoeting (Morley, 2005).

Gebruikers lijken in goed contact te staan met hun eigen gevoel en kunnen daar op een open, niet-veroordelende manier over communiceren. Door deze bijzondere emotionele en communicatieve eigenschappen was MDMA geliefd als hulpmiddel bij psychotherapie in de jaren 1970. Tegenwoordig is er hernieuwde interesse in MDMA als psychotherapeutisch hulpmiddel. De Multidisciplinary Association for Psychedelic Studies (MAPS; www.maps.org) streeft ernaar dat MDMA als geneesmiddel geregistreerd wordt voor de behandeling van onder meer posttraumatische stressstoornis (PTSS) en subsidieert wetenschappelijk onderzoek naar de potentieel helende werking van hallucinogene drugs en cannabis (Sessa, 2007).

> **Intermezzo 9.3 Entactogeen**
> Door de bijzondere bewustzijnsveranderende effecten valt MDMA in de klasse van de entactogene middelen. 'Entactogeen' is afgeleid van de woorden 'en' (Grieks: *binnen*), 'tactus' (Latijn: *aanraking*) en 'gen' (Grieks: *veroorzaken*) en betekent vrij vertaald: de binnenkant (van het lichaam, de ziel, jezelf) raken. De term 'entactogeen' is voorgesteld door David Nichols als alternatief voor 'empathogeen' (empatie opwekkend), omdat dat woord volgens hem mogelijk negatieve associaties opriep met 'pathogeen' (ziekteverwekkend).
> Verschillende wetenschappelijke studies bij dier en mens, zowel op psychologisch als farmacologisch gebied, wijzen ondertussen consistent in de richting dat deze afzonderlijke klasse, de entactogenen, daadwerkelijk bestaat (Gouzoulis-Mayfrank et al., 1999).

Hoewel xtc door veel gebruikers niet als een afrodisiacum wordt beschouwd – en het middel in de klassieke literatuur te boek staat als een hugdrug, niet als lovedrug – gebruikt een substantieel deel xtc wel wegens seksuele redenen. Gebruikers geven aan dat xtc het seksueel verlangen vergroot, aanrakingen een nieuwe dimensie geven, en er verdieping is van de intimiteit met de partner. Verder worden minder remmingen, meer opwinding en meer experimenteerdrang genoemd als motieven voor het seksuele gebruik van xtc. Zowel mannen als vrouwen hebben echter meer moeite met het bereiken van een orgasme, wat overigens niet altijd als nadeel wordt beschouwd (Theall et al., 2006).

Zoals reeds eerder vermeld veroorzaakt xtc geen echte visuele hallucinaties zoals lsd of mescaline. Milde veranderingen in de visuele waarneming worden wel frequent vermeld: intensere kleuren, een 'mistig' beeld en kringen of halo's rond lichtgevende voorwerpen.

Voor de meeste gebruikers overheersen de positieve effecten tijdens de roes. In vergelijking met hallucinogene middelen is de xtc-roes makkelijker stuurbaar – sommige gebruikers spreken over een helder, kalm en gefocust gevoel – hoewel angst, paranoia, concentratiestoornissen, vergeetachtigheid en verwardheid ook kunnen optreden. Lichamelijke bijwerkingen treden regelmatig op en zijn vaak afhankelijk van de gebruikte dosis: misselijkheid, hoofdpijn, spierspanning, knarsetanden, verhoogde lichaamstemperatuur, verhoogde hartslag en bloeddruk, zweten, droge mond, dorst, duizeligheid, slapeloosheid, verminderde eetlust, vergrote pupillen, nystagmus (snel heen-en-weer bewegende ogen), en tremor (rillen).

Wanneer de xtc uitgewerkt is, voelen sommige gebruikers zich mentaal en/of lichamelijk vermoeid. Enkele dagen na het xtc-gebruik treedt soms de 'dinsdagdip' of 'midweekblues' op: een leeg, verdrietig, geïrriteerd gevoel. Bij andere gebruikers daarentegen blijft een positieve 'glow' tot enkele dagen na het gebruik hangen.

9.4 Omvang gebruik

9.4.1 IN DE ALGEMENE BEVOLKING IN NEDERLAND

In Nederland wordt het gebruik van genotsmiddelen in de algemene bevolking gemeten in het kader van het Nationaal Prevalentie Onderzoek (NPO). De meest recente cijfers van 2005 tonen aan dat 4,3 procent van de Nederlandse inwoners tussen 15 en 64 jaar *ooit* xtc gebruikt heeft. De ruime meerderheid van de Nederlandse bevolking heeft dus geen ervaring met dit middel. De afgelopen maand heeft 0,4 procent nog xtc gebruikt en zijn te beschouwen als actuele gebruikers. Dit zijn 40.000 personen in Nederland. Van de mensen die ooit xtc gebruikten is dus 8,5 procent een actuele gebruiker. De leeftijd van mensen wanneer ze voor het eerst xtc gebruiken ligt bij de ooit-gebruikers tussen 15 en 24 jaar gemiddeld op 17,3 jaar.

Het percentage ooit-gebruikers nam toe van 2,3 procent in 1997 tot 4,3 procent in 2005. Het percentage actuele gebruikers bleef daarentegen stabiel (0,3% in 1997 en 2001; 0,4% in 2005). Meer mannen (6,6%) dan vrouwen (2,1%) hebben ervaring met xtc. Xtc is vooral geliefd bij jongeren en jonge volwassenen: 5,1 procent van de 15 tot 24-jarigen en 7,1 procent van de 25- tot 44-jarigen hebben ooit xtc genomen, terwijl dat bij de 45- tot 64-jarigen slechts 0,9 procent is.

In verstedelijkte gebieden hebben beduidend meer mensen ervaring met xtc. In zeer sterk verstedelijkte gebieden heeft 9,6 procent van de algemene bevolking tussen 15 en 64 jaar ooit xtc gebruikt in vergelijking met 1,7 procent in niet-verstedelijkte gebieden (Van Laar, 2007; Rodenburg, 2007).

9.4.2 BIJZONDERE GROEPEN

In sommige bevolkingscategorieën komt het gebruik van xtc vaker voor. Xtc's imago als partydrug wordt weerspiegeld in het feit dat het middel populair is bij uitgaande jongeren, met name onder bezoekers van clubs en danceparty's. In 1998 had 41 procent van de bezoekers van trendy clubs in Amsterdam de afgelopen maand xtc gebruikt en 27 procent de nacht zelf. In 2003 was dat echter gedaald tot respectievelijk 19 en 8 procent. Interviews met insiders uit de Amsterdamse club- en party scene bevestigden deze dalende trend: gebruikers lijken voorzichtiger met xtc om te springen. Dit fenomeen wordt door de onderzoekers 'nieuwe nuchterheid' genoemd, hoewel dat geenszins betekent dat xtc niet meer populair is (Korf et al., 2004). Ook onder andere uitgaanders, bijvoorbeeld bezoekers van cafés of coffeeshops worden relatief veel actuele xtc-gebruikers geteld (resp. 7 en 23%). Onder zwerfjongeren, school drop-outs en gedetineerde jongeren heeft 3 tot 18 procent de afgelopen maand xtc gebruikt (Van Laar, 2007).

9.4.3 WERELDWIJD

Op de wereldwijde ranglijst staat Nederland voor wat betreft xtc-gebruik behoorlijk hoog. Het is lastig om de cijfers te vergelijken wegens verschillen in methodologie, onderzochte leeftijdscategorieën en peiljaar. Australië, het Verenigd Koninkrijk en Noord-Ierland staan aan de top met een ooit-gebruik van 6 tot 8 procent. Dan volgen de Verenigde Staten, Nederland, Spanje, Canada en Ierland met cijfers tussen de 4 en 5 procent. In Duitsland en Italië schommelt het ooit-gebruik in de algemene bevolking rond 2 procent. Denemarken, Finland, Noorwegen, Luxemburg en Frankrijk staan met 1 tot anderhalf procent nog lager op de ladder. Hekkensluiters zijn Griekenland (0,4%) en Zweden (0,2%) (Van Laar, 2007).

9.5 Opname/stofwisseling

MDMA kan voorkomen in de vorm van tabletten ('pillen'), poeder of kristallen. Xtc-pillen komen voor in vele kleurtjes met verschillende logo's. Merknamen (van auto's, kleding, drankjes, enz.) worden vaak als logo gebruikt, maar ook tekenfilmfiguurtjes of andere iconen sieren regelmatig xtc-pilletjes. Gebruikers verwijzen vaak naar het logo wanneer ze over xtc spreken. Ze hebben het dan over 'duifjes', 'tulpjes', 'mitsubishi's' of 'eurootjes'. Aan de buitenkant is niet te zien wat de inhoud van een tablet is. MDMA-poeder wordt de laatste jaren steeds vaker aangetroffen op de drugsmarkt. Het kristallijnpoeder is meestal wit, lichtgeel of grijs van kleur. MDMA-kristallen zijn witgele tot grijze onregelmatig gevormde brokjes.

Gebruikswijze
Xtc-pillen worden geslikt in hun geheel (een 'hele') of gebroken in 'halfjes' of 'kwartjes'. Bij MDMA-poeder of kristallen nemen gebruikers kleine 'likjes' en bouwen zo langzaam hun dosis op, of ze slikken het in een capsule of in een vloeitje gerold (MDMA-bommetje). Soms lossen gebruikers een dosis poeder op in hun drankje. MDMA-poeder wordt ook wel eens gesnoven en (zelden) gerookt. Injectie van MDMA is mogelijk, maar wordt niet toegepast in het recreatieve gebruikerscircuit in Nederland (in Australië injecteert een minderheid van de gebruikers echter wel MDMA) (Topp et al., 1999).

Opname
Twintig tot zestig minuten na inname worden de eerste effecten merkbaar: tintelingen door het hele lichaam, een warme gloed en een snel opkomende euforie. Bij een voldoende dosis worden de effecten in een steile curve snel sterker, volgens gebruikers 'slaat de pil in', deze fase duurt een minuut of vijf en kan gepaard gaan met misselijkheid en braken. De piek die dan volgt duurt anderhalf tot twee uur en daarna neemt de werking duidelijk af. Vier tot zes uur na inname van één dosis voelt men zich weer redelijk nuchter. Vele gebruikers kiezen ervoor om 'bij te nemen' in een poging de roes op niveau te houden. In praktijk echter wordt de roes van het eerste pilletje van de avond niet

meer geëvenaard en de fysieke bijwerkingen nemen toe (droge mond, spierspanning, tandenknarsen, klappertanden).

MDMA komt dus meestal via het spijsverteringsstelsel het lichaam binnen. In de dunne darm wordt de stof opgenomen in het bloed en komt uiteindelijk terecht in het brein.

Werking in de hersenen

De molecule MDMA lijkt qua vorm en grootte op de neurotransmitter serotonine. Het hoeft dan ook niet te verbazen dat MDMA vooral invloed zal uitoefenen op serotoninehersencellen in het brein. MDMA veroorzaakt een stijging van de hoeveelheid serotonine in de synaps (de ruimte tussen twee hersencellen). Dit gebeurt op twee manieren.

1. MDMA bindt aan de serotoninetransporter en neemt de plaats in van serotonine. De serotoninetransporter zorgt er normaal voor dat serotonine uit de synaps weer wordt teruggebracht naar de hersencel. Door de binding van MDMA aan de transporter kan serotonine niet meer teruggepompt worden in de cel en zal zich dus ophopen in de synaps. MDMA is een *serotonineheropnameremmer*.
2. Omdat MDMA bindt aan de transporter, verandert de *vorm* van deze transporter. De transporter zal nu MDMA in de cel en serotonine uit de cel pompen, waardoor de hoeveelheid serotonine in de synaps nog meer toeneemt. MDMA bevordert dus de *afgifte van serotonine* (het is een serotonine-'releaser').

De verhoging van de hoeveelheid serotonine in de synaps veroorzaakt een euforische stemming en een warm, verliefd en open gevoel (de 'entactogene' effecten). MDMA zal ook – maar in mindere mate – invloed uitoefenen op het dopamine- en noradrenalinesysteem. Deze toename van serotonine, dopamine en noradrenaline heeft niet alleen prettige effecten tot gevolg, maar ook onprettige bijwerkingen: verhoogde spierspanning (vooral in de spieren van het aangezicht: 'gekke bekken trekken', aangespannen kaakspieren en het op elkaar drukken van de tanden, tandenknarsen en klappertanden), verhoging van de lichaamstemperatuur, droge mond, zweten, verhoogde hartslag en bloeddruk, hoofdpijn en misselijkheid.

De 'voorraad' serotonine in de hersencellen is beperkt, zodat het nemen van hogere doses of meerdere doses op een avond kan leiden tot uitputting van de serotonine. Dit, en de veranderingen in serotoninereceptoren die er het gevolg van zijn, kunnen aanleiding geven tot depressieve gevoelens en stemmingswisselingen een aantal dagen na het gebruik van xtc (waar overigens niet alle gebruikers last van hebben).

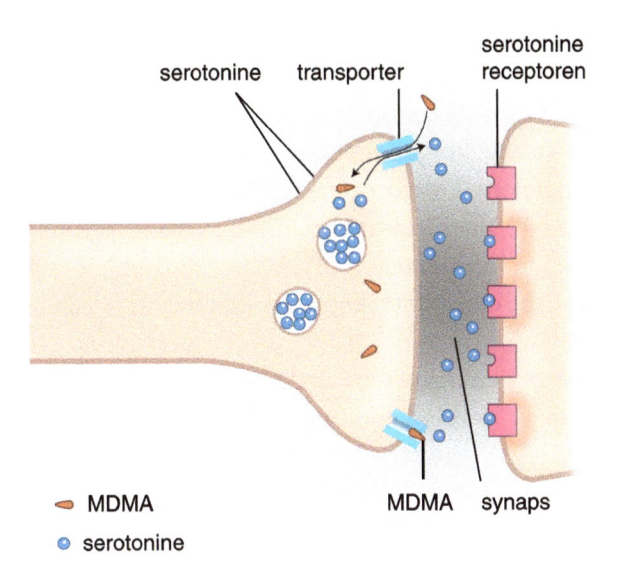

Figuur 9.7 *Werking van xtc in de hersenen.*

Uitscheiding

Een aanzienlijk deel (tot 50%) van de ingenomen MDMA wordt onveranderd uitgescheiden in de urine (Cole & Sumnall, 2003). De rest wordt door de lever afgebroken (onder meer door het enzym CYP2D6) tot metabolieten die vervolgens via de urine het lichaam verlaten. MDMA is twee tot drie dagen na inname aantoonbaar in de urine.

9.6 Lichamelijke aandoeningen als gevolg van xtc

De kans op ernstige acute schade of overlijden door xtc-gebruik is relatief klein. Echter, als er toch complicaties optreden kunnen deze levensgevaarlijk zijn, daarom is het belangrijk om hier meer inzicht in te krijgen. Acute gevaarlijke complicaties zijn:
- hyperthermie (oververhitting);
- serotoninesyndroom;
- cardiovasculaire problemen;
- leverschade;
- hyponatriëmie (watervergiftiging).

In verhouding tot het aantal xtc-gebruikers is de kans op deze acute problemen laag. Ernstige problemen of overlijden door xtc-gebruik zijn meestal het gevolg van de *combinatie* van de farmacologische eigenschappen van MDMA en de omstandigheden waarin het middel gebruikt wordt (met name de omgevingstemperatuur, waterinname, lichamelijke activiteit en ander drugsgebruik). Soms speelt ook een onderliggende predispositie een rol. Xtc draagt slechts in zeer kleine mate bij aan drugssterfte. Volgens het Centraal Bureau voor Statistiek gaat het in Nederland om ongeveer vier sterfgevallen per jaar waarbij psychostimulantia (xtc, maar ook amfetamine, efedrine en cafeïne; *niet* cocaïne) de primaire doodsoorzaak zijn. In Duitsland en het Verenigd Koninkrijk liggen deze cijfers met respectievelijk twintig en 48 hoger (Van Laar, 2007; www.eelda.org).

In de volgende paragrafen worden de acute lichamelijke risico's van xtc-gebruik besproken, gevolgd door mogelijke complicaties van chronisch gebruik.

9.6.1 HYPERTHERMIE

Door de hoeveelheid serotonine en dopamine te verhogen, kan MDMA het temperatuurregulatiesysteem van het lichaam ontregelen. In rustige omstandigheden leidt dit niet vaak tot een significante verhoging van de lichaamstemperatuur, maar in een warme omgeving (zoals een club of een party), gecombineerd met langdurige intensieve lichamelijke activiteit (dansen) en onvoldoende vochttoediening, kan oververhitting optreden (Dumont & Verkes, 2006). Zweten is een belangrijke manier om overtollige lichaamswarmte kwijt te raken: door verdamping van het laagje vocht op de huid koelt deze af. Bij een hoge luchtvochtigheid kan het zweet echter minder goed verdampen, waardoor het lichaam niet goed kan afkoelen.

> **Intermezzo 9.4 Wist u dat...?**
> ... het optreden van de zogenaamde hyperthermische respons bij ratten afhankelijk is van de omgevingstemperatuur? Bij een temperatuur onder de twintig graden Celsius leidt MDMA-toediening niet tot stijging van hun lichaamstemperatuur (Hall & Henry, 2006).

Hyperthermie is één van de gevaarlijkste complicaties van xtc-gebruik. Symptomen van beginnende oververhitting zijn:
- hoofdpijn;
- verwardheid;
- stijve spieren;
- duizeligheid.

Deze symptomen zijn moeilijk te onderscheiden van 'gewone' xtc-bijwerkingen. Als de lichaamstemperatuur niet daalt, treden de volgende verschijnselen op:
- rillen;
- snelle hartslag;
- bleek uiterlijk;
- verminderd bewustzijn;
- misselijkheid;
- braken.

Vervolgens, bij een lichaamstemperatuur van 40-41 graden Celsius, kunnen levensbedreigend zijn:
- afbraak van spierweefsel (rhabdomyolysis);
- DIC (disseminated intravascular coagulation, diffuse intravasale stolling: bloedstolling door het hele lichaam);
- elektrolytstoornissen (voornamelijk hyperkaliëmie: te hoge concentraties kalium);
- multi-orgaanfalen.

Soms treden er ook convulsies op. Bij een lichaamstemperatuur boven 42 graden Celsius wordt de kans op overleven substantieel kleiner, terwijl bij temperaturen onder 40 graden Celsius waarschijnlijk geen orgaanfalen optreedt.

Bij beginnende hyperthermie dienen vrienden of omstanders te zorgen voor afkoeling: breng het slachtoffer naar een koele ruimte, ontkleedt hem of haar en besproei met water. Gezien de mogelijke ernst van de aandoening, kan men best een professionele EHBO-post bezoeken of 112 bellen. De klinische behandeling van hyperthermie is vooral symptomatisch en gefocust op koeling, vochttoediening, ondersteuning van ademhaling en circulatie en herstellen van de elektrolytenbalans. Voor een snelle daling van de lichaamstemperatuur kan men gebruik maken van koelmatras en koeldeken, ijspakkingen, onderdompeling in ijswater en/of een infuus van koude vloeistoffen (Strobbe et al, 2007). Er bestaat in de medische wereld geen eensgezindheid over de rol van het geneesmiddel Dantroleen bij de behandeling van (MDMA-geïnduceerde) hyperthermie. Dantroleen is een spierontspanner waardoor de hitteproductie in de spieren vermindert. Volgens sommige studies is er geen bewijs voor de effectiviteit van Dantroleen bij hyperthermie, terwijl het volgens andere levensreddend kan werken (zie intermezzo 9.5; Duffy & Furguson, 2007; Moon & Cross, 2007).

Intermezzo 9.5 Fatale afloop na hyperthermie door xtc-gebruik
Patiënt A, een 22-jarige Nederlandse man met blanco voorgeschiedenis, werd in de vroege ochtend in comateuze toestand binnengebracht op de Spoedeisende Hulp van ons ziekenhuis. Volgens een vriend zou hij tijdens een cafébezoek MDMA gebruikt hebben in dezelfde hoeveelheid als de rest van het gezelschap, namelijk één pil. Mogelijk had de patiënt vaker MDMA gebruikt zonder problemen. Er was geen trauma of insult geweest en hij had éénmalig gebraakt. Bij binnenkomst zagen wij een hevig transpirerende, rillende jonge man. De bloeddruk was aanvankelijk 110/80 mmHg, maar daarna afwisselend hoog tot zeer laag. De polsfrequentie was 110/min en de lichaamstemperatuur 42°C rectaal gemeten. Bij neurologisch onderzoek opende patiënt de ogen spontaan, had hij geen motorische reactie en een onverstaanbare verbale reactie op pijn. De pupillen waren wijd, maar reageerden op licht. Het alcoholpromillage bedroeg 1,0. Op de Spoedeisende Hulp werd patiënt gesedeerd, hij kreeg spierverslappers en werd vervolgens geïntubeerd en beademd met 100% zuurstof. Er werd intraveneus een glucoseoplossing toegediend met calciumglubionaat en natriumwaterstofcarbonaat wegens de hyperkaliëmie. Vanwege de hyperthermie werd patiënt direct actief gekoeld met koude infusievloeistoffen en een koeldeken. Er werd gestart met toediening van dantroleen 1 mg/kg intraveneus. Na stabilisatie op de Spoedeisende Hulp werd een CT-scan van de hersenen gemaakt. Deze toonde gering oedeem (zwelling) zonder andere afwijkingen. Patiënt werd overgebracht naar de Intensive Care; daar werd hem een ruime hoeveelheid vocht toegediend. Bij het toxicologisch onderzoek werd bij screening op 500 geneesmiddelen en vergiften alleen MDMA aangetroffen. Gedurende de opname verslechterde de nierfunctie en ontwikkelden zich bij patiënt leverfunctiestoornissen. Daarnaast ontstonden ernstige stollingsstoornissen (in het kader van diffuse intravasale stolling, DIC) en kreeg hij bloedingen uit alle insteekopeningen. Op dag 3 ontstond een pupildiameterverschil waarop een nieuwe CT van de hersenen werd verricht. Deze toonde uitbreiding van het hersenoedeem en aanwijzingen voor herseninfarcten. Vier dagen na opname was patiënt diep comateus en hij overleed dezelfde dag (Strobbe et al., 2007).

Bron: Nederlands Tijdschrift voor Geneeskunde, Strobbe, L., et al., Ecstasy-intoxicatie met fatale afloop bij een 22-jarige man. 2007. 151(30): p. 1690-4.

Hyperthermie kan, afhankelijk van de omstandigheden, optreden bij normale doseringen xtc (zie intermezzo 9.5). Het serotoninesyndroom kan ook resulteren in hyperthermie (zie paragraaf 9.6.2). Dieronderzoek toont aan dat hyperthermie de kans op hersenschade vergroot (zie paragraaf 9.6.6).

Maatregelen om de kans op hyperthermie te voorkomen dienen gericht te zijn op het niet te hoog laten worden van omgevings- en lichaamstemperatuur:
- klimaatregeling op feesten;
- ter beschikking stellen van 'chill out' ruimtes waar feestgangers kunnen rusten;
- toegang tot drinkwater.

De gebruiker kan de kans op oververhitting verkleinen door af en toe te rusten, geen warme kleding of hoofddeksel te dragen en regelmatig water of fris te drinken (1-2 glazen per uur). Aangezien één van de eerste symptomen van hyperthermie hoofdpijn is, dient men bij hoofdpijnklachten bij xtc-gebruikers niet zomaar paracetamol te geven. Beter is het om eerst oververhitting uit te sluiten en de persoon wat te laten drinken en rusten.

Intermezzo 9.6 Volledig herstel na oververhitting door xtc-gebruik

Een 21-jarige bewusteloze jongeman werd bij ons binnengebracht met een lichaamstemperatuur van 41,7°C, versnelde hartslag (160 per minuut), hoge bloeddruk (170/120 mmHg), versnelde ademhaling (40 per minuut) en spierstijfheid. Hij had xtc gebruikt. De eerste behandeling bestond eruit de patiënt af te koelen met behulp van ijspakkingen en koude intraveneuze vloeistoffen. De volgende 45 minuten trad er echter geen verbetering op. Op dat moment besloot de dienstdoende anesthesist hem 1 milligram per kg lichaamsgewicht Dantroleen toe te dienen en vrijwel onmiddellijk verminderde de spierstijfheid en begon de lichaamstemperatuur af te nemen. 30 minuten na de Dantroleen toediening was deze gedaald tot 38.7°C en binnen 90 minuten was deze binnen normale waarden. De patiënt werd vervolgens overgedragen aan de Intensive Care waar hij nog vier dagen verbleef. Hij herstelde volledig (Moon & Cros, 2007).

9.6.2 SEROTONINESYNDROOM

Sterk verhoogde serotonineconcentraties in het brein, veroorzaakt door geneesmiddelen of drugs, kunnen leiden tot het serotoninesyndroom. Dat is in feite een serotonine-'vergiftiging', bestaande uit een verzameling lichamelijke en mentale symptomen die kunnen variëren van mild tot ernstig en levensbedreigend. Beginnende symptomen zijn:
- zweten;
- rillen;
- hyperactiviteit;
- verwijde pupillen;
- nystagmus (snel heen en weer bewegen van de ogen);
- verhoogde spierspanning in de kaken;
- versnelde hartslag.

Deze symptomen lijken inderdaad op de bijwerkingen bij xtc-gebruik en sommige onderzoekers beweren dan ook dat de xtc-roes eigenlijk een milde vorm van het serotoninesyndroom is (Parrott, 2002). Ernstige vormen van het serotoninesyndroom worden gekenmerkt door:
- agitatie;
- hyperthermie;
- mentale verwardheid;
- diarree;
- spierstijfheid;
- spierspasmen;
- hyperreflexie (overactieve reflexen);
- hyperthermie, wat vervolgens kan leiden tot afbraak van spierweefsel, diffuse intravasale stolling en multi-orgaanfalen (zie paragraaf 9.6.1) met mogelijk fatale afloop.

Het serotoninesyndroom vormt dus een spectrum of continuüm van symptomen, waarbij een graduele overgang te zien is van serotonerge bijwerkingen tot toxiciteit. Tien tot vijftien procent van de gevallen van serotoninesyndroom resulteren uiteindelijk in de dood. Het serotoninesyndroom is geen ziekte, maar wordt altijd veroorzaakt door medicijnen of drugs die de serotonine neurotransmissie beïnvloeden.
MDMA bevordert de afgifte van serotonine en remt de heropname van serotonine in de hersencel, wat resulteert in hoge serotonineconcentraties in de synaps (het contactpunt tussen twee hersencellen). Xtc is dus een middel dat potentieel in staat is om het serotoninesyndroom te veroorzaken.

Serotonerge geneesmiddelen zijn bijvoorbeeld:
- SSRI's (selectieve serotonine reuptake inhibitoren) zoals prozac (fluoxetine), seroxat (paroxetine), cipramil (citalopram), fevarin (fluvoxamine) en Zoloft (sertraline). Deze middelen verhogen de hoeveelheid serotonine in de synaps door de heropname ervan door de transporter te remmen.
- TCA's (tricyclische antidepressiva) zoals amitriptyline, clomipramine, dosulepine, doxepine, imipramine en nortriptyline. Deze middelen verhogen de hoeveelheid serotonine in de synaps door de heropname ervan door de transporter te remmen.
- MAOI's (mono-amino-oxidase-inhibitoren), zoals de reversibele inhibitor moclobemide (Aurorix) en de irreversibele inhibitoren phenelezine, tranylcypromine, nialamide, isoniazid, clorgyline, die tegenwoordig bijna nooit meer worden voorgeschreven. Deze middelen verhogen de hoeveelheid serotonine (maar ook dopamine en noradrenaline) in de synaps door de afbraak ervan door het enzym MAO te remmen.
- Serotonerge opiaten zoals tramadol.
- Het hoestprikkeldempende middel dextromethorfan.

Het serotoninesyndroom zal zelden optreden wanneer deze middelen afzonderlijk worden gebruikt, het is voornamelijk het combineren van verschillende serotonerge middelen dat het risico op het serotoninesyndroom verhoogt. Vooral de combinatie van MAOI's met andere serotonerge middelen of drugs is riskant.

Xtc alleen zal zelden aanleiding geven tot een ernstig serotoninesyndroom, tenzij het in zeer hoge doseringen wordt gebruikt (overdosis MDMA). De combinatie van xtc met andere serotonerge middelen zou het risico theoretisch kunnen verhogen. Uit verschillende studies blijkt echter dat de combinatie van MDMA en SSRI's zelden leidt tot het serotoninesyndroom, integendeel: deze combinatie heeft een vermindering van de fysiologische en psychologische effecten van MDMA tot gevolg (Farre et al., 2007; Liechti et al., 2000). In praktijk blijkt dat mensen die behandeld worden met SSRI's bijna niets meer voelen van xtc. Dit komt omdat zowel de SSRI's als MDMA binden aan de serotoninetransporter en er dus een competitie ontstaat voor die bindingsplaats. Omdat SSRI's een hogere affiniteit hebben voor de serotoninetransporter, kan MDMA er niet aan binden en treden er geen of weinig MDMA-effecten op. De combinatie van xtc met TCA's, dextromethorfan of tramadol levert waarschijnlijk weinig extra risico voor het serotoninesyndroom, hoewel het niet uit te sluiten valt. Hoge doses MDMA gecombineerd met hoge doses amfetamine of cocaïne leiden wellicht tot een lichte verhoging van het risico. Echt gevaarlijk is de combinatie van xtc met MAOI's. Dit moet dan ook ten zeerste afgeraden worden (Silins et al., 2007).

Het serotoninesyndroom bij xtc-gebruikers (bij zeer hoge dosering xtc, combinaties van hoge doseringen xtc met andere drugs of combinatie van normale doseringen MDMA met MAOI's) kan dus hyperthermie veroorzaken in gebruikers, onafhankelijk van de omgevingstemperatuur en fysieke activiteit. Dit kan mogelijk fataal aflopen!
Er zijn dus verschillende wegen die kunnen leiden tot hyperthermie bij xtc-gebruik:
- een normale tot hoge dosis MDMA in combinatie met een warme omgeving, lichamelijke activiteit en/of vochttekort;
- een zeer hoge dosis MDMA (al dan niet gecombineerd met andere drugs) of de combinatie MDMA/MAOI wat leidt tot zeer hoge serotonineconcentraties in het brein, het serotoninesyndroom, en daardoor ontregeling van de lichaamstemperatuur en hyperthermie *zelfs* bij lage omgevingstemperatuur of weinig lichamelijke activiteit;
- het serotoninesyndroom in combinatie met een warme omgeving en lichamelijke activiteit.

9.6.3 CARDIOVASCULAIRE PROBLEMEN EN CEREBROVASCULAIRE ACCIDENTEN (CVA)

Er is heel weinig bekend over de cardiovasculaire risico's van xtc-gebruik. Omdat MDMA een stimulerende werking heeft op de hartslag en bloeddruk, zou (excessief) xtc-gebruik riskant kunnen zijn voor personen met hypertensie (hoge bloeddruk), cardiovasculaire stoornissen of een aangeboren hartafwijking (Hall & Henry, 2006). Er zijn weinig gevallen vermeld in de wetenschappelijke literatuur van MDMA-geïnduceerde ernstige cardiovasculaire problemen.

Een CVA, in gewone taal 'beroerte', ontstaat wanneer er een onderbreking is in de bloedtoevoer naar een gedeelte van de hersenen, waardoor dat deel te weinig zuurstof krijgt en er functieverlies optreedt (bijv. verlamming of spraakstoornissen, afhankelijk van de plaats en ernst van het zuurstoftekort). Door het zuurstoftekort kunnen hersencellen afsterven (infarct). Globaal gezien zijn er twee wegen die kunnen leiden tot een beroerte: afsluiting van een bloedvat door een stolsel (trombose) of openscheuren van een bloedvat (hersenbloeding). Er zijn verschillende gevallen beschreven van CVA's na xtc-gebruik, maar ook hier geldt dat de kans hierop – in verhouding tot het aantal gebruikers – klein blijft. Sommige onderzoekers suggereren dat xtc-gebruik op de lange termijn, door veranderingen in het serotoninesysteem en daarmee samenhangend de hersendoorbloeding, bepaalde personen gevoeliger zou kunnen maken voor CVA's (Reneman et al., 2000).

9.6.4 LEVERSCHADE

Leverschade door xtc-gebruik kan een gevolg zijn van hyperthermie (zie paragraaf 9.6.1). In sommige gevallen, wellicht bij personen met een onderliggende gevoeligheid (predispositie), kan leverschade na xtc-gebruik ontstaan zonder dat er sprake is geweest van hyperthermie. Patiënten dienen zich aan in het ziekenhuis met buikpijn en geelzucht, typisch enkele dagen of weken na incidenteel of regelmatig xtc-gebruik. De meeste personen met MDMA-geïnduceerde hepatitis (leverontsteking) herstellen (zie intermezzo 9.7), maar in ten minste zeven in de literatuur gedocumenteerde gevallen was levertransplantatie noodzakelijk (en daarvan hebben vier personen het uiteindelijk niet overleefd). In de meeste landen echter is paracetamol verreweg de belangrijkste oorzaak van toxische leverschade (Andreu et al., 1998).

> **Intermezzo 9.7** Hepatitis door xtc-gebruik: Uitkomsten van een driejarig onderzoek in de Lever Unit van een Spaans ziekenhuis.
>
> Van januari 1994 tot december 1996 dienden zich 62 patiënten aan met acuut leverfalen bij de Intensive Care Lever Unit van een provinciaal ziekenhuis in Barcelona. Na klinisch onderzoek konden de patiënten in vijf categorieën verdeeld worden al naargelang de oorzaak van het leverfalen:
> 1 Dertig gevallen waren te wijten aan virale hepatitis (hepatitis A, B, C of D).
> 2 Elf gevallen van toxische hepatitis (leverontsteking door de toxische effecten van geneesmiddelen of natuurlijke giffen), waaronder een paracetamoloverdosis, zes antituberculose geneesmiddelen en een vergiftiging met de paddenstoel *Amanita phalloides*.
> 3 Zes gevallen van ziekte, oververhitting of zwangerschap.
> 4 Tien met ongedefinieerde oorzaak.
> 5 Vijf gevallen van xtc-geïnduceerde hepatitis.
>
> Van alle gevallen van leverfalen gedurende de looptijd van het onderzoek, waren er 5 te wijten aan xtc-gebruik (8%). Bij de patiën-

ten met een leeftijd onder 25 jaar was xtc-geïnduceerde hepatitis verantwoordelijk voor 20 procent van het leverfalen.

De patiënten met xtc-geïnduceerde hepatitis dienden zich enkele dagen tot 2 weken na het gebruik van xtc aan bij het ziekenhuis met geelzucht en buikpijn. Klinisch gezien leken de klachten op die van virale hepatitis. Er was een behoorlijke variatie in het aantal tabletten dat de patiënten geconsumeerd hadden: één patiënt had slechts 2 keer xtc gebruikt, de andere vier ongeveer 1 tablet per week gedurende 4 tot 48 weken. De ernst van de hepatitis was dus niet afhankelijk van de hoeveelheid xtc of de duur van gebruik. Alle patiënten met xtc-geïnduceerde hepatitis herstelden volledig binnen een periode van 3 tot 12 maanden.

Artsen zouden in geval van acute hepatitis bij jonge mensen zonder duidelijk aanwijsbare oorzaak, moeten checken of patiënten xtc (of andere drugs) gebruikt hebben.

Het is nog niet duidelijk hoe MDMA de lever beschadigt, maar de aanwezigheid van grote hoeveelheden witte bloedcellen wijst in de richting van een overgevoeligheidsreactie (hypersensitiviteit) (Andreu et al., 1998).

9.6.5 HYPONATRIËMIE (WATERVERGIFTIGING)

Midden jaren negentig van de vorige eeuw groeide onder xtc-gebruikers, mede door media-aandacht en voorlichtingscampagnes, het besef dat oververhitting door xtc-gebruik mogelijk fataal kon aflopen. De voorlichtingsboodschap 'voldoende water drinken' werd echter door sommige gebruikers vertaald naar 'heel veel water drinken', wat leidde tot enkele gevallen van fatale watervergiftiging, waarvan de zaak Leah Betts (zie intermezzo 9.8) het bekendst is.

Inname van grote hoeveelheden water leidt tot toename van het bloedvolume en verlaging van de concentratie zouten (natrium) in het bloed, daarom wordt watervergiftiging ook hyponatriëmie genoemd. Door de lage concentratie natrium vloeit water van het bloed de hersencellen in, waardoor deze opzwellen. Zwelling van de hersencellen wordt hersenoedeem genoemd. Symptomen van hyponatriëmie zijn:
- misselijkheid;
- braken;
- hoofdpijn;
- angst;
- algehele malaise.

Later kunnen optreden:
- convulsies;
- verminderd bewustzijn;
- coma.

Omdat de schedel niet meegeeft, kan hersenoedeem leiden tot verhoogde druk in de schedel (verhoogde intracraniële druk), infarcten, coma en dood.

> **Intermezzo 9.8 Leah Betts**
> Midden jaren negentig van de vorige eeuw zette de dood van Leah Betts het Verenigd Koninkrijk in rep en roer. Leah had een xtc-pil geslikt op haar achttiende verjaardag, belandde vier uur later in coma en stierf dagen later. Er kwam een intense mediacampagne op gang met als slogan: *Sorted: Just one ecstasy tablet took Leah Betts*. Pas enkele weken later kwam aan het licht dat zij grote hoeveelheden water had gedronken tijdens de bewuste avond en was overleden aan watervergiftiging.

Bij watervergiftiging bij xtc-gebruik spelen twee factoren een belangrijke rol:
1 inname van grote hoeveelheden water;
2 MDMA stimuleert het vrijkomen van het antidiuretisch hormoon (ADH of vasopressine). ADH zorgt ervoor dat de nieren minder water uitscheiden via de urine.

Het is de combinatie van de excessieve waterinname en de verhoogde aanwezigheid van ADH die bij xtc-gebruikers tot watervergiftiging kan leiden.
De klinische behandeling van hyponatriëmie bestaat uit vloeistofrestrictie en in ernstige gevallen toediening van hypertone zoutoplossing. Jonge vrouwen lopen meer kans op het ontwikkelen van hyponatriëmie bij xtc-gebruik. In een overzichtsstudie van 18 gevallen van xtc-geassocieerde watervergiftiging, bleken 17 patiënten vrouwen tussen de 15 en 30 jaar. De meerderheid had slechts 1 tot 2 tabletten geslikt, gecombineerd met grote hoeveelheden water (verschillende liters). Symptomen ontwikkelden zich 4 tot 24 uur na inname. 3 van de 18 patiënten zijn overleden, allen aan de gevolgen van hersenoedeem (Budisavljevic et al., 2003).

Voor het voorkómen van hyponatriëmie is het dus belangrijk niet téveel water te drinken: maximaal een tot twee glazen per uur. Het drinken van isotone drankjes (waardoor de hoeveelheid natrium wordt aangevuld) heeft de voorkeur.

> **Intermezzo 9.9 Volledig herstel na watervergiftiging**
> Een gezonde meid van 18 jaar had 's avonds om 23 uur één xtc-pil genomen en verschillende biertjes gedronken. Toen ze 's morgens thuis kwam had ze enorme dorst en dronk een grote hoeveelheid water. In de uren die volgden, voelde ze zich angstig, geagiteerd en misselijk. Ze heeft verschillende keren gebraakt en tegen 10 uur was ze lethargisch en onresponsief. 3 uur later lag ze op de intensive care afdeling, ze reageerde niet op instructies van het verplegend personeel en haar lichaamstemperatuur was gedaald tot 35.1°C. Laboratoriumonderzoek wees uit dat het natriumgehalte in het bloed te laag was (124 mmol/L). Gedurende 8 uur werd isotone zoutoplossing toegediend (in totaal 1 liter), maar dat leidde niet tot verbetering van haar mentale status. Het natriumgehalte in het bloed bleef daarentegen nog verder dalen. De volgende 6 uur werd intraveneus hypertone zoutoplossing gegeven. In de loop van de volgende 24 uur normaliseerde haar natriumgehalte en ook mentaal knapte ze op. Neuropsychologische testen een maand na het voorval brachten slechts minimale afwijkingen aan het licht, maar ook deze waren verdwenen na 3 maanden. Twee jaar later volgt ze zonder problemen een opleiding aan een prestigieuze universiteit (Budisavljevic et al., 2003).

9.6.6 NEUROTOXICITEIT

Proefdieronderzoek heeft inmiddels overtuigend aangetoond dat de stof MDMA (in bepaalde doseringen) in staat is om serotonineaxonen te beschadigen en dat deze schade toeneemt bij hogere lichaams- en omgevingstemperatuur (Gouzoulis-Mayfrank & Daumann, 2006). Dit roept een aantal belangrijke vragen op:
- Treedt deze schade ook op bij *mensen* die xtc gebruiken?
- Welke *doseringen* MDMA kunnen dergelijke schade veroorzaken?
- Leidt schade aan de serotonineaxonen tot *functionele* problemen?
- Is de schade *reversibel*? Met andere woorden: treedt er herstel op als men stopt met het gebruik van xtc?

Met behulp van hersenscans (*Positron Emission Tomography* (PET); *Magnetic Resonance Imaging* (MRI); *Single Photon Emission Computed Tomography* (SPECT)) kan men een kijkje nemen in het brein van xtc-gebruikers. Vaak wordt de dichtheid van de serotoninetransporters (SERT) gemeten. Een lagere SERT-dichtheid zou een aanwijzing kunnen zijn voor schade aan de serotonineaxonen, omdat er zich op een beschadigd axonuiteinde minder SERT kunnen bevinden.
Verschillende studies hebben aangetoond dat hevige gebruikers (200-800 xtc-pillen) een lagere SERT-dichtheid hebben en sommige studies vonden een verband tussen SERT-dichtheid en MDMA gebruik: hoe meer MDMA gebruikt was, des te lager de SERT-dichtheid. Een andere belangrijke bevinding was dat SERT-dichtheid opnieuw toeneemt wanneer gebruikers gestopt zijn met xtc: er lijkt dus herstel op te treden. Sommige studies suggereren dat vrouwen gevoeliger zijn voor xtc-gerelateerde schade aan de serotonineaxonen, terwijl andere onderzoeken dat niet kunnen bevestigen. In ieder geval is het zo dat de veranderingen in het brein bij hevige xtc-gebruikers niet zichtbaar zijn op routine MRI-hersenscans (in tegenstelling tot de hersenschade die optreedt bij chronisch alcoholgebruik; Rosenbloom et al., 2003): er is geen vermindering van hersenvolume en er is geen sterfte van bepaalde hersendelen (geen 'gaten in het brein') (Gouzoulis-Mayfrank & Daumann, 2006; Cowan, 2007).
Niet alleen de SERT-dichtheid is een punt van aandacht voor xtc-onderzoekers, ook de doorbloeding van het brein (hersenperfusie) wordt bestudeerd. Serotonine heeft immers invloed op de doorbloeding van de hersenen: het is een vasoconstrictor die ervoor zorgt dat de bloedvaatjes samentrekken waardoor de doorbloeding vermindert. Xtc blijkt een langdurige invloed te hebben op de hersenperfusie: tot enkele weken na MDMA-toediening is er een verminderde doorbloeding van welbepaalde hersengebieden, terwijl bij chronische hevige gebruikers er daarentegen een verhoogde hersendoorbloeding is in bepaalde delen van de hersenen (Cowan, 2007).

De belangrijkste problemen bij de interpretatie van dit soort onderzoeken zijn:
– De studies zijn *retrospectief*, men vergelijkt xtc-gebruikers met niet-gebruikers nadát het xtc-gebruik heeft plaatsgevonden. Men heeft geen gegevens van vóór het gebruik.
– Misschien verschillen gebruikers en niet-gebruikers wel van elkaar vóór de gebruikers xtc zijn gaan gebruiken (zogenaamde 'premorbide' verschillen) en zijn deze verschillen (mede) de oorzaak van de veranderingen in de hersenen.

– Xtc-gebruikers nemen vaak ook andere drugs (polydruggebruik). Misschien zijn die andere drugs wel verantwoordelijk voor een deel van de veranderingen.

De kwestie van het polydruggebruik is in detail bestudeerd door een onderzoeksgroep die expliciet gezocht heeft naar proefpersonen met een grote variatie aan gebruikte drugs. Hun resultaten suggereren dat het specifiek hevig *xtc-gebruik* is dat samenhangt met verminderde SERT-dichtheid in de thalamus en verhoogde regionale hersendoorbloeding. Deze onderzoekers hebben ook als eerste in het veld een prospectief onderzoek verricht. Twee jaar lang werden 188 xtc-naïeven gevolgd. Er werden hersenscans en neuropsychologische testen uitgevoerd vóór en na het eerste xtc-gebruik. Een zestigtal personen hebben gedurende de looptijd van de studie voor het eerst xtc gebruikt (gemiddeld 6 tabletten). Deze beginnende xtc-gebruikers hadden geen lagere SERT-dichtheid dan de niet-gebruikers uit de studie, maar er was wel een lichte vermindering in hersendoorbloeding. Aangezien de metingen gemiddeld negentien weken na het laatste xtc-gebruik verricht zijn, is hier sprake van langdurige veranderingen in hersenperfusie, waarvan echter de klinische betekenis nog niet duidelijk is (De Win, 2007).

Intermezzo 9.10 Schade aan serotonineaxonen

Oxidatieve stress speelt waarschijnlijk een belangrijke rol bij xtc-gerelateerde schade aan serotonineaxonen. MDMA zou de serotoninehersencellen kunnen beschadigen door de vorming van vrije radicalen. Dat zijn chemische stofjes die zeer reactief zijn omdat ze een elektron (deeltje van een atoom) te weinig hebben. Vrije radicalen gaan vervolgens elders een elektron inpikken, bijvoorbeeld in de celmembraan van hersencellen. Zo kunnen de hersencellen beschadigd raken. Wanneer vrije radicalen de hersencellen bombarderen, noemen we dat 'oxidatieve stress'.
Oxidatieve stress bij xtc-gebruik ontstaat wanneer MDMA wordt afgebroken of wanneer de neurotransmitter dopamine in de serotoninecellen terechtkomt (omdat de voorraad serotonine is uitgeput, kunnen de serotoninetransporters dopamine naar binnen pompen). MDMA kan ook de energie in de hersencellen uitputten en dat leidt weer tot extra oxidatieve stress. Een hogere omgevings- en lichaamstemperatuur versterken de oxidatieve stress veroorzaakt door MDMA (Quinton & Yamamoto, 2006).

Uit dieronderzoek blijkt dat toediening van antioxidanten de hersenschade veroorzaakt door MDMA kan verminderen of voorkomen (Aguirre et al., 1999). Antioxidanten zijn stofjes die oxidatieve stress verminderen omdat ze zelf een elektron geven aan de vrije radicalen. Bekende antioxidanten zijn ondermeer vitamine C en E.
Antioxidanten zijn te vinden in groenten als broccoli, kool, selderij, ui en peterselie en in verschillende vruchten, bijvoorbeeld bramen, druiven, pruimen, cranberry's, frambozen, grapefruit, peren.
Het is nog onduidelijk of het eten van deze producten na xtc de kans op hersenschade en cognitieve problemen zou kunnen verminderen.

9.6.7 COGNITIEVE PROBLEMEN

Verschillende studies hebben aangetoond dat chronisch xtc-gebruik samenhangt met lagere scores op leer- en geheugentesten. Hoe hoger de lifetimedosis xtc, hoe slechter de scores. Bovendien blijven deze lagere scores bestaan, zelfs na een abstinentieperiode van een tot twee jaar. In tegenstelling tot de SERT-dichtheid (zie paragraaf 9.6.6), die bij abstinentie lijkt te normaliseren, lijkt er geen herstel op te treden voor deze functionele stoornissen. Hierbij moet wel opgemerkt worden dat het gaat om subtiele leer- en geheugenproblemen, die wellicht geen of weinig invloed hebben op het dagelijks functioneren. Matige xtc-gebruikers (1½ tablet, 5 keer per jaar gedurende 4 jaar; Reneman et al., 2006) scoren even goed als niet-gebruikers. Voor andere cognitieve domeinen, zoals aandacht en concentratie, is het plaatje minder duidelijk: sommige studies vinden verminderde scores, andere niet (Gouzoulis-Mayfrank & Daumann, 2006; Zakzanis et al., 2007).

9.6.8 PSYCHIATRISCHE PROBLEMEN

Verminderde serotoninegehaltes kunnen een rol spelen bij het ontstaan van depressie, angststoornissen, impulsiviteit, suïcidaal gedrag en agressiviteit. Kan langdurig xtc-gebruik (door schade aan en een verminderd functioneren van het serotoninesysteem) aanleiding geven tot het ontstaan van deze psychiatrische stoornissen? Uit onderzoek blijkt dat xtc-gebruikers veel vaker dan hun niet-gebruikende leeftijdgenoten hoger scoren op testen voor depressieve stemming, angst, impulsiviteit en 'sensation seeking' (Gouzoulis-Mayfrank & Daumann, 2007). Om de 'kip en het ei'-vraag te beantwoorden – veroorzaakt xtc-gebruik psychiatrische stoornissen of zijn mensen met een psychiatrische ziekte meer geneigd om veel xtc te gebruiken – zijn zogenaamde longitudinale studies nodig. Bij een Nederlandse populatie studie zijn 1580 personen gevolgd van kindertijd tot adolescentie. Angststoornissen en depressie in de kindertijd bleken risicofactoren voor het latere gebruik van xtc (Huizink et al., 2006). Uit een Duits vierjarig onderzoek onder 2462 individuen van 14 tot 24 jaar kwam naar boven dat xtc-gebruik samenhing met bijna alle onderzochte mentale stoornissen en dat in de meeste gevallen het begin van de psychiatrische ziekte het eerste xtc-gebruik voorafging (Lieb et al., 2002).

9.6.9   GEBIT

De meerderheid van de xtc-gebruikers geeft aan een droge mond te hebben tijdens en na de roes en een drang de tanden stevig op elkaar te klemmen (bruxisme). Dit, in combinatie met het drinken van zoete of zure drankjes en eventueel braken, kan aanleiding geven tot tandslijtage. Bij een tandheelkundig onderzoek waarin 30 xtc-gebruikers vergeleken werden met 28 niet-gebruikers bleek dat 60 procent van de xtc-gebruikers last had van tandslijtage, terwijl dat bij de niet-gebruikers slechts 11 procent was. De slijtage bij xtc-gebruikers was het grootst bij de kiezen van de onderkaak. Gebruik van suikervrije kauwgom wordt aangeraden om de kans op tandslijtage en tanderosie te beperken (Brand et al., 2007).

9.6.10   RISICO'S BIJ POLYDRUGGEBRUIK

De meeste xtc-gebruikers gebruiken daarnaast ook andere drugs, zoals cannabis, amfetamine en cocaïne. Het combineren van alcohol en andere drugs met xtc kan bepaalde risico's vergroten. De combinatie met grote hoeveelheden alcohol kan, wegens de diuretische (vochtuitdrijvende) werking van alcohol, leiden tot uitdroging. De combinatie van xtc met andere stimulerende middelen als amfetamine en cocaïne kan de kans op oververhitting en cardiovasculaire problemen vergroten. Wanneer xtc en speed samen worden ingenomen vergroot de kans op hersenschade. Over de combinatie xtc en cannabis is het beeld inconsistent. Enerzijds zijn er studies die suggereren dat cannabis de xtc-geassocieerde cognitieve problemen verergert, anderzijds zijn er geluiden dat cannabis wegens zijn neuroprotectieve eigenschappen zou beschermen tegen hersenschade (Gouzoulis-Mayfrank & Daumann, 2006).

9.6.11 ZWANGERSCHAP

Xtc-gebruik tijdens zwangerschap zou kunnen samenhangen met het optreden van aangeboren afwijkingen. In een prospectieve studie zijn 136 vrouwen gevolgd die xtc hebben gebruikt tijdens de zwangerschap, de overgrote meerderheid (93%) tijdens het eerste trimester en bijna de helft in combinatie met andere drugs. Acht procent van de zwangerschappen resulteerde in een miskraam, wat niet hoger is dan normaal. Vijftien procent van de levendgeborenen had een aangeboren afwijking, wat duidelijk meer is dan de normale twee tot drie procent. Drie baby's werden geboren met een klompvoet (talipes), dat zijn er 38 per duizend levendgeborenen, terwijl de normale incidentie van deze afwijking slechts een op de duizend is. Twee baby's leden aan een aangeboren hartafwijking; dat zijn er 26 per duizend levendgeborenen, terwijl de spontane incidentie in de algemene bevolking vijf tot tien per duizend is (McElhatton et al., 1999). Hoewel dit onderzoek slechts een kleine groep heeft bestudeerd, en de resultaten onvoldoende statistische kracht hebben om een oorzakelijk verband te impliceren, wordt het gebruik van xtc (en andere drugs waaronder duidelijk ook alcohol en tabak) tijdens de zwangerschap ten zeerste afgeraden.

9.7 Sociale gevolgen van xtc-gebruik

De meerderheid van de bevolking heeft, zoals eerder vermeld, nog nooit xtc gebruikt. Van de groep die ooit xtc gebruikt heeft, heeft 29 procent het afgelopen jaar nog gebruikt en 9 procent de afgelopen maand. De ruime meerderheid van de ooit-gebruikers is dus gestopt of gebruikt onregelmatig, waarmee xtc-gebruik meestal van experimentele en/of tijdelijke aard lijkt te zijn. De meeste gebruikers stoppen er na een tijdje vanzelf mee. Longitudinaal onderzoek bevestigt dat de meerderheid van de gebruikers spontaan stopt tussen de leeftijd van 20 en 30 jaar (Von Sydow et al., 2002).
Verschillende studies tonen aan dat de meerderheid van de xtc-gebruikers werkt of studeert en gewoon meedraait in de maatschappij. Dit proces wordt 'normalisering' genoemd en impliceert dat xtc-gebruik niet meer beschouwd wordt als deviant gedrag en over het algemeen niet hoeft te leiden tot isolatie of sociale problemen (Duff, 2005).
Er zijn echter ook tegengeluiden: xtc-gebruikers zouden vaker leiden aan psychische stoornissen als depressie en angst, vaker andere drugs gebruiken (polydruggebruik) en xtc-gebruik zou leiden tot geheugenproblemen. Krijgen we binnenkort een generatie vroeg dementerenden met stemmingsstoornissen? En hoe zit het met de veiligheid op houseparty's? Zorgt xtc- en ander druggebruik ervoor dat de dienst-

doende EHBO of de plaatselijke Spoedeisende Hulpafdeling worden overspoeld met zieke feestgangers?

9.7.1 PROBLEEMGEBRUIK

Er is erg weinig onderzoek verricht naar xtc-misbruik (zie hoofdstuk 1 voor de DSM-IV criteria voor misbruik). Een vierjarige longitudinale studie onder 2462 Duitse jongeren van 14 tot 24 jaar toont aan dat de overgrote meerderheid van de xtc-gebruikers geen DSM-IV misbruik ontwikkeld. Slechts in één procent van de gevallen was er sprake van xtc-misbruik volgens de DSM-IV criteria. Van diegenen die tijdens de eerste meting voldeden aan xtc-misbruik, was 67 procent gestopt tijdens de tweede meting. Er lijkt dus een behoorlijke mate van herstel te zijn (Von Sydow et al., 2002).

9.7.2 MAATSCHAPPELIJKE EN SOCIALE GEVOLGEN VAN LANGDURIG XTC-GEBRUIK

Zullen de milde geheugenstoornissen gerelateerd aan xtc-gebruik bij adolescenten en jonge volwassenen aanleiding geven tot een epidemie van vroeg dementerenden? Op die vraag is nog geen zeker antwoord. Voorlopig lijkt het onderzoek niet in die richting te wijzen. De xtc-gebruikers van het eerste uur (eind jaren 1980, begin jaren 1990) zijn inmiddels veertigers en vijftigers. Tot nu toe zijn er geen signalen dat deze mensen een hoger risico zouden hebben op vroege dementie. De toekomst zal echter duidelijkheid brengen. Een onderzoek onder een kleine groep (29 personen) oudere (40+) langdurige, hevige xtc-gebruikers suggereert dat, hoewel deze mensen over het algemeen geen carrièretijgers zijn, tweederde van hen een baan heeft en daarmee vergelijkbaar is met hun leeftijdgenoten in de algemene bevolking.
De meerderheid beschreef de rol van xtc in hun leven als overwegend positief, vooral op het sociale vlak (intiemere vriendschappen, opener geworden), hoewel ze ook nadrukkelijk negatieve effecten benoemen (met name de post-xtc-dip en zelfervaren geheugenproblemen) (Vervaeke & Korf, 2006).

9.7.3 UITGAAN EN GEZONDHEID

Leidt het gebruik van xtc op feesten tot overvolle EHBO-posten? Stichting Educare is een gespecialiseerde EHBO-organisatie op grote dansevenementen. Bijna twee miljoen feestgangers hebben in de periode 1996 tot 2002 de 134 houseparty's en dansfeesten bezocht waar Educare aanwezig was; 16.000 daarvan zijn gedurende deze periode door Educare behandeld. In 1996 heeft 1,2 procent van de bezoekers zich gemeld bij Educare, in 2002 was dat gedaald tot 0,8 procent. Er heb-

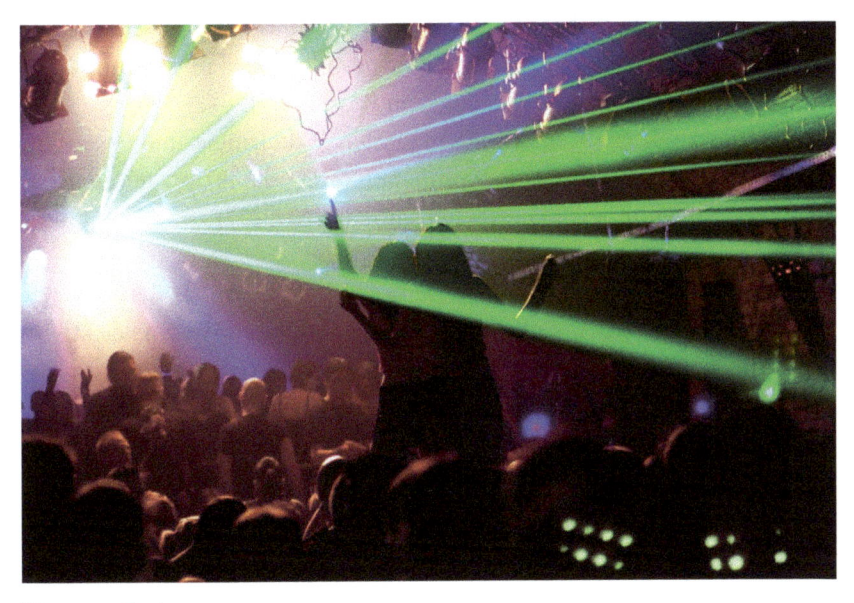

Figuur 9.8 *Partyscene.*

ben zich in deze periode nauwelijks ernstige incidenten voorgedaan. De overgrote meerderheid (meer dan 90%) bezoekt de EHBO voor licht lokaal letsel of licht onwel worden. Het aantal xtc-gerelateerde incidenten is in deze periode gedaald van 47 tot 20 procent, terwijl dit voor alcohol gestegen is van 4 naar 17 procent. Voor bijna alle personen onder invloed van xtc was de gezondheidsverstoring licht van aard (Pijlman et al., 2003).

9.7.4 XTC-GERELATEERDE ZIEKENHUISOPNAMEN

Alle klinische opnamen in ziekenhuizen worden ieder jaar geregistreerd door de Landelijke Medische Registratie. Op de ongeveer 1,7 miljoen opnamen in 2005 werd het gebruik/misbruik van drugs slechts 517 keer als hoofddiagnose gesteld en 2012 keer als nevendiagnose. In 9 procent van de hoofddiagnoses ging het om amfetaminen, inclusief xtc (45 gevallen). Het Letsel Informatie Systeem registreert het aantal slachtoffers van ongevallen, geweld en zelfmutilatie die jaarlijks behandeld worden op de Spoedeisende Hulp (SEH). Gemiddeld 2900 letselgevallen per jaar zijn druggerelateerd (bij gemiddeld 13.000 per jaar is alcohol in het spel). Bij 71 procent van deze letselgevallen was de drug bekend: in de helft van de gevallen cocaïne en in 17 procent van de gevallen xtc. Wellicht is dit een onderschatting van het werkelijke aantal ongelukken waarbij drugs in het spel zijn.

In Amsterdam is de ambulance in 2005 63 keer uitgerukt in verband met xtc-incidenten en 75 procent van de gevallen werd met de ambulance naar het ziekenhuis gebracht (Van Laar, 2007).
In een onderzoek van in totaal 127 maanden in de Duitse stad Essen waren er 5 xtc-gerelateerde ziekenhuisopnamen, dat is 0,57 gevallen per 100.000 inwoners per jaar (Scherbaum et al., 2007).

9.7.5 XTC EN VERKEER

Het effect van xtc-gebruik op rijvaardigheid is dubbel. Wegens de stimulerende eigenschappen van het middel, verbetert het de score op bepaalde aspecten van rijvaardigheid, zoals de roadtrackingtest (mooi recht op de rijbaan blijven rijden zonder slingerbewegingen) en kan het de duidelijk negatieve invloed van alcohol op deze score verminderen of teniet doen. In tegenstelling tot de positieve effecten van xtc op de roadtrackingtest, vermindert xtc-gebruik de prestaties op de carfollowingtaak waarin de chauffeur moet reageren op de wisseling in snelheid van een voorliggende auto. Bij vertraging van de voorliggende wagen, remden de xtc-gebruikers meer dan noodzakelijk was. De negatieve effecten van alcohol op deze test konden dan ook niet ongedaan gemaakt worden door MDMA.

De combinatie van xtc met andere drugs, zoals alcohol, cannabis, speed of cocaïne, kan leiden tot erg gevaarlijke verkeerssituaties zoals bleek uit een studie in een rijsimulator. Een aspect waarmee men rekening moet houden is dat xtc-gebruikers ook qua persoonlijkheid verschillen van niet-gebruikers: ze zijn impulsiever en nemen meer risico's. Niet alle verschillen in rijvaardigheid tussen gebruikers en niet-gebruikers zijn dus te wijten aan (de farmacologische effecten van) het middel alleen (Brookhuis et al., 2004; Kuypers et al., 2006; Ramaekers et al., 2006).

9.7.6 AGRESSIE

De acute effecten van xtc veroorzaken allesbehalve een agressieve staat, integendeel, gebruikers worden mellow, inlevend en vergevingsgezind. Een tekort aan serotonine zou samenhangen met impulsiviteit en agressie. Kan (herhaald) xtc-gebruik, omdat het de serotoninevoorraad uitput, aanleiding geven tot agressie wanneer de gebruiker weer nuchter is? Verschillende studies hebben aangetoond dat xtc-gebruikers drie tot vier dagen na gebruik verhoogde scores hebben op testen die agressie meten. Dit lijkt te passen in het patroon van een dip enkele dagen na gebruik waarin men zich depressief en/of geïrriteerd voelt. De verhoogde agressie enkele dagen na het xtc-gebruik blijkt echter een tijdelijk fenomeen, want gemiddeld twee weken na het laatste xtc-gebruik verschilden xtc-gebruikers niet van ex-xtc-gebruikers en niet-gebruikers op de agressie test. Xtc-gebruik lijkt dus niet te leiden tot blijvende verhoogde agressiviteit (Hoshi et al., 2007).

9.8 Verslaving aan xtc

Xtc-afhankelijkheid lijkt niet vaak voor te komen. Een vierjarige longitudinale studie onder 2462 Duitse jongeren van 14 tot 24 jaar toont aan dat er slechts in 0,6 procent van de gevallen sprake was van xtc-afhankelijkheid volgens de DSM-IV criteria (Von Sydow et al., 2002).
Het aantal mensen dat hulp zocht voor een primair xtc-probleem bij instellingen voor verslavingszorg, is al een aantal jaren stabiel: tussen 205 en 300 per jaar. Dat is 2 op 100.000 inwoners van 15 jaar en ouder, aanzienlijk minder dan voor de meeste andere drugs (46 voor cannabis, 74 voor cocaïne, 107 voor opiaten). In 2005 was bijna 70 procent man, de gemiddelde leeftijd lag met 24 jaar laag (zij zijn het jongst van alle hulpvragers). De laatste jaren melden zich tussen zes- en achthonderd personen per jaar met een secundair xtc-probleem, een andere drug vormt in die gevallen het primaire probleem. Het aandeel van xtc in alle hulpvragen is klein, minder dan een procent (Van Laar, 2007).

9.9 Risico's beperken van xtc-gebruik

Het belangrijkste acute risico is oververhitting. Het belangrijkste risico bij chronisch gebruik vormen hersenschade en geheugenproblemen. Voor het beperken van de risico's – zowel de acute als de chronische – zijn twee krijtlijnen uit te zetten:
1 Beperken van dosis en gebruiksfrequentie. Hoewel een veilige dosis MDMA niet is vast te stellen, suggereert onderzoek dat de kans op hersenschade en geheugenproblemen toeneemt bij een grotere lifetimehoeveelheid MDMA.
2 Controleren van de omgevings- en lichaamstemperatuur. Een hogere omgevings- en lichaamstemperatuur verhoogt de kans op gevaarlijke hyperthermie. Proefdieronderzoek toont echter ook aan dat een hogere omgevings- en lichaamstemperatuur leidt tot meer hersenschade, het ligt in de verwachting dat dit bij de mens ook zo is.

Regelmatig water of fris drinken (1-2 glazen per uur) vermindert de kans op oververhitting. Teveel water drinken kan daarentegen watervergiftiging veroorzaken. Beter is het te kiezen voor isotone drankjes. Voor een uitgebreide beschrijving van de mogelijkheden voor risicoreductie wordt verwezen naar de desbetreffende paragrafen (paragraaf 9.6).

Referenties

Aguirre N. et al. Alpha-lipoic acid prevents 3,4-methylenedioxy-methamphetamine (MDMA)-induced neurotoxicity. Neuroreport 1999; 10(17): 3675-80.

Andreu V. et al. Ecstasy: a common cause of severe acute hepatotoxicity. J Hepatol 1998; 29(3): 394-7.

Baylen CA, Rosenberg H. A review of the acute subjective effects of MDMA/ecstasy. Addiction 2006; 101(7): 933-47.

Bogt T ter, Engels RC. "Partying" hard: party style, motives for and effects of MDMA use at rave parties. Subst Use Misuse 2005; 40(9-10): 1479-502.

Brand H, Dun S, Nieuw Amerongen A van. Ecstasygebruik en mondgezondheid. Ned Tijdschr Tandheelkd 2007; 114: 104-8.

Brookhuis KA, Waard D de, Samyn N. Effects of MDMA (ecstasy), and multiple drugs use on (simulated) driving performance and traffic safety. Psychopharmacology (Berl) 2004; 173(3-4): 440-5.

Budisavljevic MN. et al. Hyponatremia associated with 3,4-methylenedioxymethylamphetamine ("Ecstasy") abuse. Am Journ Med Sci 2003 326(2): 89-93.

Cole JC, Sumnall HR. The pre-clinical behavioural pharmacology of 3,4-methylenedioxymethamphetamine (MDMA). Neurosci Biobehav Rev 2003; 27(3): 199-217.

Cowan RL. Neuroimaging research in human MDMA users: a review. Psychopharmacology (Berl), 2007; 189(4): 539-56.

Duff C. Party drugs and party people: Examining the 'normalisation' of recreational drug use in Melbourne, Australia. Intern Journ of Drug Policy 2005; 16: 161–70.

Duffy MR, Ferguson C. Role of dantrolene in treatment of heat stroke associated with Ecstasy ingestion. Br Journ Anaesth 2007; 98(1): 148-9.

Dumont GJ, Verkes RJ. A review of acute effects of 3,4-methylenedioxymethamphetamine in healthy volunteers. J Psychopharmacol 2006; 20(2): 176-87.

Farre M. et al. Pharmacological Interaction Between 3,4-Methylenedioxymethamphetamine (MDMA, ecstasy) and Paroxetine: Pharmacological effects and pharmacokinetics. J Pharmacol Exp Ther 2007.

Freudenmann RW, Oxler F, Bernschneider-Reif S. The origin of MDMA (ecstasy) revisited: the true story reconstructed from the original documents. Addiction 2006 101(9): 1241-5.

Gouzoulis-Mayfrank E, Daumann J. Neurotoxicity of methylenedioxyamphetamines (MDMA; ecstasy) in humans: how strong is the evidence for persistent brain damage? Addiction 2006; 101(3): 348-61.

Gouzoulis-Mayfrank E. et al. Psychopathological, neuroendocrine and autonomic effects of 3,4-methylenedioxyethylamphetamine (MDE), psilocybin and d-methamphetamine in healthy volunteers. Results of an experimental double-blind placebo-controlled study. Psychopharmacology 1999; 142(1): 41-50.

Gouzoulis-Mayfrank E, Daumann J. The confounding problem of polydrug use in recreational ecstasy/MDMA users: a brief overview. J Psychopharmacol 2006; 20(2): 188-93.

Hall AP, Henry JA. Acute toxic effects of 'Ecstasy' (MDMA) and related compounds: overview of pathophysiology and clinical management. Br J Anaesth 2006; 96(6): 678-85.

Holland J. Ecstasy: the complete guide. A comprehensive look at the risks and benefits of MDMA. Vermont: Park Street Press; 2001.

Hoshi R. et al. Ecstasy (MDMA) does not have long-term effects on aggressive interpretative bias: a study comparing current and ex-ecstasy users with polydrug and drug-naive controls. Exp Clin Psychopharmacol 2007; 15(4): 351-8.

Huizink AC. et al. Symptoms of anxiety and depression in childhood and use of MDMA: prospective, population based study. Bmj 2006; 332(7545): 825-8.

Korf D, Nabben T, Benschop A. Antenne 2003. Trend in alcohol, tabak en drugs bij jonge Amsterdammers. Amsterdam: Rozenberg Publishers; 2004.

Kuypers KP, Samyn N, Ramaekers JG. MDMA and alcohol effects, combined and alone, on objective and subjective measures of actual driving performance and psychomotor function. Psychopharmacology (Berl) 2006; 187(4): 467-75.

Laar M van. et al. Nationale Drug Monitor. Jaarbericht 2006. Utrecht: Trimbos Instituut; 2007.

Lieb R. et al. Mental disorders in ecstasy users: a prospective-longitudinal investigation. Drug Alcohol Depend 2002; 68(2): 195-207.

Liechti ME. et al. Acute psychological effects of 3,4-methylenedioxymethamphetamine (MDMA, "Ecstasy") are attenuated by the serotonin uptake inhibitor citalopram. Neuropsychopharmacology 2000; 22(5): 513-21.

McElhatton PR. et al. Congenital anomalies after prenatal ecstasy exposure. Lancet 1999; 354(9188): 1441-2.

Moon J, Cros J. Role of dantrolene in the management of the acute toxic effects of Ecstasy (MDMA). Br Journ Anaesth 2007; 99(1): 146.

Morley K, Arnold J, McGregor I. Serotonin (1A) receptor involvement in acute 3,4-methylenedioxymethamphetamine (MDMA) facilitation of social interaction in the rat. Prog Neuropsychopharmacol Biol Psychiatry 2005; 29: 648-57.

Parrott AC, Lasky J. Ecstasy (MDMA) effects upon mood and cognition: before, during and after a Saturday night dance. Psychopharmacology (Berl) 1998; 139(3): 261-8.

Parrott AC. Recreational Ecstasy/MDMA, the serotonin syndrome, and serotonergic neurotoxicity. Pharmacol Biochem Behav 2002; 71(4): 837-44.

Pijlman F, Krul J, Niesink R. Uitgaan en veiligheid: feiten en fictie over alcohol, drugs en gezondheidsverstoringen. Utrecht: Trimbos Instituut; 3003.

Quinton MS, Yamamoto BK. Causes and consequences of methamphetamine and MDMA toxicity. Aaps J 2006; 8(2): E337-47.

Ramaekers JG, Kuypers KP, Samyn N. Stimulant effects of 3,4-methylenedioxymethamphetamine (MDMA) 75 mg and methylphenidate 20 mg on actual driving during intoxication and withdrawal. Addiction 2006; 101(11): 1614-21.

Reneman L. et al. Memory function and serotonin transporter promoter gene polymorphism in ecstasy (MDMA) users. J Psychopharmacol 2006; 20(3): 389-99.

Reneman L. et al. MDMA ("Ecstasy") and its association with cerebrovascular accidents: preliminary findings. AJNR Am Journ Neuroradiol 2000; 21(6): 1001-7.

2007Rodenburg G. et al. Nationaal Prevalentie Onderzoek Middelengebruik 2005. Rotterdam: IVO; 2007.

Rosenbloom M, Sullivan EV, Pfefferbaum A. Using magnetic resonance imaging and diffusion tensor imaging to assess brain damage in alcoholics. Alcohol Res Health 2003; 27(2):146-52.

Scherbaum N. et al. Low hospital admission rates following MDMA (Ecstasy) intake in Essen (Germany). Am Journ Addict 2007; 16(5): 428-9.

Sessa B. Is there a case for MDMA-assisted psychotherapy in the UK? J Psychopharmacol 2007; 21(2): 220-4.

Shulgin A. PIHKAL. A chemical love story. Berkeley, California: Transform Press; 1991.

Silins E, Copeland J, Dillon P. Qualitative review of serotonin syndrome, ecstasy (MDMA) and the use of other serotonergic substances: hierarchy of risk. Aust N Z J Psychiatry 2007; 41(8): 649-55.

Strobbe L. et al. Ecstasy-intoxicatie met fatale afloop bij een 22-jarige man. Ned Tijdschr Geneeskd 2007; 151(30): 1690-4.

Sydow K von. et al. Use, abuse and dependence of ecstasy and related drugs in adolescents and young adults - a transient phenomenon? Results from a longitudinal community study. Drug Alcohol Depend 2002; 66(2): 147-59.

Theall KP, Elifson KW, Sterk CE. Sex, touch, and HIV risk among ecstasy users. AIDS Behav 2006; 10(2): 169-78.

Topp L. et al. Ecstasy use in Australia: patterns of use and associated harm. Drug Alcohol Depend 1999; 55(1-2): 105-15.

Vervaeke H, Korf D. Long-term ecstasy use and the management of work and relationships. Intern Journal of Drug Policy 2006; 17: 484-93.

Win M de. Neurotoxicity of Ecstasy: Causality, Course, and Clinical Relevance. Amsterdam: Universiteit van Amsterdam; 2007.

Wijngaart G van de. et al. Ecstasy in het uitgaanscircuit: Sociaal-epidemiologisch onderzoek naar de aard, omvang en risico's van het gebruik van XTC en andere uitgaansdrugs op houseparty's. Utrecht: CVO; 1997.

Zakzanis KK, Campbell Z, Jovanovski D. The neuropsychology of ecstasy (MDMA) use: a quantitative review. Hum Psychopharmacol 2007; 22(7): 427-35.

Website

eelda.org.: Evidence-based Electronic Library for Drugs and Addiction.

10 Overige stimulerende middelen

Raymond Niesink

10.1 Inleiding

'Gebrek aan energie, moe en lusteloos', we hebben er allemaal wel eens mee te maken. Op zich niet zo'n probleem, maar het overvalt ons op het moment dat we de volgende dag een tentamen moeten doen, tegen de deadline voor een artikel aanhikken, of nog een hele nachtdienst voor de boeg hebben. De een lost het op door even flink te gaan sporten, douchen en voilà. De ander neemt één of enkele koppen koffie en sleept zich er zo doorheen. Natuurlijk zijn er ook mensen die op zo'n moment grijpen naar xtc, cocaïne of amfetamine, verboden stimulerende middelen, zoals die in de vorige hoofdstukken ter sprake zijn gekomen. Als we de reclamefolders van fabrikanten van voedingssupplementen mogen geloven, zijn er ook middelen waaraan minder risico's kleven dan aan de verboden stimulerende middelen, legaal zijn, en toch wonderen verrichten. In dit hoofdstuk bespreken we een aantal stimulerende middelen die, in de meeste gevallen, legaal verkrijgbaar zijn en veelal als voedingssupplementen aan de man worden gebracht.

10.2 Cafeïne: koffie, energizers en smartshopproducten

Cafeïne is wereldwijd ongetwijfeld het meest gebruikte stimulerende middel. Cafeïne, ook wel coffeïne, is een stof die in veel natuurproducten voorkomt. Het meest bekend is het van de koffiebonen, maar ook in theebladeren (dan ook wel theïne genoemd), cacaobonen en in de colanoot komt het voor. Cafeïne stimuleert het hart, bevordert de bloedvoorziening van de hersenen, verdrijft de slaapbehoefte en verhoogt de concentratie. Cafeïne wordt in de geneeskunde gebruikt in combinatie met pijnstillers als acetylsalicylzuur en paracetamol om het effect te vergroten.

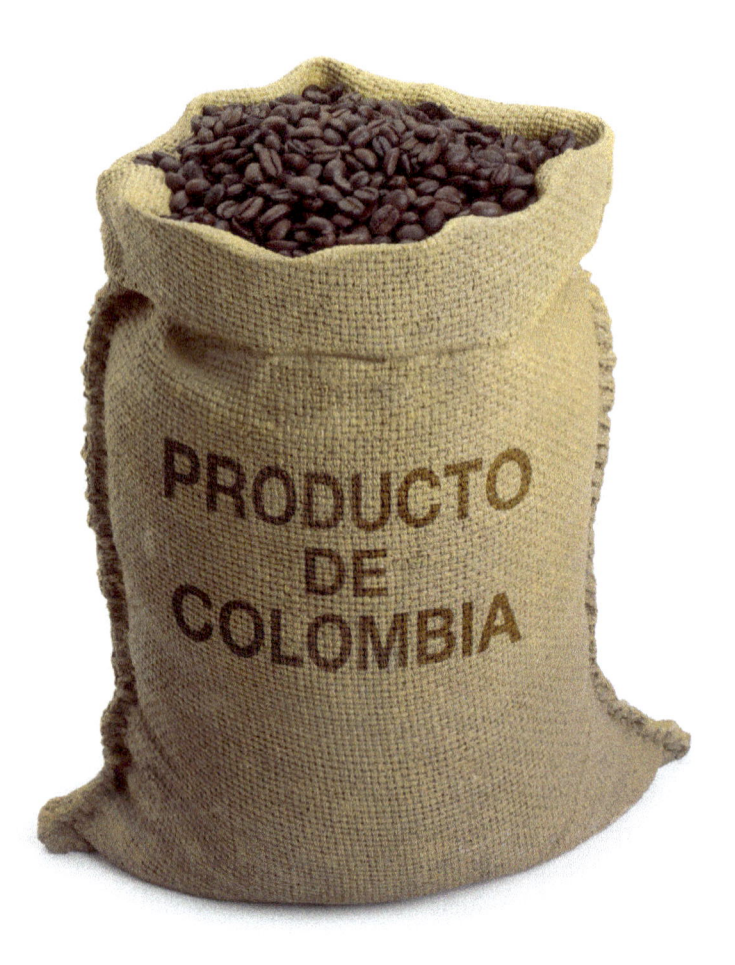

Figuur 10.1 Columbia is een van de grootste leveranciers van koffiebonen.

Koffie

In de vorm van koffie is cafeïne het meest gebruikte genotmiddel ter wereld. Over de ontdekking van koffie doen diverse verhalen de ronde. Overactieve geiten dansend rond een plant met groene bladeren en rode bessen zou volgens één van die legenden tot de uitvinding van koffie hebben geleid. De Arabische herder van de overactieve dieren zou rond 300 na Christus hebben ontdekt dat de rode bessen voor het stimulerende effect zorgen. De oudst overgeleverde geschreven vermelding van koffie komt van de Arabische arts Al-Razi (865-925), die het in één van zijn publicaties vermeldde. De oorsprong van het drinken van koffie ligt waarschijnlijk in Jemen. Europa leerde koffie drinken van de Turken. Door de uitbreiding van het Turkse Rijk, eind vijftiende eeuw, kwamen in het Midden-Oosten de koffiehuizen in zwang. Via de handel deden deze in de zeventiende eeuw hun intrede in Europa. In 1819 werd voor het eerst cafeïne geïsoleerd uit koffiebonen (Illy, 2002). Later werd er een stof uit thee geïsoleerd die theïne genoemd werd, nadere analyse wees uit dat het om dezelfde stof, cafeïne, ging.

Behalve dat het van nature aanwezig is in koffie, thee en chocolade, wordt cafeïne ook verkocht in smartshops, drogisterijen en reformwinkels, meestal in de vorm van capsules. De hoeveelheden die in dergelijke capsules aanwezig zijn kunnen variëren van enkele honderden milligrammen tot soms wel één gram. In tabel 10.1 zijn enkele producten weergegeven met de gemiddelde hoeveelheid cafeïne.

Tabel 10.1 Hoeveelheid cafeïne in enkele voedings- en genotmiddelen.

Voedings/genotmiddel	Hoeveelheid	Hoeveelheid cafeïne
Filterkoffie	kopje: 145 (115-175) mg	62 mg/100 ml
Espresso	kopje: 77 mg	174 mg/100 ml
Thee	kopje: 41 mg	30 mg/100 ml
Chocolademelk	kopje: 5 mg	20 mg/100 ml
Chocolade	reep: 10 mg	
Coca Cola®	blikje: 40 mg	9,72 mg/100 ml
Red Bull®	blikje: 80 mg	32,59 mg/100 ml
Energizers		
Powershot®	blikje: 100 mg	121.76 mg/100 ml
SPIKE Shooter®	blikje: 300 mg	338.14 mg/100 ml
Capsules (Stackers)	capsule: 100-800 mg	idem

Energiedrankjes

Ook het stimulerende effect in energiedrankjes zoals Red Bull© en Dr Pepper© wordt veroorzaakt door cafeïne. Het 'Warenwetbesluit Bereiding en behandeling van levensmiddelen' stelt dat het cafeïnegehalte van een als *limonade of frisdrank* aangeduide drinkwaar ten hoogste 350 mg per liter mag zijn, indien de waar planten- of vruchtenextract bevat.

Smartshopproducten

In smartshops, reformwinkels en soms ook in drogisterijen zijn vele producten verkrijgbaar die cafeïne bevatten. Ze worden verkocht als stimulerend middel of als eetlustremmer. Meestal betreft het natuurproducten, of bewerkingen daarvan, zoals in het geval van guarana en de colanoot. Het oppeppende guarana komt voor in de houtachtige klimplant (*Paullinia cupana*), waarvan een gecultiveerde vorm bestaat. In de smartshop is guarana te koop als poeder, staafjes, geroosterde zaden en siroop. Van guaranapoeder kan thee gemaakt worden. In Duitsland zijn theezakjes met dit oppeppende product op de markt. De cafeïne in energiedrankjes is meestal afkomstig uit guaranasiroop. De colanoot is afkomstig van de grote (*Cola nitida*) en de kleine (*Cola acuminata*) colaboom. Beide behoren tot een plantenfamilie die de bron vormt voor vele genot-, genees-, en rituele middelen. In Europa werd de colanoot vroeger gebruikt als middel tegen migraine, zenuwpijnen, braken, diarree en zeeziekte. Tegenwoordig worden colaproducten voornamelijk gebruikt vanwege de stimulerende werking op lichaam en geest. Smartshops verkopen de colanoot als tinctuur of als gemalen poeder. Een tinctuur is een sterk aftreksel of oplossing van organische substanties in alcohol of ether, vooral gebruikt voor geneeskundige of cosmetische doeleinden. De colanoot bevat tussen de twee en drieënhalf procent cafeïne, guaranazaden tussen de tweeënhalf en vijf procent. Een deel van de cafeïne in de colanoten en guaranazaden is aan stoffen gebonden die samen met de cafeïne een complex vormen. De gebonden vorm wordt door het lichaam sneller opgenomen dan 'losse' cafeïne. In de verse colanoot komt dit complex meer voor, waardoor de werking sterker is dan het poeder, dat wordt gemaakt van gedroogde noten.

Behalve als bestanddeel van natuurlijke producten en drankjes worden in smartshops ook capsules met cafeïne verkocht, al dan niet in combinatie met andere actieve stoffen. De hoeveelheid cafeïne in een capsule van 150 milligram is vergelijkbaar met de hoeveelheid in twee koppen koffie. Omdat cafeïne enige invloed heeft op de stofwisseling, is het een veel gebruikt ingrediënt van populaire vetverbranders (fatburners) zoals Stackers. Voor dergelijke capsules zijn er geen richtlijnen met betrekking tot de maximale hoeveelheid.

Effect en werking

Cafeïne blokkeert de werking van de stof adenosine, wat leidt tot een stimulering van de hersenen, nieren, maag en darmen. De stimulerende werking op de hersenen leidt tot een verminderd gevoel van vermoeidheid, toename van hartslag en van de ademhaling (Nehlig et al., 1992). Door de stimulerende werking op maag en darmen worden er meer maagzuur en verteringssappen gevormd. Door de stimulerende werking op de nieren moet men sneller urineren. Cafeïne heeft geen uitdrogend effect: er wordt niet méér vocht afgescheiden dan normaal, maar wel sneller. Cafeïne zorgt voor een milde verwijding van de luchtwegen (bronchodilatatie). Door de vele, soms aan elkaar tegengestelde, werkingen is het misleidend om maar naar een enkele functie in het lichaam te kijken, bijvoorbeeld de bloeddruk. Het netto-effect zal gelijk blijven.

Risico's
Cafeïne heeft geen gezondheidsbedreigende effecten wanneer minder dan zeshonderd milligram per dag gebruikt wordt (Nawrot et al., 2003), maar het effect van cafeïne verschilt van persoon tot persoon. Dit ligt waarschijnlijk aan individuele variaties van het enzym cytochrome P450, het enzym dat de cafeïne in het lichaam afbreekt (Landi et al., 1999). Cafeïne kan leiden tot slapeloosheid, rusteloosheid, een verhoging van de hartslag, licht delirium en irritatie van de maag. Na inname van vierhonderd milligram cafeïne kan een persoon zich angstig en paniekerig gaan voelen. Bij hogere doseringen komen ook een verhoogde hartslag, hartkloppingen en een toegenomen ademhalingsfrequentie voor. Inname van vijftig mg/kg lichaamsgewicht kan leiden tot ernstige vergiftiging, wat zich uit in braken en sterke krampaanvallen. In tegenstelling tot wat men zou denken is cafeïne behoorlijk giftig. In relatief kleine doses van enkele grammen kan het al dodelijk zijn. Fatale vergiftigingen door cafeïne komen echter zelden voor.

Isk offever slavend?
Van cafeïnehoudende koffie is niet steeds meer nodig om de gewenste werking te bereiken (Satel, 2006). Er is geen sprake van toenemend gebruik. Koffiedrinkers die hun cafeïne-inname minderen, vertonen niet de symptomen die kenmerkend zijn voor mensen die afkicken van overmatig alcoholgebruik of drugs. Mensen die cafeïnehoudende dranken consumeren kunnen dit op eigen kracht minderen of stoppen (Nehlig et al., 1992). Hieruit zou geconcludeerd kunnen worden dat het drinken van cafeïnehoudende koffie niet verslavend is. Maar, als het aan wetenschappers van het Johns Hopkins Medical Institution ligt, wordt cafeïneverslaving wel degelijk als ziektebeeld opgenomen in de volgende editie van de bekende DSM (Diagnostic and Statistical Manual of Mental Disorders). Op basis van tientallen experimentele studies en bevolkingsonderzoeken naar cafeïneonthouding onderscheidden de onderzoekers de volgende symptomen:

hoofdpijn, vermoeidheid of slaperigheid, depressie, concentratieproblemen en griepachtige verschijnselen zoals misselijkheid, overgeven en spierpijn. De ontwenningsverschijnselen begonnen na twaalf tot vierentwintig uur en duurden twee tot negen dagen. Zelfs bij een koffiegebruik van één kopje koffie per dag gaf onthouding klachten. De onderzoekers stellen dat veel mensen koffie drinken om negatieve symptomen te voorkomen. Ze adviseren de cafeïne-inname langzaam te verminderen (Juliano & Griffiths, 2004).

10.3 Ephedra

Van de Ephedraplant zijn meer dan veertig soorten bekend. De bekendste zijn: *Ephedra sinica*, *Ephedra equisetina*, *Ephedra major* en *Ephedra distachya*. Ephedra is ook de naam voor het plantaardig product afkomstig van de ephedraplant. Efedrine en pseudo-efedrine zijn de werkzame stoffen in ephedra. In de traditionele Chinese geneeskunde staat ephedra bekend onder de naam Ma Huang. Het wordt gebruikt als middel tegen ontstekingen en om klachten aan de luchtwegen (astma) te behandelen (Chan et al., 1994). Maar ephedra is ook een stimulerend middel dat nauw verwant is aan amfetamine. Hoewel het veel minder sterk is, wordt het wel gebruikt als (illegaal) stimulerend middel.
In Nederland werden ephedrahoudende producten vooral verkocht als afslankmiddel en als 'herbal energizers'. Belangrijke verkooppunten waren drogisterijen, internetwinkels en smartshops. Tot 2004 werden ephedraproducten beschouwd als voedingssupplementen en vielen daarmee onder de Warenwet. Na die datum is de status van ephedra veranderd in een geneesmiddel en valt sindsdien onder de Wet op de geneesmiddelenvoorziening. Omdat ephedra niet de registratieprocedure voor geneesmiddelen heeft doorlopen, is de verkoop ervan verboden.

Effecten
Efedrine en pseudo-efedrine stimuleren, evenals amfetamine, het sympathisch deel van het autonome zenuwstelsel. Ephedra geeft daardoor een energetisch, stimulerend, effect vergelijkbaar met amfetamine. Daarnaast worden stemmingsverbeterende en eetlustremmende effecten ervaren. De fysieke effecten van ephedra zijn veel sterker dan de psychische effecten. Dat komt omdat efedrine met name de afgifte van noradrenaline stimuleert, terwijl het veel minder effect heeft op het dopaminerge systeem, dit in tegenstelling tot amfetamine. De effecten van ephedrine zijn veel minder sterk dan die van amfetamine (Sulzer et al., 2005).

Gebruik

Het is niet bekend hoeveel mensen in Nederland ephedra gebruiken. Tot 2004 was ephedra 'legaal'. Het lijkt erop dat het gebruik van ephedra drastisch is afgenomen sinds het niet meer legaal verkrijgbaar is. Volgens een internetonderzoek onder gebruikers van ephedra zijn er drie redenen waarom men ephedra gebruikt: als hulpmiddel om af te slanken, om uit te gaan en om beter te kunnen presteren. Deze groepen van gebruik overlappen elkaar (Barendregt & Boon, 2005).

Intermezzo 10.1 Het leven na ephedra

Een medewerker van het Rotterdamse onderzoekbureau IVO vroeg via het internetforum FOK!forum.nl wat de voormalige gebruikers van ephedra gebruiken nadat het middel uit de handel was genomen. Enkele van de vragen en antwoorden uit die discussie:

Vraag IVO: Oké, ephedra is nu uit de handel. Wat doen al die ephedra liefhebbers tegenwoordig? Zijn ze terug naar de speed en xtc? Zijn ze stimulantia-vrij. Hoe blijf je dan een nacht wakker?
- Ik koop het nog gewoon bij State of Mind in Utrecht. Laatst nog een pot van 100 met 850 ma huang extract gehaald, werkt prima.
- Ik koop het ook op internet, laatst nog 3 potten besteld voor 25 per stuk ofzo.
- Laatst nog 1 grote pot bij een smartshop in Eindhoven kunnen bemachtigen!

Vraag IVO: Geen echte zwarte markt dus voor ephedra maar gewoon oude lijntjes die nog open zijn. Maar mensen die zonder doen, hoe halen die dan een nacht door?
- Ik slaap weer tegenwoordig!
- Mijn voorraad is bijna op, dus ik moet maar eens wat topics gaan doorspitten om erachter te komen waar ik het vandaan ga halen.

Vraag IVO: Als die feesten draaien op XTC en coke, wat is dan de betekenis van ephedra in partyland? Heeft het ooit echt kunnen concurreren met MDMA, pep en coke?
- Ik weet zeker dat er genoeg mensen zijn/waren die ephedra/stackers pakten om wakker te blijven op een feestje, en ik denk

dat toch wel een aantal van die mensen het tegenwoordig met xtc ofzo doen.
- Als mensen van ephedra weer zijn overgestapt op andere illegale middelen, kun je je afvragen of met het verbod op ephedra de volksgezondheid is gediend. Waarschijnlijk is het zo dat de meeste ephedragebruikers gewoon zijn gestopt, omdat ze het als minder schadelijk alternatief gebruikten. De minderheid zal niet zonder stimulantia een nacht kunnen doorkomen en toch een halfje van 't een of 't ander nemen. En dan hebben we het nog niet over de mensen die stackers gebruikten om af te vallen.
- Overigens vind ik Guarana een prima alternatief, werkt net zo goed en je hebt er nog meer lol op ook.
- Inderdaad!! Krijg van Guarana ook geen hartkloppingen en van Ephedra wel. Zit ook nog een beetje een euforisch effect aan (mits je maar genoeg tegelijk naar binnen stouwt).
- Volgens mij zijn nu veel ex-ephedra gebruikers (in mijn omgeving dan) weer terug op de speed gegaan.
- Ik heb gewoon Energietabletten (= guarana) van de Kruidvat
- Hoop leuke zut hebben ze bij het Kruidvat, als je weet wat je moet hebben.

Bron: www. FOK!forum.nl

Risico's

Ephedra wordt al duizenden jaren toegepast in de traditionele Chinese geneeskunde, zonder dat het heeft geleid tot ernstige bijwerkingen (Mehendale et al., 2004). In de jaren zeventig van de vorige eeuw werd bekend dat ephedrapreparaten konden leiden tot aanzienlijke gewichtsvermindering; sindsdien wordt het toegepast als voedingssupplement (Greenway et al., 2004). Inmiddels is gebleken dat het gebruik van ephedra niet zonder risico is. Het kan de oorzaak zijn van hartkloppingen en slaapproblemen en bij een deel van de ephedragebruikers is sprake van meer langdurige gezondheidsklachten (Haller & Benowitz, 2000; Schulman, 2003; Soni et al., 2004). De klachten hebben enerzijds betrekking op het hart- en vaatstelsel en anderzijds te maken met problemen door het gebruik, zoals uitputting, ondergewicht, psychose. Ephedragebruikers hebben soms problemen om het gebruik ervan onder controle te houden, wat erop kan duiden dat de stof in potentie verslavend zou kunnen zijn. Het lijkt erop dat de verslavingspotentie echter veel geringer is dan die van amfetamine. Er is wel gesuggereerd dat de verslavingspotentie deels samenhangt met de wens om met behulp van ephedra 'op gewicht' te blijven.

10.4 Ritalin® (methylfenidaat)

Door misbruik in de sport, het uitgaanscircuit en door mensen met beroepen waarbij men lang door moet werken (bijv. vrachtwagenchauffeurs), hebben stimulerende middelen een slechte naam en is er strenge controle op deze stoffen. Toch zijn er ook enkele minder dubieuze redenen om deze middelen te gebruiken. Mensen die aan narcolepsie lijden gebruiken soms psychostimulantia en ook bij de behandeling van hyperactieve kinderen worden middelen uit deze groep gebruikt. Methylfenidaat (Ritalin®; Concerta®-preparaat met vertraagde afgifte) wordt gegeven bij narcolepsie, maar is in Nederland het meest bekend vanwege de toepassing bij de behandeling van kinderen met ADHD. Methylfenidaat is een stof die chemisch verwant is aan amfetamine, het heeft een vergelijkbare werking als amfetamine (speed), maar is veel minder sterk. Er zijn nog enkele andere door de farmaceutische industrie ontwikkelde amfetamine analoga, die ook minder sterk zijn dan amfetamine, bijvoorbeeld het afslankmiddel Reductil®. Methylfenidaat is afgeleid van de stof piperidine. Piperidine-achtige stoffen kennen vele zeer verschillende toepassingen, van de rubberindustrie tot aan de fabricage van geneesmiddelen. Methylfenidaat is de populairste psychostimulant dat als medicijn wordt gebruikt. Het heeft een halveringstijd van zes uur (Challman & Lipsky, 2000). Bij de behandeling van narcolepsie werd methylfenidaat vooral populair door de kortere halveringstijd vergeleken met d-amfetamine (zie hoofdstuk 8). Deze kortere werkingsduur zorgt ervoor dat sommige patiënten methylfenidaat alleen gebruiken wanneer ze hier behoefte aan hebben en dat er tussen twee innamen geslapen kan worden (Banerjee et al., 2004). Zowel methylfenidaat als d-amfetamine zorgen voor de afgifte van dopamine en noradrenaline in de hersenen. Beide stoffen blokkeren bovendien de terugopname van noradrenaline en dopamine. Maar de werking van beide stoffen is niet helemaal hetzelfde.

Wanneer er wordt gekeken naar gedragseffecten en de afgifte van neurotransmitters als adrenaline, noradrenaline en dopamine in de hersenen van ratten, dan is methylfenidaat ongeveer tien keer minder sterk dan d-amfetamine (Kuczenski & Segal, 1997). De blokkering van de dopaminetransporter door methylfenidaat is vergelijkbaar met cocaïne. Toch vermoeden onderzoekers dat de kans om aan methylfenidaat verslaafd te raken veel lager is dan bij cocaïne, omdat het effect van methylfenidaat op deze transporters pas na een veel langere tijd optreedt dan bij cocaïne (Swanson & Volkow, 2003). De snelheid waarmee een stof de hersenen binnendringt en de plaats van werking bereikt, is cruciaal voor de bekrachtigende en verslavende werking van die stof. Dat is bijvoorbeeld de reden waarom cocaïne in gerookte vorm veel verslavender is dan wanneer deze wordt gesnoven. Wanneer cocaïne oraal wordt ingenomen is er nauwelijks sprake van een verslavende werking; iets wat bijvoorbeeld geldt voor het kauwen van cocabladeren. De hoeveelheid methylfenidaat die na het doorslikken inderdaad de bloedbaan bereikt verschilt sterk van individu tot individu. Na opname wordt de stof snel afgebroken en via de urine uitgescheiden, waardoor de effectieve werkingsduur eigenlijk maar zo'n drie tot vier uur bedraagt.

Methylfenidaat en ADHD

In de jaren veertig van de vorige eeuw werd voor het eerst een syndroom beschreven dat tegenwoordig bekend staat als ADHD. ADHD is de afkorting van de Engelse term voor aandachtstekortstoornis met hyperactiviteit (Attention-Deficit/Hyperactivity Disorder). Kinderen met ADHD zijn rusteloos, impulsief en kunnen zich moeilijk concentreren.

ADHD gaat vaak samen met opstandig of agressief gedrag, waardoor het soms lastig is om ADHD vast te stellen. De aandoening komt ook onder volwassenen voor. Deze volwassenen hebben minder last van hyperactief gedrag, maar vooral last van concentratieproblemen en innerlijke onrust. Ze kunnen chaotisch en rusteloos zijn, komen nogal eens te laat op afspraken, praten druk en veranderen vaak van baan.

Over de neurobiologische achtergrond van ADHD is nog steeds weinig bekend. Het enige dat min of meer vaststaat is dat het dopaminerge systeem een belangrijke rol speelt. Met imagingtechnieken (technieken waarmee men een kijkje kan nemen in de hersenen) is aangetoond dat de hersengebieden met dopaminerge input bij de meeste ADHD kinderen verschillen van kinderen uit de controlegroep (Mehta et al., 2001). Voor sommige effecten speelt ook het adrenerge systeem een belangrijke rol. Een nieuw geneesmiddel voor ADHD, atomoxetine (Strattera®), lijkt zelfs alleen via het adrenerge systeem te werken (Wigal et al., 2005).

Drie tot vijftien procent van de kinderen tot zestien jaar heeft ADHD; in Nederland gaat het om 60.000 tot 100.000 kinderen, daarvan worden er ongeveer 40.000 behandeld. Het aantal kinderen met ADHD is de laatste twintig jaar niet toegenomen. ADHD wordt wel steeds beter herkend bij kinderen. Daardoor zijn er meer kinderen die behandeld worden voor ADHD.

De behandeling van ADHD bij kinderen, jeugdigen en volwassenen met medicijnen, gebeurt meestal met psychostimulantia: methylfenidaat (Ritalin® en Concerta®), in de Verenigde Staten ook met (d-)amfetamine (Adderall®). Deze middelen genezen ADHD niet, maar verlichten de klachten. Als kinderen stoppen met de medicijnen, dan keren de verschijnselen van ADHD snel weer terug. In Nederland wordt methylfenidaat (Ritalin®) het meest gebruikt. Alleen als dat niet helpt of er ernstige bijwerkingen zijn, worden andere middelen gebruikt. De middelen werken snel na inname en moeten wel regelmatig worden ingenomen. Dit laatste is vaak moeilijk voor mensen met ADHD en sinds enkele jaren is er dan ook een lang werkende vorm van methylfenidaat (Concerta®) op de markt dat aan dat probleem tegemoet komt. Psychostimulantia werken goed bij ADHD. Het is de behandeling met het meeste effect. Bij zeventig tot tachtig procent van de kinderen verbeteren de klachten flink en bij volwassenen is dat vijftig tot tachtig procent. De middelen werken goed op hyperactiviteit, storend en chaotisch gedrag, agressie (lichamelijk en met woorden), afgeleid worden, impulsiviteit, moeite om regels te volgen, prikkelbaarheid en emotionele onevenwichtigheid. Ze werken niet of bijna niet op vergeetachtigheid, leerprestaties en sociale vaardigheden. De gunstige werking is merkbaar in het gezin, op school of werk en in omgang met kinderen van dezelfde leeftijd. Het is niet bekend of psychostimulantia helpen bij kinderen onder de vier jaar.

Methylfenidaat is een relatief veilig medicijn wanneer deze op de juiste manier, dus volgens voorschrift van de behandelend arts, wordt toegepast. Maar evenals dat voor de meeste medicijnen geldt kunnen er ook ernstige en minder ernstige ongewenste bijwerkingen optreden. Een op de drie kinderen die methylfenidaat gebruiken geeft aan last te hebben van milde bijwerkingen. De belangrijkste zijn: minder eetlust, problemen met inslapen, misselijkheid en maagpijn, hoofdpijn, psychische klachten, zoals emotioneel onevenwichtig, snel geïrriteerd, angstig, nerveus, minder spontaan. Deze bijwerkingen treden vooral op als het middel bijna is uitgewerkt. Tijdig innemen geeft minder kans op deze bijwerkingen. Overstappen op een lang werkend middel is soms een oplossing.

Lang niet iedereen is tevreden met de situatie rond ADHD en de behandeling ervan. Psychostimulantia en ook methylfenidaat vallen onder de Opiumwet. Sommigen zien het als een bezwaar dat middelen die onder de Opiumwet vallen worden voorgeschreven aan kinderen.

Bovendien is het nog niet duidelijk of ze ook op langere termijn werken en is nog niet onderzocht of er bijwerkingen zijn die pas na lang gebruik zichtbaar worden. Overigens is er geen bewijs dat het gebruik van psychostimulantia de kans op misbruik van drugs of alcohol groter maakt. Het lijkt er eerder op dat deze kans zelfs kleiner wordt. ADHD-ers zonder behandeling lopen een groter risico om verslaafd te raken aan alcohol of illegale drugs dan hun niet-zieke leeftijdgenoten. Uit onderzoek blijkt echter dat degenen die wel goed behandeld worden voor ADHD veel minder kans hebben op een latere alcohol- of drugsverslaving (Wilens et al., 2003).

Misbruik van methylfenidaat

In hogere doseringen lijken de effecten van methylfenidaat sterk op die van amfetamine. De kans op oneigenlijk gebruik van het middel lijkt dan ook erg groot. En inderdaad circuleren er diverse verhalen over het doorverkopen van methylfenidaat aan vriendjes op het schoolplein. Hoewel er nauwelijks officiële cijfers zijn, lijkt dat in Nederland nogal mee te vallen. In de Verenigde Staten wordt het middel vaak misbruikt door niet-patiënten. In de Verenigde Staten zijn inmiddels miljoenen kinderen die Ritalin® voorgeschreven krijgen. Het is dan ook onvermijdelijk dat een deel van de medicijnen in het illegale circuit verdwijnen. Kinderen verkopen hun medicijnen aan anderen op het schoolplein. Men schat dat zo'n vijfentwintig procent tot eenderde van Amerikaanse kinderen tijdens hun schoolcarrière wel eens een Ritalintablet heeft geprobeerd. Ook komen er steeds meer kinderen na overdoseringen Ritalin® op de spoedeisende eerste hulpafdelingen van ziekenhuizen terecht en de meeste van die kinderen krijgen het middel niet voorgeschreven (Novak & Ball, 2006). De symptomen van Ritalinmisbruik zijn: verwijde pupillen, zweten, een droge mond, blozen. Andere symptomen kunnen zijn: toename van energie, verhoogde lichaamstemperatuur, verhoogde hartslag, en verhoogde bloeddruk. Bij overdosering bestaat er gevaar voor gevaarlijk hoge lichaamstemperatuur, onregelmatige hartslag, aanvallen van paranoia, hartproblemen, maar ook dodelijke toevallen zijn beschreven na overdoseringen Ritalin®.

Ritalin® is niet geschikt om via het neusslijmvlies opgesnoven te worden. Dit komt ook door de andere middelen die in de Ritalintablet zitten en die niet of nauwelijks in het neusslijmvlies oplossen. Mensen die de Ritalintabletten verpulveren en toch opsnuiven lopen een groot risico van snelle en ernstige beschadigingen van het neusslijmvlies. Ook injecteren is gevaarlijk vanwege de niet-oplosbare stoffen in de Ritalin.

Over het gebruik van methylfenidaat is veel te doen geweest in de media. Kinderen zouden dit medicijn veel te snel voorgeschreven krijgen en er zou weinig bekend zijn over de langetermijneffecten van het middel. Er lijken zich twee kampen af te tekenen, de voor- en tegenstanders van het gebruik van methylfenidaat. Mensen die vroeger positief waren zijn nu fervent tegenstander en vice versa (Wolffers, 2007). Het moge duidelijk zijn dat veel ADHD-ers baat hebben bij het voorschrijven van Ritalin®. Anderzijds zijn er ook veel punten van zorg rondom het voorschrijfgedrag, ook in Nederland. Zo stelt het College van Zorgverzekeraars (CVZ) dat behandeling van ADHD met methylfenidaat dient te worden toegepast in combinatie met psycho-educatie en opvoedingsadviezen en dat alleen artsen met een specifieke deskundigheid in de behandeling van ADHD een behandeling met methylfenidaat mogen starten. De vraag is echter in hoeverre dat wel zorgvuldig gebeurt en wat die 'specifieke deskundigheid' dan precies zou moeten inhouden. Naarmate meer kinderen methylfenidaat gaan gebruiken, wordt het steeds belangrijker dat de afweging tussen wel en niet behandelen met methylfenidaat of een ander stimulerend middel zeer nauwkeurig wordt gemaakt. Uit onderzoek is gebleken dat een op de persoon afgestemde behandeling met methylfenidaat werkzamer is dan een gebruikelijke standaardbehandeling en ook werkzamer dan intensieve gedragstherapie alleen. Dit pleit ervoor om methylfenidaat en andere stimulerende middelen inderdaad alleen door specifiek getrainde artsen te laten voorschrijven. Daarmee kunnen we Amerikaanse toestanden waarbij vier tot vijf procent van de kinderen opeens gediagnosticeerd wordt als ADHD-er voorkomen.

10.5 Modafinil (Modiodal®)

Modafinil (Modiodal®) is een stimulerend middel dat wordt aangewend bij de behandeling van narcolepsie (aandoening met acute aanvallen van slaap). Modafinil staat op de dopinglijst. De Amerikaanse Food and Drug Administration (FDA) staat toe dat modafinil (in de VS Provigil®) ook gebruikt kan worden bij extreme slaperigheid door bijvoorbeeld werken in nachtdienst. Modafinil stimuleert het sympathisch zenuwstelsel, dat is het deel van het zenuwstelsel dat het lichaam voorbereid op actie. De stof is verwant aan amfetamine. Het werkingsmechanisme van modafinil is nog niet volledig opgehelderd. Bijwerkingen van modafinil zijn nervositeit, opwinding, neiging tot agressie, slapeloosheid en gebrek aan eetlust. Zowel methylfenidaat als modafinil lijken steeds vaker gebruikt te worden zonder medische noodzaak, maar als drug om beter te kunnen studeren (bijv. voor een tentamen), alerter te werken en om langer wakker te blijven zonder in slaap te vallen. Modafinil is in Nederland alleen verkrijgbaar op doktersrecept voor patiënten met narcolepsie, maar is via internet makkelijk te verkrijgen.

Uit een online enquête onder lezers van het wetenschappelijk tijdschrift *Nature* bleek dat één op de vijf onderzoekers die de enquête had ingevuld wel eens medicijnen slikt die de concentratie verbetert, of die de vermoeidheid verjagen (Sahakian en Morein-Zamir, 2007). De helft van hen kreeg de pepmedicijnen op doktersrecept, ook al was er geen medische noodzaak voor het gebruik. Een kwart van de respondenten zei dagelijks een cognitieverbeteraar te slikken. Ritalin is het populairst als concentratieverbeteraar onder academici. Ruim één op de tien enquête-invullers gebruikt het. ADHD'ers worden rustiger van het gebruik van Ritalin en dat is ook wat de academici beogen: zich lang op één onderwerp kunnen concentreren. Na Ritalin is modafinil het meest populair. Modafinil en Ritalin® lijken daarmee dus in opkomst als de nieuwe zwarte koffie (Van Santen, 2008).

10.6   Qat, Khat, Mira

Andere namen voor qat
Khat, q'at, kat, kath, gat, quat, chat, catha, tschat (Ethiopië), miraa (Kenia), murungu, Kus-es-Salahin en tohai. De gedroogde bladeren van qat zijn ook bekend als Abessijnse, Afrikaanse of Arabische thee.

Wat is het?
Qat (of Mira) bestaat uit de twijgjes en het blad van een bedektzadige plant met mild opwekkende eigenschappen. De qatplant, *Catha edulis*, is een boom met een lange rechte stam en een dunne bast, waaraan zich dunne twijgen bevinden. De boom kan, afhankelijk van de lokale klimaat- en temperatuuromstandigheden, vijf tot twintig meter hoog worden. De streken waar de qatplant van nature voorkomt, Jemen en Oost-Afrika, zijn erg droog. In de gebieden waar het gebruik in de cultuur is verweven, worden deze bomen tegenwoordig volop aangeplant en gecultiveerd. Omdat de bladeren van de qatplant vers gekauwd moeten worden, moeten ze iedere dag vers worden gekocht. Qat wordt in bundeltjes verkocht, en een qat bundeltje ziet eruit als een bosje groene sprieten met langwerpige vijf tot tien centimeter lange bladeren. Vanuit Kenia wordt qat over de hele wereld geëxporteerd,

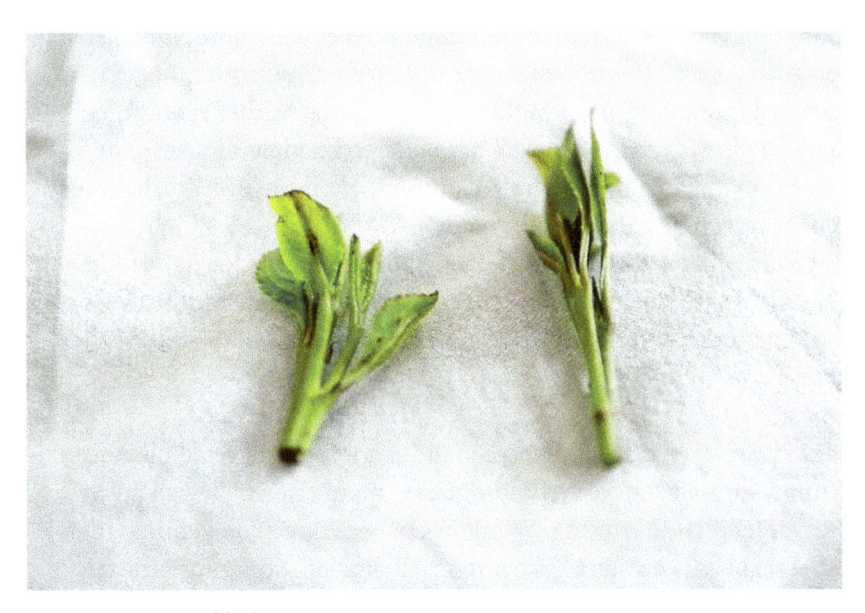

Figuur 10.2 *Qatbladeren.*

in hoofdzaak naar geëmigreerde Somaliërs, Jemenieten en Kenianen. Dit moet zo snel mogelijk gebeuren omdat de qat alleen vers wordt gebruikt.
Klimaatomstandigheden bepalen de chemische samenstelling van qatbladeren. Verse qatbladeren kunnen ongeveer zestig verschillende cathinonachtige stoffen bevatten (Al-Motarreb et al., 2002). De smaak varieert van soort tot soort en hangt voornamelijk af van de hoeveelheid tanninezuur. Qatbladeren hebben een aromatische geur en veroorzaken een droog gevoel in de mond. De jonge bladeren zijn licht zoet.

De belangrijkste werkzame stof in de qatplant is cathinon. Net als de meeste stimulerende middelen stimuleert cathinon het sympathisch zenuwstelsel (zie hoofdstuk 1). De stof cathinon is goed vetoplosbaar en bereikt daardoor gemakkelijk de hersenen, waar het euforie en alertheid veroorzaakt en het gevoel van honger en vermoeidheid wegneemt. In het lichaam wordt cathinon gemetaboliseerd tot norefedrine en norpseudo-efedrine (Geisshusler & Brenneisen, 1987). De stof cathinon (2-amino-1-phenyl-1-propanon) staat op lijst I van de Opiumwet.
Een normale gebruikershoeveelheid betstaat uit honderd tot tweehonderd gram qat, een kauwdosis is ongeveer zestig gram. Het Nederlands Vergiftigingen Informatie Centrum (NVIC) stelde in 1999 vast dat honderd gram verse bladeren zo'n 36 milligram cathinon, 120

milligram cathine en acht milligram norefedrine bevat (Beltman et al., 1999), maar vaak worden veel hogere concentraties cathinon gerapporteerd (78-343 mg) (Al-Motarreb et al., 2002; Widler et al., 1994). Een kauwdosis van zestig gram qatbladeren resulteert in een gemiddelde opname van 45 milligram cathinon. Dit is ongeveer de helft tot een kwart van de gebruikelijke qatdosis.

Qat wordt alleen vers gekauwd. Zeer sporadisch worden qatbladeren gebruikt om te roken of om er thee van te trekken of wordt het verwerkt in andere producten zoals pasta's en snoepjes.

Effecten

Omdat qat naast cathinon nog een grote hoeveelheid verschillende farmacologisch actieve verbindingen bevat, heeft het kauwen ervan veel verschillende effecten. Wordt het in beperkte mate gebruikt, dan is het resultaat een sterk gevoel van welbehagen. Sommige effecten zijn enigszins vergelijkbaar met dat van amfetamine. De voornaamste effecten van qat zijn centrale effecten zoals toegenomen alertheid, afhankelijkheid, tolerantie en psychiatrische symptomen en effecten op het maag-darmstelsel (verstopping, vasthouden van urine) en acute cardiovasculaire effecten op het hart- en vaatstelsel. Bij overmatig gebruik kan er een bedwelmende roes ontstaan.

Het eufore effect van qat begint ongeveer een uur na het kauwen van de qatbladeren. Dit is een beetje afhankelijk van de hoeveelheid die men heeft gekauwd. Na aanvang van het kauwen begint de bloedspiegel van cathinon geleidelijk, tot een uur na inname, te stijgen (Nencini & Ahmed, 1989; Toennes et al., 2003).

Qat kauwen brengt een toestand van euforie en vervoering teweeg, met gevoelens van toegenomen alertheid, energiek zijn en opwinding (Nencini et al., 1986). Daarna volgt een periode van levendige discussies, babbelzucht en een opgewekt humeur. Het denken wordt gekarakteriseerd door een ideeënzwerm, maar zonder dat de gebruiker zich daarbij kan concentreren. Aan het eind van een qatsessie kan dit gevoel omslaan in een depressieve stemming, kan de gebruiker geïrriteerd zijn, gebrek aan eetlust hebben en moeite met slapen (Nencini et al., 1986; Al-Motarreb et al., 2002). De volgende ochtend kan gekenmerkt worden door een algeheel gevoel van lusteloosheid en een slaperige toestand. Veel Jemenitische gebruikers geloven dat het kauwen van qat hun seksuele verlangen en opwinding doet toenemen, maar in werkelijkheid vermindert qat juist de seksuele potentie.

Cathinon is niet erg stabiel en onder invloed van zonlicht en warmte valt het uiteen in stoffen die minder goed vetoplosbaar zijn en daardoor minder goed in de hersenen doordringen. Het kauwen van niet verse qatbladeren heeft daarom voornamelijk lichamelijke effecten tot gevolg, zoals stijging van de polsslag en bloeddruk en bronchusverwijding.

Omvang van gebruik

De bladeren van de qatstruiken worden van oudsher gebruikt als genotmiddel binnen een sociale context. In de Republiek Jemen is het kauwen van qat erg populair, het vormt er een onderdeel van de cultuur. Er bestaan in Jemen meer dan veertig verschillende soorten qat afkomstig uit verschillende delen van het land. De mensen, voornamelijk mannen, brengen er een groot deel van de middag mee door. In Nederland zijn het met name immigranten uit Oost-Afrika, veelal Somaliërs, die qat gebruiken. Qat wordt voornamelijk vanuit 'qathuizen' verkocht en geconsumeerd. De invoer wordt in Nederland momenteel oogluikend toegestaan. De belangrijkste reden hiervoor is de angst dat de qatgebruikers zich anders op andere, zwaardere middelen zullen richten. In 2007 is er op verzoek van de minister van volksgezondheid door het Coördinatiepunt Assessment en Monitoring van nieuwe stoffen (CAM) een risicoschatting gedaan naar het gebruik van qat (CAM, 2007).

Risico's

De concentratie cathinon in qatbladeren is laag, en door het kauwen wordt de cathinon slechts zeer geleidelijk opgenomen. De ongewenste effecten die verwacht kunnen worden van het gebruik van amfetamineachtige stoffen, treden daarom bij qatgebruik nauwelijks of slechts in lichte mate op. Bij onderzoek naar de effecten tijdens qatsessies werden stoornissen zoals angst en depressie gemeld, maar deze waren van voorbijgaande aard en waren de volgende dag weer verdwenen (Hassan et al., 2002). Qat kauwen veroorzaakt kleine en voorbijgaande verhogingen in bloeddruk en hartslag. De toename in bloeddruk houdt tot zo'n drie uur na het kauwen aan. Qat veroorzaakt een afname in de urineproductie.

In verschillende onderzoeken zijn schadelijke effecten beschreven na langdurig en intensief qatgebruik. In dierstudies zijn effecten op lever en nieren beschreven, bij mensen hartinfarct, hersenbloeding, longoedeem, bronchitis, ontstekingen van en tumoren in het maag-darmstelsel, afwijkende spermacellen, levercirrose en -fibrose, verminderd geboortegewicht en intra-uteriene sterfte, en neurologische en psychiatrische symptomen (Pennings, 2006). Veel van deze effecten kunnen als ernstig beschouwd worden, maar het is niet duidelijk hoe groot het risico is en hoe vaak het voorkomt. Literatuurgegevens wijzen ook op een causaal verband tussen het gebruik van qat en tumoren in de mondholte. Het is echter niet duidelijk hoe vaak tumoren optreden en in hoeverre gecombineerd gebruik met alcohol en (kauw)tabak hierbij een rol spelen (CAM, 2007; Nasr & Khatri, 2000).

Zeer sporadisch is sprake van psychosen, anorexia, slapeloosheid, hyperactiviteit, opwinding, euforie, oververhitting, toename ademhaling, verwijding van de pupillen, onregelmatige hartslag, en spanning. Soms is sprake van constipatie, maar deze wordt vermoedelijk veroorzaakt door de in de bladeren aanwezige looizuren. De looizuren geven ook een droog gevoel in de mond. Daarom wordt bij het kauwen van qat veel gedronken, meestal water. Er zijn enkele wetenschappelijke artikelen die suggereren dat het gebruik van qat aanleiding zou geven tot het optreden van psychosen (Degraeve, 2007; Yousef et al., 1995). Omdat dit in de gebieden waar qat van nature veel gebruikt wordt nauwelijks voorkomt, lijkt het in de eerste plaats te gaan om door qat versterkte psychosen bij personen met een aanleg voor psychosen.

Verslavingsrisico

De 'verslavende' werking van qat is misschien nog wel het meest vergelijkbaar met die van koffie. Door het kauwen wordt de actieve stof zeer traag opgenomen en is daardoor lichamelijk nauwelijks verslavend. De geestelijke verslaving komt alleen voor bij langdurig dagelijks gebruik van grotere hoeveelheden. Bij intensief gebruik is er sprake van een licht verlangen en een lichte psychische afhankelijkheid. Afhankelijk van de geconsumeerde hoeveelheden treedt voor sommige lichamelijke effecten een zekere mate van tolerantie op, maar in de regel is deze laag. Voor het eufore effect treedt geen tolerantie op.

Ook ontwenningsverschijnselen na het stoppen met gebruik treden niet op of zijn zeer mild (lusteloosheid, lichte depressiviteit en terugkerende angstdromen) en verdwijnen na korte tijd (Al-Motarreb et al., 2002; Toennes & Kauert, 2004).

Een apart risico vormt alcohol in combinatie met qatgebruik. Alcoholgebruik komt in de landen waar qatgebruik een sociaal geaccepteerd verschijnsel is nauwelijks voor, omdat de meeste van deze landen overwegend islamitisch zijn. Onder qatgebruikers in Nederland wordt soms alcohol gedronken om de slaapproblemen die door qat teweeggebracht kunnen worden tegen te gaan. Dit kan mogelijk tot problematisch gebruik leiden (CAM, 2007).

Qattakken die niet goed genoeg zijn, worden vaak op straat gegooid. Na het kauwen van de bladeren wordt de qat uitgespuugd. Dit leidt soms tot vervuiling en overlast.

10.7 Kanna

Kanna, ofwel *Sceletium tortuosum* is een laag bodembedekkend plantje. Het heeft het uiterlijk van een vetplant en komt van nature voor op droge en rotsachtige plaatsen in Zuid Afrika. De plant heeft een witte, sterachtige bloem. Andere benamingen voor het plantje zijn Kanna, Channa, of in het Zuid Afrikaans, Kougoed. De laatste naam verwijst naar het gebruik om de plant, of delen daarvan, te kauwen. De plant wordt in Zuid Afrika al eeuwenlang gebruikt vanwege de stemmingsverbeterende eigenschappen.

In de wetenschappelijke literatuur is weinig beschreven over het gebruik van *Sceletium tortuosum* als genotmiddel. In een artikel uit 1996 beschrijven de auteurs wat er de afgelopen driehonderd jaar is opgetekend over het traditioneel gebruik van Sceletium; daarbij wordt ook ingegaan op de traditionele bereidingswijze van 'Kougoed' en worden enkele subjectieve ervaringen van gebruikers beschreven (Smith et al., 1996).

Traditioneel werd *Sceletium tortuosum* gedroogd, geprepareerd en vervolgens gekauwd. Na een tijdje kauwen werd het speeksel ingeslikt. Soms werd het ook gerookt of gesnoven, vaak onder toevoeging van andere kruiden, waaronder cannabis. Via internet en kruidenwinkels wordt het tegenwoordig verkocht als gedroogd kruid, poeder en aangeboden in capsules en als thee. De kruiden worden ook wel gerookt en het poeder soms opgesnoven, zoals cocaïne. Sommige gebruikers melden overigens dat dit nogal pijnlijk kan zijn.

Volgens websites waarop *Sceletium tortuosum* of kanna te koop wordt aangeboden, werd het traditioneel toegepast voor: neerslachtigheid, voorjaarsmoeheid, wisselende stemmingen, stress, agitatie en gespannenheid, opvliegers en prikkelbaarheid bij de menopauze. En verder als ondersteuning bij het alcohol-rehabilitatieproces, geïrriteerdheid tijdens het 'stoppen met roken', examenvrees en faalangst, en zou het libido ondersteunend zijn (Afrikaanse kruiden, 2007a).

Sceletium tortuosum verbetert de stemming en vermindert angsten. In een hogere dosis zorgt het voor een euforisch gevoel en een intensievere verbondenheid met de omgeving. Na het innemen werkt het eerst lichtelijk stimulerend en na ongeveer een uur juist ontspannend (Azarius, 2007b). Het effect is sterk afhankelijk van de wijze van inname, via de mond is het effect veel minder sterk dan wanneer het als poeder wordt gesnoven, of als kruid gerookt.

In *Sceletium tortuosum* komen verschillende specifieke alkaloïden voor, zoals mesembrine, mesembrenone, mesembrenol en tortuosamine. Eén van die alkaloïden, het mesembrine, is vermoedelijk het belangrijkst voor het psychotrope effect (Smith et al., 1996). Momenteel wordt onderzoek verricht naar de farmacologische eigenschappen van mesembrine. Het blijkt een potente serotonine heropnameremmer te zijn, wat een deel van het antidepressieve effect zou kunnen verklaren. Met name wordt onderzoek gedaan naar de mogelijke toepassing van psychoactieve stoffen in *Scleretium tortuosum* voor de behandeling van drug- en alcoholafhankelijkheid, boulimia nervosa en obsessief-compulsieve stoornissen (US Patent, 2007c).

Er is geen wetenschappelijk onderzoek verricht naar de toxicologische effecten van het gebruik van *S. tortuosum*, kanna of mesembrine. Ook over de interactie van *S. tortuosum* met geneesmiddelen is niets bekend. Omdat mesembrine een potente serotonine re-uptake remmer (SSRI) is, moet het zeker niet gecombineerd worden met antidepressiva, antipsychotica en andere psychiatrische medicaties, kalmeringsmiddelen, drugs of medicijnen voor het hart.

Sommige gebruikers melden last te krijgen van hoofdpijn wanneer ze het samen met alcohol gebruiken. Er zijn aanwijzingen dat er bij gecombineerd gebruik met cannabis sprake is van een zekere mate van synergie. Zo bleken traditionele gebruikers vaak last van hallucinaties te krijgen wanneer zij de gedroogde *Sceletium tortuosum* rookten. Later bleek dat zij de gedroogde *Sceletium tortuosum* vermengden met cannabis, wat waarschijnlijk de oorzaak van de hallucinaties was.

10.8 Sildenafil (Viagra®) en yohimbine

Feitelijk horen Viagra® en yohimbine niet thuis in een hoofdstuk over stimulerende middelen. Het zijn geen psychotrope stoffen, dat wil zeggen ze werken niet in op de hersenen, en ze werken ook niet stimulerend zoals de andere stoffen in dit hoofdstuk. Viagra® en yohimbine zijn beide middelen die een positieve invloed hebben op de erectie van de penis. Sildenafil, bij bijna iedereen bekend onder de merknaam Viagra®, beïnvloedt de bloedtoevoer naar de penis. Sildenafil is een zogenaamde fosfodiësterase-remmer (PDE-5-remmer). In de penis zorgt remming van het enzym PDE-5 ervoor dat de zwellichamen gemakkelijker vollopen met bloed. PDE-5-remmers zoals sildenafil werken alleen wanneer er seksuele prikkeling plaatsvindt. De zwellichamen zijn binnen een uur na het innemen van een tablet goed gevuld en deze situatie blijft zo'n vijf uur voortbestaan. Bij mensen met potentieproblemen door suikerziekte, prostaatkanker of ouderdom betekent dit vaak een verbetering van de kwaliteit van hun seksleven. Het enzym fosfodiësterase speelt een belangrijke rol bij de samentrekking van glad spierweefsel in de bloedvaten. De belangrijkste bijwerkingen van de PDE-5-remmers hebben te maken met vaatverwijding. Bij zo'n tien tot twintig procent van de gebruikers is sprake van dit type bijwerkingen: hoofdpijn, blozen (opvliegers), een opgeblazen gevoel en hartkloppingen. Ook een verstopte neus en wazig zien komen voor, zij het in mindere mate. Mannen met hartklachten lopen extra risico's bij het gebruik van sildenafil. Ook een jeukende huidaandoening die bij stoppen van het middel binnen twee weken weer verdwijnt kan voorkomen. Hoge doses sildenafil kunnen zorgen voor vermindering van het reukvermogen. Naast sildenafil zijn er tadalafil (Cialis®) en vardenafil (Levitra®) in de handel. Vardenafil werkt ongeveer even lang als sildenafil, tadalafil werkt veel langer, tot wel 24 uur. Deze lange werking heeft voor- en nadelen. Men hoeft zich geen zorgen hoeft te maken dat er snel een erectie moet komen, maar anderzijds zullen bijwerkingen langer aanhouden en kunnen gevaarlijke interacties met andere geneesmiddelen ook langere tijd na inname nog optreden.

Via het internet zijn sildenafil pillen te koop die aanzienlijk goedkoper zijn dan de Viagra® die door de firma Pfizer op de markt gebracht worden. Veel van deze pillen komen uit India, bijvoorbeeld het populaire Kamagra®, dat nooit de octrooiregels van de World Trade Organization heeft ondertekend.

Bij de introductie van Viagra® aan het eind van de jaren negentig van de vorige eeuw hebben de media een belangrijke rol gespeeld. Zo werden in de media jonge mannen geïnterviewd die vertelden over hoe zij Viagra® als recreatief middel gebruikten en vijf uur lang met een erectie rondliepen na het slikken van een Viagra® tablet. In sommige homokringen is het gebruik van PDE-5-remmers vrij populair. In combinatie met nitraten, zoals poppers, kunnen PDE-5-remmers een gevaarlijke verlaging van de bloeddruk veroorzaken. Mensen die poppers gebruiken moeten zeker geen sildenafil gebruiken. Potentiebevorderende medicijnen zijn populair in de 'rave scene' om het afgezwakte libido door gebruik van stimulerende middelen te herstellen. Soms wordt het middel op een party zelf gebruikt, maar meestal speelt het gebruik zich af op afterparty's en privé-feestjes. Eén van de nadelige effecten is dat men onder jonge gebruikers een dramatische toename van geslachtsziekten waarneemt, zoals Chlamydia-infecties, gonorroe, syfilis en herpes. Overigens brengt het combineren met middelen die een effect op het hart hebben, zoals cocaïne en ecstasy (= sekstasy), extra risico's met zich mee.

Legale en niet-legale vormen van Viagra-achtige stoffen vormen inmiddels een geduchte concurrentie voor de seksstimulerende middelen uit het alternatieve circuit. Toch wordt ook daar nog steeds een scala aan producten verhandeld ter bevordering van het seksleven. Het betreft met name producten die yohimbine bevatten (vaak verkocht als 'natural Viagra') en andere bloedvatverwijdende middelen zoals Ginseng en Spaanse vlieg (canthariden). Van deze middelen is het meeste effect te verwachten van yohimbine. Yohimbine is de werkzame stof die voorkomt in de gedroogde bast van de boom *Pauinstalia yohimbe*. Yohimbine is een vaatverwijdend middel waarvan de werking enigszins vergelijkbaar is met die van sildenafil, alleen remt het geen enzym maar blokkeert het bepaalde receptoren (de alfa2-adrenerge receptor) in het spierweefsel van de wand van bloedvaten. Stimulering van deze receptoren veroorzaakt vasoconstrictie (samentrekking van bloedvaten). Yohimbine gaat deze werking tegen en bevordert zo de doorbloeding van weefsels. De kans op bijwerkingen bij yohimbinegebruik is groter dan bij de PDE-5-remmers. Bovendien is de kwaliteit van yohimbine niet gewaarborgd omdat het geen officieel geneesmiddel is. Voor yohimbine gelden dezelfde voorzorgsmaatregelen als voor sildenafil en ander PDE-5-remmers. Yohimbine moet ook zeker niet met PDE-5-remmers gecombineerd worden. In Nederland is yohimbine niet (meer) als geneesmiddel op de markt, dit in tegenstelling tot in de VS. Verkoop van yohimbinepreparaten valt in Nederland onder het *Kruidenbesluit* van het Warenwetbesluit Kruidenpreparaten en is verboden. Op internet wordt het echter volop te koop aangeboden, zowel in de vorm van kruidenpreparaten als in tabletten.

Referenties

Akaoka H, Roussel B, Lin JS, Chouvet G, Jouvet M. Effect of modafinil and amphetamine on the rat catecholaminergic neuron activity. Neurosci Lett 1991; 123: 20-2.

Al-Motarreb A, Baker K, Broadley KJ. Khat: pharmacological and medical aspects and its social use in Yemen. Phytother Res 2002; 16, 403-13.

Ballon JS, Feifel D. A systematic review of modafinil: Potential clinical uses and mechanisms of action. Journ Clin Psychiatry 2006; 67: 554-6.

Banerjee D, Vitiello MV, Grunstein RR. Pharmacotherapy for excessive daytime sleepiness. Sleep Med Rev 2004; 8: 339-54.

Barendregt B, Boon B. Ephedragebruikers in Nederland: plezier, presteren en afslanken, (vol. 38). Rotterdam: IVO; 2005.

Beltman W, Riel AJPH van, Wijnands-Kleukers APG, Vriesman MF, Hengel-Koot IS Van Den, Vries I de, Meulenbelt J. Smartshops: Overzicht van producten, geclaimde werking en hun medisch-toxicologische relevantie. Bilthoven: RIVM; 1999.

Beusterien KM, Rogers AE, Walsleben JA, Emsellem HA, Reblando JA, Wang L. et al. Health-related quality of life effects of modafinil for treatment of narcolepsy. Sleep 1999; 22: 757-65.

CAM. Risicoschatting Qat 2007. Risicoschattingsrapport. Bilthoven: RIVM; 2007.

Challman TD, Lipsky JJ. Methylphenidate: its pharmacology and uses. Mayo Clin Proc 2000; 75: 711-21.

Chan EL, Ahmed TM, Wang M, Chan JC. History of medicine and nephrology in Asia. Am Journ Nephrol 1994; 14: 295-301.

Dackis CA, Kampman KM, Lynch KG, Pettinati HM, O'Brien CP. A double-blind, placebo-controlled trial of modafinil for cocaine dependence. Neuropsychopharmacology 2005; 30: 205-11.

Degraeve G. Khat-induced psychosis? Tijdschr Psychiatr 2007; 49: 763-7.

Engber TM, Dennis SA, Jones BE, Miller MS, Contreras PC. Brain regional substrates for the actions of the novel wake-promoting agent modafinil in the rat: comparison with amphetamine. Neuroscience 1998; 87: 905-11.

Gahlinger PM. Illegal drugs: a complete guide to their history, chemistry, use and abuse. Sagebrush Press: 203-22.

Geisshusler S, Brenneisen R. The content of psychoactive phenylpropyl and phenylpentenyl khatamines in Catha edulis Forsk. of different origin. J Ethnopharmacol 1987; 19: 269-77.

Greenway FL, De JL, Blanchard D, Frisard M, Smith SR. Effect of a dietary herbal supplement containing caffeine and ephedra on weight, metabolic rate, and body composition. Obes Res 2004; 12: 1152-7.

Groot VAIC de. Diagnostiseren, behandelen en leven met narcolepsie: een autoimmuunziekte die het hypocretine systeem selecties afbreekt. (Internet rapport:): 2007.

Haller CA, Benowitz NL. Adverse cardiovascular and central nervous system events associated with dietary supplements containing ephedra alkaloids. N Engl J Med 2000; 343: 1833-8.

Hanson G, Venturelli P. Drugs and society. 6th ed. Ontario: Jones and Bartlett Publishers; 2001.

Hassan NA, Gunaid AA, El Khally FM, Murray-Lyon IM. The effect of chewing Khat leaves on human mood. Saudi Med J 2002; 23: 850-3.

Hellriegel ET, Arora S, Nelson M, Robertson P. Steady-state pharmacokinetics and tolerability of modafinil given alone or in combination with methylphenidate in healthy volunteers. J Clin Pharmacol 2001; 41: 895-904.

Hellriegel ET, Arora S, Nelson M, Robertson P. Steady-state pharmacokinetics and tolerability of modafinil administered alone or in combination with dextroamphetamine in healthy volunteers. J Clin Pharmacol 2002; 42: 450-60.

Illy E. The complexity of coffee. Sci Am 2002: 72-7.

Ishizuka T, Murakami M, Yamatodani A. Involvement of central histaminergic systems in modafinil-induced but not methylphenidate-induced increases in locomotor activity in rats. Eur J Pharmacol 2007.

Ishizuka T, Sakamoto Y, Sakurai T, Yamatodani A. Modafinil increases histamine release in the anterior hypothalamus of rats. Neurosci Lett 2003 339: 143-6.

Ivanenko A, Tauman R, Gozal D. Modafinil in the treatment of excessive daytime sleepiness in children. Sleep Med 2003; 4: 579-82.

Jasinski DR. An evaluation of the abuse potential of modafinil using methylphenidate as a reference. J Psychopharmacol 2000; 14: 53-60.

Jasinski DR, Kovacevic-Ristanovic R. Evaluation of the abuse liability of modafinil and other drugs for excessive daytime sleepiness associated with narcolepsy. Clin Neuropharmacol 2000; 23: 149-56.

Juliano LM, Griffiths RR. A critical review of caffeine withdrawal: empirical validation of symptoms and signs, incidence, severity, and associated features. Psychopharmacology (Berl) 2004; 176: 1-29.

Kuczenski R, Segal DS. Effects of methylphenidate on extracellular dopamine, serotonin, and norepinephrine: comparison with amphetamine. J Neurochem 1997; 68: 2032-7.

Landi MT, Sinha R, Lang NP, Kadlubar FF. Human cytochrome P4501A2. IARC Sci Publ 1999; 173-95.

Lin JS, Hou Y, Jouvet M. Potential brain neuronal targets for amphetamine-, methylphenidate-, and modafinil-induced wakefulness, evidenced by c-fos immunocytochemistry in the cat. Proc Nat Acad Sci USA 1996; 93, 14128-33.

Littner M, Johnson SF, McCall WV, Anderson WM, Davila D, Hartse SK. et al. Practice parameters for the treatment of narcolepsy: an update for 2000. Sleep 2001; 24: 451-66.

Maisto SA, Galizio M, Connors GJ. Drug use and abuse. Belmont: Thomson Wadsworth; 2004.

Malcolm R, Book SW, Moak D, DeVane L, Czepowicz V. Clinical applications of modafinil in stimulant abusers: low abuse potential. Am J Addict 2002; 11: 247-9.

Mehendale SR, Bauer BA, Yuan CS. Ephedra-containing dietary supplements in the US versus ephedra as a Chinese medicine. Am J Chin Med 2004; 32: 1-10.

Mehta MA, Sahakian BJ, Robbins TW. Comparative psychopharmacology and methylphenidate and related drugs in human volunteers, patients with ADHD and experimental animals. In: Solanto MV, Arnstein AFT, Castellanos FX. Stimulant Drugs and ADHD. Oxford: Oxford University Press; 2001: 303-31.

Mitler MM, Harsh J, Hirshkowitz M, Guilleminault C. Long-term efficacy and safety of modafinil (PROVIGIL(R)) for the treatment of excessive daytime sleepiness associated with narcolepsy. Sleep Med 2000; 1: 231-3.

Moldofsky H, Broughton RJ, Hill JD. A randomized trial of the long-term, continued efficacy and safety of modafinil in narcolepsy. Sleep Med 2000; 1: 109-16.

Nasr AH, Khatri ML. Head and neck squamous cell carcinoma in Hajjah, Yemen. Saudi Med J 2000; 21: 565-8.

Nawrot P, Jordan S, Eastwood J, Rotstein J, Hugenholtz A, Feeley M. Effects of caffeine on human health. Food Addit Contam 2003; 20: 1-30.

Nehlig A, Daval JL, Debry G. Caffeine and the central nervous system: mechanisms of action, biochemical, metabolic and psychostimulant effects. Brain Res Brain Res Rev 1992; 17: 139-70.

Nencini P, Ahmed AM. Khat consumption: a pharmacological review. Drug Alcohol Depend 1989; 23: 19-29.

Nencini P, Ahmed AM, Elmi AS. Subjective effects of khat chewing in humans. Drug Alcohol Depend 1986; 18: 97-105.

Nishino S, Okura M, Mignot E. Narcolepsy: genetic predisposition and neuropharmacological mechanisms. Review Article. Sleep Med Rev 2000; 4: 57-99.

Novak SP, Ball JK. Emergency department visits involving ADHD stimulant medications. The New Dawn report 2006; 1-4.

Pennings EJM. Assessment of khat (Catha edulis Forsk). ECDD 2006; 34.

Robertson P, DeCory HH, Madan A, Parkinson A. In vitro inhibition and induction of human hepatic cytochrome P450 enzymes by modafinil. Drug Metab Dispos 2000; 28: 664-71.

Robertson P, Hellriegel ET. Clinical pharmacokinetic profile of modafinil. Clin Pharmacokinet 2003; 42: 123-37.

Rogers AE, Aldrich MS, Berrios AM, Rosenberg RS. Compliance with stimulant medications in patients with narcolepsy. Sleep 1997; 20: 28-33.

Satel S. Is caffeine addictive? - a review of the literature. Am J Drug Alcohol Abuse 2006; 32: 493-502.

Sahakian B, Morein-Zamir S. 'Professor's little helper'. Nature 2007; 450: 1157-9.

Santen H van. Modafinil: de nieuwe zwarte koffie. NRC-Handelsblad: 22 december 2007.

Scammell TE, Estabrooke IV, McCarthy MT, Chemelli RM, Yanagisawa M, Miller MS. et al. Hypothalamic arousal regions are activated during modafinil-induced wakefulness. J Neurosci 2000; 20: 8620-8.

Schulman S. Addressing the potential risks associated with ephedra use: a review of recent efforts. Public Health Rep 2003; 118: 487-92.

Smith MT, Crouch NR, Gericke N, Hirst M. Psychoactive constituents of the genus Sceletium N.E.Br. and other Mesembryanthemaceae: a review. J Ethnopharmacol 1996; 50: 119-30.

Soni MG, Carabin IG, Griffiths JC, Burdock GA. Safety of ephedra: lessons learned. Toxicol Lett 2004; 150: 97-110.

Sulzer D, Sonders MS, Poulsen NW, Galli A. Mechanisms of neurotransmitter release by amphetamines: a review. Prog Neurobiol 2005; 75: 406-33.

Swanson JM, Volkow ND. Serum and brain concentrations of methylphenidate: implications for use and abuse. Neurosci Biobehav Rev 2003; 27: 615-21.

Toennes SW, Harder S, Schramm M, Niess C, Kauert GF. Pharmacokinetics of cathinone, cathine and norephedrine after the chewing of khat leaves. Br J Clin Pharmacol 2003; 56: 125-30.

Toennes SW, Kauert GF. Driving under the influence of khat - alkaloid concentrations and observations in forensic cases. Forensic Sci Int 2004; 140: 85-90.

US Patent 6,288,104. Pharmaceutical compositions containing mesembrine and related compounds. 2007.

Widler P, Mathys K, Brenneisen R, Kalix P, Fisch HU. Pharmacodynamics and pharmacokinetics of khat: a controlled study. Clin PharmacolTher 1994; 55: 556-62.

Wigal SB, McGough JJ, McCracken JT, Biederman J, Spencer TJ, Posner KL. et al. A laboratory school comparison of mixed amphetamine salts extended release (Adderall XR) and atomoxetine (Strattera) in school-aged children with attention deficit/hyperactivity disorder. J Atten Disord 2005; 9: 275-89.

Wilens TE, Faraone SV, Biederman J, Gunawardene S. Does stimulant therapy of attention-deficit/hyperactivity disorder beget later substance abuse? A meta-analytic review of the literature. Pediatrics 2003; 111: 179-85.

Wills S. Drugs of abuse. 1st ed. Londen: The pharmaceutical press; 1997.

Wolffers I. Tien jaar Ritalin geen reden voor een feestje. Dagblad De Pers: Juli 2007.

Wong YN, King SP, Laughton WB, McCormick GC, Grebow PE. Single-dose pharmacokinetics of modafinil and methylphenidate given alone or in combination in healthy male volunteers. J Clin Pharmacol 1998a; 38: 276-82.

Wong YN, King SP, Simcoe D, Gorman S, Laughton W, McCormick GC. et al. Open-label, single-dose pharmacokinetic study of modafinil tablets: influence of age and gender in normal subjects. J Clin Pharmacol 1999; 39: 281-8.

Wong YN, Wang L, Hartman L, Simcoe D, Chen Y, Laughton W. et al. Comparison of the single-dose pharmacokinetics and tolerability of modafinil and dextroamphetamine administered alone or in combination in healthy male volunteers. J Clin Pharmacol 1998b; 38: 971-8.

Yousef G, Huq Z, Lambert T. Khat chewing as a cause of psychosis. Br J Hosp Med 1995; 54: 322-6.

Websites

Afrikaansekruiden.nl.

Azarius: Sceletium tortuosum (Kanna). azarius.net/smartshop/energy/spacy.
Azarius: Smart en headshop. azarius.net/encyclopedia/54.Laatst geraadpl 25 nov 2007.
Kannashop website: thekannashop.com. Laatst geraadpl 25 nov 2007.
Sceletium.org. Laatst geraadpl 25 nov 2007.
Unityugs.drnl/index. Laatst geraadpl 25 nov 2007.

11 Tripmiddelen: lsd en psychedelische paddenstoelen

Hylke Vervaeke

11.1 Geschiedenis

Psychedelische paddenstoelen worden al duizenden jaren gebruikt door de mensheid. In grotten op het Tassiliplateau in Algerije zijn spectaculaire rotstekeningen teruggevonden van minstens 5500 jaar oud. De bekendste beeldt een man uit met een bijenhoofd en paddenstoelen groeiend op het hele lichaam.

In Centraal-Amerika zijn verschillende verwijzingen naar psychedelische paddenstoelen terug te vinden. Zo zijn bij archeologische opgravingen in Guatemala, Mexico en El Salvador paddenstoelvormige beeldjes gevonden uit de periode 1000 v.C. tot 500 n.C. Wellicht stellen deze beeldjes paddenstoelengoden voor. De paddenstoel was voor de Azteken heilig en werd dan ook 'Teonanacatl' genoemd, wat 'vlees der goden' betekent. Psychedelische paddenstoelen werden met honing of chocolade gebruikt in heilige rituelen en ceremonies.

Toen de Spanjaarden in de zestiende eeuw Mexico veroverden, wilden ze dit 'duivelse' gebruik uitroeien en het katholieke geloof opleggen. De paddenstoelencultus verdween niet, maar was vier eeuwen lang dermate verborgen dat men in het begin van de twintigste eeuw zelfs begon te twijfelen aan het bestaan ervan. Een Amerikaanse botanicus opperde dat de paddenstoel verward zou zijn met de Peyotecactus. Daar kwam verandering in toen Richard Schultes van het Harvard Botanical Museum in 1938 naar Oaxaca in Mexico afreisde en verschillende paddenstoelensoorten verzamelde die gebruikt werden in heilige ceremonies. De werkzame stof in deze paddenstoelen kon toen echter niet geïsoleerd worden.

In datzelfde jaar, 1938, begint de geschiedenis van lsd. De jonge chemicus Albert Hofmann, werkzaam bij het farmaceutische bedrijf Sandoz in Zwitserland, onderzocht de werkzame bestanddelen van de schimmel moederkoorn, oftewel *Claviceps purpurea*, ook wel ergot genoemd. Ergot is een parasitaire schimmel die granen als rogge en tarwe infecteert. In de middeleeuwen zijn er verschillende gevallen geweest van ergotvergiftiging door het eten van brood gemaakt uit geïnfecteerde granen. De vergiftiging, ook Sint Antonius Vuur genoemd, was gekenmerkt door wanen, hallucinaties, convulsies en gangreen (afstervende ledematen). Zo zouden er in het jaar 994 meer dan 40.000 mensen zijn overleden in een ware Sint Antonius epidemie. Men ontdekte echter ook dat ergot, in lagere doseringen, medicinale waarde had, omdat het weeën opwekte en bloedingen verminderde. Het waren deze eigenschappen die de interesse van het bedrijf Sandoz wekten. Hofmann's taak was verschillende derivaten te maken afgeleid van lyserginezuur, de basisstructuur van de ergotaminen. De 25e verbinding die hij synthetiseerde was lyserginezuurdi-ethylamide (lsd), een middel waarvan men hoopte dat het een stimulerend effect had op ademhaling en bloedsomloop (een analepticum). In enkele korte tests leek lsd echter weinig veelbelovend en het middel werd niet verder bestudeerd. Tot Albert Hofmann in 1943, vijf jaar na de eerste synthese, de stof opnieuw aanmaakte omdat hij een bijzonder voorgevoel had; het gevoel dat deze stof wel eens onbekende, interessante eigenschappen zou kunnen hebben. Dit was erg ongewoon, in normale omstandigheden worden experimentele stoffen niet zomaar opnieuw aangemaakt. Tijdens de laatste fase van de synthese werd Hofmann (2005) overvallen door bijzondere sensaties:

> 'Afgelopen vrijdag, 16 april 1943, was ik gedwongen mijn werk te onderbreken en naar huis te gaan. Thuis ging ik liggen en zakte weg in een niet onplezierige roesachtige toestand, gekenmerkt door een extreme prikkeling van de verbeeldingskracht. Als in een droom zag ik met gesloten ogen een gestage stroom van de meest fantastische beelden voorbij trekken, buitengewoon vreemde vormen in een caleidoscopische mengeling van kleuren.'

Hofmann vermoede dat hij per ongeluk een kleine hoeveelheid lsd via de huid van zijn vingers had geabsorbeerd. Hij besloot tot een zelfexperiment waarbij hij een zeer kleine hoeveelheid lsd zou nemen. De volgende maandag, 19 april 1943, woog hij nauwkeurig 0,25 milligram of 250 microgram (µg) lsd af. Al snel werd hij overvallen door intense effecten waardoor hij gedwongen was het werk te staken en, samen met zijn assistent, naar huis te fietsen. Eenmaal thuis werd Hofmann (2005) bevangen door een intense angst:

> 'Ik voelde een verschrikkelijke angst om krankzinnig te worden. Ik werd meegevoerd naar een andere wereld, een andere plaats, een andere tijd. Het was alsof mijn lichaam geen gevoel meer had, levenloos, vreemd was. Was ik bezig te sterven? Toen de dokter kwam kon hij geen abnormale symptomen ontdekken, anders dan mijn extreem vergrote pupillen. Langzaamaan kwam ik van een vreemde, onbekende wereld terug naar de realiteit. De angst ebde weg en maakte plaats voor een gevoel van dankbaarheid. Ik begon zelfs een beetje te genieten van de wonderlijke caleidoscopische beelden op de binnenkant van mijn oogleden. De volgende morgen stond ik uitgerust op. Het ontbijt smaakte ongekend heerlijk. Toen ik even later de tuin in wandelde, waar de zon scheen na een lentebuitje, glinsterde alles. De wereld zag eruit alsof hij opnieuw geschapen was.'

Hofmanns collega's geloofden eerst niet dat deze ervaring het resultaat kon zijn van een dergelijk lage dosis. Ze herhaalden het experiment met een dosis van 100 µg lsd, wat al hun twijfels wegnam. Sandoz bracht lsd in 1947 als experimenteel geneesmiddel op de markt onder de naam Delysid. Verschillende psychiaters en psychotherapeuten experimenteerden zelf met het middel om te ervaren hoe een psychose of een staat van waanzinnigheid voelde. Verder werd lsd gebruikt bij psychotherapie voor de behandeling van alcoholisme, opiaatverslaving, neuroses, autisme en angst bij terminale kankerpatiënten (voor een gedetailleerde beschrijving zie paragraaf 11.6.5). In het begin van de jaren zeventig van de vorige eeuw krijgt ook de CIA interesse in lsd als mogelijk psychologisch wapen, waarheidsserum en 'mind control'-middel. In een geheim programma, MK-ULTRA, dienen ze lsd toe aan onwetende personen, zoals CIA-werknemers, militairen, prostituees, psychiatrische patiënten en studenten. Uiteindelijk bleken de effecten van lsd te onvoorspelbaar voor deze toepassingen. Het was op het eind van de jaren vijftig van de vorige eeuw dat de wegen van lsd en psychedelische paddenstoelen elkaar kruisten. In 1955 reisde Gordon Wasson, een amateurmycoloog (paddenstoelendeskundige), samen met zijn vrouw en een bevriende fotograaf naar Mexico om de paddenstoelencultus te bestuderen. Ze werden de eerste buitenstaanders die deelnamen aan een paddenstoelenritueel, geleid door de vrouwelijke sjamaan Maria Sabina. Ze brachten de paddenstoelen mee terug naar Europa, waar verschillende laboratoria vruchteloos probeerden de werkzame stof te isoleren. Uiteindelijk werd Albert Hofmann in 1958 gevraagd de paddenstoelen te analyseren. Hij isoleerde de psychoactieve componenten psilocine en psilocybine uit de paddenstoel *Psilocybe mexicana*. Vervolgens ging Sandoz synthetische psilocybine onder de marktnaam Indocybin distribueren.

Timothy Leary, een klinisch psycholoog aan de Harvard Universiteit, las de verslagen van Wasson over psychedelische paddenstoelen en raakte erdoor gefascineerd. Op vakantie in Mexico in 1960 at hij een handvol paddenstoeltjes en had een overweldigende psychedelische ervaring. Hij richtte vervolgens samen met collega's het Harvard Psilocybin Research Project op. In de volgende jaren gaven ze synthetische psilocybine (Indocybin van Sandoz) aan honderden vrijwilligers. Op de vrijdag voor Pasen in 1962 werd door Walter Pahnke onder supervisie van Leary het 'Goede Vrijdag Experiment' uitgevoerd. Doel was te onderzoeken of psilocybine mystieke ervaringen kon uitlokken. In een dubbelblind experiment kregen theologiestudenten vlak voor de misviering psilocybine of placebo (vitamine B3) toegediend. Acht van de tien studenten die psilocybine hadden genomen beleefden een sterke spirituele ervaring, terwijl bij de controles alleen sprake was van milde mystieke ervaringen in sommige gevallen.

In 1962 nam Leary voor het eerst lsd (ook afkomstig van Sandoz) en vervolgens lieten ze honderden mensen kennismaken met dit middel in het kader van hun onderzoeksproject. Aan de Harvard universiteit ontstond steeds meer verzet en in 1963 werd Leary ontslagen. Rond deze tijd verschijnt lsd voor het eerst op straat en wordt het omarmd door de wereldwijde hippiecultuur met Leary als profeet van de psychedelische revolutie.

Intermezzo 11.1 Psychedelische rock

De psychedelische revolutie had in de jaren zestig van de vorige eeuw grote invloed op de rockmuziek. In New York begon The Velvet Underground met Lou Reed en Andy Warhol en in London Pink Floyd met Syd Barrett hun muziek met lichteffecten en vloeistofprojecties te verbinden. Dit was het begin van de psychedelische rock.

In de media kwamen steeds meer negatieve berichten over lsd en uiteindelijk werd lsd in de VS in 1966 verboden. Hierdoor werd het zeer moeilijk, zo niet onmogelijk, om nog wetenschappelijk onderzoek te doen met het middel. Maar de populariteit van het middel als recreatieve drug was door het verbod niet te stoppen. Lsd bleef ongekend populair bij hippies en de zogenaamde 'countercultuur' in de jaren zestig en zeventig van de vorige eeuw.

In Nederland was lsd geliefd bij de Provo's en de Pleiners. Nadat de Provo's dreigden ter ere van het huwelijk van prinses Beatrix en Claus lsd in het Amsterdamse drinkwater te doen, belandde lsd in Nederland in 1966 in de Opiumwet. In 1970 werden lsd, psilocybine en psilocine in de VS in de Controlled Substance Act geplaatst en in 1971 op lijst 1 van de UN Convention on Psychotropic Substances. Ook in Nederland staan deze stoffen op lijst 1 van de Opiumwet.

In 1990 kwam, onder aanvoering van verschillende organisaties (Multidisciplinary Association for Psychedelic Studies, Heffter Research Institute en Beckley Foundation) het wetenschappelijk onderzoek naar hallucinogene middelen weer op gang (zie voor details paragraaf 11.6.5).
Tot het begin van de jaren negentig van de vorige eeuw waren psychedelische paddenstoelen in Nederland nauwelijks verkrijgbaar. In 1993 opende de eerste smartshop in Amsterdam en in 1994 werden er voor het eerst psychedelische paddenstoelen (paddo's) verkocht. Na een aantal rechtszaken en risicoschattingen werd bepaald dat verse paddo's verkocht mochten worden, maar dat droge paddenstoelen of bewerkte vormen (bijv. paddochocoladerepen) verboden waren. In 2007 komt dit beleid op de helling te staan nadat een Frans meisje, wellicht onder invloed van paddo's, van een brug springt en sterft. De gang van zaken wordt in detail beschreven in paragraaf 11.6.4 (Hofmann, 2005; Schultes & Hofmann, 1997; Stafford, 1992; Dyck, 2005; Bogers et al., 1994).

11.2 Wat is lsd? Wat zijn psychedelische paddenstoelen?

Lsd en psychedelische paddenstoelen zijn tripmiddelen, ook wel hallucinogenen, psychedelica of psychotomimetica genoemd (zie paragraaf 11.4). Tripmiddelen veroorzaken een veranderde staat van bewustzijn ('altered states of consciousness') en veranderingen in zintuiglijke waarneming en mentale processen.
Lsd (lysergsäurediäthylamid (Duits) ofwel lyserginezuurdi-ethylamide) is een synthetische drug. De moleculaire structuur van het middel is afgeleid van de schimmel moederkoorn (zie paragraaf 11.1).
Lsd is het allersterkste tripmiddel en is reeds werkzaam in zeer kleine hoeveelheden:
– 50-150 µg is een gemiddelde dosis;
– 250-500 µg geeft een zeer sterke psychedelische ervaring.

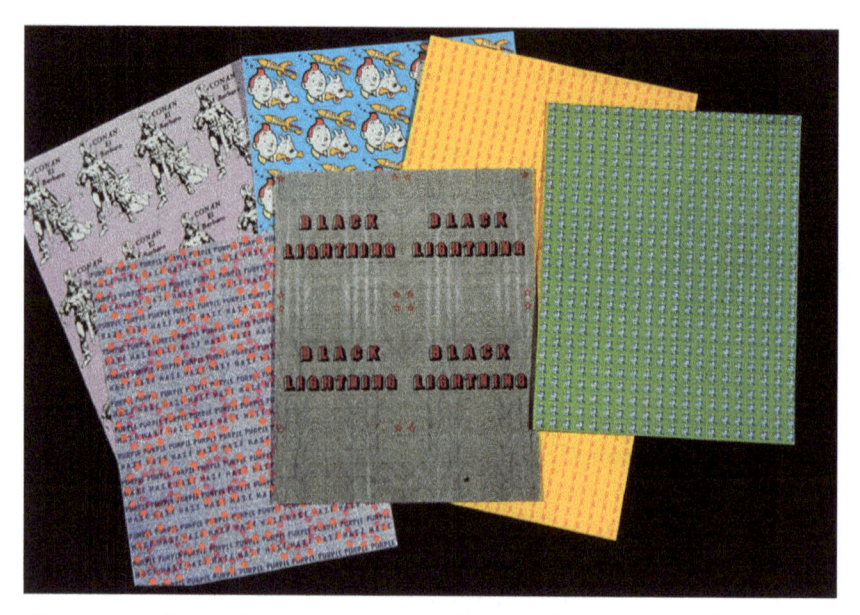

Figuur 11.1 *Papertrips: elk afscheurbaar figuurtje bevat een dosis lsd.*

Eén microgram is een miljoenste van een gram of een duizendste van een milligram. Een werkzame dosis lsd in kristalvorm is nauwelijks zichtbaar met het blote oog! Bovendien duurt een lsd-trip zes tot twaalf uur (zie paragraaf 11.5). Lsd komt meestal voor in de vorm van papertrips (ook wel blotters, tripjes of 'postzegeltjes' genoemd; zie figuur 11.1). Een papertrip is een soort stevig vloeipapier dat doordrenkt is met een lsd-oplossing. Een groot geperforeerd en geïllustreerd blotterpapier wordt in een lsd-oplossing gelegd en vervolgens gedroogd. Een individueel tripje is ongeveer een vierkante centimeter groot en kan via de perforatielijnen afgescheurd worden. Lsd kan ook voorkomen in de vorm van kleine (soms onregelmatig gevormde) pilletjes, microdots of als vloeistof (in een druppelteller, ook 'druppeltjes' of 'liquid' genoemd).

Sinds 1993 analyseert het Drugs Informatie en Monitoring Systeem (DIMS) van het Trimbos-instituut drugsmonsters die door consumenten zijn ingeleverd bij instellingen voor verslavingszorg. Sporadisch wordt er ook lsd ingeleverd bij DIMS, meestal onder de vorm van papertrips. Sinds 2000 zijn er een kleine driehonderd als lsd verkochte papertripjes bij het DIMS geanalyseerd. Ruim een tiende hiervan bevatte niets. De gemiddelde dosering is 66 microgram lsd. Een zesde bevatte een erg lage dosering tussen 1 en 20 microgram (van één papertrip zijn dan geen of slechts milde psychoactieve effecten te verwachten). Ruim eenderde van de aangeleverde papertrips is tussen 40 en 80 microgram gedoseerd en nog eens eenderde tussen 80 en 150 microgram. Een kleine minderheid bevat meer dan 150 microgram. De hoogste dosis aangetroffen door het DIMS is 500 microgram, wat een zeer sterke psychedelische ervaring oplevert. Vervuiling treedt zelden op omdat een papertrip zo klein is dat er weinig andere stoffen in een relevante dosering op aan te brengen zijn. De stof lsd kan onder invloed van licht en lucht degraderen tot niet-psychoactieve stoffen zoals iso-lsd en lumi-lsd (Li et al., 1998).

Intermezzo 11.2 Lsd-synthese

Lsd maken is een moeilijk en complex proces. In clandestiene labs wordt lsd via een ingewikkeld syntheseproces gemaakt uit ergotamine tartraat, een stof uit de schimmel moederkoorn. Ergotamine tartraat is moeilijk verkrijgbaar.

Inbeslagname van lsd-kristallen uit Californische laboratoria door de DEA begin jaren negentig van de vorgie eeuw leert ons dat de gemiddelde zuiverheid 62 procent is. Een gram kristallen bevat dan 620 milligram lsd, wat 6200 doseringen van 100 µg oplevert. Uit vijf kilogram ergotamine tartraat kan men een kilogram lsd-kristallen maken, ruim 6 miljoen doseringen van 100 µg. Het synthetiseren van lsd is een langzaam proces: het duurt 2 tot 3 dagen om ongeveer 100 milligram te maken (DEA, 1995).

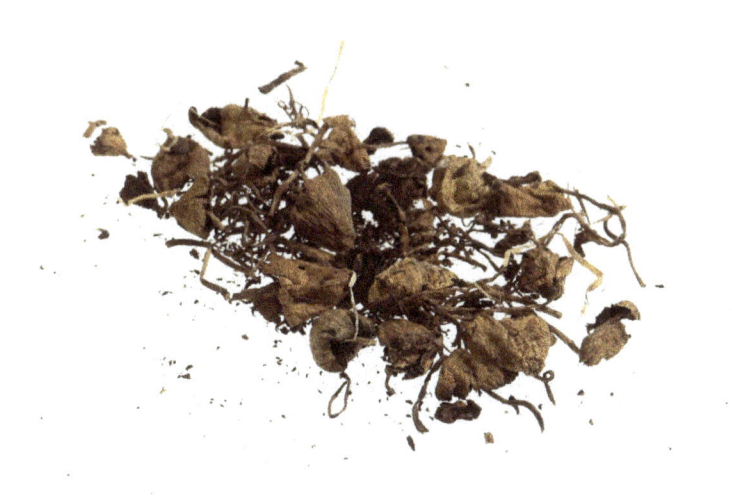

Figuur 11.2 *Gedroogde paddo's.*

Psilocine en psilocybine zijn de werkzame stoffen in psychedelische paddenstoelen (paddo's, magic mushrooms, shrooms). Er bestaan verschillende psilocybine bevattende paddenstoelensoorten, onder meer *Copelandia*, *Psilocybe* en *Stropharia*, en deze zijn wereldwijd te vinden. De bekendste zijn *Psilocybe cubensis* (ook wel 'Mexicaanse paddo's' genoemd), *Copelandia cyanenscens* (de 'Hawaïaanse'), *Psilocybe semilanceata* (puntige kaalkopjes, liberty caps) en *Psilocybe tampanensis* (philosopher's stones). Psilocybine bevattende paddenstoelen groeien in veel delen van Europa in het wild (het 'kaalkopje' is de meest voorkomende). Het zijn heel vaak kleine (geel)bruine paddenstoelen die lijken op een aantal giftige, niet-psychoactieve paddenstoelen. De meeste paddenstoelen die gegeten worden wegens hun hallucinogene eigenschappen zijn (gelukkig) vaker gekweekt dan geplukt (Hillebrand et al., 2006). Psychedelische paddenstoelen worden vers of gedroogd aangeboden (figuur 11.2). Soms zijn ze verwerkt in chocoladerepen. Ook sporenprints en kweekpakketten zijn in omloop.

Paddenstoelen kunnen gegeten worden (rauw of verwerkt in een gerecht) of men maakt paddothee. Meestal wordt vijftien tot dertig gram verse *Psilocybe cubensis* genomen, wat overeenkomt met anderhalf tot drie gram gedroogde of zo'n tien tot dertig milligram psilocybine (0,6-1% psilocybine per gram gedroogde paddenstoelen). De paddenstoelentrip is gelijkaardig aan een lsd-trip, maar duurt korter: zo'n vier tot zes uur (Hillebrand et al., 2006).

Intermezzo 11.3 Vliegenzwam
De welbekende vliegenzwam (*Amanita muscaria*), rood met witte stippen, heeft ook een psychoactieve werking. Deze paddenstoel bevat geen psilocine als werkzaam bestanddeel, maar muscimol. Dit heeft andere effecten dan psilocine: meer verdovend en het veroorzaakt een droomachtige roes.

Lsd en psiloc(yb)ine behoren tot de chemische familie van de *tryptamines*. De tryptaminestructuur is de basisstructuur van de neurotransmitter serotonine (ook 5-hydroxytryptamine, 5-HT genoemd). De psychedelica uit de tryptaminegroep (waarnaast lsd en psilocine ook DMT, ibogaïne en bufotenine (zie hoofdstuk 13), toebehoren) lijken dus op serotonine (zie figuur 11.3). Andere bekende tripmiddelen zoals mescaline, DOB en 2C-B behoren tot de chemische groep van fenethylaminen (zie verder hoofdstuk 13).

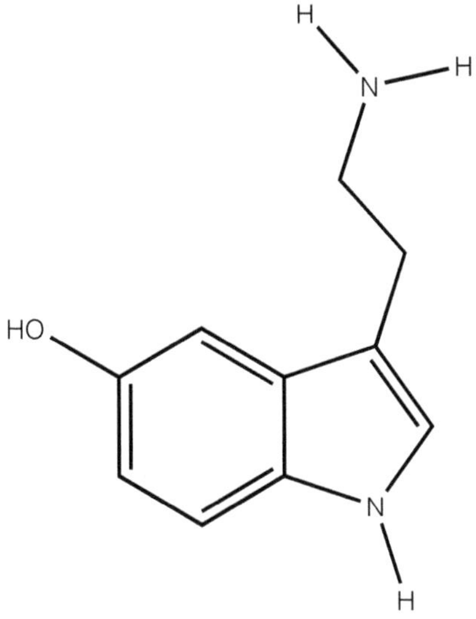

Serotonine; 5-HT

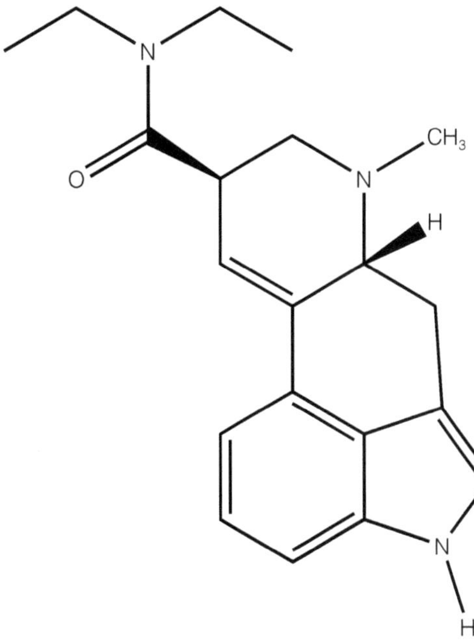

LSD

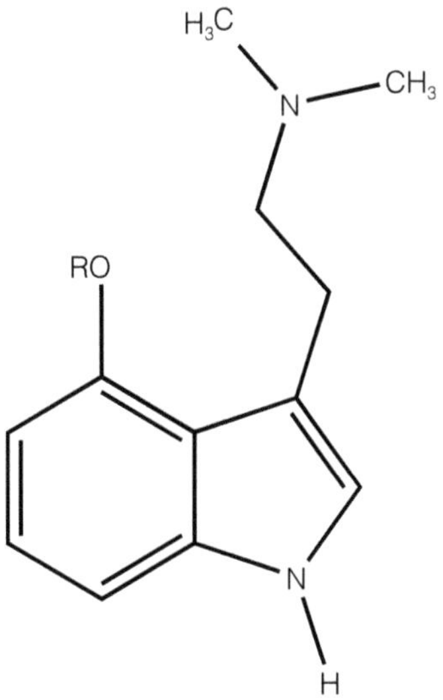

R = H; Psilocine
R = PO₃H; Psilocybine

Figuur 11.3 Moleculaire structuur van lsd, psilocybine, psilocine en de neurotransmitter serotonine.

11.3 Omvang gebruik

11.3.1 IN DE ALGEMENE BEVOLKING IN NEDERLAND

In Nederland wordt het gebruik van genotsmiddelen in de algemene bevolking gemeten in het kader van het Nationaal Prevalentie Onderzoek (NPO). De meest recente cijfers van 2005 tonen aan dat 1,4 procent van de Nederlandse inwoners tussen 15 en 64 jaar *ooit* lsd gebruikt heeft. De overgrote meerderheid van de Nederlandse bevolking heeft dus geen ervaring met dit middel. Het afgelopen jaar heeft 0,1 procent lsd gebruikt en minder dan 0,05 procent de afgelopen maand. Deze laatstgenoemde personen kunnen we dus beschouwen als actuele gebruikers, dat zijn 3000 personen in Nederland. Van de mensen die ooit lsd gebruikten is dus 2,3 procent een actuele gebruiker. Het percentage ooit-gebruikers van lsd bleef stabiel tussen 1997 tot 2005. Meer mannen (2,3%) dan vrouwen (0,4%) hebben ervaring met lsd. Jongeren en jonge volwassenen hebben minder vaak geëxperimenteerd met lsd: anderhalf procent van de 25- tot 64-jarigen heeft ooit lsd genomen, terwijl dat bij de 15- tot 24-jarigen slechts 0,7 procent is.
In verstedelijkte gebieden hebben beduidend meer mensen ervaring met lsd. In zeer sterk verstedelijkte gebieden heeft 2,5 procent van de algemene bevolking tussen 15 en 64 jaar ooit lsd gebruikt in vergelijking met 0,3 procent in niet-verstedelijkte gebieden (Rodenburg et al., 2007).
In het Nationaal Prevalentie Onderzoek 2005 heeft men het gebruik van psychedelische paddenstoelen niet onderzocht, in 1997 en 2001 wel. Ooit-gebruik steeg van 1,6 procent in 1997 tot 2,6 procent in 2001, laatste maand gebruik bleef stabiel op 0,1 procent. In Amsterdam ligt het ooit-gebruik met 7,6 procent en het laatste maand gebruik met 0,3 procent in 2001 3 keer hoger dan in de rest van het land (Abraham et al., 2002).

11.3.2 SCHOLIEREN

Met het 'Peilstationsonderzoek scholieren' onderzoekt het Trimbos-instituut of leerlingen op reguliere middelbare scholen ervaring hebben met alcohol en drugs. Uit de laatste peiling van 2003 blijkt dat drie procent van de scholieren ooit psychedelische paddenstoelen gebruikt heeft en een procent de laatste maand nog. Jongens (1,3%) hebben in de afgelopen maand vaker psychedelische paddenstoelen gebruikt dan meisjes (0,3%). Tot de leeftijd van veertien jaar heeft overigens bijna niemand ervaring met psychedelische paddenstoelen (Monshouwer et al., 2004).

Leerlingen in opvangprojecten en speciaal voortgezet onderwijs hebben vier keer zo vaak ooit psychedelische paddenstoelen gebruikt (12%) en drie keer zo vaak de laatste maand (3%) (Wouters & Korf, 2004).

11.3.3 BIJZONDERE GROEPEN

In sommige bevolkingscategorieën komt het gebruik van tripmiddelen als lsd en psychedelische paddenstoelen vaker voor. In 1995, 1998 en 2003 is het druggebruik onder bezoekers van trendy clubs in Amsterdam onderzocht. Hoewel lsd of psychedelische paddenstoelen zelden tijdens het uitgaan zelf worden gebruikt, hebben deze mensen wel meer ervaring met tripmiddelen in thuis- en privé-settings dan hun leeftijdgenoten in de algemene bevolking. Het gebruik van psychedelische paddenstoelen is gestegen tussen 1995 (ooit 29%, laatste maand 6%) en 1998 (ooit 45%, laatste maand 8%) en daarna weer gedaald (2003: ooit 34%, laatste maand 1%). In 2003 heeft veertien procent ooit met lsd geëxperimenteerd en een half procent de laatste maand (Korf et al., 2004). Ook buitenlandse uitgaanders hebben meer ervaring met tripmiddelen: in Tsjechië, Verenigd Koninkrijk en Frankrijk hebben 45 tot 55 procent van de feestgangers ooit psychedelische paddenstoelen gebruikt (Hillebrand et al., 2006).

Verder blijken tripmiddelen populair in verschillende kleine subculturen (Korf et al., 2004):
- goatrancescene (liefhebbers van zogenaamde psychedelische trancemuziek die vaak uitgedost zijn in fluo kleding op legale of illegale underground feesten);
- teknoscene (keiharde industriële technovariant);
- krakersscene;
- psychonauten (personen die tripmiddelen nemen voor de inzichtgevende/spirituele ervaringen, soms in ritueel verband).

Onder schooldrop-outs en gedetineerde jongeren zijn de prevalenties relatief hoog: twaalf tot negentien procent heeft ooit psychedelische paddenstoelen gebruikt en nul tot zeven procent de laatste maand. Twee tot tien procent heeft ooit lsd gebruikt en nul tot vier procent de laatste maand (Korf et al., 2005).

Ook onder jonge buitenlandse toeristen in Amsterdam is het gebruik van psychedelische paddenstoelen wellicht hoger, hoewel hier geen cijfers over bestaan. Over de periode 2004-2006 waren in 92 procent van de paddo-incidenten waar de GGD met een ambulance ter plaatse kwam, buitenlandse toeristen betrokken (Coördinatiepunt Assessment en Monitoring nieuwe drugs, 2007).

11.3.4 HULPVRAAG

Van de 50.649 mensen die in 2006 hulp zochten bij een instelling voor verslavingszorg, deden 14 dat voor problematisch lsd-gebruik (0,03%) en 328 voor problemen met overige hallucinogene middelen (0,6%). Het aandeel van tripmiddelen in alle hulpvragen is klein (minder dan 1%) (Ouwehand et al., 2007).

11.4 Effecten

Lsd en psychedelische paddenstoelen behoren, samen met de andere middelen beschreven in hoofdstuk 12, tot de groep van de tripmiddelen. Verscheidene andere termen zijn in omloop, zoals bewustzijnsveranderende middelen, hallucinogenen, psychedelica, entheogenen of psychotomimetica. Deze laatste betekent 'psychose nabootsend' en wordt nauwelijks meer gebruikt. Gebruikers prefereren meestal de term psychedelica (of mind-expanding, mind-altering) of entheogenen ('het goddelijke van binnen creëren' verwijzend naar spiritueel gebruik), terwijl in de wetenschappelijke wereld veelal de voorkeur wordt gegeven aan 'hallucinogenen'.

De staat veroorzaakt door tripmiddelen wordt 'een trip' of 'trippen' genoemd, verwijzend naar de mentale reis die gebruikers doormaken. Hoewel de verandering in zintuiglijke waarneming het meest tot de verbeelding spreekt, zoals blijkt uit de term 'hallucinogenen', hebben tripmiddelen nog andere belangrijke effecten die globaal gezien onder te verdelen zijn in vijf categorieën:
- veranderingen in zintuiglijke (sensorische) perceptie;
- verandering in stemming;
- verandering in tijdsperceptie;
- veranderingen in mentale processen;
- lichamelijke effecten.

11.4.1 VERANDERINGEN IN ZINTUIGLIJKE (SENSORISCHE) PERCEPTIE

Om allereerst een misverstand uit de wereld te ruimen: échte hallucinaties treden zelden op tijdens een trip. De term 'hallucinogenen' is dan ook ietwat misleidend. Er is eerder sprake van veranderingen of verstoringen van de perceptie van daadwerkelijk aanwezige objecten:
- kleuren worden intenser waargenomen;
- reliëf of structuur wordt scherper gezien;
- in oppervlakten zoals een vloerkleed of een grasveld worden draaiende, caleidoscopische geometrische structuren waargenomen, soms driedimensionaal (fractals);

- gekleurde spikkelingen in het gezichtsveld (pixels);
- spoorvorming bij bewegende objecten: een nabeeld blijft gedurende enkele seconden bestaan;
- gekleurde, ademende aura's rond objecten;
- muren lijken hol of bol te staan en te ademen;
- veranderingen in dimensie: objecten worden abnormaal groot (macropsie) of klein (micropsie) waargenomen;
- kleuren (bijv. in een schilderij) lopen beweeglijk in elkaar over;
- bij het zien van gezichten worden gelaatstrekken meer uitgesproken (zoals in cartoons), soms lijkt iemand ouder of jonger;
- geïntensifieerde waarneming van andere zintuiglijke input zoals geluid (vooral muziek), geur, smaak en tast.

Een dubbelblinde, placebogecontroleerde studie naar de effecten van psilocybine bevestigde het optreden van veranderde sensorische perceptie (Hasler et al., 2004).
Bij hogere doseringen kan het gebeuren dat verschillende zintuiglijke percepties in elkaar overlopen, een fenomeen dat synesthesie genoemd wordt. Met name geluid, smaak en tast worden dan waargenomen als veranderingen in het visuele beeld. Er ontstaan bijvoorbeeld visuele beelden op de maat van de muziek.
Bij gesloten ogen worden er allerlei gekleurde beelden schijnbaar geprojecteerd op de binnenkant van de oogleden, zogenaamde 'closed eye visuals'. Dat kunnen abstracte, gekleurde, draaiende geometrische structuren zijn, maar ook droombeelden als in een film. Ook hier kunnen bijvoorbeeld muziek of de tactiele input van een massage, de beelden schijnbaar aansturen.

11.4.2 VERANDERING IN STEMMING
Tripmiddelen kunnen een sterk effect hebben op de stemming en dit kan verschillende richtingen opgaan. Euforie en extase worden regelmatig gemeld door gebruikers, maar ook een kalm, harmonieus, vredig gevoel van aanvaarding kan optreden. Ook lachkicks kunnen deel uitmaken van de trip. Dysforie, angst en verwardheid vormen de andere kant van de medaille.

11.4.3 VERANDERING VAN TIJDSPERCEPTIE
De waarneming van tijd verandert meestal tijdens de trip. Meestal lijkt de tijd veel trager te lopen, seconden lijken minuten te duren, in extreme gevallen lijkt de tijd zelfs stil te staan. Onderzoek heeft de effecten van tripmiddelen op tijdsperceptie bevestigd (Wittmann et al., 2007).

11.4.4 VERANDERINGEN IN MENTALE PROCESSEN

Mentale processen kunnen op verschillende niveaus sterk beïnvloed worden door tripmiddelen. Deze mentale effecten worden door sommige gebruikers als belangrijker ervaren dan de perceptuele veranderingen. Tijdens een trip worden denkprocessen associatiever, er worden ongebruikelijke dwarsverbindingen en verbanden gelegd, hetgeen kan leiden tot verrassende inzichten, maar ook tot bijna psychotische denkbeelden. Het kan voorkomen dat sommige gedachten in lussen steeds terugkomen (rondjes draaien of in cirkels denken). Als dat onaangename gedachten zijn, kan een negatieve tripervaring het resultaat zijn (bad trip).

Bij hogere doseringen treden er regelmatig veranderingen in de 'zelf'-perceptie op. De grenzen tussen de eigen persoon en de omgeving worden minder duidelijk of kunnen zelfs geheel wegvallen (egoverstoringen, egodissolutie, depersonalisatie). Iemand kan dan versmelten met andere personen, dieren of objecten. Resultaat hiervan is dat er een gevoel ontstaat van verbondenheid en eenheid ('alles op de wereld is met elkaar verbonden'), soms op een spiritueel of religieus niveau. Sommige gebruikers ervaren telepathische gebeurtenissen. Dergelijke gevoelens kunnen diepe indruk maken op gebruikers, maar ook angst genereren. Uit het eerste wetenschappelijke dubbelblinde onderzoek naar psilocybine-geïnduceerde mystieke ervaringen blijkt dat spirituele ervaringen inderdaad kunnen optreden en een langdurig positief effect kunnen hebben (zie intermezzo 11.4) (Griffiths et al., 2006 & 2008). Andere studies hebben het optreden van egoverstoringen bevestigd (Hasler et al., 2004).

Tijdens een trip kan de gebruiker verzinken in een introspectieve droomtoestand met een sterke verbeeldingskracht. De geest lijkt zich in een andere dimensie te bevinden, zowel in ruimte als in tijd.

De mentale effecten van tripmiddelen zijn niet alleen afhankelijk van de gebruikte dosis (hoe hoger de dosis, des te sterker de mentale effecten), maar ook in zeer belangrijke mate van set en setting. De set weerspiegelt de persoonlijke eigenschappen van de gebruiker: de lichamelijke, maar vooral geestelijke toestand, eerdere ervaring met tripmiddelen en verwachtingspatronen. De setting is de omgeving waarin het tripmiddel genomen wordt, met name de plaats (binnenshuis, in de natuur, op een party of in de stad) en de mensen die erbij aanwezig zijn (vrienden of onbekenden). Een trip in de drukke stad met vage kennissen heeft meer kans om onaangenaam te worden (een bad trip) dan een trip in een vertrouwde omgeving met goede vrienden. Een bad trip is een trip waarin onaangename gevoelens zoals angst, paranoia of verwardheid, overheersen (zie verder paragraaf 11.6.2).

Onderzoek heeft aangetoond dat psilocybine een negatief effect heeft op concentratie, plannen en aandacht (Hasler et al., 2004; Carter et al., 2005). Dit bevestigt het subjectieve gevoel van gebruikers dat het tijdens het trippen moeilijk is om hoofdzaken van bijzaken te onderscheiden en dingen te organiseren die planning vereisen zoals het opzetten van een tent of een gerecht koken.

Intermezzo 11.4 Psilocybine-geïnduceerde mystieke ervaringen

Hoewel psilocybine al duizenden jaren gebruikt wordt voor religieuze doeleinden en er vele verslagen zijn van mystieke ervaringen na het gebruik van psychedelische paddenstoelen, was tot voor kort nog nooit echt wetenschappelijk aangetoond dat psilocybine dergelijke gevoelens kon veroorzaken.

Een dubbelblinde, methodologisch zeer goed opgezette studie aan de Johns Hopkins Universiteit in de Verenigde Staten bracht hier verandering in (Griffiths et al., 2006 & 2008). Deze studie is een verbeterde versie van het zogenaamde 'Goede Vrijdag Experiment' uit 1962 (zie paragraaf 11.1).

36 personen (van wie 14 mannen) met een gemiddelde leeftijd van 46 jaar, die tenminste maandelijks deelnamen aan religieuze of spirituele activiteiten (zoals kerkbezoek, bidden of meditatie), kregen in een dubbelblind schema psilocybine (30 mg/70 kg) en methylfenidaat (Ritalin®) (40 mg/70 kg) toegediend in wisselende volgorde in twee sessies (met twee maanden tussentijd). De deelnemers hadden geen voorafgaande ervaring met tripmiddelen en waren lichamelijk en geestelijk gezond. Vragenlijsten over drugeffecten (States of Consciousness Questionnaire) en mystieke ervaringen (Mysticism Scale) werden ingevuld onmiddellijk na de ervaring en twee maanden later.

De scores op de States of Consciousness Questionnaire en de Mysticism Scale waren significant hoger na psilocybine dan na de methylfenidaat toediening. Van de 36 deelnemers hadden er 22 een volledige mystieke ervaring tijdens de psilocybine sessie, vergeleken met slechts 4 tijdens de methylfenidaat sessie. 67 procent noemde de psilocybine-ervaring de belangrijkste of één van de 5 belangrijkste ervaringen uit zijn of haar leven, qua impact vergelijkbaar met de geboorte van een eerste kind of de dood van een ouder. 71 procent beschouwde de psilocybinesessie als een spirituele ervaring, tegenover 8 procent bij de methylfenidaat sessie.

22 procent ervoer een periode van angst, paranoia of dysforie tijdens de psilocibynesessie. 2 deelnemers vergeleken de ervaring met 'het meemaken van een oorlog' en 3 gaven aan iets dergelijks nooit meer te willen herhalen.

14 maanden later gaf 67 procent aan dat de psilocybinesessie een van de belangrijkste spirituele ervaringen uit hun leven was geweest en 64 procent rapporteerde een positieve invloed op hun leven en een verbeterd welzijn.

11.4.5 LICHAMELIJKE EFFECTEN

De lichamelijke effecten van lsd en psychedelische paddenstoelen zijn veeleer mild. Verwijde pupillen (mydriasis) blijken algemeen voor te komen. Milde stijgingen in hartslag en bloeddruk kunnen optreden. Lichaamstemperatuur lijkt niet te veranderen of slechts zeer mild te stijgen. Lsd geeft meestal verhoogde energie (soms overgaand in agitatie), terwijl psychedelische paddenstoelen soms sloomheid veroorzaken. Misselijkheid en braken komen vaker voor bij psychedelische paddenstoelen dan bij lsd. Tijdens het piekeffect van psilocybine zijn bepaalde hormoonspiegels in het bloed hoger (prolactine, cortisol, thyroïd stimulerend hormoon TSH, adrenocorticotroop hormoon ACTH), maar deze keren binnen vijf uur na inname naar de normale waarden terug (Hasler et al., 2004; Meyer et al., 2004).

11.5 Opname en stofwisseling

11.5.1 GEBRUIKSWIJZE EN OPNAME

Lsd en psychedelische paddenstoelen worden meestal oraal ingenomen. Soms houden gebruikers een papertripje lsd eerst een aantal minuten in hun mond om een gedeelte van de werkzame stof via het mondslijmvlies op te nemen (waardoor de lsd sneller zou beginnen te werken). Vloeibare lsd kan in de mond gedruppeld worden of op andere slijmvliezen. Absorptie via de huid treedt alleen op bij sterke concentraties (een lsd papertripje in de hand vasthouden zal dus niet leiden tot een lsd trip). Soms worden druppels vloeibare lsd op suikerklontjes aangebracht die vervolgens worden opgegeten. Ook bij het eten van psychedelische paddenstoelen zou een gedeelte, wanneer er langzaam gekauwd wordt, via het mondslijmvlies worden opgenomen.

Lsd begint na twintig tot zestig minuten te werken. Vervolgens neemt de sterkte van de tripervaring in een tot twee uur toe. De piekfase die volgt duurt drie tot zes uur en gedurende deze fase zijn de psychedelische effecten het sterkst. De volgende drie tot vijf uur neemt de werking af ('coming down'). De gehele lsd ervaring duurt, afhankelijk van de dosis, zes tot twaalf uur.

Gemiddeld twintig tot veertig minuten na inname van psychedelische paddenstoelen worden de eerste effecten gevoeld (maar het kan, afhankelijk van maaginhoud en dosis, ook een uur duren). Eén tot anderhalf uur na inname start de piekfase die ongeveer twee uur aanhoudt. Daarna nemen de effecten gedurende een tot drie uur geleidelijk af. De gehele ervaring duurt vier tot zes uur (Hasler et al., 2004). Wanneer psychedelische paddenstoelen worden gegeten, wordt ongeveer vijftig procent van de psilocybine opgenomen in het bloed. Door de lever wordt alle psilocybine (4-fosforyloxy dimethyltryptamine) omgezet (gedefosforyleerd) in psilocine (4-hydroxy dimethyltryptamine). Psilocine is de actieve stof die ter hoogte van de hersenen de psychedelische effecten zal veroorzaken (Passie et al., 2002).

11.5.2 WERKING IN DE HERSENEN

Lsd en psilocine zullen in de hersenen binden aan de serotoninereceptor en de werking van serotonine nabootsen. Binding aan een specifiek type serotoninereceptor (de serotonine-2A-receptor of 5-HT_{2A} receptor) is verantwoordelijk voor de hallucinogene effecten. Lsd en psilocine zijn, net zoals andere tripmiddelen zoals mescaline, DMT en DOB, partiële (gedeeltelijke) serotonine-2A-agonisten. Serotonine-2A-receptoren bevinden zich vooral in de cortex (de buitenste laag van de hersenen) (Gonzalez-Maeso et al., 2007).

Bij het gebruik van tripmiddelen treedt er heel snel tolerantie op. Gebruikt men lsd vier dagen na elkaar, dan worden op de vierde dag bijna geen effecten meer gevoeld. Deze tolerantie verdwijnt als men drie dagen geen lsd gebruikt, waarna eenzelfde dosis weer de volledige respons oplevert (Isbell et al., 1955). Men spreekt daarom ook wel van cyclische tolerantie. Deze tolerantie ontstaat omdat herhaalde toediening leidt tot een tijdelijke vermindering van de hoeveelheid serotonine-2A-receptoren (downregulatie) (Gresch et al., 2005). Omdat de tripmiddelen allemaal binden aan de serotonine-2A-receptor, treedt er kruistolerantie op: als iemand tolerant is voor lsd na een aantal dagen gebruik, dan heeft psilocine ook geen effect meer.

11.5.3 UITSCHEIDING

Drie uur na inname is de concentratie lsd in het bloed het hoogst. Lsd wordt afgebroken in de lever en de afbraakstoffen (metabolieten) worden door de nieren via de urine uitgescheiden. Na vijf uur is de helft van de hoeveelheid lsd uitgescheiden. Na twintig uur heeft dus meer dan negentig procent het lichaam verlaten (Papac et al., 1990). Lsd wordt dus *niet* langdurig opgeslagen in het lichaam (zie ook intermezzo 11.5). Met zeer gevoelige detectietechnieken (RIA, radioimmunoassay) is lsd tot drie dagen na gebruik in de urine aan te tonen (Dart, 2003).

Psychedelische paddenstoelen bevatten psilocybine en psilocine als werkzame stoffen. Onmiddellijk na inname wordt alle psilocybine door de lever omgezet in psilocine. Psilocine wordt verder door de lever afgebroken. Deze afbraakstoffen worden vervolgens door de nieren via de urine uitgescheiden. Na drie uur is de helft uitgescheiden. Na twaalf uur heeft meer dan negentig procent het lichaam verlaten, na 24 uur is meestal de detectielimiet in urine bereikt (Hasler et al., 2002).

11.6 Risico's

11.6.1 LICHAMELIJKE RISICO'S

Acute toxiciteit
De lichamelijke risico's van lsd en psychedelische paddenstoelen zijn verwaarloosbaar. De toxiciteit van lsd en psilocybine is zeer laag. Schattingen suggereren dat een dodelijke dosis lsd of psilocybine tenminste duizend keer de werkzame dosis is, dat is een zeer brede veiligheidsmarge (Gable, 2004). Er is geen bewijs dat tripmiddelen zoals lsd en psilocine schade toebrengen aan organen of het genetisch materiaal (DNA). Tot op heden is er geen enkele dode gevallen door een overdosis lsd. Fatale ongelukken onder invloed van tripmiddelen kunnen daarentegen wel voorkomen (Hillebrand et al., 2006; Abraham et al., 1993; Nichols, 2004). Het verhaal dat lsd-gebruikers denken dat ze kunnen vliegen, uit het raam springen en vervolgens te pletter storten, blijkt grotendeels een mythe (zie intermezzo 11.5 voor andere 'urban legends' over lsd).

Consumptie paddenstoelen andere soort
Het belangrijkste lichamelijke risico bij het gebruik van psychedelische paddenstoelen is dat de verkeerde paddenstoelen uit de vrije natuur worden ingenomen. Er zijn verschillende soorten giftige paddenstoelen (bijv. *Cortinarius* paddenstoelen) die lijken op psilocybine-

houdende paddenstoelen. Er zijn verscheidene gevallen beschreven in de literatuur van ernstig nierfalen na consumptie van *Cortinarius* paddenstoelen (Calvino et al., 1998).

Chromosomale schade

Vanaf de tweede helft van de jaren zestig van de vorige eeuw zijn er een hele reeks experimenten uitgevoerd naar mogelijke lsd-geïnduceerde chromosomale schade. Menselijke witte bloedcellen die in een proefbuis (in vitro) in contact werden gebracht met hoge doseringen lsd, vertoonden meer breuken in het genetisch materiaal (de chromosomen) dan controlecellen. Volgens de onderzoekers beschadigde lsd-gebruik de chromosomen, wat mogelijk zou leiden tot mutaties, kanker en misvormde nakomelingen (zogenoemde 'lsd-monsters'). Verschillende andere stoffen, zoals aspirine, cafeïne, kunstmatige zoetstoffen en antibiotica bleken echter ook te leiden tot breuken in chromosomen in vergelijkbare experimenten. Resultaten van vroeger onderzoek in lsd-gebruikers (in vivo) zijn tegenstrijdig: vijf studies vonden meer breuken in chromosomen bij lsd-gebruikers, negen studies vonden geen verschillen. Bovendien zijn er verschillende methodologische problemen met deze studies en is er niet gecontroleerd voor verstorende factoren zoals ander druggebruik, virale infecties en gezondheidstoestand. In prospectieve studies met farmaceutische lsd bleek 89 procent van de deelnemers geen chromosomale schade te hebben. Tegenwoordig is er consensus in de wetenschappelijke wereld dat er geen overtuigend bewijs is dat lsd de chromosomen zou beschadigen of zou leiden tot mutaties en kanker (Grof, 1994). Ook psilocybine lijkt in *in vitro*-studies geen mutaties te veroorzaken (Van Went, 1978).

Zwangerschap

Er is geen wetenschappelijk bewijs dat gebruik van lsd rond de periode van conceptie of tijdens de zwangerschap zou leiden tot meer aangeboren afwijkingen (Dart, 2003; Grof, 1994). Lsd is afgeleid van de schimmel ergot. Ergotaminen kunnen weeën opwekken, waaruit men zou kunnen afleiden dat lsd-gebruik aan het begin van de zwangerschap zou kunnen leiden tot meer miskramen. Dit wordt niet duidelijk bevestigd door wetenschappelijk onderzoek (Grof, 1994). Er is geen onderzoek gedaan naar de teratogene eigenschappen (schade toebrengend aan ongeboren vrucht) van psilocybine. Hoewel er geen duidelijke aanwijzingen zijn uit onderzoek, wordt het gebruik van lsd en psychedelische paddenstoelen (en andere drugs waaronder duidelijk ook alcohol en tabak) tijdens de zwangerschap ten zeerste afgeraden.

Intermezzo 11.5 Lsd-mythes

Lsd is een substantie die enorm tot de verbeelding spreekt. Sinds de jaren zestig van de vorige eeuw doen er verschillende verhalen de ronde over dit krachtig tripmiddel (www.erowid.org):

- *Lsd blijft langdurig aanwezig in het lichaam.* Lsd zou tot jaren na gebruik opgeslagen worden in het ruggenmergvocht of in vetcellen. Wanneer lsd vrijkomt uit die opslagplaatsen zou dat flashbacks veroorzaken. In werkelijkheid is lsd na drie dagen niet meer aantoonbaar in het lichaam.
- *Ik kan vliegen!* Lsd-gebruikers denken dat ze kunnen vliegen en springen uit het raam om dat in de praktijk te brengen. Dit is een bijzonder hardnekkige mythe die steeds opnieuw opduikt. Hoewel niet uitgesloten kan worden dat dit wel eens gebeurd is, is dit geenszins een normale reactie op lsd. In de woorden van de Amerikaanse stand-upcomedian Bill Hicks: 'De meer intelligente gebruikers zouden wellicht eerst proberen om van de grond op te stijgen.'
- *Strychnine in lsd.* Deze mythe komt in variabele versies: lsd tripjes zijn vervuild met strychnine (rattenvergif); strychnine is 'nodig' om lsd te binden aan het blotterpapier; of strychnine is een bijproduct van de lsd-synthese. Sommige gebruikers wijten de lichamelijke bijeffecten (buikpijn, misselijkheid) aan strychnine. Geen van deze beweringen is ooit bewezen en bovendien zijn ze hoogst onwaarschijnlijk: strychnine is niet nodig voor de binding aan blotterpapier en is geen bijproduct van de lsd-synthese. Zelfs wanneer een volledige papertrip strychnine zou bevatten, is dit nog altijd een erg lage dosis.
- *Blue star tattoo.* Deze mythe is voor het eerst opgedoken in de jaren zeventig van de vorige eeuw en circuleert nog steeds. Plaktattoos, vaak met een blauwe ster als logo, zouden lsd bevatten en uitgedeeld worden aan niets vermoedende schoolkinderen om ze verslaafd te maken aan lsd. Er is nog nooit een lsd-houdende plaktattoo gevonden. Van tijd tot tijd duiken er flyers op om ouders te waarschuwen voor dit onheil. Ook deze mythe gaat mee met zijn tijd: tegenwoordig hebben de plaktattoos Bart Simpson als logo.

11.6.2 PSYCHOLOGISCHE PROBLEMEN

De belangrijkste risico's van tripmiddelen als lsd en psychedelische paddenstoelen situeren zich op het psychologische gebied.

Bad trip

De intense effecten op de zintuiglijke waarneming en denkprocessen kunnen leiden tot angst en verwardheid. Wanneer deze effecten een substantieel deel van de tripervaring in beslag nemen, spreekt men van een bad trip. Er is dan vaak sprake van extreme angst, opwinding, paranoia, depressieve gevoelens, paniek en verlies van realiteitszin. Het is onduidelijk hoe vaak een bad trip optreedt, maar het gaat wellicht over een minderheid van de gevallen. De kans op een bad trip wordt bepaald door de dosis, maar voornamelijk door set en setting. Een gebruiker die een bad trip heeft kan men het best naar een rustige omgeving brengen en trachten op zijn gemak te stellen. Dit heet 'talking down'. Maak duidelijk dat de angst druggeïnduceerd is en weer overgaat. Raad de gebruiker aan zich niet te verzetten tegen de angst. Verander de setting: zet andere muziek op, ga van binnen naar buiten of omgekeerd, dim de lichten enzovoort. In ernstige gevallen kunnen benzodiazepines helpen, maar deze zijn meestal niet nodig.

Lsd-gerelateerde psychose

Lsd-gebruik kan een psychose induceren die blijft voortduren tot enkele dagen, weken of maanden na het gebruik. Een lsd-gerelateerde psychose verschilt dus duidelijk van een bad trip: een bad trip stopt immers wanneer de drug uitwerkt. In de volksmond wordt een lsd-gerelateerde psychose ook wel omschreven als 'blijven hangen in een lsd-trip'. Een lsd-gerelateerde psychose is erg zeldzaam, met een geschatte incidentie van acht op 10.000 gebruikers (0,08%). De incidentie lag wat hoger bij psychotische patiënten (4,6%) die in de jaren 1960 in een experiment lsd kregen toegediend, maar de overgrote meerderheid had géén langdurige psychotische symptomen. De lsd-gerelateerde psychose wordt gekenmerkt door stemmingswisselingen, depressie, manie, visuele hallucinaties, grootheidswaanzin en religieuze wanen en is moeilijk te onderscheiden van een schizofrene psychose. Bijna alle gevallen van lsd-gerelateerde psychose treden op bij individuen die reeds een (pre)psychotische stoornis hadden vóór hun druggebruik (Nichols, 2004; Abraham et al., 1996).

Flashbacks en HPPD

Over flashbacks na gebruik van tripmiddelen, met name lsd, is veel geschreven in de populaire media. In de publieke opinie lijkt daardoor het idee te leven dat flashbacks een veelvoorkomende bijwerking van lsd zijn. Een flashback is het opnieuw beleven van veranderde visuele waarneming nadat het gebruik van tripmiddelen gestopt is. Sinds 1986 wordt het optreden van flashbacks beschouwd als psychiatrische stoornis en is als zodanig opgenomen in de DSM.

In de DSM-IV wordt Hallucinogen Persisting Perception Disorder (HPPD) gedefinieerd als het herbeleven van één of meer veranderingen in perceptie, zoals ervaren wanneer men onder invloed was van het hallucinogene middel, lang nadat met het gebruik van hallucinogene middelen gestopt is. Hierbij wordt aangetekend dat deze symptomen leiden tot stress en verstoring van het functioneren en dat deze symptomen niet te wijten zijn aan een medische aandoening (visuele epilepsie, migraine) noch beter te verklaren door een mentale stoornis zoals schizofrenie, dementie of delirium.

Halpern en collega's hebben in 2003 een kritische overzichtsstudie geschreven over twintig onderzoeken naar flashbacks. Hun conclusie is dat HPPD daadwerkelijk bestaat en soms maanden tot jaren aanhoudt, met ernstige verstoring van het functioneren, depressie en angst, maar dat deze stoornis niet vaak voorkomt. Hoewel miljoenen individuen tripmiddelen hebben gebruikt, wordt niet vaak melding gemaakt van HPPD. Een onderzoek van dezelfde auteur naar het optreden van HPPD bij vijfhonderd peyote gebruikende leden van de Native American Church (zie hoofdstuk 12), vond geen enkel geval van HPPD. Het is nog onduidelijk hoe HPPD ontstaat, in ieder geval niet doordat lsd langdurig in het lichaam zou blijven (zie paragraaf 11.5.3).

Milde gevallen van kortdurende flashbacks (stricto senso, geen HPPD) kunnen ontstaan door psychologische processen (versterkte herinnering van emotioneel intense gebeurtenis of verhoogde aandacht voor visuele stimuli).

Ernstige gevallen van HPPD hebben wellicht een neurologische of psychiatrische oorzaak. Sommige wetenschappers speculeren dat een verminderde remming (disinhibitie) van het visuele systeem in de hersenen, bijvoorbeeld door veranderingen in de serotoninereceptor, leidt tot veranderde visuele waarneming. De hersenen blijven dan het beeld van een stimulus verwerken als de stimulus zelf al verdwenen is. Het blijft echter de vraag waarom het gebruik van tripmiddelen slechts bij een zeer kleine minderheid van de gebruikers leidt tot deze neuronale veranderingen. Bovendien is er geen verband tussen het aantal keren dat een persoon tripmiddelen heeft gebruikt en de kans op HPPD. Soms treedt HPPD alleen op wanneer cannabis of andere psychoactieve stoffen worden gebruikt (Halpern & Pope, 2003).

Er zijn geen klinische dubbelblinde studies uitgevoerd naar de behandeling van HPPD. Goede resultaten zijn geboekt bij zestien patiënten met HPPD met clonazepam (een lang werkend benzodiazepine) twee milligram per dag gedurende twee maanden. Ze vertoonden tot zes maanden na de behandeling een duidelijke vermindering van visuele stoornissen en angst. Ook andere geneesmiddelen, zoals anti-epileptica of clonidine, zijn gebruikt in de behandeling van HPPD. Over SSRI's zijn er tegengestelde bevindingen en risperdal lijkt HPPD soms te verergeren (Lerner et al., 2003). Hoewel HPPD het meest in verband wordt gebracht met lsd, zijn er ook enkele gevallen van HPPD na gebruik van psychedelische paddenstoelen gemeld (Espiard et al., 2005).

Cognitieve schade

Kan het langdurig gebruik van lsd of psychedelische paddenstoelen leiden tot geheugenproblemen of andere blijvende cognitieve problemen? Het wetenschappelijk onderzoek tot nu toe wijst niet in deze richting (Halpern, 1999).

Intermezzo 11.6 Trippen voor de wetenschap

Zwitserse wetenschappers hebben verschillende experimenten uitgevoerd waarin proefpersonen psilocybine kregen toegediend. Acht vrijwilligers kregen placebo en vier verschillende doseringen psilocybine (zeer laag 45 µg/kg lichaamsgewicht; laag 115 µg/kg; medium 215 µg/kg; hoog 315 µg/kg) in verschillende volgorde op vijf dagen met tenminste twee weken ertussen. Psychoactieve effecten zoals verhoogde gevoeligheid en versterking van de stemming werden reeds gevoeld bij de zeer lage dosering psilocybine. De lage, medium en hoge dosis psilocybine veroorzaakten dosisafhankelijk veranderde zintuiglijke waarneming (waaronder kleurrijke visuele illusies) en veranderingen in stemming, tijdsperceptie en zelfwaarneming. Medium- en hoge doses psilocybine leiden tot een verminderde aandacht. Lichaamstemperatuur en elektrocardiogram veranderden niet.

Achteraf beschouwden de meerderheid van de proefpersonen de medium- en hoge doseringen psilocybine als positief en omschreven deze als 'onuitsprekelijk mooi' of 'magisch'. Eén vrijwilliger ervoer de hoge dosis psilocybine echter als beangstigend en gekenmerkt door een depressief gevoel en angst om de controle te verliezen. Zonder farmacologische interventie nam de angst geleidelijk af en was verdwenen zes uur na inname (Hasler et al., 2004).

11.6.3 VERSLAVING

Afhankelijkheid lijkt bij het gebruik van lsd of psychedelische paddenstoelen niet of nauwelijks op te treden. Er zijn geen ontwenningsverschijnselen. Proefdieren zullen zichzelf niet, of slechts kortstondig, lsd of psilocybine toedienen in een zogenaamd 'zelftoedieningsexperiment' (Fantegrossi et al., 2004). Proefdieren zijn dus niet 'verslaafd' te maken aan deze middelen. Craving (zucht) en binging komen bijna nooit voor. Amerikaans onderzoek schat de kans op afhankelijkheid (volgens de DSM-IV-criteria) binnen twee jaar na de start van het gebruik van hallucinogene middelen op twee tot drie procent (in dit onderzoek werden ook XTC en PCP als hallucinogene drugs beschouwd). De kans op afhankelijkheid was ongeveer 25 keer groter wanneer gebruikers zeer jong waren (10-11 jaar) bij het eerste gebruik van hallucinogene middelen (Stone et al., 2007).

11.6.4 SOCIALE GEVOLGEN

De overgrote meerderheid van de bevolking heeft, zoals eerder vermeld, nog nooit lsd gebruikt. Van de groep die ooit lsd gebruikt heeft (1,4% van de algemene bevolking tussen 15-64 jaar), heeft 6 procent het afgelopen jaar nog gebruikt en twee procent de afgelopen maand. Deze 'continueringscijfers' liggen nog veel lager dan bij andere drugs (vergelijk laatste maand continuering van cannabis 15%; XTC, cocaïne en amfetamine 9%). De ruime meerderheid van de ooit-gebruikers is dus gestopt of gebruikt onregelmatig. Lsd-gebruik lijkt, nog sterker dan ander druggebruik, van experimentele en/of tijdelijke aard. De meeste gebruikers stoppen er na een tijdje vanzelf mee (Rodenburg et al., 2007). Continueringscijfers voor psychedelische paddenstoelen liggen wat hoger dan voor andere hallucinogene drugs: in 2001 had 20 procent van de ooit-gebruikers het laatste jaar nog gebruikt en 3,5 procent de laatste maand (Abraham et al., 2002).

Lsd wordt slechts door een zeer kleine groep gebruikt. Het gebruik is bovendien van tijdelijke aard, afhankelijkheid blijkt bijna niet voor te komen en lichamelijke problemen zijn verwaarloosbaar. Hoewel bij een minderheid ernstige mentale problemen kunnen optreden en er ongelukken onder invloed van lsd kunnen voorkomen, lijken de sociale gevolgen van lsd-gebruik voor de maatschappij tegenwoordig nihil. De sociale gevolgen van het gebruik van psychedelische paddenstoelen staan daarentegen de laatste jaren in de belangstelling. In 2002 overleed een 24-jarige Fransman nadat hij tijdens een paddopsychose uit het raam van zijn hotelkamer was gesprongen. Gedurende 2007 waren er verschillende zogenaamde 'paddo-incidenten' die veel aandacht kregen in de landelijke pers. Het meest in het oog springende verhaal is dat van een Frans 17-jarig meisje dat zelfmoord pleegde door in Amsterdam van een brug te springen. Volgens vrienden had ze paddo's gebruikt (dit is nooit toxicologisch onderzocht). Het bleek dat ze reeds eerder een zelfmoordpoging had ondernomen. Mogelijk heeft het gebruik van paddenstoelen bijgedragen tot deze zelfmoord. In de maanden die daarop volgden vernielde een Brit zijn hotelkamer na consumptie van paddo's, bier en spacecake. Hij liep daarbij zelf snijwonden op aan hals, hoofd, borst en armen. Een IJslandse toerist sprong in psychotische toestand onder invloed van psychedelische paddenstoelen, alcohol, cannabis en cocaïne uit het raam van zijn hotelkamer op de eerste verdieping en liep daarbij meerdere fracturen aan beide voeten op (Coördinatiepunt Assessment en Monitoring nieuwe drugs, 2007).

In Amsterdam wordt door de GGD geregistreerd hoe vaak de ambulance moet uitrukken voor alcohol- of drugsgerelateerde incidenten. In 2004 waren er 55 paddo-incidenten, in 2005 70 en in 2006 128. De cijfers van 2005 zijn uitgebreid geanalyseerd. In dat jaar is het grootste deel van de incidenten te wijten aan alcohol (2056 gevallen). Van de 70 paddo-incidenten is ruim de helft ter plekke behandeld en niet naar het ziekenhuis gebracht. In 43 procent van de gevallen was vervoer naar het ziekenhuis wel noodzakelijk, hoewel daadwerkelijke opname zelden noodzakelijk was. In meer dan 90 procent van de paddo-incidenten was er sprake van paniekaanvallen, verwardheid, psychose of misselijkheid. In de overige gevallen was er sprake van verwonding onder invloed. Maar liefst 92 procent van de slachtoffers was van buitenlandse afkomst. Het gaat dus met name om buitenlandse toeristen die in een onbekende omgeving paddo's consumeren (Buster & Brussel, 2007). Volgens schattingen leidt een tot twee op 100.000 consumpties van psychedelische paddenstoelen tot klinische opname in verband met lichamelijk letsel (Coördinatiepunt Assessment en Monitoring nieuwe drugs, 2007).

Deze gebeurtenissen hebben in 2007 in opdracht van de minister van Volksgezondheid geleid tot een nieuwe risicoschatting van psilocybine bevattende paddenstoelen. Hoewel dit rapport tot de conclusie komt dat paddo's laag scoren op de risicoschaal en het verbieden van verse paddo's een onevenredig zware maatregel zou zijn, besluit de minister opnieuw over de wet te stemmen in de Tweede Kamer.

11.6.5 WETENSCHAPPELIJK ONDERZOEK EN MEDISCHE TOEPASSINGEN VOOR TRIPMIDDELEN

Vanaf de ontdekking van de hallucinogene werking van lsd in 1943 tot 1972 hebben bijna zevenhonderd studies met psychedelische drugs plaatsgevonden. Dit onderzoek was echter vaak niet goed methodologisch opgezet, zonder controlegroepen, ongeblindeerd en subjectief. Kortom, de meeste uitgevoerde studies voldoen niet aan de huidige wetenschappelijke eisen, wat overigens niet alleen een manco was in de psychedelische research, maar in het onderzoek in het algemeen in die tijd.

Van 1972 tot 1990 was er geen enkel onderzoek bij de mens waarin hallucinogenen gebruikt werden, als gevolg van strengere regelgeving door het negatieve imago van lsd in de publieke opinie (de Nederlandse psychiater Bastiaans bleef wel behandelen met lsd, maar dat was niet in het kader van een studie, zie verder).

Sinds begin jaren 1990 is, onder aanvoering van verschillende organisaties (Multidisciplinary Association for Psychedelic Studies, Heffter Research Institute en Beckley Foundation) het onderzoek weer op de agenda gezet: het opzetten en uitvoeren van gerandomiseerde, gecontroleerde, dubbelblinde klinische studies naar de veiligheid en effectiviteit van hallucinogene middelen bij tal van aandoeningen (Brown, 2007). Tegenwoordig vormen het gebruik van lsd en/of psilocybine bij de behandeling van clusterhoofdpijn, obsessief compulsieve stoornis (OCD) en angst bij terminale zieken veelbelovende onderzoekslijnen. Meer fundamenteel onderzoek bij mens en dier naar cognitie, bewustzijn en de neuronale basis van schizofrenie, wordt eveneens uitgevoerd in verschillende laboratoria verspreid over de wereld. Bij de medische en psychiatrische toepassingen van lsd en psilocybine kan een onderscheid gemaakt worden tussen enerzijds het gebruik van deze middelen als farmacon met een specifiek effect op receptorniveau (bijv. bij clusterhoofdpijn en OCD) en anderzijds als ondersteuning bij psychotherapie. Bij de eerstgenoemde toepassing zijn de psychedelische effecten van ondergeschikt belang (hoewel patiënten de behandeling vaak als inzichtsvol en/of spiritueel bestempelen), terwijl bij psychotherapie de bewustzijnsveranderende effecten en daarmee samenhangende inzichten centraal staan.

Alcoholisme en opiaatafhankelijkheid

Eén van de eerste 'medicinale' toepassingen van lsd was de behandeling van therapieresistente alcoholisten. In de jaren 1950 claimden Canadese psychiaters succespercentages van vijftig tot zeventig procent. Aangemoedigd door deze positieve verhalen, startte psychiater Van

Rhijn in 1956 in Nederland met lsd-behandeling bij alcoholverslaafden. Ook werd lsd in die periode toegepast bij opiaatafhankelijkheid. Ondanks het vele onderzoek op dit gebied kan over de effectiviteit van lsd geen uitspraak worden gedaan, omdat de meeste studies uit de jaren vijftig en zestig van de vorige eeuw niet voldoen aan de huidige wetenschappelijke eisen (zie paragraaf 11.6.5).

Tegenwoordig ijveren sommige wetenschappers voor nieuw onderzoek, volgens de huidige wetenschappelijke standaard, naar het gebruik van hallucinogene middelen in de behandeling van afhankelijkheid (Nichols, 2004; Snelders & Kaplan, 2002).

Psychotherapie
Vanaf de jaren vijftig van de vorige eeuw werd lsd gebruikt bij psychotherapie. Eén van de bekendste psychiaters en voorvechters van het gebruik van lsd in de psychotherapeutische praktijk was de Nederlander Jan Bastiaans (1917-1997). Bastiaans behandelde getraumatiseerde oorlogsslachtoffers met het 'concentratiekampsyndroom' en verwierf hiermee grote faam. Het gebruik van lsd in psychotherapie raakte echter steeds meer omstreden en werd verboden toen lsd in 1966 in de Opiumwet terechtkwam. Voor Bastiaans werd echter een uitzondering gemaakt en hij kon blijven werken met het middel. De effectiviteit van zijn methode is jammer genoeg wetenschappelijk nooit goed aangetoond (wegens onder meer een gebrek aan goed gedocumenteerde patiëntendossiers). Bovendien blijft het de vraag, ondanks dat verschillende patiënten met veel lof over hem spraken, of lsd-gebruik verantwoordelijk was voor de door hem geclaimde successen of dat zijn expertise, betrokkenheid en inlevingsvermogen een doorslaggevende rol speelden (Snelders & Kaplan, 2002).

Een andere toepassing van lsd-geassisteerde psychotherapie is de behandeling van angst bij terminale patiënten. Studies van psychiater Stanislav Grof in de jaren 1970 suggereerden dat terminale kankerpatiënten na psychotherapie met lsd minder last hadden van depressie, spanning, angst voor de dood en zelfs dat ze minder pijnstillers nodig hadden (Nichols, 2004).

Tegenwoordig loopt er klinisch onderzoek naar de effecten van psilocybine op angst bij kankerpatiënten aan het Harbor-UCLA Medical Center en de Johns Hopkins Universiteit, beide in de Verenigde Staten. In Zwitserland is in 2008 de eerste studie met lsd sinds ruim 35 jaar van start gegaan, een pilotstudie naar de veiligheid en effectiviteit van lsd-geassisteerde psychotherapie bij 12 terminale patiënten met angst.

Hiermee is, na een pauze van meer dan 3 decennia, het onderzoek naar het medisch gebruik van lsd hervat (www.maps.org).

Model voor psychose

Verschillende drugs kunnen psychotische effecten veroorzaken. Onderzoekers bestuderen deze middelen, zowel in proefdieren als in mensen, om een beter inzicht te krijgen in ziekten als schizofrenie. Hoge doseringen amfetamine of cocaïne kunnen leiden tot een psychose. Amfetamine en cocaïne verhogen de hoeveelheid dopamine in de hersenen (zie hoofdstuk 7 en 8). Een van de eerste verklaringen voor schizofrenie was dan ook de dopaminehypothese: teveel dopamine neurotransmissie leidt tot schizofrenie. De oudste antipsychotische geneesmiddelen (de klassieke antipsychotica zoals haloperidol) zijn stoffen die de dopaminereceptor blokkeren (dopamine-D_2-antagonisten).

Maar ook de gelijkenissen tussen een psychose en een hallucinogene trip zijn opvallend. Tripmiddelen zoals lsd en psilocine binden aan de serotonine-2A-receptor. Zou serotonine ook iets te maken kunnen hebben met schizofrenie? Onderzoek lijkt de rol van de serotonine-2A-receptor in psychoses te bevestigen. Moderne antipsychotica zoals Risperidon (Risperdal®) blokkeren zowel serotonine (2A) als dopamine (D_2) receptoren. Risperidon blokkeert ook volledig de effecten van lsd en psilocine (Calpaert, 2003; Vollenweider et al., 1998).

Tot slot heeft ook de ketamineroes (zie hoofdstuk 12) kenmerken gemeenschappelijk met schizofrenie. Ketamine blokkeert de glutamaat (NMDA) receptor. Verschillende neurotransmittersystemen blijken dus een rol te spelen in deze complexe psychiatrische ziekte (Vollenweider & Geyer, 2001).

Onderzoek naar cognitie en bewustzijn

Er zijn verschillende experimenten uitgevoerd waarin proefpersonen psilocybine kregen toegediend. Het doel van deze experimenten is meer inzicht te krijgen in de neurobiologische basis van cognitie, aandacht, geheugen en bewustzijn en de rol van de serotonine-2A-receptor (waar psilocine aan bindt) hierin (Hasler et al., 2004; Carter et al., 2005; Gouzoulis-Mayfrank et al., 1999).

Clusterhoofdpijn

Clusterhoofdpijn (Horton's neuralgie) is een overwegend bij mannen voorkomende ernstige eenzijdige hoofdpijn (bij de oogkas of de slapen) waarbij vijftien minuten tot drie uur durende hevige pijnaanvallen tot acht keer per dag kunnen optreden. Clusterhoofdpijn is een van de meest pijnlijke typen hoofdpijn. Wanneer patiënten gedurende een periode regelmatig aanvallen hebben van clusterhoofdpijn, wordt gesproken van een clusterperiode. Hoofdpijnvrije perioden worden remissieperioden genoemd. Er bestaan geneesmiddelen die een aanval kunnen stoppen (bijv. sumatriptan) of tijdens een clusterperiode aanvallen verminderen (bijv. verapamil). Er bestaan echter nog geen geneesmiddelen die een clusterperiode kunnen beëindigen of een remissieperiode verlengen.

Daarom was dokter Andrew Sewell van de Harvard Medical School geïntrigeerd door het verhaal van een man die beweerde dat recreatief lsd-gebruik zorgde voor een complete remissie. Wanneer hij na twee jaar stopte met lsd-gebruik, keerden de clusterperioden echter terug. Vervolgens probeerde hij zijn clusterhoofdpijn onder controle te krijgen door eens per drie maanden psilocybine bevattende paddenstoelen te consumeren. Dit leidde opnieuw tot blijvende remissie. Dokter Sewell besloot vervolgens andere patiënten naar hun ervaringen met hallucinogene middelen te vragen. Van de 53 clusterhoofdpijn patiënten hadden er 26 al eens psilocybine gebruikt om een aanval te stoppen, in 85 procent van de gevallen met succes. 48 patiënten hebben psilocybine gebruikt en 8 lsd in een poging een clusterperiode te beëindigen, wat bij respectievelijk 52 en 88 procent volledig gelukt is. Verlenging van de remissieperiode lukte in 91 procent van de gevallen met psilocybinetoediening en in 80 procent van de gevallen met lsd-toediening (Sewell et al., 2006).

Dokter Sewell en zijn collega's zijn bezig met het opzetten van een gerandomiseerde dosisresponsstudie van psilocybine en lsd in personen met clusterhoofdpijn, met steun van de Multidisciplinary Association for Psychedelic Studies (www.maps.org).

Obsessief-compulsieve stoornis

Eind jaren 1970 doken de eerste casestudies op van verlichting door lsd of psilocybine bij obsessief-compulsieve stoornis (OCD, dwanggedachten en dwanghandelingen). Zo ontdekte een OCD-patiënt bij toeval dat hij tijdens een paddenstoelentrip geen last had van compulsies. Hoewel herhaald gebruik van psilocybine leidde tot tolerantie voor de psychedelische effecten, bleef de verlichting van de OCD-symptomen bestaan. De remissie duurde tot enkele maanden na het staken van gebruik van psychedelische paddenstoelen.

Gezien het feit dat psilocybine bindt aan de serotonine-2A-receptor, leert dit verhaal ons dat het serotoninesysteem wellicht een rol speelt bij OCD. Serotonineheropnameremmers (serotonine inhibitoren, SRI's), zoals fluoxetine (Prozac), fluvoxamine (Fevarin), paroxetine

(Seroxat) en clomipramine (Anafranil) worden dan ook voorgeschreven bij de behandeling van deze aandoening. In een dubbelblinde studie werden de veiligheid en klinische effecten van psilocybine bij negen therapieresistente OCD-patiënten onderzocht. Er trad verlichting van OCD-symptomen op tot tenminste 24 uur na inname. Ook lagere doseringen psilocybine (met minder of geen psychedelische effecten) leken effectief. De downregulatie van serotonine-2A-receptoren (het verminderen van het aantal receptoren) die optreedt na het gebruik van lsd of psilocybine (zie paragraaf 11.5.2) zou volgens sommige wetenschappers verantwoordelijk zijn voor de verlichting van de symptomen van OCD (Moreno et al., 2006).

11.6.6 RISICO'S BEPERKEN

Zoals eerder gezegd zijn de lichamelijke risico's van lsd en psychedelische paddenstoelen te verwaarlozen. De risico's van deze middelen liggen op het mentale vlak.

Om de kans op een bad trip te verkleinen is het belangrijk dat de gebruiker in goede lichamelijke, maar vooral geestelijke gezondheid is. Ook de omgeving en de omstandigheden waarin men gebruikt (setting) zijn van doorslaggevend belang. Toch is het optreden van een bad trip nooit uit te sluiten.

Personen met een psychiatrische aandoening (waaronder depressie, angststoornis, schizofrenie) en zwangere vrouwen worden afgeraden lsd en psychedelische paddenstoelen te gebruiken.

Psychedelische paddenstoelen plukken in de vrije natuur wordt afgeraden wegens de kans op verwisseling met andere soorten.

Het gebruik van tripmiddelen bij het besturen van een voertuig is levensgevaarlijk en wordt dan ook ten zeerste afgeraden.

Referenties

Abraham HD, Aldridge AM. Adverse consequences of lysergic acid diethylamide. Addiction 1993; 88(10): 1327-34.

Abraham MD, Cohen PDA, Kaal HL. Licit and illicit drug use in the Netherlands, 2001. Amsterdam: Mets; 2002.

Abraham HD, Aldridge AM, Gogia P. The psychopharmacology of hallucinogens. Neuropsychopharmacology 1996; 14(4): 285-98.

Bogers H, Snelders S, Plomp H. De psychedelische (r)evolutie. Amsterdam: Bres; 1993.

Brown D. Psychedelic healing? Hallucinogenic drugs, which blew minds in the 1960s, soon may be used to treat mental ailments. Scientific American Mind 2007; Dec 2007/Jan 2008: 66-71.

Buster M, Brussel G. van. Acute medische hulp in verband met incidenten door het gebruik van roesmiddelen in Amsterdam. Een stijgende trend van paddo-incidenten. Amsterdam: GGD; 2007.

Calvino J. et al. Voluntary ingestion of Cortinarius mushrooms leading to chronic interstitial nephritis. Am J Nephrol 1998; 18(6): 565-9.
Carter OL. et al. Using psilocybin to investigate the relationship between attention, working memory, and the serotonin 1A and 2A receptors. J Cogn Neurosci 2005; 17(10): 1497-08.
Colpaert FC. Discovering risperidone: the LSD model of psychopathology. Nat Rev Drug Discov 2003; 2(4): 315-20.
Coördinatiepunt Assessment en Monitoring nieuwe drugs (CAM). Risicoschatting van psilocine en psilocybine bevattende paddenstoelen (paddo's). Bilthoven; 2007.
Dart R. Medical Toxicology. Lippincott: Williams & Wilkins; 2003.
Drug Enforcement Administration (DEA). LSD in de United States. US Department of Justice; 1995.
Dyck E. Flashback: psychiatric experimentation with LSD in historical perspective. Can J Psychiatry 2005; 50(7): 381-8.
Espiard ML. et al. Hallucinogen persisting perception disorder after psilocybin consumption: a case study. Eur Psychiatry 2005; 20(5-6): 458-60.
Fantegrossi WE, Woods JH, Winger G. Transient reinforcing effects of phenylisopropylamine and indolealkylamine hallucinogens in rhesus monkeys. Behav Pharmacol 2004; 15(2): 149-57.
Gable RS. Comparison of acute lethal toxicity of commonly abused psychoactive substances. Addiction 2004; 99(6): 686.
Gonzalez-Maeso J. et al. Hallucinogens recruit specific cortical 5-HT(2A) receptor-mediated signaling pathways to affect behavior. Neuron 2007; 53(3): 439-52.
Gouzoulis-Mayfrank E. et al. Psychopathological, neuroendocrine and autonomic effects of 3,4-methylenedioxyethylamphetamine (MDE), psilocybin and d-methamphetamine in healthy volunteers. Results of an experimental double-blind placebo-controlled study. Psychopharmacology (Berl) 1999; 142(1): 41-50.
Gresch PJ. et al. Behavioral tolerance to lysergic acid diethylamide is associated with reduced serotonin-2A receptor signaling in rat cortex. Neuropsychopharmacology 2005; 30(9): 1693-02.
Griffiths RR. et al, Psilocybin can occasion mystical-type experiences having substantial and sustained personal meaning and spiritual significance. Psychopharmacology (Berl) 2006; 187(3): 268-83; discus 284-92.
Griffiths RR. et al, Mystical-type experiences occasioned by psilocybin mediate the attribution of personal meaning and spiritual significance 14 months later. J Psychopharmacol 2008; in press.
Grof S. The Effects of LSD on Chromosomes, Genetic Mutation, Fetal Development and Malignancy. In: LSD Psychotherapy. California: Hunter House Publishers; 1994.
Halpern JH, Pope HG. Do hallucinogens cause residual neuropsychological toxicity? Drug Alcohol Depend 1999; 53(3): 247-56.
Halpern JH, Pope HG. Hallucinogen persisting perception disorder: what do we know after 50 years? Drug Alcohol Depend 2003; 69(2): 109-19.
Hasler F. et al. Acute psychological and physiological effects of psilocybin in healthy humans: a double-blind, placebo-controlled dose-effect study. Psychopharmacology (Berl) 2004; 172(2): 145-6.
Hasler F. et al. Renal excretion profiles of psilocin following oral administration of psilocybin: a controlled study in man. J Pharm Biomed Anal 2002; 30(2): 331-9.
Hillebrand J, Olszewski D, Sedefov R. Hallucinogenic mushrooms: an emerging trend case study, Papers ET., Editor. European Monitoring Centre for Drugs and Drug Addiction: Lissabon; 2006.
Hofmann A. LSD: my problem child. MAPS; 2005.

Isbell H. et al. Tolerance to diethylamide of lysergic acid (LSD-25). Fed Proc 1955; 14: 354.

Korf DJ, Benschop A, Rots G. Geweld, alcohol en drugs bij jeugdige gedetineerden en school drop-outs. Tijdschrift voor Criminologie 2005; 47: 239-54.

Korf D, Nabben T, Benschop A. Antenne 2003. Trend in alcohol, tabak en drugs bij jonge Amsterdammers. Amsterdam: Rozenberg Publishers; 2004.

Lerner AG. et al. Clonazepam treatment of lysergic acid diethylamide-induced hallucinogen persisting perception disorder with anxiety features. Int Clin Psychopharmacol 2003; 18(2): 101-5.

Li Z. et al. Stability study of LSD under various storage conditions. J Anal Toxicol 1998; 22(6): 520-5.

Meyer J, Quenzer L. Psychopharmacology. Drugs, the brain and behavior. Massachusetts: Sinauer Associates; 2005.

Monshouwer K. et al. Jeugd en riskant gedrag: kerngegevens uit het peilstationsonderzoek 2003. Roken, drinken, drugsgebruik en gokken onder scholieren vanaf tien jaar. Utrecht: Trimbos Instituut; 2004.

Moreno FA. et al. Safety, tolerability, and efficacy of psilocybin in 9 patients with obsessive-compulsive disorder. J Clin Psychiatry 2006; 67(11): 1735-40.

Nichols DE. Hallucinogens. Pharmacol Ther 2004; 101(2): 131-81.

Ouwehand, AW. et al. Kerncijfers Verslavingszorg 2006. Houten: Landelijk Alcohol en Drugs Informatie Systeem (LADIS); 2007.

Papac DI, Foltz RL. Measurement of lysergic acid diethylamide (LSD) in human plasma by gas chromatography/negative ion chemical ionization mass spectrometry. J Anal Toxicol 1990; 14(3): 189-90.

Passie T. et al. The pharmacology of psilocybin. Addict Biol 2002; 7(4): 357-64.

Rodenburg G. et al. Nationaal Prevalentie Onderzoek Middelengebruik 2005. Rotterdam: IVO; 2007.

Schultes R, Hofmann A. Over de planten der Goden. Oorsprong van het gebruik van hallucinogenen. Utrecht: Het Spectrum; 1997.

Sewell RA, Halpern JH, Pope HG. Response of cluster headache to psilocybin and LSD. Neurology 2006; 66(12): 1920-2.

Snelders S, Kaplan C. LSD therapy in Dutch psychiatry: changing socio-political settings and medical sets. Med Hist 2002; 46(2): 221-40.

Stafford P. Psychedelics Encyclopedia. Berkeley: Ronin Publishing; 1992.

Stone A. et al. Who is becoming hallucinogen dependent soon after hallucinogen use starts? Drug and Alcohol Dependence 2007; 87: 153–63.

Vollenweider FX, Geyer MA. A systems model of altered consciousness: integrating natural and drug-induced psychoses. Brain Res Bull 2001; 56(5): 495-507

Vollenweider FX. et al. Psilocybin induces schizophrenia-like psychosis in humans via a serotonin-2 agonist action. Neuroreport 1998; 9(17): 3897-902.

Went GF van. Mutagenicity testing of 3 hallucinogens: LSD, psilocybin and delta 9-THC, using the micronucleus test. Experientia 1978; 34(3): 324-5.

Wittmann M. et al. Effects of psilocybin on time perception and temporal control of behaviour in humans. J Psychopharmacol 2007; 21(1): 50-64.

Wouters M, Korf DJ. Wiet wijs: cannabisgebruik bij leerlingen in opvangprojecten en speciaal voortgezet onderwijs. Amsterdam: Rozenberg Publishers; 2004.

Websites

www.erowid.org.
Multidisciplinary Association for Psychedelic Studies: www.maps.org.

12 Tripmiddelen: cannabis

Hylke Vervaeke

12.1 Geschiedenis

De *Cannabis sativa*, Nederlandse naam 'hennep', is een plant die in grote delen van de wereld in de vrije natuur voorkomt. Zowel in de tropen en subtropen als in de gematigde klimaatzones gedijt hij uitstekend. Sinds mensenheugenis wordt de plant voor verschillende doeleinden gekweekt: als grondstof voor textiel, als medicijn en natuurlijk wegens de psychoactieve eigenschappen, al dan niet toegepast in religieuze ceremonies. Het is één van de oudste cultuurplanten.

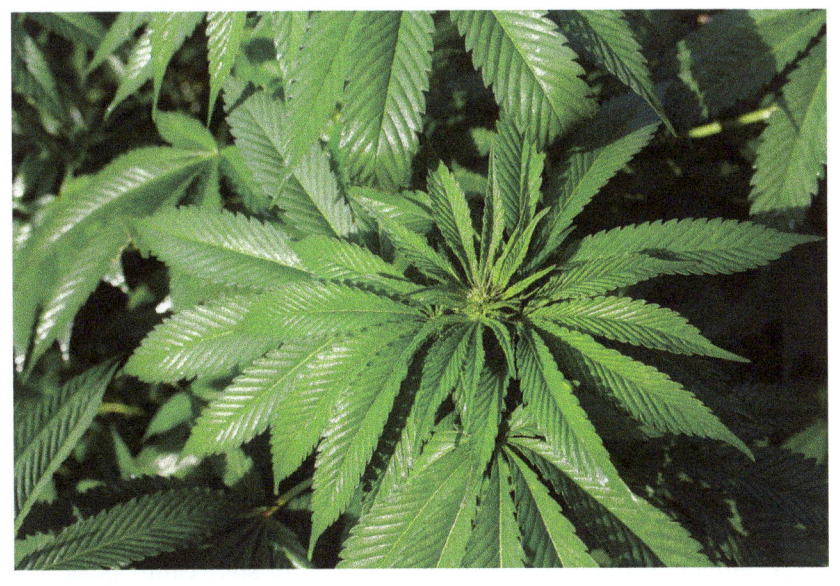

Figuur 12.1 Hennepplant.

De Chinezen kenden de cannabisplant al vele duizenden jaren voor Christus, als vezelgewas en medicijn. In 2737 v.Chr. werd cannabis door de Chinese keizer Shen Nung genoemd in een medisch geschrift als medicijn tegen onder andere verstopping, reuma en menstruatiepijn. In de vijfde eeuw voor Christus worden de psychoactieve eigenschappen genoemd door een taoïstische priester.

In India wordt in de Veda's (oude religieuze geschriften van ongeveer 2000 v.Chr.) cannabis geprezen als goddelijke drank. Voor Hindoes neemt cannabis een belangrijke plaats in het religieuze en sociale leven in, omdat volgens een legende de god Shiva cannabis uit de Himalayastreek naar India heeft gebracht. Ook in Tibet en Nepal werd de cannabisplant vereerd. De Griekse historicus Herodotus beschreef in de vijfde eeuw voor Christus het rituele inhaleren van de rook van verbrande cannabis door het nomadische volk de Scythen. Onder meer door deze volkeren wordt cannabis geïntroduceerd in Europa.

Vanaf de negende eeuw werd cannabis gebruikt in de Arabische landen, vanwaar het zich verspreidde over heel Afrika.

In Europa werd cannabis eeuwenlang als medicijn gebruikt. Pas rond het jaar 1800 werden de psychoactieve kwaliteiten van de plant gesmaakt door de troepen van Napoleon die het meenamen vanuit Egypte. In de negentiende eeuw werd de cannabisroes langzaam bekend in kringen van kunstenaars.

Intermezzo 12.1 Club des Hashischins

In de jaren veertig van de negentiende eeuw richtte de Franse psycholoog Moreau in Parijs de 'Club des Hashischins' op, een club van schrijvers en kunstenaars die samen 'hasjiesj' consumeerden. Ondermeer Balzac, Dumas, Gautier en Baudelaire behoorden tot de club.

Ook in de Verenigde Staten – waar cannabis sinds de zeventiende eeuw gebruikt werd voor de productie van henneptouw voor de scheepvaart – gingen schrijvers en kunstenaars (waaronder Lewis Caroll) de cannabisroes appreciëren tijdens de negentiende eeuw. Vanaf 1920 verspreidde cannabis zich van de jazzscene uit New Orleans over de rest van de Verenigde Staten. Er kwamen allerlei repressieve campagnes tegen cannabis op gang, mede gevoed door beangstigende films als 'Reefer Madmess' en 'Marihuana: assasin of youth'. Verschillende staten verboden cannabis in het begin van de twintigste eeuw, in 1937 werd in het Congres de Marihuana Tax Act aangenomen en in 1970 de Controlled Substances Act (Van Scharen, 1997).

> **Intermezzo 12.2 Namen voor cannabis**
> Cannabis heeft een scala aan namen. De volgende termen worden gebruikt, in:
> - India bhang (gedroogd blad), ganja (gedroogde bloeiende toppen) en charas (de hars);
> - het Midden-Oosten banji (de hele plant);
> - Israël shesha (hele plant);
> - Turkije esrar (toppen en hars);
> - de voormalige Sovjet-Unie anascha (toppen en hars, gemengd blad);
> - Noord-Afrika kief (hars en toppen);
> - West-Afrika dimba;
> - Centraal-Afrika suma (hele plant);
> - Oost-Afrika njemu (hele plant);
> - Brazilië inachona (hele plant).

In Nederland was cannabis niet bekend als roesmiddel tot aan de Tweede Wereldoorlog. Toch werd de import en export van cannabis reeds verboden in de Opiumwet van 1928. Pas vanaf de jaren vijftig van de twintigste eeuw begonnen kunstenaars en jazzmuzikanten cannabis te gebruiken in Amsterdam. Tijdens de jaren zestig van de vorige eeuw werd cannabis populair bij (hippie)jongeren. Druggebruik was een vorm van verzet tegen de heersende cultuur en de oorlog in Vietnam. De eerste coffeeshop, Mellow-Yellow, opende in 1972 zijn deuren in Amsterdam. Rond 1975 kwam er een aantal coffeeshops bij. Inmiddels opereerden in jongerencentra ook huisdealers die hasj verkochten, hetgeen oogluikend werd toegestaan door de autoriteiten.

In 1976 werd de decriminalisering van cannabis formeel, de Opiumwet werd aangepast: er werd onderscheid gemaakt tussen softdrugs (cannabisproducten) met een aanvaardbaar risico en harddrugs (zoals heroïne, cocaïne en lsd) met een onaanvaardbaar risico voor de gezondheid. In 1979 werden er richtlijnen opgesteld voor de verkoop van cannabis, de AHOJ-G-criteria, géén:
- afichering (reclame);
- harddrugs;
- overlast;
- jongeren onder de leeftijd van zestien jaar;
- grote hoeveelheden.

In de jaren tachtig en begin jaren negentig van de vorige eeuw groeide het aantal coffeeshops exponentieel, tot zo'n 1500. In het midden van de jaren negentig van de vorige eeuw kwamen er echter tegengeluiden. Er zouden teveel coffeeshops zijn en ze zouden overlast veroorzaken. In 1996 werden strengere richtlijnen ingevoerd: gemeenten mochten zelf beslissen of ze coffeeshops zouden toestaan op hun grondgebied en de minimumleeftijd voor coffeeshopbezoekers werd verhoogd van zestien naar achttien jaar (Korf, 2002). Sindsdien daalde het aantal coffeeshops tot 729 in 2005, waarvan 246 in Amsterdam. 78 procent van de Nederlandse gemeenten heeft geen coffeeshop (Van Laar et al., 2007).

12.2 Wat is cannabis?

De cannabisplant, die wel twee tot drie meter hoog kan worden, heeft vele zijtakken die de karakteristieke handvormige bladeren dragen, waarvan de beeltenis is doorgedrongen in de populaire cultuur (zie figuur 12.1). In de cannabisplant bevinden zich meer dan zestig voor cannabis specifieke stoffen: de *cannabinoïden*. De bekendste daarvan is delta-9-tetrahydrocannabinol, beter bekend als THC (zie figuur 12.2).

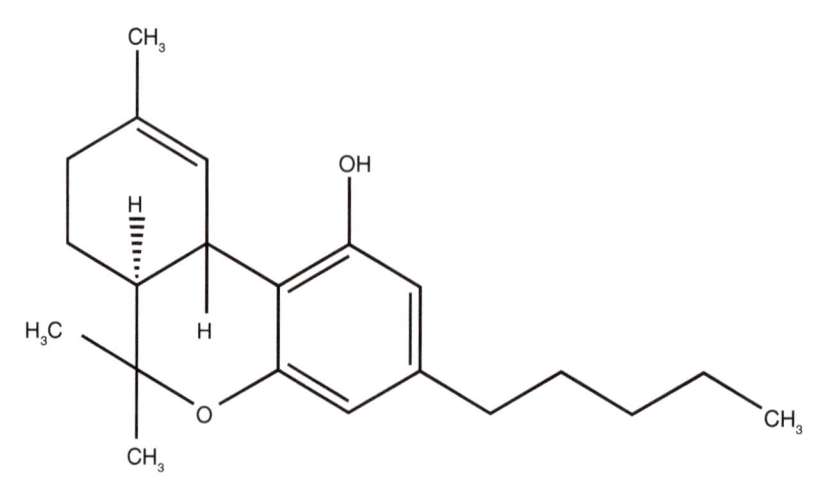

Figuur 12.2 Tetrahydrocannabinol.

THC is verantwoordelijk voor de psychoactieve werking van hasj en marihuana. Andere cannabinoïden zijn cannabidiol (CBD), cannabinol (CBN), cannabigerols, cannabichromenen en cannabicyclols, die niet of slechts zeer mild psychoactief zijn, maar soms wel de werking van THC kunnen moduleren. Zo heeft CBD angstremmende en antipsychotische eigenschappen en remt het de effecten van THC (Russo & Guy, 2006). De uiteindelijke werking is dus afhankelijk van de verhouding cannabinoïden in de plant. De cannabinoïden worden als een kleverige harsachtige substantie afgescheiden door klierhaartjes of trichomen.

> **Intermezzo 12.3   Wist u dat?**
> – Niet de *cannabinoïden* maar de essentiële oliën (terpenen) zijn verantwoordelijk voor de karakteristieke geur van cannabis.
> – De meeste drugs – van natuurlijke dan wel synthetische oorsprong – bevatten een stikstofatoom in hun moleculaire structuur. THC vormt hierop een uitzondering (samen met onder meer alcohol en GHB).
> – Bij een vroeger veel toegepaste oogstmethode liepen mannen, gehuld in leren pakken, tussen de rijen planten door. De hars bleef dan aan het leer kleven en kon er met mesjes afgekrabd worden. Op deze manier kreeg men zeer zuivere hasj.

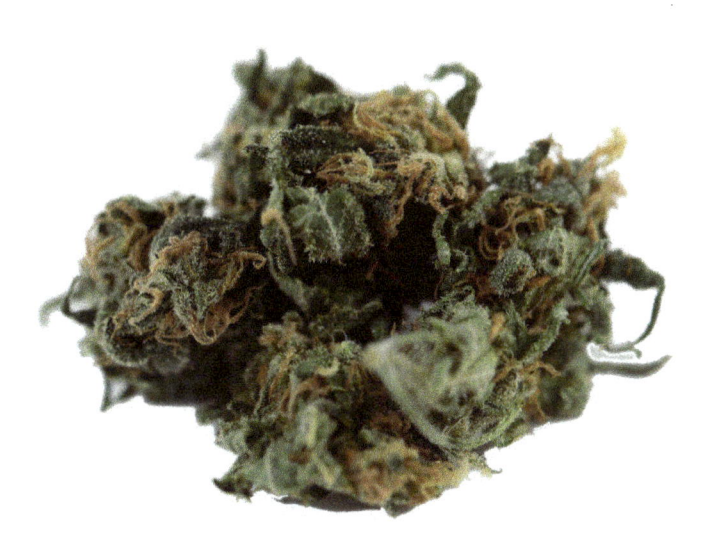

Figuur 12.3   *Marihuana.*

Marihuana of wiet en hasj zijn cannabisproducten. De gedroogde bloemtoppen van de vrouwelijke cannabisplant worden wiet of marihuana genoemd. Hasj wordt gemaakt door de hars van deze bloemtoppen, via verschillende technieken, samen te persen in blokken. Soms koelt men de planten, vervolgens schudt men de planten op een zeef waardoor de olierijke harskorrels door de zeef vallen en deze perst men tot blokjes. De kleur varieert van okergeel over lichtbruin en olijfgroen tot bijna zwart. Hasjolie is een stroperig extract dat de hoogste THC waarden bevat van alle cannabisderivaten. Het wordt verkregen via alcoholische distillatie van cannabis (een techniek om de THC uit het plantmateriaal te krijgen). Mannelijke cannabisplanten bevatten slechts zeer lage concentraties THC.

Sinds 1999 wordt door het Trimbos-instituut de sterkte gemeten van de cannabisproducten die te koop zijn in Nederlandse coffeeshops (Niesink et al., 2006). Er wordt onderscheid gemaakt tussen in Nederland gekweekte wiet ('nederwiet') en hasj ('nederhasj') en geïmporteerde buitenlandse hasj- en wietsoorten. Volgens de meest recente metingen was het THC-gehalte in nederwiet (17,5%) significant hoger dan dat in buitenlandse wiet (5,5%), maar niet verschillend van dat in buitenlandse hasj (17,5%). Nederhasj spande de kroon met een gemiddeld THC gehalte van 33,3 procent. In de loop van de jaren is de THC-concentratie in nederwiet verdubbeld, maar vanaf 2004 is er een stabilisatie opgetreden (zie tabel 12.1). Niet onbelangrijk is dat de studie ook vermeldt dat hoge THC-gehaltes niet exclusief zijn voor Nederland, ook in het buitenland stijgt de concentratie THC in 'home grown' wiet.

De gemiddelde prijs schommelt rond de zes euro per gram voor nederwiet en zeven euro per gram voor buitenlandse hasj. Uit een gram haalt men meestal drie tot zes joints. Een jointje kost dus tussen de een en twee euro.

Tabel 12.1 Gemiddelde THC-gehaltes van de diverse cannabisproducten in de diverse metingen (Trimbos-instituut).

Soort	1999-2000	2000-2001	2001-2002	2002-2003	2003-2004	2004-2005	2005-2006	2006-2007
nederwiet	9%	11%	15%	18%	20%	18%	18%	16%
buitenlandse wiet	5%	5%	7%	6%	7%	7%	6%	6%
nederhasj	21%	17%	33%	36%	39%	26%	33%	29%
buitenlandse hasj	11%	12%	18%	17%	18%	17%	19%	13%

12.3 Effecten van cannabis

Cannabis heeft zowel stimulerende, verdovende als bewustzijnsveranderende effecten:
- de hartslag gaat omhoog;
- er treedt relaxatie van de spieren op waardoor gebruikers zich loom of 'stoned' kunnen voelen;
- de waarneming verandert.

De high kenmerkt zich meestal door een ontspannen, geestverruimend, euforisch, relaxt gevoel met associatieve denkpatronen. Opvallend bij cannabisgebruik zijn veranderingen in de zintuiglijke gewaarwordingen, bijvoorbeeld:
- muziek klinkt anders;
- eten smaakt anders en vooral beter;
- de ruimte wordt anders ervaren.

Deze veranderingen kunnen de gebruiker enorm boeien. Hij kan bijvoorbeeld gefascineerd raken bij het doorbladeren van een tijdschrift, fotoalbum of stripboek of het bekijken van een film en allerlei dingen zien die hij normaliter niet zou hebben opgemerkt. Cannabis heeft grote invloed op de mogelijkheid muziek te beluisteren en te beleven. Vaak wordt de muziek als 'mooier, dieper, intenser' beleefd. Men kan zich beter concentreren op en vereenzelvigen met de muziek. Sommige gebruikers geven aan dat zij bepaalde gedichten, boeken of schilderijen pas begrepen of aangevoeld hebben onder invloed van cannabis. Anderen roemen de creativiteitsbevorderende eigenschappen van het middel of de inzichtgevende, associatieve gedachtepatronen. De objectieve werkelijkheid achter dergelijke beweringen is moeilijk na te gaan. De stemming is onder invloed van de drug meestal opgewekt, vrolijk, 'innig'. Men heeft het idee elkaar bijzonder goed aan te voelen en het contactbevorderende effect van deze drug wordt geroemd. Daarentegen kan men echter soms meer in zichzelf gekeerd raken. Ook is een paranoïde gevoel welbekend bij de meeste gebruikers. Men kan dan het gevoel hebben dat de andere personen in de kamer over hem of haar praten of iets verborgen houden. Een angstige stemming kan dan de overhand krijgen. De cannabisroes wordt sterk bepaald door set en setting.

Andere effecten zijn:
- de invloed van de drug op het beleven van de tijd: de gebruikers hebben vaak de indruk dat de tijd langzaam gaat, waardoor allerlei dingen eeuwig lijken te duren;

- een acuut negatief effect op het kortetermijngeheugen: onder invloed van de drug weet de gebruiker vaak halverwege een zin niet meer wat hij eigenlijk wilde gaan zeggen en maakt er zich dan maar vanaf met het karakteristieke 'je weet wel'. In paragraaf 12.6 wordt besproken of deze geheugenproblemen ook langduriger van aard kunnen zijn;
- een stimulerend effect op de eetlust: gebruikers onder invloed kunnen vaak aanzienlijke hoeveelheden voedsel naar binnen slaan ('vreetkick');
- de 'lachkick': de gebruikers kunnen, zelfs zonder dat er sprake is van een grappige situatie, in geweldige lachbuien uitbarsten. Dergelijke lachkicks treden vooral op aan het begin van de 'cannabiscarrière';
- beter in- en doorslapen: sommige gebruikers roken daartoe 's avonds een jointje.

Bij hogere doseringen van sterkere cannabisproducten ontstaan stoornissen in het denkvermogen:
- de gebruiker is niet meer in staat logisch opeenvolgende gedachten te vatten; afgaande op wat hij zegt, bestaat de indruk dat allerlei onafgemaakte gedachteflarden voor de vuist weg geuit worden. Hij kan zodoende vrij verward overkomen;
- de meeste gebruikers zijn zwijgzaam en zitten roerloos, meestal met gesloten ogen. Hallucinaties kunnen optreden en men kan zich angstig en paranoïde gaan voelen. Heel bekend is ook het denken dat men vergiftigd is door de cannabis en eraan zal sterven of niet meer nuchter worden en 'gek' blijven! Gebruikers noemen zo'n negatieve ervaring 'fout gaan' of 'flippen'.

Intermezzo 12.4 Motieven voor cannabisgebruik

In een onderzoek onder 369 ervaren cannabisgebruikers in Vlaanderen werd onder meer gevraagd naar de motieven voor het gebruik. Van de respondenten noemt 76 procent het motief 'om te ontspannen' belangrijk of zeer belangrijk. 'Voor de gezelligheid met vrienden' wordt door 73 procent aangehaald. Meer dan 70 procent van de respondenten vindt motieven zoals 'om de dag door te komen' en 'om me minder angstig te voelen' (zeer) onbelangrijk. De belangrijkste functies van het cannabisgebruik hebben voor de meeste gebruikers in dit onderzoek te maken met ontspanning, vrije tijd en sociale activiteiten met vrienden (Decorte et al., 2003).

Verschillende lichamelijke effecten en gevoelens kunnen de roes begeleiden. De verhoogde hartslag en het gevoel van lome en zware ledematen, veroorzaakt door spierverslapping, zijn reeds gemeld. Andere lichamelijke effecten zijn een droge mond, misselijkheid, duizeligheid, droge rode ogen en hoofdpijn.

12.4 Omvang gebruik

12.4.1 IN DE ALGEMENE BEVOLKING IN NEDERLAND

In Nederland wordt het gebruik van genotsmiddelen in de algemene bevolking gemeten in het kader van het Nationaal Prevalentie Onderzoek (NPO). De meest recente cijfers van 2005 tonen aan dat bijna een kwart (22,6%) van de Nederlandse inwoners tussen 15 en 64 jaar ooit cannabis gebruikt heeft. Anders geformuleerd: de ruime meerderheid heeft nog nooit een jointje gerookt. De afgelopen maand heeft 3,3 procent nog cannabis gebruikt en kunnen we dus beschouwen als actuele gebruikers, dat zijn 363.000 personen in Nederland. Van deze actuele gebruikers is 23,3 procent (dus 85.000 personen) (bijna) dagelijkse gebruikers. De groep dagelijkse gebruikers is naar alle waarschijnlijkheid in werkelijkheid wat groter (het zijn precies dagelijkse blowers die meer kans hebben ondervertegenwoordigd te zijn in een algemeen bevolkingsonderzoek, zoals het NPO).

Cannabis is het meest populaire illegale genotsmiddel. Dit wil zeggen dat het na alcohol en tabak het meest gebruikt wordt. Als we echter de prevalentiecijfers van alcohol en tabak bekijken, wordt het al snel duidelijk dat cannabis niet kan tippen aan de populariteit van deze legale genotsmiddelen: 78 procent van de algemene bevolking tussen 15 en 64 jaar heeft de afgelopen maand immers alcohol gedronken en 27 procent was een dagelijkse roker.

Het percentage ooit-gebruikers van cannabis nam licht toe van 2001 (19,5%) tot 2005 (22,6%), terwijl het percentage actuele gebruikers niet veranderd is (3,4% in 2001 vs. 3,3% in 2005). Meer mannen dan vrouwen gebruiken cannabis: 5,2 procent van de mannen heeft de laatste maand gebruikt in vergelijking met anderhalf procent van de vrouwen. Cannabis is vooral geliefd bij jongeren en jonge volwassenen (zie figuur 12.4).

In verstedelijkte gebieden hebben beduidend meer mensen ervaring met cannabis. In zeer sterk verstedelijkte gebieden heeft 7,5 procent van de algemene bevolking tussen de 15 en 64 jaar de laatste maand cannabis gebruikt; in vergelijking met anderhalf procent in niet verstedelijkte gebieden.

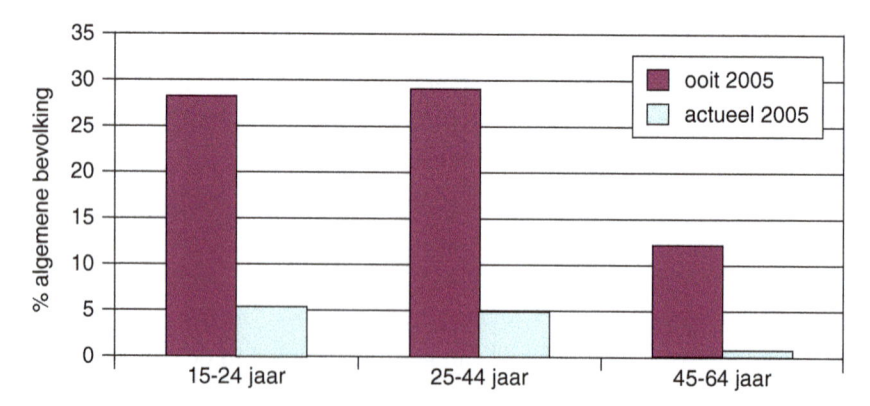

Figuur 12.4 *Cannabisgebruik in Nederland per leeftijdsgroep, 2005.*

Hoe oud zijn mensen wanneer ze hun eerste jointje roken? Jongeren en jongvolwassenen tussen 15 en 24 jaar die ooit cannabis gebruikt hebben, waren gemiddeld 16,4 jaar toen ze dat voor het eerst probeerden. Telt men alle ooit-gebruikers samen (dus van 15 tot 64 jaar), dan komt de gemiddelde startleeftijd op 19,6 jaar te liggen (Van Laar et al., 2007).

12.4.2 BIJZONDERE GROEPEN

In sommige bevolkingscategorieën komt het gebruik van cannabis vaker voor. Zoals al eerder vermeld is cannabis met name populair bij jongeren. Vooral bij uitgaande jongeren en probleemjongeren lijkt blowen aardig ingeburgerd. Er zijn verschillende lokale studies verricht in Nederland onder bezoekers van danceparty's en clubs. In 2003 had bijvoorbeeld 39 procent van de bezoekers van trendy clubs in Amsterdam de afgelopen maand cannabis gebruikt (daling t.o.v. 1998 toen dat nog 52% was). Andere studies laten een gelijkaardig beeld zien in andere steden. Ook onder cafébezoekers in de hoofdstad werden er meer actuele gebruikers geteld (22%) dan men zou verwachten in een sterk verstedelijkt gebied (7,5%). Onder zwerfjongeren, gemarginaliseerde jongeren, school drop-outs en gedetineerde jongeren heeft 37 tot 87 procent de afgelopen maand geblowd, bovendien is er bij deze groepen meer sprake van problematisch gebruik (zie verder paragraaf 12.6). Ook bij volwassen dak- en thuislozen was meer dan de helft in 2002 actuele gebruiker.

Tot slot wordt cannabis meer gebruikt door mensen met een stemmings- of angststoornis, schizofrenie of een alcoholprobleem (wat niet noodzakelijk impliceert dat cannabis deze problemen veroorzaakt) (Van Laar et al., 2007).

12.4.3 HULPVRAAG

In 2006 hebben in Nederland 6544 mensen hulp gezocht bij de verslavingszorg voor een primair cannabisprobleem. Dit is ruim drie keer zoveel als in 1994. De gemiddelde leeftijd van deze cliënten is 29 jaar, slechts een minderheid is vrouw (19%), en 61 procent heeft geen problemen met andere drugs. Het aantal cliënten met een secundair cannabisprobleem nam toe van 2846 in 1994 tot 5057 in 2005 (Van Laar, 2007).

12.4.4 WERELDWIJD

Op de wereldwijde ranglijst is Nederland een middenmoter voor wat betreft cannabisgebruik. Het is lastig om de cijfers te vergelijken wegens verschillen in methodologie, onderzochte leeftijdscategorieën en peiljaar, maar globaal gezien is dit de stand van zaken: Canada en de Verenigde Staten nemen een koppositie in met een ooitgebruik van 45 en 40 procent. Dan volgen Australië (34%), Denemarken (31%), het Verenigd Koninkrijk (30%) en Spanje (29%). Vervolgens Nederland met 23 procent, ook Frankrijk, Oostenrijk en Ierland tellen ongeveer 20 procent ooit-gebruikers. Griekenland, Portugal en Zweden schommelen rond de 10 procent. Hekkensluiters zijn Malta en Estland met respectievelijk 4 en 5 procent (Van Laar et al., 2007).

> **Intermezzo 12.5 Jonge reizigers naar Zuidoost-Azië gebruiken vaker drugs**
>
> Uit een onderzoek in 2002 onder 430 jonge reizigers (met verschillende nationaliteiten) in India, Thailand, Nepal, Vietnam en Laos, bleek dat de helft dagelijks cannabis gebruikte. Met behulp van een statistische analysetechniek (logistische regressie) werd onderzocht welke factoren druggebruik op reis (onder meer cannabisgebruik, maar ook andere middelen) voorspelden. Eerder druggebruik thuis, het hebben van de Israëlische nationaliteit, reizen in India, roken van sigaretten en alleen reizen bleken stuk voor stuk voorspellers van druggebruik tijdens de reis (Segev et al., 2005).

12.5 Opname en stofwisseling

Cannabisproducten worden meestal gerookt. In Nederland is de joint het bekendst, een lange, kegelvormige sigaret, gerold uit 'lange vloei' (en bij gebrek daaraan uit meerdere kunstig aan elkaar gekleefde korte vloeitjes) en gevuld met een mengsel van tabak en hasj en/of wiet. Uit onderzoek onder ruim vierhonderd coffeeshopbezoekers in Nederland blijkt dat gebruikers ongeveer drie tot zes joints halen uit een gram hasj of wiet (zie ook paragraaf 12.2) (Korf et al., 2004). Een opgerold stukje karton of 'tipje' doet dienst als mondstukje. In Amerika vinden gebruikers het mixen van cannabisproducten met tabak zonde van 'hun spul' en wordt pure marihuana gerookt in kleine sigaretjes (*reefers*) waarbij geen kruimel wiet wordt verspild. Verder is er een heel scala aan pijpjes op de markt, waaronder de waterpijp of 'bong' (een systeem waarbij de rook door water wordt geïnhaleerd en daardoor afkoelt), 'gewone' pijpjes die lijken op mini tabakspijpen en de chillum (een traditionele Indiase pijp). Een andere optie is de vaporizer of verdamper, waarbij marihuana verhit wordt tot ongeveer tweehonderd graden Celsius waardoor de THC verdampt. In paragraaf 12.6 wordt dieper ingegaan op de gezondheidsrisico's van de verschillende inhalatiemethoden.

Bij roken voelt de gebruiker al na een paar minuten de eerste effecten, omdat de ingeademde rook snel in de longblaasjes terechtkomt waar de THC wordt opgenomen in het bloed. Via het hart wordt het THC-rijke bloed het hele lichaam rondgepompt en bereikt het binnen enkele minuten na inname het brein. De cannabiservaring houdt ongeveer twee tot vier uur aan, waarvan de eerste een tot twee uur als de piek van de subjectieve high wordt gevoeld.

Voedingswaren

Cannabisproducten kunnen ook verwerkt worden in allerlei voedingswaren, waarvan 'spacecake' wellicht de bekendste is. Hasj en wiet kunnen verkruimeld worden in het deeg, of men kan kokkerellen met zogenaamde 'wietboter' (die men bereidt door hasj, wiet of zelfs de bladeren van de cannabisplant samen met boter te koken, waardoor de THC gelijkmatig oplost in de boter). Het voordeel van boter is dat de THC zich mooi verdeelt over het beslag waardoor elk plakje evenveel THC bevat. Gezien het feit dat THC niet goed oplost in water, is het belangrijk om vet bij de bereiding te gebruiken. Thee trekken uit wiet is om die reden vaak geen succes, tenzij men er boter of melk aan toevoegt. Als cannabisproducten gegeten of gedronken worden, kan het wel een tot twee uur duren voor men effecten begint te voelen, omdat het voedsel een relatief lange weg moet afleggen in het spijsverteringsstelsel. Als men dit niet weet en in de tussentijd meer neemt, wordt de kans op een overdosering groter. Ook weet men niet altijd hoe sterk een plakje cake gedoseerd is. Bovendien is de roes vaak vele malen sterker dan wanneer cannabis gerookt wordt en nemen de hallucino-

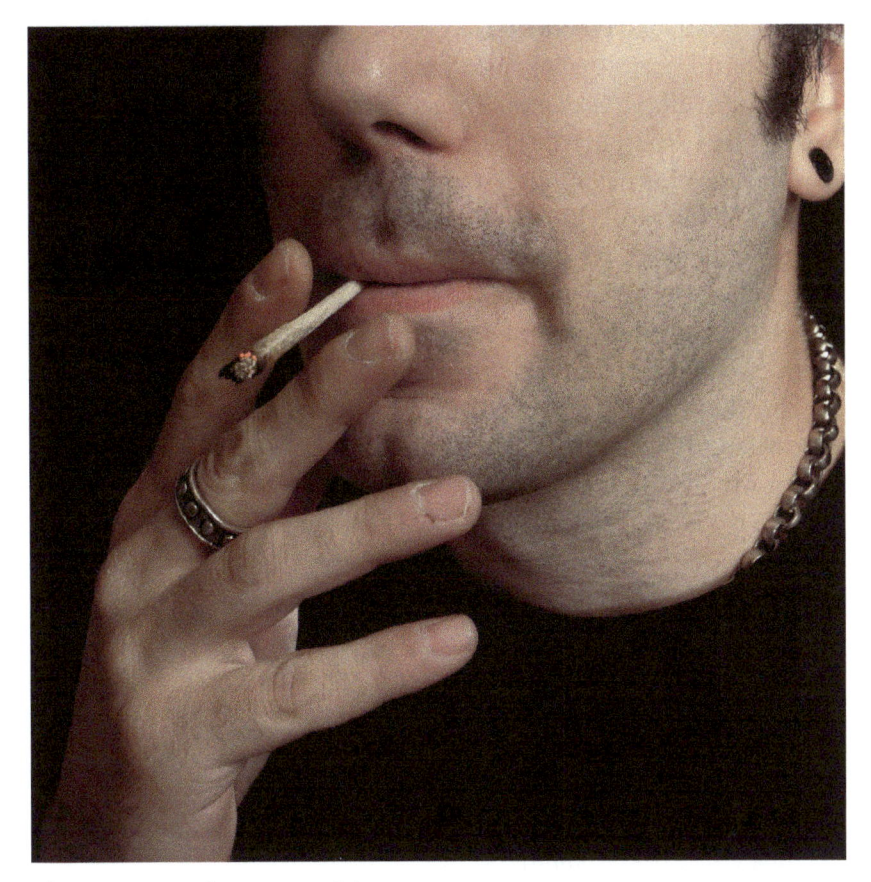

Figuur 12.5 Roken van een joint.

gene effecten de overhand. Pas na vier tot zes uur begint de gebruiker zich weer enigszins normaal te voelen. De effecten van oraal ingenomen cannabis zijn dus over het algemeen sterker en duren langer en hebben daardoor al menig gebruiker (soms onaangenaam) verrast.

Hersenen
Of cannabis nu gerookt of gegeten wordt, uiteindelijk komt THC via het bloed terecht in de hersenen, waar het bindt aan zogenaamde cannabinoïde (CB) receptoren. De aanwezigheid van CB-receptoren in het brein impliceert dat er lichaamseigen cannabisachtige stofjes aanwezig zijn die in normale omstandigheden aan deze receptor binden. In de jaren negentig van de vorige eeuw hebben wetenschappers inderdaad dergelijke 'endocannabinoïden' ontdekt, anandamide en 2-AG (Devane et al., 1992; Stella et al., 1997). CB-receptoren bevinden zich op verschillende plaatsen in het brein, bijvoorbeeld in gebieden die een rol spelen bij de regulatie van eetlust (hypothalamus), geheu-

gen (hippocampus), emoties en angst (amygdala), spiercoördinatie (cerebellum), controle en plannen van beweging (basale ganglia) en integratie van zintuiglijke input (neocortex). Het is niet moeilijk om de parallellen te zien met de effecten veroorzaakt door cannabis. THC beïnvloedt ook het beloningssysteem in de hersenen (zie paragraaf 12.6.3). Binding van THC, anandamide of 2-AG aan de CB-receptor heeft een remmende werking op de zenuwcel. Sommige wetenschappers beschouwen het cannabinoïde systeem dan ook als de 'noodrem' van het brein, die de belangrijke functie heeft de zenuwcellen te beschermen tegen overstimulatie en stress (Kraft, 2006). Er bevinden zich zeer weinig CB-receptoren in de hersenstam, het gebied waar levensbelangrijke functies als de ademhaling en de hartslag geregeld worden. Wellicht verklaart dit waarom er geen gevallen zijn van fatale cannabis overdosering. Cannabis is een genotsmiddel met een zeer lage acute giftigheid, wat natuurlijk niet betekent dat er geen schade kan optreden bij gebruik (zie paragraaf 12.6).

> **Intermezzo 12.6 Wist u dat?**
> – Genetisch gemanipuleerde muizen zonder cannabinoïde-receptoren zijn meer gevoelig voor pijn, kunnen hun eetlust niet controleren, zijn angstiger en kunnen minder goed omgaan met stress (Kraft, 2006).
> – Ook buiten het centraal zenuwstelsel bevinden zich CB-receptoren, bijvoorbeeld in de lever, nieren, hart, bloedvaten, ogen, teelballen, baarmoeder, darmen en op de cellen van het immuunsysteem (Iversen, 2000).
> – Het geneesmiddel rimonabant (merknaam Acomplia®) blokkeert de werking van CB-receptoren, waardoor onder meer de eetlust afneemt. Rimonabant lijkt echter niet alleen voor de behandeling van obesitas veelbelovend, maar ook als hulp bij het stoppen met roken of andere drugs (Carai et al., 2005). Uit klinisch onderzoek blijkt dat rimonabant leidt tot een groter gewichtsverlies dan placebo, maar ook dat patiënten die rimonabant slikten vaker last hadden van depressieve gevoelens en angst als bijwerking (Christensen et al., 2007).

In vergelijking met andere drugs wordt cannabis uiterst langzaam uitgescheiden. Omdat THC en zijn afbraakstoffen (metabolieten) niet goed oplosbaar zijn in water, verlaten ze snel het (waterige) bloed en worden opgeslagen in het vetweefsel. Langzaamaan wordt THC vanuit dit vetweefsel in kleine beetjes weer vrijgegeven aan het bloed, vanwaar het wordt uitgescheiden via urine en feces (hierbij blijft de concentratie in het bloed zodanig laag dat er geen psychoactieve effecten kunnen worden gevoeld). Bij eenmalig gebruik kunnen sporen van cannabis tot vijf dagen in bloed en urine gevonden worden. Bij regelmatig gebruik (bijv. een halfjaar lang driemaal per week), kan het drie tot zes weken duren vooraleer alle THC uit het lichaam verdwenen is. Er is geen bewijs dat THC wordt opgeslagen in het brein (Iversen, 2000).

12.6 Risico's van cannabis

12.6.1 LICHAMELIJKE GEVOLGEN VAN CANNABIS

Schade aan de luchtwegen
Aangezien cannabis bijna altijd gerookt wordt, is het belangrijkste gevaar schade aan de luchtwegen. Verschillende studies hebben aangetoond dat de teerneerslag in de longen bij het roken van een (pure) marihuanajoint vier tot vijf keer hoger ligt dan bij het roken van een standaard filtersigaret (Christensen et al., 2007). Bij een gestandaardiseerde vergelijking tussen een marihuanajoint en een filtersigaret bleek dat er bij verbranding van de eerste twee tot drie keer meer teer ontstond. Dit is waarschijnlijk te wijten aan het feit dat er minder filtratie is bij de marihuanajoint in vergelijking met de filtersigaret en aan de verschillende verbrandingskarakteristieken van de twee plantmaterialen. Bovendien wordt er door de rooktechniek van de cannabisroker, namelijk het inademen van grotere volumes rook en vooral het langer in de longen houden van de rook, nog eens anderhalf maal meer teer afgezet in de longen. Dit geeft inderdaad in totaal een netto teerneerslag in de longen die vier- tot vijfmaal zo groot is als bij het roken van een gewone sigaret.

Wetenschappelijk onderzoek heeft inmiddels duidelijk aangetoond dat chronisch hevig cannabisgebruik de kans op acute en chronische bronchitis verhoogt, wat zich uit in hoesten, slijmproductie, ontstekingen van de luchtwegen en piepende ademhaling (Bloom et al., 1987; Tashkin et al., 1987; Van den Brink, 2006).

Op de vraag of regelmatig cannabisgebruik, in afwezigheid van tabak, leidt tot een verhoogde kans op chronisch obstructieve longziekten (COPD, zoals longfyseem), valt nog geen eenduidig antwoord te geven wegens tegenstrijdige bevindingen van studies (Bloom et al., 1987; Tashkin, 1997; Taylor, 2002). Het afweersysteem van de longen (de verdediging tegen binnenkomende ziektekiemen) lijkt minder goed te functioneren bij regelmatig cannabisgebruik (Barbers et al., 1987), waardoor cannabisgebruikers net als tabakrokers gevoeliger kunnen zijn voor infecties van de luchtwegen (Iversen, 2000).

Een cruciale vraag is of het gebruik van cannabis net als tabak een verhoogde kans geeft op longkanker. In verschillende studies zijn de cellen van de luchtwegen van cannabisgebruikers bestudeerd. Kanker wordt namelijk voorafgegaan door bepaalde precancereuze veranderingen in het uiterlijk van de cel en in de genexpressie. Bij bestudering onder de microscoop van cellen die de binnenkant van de grote luchtwegen aflijnen, vertoonden de cellen van cannabis- en tabakgebruikers verschillende abnormale veranderingen. Sommige van deze veranderingen zouden kwaadaardige precursoren kunnen zijn voor de ontwikkeling van longkanker. Proefpersonen die zowel cannabis als tabak rookten, hadden het grootste aantal abnormale cellen. Dit suggereert een additief effect van marihuana en tabak (Gong et al., 1987). Vervolgens werd de genexpressie in deze cellen onderzocht. Men stelde bij de cellen van marihuanagebruikers een overexpressie vast van bepaalde genen die een rol spelen bij de ontwikkeling naar kanker, gelijkaardig aan de veranderingen die optreden bij tabakgebruikers. Ook hier waren de effecten van cannabis en tabak additief. Deze verontrustende bevindingen suggereren een verhoogd risico op het ontwikkelen van longkanker bij hevige cannabisgebruikers en vooral bij gebruikers van de combinatie tabak en cannabis (Tashkin et al., 2002).

Momenteel zijn er echter geen epidemiologische studies die bovenstaande bevindingen bevestigen en een associatie vinden tussen hevig cannabisgebruik en longkanker (Hashibe et al., 2005). Integendeel, de grootste studie naar de relatie tussen cannabisgebruik en longkanker in de algemene bevolking, vond geen verband tussen cannabisgebruik (zelfs langdurig heftig gebruik) en het optreden van longkanker en kanker van de bovenste luchtwegen. De onderzoekers vergeleken een groep van 1212 inwoners uit Los Angeles met kanker, met 1040 kankervrije controlepersonen met een vergelijkbare leeftijd en geslacht. Met behulp van vragenlijsten werd het cannabisgebruik zorgvuldig in kaart gebracht, alsook het gebruik van alcohol, tabak en andere drugs, en andere mogelijk verstorende aspecten (confounding factors) zoals voedingsgewoonten en het voorkomen van kanker in de familie. De studie vond overigens wel dat rokers van tabak een twintig keer zo grote kans hadden op longkanker (Hashibe et al, 2006).

Dieronderzoek suggereert dat cannabinoïden een antikankerwerking kunnen hebben. De groei van tumoren zou geremd worden (Hall et al., 2005).

Cognitievesc hade

Het duidelijkste acute effect van cannabis op het cognitief functioneren, is een verstoring van het kortetermijn- of werkgeheugen. Dit is welbekend bij gebruikers, die het beschouwen als deel van de psychoactieve effecten. Proefpersonen onder invloed van cannabis hebben in de meeste onderzoeken moeite met het herhalen van een steeds langer wordende reeks cijfers (Iversen, 2000) of met het herinneren van een lijst voorgelezen woorden na verschillende tijdsintervals (Heishman et al., 1989). De acute effecten van cannabis op het werkgeheugen zijn kortdurend, ze verdwijnen meestal drie tot vier uur na inname. Bij langdurig hevig gebruik kan dat langer duren, tot zeven dagen na het stoppen met gebruik (hoewel het optreden van milde onthoudingsverschijnselen (zie paragraaf 12.6.3) daar ook een rol bij kan spelen) (Harrison et al., 2002).

Belangrijker is de vraag of cannabis blijvende verstoringen van het geheugen tot gevolg kan hebben, ook als mensen al langer gestopt zijn. De huidige wetenschappelijke stand van zaken wijst consistent in de richting dat dit niet het geval is. Experimenteel, maar ook langdurig gematigd cannabisgebruik, leidt niet tot blijvende cognitieve problemen (Van den Brink, 2006). Zelfs bij mensen die vijfduizend keer cannabis gebruikt hebben in hun leven, zijn na 28 dagen zo goed als geen nadelige effecten meer te meten (Harrison et al., 2002).

> Intermezzo 12.7   Mentale functioneren
> Onderzoekers hebben gedurende een periode van twaalf jaar driemaal de mentale vermogens gemeten van 1318 inwoners van East-Baltimore onder de 65 jaar. Ze concluderen dat er bij alle onderzochte leeftijdscategorieën een afname is van het mentale functioneren. Er zijn geen significante verschillen in de *mate* van deze afname tussen hevige gebruikers, lichte gebruikers en niet-gebruikers van cannabis. De afname van mentale prestaties, inherent aan het verouderingsproces, is dus volgens dit onderzoek *niet* geassocieerd met het gebruik van cannabis (Lyketsos et al, 1999).

Bij zeer intensief en langdurig gebruik (meer dan 20 jaar) kunnen wel milde geheugen- en aandachtsproblemen optreden (Solowij et al., 2002). Studies suggereren dat intensief cannabisgebruik op jonge leeftijd (vóór het 16/17e levensjaar) samenhangt met lagere scores op testen voor verbale intelligentie en mindere schoolprestaties (maar er konden geen uitspraken gedaan worden over de precieze aard van de relatie) (Fergusson, 2003; Pope et al., 2003).

Psychotische aandoeningen
- *Cannabispsychose.* Een hoge dosis cannabis kan acuut ernstige verwarring, hallucinaties, angst en agitatie veroorzaken. Dit wordt ook wel cannabispsychose genoemd. Deze toestand komt niet vaak voor en is bijna altijd het resultaat van inname van grote hoeveelheden cannabis, vaak via voedsel (de zogenaamde *spacecake*). In de meeste gevallen treedt er herstel op zodra het lichaam voldoende THC heeft uitgescheiden.
- *Psychose en schizofrenie.* Een psychose is een episode van verminderde realiteitszin met wanen, hallucinaties en paranoïde denkbeelden. Schizofrenie is een ernstige psychiatrische ziekte gekenmerkt door psychosen, lusteloosheid, energieverlies, sociale problemen en afvlakking van het gevoelsleven. Ongeveer een op de honderd mensen krijgt deze ziekte, die zich meestal manifesteert tussen het vijftiende en dertigste levensjaar (www.trimbos.nl). Verschillende studies hebben aangetoond dat er een duidelijke relatie bestaat tussen cannabisgebruik en psychose en/of schizofrenie: schizofrenen blowen vaker dan mensen die de ziekte niet hebben en het gebruik van cannabis vergroot de kans op het ontwikkelen van de ziekte. Een belangrijke vraag is of cannabis daadwerkelijk schizofrenie veroorzaakt of dat schizofrenen cannabis gebruiken om de negatieve symptomen van de ziekte te verzachten (zelfmedicatie). Verschillende onderzoeken suggereren dat cannabis een medeoorzaak kan zijn van schizofrenie en dat zelfmedicatie geen goede verklaring is voor de gebonden samenhang. Gecorrigeerd voor de invloed van andere verklarende factoren (zoals persoonlijkheid, ander druggebruik, sociaal-economische status) verhoogt cannabisgebruik de kans op schizofrenie met een factor 2. Dat wil zeggen dat ongeveer tien procent van alle gevallen van schizofrenie te wijten is aan het gebruik van cannabis. Bovendien zijn er aanwijzingen voor een dosis-responsrelatie: hoe vaker men cannabis gebruikt, hoe groter het risico op het ontwikkelen van de ziekte. Ook voor kwetsbare personen (bijv. mensen met bepaalde persoonlijkheidskenmerken of met schizofreniepatiënten in de familie) en jongeren die tijdens de vroege puberteit gestart zijn met blowen, is het gebruik van cannabis riskanter. Zij hebben een grotere kans om schizofrenie te ontwikkelen. Onderzoek suggereert dat sommige jongeren op genetisch niveau kwetsbaarder zijn voor cannabisgeïnduceerde schizofrenie, vooral wanneer ze op jonge leeftijd beginnen met blowen.

Echter, de meeste regelmatige gebruikers krijgen geen schizofrenie en de meeste gevallen van de ziekte zijn niet te wijten aan cannabisgebruik (Fergusson et al., 2006; Moore et al., 2007).

Intermezzo 12.8   Psychose of schizofrenie?
Een probleem bij het onderzoek naar de relaties tussen cannabisgebruik en schizofrenie is dat niet altijd dezelfde uitkomstmaat gemeten wordt. Soms registreert men zelfbenoemde psychotische episodes, dan weer schizofrenie volgens de diagnostische criteria en soms schizotypische persoonlijkheidseigenschappen.

Immuunsysteem
Proefdieronderzoek heeft aangetoond dat behandeling met hoge doses THC de werking van het immuunsysteem bij knaagdieren onderdrukt, waardoor hun weerstand tegen infecties afneemt. De relevantie van deze onderzoeksresultaten voor de mens is echter beperkt, omdat er in het proefdieronderzoek zeer hoge doses THC gebruikt werden. Alarmerende studies uit de jaren zeventig van de vorige eeuw die een vermindering van de immuunfunctie vonden bij chronische marihuanagebruikers, konden later niet gerepliceerd worden (Hollister, 1992). Enkele studies suggereren subtiele effecten van cannabis bij de mens, maar de klinische relevantie daarvan is onduidelijk (El-Gohary & Eid, 2004; Pacifici, 2003).
Als THC een immuunonderdrukkend effect zou hebben, dan zou men verwachten dat cannabisconsumptie bij hiv-positieven zou leiden tot een snellere ontwikkeling van aids. Twee prospectieve studies tonen aan dat er geen associatie bestaat bij homoseksuele hiv-positieve mannen tussen cannabisgebruik en een snellere progressie tot aids (Coates et al., 1990; Kaslow et al., 1989).
Afgezien van de verminderde functie van het afweersysteem in de longen als gevolg van het roken van cannabis (zie hierboven), is er tot nu toe geen overtuigend wetenschappelijk bewijs dat cannabisgebruik de werking van het algehele immuunsysteem bij de mens onderdrukt.

Voortplantingssysteem en zwangerschap
Onderzoek suggereert dat cannabisgebruik zowel bij mannen als bij vrouwen kan leiden tot een verlaging van het gehalte aan bepaalde hormonen die belangrijk zijn voor de voortplanting. Sommige wetenschappers maken de kanttekening dat deze daling van geslachtshormonen nog steeds binnen de normale variatie valt. In ieder geval treedt

er bij herhaald cannabisgebruik al snel tolerantie op en normaliseren de concentraties zowel bij mannen als bij vrouwen.

Er bestaat tot nu toe geen overtuigend wetenschappelijk bewijs dat cannabisgebruik de vruchtbaarheid en seksuele functie van mannen of vrouwen zou aantasten (Iversen, 2000; Van den Brink, 2006; www.eelda.org).

Het effect van cannabisgebruik op de ontwikkeling van het ongeboren kind is in verschillende epidemiologische studies niet éénduidig aangetoond, omdat het moeilijk is om de onderzoeksresultaten te interpreteren. Vrouwen die cannabis gebruiken tijdens de zwangerschap hebben immers een grotere kans dan niet-gebruiksters om ook tabak te roken, alcohol te drinken en andere drugs te gebruiken tijdens de zwangerschap. Zij verschillen bovendien in sociale klasse, educatieniveau en op het gebied van voedingspatroon. Statistische technieken worden gebruikt om de invloed van deze 'verstorende variabelen' te controleren en de unieke bijdrage van cannabisgebruik te identificeren.

Verschillende studies suggereren dat cannabisgebruik tijdens de zwangerschap niet leidt tot meer miskramen of aangeboren afwijkingen, hoewel er meestal wel een mild negatief effect op het geboortegewicht werd gevonden. Het effect van cannabisgebruik op het geboortegewicht blijft echter laag in vergelijking met het effect van tabak hierop. Vervolgens kan men zich afvragen of het gebruik van cannabis tijdens de zwangerschap invloed heeft op de mentale ontwikkeling van het opgroeiende kind. Het onderzoeksteam van Fried en collega's volgde in de Ottowa Prenatal Prospective Study de kinderen van moeders die intensief cannabis hadden gerookt tijdens de zwangerschap. De kinderen werden gevolgd van geboorte tot adolescentie en jongvolwassenheid. Deze kinderen scoorden normaal op verschillende testen van mentale vaardigheden op de leeftijd van een tot vier jaar. Vanaf het vierde tot het zestiende levensjaar vertoonden zij lichte afwijkingen op testen voor geheugen, selectieve aandacht en hoger cognitief functioneren en een verhoogde kans op hyperactiviteit, hoewel er geen negatieve invloed was op hun IQ gedurende al die jaren. Op jongvolwassen leeftijd werd het functioneren van hun brein onderzocht met behulp van functionele MRI-scans (hersenscan waarbij de onderzoekers kunnen zien wélke delen van de hersenen in een bepaalde mate geactiveerd worden bij het uitoefenen van mentale taakjes). De resultaten van dit onderzoek suggereren dat prenatale blootstelling aan cannabis leidt tot een veranderde activatie van de hersenen bij het uitvoeren van een visuele geheugentaak (terwijl er geen verschillen waren in de score

op deze taak): de hersenen lijken op een andere manier te werken (Fried, 1993; Zuckerman et al., 1989).
De klinische relevantie van deze bevindingen blijft onzeker, omdat de kinderen van moeders die tabak rookten tijdens de zwangerschap beduidend slechter scoorden op de genoemde testen; het effect van cannabis was met andere woorden klein in vergelijking met het effect van tabak (Fried, 1993). Het gebruik van cannabis tijdens de zwangerschap en borstvoeding moet echter te allen tijde afgeraden worden, zeker omdat in Nederland cannabis meestal gebruikt wordt in joint, gecombineerd met tabak.

12.6.2 SOCIALE GEVOLGEN

De meerderheid van de bevolking heeft, zoals eerder vermeld, nog nooit cannabis gebruikt. Van alle mensen die ooit cannabis geprobeerd hebben, heeft vijftien procent de afgelopen maand nog gebruikt. De ruime meerderheid van de ooit-gebruikers is dus gestopt of gebruikt onregelmatig. Cannabisgebruik lijkt dus meestal van experimentele en/of tijdelijke aard. De meeste gebruikers stoppen er na een tijdje vanzelf mee.

Verschillende studies tonen aan dat de meerderheid van de cannabisgebruikers werkt of studeert en gewoon meedraait in de maatschappij ('normalisering'). Dit impliceert dat cannabisgebruik niet meer beschouwd wordt als deviant gedrag en over het algemeen niet hoeft te leiden tot isolatie of sociale problemen (Von Sydow et al., 2002).

De laatste jaren brokkelt het 'onschuldige' imago van cannabis echter gestaag af: bij probleemjongeren is het gebruik van cannabis schering en inslag, cannabisafhankelijkheid blijkt wel degelijk te bestaan, cannabis zou psychose en/of schizofrenie veroorzaken en mogelijk een hele rits andere psychiatrische stoornissen en zou een opstapdrug zijn naar andere middelen. Dit alles wordt regelmatig in verband gebracht met de stijgende THC-concentraties, waardoor cannabis volgens sommigen als 'harddrug' zou moeten beschouwd worden.

Een aantal van deze aspecten zijn reeds besproken in de voorgaande paragrafen. Voor een beschouwing over cannabisafhankelijkheid, THC-concentraties en de invloed daarvan op de volksgezondheid wordt verwezen naar de paragrafen 12.6.3 en 12.6.4.

Probleemgebruik
Een sleutelvraag is waarom sommige mensen hun cannabisgebruik zonder problemen integreren in hun leven en anderen steeds meer gaan gebruiken, afhankelijk raken en in problemen terechtkomen. Belangrijker nog dan inzicht te krijgen in welke factoren de initiatie van

cannabisgebruik voorspellen, is het identificeren van risicofactoren voor problematisch gebruik (www.eelda.org; Von Sydow et al., 2002). Het beginnen met cannabis lijkt vooral voorspeld te worden door aspecten als:
- verkrijgbaarheid van cannabis;
- gebruik door vrienden;
- positieve houding tegenover druggebruik;
- regelmatig gebruik van legale middelen als alcohol en tabak.

De risicofactoren voor cannabisafhankelijkheid zijn bijvoorbeeld:
- lage sociaaleconomische status;
- sterfte van een ouder voor de leeftijd van vijftien jaar;
- gebruik van andere illegale drugs.

Andere risicofactoren zijn bepaalde persoonlijkheidskarakteristieken als:
- sensation seeking;
- rebelsheid;
- agressief gedrag;
- antisociaal gedrag;
- mentale problemen (depressie, ADHD, angststoornissen).

Op jonge leeftijd beginnen met het gebruik van cannabis verhoogt ook het risico van misbruik en afhankelijkheid.
Beschermende factoren zijn:
- positief zelfbeeld;
- goed sociaal en familiaal netwerk.

De laatste jaren wordt steeds duidelijker dat de kans op misbruik en afhankelijkheid voor een belangrijk deel bepaald wordt door genetische variaties (zie paragraaf 12.6.3) (Van den Brink, 2006). Uit het voorgaande blijkt dat sommige personen door een combinatie van genetische, familiale, sociaaleconomische en omgevingsfactoren kwetsbaarder zijn voor problematisch cannabisgebruik; terwijl anderen cannabis recreatief gebruiken tijdens een bepaalde levensfase zonder noemenswaardige sociale problemen.

Verband cannabis- en ander druggebruik: stepping stone of common factor?
Verschillende studies hebben een duidelijk verband gevonden tussen het gebruik van cannabis en nieuw, illegaal, druggebruik in de toekomst. Over de interpretatie van dit verband is men het niet eens en woeden er verhitte discussies in de wetenschappelijke wereld en

daarbuiten. Ook dit onderzoeksterrein wordt weer bemoeilijkt door de aanwezigheid van verschillende verstorende factoren die hun invloed uitoefenen op de uitkomstmaat, namelijk 'de kans op later druggebruik' en er moeten statistische technieken gebruikt worden om hiervoor te controleren en de unieke bijdrage van cannabisgebruik te identificeren. Fergusson en collega's vonden in een longitudinale studie dat regelmatig of intensief cannabisgebruik geassocieerd was aan een verhoogde kans op het later gebruik van verschillende drugs en dat deze associatie bleef bestaan na statistische controle voor verstorende variabelen. Volgens hen wijzen deze resultaten in de richting van een causaal verband: cannabis is een opstap- of gateway drug (de vroegere steppingstonetheorie) (Fergusson et al, 2006). Anderen argumenteren dat de associatie tussen cannabisgebruik en ander druggebruik in de toekomst net zo goed het gevolg kan zijn van een gemeenschappelijke factor die ten grondslag ligt aan beide gedragingen (het gebruik van cannabis en het gebruik van andere drugs). Deze gemeenschappelijke factor ('common factor') zou bijvoorbeeld 'drug use propensity' kunnen zijn: individuele fascinatie en voorkeur voor psychoactieve substanties (Morral et al., 2002).

Het is in ieder geval niet zo dat iedereen die met cannabis begint, later overstapt op cocaïne of heroïne. Van de Nederlanders heeft 23 procent immers ooit cannabis geprobeerd, maar slechts 3,4 procent heeft ooit cocaïne gebruikt en 0,6 procent heroïne.

Cannabis en agressie
Veroorzaakt cannabis agressie bij gebruikers en geeft dat aanleiding tot ruzies, geweld en ongelukken? Onderzoek bij mensen en proefdieren wijst in de tegenovergestelde richting: cannabis geeft geen aanleiding tot agressief gedrag, maar zal het eerder onderdrukken (www.eelda.org).

Cannabisgerelateerde ziekenhuisopnamen
Alle klinische opnamen in ziekenhuizen worden ieder jaar geregistreerd door de Landelijke Medische Registratie. 517 opnamen betroffen gebruik en misbruik van drugs als hoofddiagnose, waarvan er 67 op rekening van cannabis kwamen. Bij 2012 opnamen werd gebruik of misbruik van drugs als nevendiagnose gesteld waarbij het in 299 gevallen om cannabis ging. Het Letsel Informatie Systeem registreert het aantal slachtoffers van ongevallen, geweld en zelfmutilatie die jaarlijks behandeld worden op de Spoedeisende Hulp (SEH). Gemiddeld 2900 letselgevallen per jaar zijn drugsgerelateerd (bij gemiddeld 13000 per jaar is alcohol in het spel). Bij 71 procent van deze letselgevallen was

de drug bekend: in de helft van de gevallen cocaïne en in een kwart van de gevallen cannabis.
Wellicht is dit een onderschatting van het werkelijke aantal ongelukken waarbij drugs in het spel zijn.
In Amsterdam is de ambulance in 2005 342 keer uitgerukt in verband met cannabisincidenten. 65 procent kon ter plekke worden behandeld en is niet naar het ziekenhuis gebracht (Van Laar, 2007).

Cannabis en verkeer
Welke invloed heeft cannabisgebruik op rijvaardigheid? Uit onderzoek blijkt dat mensen onder invloed van cannabis een trager reactievermogen hebben en dat ze moeite hebben met het inschatten van snelheid, afstand en risicosituaties; vergelijkbaar met een alcoholpromillage van ten minste 0,05. Cannabisgebruikers lijken zich wel bewust van deze beperkingen en compenseren door traag te rijden, meer afstand te houden en risico's te vermijden (maar deze aanpassingen in rijstijl kunnen nooit volledig compenseren voor de nadelige effecten).
De negatieve effecten van cannabis en alcohol op rijvaardigheid tellen bij elkaar op, en kunnen zelfs bij lage doses zeer nadelig uitvallen. Mensen die rijden onder invloed van cannabis hebben twee keer zoveel kans om betrokken te geraken bij een verkeersongeluk (Kaslow et al., 1989).

12.6.3 VERSLAVING

Tot enkele jaren geleden was het in bepaalde kringen gangbaar te denken dat verslaving aan cannabisproducten niet voorkwam. Tegenwoordig bestaat er consensus onder professionals: cannabisafhankelijkheid bestaat wel degelijk.
Bij bestudering van het fenomeen afhankelijkheid werd er traditioneel gekeken naar twee aspecten:
1 lichamelijke afhankelijkheid (tolerantie en het optreden van onthoudingsverschijnselen bij stoppen);
2 geestelijke afhankelijkheid (niet meer zonder het middel kunnen, hunkering).

Sommige hevige cannabisgebruikers ervaren ontwenningsverschijnselen (zweten, rillen, hoofdpijn, prikkelbaarheid, rusteloosheid, angst, problemen met inslapen). Deze kunnen tot twee weken aanhouden wanneer ze abrupt stoppen met het gebruik van cannabis, maar zijn – hoewel klinisch relevant – niet levensbedreigend en minder ernstig dan de ontwenningsverschijnselen die optreden bij opiaat- of alcoholafhankelijkheid.

Verschillende studies hebben aangetoond dat proefdieren *tolerantie* kunnen ontwikkelen voor de effecten van THC bij herhaalde toediening. Proefpersonen die in een laboratoriumsetting herhaaldelijk hoge doses THC kregen toegediend, ontwikkelden tolerantie voor de psychoactieve en cardiovasculaire effecten van THC, maar het is onduidelijk of het fenomeen tolerantie een belangrijke rol speelt bij cannabisafhankelijkheid.

Tegenwoordig wordt verslaving, zeker in de medische wereld, steeds vaker beschouwd als een chronische hersenziekte, waarbij sommige mensen een genetische kwetsbaarheid hebben om afhankelijk te raken van genotsmiddelen. Het herhaald gebruik van dergelijke middelen leidt tot langdurige veranderingen in de hersenen, waardoor drugs extra aantrekkelijk worden, er hunkering (*craving*) ontstaat en uiteindelijk afhankelijkheid. Het blijkt dat THC net als alcohol, cocaïne, amfetamine, nicotine en opiaten, het *beloningssysteem* in de hersenen beïnvloedt. De bijdrage van genetische factoren aan cannabismisbruik variëren van 72 tot 76 procent en aan cannabisafhankelijkheid van 45 tot 62 procent. Volgens epidemiologisch onderzoek is de kans dat iemand afhankelijk raakt van cannabis ongeveer 10 procent. Dat is lager dan de kans op afhankelijkheid bij het gebruik van alcohol (15%), cocaïne (17%), opiaten (23%) of nicotine (32%). Van belang is dat de kans op afhankelijkheid toeneemt als iemand frequent gebruikt en jong begonnen is. (Iversen, 2000; Tashkin et al., 1987; Kaslow et al., 1989; Korf, 2006; Fergusson et al., 2006.)

Cannabisafhankelijkheid bij onder andere een twintigjarige patiënt

Psychiater Hans van Epen: "In de loop van 25 jaar contact met cannabisgebruikers ben ik anders gaan denken over het verslavingsrisico van deze drug. Aanvankelijk dacht ik dat verslaving aan marihuana en hasj nooit voorkwam. Geleidelijk aan werd ik echter geconfronteerd met jonge mensen die zo intensief marihuana en hasj gebruikten dat hun hele leven er haast door werd bepaald. Ik geef hier een voorbeeld van een patiënt van mij. Deze twintigjarige jongen begon op zijn veertiende jaar te 'blowen' in een tehuis, waar hij voor enkele maanden was geplaatst na de echtscheiding van zijn ouders; aanvankelijk wekelijks, spoedig frequenter en sinds jaren dagelijks. Hij beschrijft zijn leven als volgt: 'Ik word 's morgens wakker om twaalf of één uur, ik bouw vlug een dikke joint die ik dan oprook. Ik doe niets, tot ik om vier uur naar het theehuis ga. Daar drink ik een kopje thee en soms speel ik een spelletje tafelvoetbal. Ik koop mijn hasj, ga naar huis en dan zit ik te paffen tot ik om tien of elf uur naar bed ga.' Zo gaat het week in, week uit, maand in, maand uit, jaar in, jaar uit. Als hij meer dan het volledige bedrag van zijn uitkering per maand uitgeeft aan hasj, past zijn moeder het ontbrekende bedrag aan, anders gaat hij schulden maken. Hij beschrijft zichzelf als te inactief om te werken, tot criminaliteit acht hij zich niet in staat: 'daar heb ik allemaal geen zin in'. Hij leest niet, luistert niet naar muziek, verzorgt zichzelf niet, kookt nooit eten voor zichzelf, staat onverschillig ten opzichte van alles. Hij heeft geen vrienden, op zeventienjarige leeftijd had hij eens een korte relatie met een meisje, dat spoedig het contact verbrak wegens zijn hasjgebruik. Zijn moeder sleepte hem diverse malen naar consultatiebureaus en andere hulpverleningsinstellingen, maar er gebeurde nooit iets, omdat hij niets wilde. Van de lange 'gesprekken' met diverse hulpverleners weet hij zich niets te herinneren! Ten slotte komt de zaak aan het rollen, schuldeisers slaan hem in elkaar en vernielen de auto van zijn moeder. Er volgt opname in een crisiscentrum. Bij opname praat hij traag en licht verward, hij is wat suf. Hij klaart echter met de dag op, heeft het in het contact met zijn groepsgenoten geweldig naar zijn zin, probeert gitaarakkoorden te leren. Hij doet actief mee aan groepsgesprekken, sport en corvees. Volgens de staf van het crisiscentrum is hij 'net een jongen van veertien'. Zijn moeder zegt dat hij 'nu al haast weer is zoals hij was voor hij met die rotzooi begon'. Helaas steunt zijn moeder hem in het idee dat een langer voortgezette behandeling in de therapeutische gemeenschap niet noodzakelijk is. Betrokkene gebruikte nooit andere drugs, evenmin pillen of veel alcohol. Op de lagere school en LTS had hij goede leerprestaties. Bij onderzoek waren er geen lichamelijke afwijkingen, bij psychiatrisch onderzoek werden beslist geen kenmerken van een schizofrene psychose gevonden. Spoedig onttrok hij zich aan de behandeling en hervatte zijn oude leven. In een gesprek (hij was onder invloed) bleek hij niet gemotiveerd voor een heropname.

De afgelopen vijftien jaar heb ik gegevens verzameld over meer dan zestig patiënten. Zij voldeden aan de criteria voor 'afhankelijkheid van een psychoactief middel' uit de DSM-IV. Hieruit is het volgende beeld van 'verslaving aan cannabisproducten' ontstaan. Zonder uitzondering zijn de gebruikers buitengewoon inactief en hun inactiviteit is vaak het probleem waar hun omgeving mee zit. Zijzelf nimmer! De ouders klagen dat het hasjgebruikende kind in het geheel niets doet. Voor het gebruik van het middel begon, was hij of zij actief, altijd ergens mee bezig, had vrienden, was lid van clubs, deed aan sport, bespeelde een muziekinstrument, maar sinds het gebruik in betekenis toenam, is dat allemaal geleidelijk aan verdwenen. Nu zit de gebruiker de hele dag in een luie stoel en doet helemaal niets. Soms wordt er nog naar muziek geluisterd, soms televisie of video gekeken, maar in 'eindstadia' is zelfs daarvan geen sprake meer! Het lijkt onmogelijk de patiënten ergens bij te betrekken. Bijna altijd zijn er stoornissen in het waak-/slaapritme, in die zin dat zij meestal ongeveer zestien uur per etmaal slapen. Voor zover ze over lichamelijke problemen klagen, is frequent sprake van chronische hoofdpijn. Zij vertellen dan ook dat 'blowen' het enige middel is waarmee de hoofdpijn overgaat. Crimineel ziet men ze zelden worden, ze hebben daartoe eenvoudig niet de aandrang. Bijna allemaal hebben ze op den duur wel aanzienlijke bedragen geld geleend van ouders of vrienden. Deze verslaafden hebben, naar mijn ervaring, nooit de motivatie om te stoppen met hun gebruik. Als een dergelijke motivatie al aanwezig lijkt te zijn, komt dit omdat de omgeving er sterk bij hen op aandringt. In de praktijk stoppen zij dan hoogstens voor enkele dagen tot weken."

12.6.4 RISICO'S BEPERKEN

Schade aan de luchtwegen
Het belangrijkste lichamelijke risico van cannabisgebruik is schade aan longen en luchtwegen. Dit kan volledig voorkómen worden door cannabis oraal te nemen in de vorm van spacecake, wietthee, of andere culinaire hoogstandjes. Dit heeft echter een belangrijk nadeel: de roes is veel minder controleerbaar. Het duurt behoorlijk lang voor de effecten merkbaar worden, gemiddeld dertig tot zestig minuten, maar soms ook wel een tot twee uur. Bovendien duurt de roes langer (4-8 uur), wat niet altijd zomaar in te plannen is op een avondje. Het belangrijkste nadeel – of voordeel, afhankelijk van het gezichtspunt – is de sterkte van de effecten. Oraal ingenomen cannabis komt vaak veel harder aan, met intense bewustzijnsveranderende effecten, verstoorde gedachten en soms hallucinaties. Dit kan prettig zijn voor iemand die op zoek is naar een intense tripervaring, maar kan ook te overweldigend zijn, zeker voor beginners.

De meeste gebruikers kiezen ervoor om cannabis te roken. Eerder is reeds vermeld dat de teerneerslag in de longen bij het roken van een (pure) joint vier- tot vijfmaal hoger ligt dan bij het roken van een standaard filtersigaret, hetgeen gedeeltelijk te wijten is aan de inhaleertechniek van de gebruiker (dieper inademen en langer vasthouden). Er valt dus wat gezondheidswinst te boeken door de gebruiker te wijzen op zijn rooktechniek. Het blijkt uit verschillende studies dat het langer inhouden van de cannabisrook niet leidt tot hogere THC-waarden in het bloed en niet leidt tot een sterkere subjectieve high. Het langer in de longen houden van de rook wordt veelvuldig toegepast door cannabisrokers, hierdoor wordt de teerneerslag in hun longen minstens met een factor anderhalf vergroot en neemt de kans op respiratoire schade dus toe, terwijl deze rooktechniek niets bijdraagt tot de high (Iversen, 2000).

In Nederland wordt cannabis het vaakst geconsumeerd in de vorm van een joint, een mengsel van tabak en hasj en/of wiet. Deze combinatie zou volgens sommige studies echter een additief effect hebben op de vorming van precancereuze veranderingen in de cellen van de luchtwegen, en zou dus vanuit gezondheidsstandpunt afgeraden moeten worden (bovendien is nicotine een sterk verslavende stof). Het gebruik van water voor het filteren van pure hasj- of wietrook, zoals in een waterpijp, lijkt een veelbelovende rooktechniek. Onderzoek wees echter uit dat het water verhoudingsgewijs méér THC uit de rook filterde dan teer, waardoor men uiteindelijk toch meer moet roken om de gewenste hoeveelheid THC binnen te krijgen (Lynskey, 2007). De verdamper of vaporizer (waarbij de wiet verhit maar niet verbrand wordt en de cannabinoïden vrijkomen in een damp) lijkt de beste optie als men cannabis wil inhaleren; hoewel er ook hier, afhankelijk van het model vaporizer en de techniek van de gebruiker, toch nog teer kan vrijkomen (Hazekamp et al., 2006).

THC-concentraties

In de loop van de jaren is de THC-concentratie in nederwiet verdubbeld, maar vanaf 2004 is er een stabilisatie opgetreden rond achttien procent. Het is onduidelijk wat de impact is van deze stijging op de volksgezondheid. Enerzijds bestaat de mogelijkheid dat cannabis met hoge THC-concentraties schadelijker is en een vergrootte kans op afhankelijkheid geeft. Anderzijds zou het kunnen dat mensen minder roken van sterkere cannabis, waardoor het risico op respiratoire schade misschien afneemt.

In dit licht is het van belang te weten of cannabisgebruikers (bewust of onbewust) hun rookgedrag aanpassen aan de sterkte van de cannabis.

Uit sommige studies blijkt dat gebruikers dit inderdaad doen, ze nemen kleinere en kortere trekjes als de cannabissoort sterker is. Andere onderzoeken vonden geen duidelijke aanpassing van het rookgedrag. Uit het laatstgenoemde onderzoek bleek bovendien dat er, ondanks het feit dat de proefpersonen hun rookgedrag niet aanpasten aan de cannabissterkte, toch een lagere teerneerslag was in de longen bij het roken van de sterkere cannabissoorten (3,95%) in vergelijking met de minder sterke soorten (1,77%). De onderzoekers hebben vervolgens de hoeveelheid teer gemeten in de rook van cannabissoorten met een verschillend THC-gehalte met behulp van een gestandaardiseerde in-vitro rooktechniek. Hieruit bleek dat bij verbranding van de cannabissoort met de hoogste THC-concentratie significant minder teer ontstond. Een belangrijke vraag is of deze relatie – hoe hoger het THC-gehalte, hoe minder teer er wordt gevormd – ook geldt voor cannabis met THC-concentraties rond de vijftien tot twintig procent, zoals men die in Nederland vindt (Iversen, 2000).

Onderzoek onder ruim vierhonderd actuele gebruikers in Nederland suggereert dat hoe sterker de cannabis is die respondenten gebruiken, hoe groter de kans op afhankelijkheid (hoe hoger hun DSM-score). De kans op afhankelijkheid bleek kleiner te worden naarmate de gebruiker ouder is. Er werden drie typen gebruikers onderscheiden:

1 Het 'sterke roes'-type: jongere blowers die de voorkeur geven aan cannabis met een hoog THC-gehalte. Ze blowen vaker en meer en inhaleren dieper. Ze hebben een grotere kans op afhankelijkheid.
2 Het 'stabiele roes'-type: streeft een bepaalde roes na en past de hoeveelheid cannabis aan.
3 Het type dat een stabiele hoeveelheid rookt, onafhankelijk van de sterkte van de cannabis (Korf et al., 2004).

Initiatieleeftijd

Hoe vroeger men met cannabis begint, hoe meer kans op problematisch gebruik, afhankelijkheid, (problematisch) gebruik van andere middelen, psychose en/of schizofrenie, slechtere schoolprestaties en lagere scores op een visuele geheugentaak. Gebruik op jonge leeftijd (afhankelijk van het onderzoek voor de leeftijd van 15, 16 of 17 jaar) moet dus ontraden worden.

12.7 Cannabis als medicijn

Cannabisproducten worden sinds mensenheugenis in de geneeskunde toegepast. Tot diep in de negentiende eeuw verschenen er medische boeken die de werking van cannabis beschreven bij tal van kwalen. Pas in de twintigste eeuw is het gebruik van cannabis als geneesmiddel in onbruik geraakt, hoewel er de laatste tijd sprake is van een hernieuwde belangstelling voor de unieke geneeskrachtige eigenschappen van deze plant. Sinds 1 september 2003 is medicinaal cannabisgebruik legaal in Nederland. Patiënten kunnen met een voorschrift van de huisarts cannabis van geneesmiddelkwaliteit verkrijgen in de apotheek. Bij kankerpatiënten kan cannabis helpen tegen de misselijkheid die een bijwerking is van chemotherapie of bestraling. De eetluststimulerende werking van cannabis wordt aangewend bij gebrek aan eetlust en vermagering door kanker of aids. Gunstige effecten zijn voorts vermeld bij spierspasmen en pijn bij multipele sclerose, chronische pijn en bij het syndroom van Gilles de la Tourette. Hard bewijs ontbreekt voorlopig nog, aangezien studies vaak kleine groepen onderzoeken en niet voldoen aan de voorwaarden voor goed wetenschappelijk klinisch onderzoek. In de toekomst horen we hier ongetwijfeld meer over.

Referenties

Barbers RG. et al. Differential examination of bronchoalveolar lavage cells in tobacco cigarette and marijuana smokers. Am Rev Respir Dis 1987; 135(6): 1271-5.

Bloom JW. et al. Respiratory effects of non-tobacco cigarettes. Br Med J (Clin Res Ed) 1987; 295(6612): 1516-8.

Brink W van den. Hoe schadelijk zijn softdrugs? Justitie verken 2006; 32: 72-88.

Brink W van den. Verslaving: een chronisch recidiverende hersenziekte. Justitie verken 2006; 32: 59-75.

Carai MA, Colombo G, Gessa GL. Rimonabant: the first therapeutically relevant cannabinoid antagonist. Life Sci 2005; 77(19): 2339-50.

Christensen R. et al. Efficacy and safety of the weight-loss drug rimonabant: a meta-analysis of randomised trials. Lancet 2007; 370(9600): 1706-13.

Coates RA. et al. Cofactors of progression to acquired immunodeficiency syndrome in a cohort of male sexual contacts of men with human immunodeficiency virus disease. Am J Epidemiol 1990; 132(4): 717-22.

Decorte T, Muys M, Slock S. Cannabis in Vlaanderen. Patronen van cannabisgebruik bij ervaren gebruikers. Leuven/Leusden: Acco; 2003.

Devane WA. et al. Isolation and structure of a brain constituent that binds to the cannabinoid receptor. Science 1992; 258(5090): 1946-9.

Di Marzo V, Petrocellis LD. Plant, synthetic, and endogenous cannabinoids in medicine. Annu Rev Med 2006; 57: 553-74.

El-Gohary M, Eid MA. Effect of cannabinoid ingestion (in the form of bhang) on the immune system of high school and university students. Hum Exp Toxicol 2004; 23(3): 149-56.

Fergusson DM. et al. Cannabis and psychosis. Bmj 2006; 332(7534): 172-5.

Fergusson DM, Boden JM, Horwood LJ. Cannabis use and other illicit drug use: testing the cannabis gateway hypothesis. Addiction 2006; 101(4): 556-69.

Fergusson DM, Horwood LJ, Beautrais AL. Cannabis and educational achievement. Addiction 2003; 98(12): 1681-92.

Fried PA. Prenatal exposure to tobacco and marijuana: effects during pregnancy, infancy, and early childhood. Clin Obstet Gynecol 1993; 36(2): 319-7.

Gieringer D. Marijuana research: Waterpipe study. MAPS (Multidisciplinary Association for Psychedelic Studies) Bulletin 1996; 6: 59-66.

Gong H. et al. Tracheobronchial changes in habitual, heavy smokers of marijuana with and without tobacco. Am Rev Respir Dis 1987; 136(1): 142-9.

Hall W, Christie M, Currow D. Cannabinoids and cancer: causation, remediation, and palliation. Lancet Oncol 2005; 6(1): 35-42.

Harrison GP. et al. Cognitive measures in long-term cannabis users. J Clin Pharmacol 2002; 42(11 Suppl): 41S-7S.

Hashibe M. et al. Epidemiologic review of marijuana use and cancer risk. Alcohol 2005; 35(3): 265-5.

Hashibe M. et al. Marijuana use and the risk of lung and upper aerodigestive tract cancers: results of a population-based case-control study. Cancer Epidemiol Biomarkers Prev 2006; 15(10): 1829-4.

Hazekamp A. et al. Evaluation of a vaporizing device (Volcano) for the pulmonary administration of tetrahydrocannabinol. J Pharm Sci 2006; 95(6): 1308-17.

Heishman SJ, Stitzer ML, Yingling JE. Effects of tetrahydrocannabinol content on marijuana smoking behavior, subjective reports, and performance. Pharmacol Biochem Behav 1989; 34(1): 173-9.

Hollister L. Marijuana and immunity. J Psychoactive Drugs 1992; 24: 159-64.

Iversen L. The science of marijuana. Oxford: University Press; 2000.

Kaslow R. et al. No evidence for a role of alcohol or other psychoactive drugs in accelerating immunodeficiency in HIV-1-positive individuals: a report from the Multicentre AIDS Cohort Study, JAMA 1989; 261: 3424-9.

Korf D. De normalisering van cannabisgebruik. Justitie verken 2006; 32: 61-71.

Korf DJ. Dutch coffee shops and trends in cannabis use. Addict Behav 2002; 27(6): 851-66.

Korf DJ. et al. Sterke wiet. Een onderzoek naar blowgedrag, schadelijkheid en afhankelijkheid van cannabis. Amsterdam: Rozenberg Publishers; 2004.

Kraft U. Natural High. Scien Am Mind 2006; 17: 61-5.

Laar M van. et al. Nationale Drug Monitor. Jaarbericht 2006. Utrecht: Trimbos Instituut; 2007.

Lyketsos CG. et al. Cannabis use and cognitive decline in persons under 65 years of age. Am J Epidemiol 1999; 149(9): 794-800.

Lynskey MT. et al. Stimulant use and symptoms of abuse/dependence: epidemiology and associations with cannabis use - a twin study. Drug Alcohol Depend 2007; 86(2-3): 147-53.

Moore TH. et al. Cannabis use and risk of psychotic or affective mental health outcomes: a systematic review. Lancet 2007; 370(9584): 319-28.

Morral AR, McCaffrey DF, Paddock SM. Reassessing the marijuana gateway effect. Addiction 2002; 97(12): 1493-504.

Niesink R. et al. THC-concentraties in wiet, nederwiet en hasj in Nederlandse coffeeshops (2005-2006). Utrecht: Trimbos Instituut, DIMS; 2006.

Pacifici R. et al. Modulation of the immune system in cannabis users. Jama 2003; 289(15): 1929-31.

Pope HG. et al. Early-onset cannabis use and cognitive deficits: what is the nature of the association? Drug Alcohol Depend 2003; 69(3): 303-10.

Russo E, Guy GW. A tale of two cannabinoids: the therapeutic rationale for combining tetrahydrocannabinol and cannabidiol. Med Hypotheses 2006; 66(2): 234-46.

Scharen H van. De Cannabis connectie. Antwerpen: Uitgeverij Hadewijch; 1997.

Segev L, Paz A, Potasman I. Drug abuse in travelers to southeast Asia: an on-site study. J Travel Med 2005; 12(4): 205-9.

Solowij N. et al. Cognitive functioning of long-term heavy cannabis users seeking treatment. Jama 2002; 287(9): 1123-31.

Stella N. Schweitzer P, Piomelli D. A second endogenous cannabinoid that modulates long-term potentiation. Nature 1997; 388(6644): 773-8.

Sydow K von. et al. What predicts incident use of cannabis and progression to abuse and dependence? A 4-year prospective examination of risk factors in a community sample of adolescents and young adults. Drug Alcohol Depend 2002; 68(1): 49-64.

Tashkin D. et al. Effects of habitual use of marijuana and/or cocaine on the lung. In: Research findings on smoking of abused substances. NIDA Research Monograph 1997; 99: 63-87.

Tashkin, DP. et al. Respiratory symptoms and lung function in habitual heavy smokers of marijuana alone, smokers of marijuana and tobacco, smokers of tobacco alone, and nonsmokers. Am Rev Respir Dis 1987; 135(1): 209-16.

Tashkin DP. et al. Respiratory and immunologic consequences of marijuana smoking. J Clin Pharmacol 2002; 42(11 Suppl): 71S-81.

Taylor D. et al. A longitudinal study of the effects of tobacco and cannabis exposure on lung function in young adults. Addiction 2002; 97: 1055–61.

Zuckerman B. et al. Effects of maternal marijuana and cocaine use on fetal growth. N Engl J Med 1989; 320(12): 762-8.

Websites

eelda.org. Evidence-based Electronic Library for Drugs and Addiction.
trimbos.nl.

13 Het gebruik van overige tripmiddelen

Hylke Vervaeke

13.1 Inleiding

Tripmiddelen, ook wel hallucinogenen of psychedelica genoemd, worden al van oudsher gebruikt door de mensheid voor rituele, religieuze, spirituele en recreatieve doeleinden. De tripmiddelen kunnen op basis van hun chemische structuur onderverdeeld worden in verschillende klassen. De meeste tripmiddelen behoren tot de fenethylaminen of de tryptaminen. De fenethylaminen vormen een groep diverse stoffen die als basisstructuur fenethylamine hebben (zie figuur 13.1).

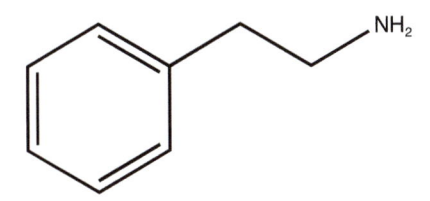

Figuur 13.1 Fenethylamine.

Op deze fenethylamine basisstructuur kunnen vervolgens op de ring of de keten extra atomen of atoomgroepen geplaatst worden, waardoor men een heel diverse groep krijgt van gesubstitueerde fenethylaminen. Figuur 13.2 toont de mogelijke substitutie plaatsen.
Verschillende neurotransmitters behoren tot de fenethylaminen (dopamine, adrenaline, noradrenaline), maar ook synthetische en plantaardige stimulerende stoffen zoals xtc, amfetamine, methamfetamine, efedrine en cathionine. Sommige fenethylaminen hebben hallucinogene eigenschappen, zoals mescaline (3,4,5-trimethoxyfenethylamine), de werkzame stof in de cactussen Peyote en San Pedro. Alexander Shulgin (1994) heeft verschillende synthetische hallucinogene fene-

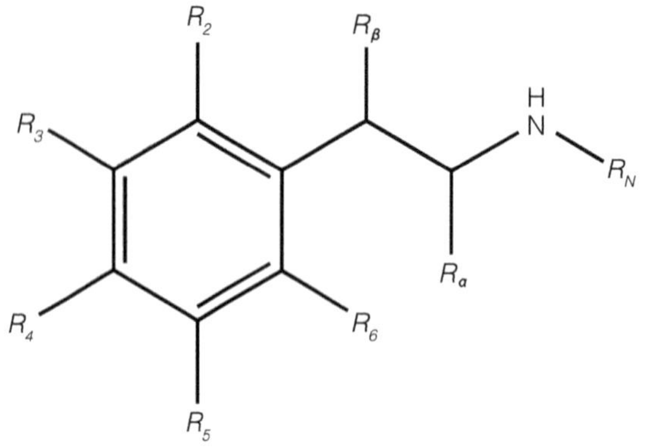

Figuur 13.2 Fenethylamine substitutieplaatsen.

thylaminen gemaakt en zelf uitgeprobeerd. Tot zijn bekendste creaties behoren 2C-B (4-bromo-2,5-dimethoxyfenethylamine), 2C-T-7 (2,5-dimethoxy-4-propylthiofenethylamine), DOB (2,5-dimethoxy-4-bromoamfetamine), en DOM (2,5-dimethoxy-4-methylamphetamine) (zie figuur 13.3a t/m e).

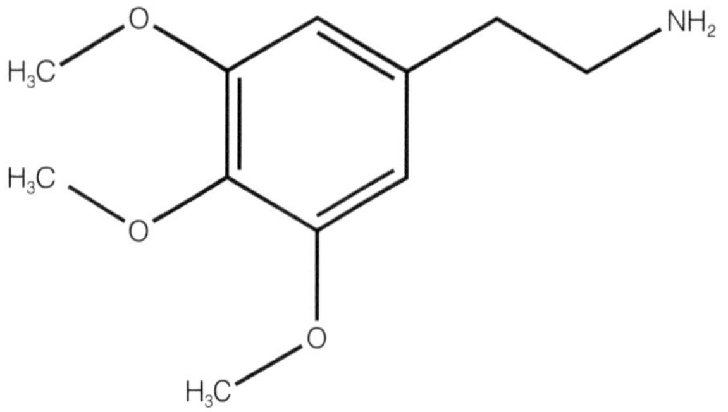

Figuur 13.3a Tripmiddel van de fenethylaminegroep: mescaline.

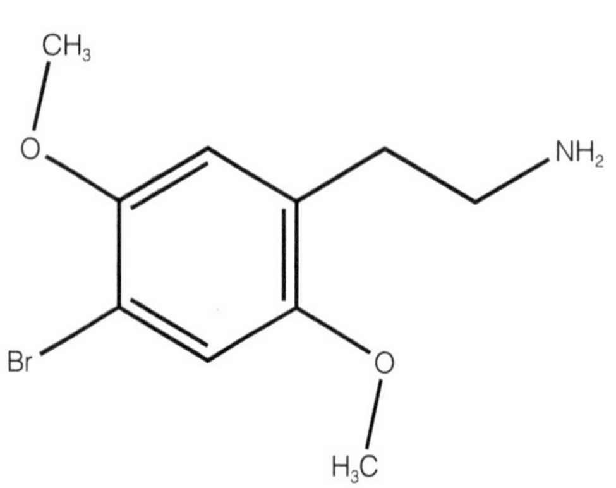

Figuur 13.3b Tripmiddel van de fenethylaminegroep: 2C-B.

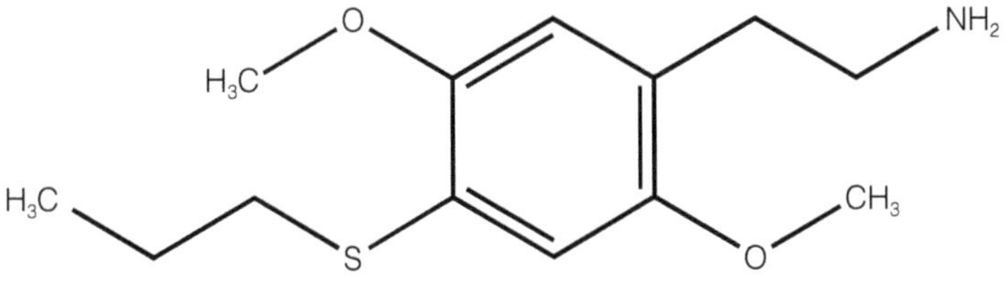

Figuur 13.3c Tripmiddel van de fenethylaminegroep: 2C-T-7.

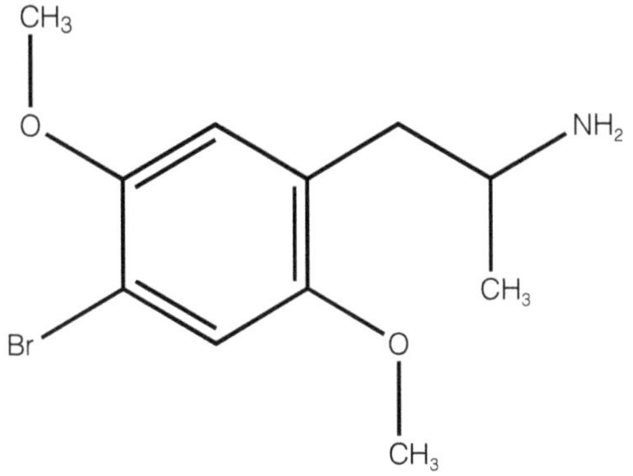

Figuur 13.3d Tripmiddel van de fenethylaminegroep: DOB.

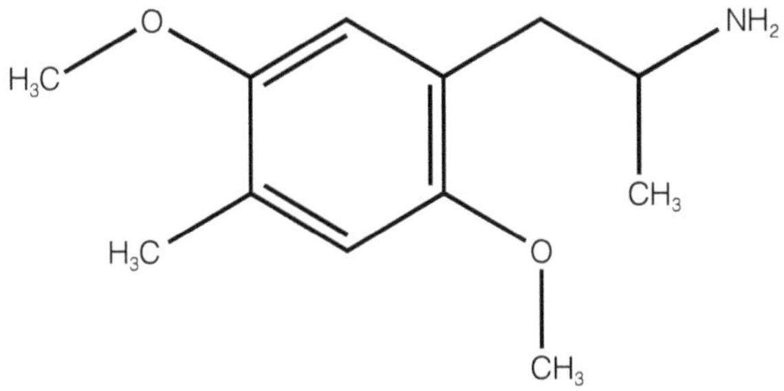

Figuur 13.3e Tripmiddel van de fenethylaminegroep: DOM.

Een andere belangrijke groep vormen de tryptaminen, met lsd als bekendste lid van deze familie. Deze tripmiddelen hebben de tryptaminestructuur als basisstructuur. Andere tryptaminen zijn psilocine (4-hydroxy dimethyltryptamine), de werkzame stof in psychedelische paddenstoelen, DMT (dimethyltryptamine) en ibogaïne (zie figuur 13.4a t/m d). Ook de neurotransmitter serotonine (ook 5-hydroxytryptamine, 5-HT genoemd) behoort tot deze groep.

Andere chemische klassen vormen de cannabinoïden (zie hoofdstuk 12) en de arylcyclohexylaminen (waartoe fencyclidine (PCP) en ketamine behoren, zie figuur 13.5).

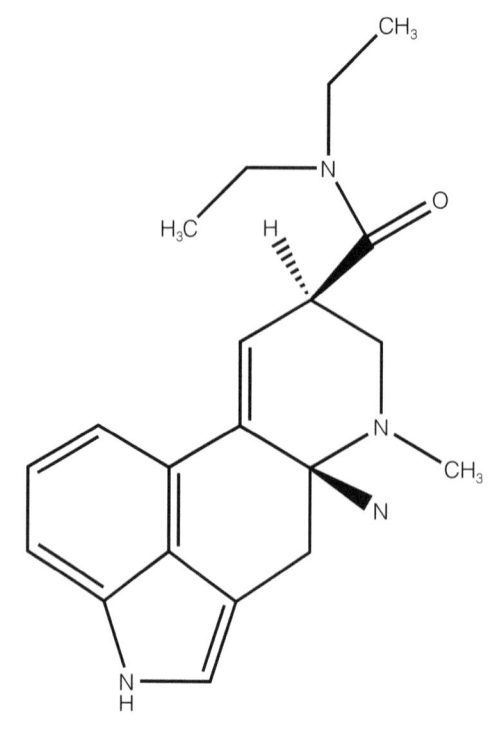

Figuur 13.4a Tripmiddel van de tryptaminegroep: D-lyserginezuurdi-ethylamide (lsd).

Figuur 13.4b Tripmiddel van de tryptaminegroep: psilocine

Sommige stoffen met een hallucinogene werking behoren niet tot een van deze klassen, zoals dextromethorfan (DXM, een hoestprikkelremmer die een opiaatachtige structuur heeft, waarvan de werking in hoge doseringen vergelijkbaar is met ketamine) en salvinorine (de werkzame stof uit Salvia divinorum). Strikt gezien behoren de atropineachtigen (zoals Belladonna en Datura) niet tot de tripmiddelen, omdat bij

Figuur 13.4c Tripmiddel van de tryptaminegroep: N,N-DMT

Figuur 13.4d Tripmiddel van de tryptaminegroep: ibogaïne.

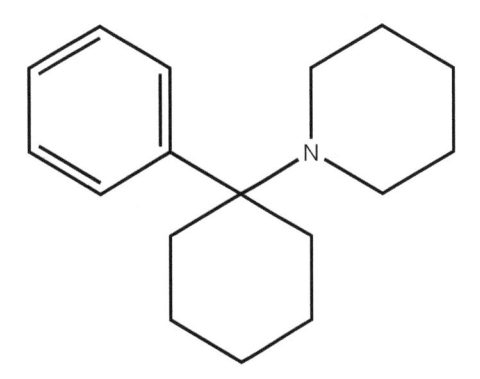

Figuur 13.5a Arylcyclohexylamine: fencyclidine (PCP).

deze klasse de hallucinogene effecten gepaard gaan met delirium en andere vergiftigingsverschijnselen (terwijl échte hallucinogenen psychedelische effecten veroorzaken zonder delirium).

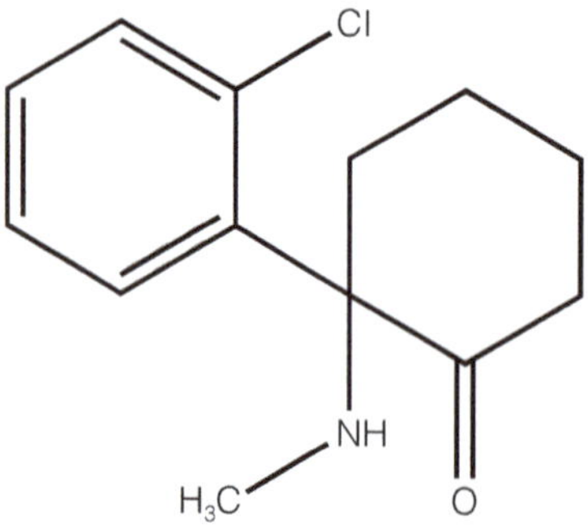

Figuur 13.5b *Arylcyclohexylamine: ketamine.*

13.2 Mescaline

13.2.1 WAT IS HET?

Mescaline is de werkzame stof in de hallucinogene Peyote- (Lophophora williamsii) en San Pedrocactussen. Peyote is een naaldloze, knopvormige traaggroeiende cactus die voorkomt in Zuidwest-Amerika en Mexico (zie figuur 13.6). Peyote wordt al duizenden jaren gebruikt door Mexicaanse indianenstammen (onder meer Huichols) in religieuze rituelen, maar ook als medicijn. Archeologen hebben Peyoteknoppen van 5700 jaar oud teruggevonden (Bruhn et al., 2002).

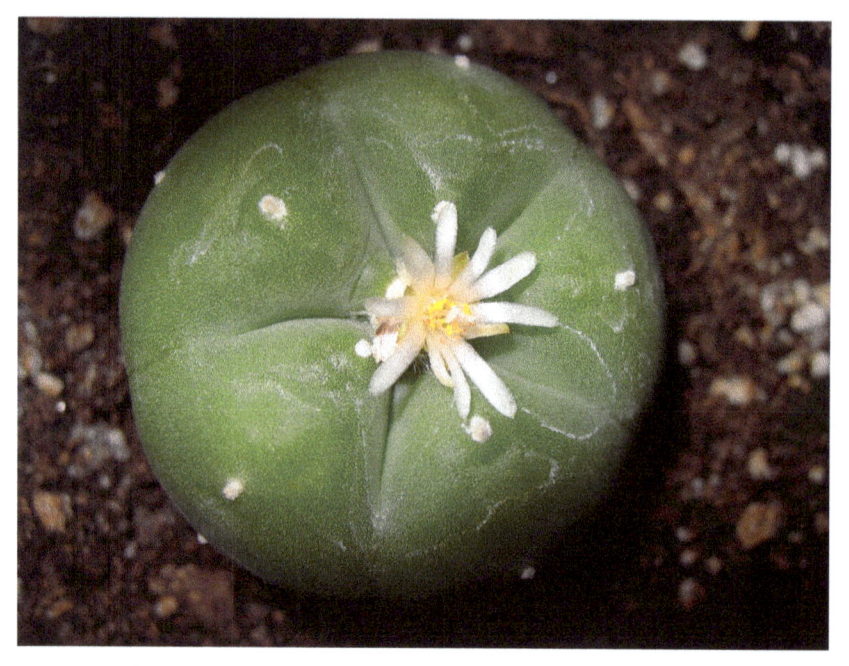

Figuur 13.6 *Bloeiende peyotecactus.*

Sinds het begin van de twintigste eeuw wordt Peyote als sacrament gegeten door leden van de Native American Church. Het religieuze gebruik van Peyote is voor hen legaal sinds 1994 (American Indian Religious Freedom Act). Mescaline komt ook voor in andere cactussoorten, zoals de San Pedro (zie figuur 13.7). Mescaline is voor het eerst geïsoleerd uit de Peyotecactus in 1896 door Arthur Heffter en voor het eerst gesynthetiseerd in 1919 door Ernst Späth.

Mescaline werd bekend in de hippiebeweging van de jaren zestig van de vorige eeuw na het verschijnen van het boek *The doors of perception* in 1954, waarin schrijver Aldous Huxley verslag doet van zijn mescalinetrip. Jim Morrison noemde zijn band *The Doors* naar dit boek.

Peyoteknoppen of plakjes San Pedrocactus kunnen rauw of gedroogd gegeten worden, of er kan thee van gezet worden. De smaak is afschuwelijk bitter, daarom wordt de gedroogde cactus soms vermalen tot poeder en in capsules geslikt (men moet dan wel zeer veel capsules innemen). Zeer zelden is er synthetische mescaline in poedervorm op de markt. Een dosis mescaline is twee- tot vijfhonderd milligram, daarmee is mescaline ongeveer twee- tot vierduizend keer minder krachtig dan lsd. Een papertrip kan dus onmogelijk een werkzame dosis mescaline bevatten. De eerste effecten worden meestal na een uur gevoeld. De piekeffecten duren twee tot vier uur. Acht tot twaalf uur na inname is de gebruiker weer redelijk nuchter. De effecten zijn vergelijkbaar met lsd: verandering van zintuiglijke waarneming (vooral veranderde visuele perceptie), verandering van stemming, tijdsperceptie, mentale denkprocessen en zelfperceptie (Hermle et al., 1992). De kans op misselijkheid en braken is veel groter bij mescaline dan bij lsd. Door sommige gebruikers wordt mescalineroes als sensueler of aardser omschreven in vergelijking met lsd, maar in een onderzoek uit de jaren 1960 konden proefpersonen mescaline niet onderscheiden van lsd (Hollister & Sjoberg, 1964) Voor een uitgebreide beschrijving van de effecten wordt daarom verwezen naar hoofdstuk 11.

In de hersenen bindt mescaline vooral aan de serotonine-2A-receptor, net zoals lsd en psilocine (Gonzalez-Maeso, 2007).

Het gebruik van mescaline wordt niet gemeten in prevalentie onderzoeken, maar is zeer zeldzaam. In kringen van psychonauten wordt er wel eens geëxperimenteerd met psychedelische cactussen of (zelden) synthetische mescaline.

13.2.2 RISICO'S

Schattingen suggereren dat een dodelijke dosis mescaline ongeveer 24 keer de effectieve dosis is. Daarmee heeft mescaline een aanzienlijk minder grote veiligheidsmarge dan lsd of psilocybine, die beide een

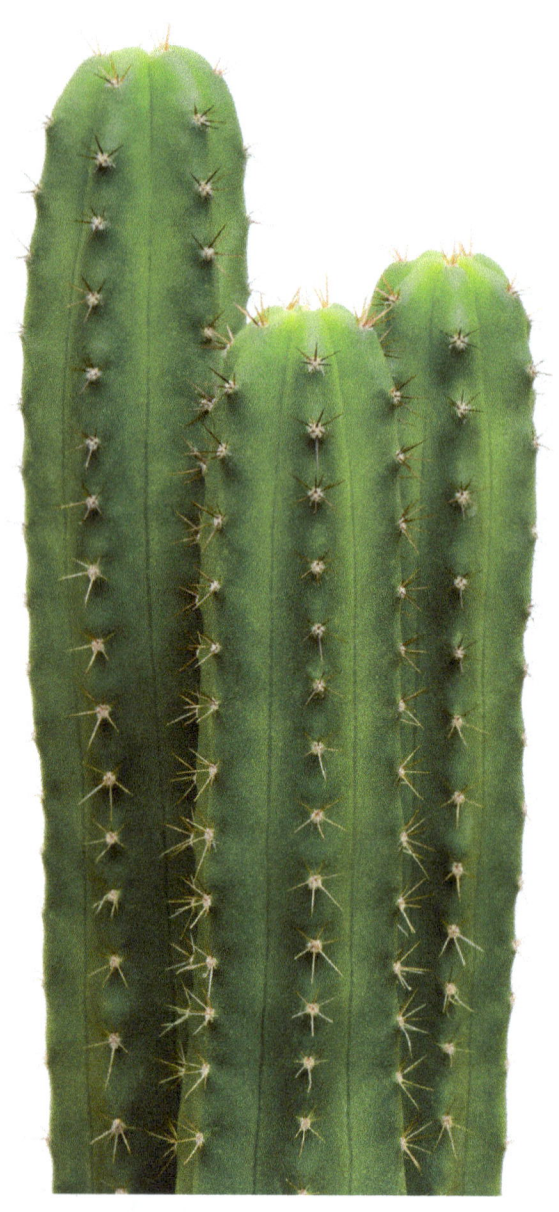

Figuur 13.7 San Pedro cactus.

marge van duizend hebben, maar een grotere veiligheidsmarge dan alcohol, die een marge van tien heeft (Gable, 2004).
De psychologische risico's van mescaline zijn vergelijkbaar met die van lsd. De intense effecten op zintuiglijke waarneming en mentale denkprocessen kunnen leiden tot angst en verwardheid. Wanneer deze effecten een substantieel deel van de tripervaring in beslag nemen,

spreekt men van een 'bad trip'. Het is onduidelijk hoe vaak een bad trip optreedt, maar het gaat wellicht over een minderheid van de gevallen. Over het optreden van mescaline-gerelateerde psychosen zijn geen cijfers bekend, maar men mag aannemen dat het risico hierop vergelijkbaar is met lsd en dus bijzonder laag (incidentie 0.08%) (Nichols, 2004). De kans op Hallucinogen Persisting Perception Disorder (HPPD, ernstige flashbacks, zie hoofdstuk 11) is wellicht nog lager dan bij lsd, aangezien een onderzoek onder peyote gebruikende leden van de Native American Church, waarbij vijfhonderd personen voor deelname gescreend werden, geen enkel geval vond van HPPD. Datzelfde onderzoek vond geen cognitieve stoornissen bij de peyote gebruikende leden van de Native American Church, integendeel, op bepaalde testen scoorden ze beter (wat niet per se aan het peyotegebruik hoeft te liggen) (Halpern et al., 2005). Deze resultaten kunnen niet veralgemeniseerd worden naar recreatieve gebruikers, omdat de aanhangers van de Native American Church peyote gebruiken in een rituele context en ze geen alcohol of andere drugs gebruiken.

Afhankelijkheid lijkt bij het gebruik van mescaline niet of nauwelijks op te treden. Proefdieren zullen zichzelf niet, of slechts kortstondig, mescaline toedienen in een zogenaamd 'zelftoedieningsexperiment' (Fantegrossi et al., 2004).

13.3   2C-B, 2C-T-7, DOM en DOB

13.3.1   WAT IS HET?

Alexander Shulgin doet in zijn boek *Pihkal. Phenethylaminen I Have Known and Loved* verslag van verschillende synthetische hallucinogene fenethylaminen die hij zelf gemaakt en uitgeprobeerd heeft (Shulgin, 1991). Zijn vier bekendste creaties worden hier onder de loep gehouden. Twee ervan, DOB en DOM, waren vooral bekend en berucht in het hippietijdperk, de jaren zestig en zeventig van de vorige eeuw. De twee andere, 2C-B en 2C-T-7, doken daarentegen pas op midden en eind jaren 1990.

In 1964 synthetiseert Shulgin voor het eerst DOM (2,5-dimethoxy-4-methylamphetamine). Door middel van zelfexperimenten komt hij tot de conclusie dat drie tot tien milligram DOM een werkzame dosis is die een psychedelische ervaring oplevert van veertien tot twintig uur. Enkele jaren later, in 1967, werd een tripmiddel in pilvorm verspreid onder hippies in San Francisco onder de naam STP (Serenity Tranquility Peace). Later bleek dat deze pilletjes DOM bevatten in zeer hoge doseringen van tien tot twintig milligram. De combinatie van deze hoge dosis, het feit dat het soms twee tot drie uur duurt voor de volledige effecten van het middel zich manifesteren en de lange werkingsduur, leidden tot panieksituaties, bad trips en psychoses onder hippies die dachten dat ze een lsd-variant slikten. Tegenwoordig lijkt DOM van de markt verdwenen (Shulgin, 1991).

DOB (2,5-dimethoxy-4-bromoamfetamine) is door Shulgin voor het eerst gemaakt in 1967. Het is het meest krachtige middel uit het boek Pihkal, bij een halve milligram DOB kunnen er al effecten gevoeld worden. De psychedelische dosis ligt tussen één en drie milligram en geeft een trip van maar liefst achttien tot dertig uur. Omdat DOB reeds werkzaam is in lage doseringen, kan het voorkomen op papertrips en werd het soms verkocht als lsd. In de jaren 1990 zijn er enkele tabletten met DOB verkocht als xtc. Na waarschuwingscampagnes zijn deze tabletten gelukkig van de markt verdwenen (Pijlman et al., 2003). Zowel DOM als DOB zijn in 1971 op lijst I geplaatst in de UN Convention on Psychotropic Substances.

In het begin van de jaren zeventig van de vorige eeuw was Shulgin op zoek naar DOB-varianten en zo synthetiseerde hij in 1974 2C-B (zie figuur 13.3 voor de gelijkenissen tussen DOB en 2C-B). 2C-B (4-bromo-2,5-dimethoxyfenethylamine) is minder krachtig dan DOB en werkt minder lang. 2C-B werd eerst legaal als afrodisiacum te koop aangeboden via het bedrijf Drittewelle onder de namen 'Nexus' en 'Erox'. Later is 2C-B gedurende korte tijd te koop aangeboden in Nederlandse smartshops (in tabletten van 5 of 8 mg), maar daar kwam een einde aan toen het middel in 1997 op lijst I van de Opiumwet terechtkwam. Tegenwoordig is er een zeer beperkte illegale markt voor 2C-B. 2C-B wordt verkocht als tabletten en capsules en soms ook als poeder en wordt meestal geslikt. In poedervorm kan 2C-B gesnoven worden, wat naast een zeer pijnlijke neus, binnen vijf minuten een tripervaring oplevert. In lage doseringen, vijf tot vijftien milligram, werkt 2C-B mild xtc-achtig of entactogeen (zie hoofdstuk 9) en erotisch stimulerend. Bij hogere doseringen, tien tot dertig milligram, treden de psychedelische effecten op de voorgrond, vooral veranderingen in visuele waarneming en stemming. 2C-B verstoort de mentale denkprocessen minder sterk dan lsd en psilocybine, en wordt door gebruikers beschouwd als 'beter controleerbaar'. De werking van 2C-B houdt vier tot zes uur aan.

In 1986 creëerde Shulgin 2C-T-7 (2,5-dimethoxy-4-propylthiofenethylamine), een tripmiddel dat bij doseringen van tien tot dertig milligram een trip van ongeveer acht tot vijftien uur oplevert. De effecten van 2C-T-7 zijn vergelijkbaar met 2C-B, maar ze houden langer aan en er is meer kans op lichamelijke bijwerkingen, zoals misselijkheid en spierspanning (vooral in nek en schouders). In 1999 werd 2C-T-7 op de Nederlandse markt gebracht onder de merknaam 'Blue Mystic' (3 pilletjes van 10 mg 2C-T-7) en verkocht via het internet en in smartshops. De flyer sprak over PT-DM-PEA (afkorting van 4-propylthio-2,5-dimethoxy-phenethylamine, een alternatieve naam voor 2C-T-7), wellicht omdat de naam 2C-T-7 de aandacht van de overheid zou trekken. In april 2003 oordeelde het European Monitoring Centre for Drugs and Drug Addiction (EMCDDA) in een zogenaamde 'risk assessment' dat 2C-T-7 onder wetgevende controle geplaatst zou moeten worden. In respons daarop droeg de EU, in november 2003, haar leden op de verkoop van 2C-T-7 aan banden te leggen binnen negentig dagen. Blue Mystic is niet meer verkrijgbaar in smartshops en 2C-T-7 is tegenwoordig nauwelijks aanwezig op de illegale markt (EMCDDA, 2004; De Boer & Bosman, 2004).

Het gebruik van 2C-B en 2C-T-7 in de algemene bevolking is nooit gemeten. In 2003 is het druggebruik onder bezoekers van trendy clubs in Amsterdam onderzocht. Hoewel tripmiddelen zelden tijdens het uitgaan zelf worden gebruikt, hebben deze mensen wel meer ervaring met deze middelen in thuis- en privé-settings dan hun leeftijdsgenoten in de algemene bevolking. In 2003 heeft 6,5 procent van de Amsterdamse trendy uitgaanders ooit met 2C-B geëxperimenteerd en 0,3 procent de laatste maand. Voor 2C-T-7 zijn deze cijfers respectievelijk 1,3 en 0,3 procent. Ter vergelijking, in deze groep heeft in 2003 53 procent ooit xtc gebruikt en 34 procent ooit psychedelische paddenstoelen (Korf et al., 2004).
Bovengenoemde fenethylaminen veroorzaken hun hallucinogene effecten door binding aan de serotonine-2A-receptor in het brein (EMCDDA, 2004; Li et al., 2007; Arvanov et al., 1999; Fantegrossi et al., 2005). Voor een uitgebreide beschrijving van de psychedelische effecten wordt verwezen naar hoofdstuk 11.

13.3.2 RISICO'S

Voor de mentale risico's wordt verwezen naar het hoofdstuk 11. Er is ten minste één geval bekend van een fatale overdosis DOB (Balikova, 2005). In de Verenigde Staten is een man overleden na het snuiven van 35 milligram 2C-T-7 (Curtis, 2003). Bij twee anderen bestaat het vermoeden dat 2C-T-7 in combinatie met MDMA de oorzaak van het overlijden was, maar dat is niet toxicologisch bevestigd (EMCDDA).

13.4 DMT en ayahuasca

13.4.1 WAT IS HET?

DMT is een sterk hallucinogeen tryptamine dat voorkomt in ontzettend veel plant- en diersoorten verspreid over de hele wereld. In de jaren vijftig en zestig van de vorige eeuw ontdekte men dat DMT (samen met gelijkaardige stoffen als 5-methoxy-N,N-dimethyltryptamine, 5-MeO-DMT) de hallucinogene component is in verschillende 'snuifmiddelen' uit Zuid-Amerika, zoals de yopozaden van de plant Anadenanthera peregrine en Epena afkomstig van de Virola. Verder ontdekte men dat DMT en afgeleide stoffen aanwezig waren in ondermeer zeesponzen, padden, grassen en zoogdieren. Maar het meest bekend is DMT wellicht als één van de twee bestanddelen uit de Zuid-Amerikaanse hallucinogene drank ayahuasca (dit betekent: Slingerplant van de ziel; andere namen: yagé, hoasca, caapi). Indianenvolken uit het Amazonegebied gebruiken deze drank al eeuwenlang in magisch-religieuze rituelen bij voorspellingen, waarzeggerij en tovenarij, maar ook als traditioneel geneesmiddel speelt de drank een belangrijke rol.

Samenstelling Ayahuasca

Ayahuasca wordt gemaakt uit twee planten: de slingerplant Banisteriopsis caapi en Psychotria viridis. Men schraapt de bast van de vers gesneden stengels van Banisteriopsis caapi en kookt deze samen met de bladeren van Psychotria viridis enkele uren in water tot een dik, bitter sap ontstaat. Psychotria viridis bevat DMT als werkzaam bestanddeel. Als DMT oraal wordt ingenomen, zoals in Ayahuasca thee, wordt het echter afgebroken ter hoogte van maag en lever door monoamine oxidase-enzymen (MAO), waardoor het de hersenen niet kan bereiken. De plant Banisteriopsis caapi bevat echter zogenaamde MAO-remmers, harmine, harmaline, and tetrahydroharmine (allen β-carbolines). Deze remmen de werking van de MAO-enzymen, waardoor de afbraak van DMT door MAO wordt tegengaan. DMT kan dan het brein bereiken en psychedelische effecten veroorzaken. Ayahuasca is uniek, omdat de farmacologische en psychoactieve werking ervan afhankelijk is van een interactie tussen twee stoffen (DMT en een MAO-remmer) die voorkomen in twee verschillende planten.

Intermezzo 13.1   Pharmahuasca
Moderne varianten bestaan uit synthetische DMT en een geneesmiddel met MAO-remmende eigenschappen, zoals het antidepressivum moclobemide. Dit wordt door psychonauten ook wel 'pharmahuasca' genoemd.

Huidigg ebruik ayahuasca

Tegenwoordig wordt ayahuasca gebruikt als sacrament door religieuze groepen, zoals de Santo Daime en de Uniao do Vegetal. Zij hebben hun wortels in Brazilië, maar bezitten inmiddels kerken over de hele wereld. Santo Daime en Uniao do Vegetal mengen Christelijke aspecten met animistische en sjamanistische rituelen. In 1987 is een onderzoek opgezet door de Braziliaanse regering naar de risico's van ayahuasca in deze religieuze context. De conclusie was dat ayahuasca een positieve invloed had op de gemeenschap en de sociale harmonie. Er werden geen aanwijzingen gevonden voor schade of misbruik. In 1992 werd in Brazilië het gebruik van ayahuasca voor religieuze doeleinden legaal. Ook de Nederlandse Santo Daime-kerken waren sinds oktober 1999 betrokken in een strafrechtelijk onderzoek. De vraag was of de kerkleiders in overtreding waren met de Opiumwet (DMT staat immers op lijst I). Op 21 mei 2001 volgde de uitspraak: 'Santo Daime is een erkende religie en het gebruik van ayahuasca binnen de rituele context van de kerk levert geen gevaar op voor de volksgezondheid. Daaruit volgt, op grond van Artikel 9 van het Europees Verdrag van de Rechten van de Mens, dat de Santo Daime-kerken hun sacrament ayahuasca mogen gebruiken.' (www.santodaime.nl)

Verder wordt ayahuasca gebruikt in de context van 'ayahuasca toerisme' door westerse reizigers. Zij gaan in het Amazonegebied op zoek naar een spirituele ervaring geleid door een sjamaan van een Indianenstam. In Nederland worden er ook spirituele ayahuasca-sessies georganiseerd die niet gelieerd zijn aan een religieuze organisatie voor kleine groepjes geïnteresseerden.

Effecten ayahuasca

Ayahuasca is een bruinrood drankje dat erg bitter smaakt. Binnen twintig tot zestig minuten worden de eerste effecten gevoeld. Afhankelijk van de dosering duurt de ervaring twee tot zes uur. Men ziet felgekleurde caleidoscopische geometrische structuren en beleeft droomachtige visioenen. Een bijnaam van ayahuasca is 'la purga', omdat de roes meestal gepaard gaat met intense misselijkheid, braken en diarree. Sommigen ervaren dit als lichamelijk en geestelijk reinigend.

> **Intermezzo 13.2 Ayahuasca dubbelblind toedienen in een wetenschappelijke studie?**
>
> In een wetenschappelijk onderzoek naar de werking en risico's van ayahuasca, moet iedere proefpersoon een vergelijkbare dosis per lichaamsgewicht toegediend krijgen. Verder is het in een placebogecontroleerd design van het grootste belang dat de placebo niet door smaak, vorm of uiterlijk onderscheiden kan worden van het werkzame middel. Hoe kan dat met ayahuasca? Onderzoekers hebben 9,6 liter ayahuasca gevriesdroogd tot 611 gram poeder. Vervolgens werd de concentratie aan werkzame stoffen gemeten met een chemische analysetechniek, HPLC (High-performance liquid chromatography). Eén gram gevriesdroogd poeder bevatte 8,33 milligram DMT, 14,13 milligram harmine, 0,96 milligram harmaline en 11,36 milligram tetrahydroharmine (THH). Omgerekend waren de concentraties in de oorspronkelijke ayahuasca-thee dus 0,53 mg/ml DMT, 0,90 mg/ml harmine, 0,06 mg/ml harmaline en 0,72 mg/ml THH.
> De onderzoekers wilden drie verschillende doseringen en placebo met elkaar vergelijken. Er werd gekozen voor 0,5 milligram DMT per kilogram lichaamsgewicht als lage dosis, 0,75 mg/kg DMT als medium dosis en 1,0 mg/kg als hoge dosis. Per proefpersoon werd vervolgens de dosis berekend aan de hand van het lichaamsgewicht. Het gevriesdroogd poeder werd in capsules gebracht. Placebo capsules bevatten lactose (suiker) (Riba et al., 2001).

DMT roken

Hedendaagse psychonauten kiezen er vaak voor om DMT te roken, wat een korte maar zeer intense hallucinogene roes opwekt. Wegens deze korte werkingsduur (10-20 minuten) wordt gerookte DMT ook wel 'the businessman's lunch trip' genoemd. Rookbare DMT kan gesynthetiseerd worden in het lab, maar wordt meestal via chemische extractie uit plantmateriaal verkregen. Planten die hiervoor gebruikt worden zijn ondermeer kanariegras (Phalaris arundinacea) en de wortelbast van Mimosa hostilis. DMT heeft een doordringende visachtige geur en wordt gerookt of gevaporiseerd met behulp van een waterpijp of een glazen DMT-pijpje. De rook die vrijkomt heeft de geur en smaak van verbrand plastic. Binnen tien tot zestig seconden na inhalatie van vijftien tot zestig milligram DMT wordt de geest gekatapulteerd door een tunnel van expanderende felgekleurde geometrische patronen naar een andere dimensie. Soms ervaart men visioenen van contact met andere wezens. De effecten van gerookte DMT zijn vele malen intenser dan van ayahuasca, maar duren veel minder lang. Na twintig tot dertig minuten bevindt de gebruiker zich weer in de gewone wereld, hoewel door de tijdsvertraging de roes veel langer lijkt. De gerookte DMT-ervaring wordt door gebruikers beschouwd als zeer psychedelisch, spiritueel en inzichtgevend.

Werking

De lichamelijke effecten van DMT zijn verwijde pupillen (mydriasis), verhoogde hartslag en bloeddruk, verhoogde lichaamstemperatuur en verhoogde hormoonconcentraties (ondermeer groeihormoon, prolactine en cortisol). Deze lichamelijke effecten zijn minder uitgesproken bij ayahuasca dan bij gerookte DMT.
Net als lsd en psilocine zal DMT binden aan de serotonine-2A-receptor in de hersenen, waardoor de psychedelische effecten ontstaan (Jacob & Presti, 2005). Voor een gedetailleerde omschrijving van de psychedelische ervaring wordt verwezen naar het hoofdstuk 11.
DMT komt voor in verschillende levensvormen, zoals planten, zeedieren, amfibieën en zoogdieren. Ook voor de mens is DMT een lichaamseigen stof. Er is DMT aangetroffen in bloed, urine en hersenvocht. Wellicht heeft DMT een functie als neurotransmitter (zie intermezzo 13.3) (Jacobs & Presti, 2005; Schultes & Hofmann, 1997; Saunders et al., 2000; Strassman, 1996; McKenna, 2004; Riba et al., 2003).

> Intermezzo 13.3 Lichaamseigen DMT als angstremmer?
> DMT is een lichaamseigen stof die onder andere voorkomt in de hersenen. DMT bindt aan een speciale amine-receptor en heeft waarschijnlijk een functie als neurotransmitter. Binding van lage doseringen (lichaamseigen) DMT aan deze receptoren veroorzaakt een kalm, vredig gevoel. Lichaamseigen DMT zou dus kunnen fungeren als een natuurlijke angstremmer. Hogere doseringen DMT (zoals in ayahuasca of gerookte DMT) binden ook aan de serotonine-2A-receptor, wat leidt tot de psychedelische effecten (Jacob & Presti, 2005).

Gebruik

Het gebruik van ayahuasca en DMT in de algemene bevolking is nooit gemeten. In 2003 is het druggebruik onder bezoekers van trendy clubs in Amsterdam onderzocht. Van de Amsterdamse trendy uitgaanders heeft 0,8 procent ooit met ayahuasca geëxperimenteerd, maar niemand in de laatste maand. Voor DMT zijn deze cijfers respectievelijk twee en één procent (Korf et al., 2004).

13.4.2 RISICO'S

- *Toxiciteit.* Geschat wordt dat een dodelijke dosis DMT ongeveer twintig tot vijftig keer de effectieve dosis is. Dit is vergelijkbaar met de veiligheidsmarge bij mescaline (24 keer). Bij alcohol ligt dit rond tien keer de recreatieve dosis. Tot op heden zijn er geen doden gevallen door het gebruik van DMT of ayahuasca. Mogelijk heeft het gebruik van 5-MeO-DMT wel tot één sterfgeval geleid (Gable, 2004; Gable, 2007; Sklerov et al., 2005). Het belangrijkste risico bij het gebruik van ayahuasca ligt in het feit dat één van de twee componenten MAO-remmers bevat, waardoor de werking van het MAO-enzym geremd wordt. MAO bevindt zich in de maag, lever en hersenen en zorgt daar voor de afbraak van verschillende stoffen. De neurotransmitters dopamine, serotonine en (nor)adrenaline worden door MAO afgebroken in de hersenen. Ook drugs als amfetamine, MDMA en psilocybine worden gedeeltelijk door MAO afgebroken. MAO in maag en lever breekt tyramine af (een aminozuur dat zich in bepaalde voeding bevindt) en ook stoffen zoals DMT. De MAO-remmers in ayahuasca zorgen dat de DMT niet wordt afgebroken ter hoogte van de maag en lever. MAO-remmers kunnen in combinatie met bepaalde geneesmiddelen, drugs en voeding het serotoninesyndroom veroorzaken (zie hoofdstuk 9) (Callaway & Grob, 1998). De combinatie van ayahuasca met antidepressiva (TCA of SSRI type), dextromethorfan, amfetamine, MDMA is dan ook gevaarlijk. Volgens sommige bronnen is het eten van tyraminerijk voedsel (zoals oude kaas, rode wijn, sojabonen) af te raden voor een ayahuascatrip. Omdat MAO geremd wordt, zal tyramine niet worden afgebroken en zich opstapelen. Dit kan tot een hypertensieve crisis (hoge bloeddruk) leiden. Andere bronnen suggereren dat een speciaal tyramine-arm dieet, net als bij de reversibele MAO-remmer moclobemide, niet nodig is. Ook de Uniao do Vegetal die ayahuasca gebruiken als sacrament, passen geen dieetrestricties toe.
- *Tolerantie en afhankelijkheid.* In tegenstelling tot andere hallucinogene tryptaminen lijkt er geen tolerantie op te treden voor de psychedelische effecten van DMT (Strassmann et al., 1996). De kans op

afhankelijkheid wordt ingeschat als zeer laag. Proefdieren zullen zichzelf niet, of slechts kortstondig, DMT toedienen in een zogenaamd 'zelftoedieningsexperiment' (Fantegrossi et al., 2004). Het gebruik van ayahuasca in religieuze context leidt niet tot misbruik en afhankelijkheid, maar lijkt daarentegen alcoholisme en cocaïneafhankelijkheid tot staan te brengen (McKenna, 2004; Doering-Silveira et al., 2005). De vraag blijft of het ayahuasca is of de religieuze context die hier een doorslaggevende rol speelt.

- *Psychose.* Gedurende een periode van vijf jaar heeft de Uniao do Vegetal (UDV) ongeveer 25.000 keer ayahuascathee geserveerd. Volgens onderzoek heeft ayahuasca in 24 gevallen bijgedragen aan het ontstaan van een kortdurende psychose (0,1%). Dit is lager dan de prevalentie van schizofrenie in de VS (1,3%). De ayahuasca-gerelateerde psychose was kort van duur en ging spontaan over. Men kan wel de kanttekening plaatsen dat de religieuze context beschermend werkt tegen het optreden van psychoses, zeker omdat UDV-leden optimistischer zijn en meer zelfvertrouwen hebben dan controlepersonen (Gable, 2007).
- *Psychologische en cognitieve gevolgen.* Uit het eerder genoemde onderzoek onder leden van de UDV blijkt dat deze ayahuasca-drinkers optimistischer en energieker zijn en meer zelfvertrouwen hebben dan controlepersonen. Bovendien scoren ze beter op sommige psychologische en cognitieve testen. Wellicht is een belangrijk deel van deze bevindingen te verklaren door het sociale aspect van religie, maar het onderzoek heeft ook aangetoond dat ayahuasca (waarschijnlijk tetrahydroharmine) de dichtheid van serotoninetransporters verhoogt. Hoewel de betekenis van deze verhoging nog niet duidelijk is, wijst het wel op een biochemisch mechanisme (McKenna, 2004).

13.5   Iboga

13.5.1   WAT IS HET?

Iboga, voluit Tabernanthe iboga, is een struik die groeit in West Centraal Afrika. Consumptie van de geraspte schors van de wortel van de plant speelt al eeuwenlang een belangrijke rol in de Bwiti-religie in Gabon. Lage doseringen hebben een stimulerend effect en worden gebruikt tijdens nachtelijke ceremonies of om alert te blijven tijdens de jacht. Hoge doseringen van de ibogawortel worden gegeten tijdens initiatierituelen. De ibogaroes, die gepaard gaat met veel lichamelijke ongemakken, zoals misselijkheid en braken, is een droomachtige trance waarin herinneringen aan de kinderjaren, het beschouwen van de levensloop en contact met voorouders centraal staan. Deze toestand wordt wel eens vergeleken met 'wakker dromen', waarbij beelden als in een interne bioscoop geprojecteerd worden. Perioden van euforie en lachen worden afgewisseld met episoden van intense angst. De tijdswaarneming is vertraagd en men zinkt weg in diepe introspectie. De effecten houden lang aan, 12 tot 24 uur. Tijdens initiatierituelen wordt er soms dagenlang iboga gegeten.

Werkzame stof

De belangrijkste werkzame stof in de ibogawortel is ibogaïne, een complexe molecule met een tryptamine basisstructuur (zie figuur 13.4). In de jaren 1960 ontdekte men dat ibogaïne een zogenaamde 'antiverslavingswerking' bezat: ontwenningsverschijnselen bij opiaatafhankelijkheid verdwenen als sneeuw voor de zon en ook de trek in het middel (*craving*) leek tijdelijk afwezig. Dit is overigens een 'westerse' toepassing van iboga, want in de context van de Bwiti-religie in Afrika werd het niet voor dit doeleinde gebruikt (Alper et al., 2008). Deze bijzondere eigenschap van ibogaïne intrigeerde medici, psychotherapeuten, hersen- en verslavingswetenschappers. Ibogaïne wordt in enkele verslavingsklinieken en door individuele behandelaars gebruikt, hoewel er nog geen gerandomiseerde gecontroleerde klinische onderzoeken naar de veiligheid en effectiviteit ervan zijn verricht. Enkele zogenaamde 'open label studies' (waarbij patiënt en behandelaar beiden weten dat ibogaïne wordt toegediend en er meestal geen controlegroep is) lijken echter veelbelovend. Bij 41 afhankelijke patiënten leidde ibogaïnebehandeling in 36 procent van de gevallen tot abstinentie van tenminste zes maanden. Bij 25 van 33 Nederlandse opiaatverslaafden stopte ibogaïnetoediening acuut de ontwenningsverschijnselen en vertoonden ze tot tenminste 72 uur na de behandeling geen drugzoekgedrag (Alper et al., 2008; Alper et al., 1999). Proefdieronderzoek bij ratten, muizen en primaten bevestigt het verdwijnen of verminderen van opiaatontwenningsverschijnselen na ibogaïnetoediening. Bovendien hebben verschillende studies aangetoond dat iboga alkaloïden bij proefdieren de zelftoediening remmen van morfine, cocaïne, amfetamine, methamfetamine, alcohol en nicotine. Tot slot vermindert ibogaïne de hoeveelheid dopamine die vrijkomt in het beloningscircuit van de hersenen (nucleus accumbens) bij gebruik van opiaten en nicotine (Alper et al., 2008). De stijging van dopamine in het beloningscircuit van de hersenen wordt beschouwd als een belangrijk mechanisme in het ontstaan van afhankelijkheid (zie hoofdstuk 1).

Werking ibogaïne

Het is nog niet helemaal duidelijk hoe ibogaïne zijn werking uitoefent ter hoogte van de hersenen. Het 'verslavingsonderdrukkende' effect wordt wellicht veroorzaakt door blokkade van een specifiek type ($\alpha 3\beta 4$) nicotine-acetylcholinereceptor ($\alpha 3\beta 4$-antagonist) (Maisonneuve et al., 2003). Aangezien de 'antiverslavingswerking' langer aanhoudt (soms weken tot maanden) dan de farmacologische aanwezigheid van ibogaïne in het lichaam, wordt dit effect waarschijnlijk veroorzaakt door veranderingen in de genexpressie, die weer leiden tot de productie van andere eiwitten in hersencellen (Paskulin et al., 2006). Men speculeert dat ibogaïne door deze veranderde eiwitexpressie de door druggebruik veroorzaakte langdurige celveranderingen, teniet doet of modificeert (Alper et al., 2008).

De hallucinogene effecten zijn hoogstwaarschijnlijk het gevolg van een verhoogde afgifte van serotonine (serotonine releaser). Binding aan de serotonine-2A-receptor, zoals lsd, mescaline en psilocine, is niet overtuigend aangetoond (Wei et al., 1998).

Bij de mens geeft een dosis van drie tot vijf milligram ibogaïne per kg lichaamsgewicht een mild stimulerend effect. Hogere doseringen (10-30 mg/kg) zijn nodig voor de hallucinogene en verslavingsonderdrukkende effecten.

Legale status

Iboga en ibogaïne zijn legaal in de meeste landen, uitzonderingen zijn de Verenigde Staten, Australië, België, Denemarken, Frankrijk en Zweden. De langdurige heftige hallucinogene effecten in combinatie met de zware lichamelijke bijwerkingen maken iboga, ondanks deze legale status, geen populaire drug. Schattingen in februari 2006 suggereren dat 4300 tot 4900 individuen ibogaïne hebben genomen, exclusief het rituele gebruik in Afrika. De overgrote meerderheid van deze mensen neemt ibogaïne in de context van de behandeling van afhankelijkheid. Hierdoor verschilt de ibogaïne subcultuur substantieel van de gebruikers van andere psychedelische drugs zoals lsd, mescaline en psilocybine (Alper et al., 2008).

13.5.2 RISICO'S

De belangrijkste problemen die genoemd worden bij het gebruik van ibogaïne zijn de dood door hartritmestoornissen en hersenschade. Elf personen zijn tot op heden gestorven binnen 72 uur na het gebruik van ibogaïne, soms na relatief lage doseringen (Alper et al., 2008). Deze sterfgevallen zijn waarschijnlijk te wijten aan hartritmestoornissen ontstaan door een verstoring van het autonome zenuwstelsel in combinatie met psychologische stress. Mensen met onderliggende hartziekten zijn wellicht extra gevoelig hiervoor. Hen wordt dan ook gebruik van ibogaïne afgeraden.

In Gabon zijn enkele doden gevallen bij initiatierituelen met iboga. Via complexe rituelen tracht men de deelnemers hiertegen te beschermen. Wellicht is dit meer dan louter suggestie, omdat de deelnemers gedurende drie dagen in een staat van hypnotische trance worden gehouden, waardoor (potentieel gevaarlijke) psychologische stress wordt vermeden (Maas & Strubelt, 2006).

De combinatie van een hoge dosis opiaten met ibogaïne kan ook fataal aflopen (Alpert, 2008).

Toediening van hoge dosissen ibogaïne (100 mg/kg) bij ratten leidt tot schade aan (purkinje) hersencellen in het cerebellum (kleine hersenen). Bij lagere doseringen, zoals veertig mg/kg, treedt deze schade echter niet op. Dergelijke hersenschade is ook niet aangetroffen bij muizen, primaten en mensen (Maisonneuve et al., 2003).

13.6   PCP

13.6.1   WAT IS HET?

In de zoektocht naar nieuwe anesthetica werd in de jaren vijftig van de vorige eeuw een ongewoon middel getest door Parke-Davis: phenylcyclohexylpiperidine (PCP), ook wel fencyclidine genoemd. PCP veroorzaakt een ongewoon soort pijnstilling. Pijnprikkels worden niet meer gevoeld, terwijl men zich in een tranceachtige staat bevindt. Men is niet bewusteloos zoals bij klassieke anesthetica het geval is. Hogere doseringen PCP leiden wel tot kortdurende bewusteloosheid.

PCP wordt omschreven als een dissociatief anestheticum, omdat patiënten zich onbewust van hun lichaam lijken te zijn. Dissociatief betekent 'scheiding van lichaam en geest'. Het veelbelovende middel blijkt echter al gauw onovercomelijke postoperatieve bijwerkingen te hebben, zoals hallucinaties, verwardheid, agitatie en manie. Het mag niet meer gebruikt worden bij mensen. Het blijft nog een tijdje op de markt als diergeneeskundig middel, maar ook daar blijkt het ongeschikt.

Angel dust

Ondertussen hebben ook druggebruikers dit middel ontdekt, dat op straat 'Angel dust' wordt genoemd. Angel dust wordt verkocht als cannabis joints of sigaretten die besprenkeld zijn met vloeibare PCP. Enkele minuten na het inhaleren worden de eerste effecten gevoeld. Het plateau houdt vervolgens twee tot drie uur aan, waarna de effecten in een tot twee uur afnemen.

Het effect van PCP is vergelijkbaar met ketamine (zie verder), maar er is meer kans op verwardheid, agitatie, psychose en agressie. Tolerantie en afhankelijkheid komen voor.

In de jaren 1970 is PCP in de Verenigde Staten een populair middel, zo had in 1979 zeven procent van de middelbare scholieren het afgelopen jaar PCP gebruikt en 2,4 procent de laatste maand. Sindsdien is de prevalentie gedaald. In 2007 zijn de cijfers respectievelijk 0,9 en een half procent (Monitoring the Future Study, www.monitoringthefuture.org). In Nederland wordt PCP waarschijnlijk niet of nauwelijks gebruikt. PCP wordt, net als ketamine, gebruikt in wetenschappelijk onderzoek naar psychoses en schizofrenie (zie verder bij ketamine) (Morris et al., 2005).

13.7 Ketamine

13.7.1 WAT IS HET?

Toen bleek dat het dissociatief anestheticum PCP onaanvaardbare bijwerkingen had, ging het farmaceutisch bedrijf Parke-Davis op zoek naar veiligere alternatieven. In 1962 werd ketamine gepatenteerd, een minder toxisch en korter werkend middel met een vergelijkbare moleculaire structuur (PCP en ketamine behoren tot de chemische familie van de arylcyclohexylaminen, zie figuur 13.5). Het werd zowel voor humaan als diergeneeskundig gebruik op de markt gebracht als injecteerbaar dissociatief anestheticum onder verschillende merknamen zoals ketalar, ketanest, ketaset en anesketin. Ketamine kan in de spieren (intramusculair, IM) of in een ader (intraveneus, IV) geïnjecteerd worden. Een dosis van tien mg/kg lichaamsgewicht IM of twee mg/kg IV levert vijf tot 25 minuten chirurgische anesthesie (onwekbare slaap). Voor pijnstilling worden lagere doses gebruikt. Ketamine is een veilig anestheticum omdat het, in tegenstelling tot andere anesthetica, de ademhaling en de hartslag niet onderdrukt. Het wordt toegepast bij diergeneeskundige operaties, en in de humane geneeskunde ondermeer in ambulances, bij de behandeling van chronische (zenuw)pijn, in brandwondencentra bij pijnlijke procedures en bij de verdoving van kinderen. Tijdens de Vietnam oorlog is het middel veel gebruikt op het slagveld om gewonde soldaten te verdoven.

Een belangrijk nadeel van ketamine vormen de zogenaamde postoperatieve bijwerkingen die in vijftien tot veertig procent van de gevallen optreden: hallucinaties en nachtmerries tijdens het bijkomen uit de narcose. Om nog onduidelijke redenen hebben kinderen (jonger dan 10 jaar) en ouderen (+60 jaar) minder last van deze bijwerkingen. Ketamine verhoogt de hartslag, zorgt voor meer speekselproductie (toegenomen salivatie) en verwijdt de luchtwegen (Copeland & Dillon, 2005).

Recreatief gebruik
De hallucinaties die voor patiënten vervelende bijwerkingen zijn, vormen het doel van de (recreatieve) druggebruiker. In de jaren 1970 wordt ketamine als genotsmiddel ontdekt. Vanaf de jaren 1990 verspreidt ketamine zich via clubs in New York en Californië over het club- en partycircuit van de Verenigde Staten. Enkele jaren later volgt Europa. Ketamine is te koop als poeder en soms als injectievloeistof. Het poeder wordt verkregen door de farmaceutische vloeistof te verdampen. Gebruikers nemen ketamine in zogenaamde subanesthetische doses, typisch een tot twee mg/kg geïnjecteerd in de spieren of 30 tot 250 milligram intranasaal (gesnoven), waarbij ze de hallucinogene effecten ervaren zonder het bewustzijn te verliezen. De effecten houden ongeveer een uur aan, maar gebruikers snuiven regelmatig bij waardoor ze veel langer onder invloed kunnen zijn. Na-effecten duren een tot twee uur. Lage gesnoven doses geven een milde, alcoholachtige, dromerige en zweverige roes. Bij hogere doses overheersen de dissociatieve effecten, die er in verschillende gradaties zijn:
- het gevoel dat de handen niet meer bij het lichaam horen;
- het lichaam voelt anders aan, alsof het van hout, rubber of plastic is gemaakt (veranderde 'body consistency');
- lichaamsdelen voelen veel groter of kleiner dan ze in werkelijkheid zijn;
- niet meer weten waar de armen of benen zich bevinden;
- dichtheid van het lichaam neemt af, alsof het 'oplost' in de omgeving;
- niet meer voelen of het een eigen lichaamsdeel is of van een ander;
- de geest bevindt zich in een totaal andere dimensie dan het lichaam;
- uittreding uit het lichaam ('*out-of-body experience*').

Gebruikers hebben het gevoel alsof er licht door hun lichaam stroomt, terwijl de geest via tunnels naar andere dimensies afreist. Visuele hallucinaties (vooral met gesloten ogen) en veranderde tijdsperceptie worden vaak genoemd, alsook inzichten over de kosmos, het bestaan en het zijn. Een zeer sterke ketamine-ervaring wordt het K-hole genoemd: het gevoel te sterven, aan hoge snelheid door een tunnel te vliegen, intense hallucinogene effecten, telepathische contacten en ultieme tijdloosheid. De meest voorkomende bijwerkingen zijn verminderde spiercoördinatie (ataxie), misselijkheid, desoriëntatie, verwardheid en een bad trip (Copeland & Dillon, 2005; Jansen, 2000).

Werking en afbraak

De specifieke dissociatief hallucinogene effecten van ketamine (en ook van PCP) ontstaan doordat ketamine in het brein de glutamaat (NMDA) receptor blokkeert. Ketamine en PCP (maar ook een stof als dextromethorfan, zie verder) zijn NMDA antagonisten.

Ketamine wordt afgebroken door de lever en de afbraakproducten (metabolieten) worden door de nieren via de urine uitgescheiden. De halfwaardetijd bedraagt twee tot drie uur in volwassenen, dit wil zeggen dat de helft van de ingenomen hoeveelheid ketamine na die periode het lichaam al heeft verlaten (Craven, 2007).

Omvang gebruik

Ketaminegebruik wordt in Nederland niet gemeten in het nationaal prevalentie onderzoek. In Australië had in 2004 een procent van de bevolking ouder dan veertien jaar ooit ketamine gebruikt. Het laatste jaar had 0,3 procent nog gebruikt (Degenhardt & Dunn, 2008). Het Amerikaanse scholierenonderoek 'Monitoring the future' vond dat 1,3 procent van de middelbare scholieren in de VS in 2007 (het afgelopen jaar) ketamine had gebruikt. In 2002 was dit nog dubbel zoveel (www.monitoringthefuture.org). Voor bepaalde groepen is de kans dat ze ervaring hebben met ketamine wat groter. Dierenartsen, verpleegkundigen en doktors hebben bijvoorbeeld makkelijk toegang tot het middel. Ook mensen die uitgaan hebben een grotere kans op ketaminegebruik. In 2003 is het druggebruik onder bezoekers van trendy clubs in Amsterdam onderzocht: 5,8 procent had ooit ketamine gebruikt en een half procent de laatste maand nog (Korf et al., 2004).

Ketamine valt in Nederland onder de Wet op Geneesmiddelenvoorziening.

13.7.2 RISICO'S

- *Toxiciteit.* Ketamine is een veilig verdovingsmiddel omdat het, in tegenstelling tot andere anesthetica, de hartslag en ademhaling niet onderdrukt maar juist hartslag en bloeddruk verhoogt. Het is daardoor een uitermate geschikt anestheticum wanneer er sprake is van shock. Bij diepe ketaminesedatie (onwekbare slaap) blijft de ademhaling spontaan en wordt de longfunctie niet verminderd. Dit is één van de redenen waarom ketamine vaak in ontwikkelingslanden gebruikt wordt, omdat daar meestal geen anesthesist aanwezig is (Copeland & Dillon, 2005; Craven, 2007; Von Ungern-Sternberg et al., 2007). De kans op ademdepressie bij gebruik van ketamine als genotsmiddel is dus erg laag. In combinatie met grote hoeveelheden alcohol of andere downers, zoals opiaten, kan er mogelijk wel onderdrukking van de ademhaling optreden. De combinatie van ketamine met stimulantia als amfetamine of cocaïne, kan riskant zijn voor personen met hart- en vaatziekten (EMCDDA, 2002). Er zijn erg weinig gevallen bekend van fatale ketamineoverdosis waarbij geen andere middelen betrokken waren. Er zijn drie bevestigde gevallen van pure ketamineoverdosis (door injectie, niet door snuiven). Een dodelijke dosis ketamine wordt geschat op tien keer de anesthetische dosis (EMCDDA, 2002). In een studie van vijftien ketaminegerelateerde doden in New York in de periode 1997-1999, was er geen enkele alléén aan ketamine te wijten. Ketamine was gebruikt in combinatie met opiaten (10/15), amfetamine (7/15) en cocaïne (6/15) (Gill & Stajic, 2000).

- *Hersenschade.* Hoge doses ketamine (40 mg/kg) kunnen hersenschade veroorzaken in de rat. Bij lagere doses (20 mg/kg) was er geen hersenschade. Deze schade is nog niet aangetoond bij primaten of bij de mens en sommige wetenschappers zijn van mening dat het onwaarschijnlijk is dat dit soort hersenschade bij de mens optreedt (Copeland & Dillon, 2005). Ketamine en andere NMDA-antagonisten zouden daarentegen beschermend (neuroprotectief) kunnen werken bij beroertes (zie paragraaf 13.7.3).
- *Cognitieve problemen.* Herhaald ketaminegebruik (gemiddelde gebruiksduur 4 jaar; waarvan de laatste 3 maanden wekelijks gebruik van gemiddeld 700 mg ketamine) kan leiden tot veranderingen in het dopaminesysteem van de prefrontale cortex. De onderzochte ketaminegebruikers scoorden echter niet slechter op neurocognitieve testen (Narendran et al., 2005). In een andere studie zijn frequente en infrequente gebruikers van ketamine met elkaar vergeleken. Frequente gebruikers hadden 13,5 dagen ketamine gebruikt in de afgelopen maand, gemiddeld 580 milligram per sessie; infrequente gebruikers 0,45 dagen in de afgelopen maand (dus een keer per 2 maanden), gemiddeld 210 milligram per keer. Drie dagen na het laatste ketaminegebruik scoorden frequente gebruikers slechter dan infrequente gebruikers op cognitieve testen. Drie jaar later werd deze groep opnieuw onderzocht, de meeste gebruikers hadden hun ketaminegebruik rigoureus verminderd in frequentie. Toch bleven ze op tests van het episodisch geheugen minder goed scoren (op andere geheugenaspecten scoorden ze wel weer normaal). Hevig gebruik van ketamine lijkt dus samen te hangen met geheugenproblemen die veel langer duren dan de acute effecten van de drug. Het probleem in dit onderzoek is dat de deelnemers verschillende andere drugs gebruikten (polydruggebruikers), wat de interpretatie bemoeilijkt (Morgan et al., 2004).

- *Afhankelijkheid.* Bij herhaald gebruik van ketamine als genotsmiddel kan tolerantie optreden (Dillon et al., 2003). Dit wordt bevestigd in de geneeskundige praktijk waar herhaalde toedieningen van ketamine leiden tot tolerantie die gemiddeld drie dagen duurt (Craven, 2007). Het optreden van tolerantie is echter niet noodzakelijk noch voldoende voor het ontwikkelen van afhankelijkheid (zie hoofdstuk 1). Verschillende studies bevestigen dat ketamineafhankelijkheid kan optreden en er zijn reeds verschillende gevallen beschreven in de wetenschappelijke literatuur. Dit wordt ondersteund door proefdierstudies, want proefdieren dienen zichzelf ketamine toe in een zogenaamd zelftoedieningsexperiment (EMCDDA, 2002). Het is onduidelijk wat de kans is op ketamineafhankelijkheid, maar deze lijkt wel groter dan bij klassieke psychedelica als lsd. Er zijn geen aanwijzingen voor lichamelijke afhankelijkheid en het optreden van fysieke ontwenningsverschijnselen na langdurig gebruik (Copeland & Dillon, 2005; EMCDDA, 2002). Momenteel onderzoekt men de mogelijkheid om ketamine in te zetten bij de behandeling van opiaatafhankelijkheid (zie paragraaf 13.7.3).
- *Psychose.* De ketamineroes lijkt in verschillende aspecten op een schizofrene psychose en wordt ook als model voor deze ziekte gebruikt (zie paragraaf 13.7.3). Er zijn geen aanwijzingen dat ketaminegebruik leidt tot hallucinaties of psychoses bij psychisch gezonde personen nadat het middel is uitgewerkt (EMCDDA, 2002). Bij schizofrenen kan ketamine kortdurend psychoses uitlokken of verergeren, maar niet langer dan 24 uur na toediening (Carpenter, 1999; Lahti et al., 1995).

13.7.3 MEDISCHE TOEPASSINGEN
- *Model voor schizofrenie.* Ketamine en PCP kunnen een psychotische toestand induceren die erg lijkt op schizofrenie. Zowel de positieve symptomen (hallucinaties, verstoorde denkpatronen) als negatieve symptomen (amotivationeel, afgevlakt gevoel) van schizofrenie kunnen door ketamine opgewekt worden. Ook de verstoringen in cognitie kenmerkend voor schizofrenie treden op tijdens de ketamine- of PCP-roes. Anderzijds leidt ketaminegebruik tot effecten zoals euforie die niet typisch zijn voor schizofrenie (waarom anders zouden mensen een drug als ketamine gebruiken?). Onderzoek naar de neurobiologische basis van schizofrenie met behulp van ketamine en PCP in proefdieren en mensen, heeft geleid tot de ontwikkeling van de hypothese dat een verminderde glutamaat neurotransmissie een rol kan spelen bij schizofrenie (glutamaat hypofunctie hypothese) (zie ook paragraaf 11.6.5) (Morris et al., 2005; Large, 2007).

- *Ketamine als antidepressivum.* Uit gevalsbeschrijvingen bleek dat ketamine kon leiden tot een onmiddellijke verbetering van depressieve symptomen bij patiënten met ernstige depressie. Uit een gerandomiseerde, placebogecontroleerde studie onder achttien patiënten met ernstige therapieresistente depressie bleek dat één injectie van 0,5 mg/kg ketamine IV leidde tot een significante verbetering die 110 minuten na toediening optrad en tenminste een week aanhield (Zarate et al, 2006). Dit opent perspectieven voor de ontwikkeling van nieuwe antidepressiva die aangrijpen op het glutamaatsysteem.
- *Ketamine-psychotherapie bij afhankelijkheid.* In Rusland onderzoekt men of ketamine gebruikt kan worden als ondersteuning bij de behandeling van opiaatafhankelijkheid. 35 opiaatverslaafden kregen ketamine-psychotherapie (2 mg/kg IM) en de 35 controlepersonen kregen psychotherapie met een lage, subhallucinogene dosis ketamine (0.2 mg/kg IM). Twee jaar na de behandeling was zestien procent van de hoge dosis ketaminegroep nog steeds abstinent, significant meer dan bij de lage dosis groep, waar slechts twee procent nog clean was (Krupitsky et al., 2002). Drie herhaalde sessies bleken effectiever dan één sessie (50% vs. 22% abstinentie na één jaar) (Krupitsky et al., 2007). Deze onderzoekers hebben ook de effectiviteit van ketamine-psychotherapie bij alcoholisme bestudeerd. Een jaar na de behandeling had 66 procent nog geen druppel alcohol aangeraakt, in vergelijking met 24 procent in de controlegroep met de conventionele behandeling (Krupitsky, 1997).
- *Neuroprotectans bij cerebrovasculair accident.* Dieronderzoek suggereert dat ketamine beschermend werkt bij cerebrovasculair accident (CVA, beroerte). Ketamine vermindert de schade aan hersencellen door zuurstoftekort (Craven, 2007).
- *Chronische pijn.* Ketamine wordt gebruikt in de behandeling van postoperatieve pijn en chronische pijn, waaronder pijn bij kanker, zenuwpijn en fantoompijn (Okon, 2007).

13.8 Dextromethorfan

13.8.1 WAT IS HET?

Dextromethorfan (DXM) is in 1958 in de Verenigde Staten op de markt gekomen als vrij verkrijgbaar ('over the counter', OTC) hoestprikkelremmend geneesmiddel en wordt sindsdien wereldwijd verkocht en gebruikt. Dextromethorfan is een veilig geneesmiddel als hoestremmer in de aangewezen doseringen (10 tot 30 mg, maximaal driemaal per dag). Sinds de jaren 1970 ontdekten jongeren, punks en andere roeszoekers dat dextromethorfan in hoge doseringen euforie, hallucinaties en een dissociatieve PCP/ketamineachtige roes teweeg kon brengen. Een lage dosis (100 tot 200 mg) werkt licht stimulerend en veroorzaakt euforie en een mild 'dronken' gevoel. Bij een dosis van 200 tot 500 milligram raakt de spiercoördinatie verstoord, waardoor men op een houterige manier gaat bewegen (de zogenaamde 'robot walk'). Hallucinaties worden sterker, muziek klinkt anders en dieper en men komt losser van de realiteit te staan. Het kortetermijngeheugen werkt minder goed, spreken gaat moeilijker en soms worden visuele en auditieve prikkels in 'stukjes' waargenomen. Sommige gebruikers spreken van een warm, empathisch gevoel. Bij erg hoge doseringen (500-1000+ mg) komt het dissociatieve karkater van het middel volledig tot uiting (zie voor beschrijving paragraaf 13.6 en 13.7) en wordt bewegen erg moeilijk (ataxie). Bijwerkingen die kunnen optreden zijn: misselijkheid, jeuk, zweten, vergrote pupillen (mydriasis), horizontale nystagmus (snelle horizontale oogbewegingen), versnelde hartslag (tachycardie), verhoogde lichaamstemperatuur en verwardheid. De effecten houden vier tot zes uur aan. Dextromethorfan is op de markt als capsules of hoestsiroop.

Dextromethorfan heeft een opiaatachtige structuur (zie figuur 13.8), maar veroorzaakt geen opiaatroes en geen ademhalingsonderdrukking, omdat het ruimtelijk gezien niet 'past' in de juiste opiaatreceptor (de mu (μ) opiaatreceptor, waar morfine wél aan bindt). Net als ketamine en PCP blokkeert dextromethorfan de glutamaat (NMDA) receptor (NMDA-antagonist) en daarom hebben deze middelen vergelijkbare dissociatieve effecten. Na inname wordt dextromethorfan door het leverenzym CYP2D6 omgezet in dextrorfan, de actieve metaboliet die ter hoogte van de hersenen de dissociatieve effecten zal veroorzaken. Dextromethorfan zou ook de serotonineafgifte verhogen (Chyka et al., 2007).

Het gebruik van DXM als genotsmiddel wordt niet gemeten in prevalentie onderzoeken in Nederland. Volgens het scholierenonderzoek 'Monitoring the Future' in de Verenigde Staten, heeft zes procent van de middelbare scholieren het afgelopen jaar DXM gebruikt (www.monitoringthefuture.org). In de Verenigde Staten speelde in 2004 DXM een rol in 0,7 procent van alle druggerelateerde bezoeken aan de Spoedeisende Hulp. In 44 procent van die gevallen was er sprake van het gebruik van DXM als genotsmiddel (bijna de helft van deze gevallen was tussen 12 en 20 jaar oud) (Chyka, 2007). Uit een retrospectief onderzoek onder Vergiftigingencentra in Californië bleek dat het aantal gevallen van DXM-vergiftiging tienmaal is toegenomen van 1999 (0,23 gevallen per 1000 telefonische oproepen) tot 2004 (2,15 gevallen per 1000 telefonische oproepen). Driekwart van deze oproepen ging

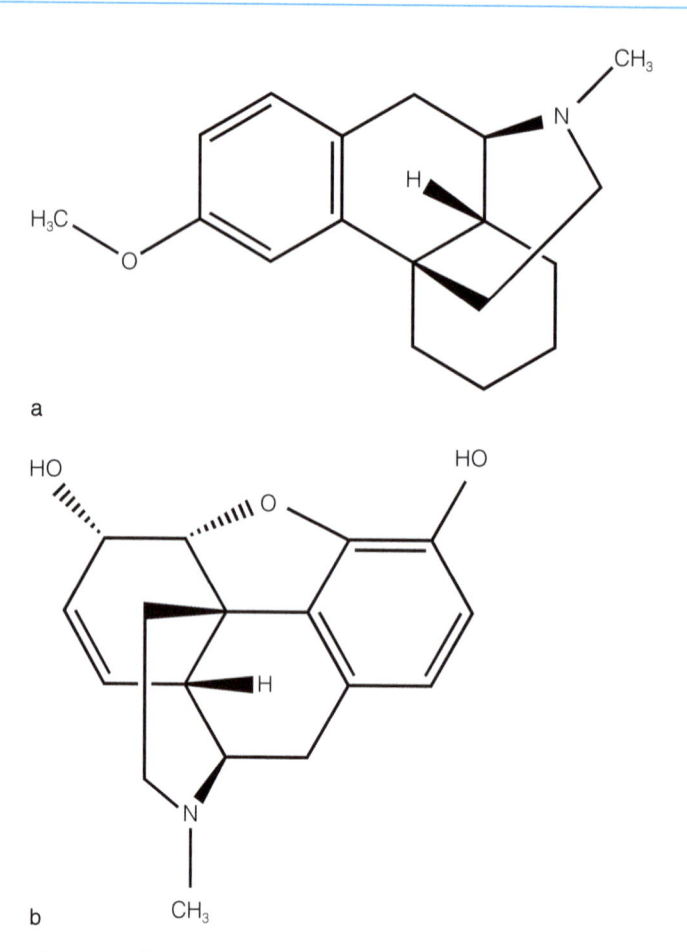

Figuur 13.8 a Moleculaire structuur dextromethorfan; b Moleculaire structuur morfine.

over vergiftigingen bij negen- tot zeventienjarigen. In 88 procent van de oproepen was er sprake van minimale of matige gezondheidsverstoringen en in een half procent van de gevallen van een ernstige gezondheidsverstoring zoals ademhalingsonderdrukking (Bryner et al., 2006).

13.8.2 RISICO'S

Een overdosis DXM kan leiden tot agitatie, nystagmus, verwardheid, lethargie, psychose, moeilijk spreken, weinig en ongecoördineerd bewegen (ataxie), versnelde hartslag (tachycardie), verhoogde bloeddruk (hypertensie) en verhoogde lichaamstemperatuur (hyperthermie). Soms treden coma en ademhalingsonderdrukking op (Chyka et al., 2007).

Er zijn twee gevallen vermeld van fatale DXM-overdoseringen (Galbe, 2004). Bij een DXM-overdosis worden benzodiazepinen aangeraden tegen agitatie en hyperthermie. Voor de behandeling van hyperthermie wordt verder verwezen naar hoofdstuk 9. Ademhalingsonderdrukking bij DXM kan tegengegaan worden met behulp van intraveneuze naloxon (Rammer et al., 1988). In urinetesten kan dextromethorfan een valspositief testresultaat voor PCP geven (Schier, 2000).

De combinatie van DXM met MAO-remmers (zoals moclobemide) kan levensgevaarlijk zijn wegens de kans op serotoninesyndroom (zie hoofdstuk 9). De combinatie van DXM met MDMA en antidepressiva (SSRI's en TCA's) wordt afgeraden (Ganetsky et al., 2007).

DXM-afhankelijkheid kan voorkomen. Hoewel er geen officiële cijfers te vinden zijn, is de kans hierop, in vergelijking met middelen als nicotine, opiaten of cocaïne, wellicht erg laag. In de wetenschappelijke literatuur zijn enkele gevallen beschreven, waaronder één van DXM-afhankelijkheid met ontwenningsverschijnselen volgens de DSM-IV-criteria (Miller, 2005; Desai et al., 2006). Er zijn daarentegen aanwijzingen uit proefdieronderzoek dat dextromethorfan de ontwenningsverschijnselen bij opiaatverslaving kan onderdrukken, de vorming van tolerantie voor morfine kan tegengaan en de morfinegeïnduceerde verhoogde afgifte van dopamine in het beloningscircuit remt (Huang et al., 2003). Momenteel wordt onderzocht of dextromethorfan een rol kan spelen bij de behandeling van opiaatafhankelijkheid bij de mens (Cornish et al., 2002).

13.9 Salvia divinorum

13.9.1 WAT IS HET?

Salvia divinorum behoort tot hetzelfde geslacht als het aromatische kruid salie (Salvia officinalis), maar onderscheidt zich ervan door de bijzondere psychoactieve eigenschappen die het bezit. Salvia divinorum, hierna kortweg Salvia genoemd, wordt reeds eeuwen verbouwd door de Mazateken in Oaxaca, Mexico. De verse bladeren worden gekauwd in religieuze rituelen om hun hallucinogene effecten. De plant wordt door de Mazateken beschouwd als de reïncarnatie van de maagd Maria en daarom ook wel 'ska Maria Pastora' genoemd. Salviabladeren worden bovendien gebruikt als traditioneel geneesmiddel bij diarree, hoofdpijn en reuma (Schultes & Hofmann, 1997; Vortherms & Roth, 2006).

Sinds de jaren negentig van de vorige eeuw – gelijklopend met de opkomst van het internet – hebben ook recreatieve druggebruikers Salvia ontdekt. De Salviabladeren of een salvia-extract worden gerookt met

een waterpijp wegens de intense, vaak bizarre, kortdurende psychedelische roes. De plant is verboden in sommige landen, waaronder Australië, maar legaal in andere landen, zoals vooralsnog Nederland en de Verenigde Staten. Het internet vormt het belangrijkste verkoopkanaal voor Salvia planten, bladeren en extracten, naast smartshops in Nederland. De effecten van gerookte Salvia zijn bizar en uniek. Fenomenen die als typisch ervaren kunnen worden tijdens de salviaroes zijn:
- derealisatie en verlies van identiteit;
- zich voelen alsof men een voorwerp is;
- uittreding ('out-of-body experience');
- overlappende realiteiten, het gevoel dat men op meerdere plaatsen tegelijkertijd is;
- vertraging van tijdsperceptie;
- oncontroleerbaar lachen;
- het gevoel dat het lichaam gebogen of getrokken wordt door verschillende krachten;
- visuele effecten van tweedimensionale oppervlakten;
- het spreken van een onverstaanbare 'brabbeltaal';
- bezoeken van plaatsen uit het verleden, vooral uit de kindertijd.

Het spijsverteringsstelsel breekt de werkzame stoffen in Salvia af, waardoor de gebruiker geen effecten voelt als salviabladeren gegeten worden. Salviabladeren worden daarom een tijdje (10 minuten) in de mond gehouden, waardoor de werkzame stoffen via het mondslijmvlies worden opgenomen. Op deze manier worden de eerste effecten voelbaar binnen vijf tot tien minuten. De ervaring duurt een uur, maar is milder dan hierboven beschreven. Door recreatieve gebruikers wordt salvia bijna altijd gerookt. De gebruiker wordt snel, binnen de dertig seconden, gekatapulteerd in een andere dimensie. De piekeffecten duren vijf tot tien minuten (maar dat kan wegens de veranderde tijdsperceptie veel langer lijken) en doven vervolgens in twintig tot dertig minuten uit (Siebert, 1994).
De belangrijkste psychoactieve stof in Salvia is salvinorine A (zie figuur 13.9). Salvinorine A is het meest krachtige hallucinogeen van plantaardige oorsprong dat we tegenwoordig kennen, een dosis is twee- tot vijfhonderd μg, en komt daarmee in de buurt van lsd (waarvan de psychoactieve effecten merkbaar zijn vanaf 50 μg).
De werking van Salvinorine A in het brein is bijzonder en wijkt af van de bekende hallucinogenen. De hallucinogene effecten van Salvia ontstaan door binding van Salvinorine A aan de kappa (κ) opiaat receptor. Salvinorine A is een κ-opiaatreceptoragonist. Door de binding aan

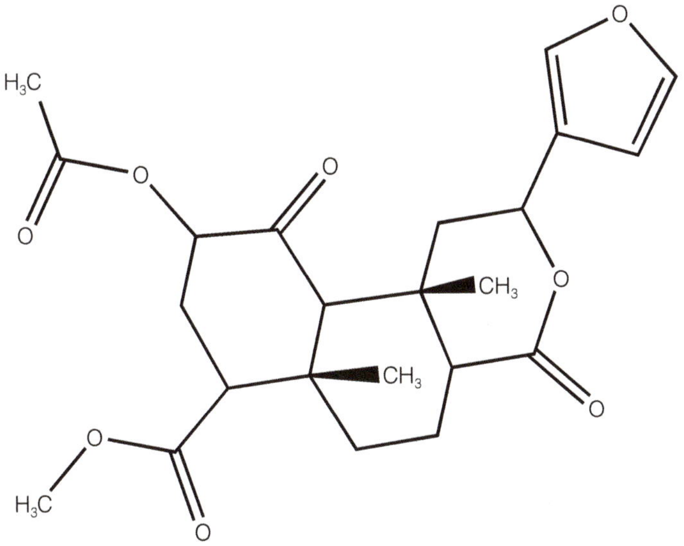

Figuur 13.9 *De moleculaire structuur van Salvinorine A.*

deze opiaatreceptor heeft Salvinorine A pijnstillende eigenschappen. Salvinorine A bindt niet aan andere types opiaatreceptoren, zoals de mu (μ) opiaatreceptor waar morfine aan bindt. Bijzonder is dat Salvinorine A niet bindt aan de serotonine-2A-receptor, die zorgt voor de psychedelische effecten bij lsd, psilocine, mescaline, DOB, DOM, 2C-B en 2C-T-7. Salvinorine A heeft ook geen affiniteit voor de glutamaat (NMDA) receptor (de bindingsplaats voor ketamine en PCP, zie boven) noch voor de cannabinoïde receptor (waar THC aan bindt) (Vortherms & Roth, 2006; Pirsinzano, 2005).

> **Intermezzo 13.4   Salvia tegen diarree?**
> Proefdieronderzoek suggereert dat Salvinorine A de darmbeweging remt (Capasso et al., 2006). Dus het gebruik van Salvia divinorum door de Mazateken als middel tegen diarree blijkt zo gek nog niet.

13.9.2   RISICO'S

Vooralsnog lijken de lichamelijke risico's bij het recreatief gebruik van Salvia gering. Dit wordt bevestigd door dierstudies waarbij chronische toediening van hoge doseringen Salvinorine A gedurende twee weken niet leidde tot weefselschade. Er is echter meer onderzoek nodig om de risico's – ook op de langere termijn – beter te kunnen inschatten (Grundmann et al., 2007).

Het belangrijkste lichamelijke risico manifesteert zich als de gebruiker onder invloed probeert te bewegen. Door verminderde coördinatie kan men vallen en zich bezeren. Een nuchtere 'tripsitter' is daarom aan te raden.

Het belangrijkste mentale risico is het krijgen van een bad trip, maar door de korte werkingsduur is dit minder ingrijpend dan bij andere hallucinogenen.

De kans op afhankelijkheid lijkt niet erg groot. Proefdieronderzoek toont wel aan dat ratten zichzelf bepaalde doseringen Salvinorine A toedienen en dat dan de afgifte van dopamine in het beloningssysteem verhoogd is (Braida et al., 2007). De kans op afhankelijkheid valt dus niet uit te sluiten en lijkt wat hoger dan bij de klassieke hallucinogenen zoals lsd en psilocybine.

13.10 Atropineachtigen

13.10.1 WAT IS HET?

Scopolamine, hyosciamine en atropine vormen de psychoactieve bestanddelen in de bloemen, bladeren en zaden van sommige planten van de nachtschade familie (Solanaceae), zoals Datura stramonium (Jimson weed, doornappel), Atropa Belladonna (wolfskers), Mandragora officinarum (alruin), Hyoscyamus niger (bilzekruid) en Brugmansia. Andere leden van de nachtschadefamilie, zoals de tabaksplant, bevatten géén atropineachtige stoffen. Atropa Belladonna dankt zijn dubbele naam enerzijds aan de Griekse doodsgodin Atropos. Zij knipt de levensdraad door, wat doelt op de giftigheid van de plant. Anderzijds dankt het zijn naam aan het Italiaanse Bella Donna, wat 'mooie vrouw' betekent en verwijst naar het oude gebruik om sap van de plant in de ogen te druppelen waardoor de pupillen verwijden. Deze planten van de nachtschadefamilie worden al eeuwen gebruikt voor hun krachtige en bizarre hallucinogene effecten en staan al even lang bekend als uiterst giftige planten die ontzag verdienen. De doornappel heeft in Mexico en het Zuidwesten van de VS een belangrijke rol gespeeld bij de primitieve geneeskunde en religieuze rituelen. Ook in grote delen van Europa, Azië, Australië en Afrika kende men de bijzondere eigenschappen van deze plant. In China beschouwde men de doornappel als heilig. Brugmansia groeit in Zuid-Amerika, waar de plant al eeuwenlang gebruikt wordt en soms wordt toegevoegd aan ayahuasca (zie eerder). De hekserijkruiden bilzekruid, wolfskers en alruin waren in het middeleeuwse Europa geliefd bij heksen.

Effecten

De werkzame stoffen scopolamine, hyosciamine en atropine behoren tot de chemische groep van de tropanen. Strikt gezien behoren de atropineachtigen niet tot de hallucinogenen, omdat de psychedelische effecten gepaard gaan met delirium en andere vergiftigingsverschijnselen (terwijl échte hallucinogenen psychedelische effecten veroorzaken zonder delirium). De atropineachtigen worden daarom deliranten genoemd. Tegenwoordig wordt er af en toe melding gemaakt van Daturavergiftiging in jonge mensen op zoek naar een roeservaring. Datura groeit in het wild op veel plaatsen ter wereld, ook in Nederland en België. Datura is ook een geliefde plant in terrassen en tuinen wegens de mooie trompetvormige bloemen. In de herfst vormt de plant stekelige appels (vandaar de naam doornappel) die vele zaden bevatten. Alle delen van de plant zijn giftig. Wanneer Datura gegeten wordt, zijn de effecten binnen twintig tot dertig minuten voelbaar, maar het kan ook twee tot drie uur duren. Daturazaden kunnen ook gerookt worden en dan worden de psychedelische effecten binnen vijf minuten merkbaar. In tegenstelling tot de klassieke psychedelica zoals lsd, psilocybine en mescaline, waarbij er verstoring optreedt van de visuele waarneming van bestaande voorwerpen, veroorzaakt Datura (en de andere atropineachtigen) échte hallucinaties die de gebruiker niet meer kan onderscheiden van de realiteit. Men praat met ingebeelde mensen, dieren en monsters en bevindt zich in een bizarre droomwereld. Bij het roken van Datura ontstaan vaak seksueel getinte dromen. De atropineachtigen veroorzaken een staat van delirium, extreme verwardheid, geheugenverlies, angst en agitatie. De roes wordt door velen als extreem onprettig ervaren. Lichamelijke effecten van de atropineachtigen zijn: langdurig verwijde pupillen (mydriasis), wazig zien, droge mond, extreme dorst, versnelde hartslag (tachycardie), verhoogde lichaamstemperatuur, verminderde zweetproductie, blozen, droge en warme huid, vertraagde spijsvertering en verminderd urineren (urine retentie). Coma en onderdrukking van de ademhaling kunnen optreden. Een gemiddelde Daturadosis levert een roes op van acht tot twaalf uur, terwijl bij een hoge dosering de effecten wel twee tot drie dagen kunnen aanhouden. De Daturaroes kan fataal aflopen. De gemiddelde dosis atropine en scopolamine in een Daturabloem is respectievelijk 0,20 en 0,65 milligram. Tien bloemen kunnen de dood veroorzaken.

Werking

Atropine en het verwante scopolamine binden aan een bepaald type acetylcholinereceptor en blokkeren deze. Er zijn twee soorten acetylcholinereceptoren: de nicotine acetylcholinereceptor (dit is ook de bindingsplaats voor nicotine) en de muscarine acetylcholinereceptor. Atropine blokkeert specifiek de muscarinereceptor, het heeft een anticholinergisch effect. Omdat atropine de werking van acetylcholine blokkeert, vermindert het de werking van het parasympathische zenuwstelsel (parasympatholiticum). Gevolgen hiervan zijn onder andere verminderde zweet- en speekselproductie, vertraagde spijsvertering en pupilverwijding (Schultes & Hofmann, 1997; Parissis et al., 2003; Beltman et al., 1999).

Intermezzo 13.5 Uit je bol
'De lichamelijke effecten zijn vrij snel waarneembaar; een kurkdroge strot, een merkwaardig soort "blindheid", waarbij bijvoorbeeld letters als vlooien over een bedrukte bladzijde springen. Niet lang daarna beginnen zeer zware hallucinaties. Deze kunnen dagenlang aanhouden, hoewel het effect van een kleine dosis meestal binnen een dag weer verdwijnt. Je betreedt een schemerige wereld, die sterk doet denken aan de sprookjes van Grimm en aan griezelverhalen. De werking is bovendien zo sterk dat je al snel vergeet dat je iets hebt ingenomen. Je gaat helemaal op in het schimmenrijk.'

Gerben Hellinga en Hans Plomp, Uit je bol, 1994.

Geneesmiddel
Atropine wordt ook door farmaceutische industrie geproduceerd als geneesmiddel. Het wordt toegepast als tegengif bij sommige vergiftigingen (zenuwgas), als premedicatie bij operaties om de speekselvorming te verminderen en als middel tegen een vertraagde hartslag. Oogartsen gebruiken atropine om diagnostische redenen. Doordat atropine de pupillen verwijdt kan een oogarts het netvlies beter bekijken (www.farmacotherapeutischkompas.nl).

Atropine in xtc en cocaïne
Atropine kwam in 1997 en 1998 voor in enkele pillen die als xtc werden verkocht en in 2004 en 2007 zijn er enkele met atropine versneden cocaïnepoeders aangeleverd bij het Drug Informatie en Monitoring Systeem. In 2004 zijn ruim twintig mensen in het ziekenhuis opgenomen met verschijnselen van een atropine/cocaïne-intoxicatie. Vanwege de gevaren voor de volksgezondheid startte het Trimbos-instituut

samen met instellingen voor verslavingszorg een grootschalige waarschuwingscampagne (Van Laar et al., 2006).

13.10.2 RISICO'S

De atropineachtige planten zijn giftig. De geschatte dodelijke dosis atropine in de mens is tien milligram of meer, voor scopolamine is dat twee tot vier milligram. Een atropinevergiftiging kan leiden tot desoriëntatie, verwardheid, agressie, hyperthermie, onverstaanbaar spreken, coma, ademhalingsonderdrukking en eventueel de dood (Spina & Taddei, 2007). Ook bij dieren kan fatale Daturavergiftiging optreden, zoals bij grazend vee dat teveel Daturaplanten had gegeten (Binev et al., 2006).

Een behoorlijk risico vormen ongelukken, valpartijen of verdrinken door verminderde spiercoördinatie en verwardheid.

De toxische effecten ontstaan door de anticholinerge werking van de atropineachtigen. Behandeling bestaat uit maagspoeling, toediening van actieve kool en vochttoediening. Benzodiazepinen kunnen gegeven worden bij agitatie, agressie en convulsies. Fysostigmine (een cholinesterase inhibitor die de afbraak van acetylcholine remt) wordt aangeraden bij ernstige vergiftiging met convulsies, agitatie en coma (1-2 mg IV elke 30-60 minuten). In de meeste gevallen is de prognose van Daturavergiftiging gelukkig gunstig (Diker et al., 2007).

Referenties

Alper KR. et al. Treatment of acute opioid withdrawal with ibogaine. Am J Addict 1999; 8(3): 234-42.

Alper KR, Lotsof HS, Kaplan CD. The ibogaine medical subculture. J Ethnopharmacol 2008; 115(1): 9-24.

Arvanov VL. et al. LSD and DOB: interaction with 5-HT2A receptors to inhibit NMDA receptor-mediated transmission in the rat prefrontal cortex. Eur J Neurosci 1999; 11(9): 3064-72.

Balikova M. Nonfatal and fatal DOB (2,5-dimethoxy-4-bromoamphetamine) overdose. Forensic Sci Int 2005; 153(1): 85-91.

Beltman W. et al. Smartshops. Overzicht van producten, geclaimde werking en hun medisch-toxicologische relevantie. Bilthoven: Rijksinstituut voor Volksgezondheid en Milieu; 1999.

Binev R, Valchev I, Nikolov J. Clinical and pathological studies on intoxication in horses from freshly cut Jimson weed (Datura stramonium)-contaminated maize intended for ensiling. J S Afr Vet Assoc 2006; 77(4): 215-9.

Boer D de, Bosman I. A new trend in drugs-of-abuse; the 2C-series of phenethylamine designer drugs. Pharm World Sci 2004; 26(2): 110-3.

Boyer EW. Dextromethorphan abuse. Pediatr Emerg Care 2004; 20(12): 858-63.

Braida D. et al. Involvement of kappa-Opioid and Endocannabinoid System on Salvinorin A-Induced Reward. Biol Psychiatry; 2007.

Bruhn JG. et al. Mescaline use for 5700 years. Lancet 2002; 359(9320): 1866.

Bryner JK. et al. Dextromethorphan abuse in adolescence: an increasing trend: 1999-2004. Arch Pediatr Adolesc Med 2006; 160(12): 1217-22.

Callaway JC, Grob CS. Ayahuasca preparations and serotonin reuptake inhibitors: a potential combination for severe adverse interactions. J Psychoactive Drugs 1998; 30(4): 367-9.

Capasso R. et al. The hallucinogenic herb Salvia divinorum and its active ingredient salvinorin A inhibit enteric cholinergic transmission in the guinea-pig ileum. Neurogastroenterol Motil 2006; 18(1): 69-75.

Carpenter WT. The schizophrenia ketamine challenge study debate. Biol Psychiatry 1999; 46(8): 1081-91.

Chyka PA. et al. Dextromethorphan poisoning: an evidence-based consensus guideline for out-of-hospital management. Clin Toxicol (Phila) 2007; 45(6): 662-77.

Copeland J, Dillon D. The health and psycho-social consequences of ketamine use. International Journal of Drug Policy 2005; 16: 122-31.

Cornish JW. et al. A randomized, double-blind, placebo-controlled safety study of high-dose dextromethorphan in methadone-maintained male inpatients. Drug Alcohol Depend 2002; 67(2): 177-83.

Craven R. Ketamine. Anaesthesia 2007; 62 Suppl 1: 48-53.

Curtis B. et al. Postmortem identification and quantitation of 2,5-dimethoxy-4-n-propylthiophenethylamine using GC-MSD and GC-NPD. J Anal Toxicol 2003; 27(7): 493-8.

Degenhardt L, Dunn M. The epidemiology of GHB and ketamine use in an Australian household survey. Intern Journ of Drug Policy 2008.

Desai S. et al. Chronic addiction to dextromethorphan cough syrup: a case report. J Am Board Fam Med 2006; 19(3): 320-3.

Diker D. et al. Coma as a presenting sign of Datura stramonium seed tea poisoning. Eur J Intern Med 2007; 18(4): 336-8.

Dillon P, Copeland J, Jansen K. Patterns of use and harms associated with non-medical ketamine use. Drug Alcohol Depend 2003; 69(1): 23-8.

Doering-Silveira E. et al. Report on psychoactive drug use among adolescents using ayahuasca within a religious context. J Psychoactive Drugs 2005; 37(2): 141-4.

EMCDDA Risk Assessments. Report on the risk assessment of ketamine in the framework of the joint action on new synthetic drugs. Eur Monitor Centre for Drugs and Drug Addiction; 2002.

EMCDDA Risk Assessments. Report on the risk assessment of 2C-I, 2C-T-2 and 2C-T-7 in the framework of the joint action on new synthetic drugs. Eur Monitor Centre for Drugs and Drug Addiction; 2004.

Fantegrossi WE. et al. Hallucinogen-like actions of 2,5-dimethoxy-4-(n)-propylthiophenethylamine (2C-T-7) in mice and rats. Psychopharmacology (Berl) 2005; 181(3): 496-503.

Fantegrossi WE, Woods JH, Winger G. Transient reinforcing effects of phenylisopropylamine and indolealkylamine hallucinogens in rhesus monkeys. Behav Pharmacol 2004; 15(2): 149-57.

Gable RS. Comparison of acute lethal toxicity of commonly abused psychoactive substances. Addiction 2004; 99(6): 686-96.

Gable RS. Risk assessment of ritual use of oral dimethyltryptamine (DMT) and harmala alkaloids. Addiction 2007; 102(1): 24-34.

Ganetsky M, Babu KM, Boyer EW. Serotonin syndrome in dextromethorphan ingestion responsive to propofol therapy. Pediatr Emerg Care 2007; 23(11): 829-31.

Gill JR, Stajic M. Ketamine in non-hospital and hospital deaths in New York City. J Forensic Sci 2000; 45(3): 655-8.

Gonzalez-Maeso J. et al. Hallucinogens recruit specific cortical 5-HT(2A) receptor-mediated signaling pathways to affect behavior. Neuron 2007; 53(3): 439-52.

Grundmann O. et al. Salvia divinorum and salvinorin A: an update on pharmacology and analytical methodology. Planta Med 2007; 73(10): 1039-46.

Halpern JH. et al. Psychological and cognitive effects of long-term peyote use among Native Americans. Biol Psychiatry 2005; 58(8): 624-31.

Hellinga H, Plomp H. Uit je bol. Amsterdam: Prometheus; 1994.

Hermle L, et al. Mescaline-induced psychopathological, neuropsychological, and neurometabolic effects in normal subjects: experimental psychosis as a tool for psychiatric research. Biol Psychiatry 1992; 32(11): 976-91.

Hollister LE, Sjoberg BM. Clinical Syndromes and Biochemical Alterations Following Mescaline, Lysergic Acid Diethylamide, Psilocybin and a Combination of the Three Psychotomimetic Drugs. Compr Psychiatry 1964; 20: 170-8.

Huang EY, Liu TC, Tao PL. Co-administration of dextromethorphan with morphine attenuates morphine rewarding effect and related dopamine releases at the nucleus accumbens. Naunyn Schmiedebergs Arch Pharmacol 2003; 368(5): 386-92.

Jacob MS, Presti DE. Endogenous psychoactive tryptamines reconsidered: an anxiolytic role for dimethyltryptamine. Med Hypotheses 2005; 64(5): 930-7.

Jansen K. Ketamine, Dreams and Realities. Florida: Multidisciplinary Association for Psychedelic Studies; 2000.

Korf D, Nabben T, Benschop A. Antenne 2003. Trend in alcohol, tabak en drugs bij jonge Amsterdammers. Amsterdam: Rozenberg Publishers; 2004.

Krupitsky E. et al. Ketamine psychotherapy for heroin addiction: immediate effects and two-year follow-up. J Subst Abuse Treat 2002; 23(4): 273-83.

Krupitsky EM, Grinenko AY. Ketamine psychedelic therapy (KPT): a review of the results of ten years of research. J Psychoactive Drugs 1997; 29(2): 165-83.

Krupitsky EM. et al. Single versus repeated sessions of ketamine-assisted psychotherapy for people with heroin dependence. J Psychoactive Drugs 2007; 39(1): 13-9.

Laar M van. et al. Nationale Drug Monitor. Jaarbericht 2005. Utrecht: Trimbos Instituut; 2006.

Lahti AC. et al. Subanesthetic doses of ketamine stimulate psychosis in schizophrenia. Neuropsychopharmacology 1995; 13(1): 9-19.

Large CH. Do NMDA receptor antagonist models of schizophrenia predict the clinical efficacy of antipsychotic drugs? J Psychopharmacol 2007; 21(3): 283-301.

Li JX, Rice KC, France CP. Discriminative stimulus effects of 1-(2,5-dimethoxy-4-methylphenyl)-2-aminopropane (DOM) in rhesus monkeys. J Pharmacol Exp Ther 2007.

Maas U, Strubelt S. Fatalities after taking ibogaine in addiction treatment could be related to sudden cardiac death caused by autonomic dysfunction. Med Hypotheses 2006; 67(4): 960-4.

Maisonneuve IM, Glick SD. Anti-addictive actions of an iboga alkaloid congener: a novel mechanism for a novel treatment. Pharmacol Biochem Behav 2003; 75(3): 607-18.

McKenna DJ. Clinical investigations of the therapeutic potential of ayahuasca: rationale and regulatory challenges. Pharmacol Ther 2004; 102(2): 111-29.

Miller SC. Dextromethorphan psychosis, dependence and physical withdrawal. Addict Biol 2005; 10(4): 325-7.

Morgan CJ, Monaghan L, Curran HV. Beyond the K-hole: a 3-year longitudinal investigation of the cognitive and subjective effects of ketamine in recreational users who have substantially reduced their use of the drug. Addiction 2004; 99(11): 1450-61.

Morris BJ, Cochran SM, Pratt JA. PCP: from pharmacology to modelling schizophrenia. Curr Opin Pharmacol 2005; 5(1): 101-6.

Narendran R. et al. Altered prefrontal dopaminergic function in chronic recreational ketamine users. Am J Psychiatry 2005; 162(12): 2352-9.

Nichols DE. Hallucinogens. Pharmacol Ther 2004; 101(2): 131-81.

Okon T. Ketamine: an introduction for the pain and palliative medicine physician. Pain Physician 2007; 10(3): 493-500.

Parissis D. et al. Neurological findings in a case of coma secondary to Datura stramonium poisoning. Eur J Neurol 2003; 10(6): 745-6.

Paskulin R. et al. Ibogaine affects brain energy metabolism. Eur J Pharmacol 2006; 552(1-3): 11-4.

Pijlman F, Krul J, Niesink R. Uitgaan en veiligheid: feiten en fictie over alcohol, drugs en gezondheidsverstoringen. Utrecht: Trimbos Instituut; 2003.

Prisinzano TE. Psychopharmacology of the hallucinogenic sage Salvia divinorum. Life Sci 2005; 78(5): 527-31.

Rammer L, Holmgren P, Sandler H. Fatal intoxication by dextromethorphan: a report on two cases. Forensic Sci Int 1988; 37(4): 233-6.

Riba J. et al. Human pharmacology of ayahuasca: subjective and cardiovascular effects, monoamine metabolite excretion, and pharmacokinetics. J Pharmacol Exp Ther 2003; 306(1): 73-83.

Riba J. et al. Subjective effects and tolerability of the South American psychoactive beverage Ayahuasca in healthy volunteers. Psychopharmacology (Berl) 2001; 154(1): 85-95.

Saunders N, Saunders A, Pauli M. In search of the ultimate high. Spiritual experience through psychoactives. Londen: Random House; 2000.

Schier J. Avoid unfavorable consequences: dextromethorpan can bring about a false-positive phencyclidine urine drug screen. J Emerg Med 2000; 18(3): 379-81.

Schifano F. et al. New trends in the cyber and street market of recreational drugs? The case of 2C-T-7 ('Blue Mystic'). J Psychopharmacol 2005; 19(6): 675-9.

Schultes R, Hofmann A. Over de planten der Goden. Oorspong van het gebruik van hallucinogenen. Utrecht: Het Spectrum; 1997.

Shulgin A. PIHKAL. A chemical love story. Berkeley, California: Transform Press; 1991.

Siebert DJ. Salvia divinorum and salvinorin A: new pharmacologic findings. J Ethnopharmacol 1994; 43(1): 53-6.

Sklerov J. et al. A fatal intoxication following the ingestion of 5-methoxy-N,N-dimethyltryptamine in an ayahuasca preparation. J Anal Toxicol 2005; 29(8): 838-41.

Smith RL. et al. Agonist properties of N,N-dimethyltryptamine at serotonin 5-HT2A and 5-HT2C receptors. Pharmacol Biochem Behav 1998; 61(3): 323-30.

Spina SP, Taddei A. Teenagers with Jimson weed (Datura stramonium) poisoning. Cjem 2007; 9(6): 467-8.

Strassman RJ, Qualls CR, Berg LM. Differential tolerance to biological and subjective effects of four closely spaced doses of N,N-dimethyltryptamine in humans. Biol Psychiatry 1996; 39(9): 784-95.

Strassman RJ. Human psychopharmacology of N,N-dimethyltryptamine. Behav Brain Res 1996; 73(1-2): 121-4.

Ungern-Sternberg BS von. et al. A deeper level of ketamine anesthesia does not affect functional residual capacity and ventilation distribution in healthy preschool children. Paediatr Anaesth 2007; 17(12): 1150-5.

Vortherms TA, Roth BL. Salvinorin A: from natural product to human therapeutics. Mol Interv 2006; 6(5): 257-65.

Wei D. et al. Acute iboga alkaloid effects on extracellular serotonin (5-HT) levels in nucleus accumbens and striatum in rats. Brain Res 1998; 800(2): 260-8.

Zarate CA. et al. A randomized trial of an N-methyl-D-aspartate antagonist in treatment-resistant major depression. Arch Gen Psychiatry 2006; 63(8): 856-64.

14 Doping

Olivier de Hon en Bart Coumans

14.1 Inleiding

Het is lastig om een exacte definitie te geven van het woord 'doping'. Over het algemeen gaat het om het misbruik van geneesmiddelen met als doel de sportprestatie te verbeteren. Maar niet alle middelen die op de dopinglijst staan zijn geneesmiddelen, en bovendien zijn er via die dopinglijst ook enkele methoden verboden waarbij geen middelen aan te pas komen. Om het begrip nog gecompliceerder te maken, staan er op de dopinglijst ook meerdere bekende verdovende en stimulerende middelen die elders in dit boek uitgebreid aan bod komen. Ten slotte zijn er middelen die als doping gebruikt worden, maar die niet op de dopinglijst staan.

In dit hoofdstuk staat de verzamelterm 'doping' centraal. Er zal nader worden ingegaan op de middelen en methoden die worden gebruikt, waarbij ook de beoogde effecten en de ongewenste bijwerkingen zullen worden beschreven. Ten slotte worden de kenmerken van dopinggebruik en dopinggebruikers gekarakteriseerd.

14.2 Geschiedenis

De etymologie van het woord doping kent twee verschillende mogelijke oorsprongen en in beide verhalen spelen Nederlandse kolonisten een grote rol. De eerste versie wijst naar een drank die gebruikt werd door de Kaffers, een Zuid-Afrikaanse stam, om in een religieuze trance te komen. Waarschijnlijk bevatte deze drank verschillende geestverruimende kruiden. Deze drank stond bekend onder de naam 'dop' en dat zou door de Nederlandse kolonisten aldaar verdraaid zijn tot doop. De tweede versie speelt zich af aan de Amerikaanse oostkust, waar Indianen een stimulerende drank maakten voordat zij aan gevechten begonnen. De Hollandse bewoners van Fort Nassau, het latere Nieuw Amsterdam dat uiteindelijk New York zou worden, leerden over het gebruik van deze saus en noemden het 'doop', oud-Nederlands voor dikke saus. In beide verhalen is het woord vervolgens als 'dope' overgenomen door de Engelsen, waarna de werkwoordsvervoeging 'doping' over de hele wereld bekend is geraakt.

Hoewel het woord dus al zo'n vier eeuwen bestaat, is de relatie met de sport pas ontstaan tijdens de opkomst van de georganiseerde sport in de laat negentiende en begin twintigste eeuw. Gedurende lange tijd werd dopinggebruik door de meeste sportbestuurders niet als een groot probleem gezien. Tot in de jaren veertig van de twintigste eeuw werd er vrijuit gesproken over het gebruik van alcohol, strychnine of ether om de sportprestatie te verhogen. De risico's die aan het gebruik van deze middelen vastzitten waren bekend, en ethisch gezien werd het gebruik hiervan niet als een probleem ervaren.

Dit veranderde langzamerhand met de ontwikkeling van amfetaminen en de ervaringen die werden opgedaan met de toepassing van die middelen rond de Tweede Wereldoorlog. Rond dezelfde tijd kwamen de androgene anabole steroïden op de markt, en in de jaren vijftig en zestig van de vorige eeuw drong het gebruik van deze middelen door in de sport. Het werd duidelijk dat er middelen beschikbaar waren die én een grote invloed hadden op de sportprestatie (de prestatieverhogende effecten van alcohol, strychnine en dergelijke zijn marginaal) én dat het gebruik van deze middelen gezondheidsrisico's met zich meebrachten. Er vielen zelfs dodelijke slachtoffers, waarbij de Deense wielrenner Knut Jensen (op de Olympische Spelen van 1960) en de Britse wielrenner Tom Simpson (tijdens de Tour de France 1967) het meest in het oog sprongen. Deze gebeurtenissen leidden steeds meer tot discussies over het opstellen van regels die het gebruik van doping in de sport zouden moeten verbieden. Sinds de jaren zestig van de vorige eeuw heeft het Internationaal Olympisch Comité (IOC) hierin een leidende rol gehad, maar sinds de oprichting van het Wereld Anti-Doping Agentschap (WADA) in 1999 heeft deze organisatie de regie in handen bij de dopingbestrijding. Het WADA wordt voor de helft gefinancierd door het IOC en voor de helft door de overheden van de wereld. Het is opgericht om de dopingregels in de sportwereld te harmoniseren en tot op zekere hoogte ook te controleren.

14.3 Wat is doping?

Het is uiterst moeilijk om een sluitende definitie te geven van de term doping. Vaak wordt teruggegrepen op de definitie die de Raad van Europa in 1967 heeft opgesteld: 'Doping is de toediening aan een gezond individu of het gebruik door deze – op welke wijze dan ook – van stoffen die vreemd zijn aan het organisme dan wel van fysiologische stoffen in abnormale hoeveelheden of langs abnormale weg, zulks met het enige doel de kunstmatige en oneerlijke beïnvloeding van de prestatie van deze persoon bij zijn of haar deelneming aan wedstrijden'. Hoewel deze definitie het gevoel aardig weergeeft dat doping niet in het lichaam van sporters thuishoort, bleek al snel dat deze in de praktijk slecht werkbaar was. Wat is immers normaal en wat is abnormaal? Sinds de inwerkingtreding van de Wereld Anti-Doping Code is de definitie beter en meer sluitend gemaakt door te stellen dat doping neerkomt op het overtreden van één of meerdere artikelen uit het dopingreglement. Vervolgens wordt er in acht artikelen beschreven welk gedrag verboden is (zie intermezzo's 14.1 en 14.2). Overtredingen worden standaard gestraft met het annuleren van het wedstrijdresultaat van die dag, inclusief eventueel verdiende geldprijzen of klassementspunten, en een aanvullende sanctie kan al naar gelang de omstandigheden variëren van een waarschuwing tot een levenslange schorsing (bij herhaalde overtredingen).

Intermezzo 14.1 De Wereld Anti-Doping Code

De Wereld Anti-Doping Code is opgesteld in 2003 en geldt sinds de Olympische Zomerspelen van Athene in augustus 2004 als het kerndocument waarop alle dopingregels gebaseerd dienen te worden. Inmiddels hebben meer dan tachtig internationale sportbonden en meer dan tweehonderd Nationale Olympisch Comités de Code geaccepteerd. De Code definieert wat doping is, beschrijft de sancties die kunnen volgen bij overtredingen en geeft de rechten en plichten aan van alle belanghebbenden. De Code verwijst ook naar een vijftal, eveneens verplichte, standaarden. Twee hiervan beschrijven de regels rondom dopingcontroles en dopinganalyses. Een derde geeft de lijst van verboden stoffen en methoden en de laatste legt de regels rondom het indienen en afgeven van medische dispensaties vast, die gevolgd moeten worden als een sporter door een medische oorzaak een bepaald dopinggeduid middel toch moet gebruiken. Een vijfde standaard is in de maak en is gericht op het bewaken van de privacy van sporters.

In november 2007 is een tweede versie van de Code vastgesteld. De basis van de Code blijft gelijk, maar de straffen zijn flexibeler gemaakt om recht te kunnen doen aan de individuele omstandigheden van iedere dopingzaak. Ook wordt er meer nadruk gelegd op de harmonisatie van de regels rondom dopingcontroles en de verplichtingen waar topsporters aan moeten voldoen. De nieuwe Code zal op 1 januari 2009 van kracht zijn.

De nieuwe definitie steunt zwaar op het bestaan van een lijst met dopinggeduide middelen die aangeeft wat verboden is en wat niet. Deze dopinglijst is één van de standaarden die gekoppeld zijn aan de Wereld Anti-Doping Code. Volgens dezelfde Code kunnen stoffen en methoden op de lijst worden geplaatst als ze voldoen aan minstens twee van de volgende drie criteria:
1 er is een prestatiebevorderende werking;
2 gebruik levert een gezondheidsrisico op;
3 gebruik is tegen de 'spirit of sport' ofwel tegen de fairplay-gedachte.

De vraag of een bepaald middel in voldoende mate voldoet aan het eerste en/of het tweede criterium kan al tot grote debatten leiden. Wat betreft het derde criterium, dat slechts in algemene termen wordt beschreven, is het discussiehek helemaal van de dam. Een ander vreemd gevolg van deze definitie is dat een middel dat slechts voldoet aan het tweede en derde criterium, en dus helemaal geen prestatiebevorderende werking heeft, toch als doping in de sport kan worden gezien. Nederland pleit er dan ook al jaren voor om het eerste criterium een belangrijkere rol te laten spelen, maar vooralsnog is hier binnen de sportwereld geen meerderheid voor te vinden.

Intermezzo 14.2 Verboden volgens de Wereld Anti-Doping Code
De volgende zaken (inclusief pogingen om dit te bereiken) zijn verboden voor sporters volgens de Wereld Anti-Doping Code:
- aanwezigheid van verboden middelen in het lichaam;
- gebruik van verboden middelen of methoden;
- weigering van een dopingcontrole;
- niet beschikbaar zijn voor een dopingcontrole of het aanleveren van foutieve informatie;
- manipulatie van een dopingcontrole;
- bezit van verboden middelen;
- handel in verboden middelen;
- toediening van verboden middelen.

Begeleiders van sporters (artsen, coaches, enz.) worden in hun hoedanigheid als begeleider niet op dopinggebruik gecontroleerd, maar ook voor hen gelden deze verboden en ook zij kunnen geschorst worden bij overtredingen.

De Wereld Anti-Doping Code is overigens geen wet. Het is een set regels waaraan de internationale sportgemeenschap zich heeft verbonden om zelf in te voeren binnen de eigen invloedssfeer. Dit betekent onder andere dat een overtreding van de Code niet direct tot juridische vervolging leidt, maar tot verenigingsrechtelijke straffen zoals schorsingen en (eventueel) boetes. Het tuchtspraaksysteem verloopt in eerste instantie nationaal (ofwel via de nationale sportbond, ofwel via de nationale anti-dopingorganisatie), waarna een beslissing altijd nog aangevochten kan worden bij het internationale sporttribunaal in Lausanne, het 'Court of Arbitration for Sport' (CAS). De partijen die in beroep kunnen gaan zijn de sporter, de aanklagende nationale partij, de internationale sportbond en het WADA. Het IOC speelt alleen nog een rol bij dopingzaken die een link hebben met de Olympische Spelen. Sommige overheden, zoals die van België, Italië en Frankrijk, hebben de dopingregelgeving ook in de wet opgenomen, wat betekent dat een dopingovertreding in die landen ook kan leiden tot politieoptreden. In Nederland is dopinggebruik niet bij wet verboden. De Nederlandse overheid heeft zich door middel van internationale verdragen wel gecommitteerd aan een actieve rol in de dopingbestrijding en zij doet dit met name door het financieel ondersteunen van allerlei dopinggerelateerde activiteiten. De overheid grijpt pas actief in zodra de volksgezondheid in het gedrang komt. De handel in doping, het produceren van dopinggeduide middelen en het illegaal toedienen van doping zijn dan ook verboden en vallen onder verschillende bestaande wetgevingen, zoals de Opiumwet en de Geneesmiddelenwet. Handelaren in doping worden op deze wijze zwaar gestraft, tot maximaal zes jaar gevangenisstraf of een boete van de vijfde categorie (45.000 euro).
De dopinglijst wordt ieder jaar vastgesteld door het WADA na een consultatieronde onder alle internationale sportbonden en nationale anti-dopingorganisaties (zie intermezzo 14.3). De uiteindelijke lijst is dus bij uitstek een politiek resultaat dat onvermijdelijk ook compromissen herbergt. Door zijn status is de dopinglijst echter zeer waardevol, en zoals hierna bij de bespreking van de verschillende verboden middelen zal blijken, is het merendeel van de dopinglijst onomstreden. Bovendien is het bestaan van één dopinglijst verreweg te prevaleren boven

de situatie voor 2003, toen iedere sportbond een eigen dopinglijst kon vaststellen en er een wirwar aan verschillende dopingregels bestond. De dopinglijst wordt in de regel per 1 januari van een kalenderjaar herzien en de meest recente versie is altijd te vinden op http://www.dopingautoriteit.nl/dopinglijst.

> **Intermezzo 14.3 De WADA-dopinglijst per 1 januari 2008**
> De dopinglijst bestaat uit verschillende categorieën, die gebaseerd zijn op het feit of het een stof of een methode betreft, of het uitsluitend binnen wedstrijdverband is verboden of ook tijdens trainingsperiodes, en of het verbod geldt voor alle sporten of alleen voor specifiek benoemde sporten.
>
> I Stoffen en methoden verboden binnen en buiten wedstrijdverband
> Verboden stoffen
> S1 Anabole middelen
> S2 Hormonen en verwante stoffen
> S3 Bèta-2-agonisten
> S4 Hormoonantagonisten en modulatoren
> S5 Diuretica en andere maskerende middelen
>
> Verboden methoden
> M1 Verbetering van het zuurstoftransport
> M2 Chemische en fysieke manipulatie
> M3 Genetische doping
>
> II Stoffen en methoden verboden binnen wedstrijdverband
> S6 Stimulantia
> S7 Narcotica (narcotische analgetica)
> S8 Cannabinoïden
> S9 Glucocorticosteroïden
>
> III Stoffen verboden in bepaalde sporten
> P1 Alcohol
> P2 Bètablokkers (ß-receptorblokkerende stoffen)

14.4 Middelen en effecten

Er zijn vele middelen die de potentie hebben om de sportprestatie te verbeteren, en niet alle middelen staan op de dopinglijst. De beoogde effecten worden in deze paragraaf beschreven, waarna de bijwerkingen in paragraaf 14.6 geclusterd aan bod komen.

14.4.1 DE DOPINGLIJST

De volgende groepen stoffen zijn altijd verboden, zowel in wedstrijdverband als daarbuiten.

Anabolem iddelen

Anabole middelen zijn stoffen die eenzelfde werking hebben als het mannelijk geslachtshormoon testosteron. Testosteron is een lichaamseigen stof die zorgt voor spieropbouw en geslachtsrijpheid. Ook vrouwen maken testosteron aan in hun lichaam, maar in veel geringere hoeveelheden dan mannen.

Naast testosteron zelf zijn er enkele honderden stoffen ontwikkeld die deze eigenschappen bezitten. Ze bevorderen onder andere de aanmaak van eiwit en ze gaan de afbraak van eiwit tegen, waardoor de spiermassa toeneemt en een grotere spierkracht ontstaat. Dit is van groot belang bij kracht- en snelheidssporten. Hiernaast zorgen deze middelen voor een verhoogde aanmaak van rode bloedlichaampjes, waardoor ook het duurvermogen (het vermogen om gedurende langere tijd op een hoge intensiteit te sporten) zal toenemen. Onder de anabole middelen vallen alle androgene anabole steroïden (zoals testosteron, nandrolon, stanozolol), de hieraan gerelateerde prohormonen (zoals androsteendion, DHEA) en verschillende diergeneesmiddelen met een vergelijkbare werking (clenbuterol, zeranol).

> **Intermezzo 14.4 Verslaafd aan anabolen**
> Ook bij anabolengebruik kan er een verslaving optreden. Veel gebruikers voelen zich als zij in een kuur zitten heel zelfverzekerd, sterk en hebben zin in seks. Zodra de kuur voorbij is voelen zij zich vaak het tegenovergestelde. Zij zien de opgebouwde spiermassa langzaam weer verdwijnen met als gevolg dat zij weer snel een nieuwe kuur tot zich nemen (zie ook paragraaf 14.6).
> In Engeland zijn er voor partners van anabole gebruikers speciale gespreksgroepen, zoals bij de alcoholverslaafden ook groepen zijn voor de partners.

Hormonen

Met de algemene term 'hormonen' worden in het kader van de dopinglijst voornamelijk peptidehormonen bedoeld. Andere hormonen hebben ofwel een eigen plaats op de dopinglijst, of zijn niet verboden. Het bekendste dopinghormoon is waarschijnlijk erytropoëtine of epo. Dit reguleert de aanmaak van rode bloedlichaampjes en verbetert zo de zuurstoftransportcapaciteit van het bloed. Het maximaal leverbare vermogen en het vermogen om een bepaalde belasting gedurende lange tijd vol te houden, verbeteren aanzienlijk na toediening van epo. Hormonen die veel met elkaar te maken hebben zijn groeihormoon en insuline. Zij spelen allebei een belangrijke rol bij de stofwisseling. Groeihormoon heeft bovendien een eiwitsparende werking. Meestal worden deze hormonen gebruikt ter ondersteuning van de spieropbouwende werking van anabole steroïden.

Ten slotte zijn verschillende hormonen verboden die als boodschapper fungeren tussen de hersenen, de bijnierschors en de geslachtsklieren. Voorbeelden zijn humaan choriongonadotrofine (hCG) en luteïniserend hormoon (LH). Zij hebben indirect effect op de afgifte van testosteron.

Bèta-2-agonisten

Bèta-2-agonisten zijn geneesmiddelen die de luchtwegen verwijden en die daarom vaak worden voorgeschreven aan astmatici. Ze oefenen hun werking uit door te binden aan de adrenalinereceptor (subtype bèta-2) en bootsen dus de werking van adrenaline na. Voorbeelden zijn salbutamol en formoterol. Bij gezonde mensen hebben zij weinig extra effect op de luchtwegen, maar in hoge doseringen kunnen ze wel leiden tot een verhoogde hartslag, een verhoogde vet- en suikerverbranding en een verhoogde anabole werking. Vandaar dat ook zij verboden zijn voor sporters. Een andere aanwijzing voor hun effectiviteit als groeibevorderaar is dat ze, net als anabole middelen en hormonen, soms worden misbruikt in de veeteelt om de vleesopbrengst van koeien en varkens illegaal te vergroten.

Hormoonantagonisten en modulatoren

Tot deze groep horen middelen als tamoxifen en clomifeen. Het eerste wordt in de geneeskunde gebruikt om bepaalde vormen van kanker te bestrijden en het tweede om de vruchtbaarheid van vrouwen te verhogen. Omdat beide middelen ook invloed hebben op de hormoonhuishouding van de lichaamseigen anabole steroïden, staan ze op de dopinglijst.

Diuretica en andere maskerende middelen

Dit is een verzamelgroep van allerlei farmacologische middelen die het gebruik van doping verdoezelen. Dit kan bijvoorbeeld gebeuren door de uitscheiding van de dopinggeduide stoffen te vertragen (zoals met probenecid) of juist te versnellen (zoals met diuretica). Ook kunnen verschillende bloedwaarden gemanipuleerd worden door het injecteren van grote moleculen zoals hydroxyethylzetmeel. Door hun osmotisch effect trekken zij meer vocht de bloedvaten in, waardoor er geen verdacht hoge hematocriet- of hemoglobinewaarden gevonden kunnen worden.

Hiernaast zorgen diuretica voor een versneld vochtverlies, wat van belang kan zijn bij sporten waarbij het lichaamsgewicht van essentieel belang is. Ook voor bodybuilders is het belangrijk om weinig vocht vast te houden omdat dan de spierdefinities beter zichtbaar zijn.

De volgende methoden zijn, net als de hierboven beschreven groepen stoffen, zowel verboden in wedstrijdverband als daarbuiten.

Verbetering van het zuurstoftransport

Hiertoe behoort de methode van bloeddoping: het afnemen van een hoeveelheid bloed (meestal ongeveer een halve liter) buiten het wedstrijdseizoen, dat opslaan, en nadat het lichaam deze hoeveelheid weer heeft aangemaakt het opgeslagen bloed als extra zuurstoftransportmogelijkheid weer terug in het lichaam brengen. Ook kan het bloed van een ander persoon met dezelfde bloedgroep gebruikt worden. Fysiologisch gezien heeft dit hetzelfde effect als epo en zorgt het dus voor een groter uithoudingsvermogen. Deze methode kwam op in de jaren zeventig van de vorige eeuw en werd in 1985 officieel verboden. Met de opkomst van epo in de jaren negentig van de vorige eeuw werd bloeddoping steeds minder toegepast, maar sinds epo goed detecteerbaar is (sinds 2000) is de methode van bloeddoping weer populair onder dopinggebruikers.

Chemische en fysieke manipulatie

Het manipuleren van het afgenomen urine- of bloedmonster, op wat voor manier dan ook, is verboden. Hiertoe behoort ook de op internet aangeboden schone urine die via een kunstmatige plasbuis uitgescheiden kan worden. Een dopingcontroleur kan dit soort apparaten overigens meestal goed zien, omdat er in het dopingreglement staat dat een sporter moet toestaan dat de controleur toekijkt hoe de urine het lichaam verlaat. Vanwege deze regel is een dopingcontroleur altijd van hetzelfde geslacht als de sporter.

Genetische doping

Het toepassen van genetische therapieën is een nieuw onderzoeksterrein van de geneeskunde. Artsen proberen hiermee een specifiek stukje genetisch materiaal dat buiten het lichaam is opgewerkt in het lichaam te brengen en het vervolgens actief te laten zijn. Het idee is dat op deze manier het lichaam zelf een medicijn gaat aanmaken, meestal een bepaald eiwit dat door een erfelijke ziekte niet meer zelfstandig kan worden aangemaakt. In theorie is dit een stuk efficiënter dan het toedienen van lichaamsvreemde medicijnen, en ook in de praktijk zijn al enkele successen geboekt bij ernstig zieke patiënten.

Met behulp van de huidig beschikbare genetische technieken is het onder andere mogelijk om in het lichaam de expressie van het epo-gen of de spiergroei te vergroten, waarmee de link naar doping duidelijk is gemaakt. Deze technieken bevinden zich echter nog in een zeer experimenteel stadium en vooralsnog worden alleen proefdieren of zeer ernstig zieke patiënten hiermee behandeld. Toch heeft het WADA nu alvast een signaal willen afgeven door het niet-therapeutisch gebruik van genen, genetische bouwstenen en/of cellen die de mogelijkheid hebben de sportprestatie te verbeteren officieel te verbieden.

De volgende groepen stoffen zijn alleen in wedstrijdverband verboden.

Stimulantia

De groep stimulantia bevat vele stoffen die volgens allerlei verschillende fysiologische processen uiteindelijk eenzelfde effect sorteren: ze brengen het lichaam in een verhoogde staat van paraatheid. Men blijft langer wakker, wordt (tijdelijk) helderder en valt ook vaak enkele kilo's af bij gecontinueerd gebruik. Tot deze groep behoren onder andere de 'klassieke' amfetaminen, maar bijvoorbeeld ook cocaïne, efedrine en methyleendioxymetamfetamine (de werkzame stof van xtc).

Tot 2003 was ook cafeïne verboden onder deze groep, maar het WADA heeft toen geoordeeld dat cafeïne weliswaar stimulerend werkt, maar dat de risico's van het gebruik relatief klein zijn, en aangezien het bovendien veel gebruikt wordt (het zit bijv. in koffie, thee, chocolade) en de relatie tussen de uitgescheiden cafeïne in de urine en het prestatieverhogende effect zeer individueel verschillend is, gaf het meer problemen als dopinggeduid middel dan als toegestaan middel. Tegenwoordig staat op de dopinglijst duidelijk aangegeven dat cafeïne, net als enkele andere stoffen, weliswaar een stimulerend middel is maar dat het toch is toegestaan. Het gebruik van cafeïne wordt nog wel gemonitord (zonder sanctiemogelijkheden) en ook deze gegevens laten zien dat cafeïne geen groot dopingprobleem is.

Narcotica

Onder de groep narcotica staan enkele opioïden genoemd waarvan heroïne, morfine en methadon waarschijnlijk de bekendste zijn. Hoewel geen enkele topsporter die serieus met zijn sport bezig is er aan zal denken om dit soort middelen te gebruiken, worden zij toch als doping gezien. De oorzaak ligt erin dat de dopinglijst ook kan worden gebruikt om middelen te verbieden ter bescherming van de sporter. Opioïden zijn zulke sterke pijnstillers dat een geblesseerde sporter, of de begeleidend arts, op bepaalde momenten wellicht zou kunnen overwegen om ze toe te dienen om zo sportdeelname toch mogelijk te maken. Zo wordt het risico op een verergering van de blessure alleen maar vergroot en zijn ze potentieel schadelijk voor de gezondheid van de sporter. Bovendien is het oneigenlijk gebruik van deze geneesmiddelen tegen de 'spirit of sport' en daarmee voldoen deze stoffen aan de vastgestelde dopingcriteria.

Cannabinoïden

De aanwezigheid van cannabis op de dopinglijst is erg vreemd. Door de psychomotorische effecten (het verlengt de reactietijd en vermindert het waarnemingsvermogen) en de negatieve invloed op het hart (het verhoogt de hartslag en laat het hartminuutvolume dalen) vermindert het prestatievermogen. Het gebruik van cannabinoïden is toch verboden, aangezien internationaal gezien het gebruik ervan in strijd wordt geacht met de ethische beginselen van de sport en aangezien de ontspanning die het kan brengen wellicht prestatiebevorderend zou kunnen werken. Over de negatieve gezondheidseffecten bestaat geen controverse. Nederland ageert ieder jaar tegen de aanwezigheid van cannabinoïden op de dopinglijst en staat hierin niet alleen. Meerdere landen vinden dat een cannabisverbod door middel van het dopingreglement, met een standaardstraf van twee jaar schorsing, buiten proportie is. Een compromis is vooralsnog niet gevonden, al is cannabis wel bij uitstek een stof waarbij strafvermindering mogelijk is.

Glucocorticosteroïden

Ook over glucocorticosteroïden bestaat veel controverse. Het zijn ontstekingsremmers die onder andere relatief veel worden voorgeschreven bij long- en huidaandoeningen. Ze worden onomstotelijk misbruikt door bepaalde groepen sporters vanwege het vermeende euforiserende effect en om de remmende invloed tegen te gaan van spier- en peesontstekingen op de prestatie. In hoeverre deze effecten daadwerkelijk optreden en ook nog invloed zouden hebben op de prestatie is echter volstrekt onduidelijk. In de wetenschappelijke literatuur is een prestatieverhogend effect nog nooit beschreven. Ook hier geldt echter dat het geconstateerde misbruik als een vergrijp tegen de 'spirit of sport' wordt gezien en naast de medische risico's van overdoseringen voldoen glucocorticosteroïden aan de vastgestelde dopingcriteria.

De volgende stoffen zijn alleen voor bepaalde, op de dopinglijst specifiek benoemde, sporten verboden.

Alcohol en bètablokkers

Deze twee stoffen, waarvan de eerste bekend kan worden verondersteld en de tweede als medicijn wordt gebruikt tegen bepaalde hartaandoeningen, zijn slechts in sommige sporten verboden. De reden hiervoor ligt in de stofspecifieke eigenschappen. Alcohol en bepaalde sporten, bijvoorbeeld gemotoriseerde sporten, gaan immers niet samen. Hierbij speelt het veiligheidsaspect een doorslaggevende rol. Bètablokkers kunnen bij precisiesporten, zoals pistoolschieten, een doorslaggevende factor vormen aangezien zij het trillen van de handen tegengaan.

14.4.2 OVERIGE PRESTATIEBEVORDERENDE MIDDELEN

Naast de stoffen die op de dopinglijst staan, zijn er enkele stoffen bekend uit de fitness- en bodybuildingwereld die daar door dopinggebruikers worden toegepast. Het gaat hierbij om schildklierhormoon, orale antidiabetica en synthol. De eerste twee zijn geneesmiddelen en het gebruik daarvan is, net als bij de dopinggeduide middelen, voorbehouden aan hen die ze medisch gezien nodig hebben. Naast deze stoffen zijn er nog middelen die weliswaar prestatieverhogend kunnen werken maar die niet aan de definitie van doping voldoen.

Schildklierhormoon

Verschillende vormen van schildklierhormoon kunnen worden ingenomen om versneld af te vallen. Het doel is dan met name om de vetmassa te verminderen. Maar schildklierhormoon zet de hele stofwisseling van het lichaam in een hogere versnelling, waardoor ook spierweefsel sneller zal worden afgebroken. Het gebruik van schildklierhormoon gebeurt dan ook relatief weinig. Toch is het gebruik al enkele decennia bekend en het is onduidelijk waarom deze stof nooit op de dopinglijst is gezet.

Orale antidiabetica

Insuline wordt door een kleine minderheid van dopinggebruikers ingezet om de koolhydraatstofwisseling en de eiwitstofwisseling te manipuleren. Een vergrote opslag van glucose in de spiercel ondersteunt de spieropbouw, waardoor de spiermassa extra zal toenemen. Het kan verwacht worden dat orale antidiabetica eenzelfde werking kunnen hebben, al is dit vooralsnog voornamelijk een theoretische verwachting. Het WADA is in ieder geval nog niet voldoende overtuigd van de relevantie van het misbruik van deze geneesmiddelen en heeft deze groep stoffen nog niet verboden.

Synthol
Synthol is een merknaam die het gebruik van olieachtige substanties zonder duidelijke farmaceutische werking omschrijft. Het is nergens ter wereld een geregistreerd geneesmiddel. Een injectie met synthol rechtstreeks in de spier doet het spierweefsel opbollen en zo, over langere termijn met herhaalde injecties, kunnen er bundels ontstaan die op spieren lijken. Het vergroot de spierkracht absoluut niet en is dus alleen interessant voor sporters en niet-sporters die zich uitsluitend op het uiterlijk richten.

Voedingssupplementen
Er zijn ook middelen beschikbaar die prestatiebevorderend zijn en die weinig tot geen bijwerkingen hebben. Dit aantal is niet zo groot als vele advertenties van allerhande voedingssupplementen beloven, maar het is wetenschappelijk bewezen dat de stoffen cafeïne, creatine en natriumbicarbonaat de sportprestatie kunnen verbeteren zonder dat daar ernstige bijwerkingen tegenover staan. Zij maken onderdeel uit van een normaal voedingspatroon, maar in geconcentreerde vorm en in hoge doseringen beïnvloeden ze wel degelijk de prestatie. Dit wordt niet in strijd geacht met de 'spirit of sport'.

Hiernaast wordt er in de sportwetenschappelijke wereld veel onderzoek gedaan naar optimale trainingsprogramma's en voedingsregimes. Al met al zijn er vele legale manieren om de prestatie te verhogen en het bovenstaande overzicht van verboden prestatieverhogende middelen moet zeker niet de indruk wekken dat die stoffen en methoden van groot belang zijn voor iedere sporter. Doping vormt slechts een beperkt onderdeel van de sport en er is slechts een kleine minderheid die het gebruikt. Waarschijnlijk komt het door het illegale karakter ervan dat dit kleine onderwerp buitenproportioneel veel aandacht krijgt van pers en publiek. Wellicht spelen de risico's van het gebruik en daarmee de excessen die soms de kop opsteken hierbij ook een rol.

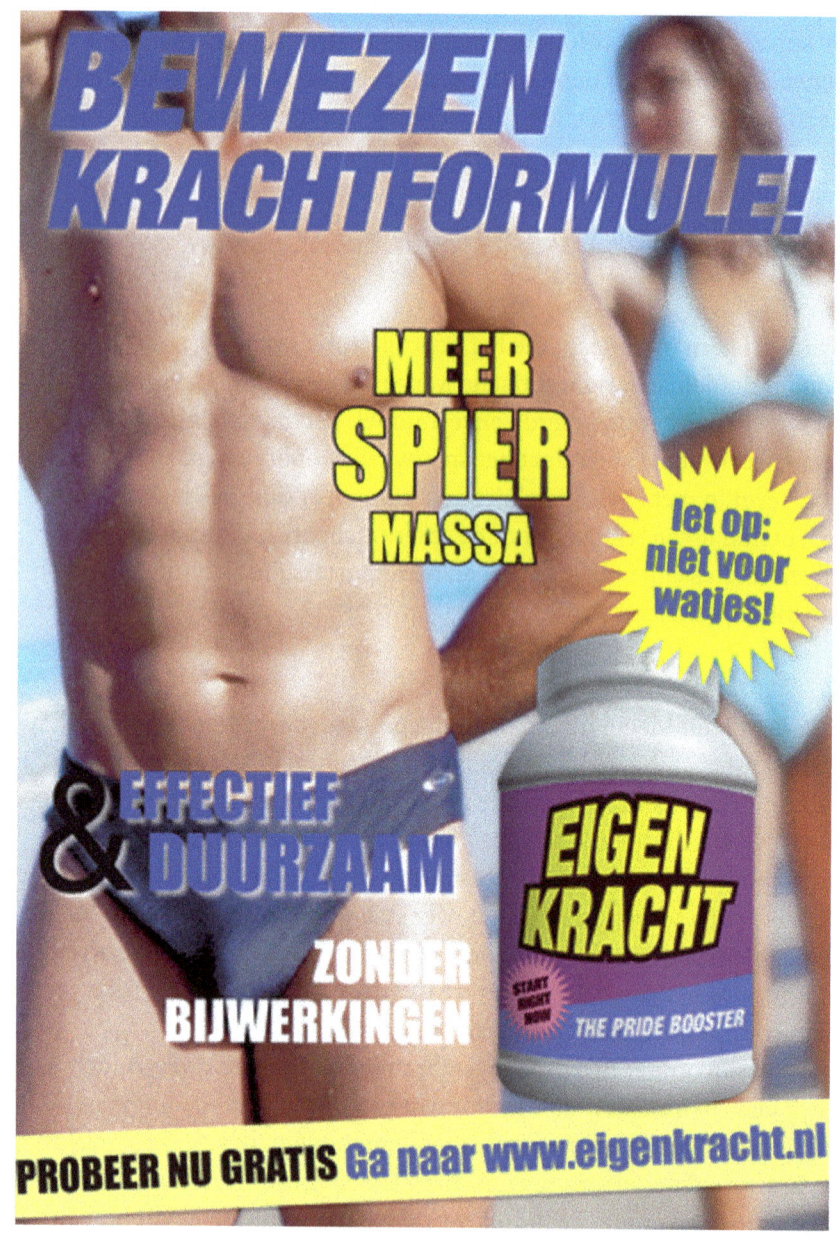

Figuur 14.1

14.5 Omvang van gebruik

In dit hoofdstuk is al een paar keer het verschil aan bod gekomen tussen topsporters die indien zij kiezen voor dopinggebruik uiteraard vooral een verbeterde sportprestatie zoeken, en cosmetische sporters die met name uit zijn op het verbeteren van het uiterlijk. Dit 'verbeteren' wordt vooral ingevuld als het streven naar grotere spieren, een gebalanceerde spierverdeling over het lichaam en de aanwezigheid van weinig vetmassa waardoor de spierdefinitie goed te zien is. Deze laatste groep is verreweg de grootste groep.

14.5.1 COSMETISCHE SPORTERS

Cosmetische sporters (m/v) zijn doorgaans recreatieve sporters die een mooier lichaam nastreven. Zij trainen in fitnesscentra met als doel: meer spiermassa, vermindering van de onderhuidse vetmassa en/of een betere spierdefinitie. Tot deze groep behoren (wedstrijd)bodybuilders (m/v) die onder meer anabole androgene steroïden gebruiken, maar ook recreatieve sporters die allerlei soorten dopinggeduide stoffen nemen om het uiterlijk (versneld) te verfraaien. Cosmetische sporters hebben in principe niet met een dopingreglement en dopingcontroles te maken en het gebruik van doping is voor hen dan ook niet verboden. Een hoeveelheid dopinggeduide middelen die bestemd is voor eigen gebruik heeft in Nederland geen prioriteit binnen de criminaliteitsbestrijding. De handel in illegale geneesmiddelen wordt wel bestreden.

In Nederland zijn ruw geschat twee miljoen mensen actief in de ongeveer 2.000 fitnesscentra. Er zijn weinig actuele en betrouwbare gegevens over de mate van dopinggebruik van sporters in fitnesscentra. In 1994 werd voor het eerst een kwantitatief onderzoek gedaan in Nederland naar het gebruik van prestatiebevorderende middelen onder jongeren in de leeftijd van 16 tot 25 jaar. In twee regio's werden fitnessondernemers, leerlingen van de hoogste klassen van het voortgezet onderwijs en jeugdige bezoekers van sportscholen ondervraagd naar het gebruik van prestatieverhogende middelen. Uit de resultaten bleek dat ruim een procent van de leerlingen gebruikt of ooit gebruikt heeft. Het betrof met name de wat oudere jongens die fitnesscentra bezochten. Van de groep fitnessers bleek dat ruim 6 procent gebruikt of ooit gebruikt heeft. Dit percentage komt overeen met andere Europese prevalentiecijfers die ook rond de 6 procent zitten. Het gaat vooral om mannelijke bezoekers.

De middelen die voornamelijk gebruikt worden zijn: anabole steroïden, amfetaminen, groeihormoon en clenbuterol. Bij fitnessbezoekers die aan bodybuilding doen bleek het percentage gebruikers hoger te zijn, namelijk 16 procent. In een onderzoek onder bezoekers en deelnemers van het NK bodybuilding kwam men tot de volgende prevalenties van ooit-gebruik: recreatieve bodybuilders 37 procent (mannen 45%, vrouwen 12%) en wedstrijdbodybuilders 77 procent (mannen

79%, vrouwen 57%). Dopinggebruikers gebruiken relatief vaak ook andere drugs onder niet-sportieve omstandigheden, zoals cocaïne, xtc en hasjiesj (De Boer et al., 1996; Detmar et al., 2003).

Hoewel er geen harde actuele cijfers zijn lijkt het gebruik van dopinggeduide middelen in de afgelopen jaren niet gedaald te zijn, maar eerder licht gestegen. Dit kan mede geconcludeerd worden uit het Nationaal Prevalentie Onderzoek Middelengebruik (NPO) dat iedere vier jaar wordt herhaald onder de algemene Nederlandse bevolking. Het NPO dient meer inzicht te geven in het gebruik van drugs, alcohol, tabak, slaap- en kalmeringsmiddelen én prestatieverhogende middelen onder de Nederlandse bevolking in de leeftijd van 15 tot 65 jaar. Gezien de verhouding van de grootte van de twee groepen van mogelijke dopinggebruikers (zo'n 5.000 topsporters en twee miljoen fitnessers, waartoe ook de cosmetische sporters behoren) zullen de gegevens van het NPO vooral beïnvloed worden door het middelengebruik van deze laatste groep.

In het laatst uitgevoerde NPO in het jaar 2005 bleek dat het aantal gebruikers van prestatieverhogende middelen gestegen is ten opzichte van 2001, met name onder mannen. Aangenomen mag worden dat het vooral cosmetische sporters betreft. Naar schatting heeft ruim 150.000 personen in de leeftijd van 15 tot 64 jaar ooit wel eens prestatieverhogende middelen gebruikt, ofwel anderhalf procent. Als gekeken wordt naar de groep die het afgelopen jaar heeft gebruikt (de zogenaamde jaarprevalentie), dan komt men in 2005 op circa 55.000 (0,5%). Het sterkst steeg het gebruik in de leeftijdsgroep 15 tot 24 jaar. De gemiddelde startleeftijd van gebruik bedroeg 18 jaar, terwijl de gemiddelde leeftijd van recente gebruikers rond de 28 jaar is (Rodenburg et al., 2007).

Over subgroepen van dopinggebruikers is weinig bekend. Het eventuele gebruik in een fitnesscentrum wordt voor een groot deel bepaald door de doelgroepen die er trainen. In een fitnesscentrum dat zich op inactieve mensen richt en waar gezondheid centraal staat, zal het aantal gebruikers nihil zijn. Een fitnesscentrum dat zich richt op wedstrijdbodybuilding zal waarschijnlijk een fors aantal gebruikers kennen. De trend lijkt te zijn dat er steeds meer jongemannen zijn die makkelijk en snel overstappen op het gebruik van met name anabole steroïden voor een fraaie fysiek zonder aan wedstrijdbodybuilding te doen.

14.5.2 TOPSPORTERS

Voor de topsporters is dopinggebruik simpelweg verboden. Zij zijn aangesloten bij een sportbond en zijn dus gebonden aan de bestaande dopingreglementering, de dopinglijst én de mogelijkheid van dopingcontroles. Dit betreffen niet alleen sporters die bekend zijn uit de media, maar soms ook relatief onbekende sporters, zoals handboogschutters of voetballers uit de hoofdklasse amateurs. In theorie kan iedereen die lid is van een sportbond opgeroepen worden voor een dopingcontrole, maar in de praktijk zullen deze controles vrijwel uitsluitend worden ingezet bij sporters die acteren op nationale (junior)kampioenschappen (NK's) of in de hoogste nationale competitie. Dit zijn in Nederland naar schatting zo'n 5.000 mensen (o.a. amateurs hoofdklasse voetbal, hockey, handbal, honkbal, diverse individuele sporten).

Jaarlijks worden in Nederland zo'n 2.800 dopingcontroles uitgevoerd, waarvan ongeveer 40 procent buiten wedstrijdverband (op trainingen of thuis) en 60 procent binnen wedstrijdverband. Het aantal positieve dopingcontroles ligt zowel in Nederland als ook mondiaal tussen de anderhalf en twee procent (Dopingautoriteit, 2007). Er is in Nederland ook onderzoek gedaan naar dopinggebruik middels anonieme zelfgerapporteerde prevalentie. Het is vanzelfsprekend dat dit lastig is om te onderzoeken, omdat het een gevoelig onderwerp betreft. De respons bedroeg 38 procent en het is mogelijk dat er sprake was van een selectieve respons. Van de 650 topsporters die de vragenlijst terugstuurden gaf 1,7 procent toe ooit doping te hebben gebruikt. In algemene zin is de houding van de Nederlandse topsporter tegenover doping zeer afwijzend. Bij het afwegen van mogelijke voor- en nadelen winnen de nadelen ruimschoots. Dit beeld was te zien in alle subgroepen van het onderzoek, al was het iets minder extreem onder mannen, oudere topsporters en onder beoefenaars van niet-Olympische sporten (Wiefferink et al., 2005).

Het exacte percentage topsporters dat doping gebruikt is onbekend. Het kan verwacht worden dat het hoger ligt dan de anderhalf tot twee procent die uit de cijfers hierboven naar voren komen, maar alle beschikbare gegevens, inclusief anonieme bloedwaarden die in verschillende sporten zijn verzameld, geven aan dat de dopinggebruikers in de wereldwijde topsport tot een minderheid behoren. En door de verbeterde en toegenomen controles, zowel binnen als buiten wedstrijdverband, kan gesteld worden dat ook bij de zogenaamde dopinggevoelige sporten zoals gewichtheffen, atletiek en wielrennen, de verhalen over wijdverspreid dopinggebruik tot het verleden behoren.

De voorlichting richting topsporters splitst zich in twee verschillende paden. Aan de ene kant wordt een bewuste keuze voor het gebruik van doping ontmoedigd door te appelleren aan de intrinsieke waarde van de sport. Een ware kampioen heeft de overwinning aan zichzelf te danken, en niet aan de farmaceutische industrie. Hierbij wordt ook aandacht besteed aan de misconceptie dat zonder doping niet gewonnen kan worden. Zoals gezegd zijn exacte prevalentiecijfers niet voorhanden, maar alle beschikbare informatie wijst erop dat het percentage dopinggebruikers vaak schromelijk wordt overschat. Het tweede voorlichtingspad richt zich op het voorkómen van niet-intentioneel dopinggebruik. Door te benadrukken dat vele reguliere medicijnen op de dopinglijst staan (waarvoor een medische dispensatie kan worden aangevraagd) en door er continu op te wijzen dat er dopingrisico's zijn verbonden aan het gebruik van drugs en van (mogelijk vervuilde) voedingssupplementen, wordt geprobeerd om de topsporters ervan te doordringen dat zij verantwoordelijk zijn voor alles wat er in hun lichaam wordt aangetroffen, en dat onwetendheid over de dopinglijst geen aanvaardbaar excuus is bij een positieve dopingtest.

14.6 Bijwerkingen en risico's

In paragraaf 14.4 zijn vooral de effecten beschreven die gezocht worden bij dopinggebruik en is dus de nadruk gelegd op prestatiebevorderende effecten. Het probleem is echter dat dit soort effecten altijd hand in hand gaan met bijwerkingen. De wijze waarop doping wordt gebruikt (in hoge doseringen en vaak in verschillende combinaties) maken deze bijwerkingen nog ernstiger en meer onvoorspelbaar. Daar komt bij dat doping meestal via het illegale circuit wordt verkregen, waardoor er een grote kans is dat de middelen die gebruikt worden vervalst zijn. Dit betekent dat een dopinggebruiker meestal niet goed weet wat voor effecten hij of zij precies kan verwachten (zie intermezzo 14.6).

Intermezzo 14.6 Risico's van illegale doping

Aan het gebruik van illegale middelen zijn extra risico's verbonden. Uit Nederlands onderzoek blijkt dat vijftig tot zestig procent van de illegale dopingmiddelen (m.n. anabolen) niet-authentiek is. Niet-authentiek betekent hierbij dat de werkelijke dosering meer dan tien procent afwijkt ten opzichte van de gedeclareerde dosering. Vervalsingen zijn er in alle vormen: er zitten andere, vergelijkbare stoffen in of er zit te weinig of zelfs teveel van de werkzame stof in. In zeven procent van de onderzochte gevallen is geen enkele werkzame stof in het product verwerkt. De vervalste middelen (inclusief etiketten en verpakkingen) zijn doorgaans zeer moeilijk te onderscheiden van originele middelen. Door deze grote afwijkingen in daadwerkelijke doseringen worden de effecten van deze dopingmiddelen volstrekt onvoorspelbaar. Bovendien brengen de vermengingen en versnijdingen het risico van bacteriologische infectie met zich mee.

Algemene kenmerken van de bijwerkingen zijn dat ze niet altijd voorkomen (er zijn 'tevreden gebruikers' die op het eerste gezicht geen bijwerkingen ervaren), ze zijn individueel afhankelijk (het is onvoorspelbaar wie welke bijwerkingen zal ervaren) en ze zijn doseringsafhankelijk (hoe meer er gebruikt wordt, hoe groter het risico wordt). Dat ze voorkomen is overtuigend terug te vinden in de wetenschappelijke literatuur, maar in welke mate de verschillende bijwerkingen daadwerkelijk leiden tot gezondheidsklachten is helaas een stuk minder duidelijk. Zowel in Nederland als in het buitenland wordt hier vrijwel geen onderzoek naar gedaan en het is dan ook onduidelijk in welke mate de gezondheidszorg wordt belast als gevolg van dopinggebruik.
Anabole steroïden zorgen voor vele verschillende bijwerkingen, doordat de receptoren voor deze stoffen in vele lichaamsweefsels voorkomen. Bovendien worden deze het meest gebruikt, en dus zullen met name deze bijwerkingen besproken worden. Ieder middel heeft zo zijn eigen specifieke neveneffecten en het is ondoenlijk om deze allemaal te bespreken. Bovendien bevatten de bijwerkingen van de verschillende dopingmiddelen vrij veel overlap met elkaar en daarom worden ze hier geclusterd gepresenteerd, ingedeeld naar de anatomie van het lichaam.

Hoofdenhersenen
Om bovenaan het menselijk lichaam te beginnen: anabole steroïden kunnen leiden tot haaruitval, zowel bij mannen als bij vrouwen. Het verloren haar keert meestal niet terug. Dit komt door de androgene, of vermannelijkende, werking die altijd gepaard gaat met het gebruik van anabole steroïden en die de levensduur van een hoofdhaar verkorten. Een ernstiger bijwerking van dopinggebruik is dat door het effect van epo-achtigen en bloeddoping, en in mindere mate ook van anabole steroïden, de viscositeit van het bloed toeneemt en het bloed dikker wordt. Er kan trombose ontstaan en vervolgens kunnen bloedstolsels

leiden tot een herseninfarct. In de wetenschappelijke literatuur is een geval van trombose beschreven van een (anonieme) Spaanse profwielrenner en het idee is dat deze bijwerking vaker voorkomt. Door lange duurinspanningen in een warme omgeving kan een sporter gedeeltelijk uitgedroogd raken, en neemt dit risico alleen maar toe. Ook door het gebruik van stimulantia, en met name door het gebruik van amfetaminen, kan de vocht- en temperatuurhuishouding ontregeld worden met mogelijk hersenletsel tot gevolg.

Een lastig onderwerp is in hoeverre de dopinggeduide middelen verslavend zijn. Van verschillende soorten drugs is redelijk veel bekend over verslavingen (zie de andere hoofdstukken in dit boek), maar bij veel dopingmiddelen is dit niet het geval. De meest gebruikte dopingmiddelen, zoals anabole steroïden en – in mindere mate en dan nog vrijwel uitsluitend onder competitieve sporters – epo/bloeddoping, zijn niet zozeer van zichzelf lichamelijk verslavend maar door hun effectiviteit kan een vorm van afhankelijkheid, en dus van verslaving, optreden. Binnen de ongeorganiseerde sport, onder diegenen die sporten om een gespierder uiterlijk te krijgen, heeft dit zelfs geleid tot het introduceren van de term 'bigorexia'. Als tegenhanger van anorexia zouden sporters die hieraan 'lijden' een dusdanige zucht naar een groter en gespierder uiterlijk hebben dat deze neiging ziekelijk genoemd kan worden. Het gebruik van dopingmiddelen vindt hierbij ook vaak plaats.

In de praktijk gebeurt het inderdaad weinig dat iemand slechts éénmalig doping gebruikt, en dus is het reëel om van een vorm van verslaving te spreken. Doordat de spierversterkende effecten zich binnen enkele weken manifesteren, terwijl de negatieve bijwerkingen meestal pas na enige tijd merkbaar worden, zijn veel dopinggebruikers herhaalde gebruikers. In een alweer gedateerd onderzoek uit 1996 gaf zeven procent van de dopinggebruikers aan dat ze zichzelf verslaafd zouden noemen, maar het is onduidelijk in hoeverre dit een reëel percentage is (De Boer et al., 1996).

Een vaak onderschatte bijwerking van anabole steroïden is de invloed op het gedrag. Veel gebruikers zijn sneller geïrriteerd en worden prikkelbaarder tijdens het gebruik, wat soms leidt tot extreem agressief gedrag. In de maanden na het gebruik vindt juist het tegenovergestelde plaats: een gevoel van fut- en lusteloosheid, wat zelfs kan leiden tot depressie. Sommige onderzoeken melden ook een verhoogd percentage zelfmoord onder (ex-)gebruikers van anabole steroïden. Deze tegenovergestelde effecten worden veroorzaakt door het feedbackmechanisme van de aanmaak van het mannelijk geslachtshormoon testosteron in het lichaam. Alle anabole steroïden lijken in hun werking op testosteron en zodra een suprafysiologische hoeveelheid wordt toegediend, zal het lichaam reageren met het volledig stilleggen van de eigen aanmaak van testosteron. Het herstel hiervan kan enkele maanden duren, tot zelfs een jaar na het laatste gebruik.

Overige bijwerkingen aan of in het hoofd zijn wazig zien (door clomifeen), risico van flauwvallen en zelfs in coma geraken (door insuline), optreden van snor- en baardgroei bij vrouwen (door anabole steroïden), en vergroeiingen van de kaak en de kin waardoor tanden scheef kunnen gaan staan (door groeihormoon). Bijwerkingen als hoofdpijn, misselijkheid en duizeligheid komen bij vrijwel ieder geneesmiddel voor.

Schildklier
Het zal niet verbazingwekkend zijn dat het overmatig gebruik van schildklierhormonen risico's met zich meebrengt voor de werking van de schildklier zelf. De eigen aanmaak van schildklierhormonen wordt stilgelegd, en het herstel hiervan kan even op zich laten wachten. Ook het gebruik van anabole steroïden en groeihormoon kan een negatief effect hebben op de werking van de schildklier.

Stembanden en strottenhoofd
Een opvallende en blijvende bijwerking van anabole steroïden is dat het bij vrouwen de stem hees en lager kan laten klinken. Dit komt door vergroeiingen in het strottenhoofd, waardoor de spanning op de stembanden verandert.

Rug en schouders
Een bekend probleem bij anabolengebruik is het ontstaan van acne, met name op de rug en de schouders. Dit is meer een cosmetisch dan echt een medisch probleem, maar het vetter worden van de huid brengt bij menig anabolengebruiker herinneringen boven aan de puberteit.

Armen en handen
De spieren en pezen in schouders, armen en handen lopen risico bij het gebruik van anabole steroïden. Door de krachtopbouwende werking lopen dopinggebruikers een groter risico op het optreden van spier- en peesscheuringen volgens het aloude adagium 'een ketting is zo sterk als de zwakste schakel'. Hoewel anabolen de naam hebben dat ze na blessures ook een therapeutisch effect kunnen hebben, kunnen ze er op deze wijze juist voor zorgen dat er blessures ontstaan.

Het kraakbeen in handen en vingers kan, net als bij de kaak, onder de invloed van groeihormoon versneld groeien. Dit kan leiden tot vergroeiingen en reumatische klachten. Een hieraan gerelateerd probleem kan ontstaan bij het gebruik van anabole steroïden bij jongeren die nog niet zijn uitgegroeid. Door het versneld dichtgroeien van de groeischijven in de lange botten (ook van de benen), zal de lengtegroei eerder stoppen en blijft iemand dus kleiner dan onder normale omstandigheden.

De effecten van verschillende dopingmiddelen zijn zo divers dat het effect van het ene middel juist tegengesteld kan zijn aan de bijwerkingen van een ander middel. Glucocorticosteroïden zorgen juist voor botontkalking en een verhoogd risico van osteoporose, terwijl anabool werkende middelen door hun spierversterkende eigenschappen indirect ook voor sterkere botten kunnen zorgen (doordat de spieren krachtiger aan de botten 'trekken', worden de botten sterker). En terwijl clenbuterol bekend staat om het veroorzaken van trillende handen doordat het de spierspanning sterk laat stijgen, zijn bètablokkers juist voor schietsporters verboden omdat zij trillende handen tegengaan.

Borsten

Anabole steroïden hebben deels geslachtsafhankelijke bijwerkingen. Dit is vanzelfsprekend het geval bij de effecten op de prostaat (zie hieronder), maar vreemd genoeg hebben deze vermannelijkende hormonen de eigenschap dat zij bij mannen in meer of mindere mate kunnen leiden tot borstvorming. Dit wordt veroorzaakt door het hormonaal evenwicht tussen testosteron en oestrogeen. Bij vrouwen ligt dit evenwicht aan de oestrogeenkant, maar ook zij bezitten van nature een lage concentratie testosteron. Bij mannen ligt het evenwicht sterk aan de testosteronkant, en zodra deze stof in overvloed aanwezig is, worden er ook extra oestrogenen aangemaakt. Hierdoor kunnen verharde tepels en zelfs borstvorming ontstaan. Deze groei kan meestal uitsluitend door chirurgisch ingrijpen teniet worden gedaan.

Hart

Het hart heeft het soms zwaar te verduren door dopinggebruik. Het gebruik van anabole steroïden kan leiden tot structurele veranderingen in het hartweefsel, waardoor de prikkelgeleiding en de pompfunctie verslechterd kan worden. Bovendien zorgen anabolen en epo/bloeddoping voor een extra belasting van het hart doordat het bloed dikker, en dus stroperiger wordt. Een circulatiestilstand kan de ultieme consequentie zijn. Ook vinden er negatieve veranderingen plaats in de cholesterolhuishouding wat het risico op een hartaanval verder vergroot.

Ten slotte kunnen schildklierhormoon, bèta-2-agonisten en vele stimulantia leiden tot een hogere hartfrequentie en een hogere bloeddruk, terwijl bètablokkers juist leiden tot een lagere hartfrequentie en bloeddruk.

Lever
Leverfunctiestoornissen zijn een bekende bijwerking van het gebruik van orale anabole steroïden. Geelzucht kan het gevolg zijn en zelfs met bloed gevulde cysten zijn gevonden bij anabolengebruikers. Ook levertumoren zijn toegeschreven aan anabolengebruik.

Nieren
De nieren kunnen op twee manieren aangetast worden door dopinggebruik. Door hun rol bij de aanmaak van rode bloedlichaampjes hebben zij extra werk te verduren bij epo-misbruik. Een weinig voorkomende maar wel zeer ernstige bijwerking hiervan is het volledig tot stilstand komen van deze eigen aanmaak, ook wel bekend als aplastische anemie. Dit is een ernstige vorm van bloedarmoede die een levenslange afhankelijkheid van medicijnen tot gevolg heeft.
Een tweede dopingrisico voor de nieren zijn de effecten van anabole steroïden. Met enige regelmaat verschijnen er in de medische literatuur beschrijvingen van nierproblemen die volgens de onderzoekers toe te schrijven zijn aan anabolengebruik. Het zijn ook juist de combinaties van geneesmiddelen die samen met de anabolen gebruikt worden die schadelijk zijn voor de nieren. Het gaat dan om, eveneens verboden, diuretica of hoge doseringen van toegestane pijnstillers.

Prostaat
De anabole receptoren in de prostaat zorgen ervoor dat gedurende het leven van de man de prostaat langzaamaan in grootte toeneemt. Bij anabolengebruik vindt deze groei in sterkere mate plaats, en kunnen er 'ouderdomskwaaltjes' ontstaan als pijn bij het plassen en bij de zaadlozing. Een relatie tussen anabolengebruik en prostaatkanker wordt wel verondersteld, maar is vooralsnog alleen in ratten bewezen. Wel wordt het algemeen afgeraden om anabole steroïden als medicijn in te zetten bij mensen die al prostaatkanker hebben.

Geslachtsorganen en vruchtbaarheid
Anabole steroïden hebben grote effecten op de geslachtsorganen, zowel bij vrouwen als bij mannen. Bij vrouwen leiden ze tot vergroting van de clitoris, bij mannen tot het krimpen van de testikels. Bij beiden leiden ze tijdens het gebruik tot een verhoging van de seksuele

aandrang, maar in de maanden na het gebruik gebeurt vaak juist het tegenovergestelde. Bij mannen zijn impotentie en onvruchtbaarheid bekende problemen. De kwaliteit van de zaadcellen neemt af en het aantal zaadcellen daalt sterk en kan zelfs tot nul dalen.

Een extra gevoelig onderwerp is de vraag of deze middelen effect hebben op de zwangerschap, en specifiek op de nog ongeboren vrucht. Aangezien de concentraties van de verschillende geslachtshormonen een grote rol spelen bij de ontwikkeling van de geslachtsorganen van de vrucht, is anabolengebruik door zwangere vrouwen ten zeerste af te raden. Over de effecten van anabolengebruik door de aanstaande vaders is echter veel minder bekend. Er zijn geen duidelijke aanwijzingen dat een baby er last van ondervindt, maar over het algemeen wordt gebruik toch afgeraden vanuit de overtuiging dat alle mogelijke zelf te vermijden risico's niet genomen moeten worden.

Benen en voeten

De bijwerkingen die ervaren kunnen worden in de onderste extremiteiten lijken erg op de bijwerkingen die zijn besproken bij de armen en handen. Botten, pezen en het kraakbeen in de voeten ondervinden de effecten van dopinggebruik. Er is een geval bekend van een sporter die, ver na de groeispurt, nog twee extra schoenmaten bijgroeide, hoogstwaarschijnlijk door groeihormoongebruik. De effecten van dopinggebruik kunnen dus echt van top tot teen plaatsvinden.

Een 28-jarige vrouw

Een 28-jarige vrouw belt met de Doping Infolijn, de helpdesk van de Dopingautoriteit. Zij heeft sinds drie jaar een vriend die zeer fanatiek sport 'en er best mooi uitziet, al zeg ik het zelf'. De laatste paar maanden merkt ze echter dat hij snel geïrriteerd is en ze hebben veel vaker ruzie dan vroeger. Gisteren vond ze in zijn sporttas een halfgebruikte strip met pillen met daarop Russische tekens. Zouden dit anabolen kunnen zijn, en zou dat zijn gedrag kunnen verklaren?

De operator aan de Doping Infolijn probeert met de vrouw de Russische tekens te ontcijferen, en het lijkt om methandrostenolon te gaan, een bekend anabool steroïd. Dit zou zijn gedragsverandering kunnen verklaren. Bij doorvragen blijkt dat haar vriend geen last heeft van acne of andere zichtbare bijwerkingen, maar hij vertelde wel laatst dat hij last had van een hoge bloeddruk. Dit had de huisarts geconstateerd, die hij had bezocht omdat hij 'zich niet helemaal lekker voelde'. Het lijkt erop dat hij anabolen gebruikt en dat hij daarom ook zijn gezondheid laat checken. Dit vermoeden kan echter alleen maar bij een open en eerlijk gesprek bevestigd worden. Verschillende aspecten van dopinggebruik worden doorgesproken en er wordt benadrukt dat zowel de belster zelf als haar vriend altijd terug kunnen bellen voor nadere informatie.

14.7 Conclusies

Doping is een algemene verzamelnaam van middelen die gebruikt worden om de prestatie te verbeteren. De term 'doping' refereert aan stoffen of methoden die op de dopinglijst staan. Van sommige middelen kan betwijfeld worden of ze wel op de dopinglijst thuishoren, maar de meeste middelen zijn zowel prestatiebevorderend als schadelijk voor de gezondheid bij gebruik.
Er is een wereld van verschil tussen een cannabisrokende voetballer en een anabolengebruikende strandganger. De eerste zal de sportpagina's halen, maar de tweede komt in absolute aantallen veel vaker voor en de gezondheidseffecten die hij ondervindt zullen veel minder belicht zijn – ook voor hemzelf. Het staat vast dat de verschillende middelen die als doping worden gebruikt velerlei ongewenste bijwerkingen kunnen veroorzaken. Maar in welke mate de gezondheidszorg daadwerkelijk wordt aangesproken als gevolg van dopinggebruik, is geheel onbekend.

Referenties

Antonio J, Stout JR. Sports supplements. Philadelphia: Lippincott Williams & Wilkins; 2001.
Augé WK, Augé SM. Naturalistic observation of athletic drug-use patterns and behavior in professional-caliber bodybuilders. Substance Use & Misuse 34(2) 1999; 217-49.
Bahrke MS, Yesalis CE. Performance-enhancing substances in sport and exercise. Champaign USA: Human Kinetics Publishers; 2002.
Boer A de, Haren SF van, Hartgens F, Boer D de, Porsius AJ. Onderzoek naar het gebruik van prestatieverhogende middelen bij bodybuilders in Nederland. Rotterdam: NeCeDo; 1996.
Detmar SB, Wiefferink CH, Vogels T, Paulussen TGWM. Sporters en sportschoolhouders over het gebruik van prestatieverhogende middelen in de sportschool. Capelle a/d IJssel: NeCeDo; 2003.
Dopingautoriteit. Jaarverslag 2006. Capelle a/d IJssel: Dopingautoriteit; 2007.
Europese Commissie. Dopingbekämpfung in kommerziel geführten Fitnessstudios. Brussel: Europese Commissie; 2002.
Haisma HJ, Hon O de. Gene doping. Int J Sports Med 2006; 27(4): 257-66.

Hartgens F, Kuipers H. Effects of androgenic-anabolic steroids in athletes. Sports Med 2004; 34(8): 513-54.

Hon O de, Kleij R van. Kwaliteit van illegale dopingmiddelen. Een inventarisatie van de kwaliteit van illegaal verhandelde dopinggeduide middelen en de gezondheidsrisico's bij gebruik. Capelle a/d IJssel: NeCeDo; 2005.

Houlihan B. Dying to win – doping in sport and the development of anti-doping policy. Strasbourg: Council of Europe Publishing; 1999.

Koert W, Kleij R van. Handel in doping. Een verkennend onderzoek naar de handel in dopinggeduide middelen in Nederland. Rotterdam: NeCeDo; 1998.

Llewellyn W. Anabolics (6th edition). Jupiter USA: Body of science; 2007.

Oldersma F, Snippe J, Bieleman B. Doping en handel. Onderzoek naar aard en omvang van dopinghandel en ontwikkeling van indicatoren. Groningen/Rotterdam: Intraval; 2002.

Rodenburg G, Spijkerman R, Eijnden R Van Den, Mheen D van de. Nationaal Prevalentie Onderzoek Middelengebruik 2005. Rotterdam: IVO; 2007.

Snippe J, Ogier C, Naayer H, Bieleman B. Stimulerende zaken opgespoord. Evaluatie wetswijziging bestrijding doping in de sport. Groningen/Rotterdam: Intraval; 2005.

Vogels T, Brugman E, Coumans B, Danz MJ, Hirasing RA & E van Kernebeek. Lijf, Sport & Middelen, een verkennend onderzoek naar het gebruik van prestatie verhogende middelen bij jonge mensen. Leiden: TNO – Gezondheidsonderzoek; 1994.

Wiefferink K, Detmar S, Hon O de, Vogels T, Paulussen T. Topsport en doping. Onderzoek naar determinanten van het gebruik van dopinggeduide middelen onder topsporters en evaluatie van het antidopingbeleid in Nederland. Capelle a/d IJssel: NeCeDo; 2005.

Yesalis CE. Anabolic steroids in sports and exercise. Champaign USA: Human Kinetics Publishers; 2000.

Websites

bodybuilding.com: hoe gebruikers tegen doping aankijken.
dopingautoriteit.nl: alles over doping.
100procentdopefree.nl: sporters tegen doping.
eigenkracht.nl: adviezen over dopingvrije fitness.
ergogenics.org: nieuwsbrief over ergogene middelen.
wada-ama.org: wereldwijde antidoping organisatie.

15 Gokken

Roel Kerssemakers

15.1 Geschiedenis

De eerste bewijzen dat mensen gokten zijn al 40.000 jaar oud. Op muurschilderingen is te zien dat mensen toen met kleine botjes van een schaap of een hond gokten. In het huidige Zuidoost Irak werd 5000 voor Christus al een spel met dobbelstenen gespeeld (het koningsspel van Ur). Onze huidige dobbelsteen, waarbij de som van de nummers van de tegengestelde kanten altijd 7 is, is van 1200 voor Christus.
Loterijen vonden al plaats bij de Romeinen. In Noord-Europa werden in de vijftiende eeuw de zogenaamde tombolaloterijen georganiseerd. Hierbij moest de deelnemer zijn naam op een papiertje schrijven en in een grote mand leggen. Vervolgens werden er net zoveel papiertjes getrokken als er prijzen waren. Later is men die papiertjes gaan nummeren. Ook toen werden loterijen voor goede doelen georganiseerd, maar er waren ook loterijen waarbij een flink deel van de opbrengst aan particulieren toekwam. In 1726 kwam hier in Nederland een einde aan. De Staten-Generaal namen toen het besluit om een staatsloterij in het leven te roepen.
In koffiehuizen in Italië werd voor het eerst roulette gespeeld. Het rad van avontuur zoals we dat op kermissen tegenkomen is de voorloper van de roulette. Het wiel werd plat gelegd en er werd een huis (casa) omheen gebouwd ofwel het casino. In 1763 werd in Spa het eerste casino gebouwd. In 1863 werd in Monaco een casino geopend. In Nederland had men het al een paar jaar eerder willen doen, maar de vergunning werd toen geweigerd. Er bestonden namelijk veel morele bezwaren tegen het gokken. Volgens de Protestanten was gokken een duivelse uitvinding die lichaam en ziel ondermijnde. Casino's waren het huis van de duivel en de croupiers hun kinderen.

In 1902 wilde de regering de Staatsloterij afschaffen. Het wetsvoorstel werd door een volgende regering weer ingetrokken. In 1925 probeerde Colijn het opnieuw. Direct na de oorlog werd de Staatsloterij verder aan banden gelegd. Sigarenwinkeliers en kappers mochten geen loten meer verkopen. In de jaren vijftig van de vorige eeuw zochten steeds meer Nederlanders heil in buitenlandse loterijen. Pas toen begon het tij voor de Staatsloterij en andere vormen van gokken te keren. De Staatsloterij kreeg meer mogelijkheden, zo nam het aantal keren dat gespeeld mocht worden toe (Nederlandse Staatsloterij, 1991).

In 1964 werd de wet op de kansspelen aangenomen. De voetbaltoto die de KNVB organiseerde kreeg pas toen een wettelijke basis. Het spelen op gokkasten en casinospelen waren nog steeds verboden.

In 1969 bepaalde de Hoge Raad dat het spelen op gokkasten wel mocht als die in punten of vrije spelen uitkeerden. Het aantal automaten nam daarna enorm toe. Aan de afstelling werd regelmatig geknoeid en in de praktijk werden de punten toch omgezet in geld. In 1974 werd de Wet op de kansspelen gewijzigd. Er mocht toen ook lotto gespeeld worden en er werd ruimte gegeven aan casinospelen. Dat was nodig omdat roulette op grote schaal illegaal werd gespeeld. Het eerste casino ging in 1976 open, nu zijn er veertien. In 1986 werd de wet weer gewijzigd: gokkasten mochten ook in geld uitkeren. De problemen namen vanaf die tijd sterk toe, met een absoluut hoogtepunt in 1994 toen zich bijna zevenduizend gokverslaafden bij de verslavingzorg aanmeldden (IVZ, 1995). Gemeenten merkten de problemen op en gingen er vanaf 1990 steeds meer toe over om het aantal gokkasten vooral in de laagdrempelige horeca te beperken. In 2000 werd de Wet op de kansspelen en het Speelautomaten besluit aangescherpt (Tweede Kamer der Staten-Generaal, 2000). Het door gemeenten ingezette beleid om gokkasten in de laagdrempelige horeca te beperken werd landelijk beleid. Ook werd het verslavende karakter van gokkasten verminderd door de voorschriften over de werking van gokkasten te verscherpen.

15.2 Wat is gokken

Gokken is een spel waarbij de uitkomst geheel door toeval tot stand komt. Als iemand een munt opgooit, wordt het kruis of munt. De uitkomst komt door toeval tot stand en is niet door kennis of kunde te beïnvloeden.

Een tweede kenmerk van gokken is dat geld ingezet wordt op een van de mogelijke uitkomsten van het spel. Het toeval bepaalt of iemand juist ingezet heeft. Zo ja, dan krijgt hij zijn geld of een veelvoud daarvan terug, zo nee, dan is hij zijn geld kwijt.

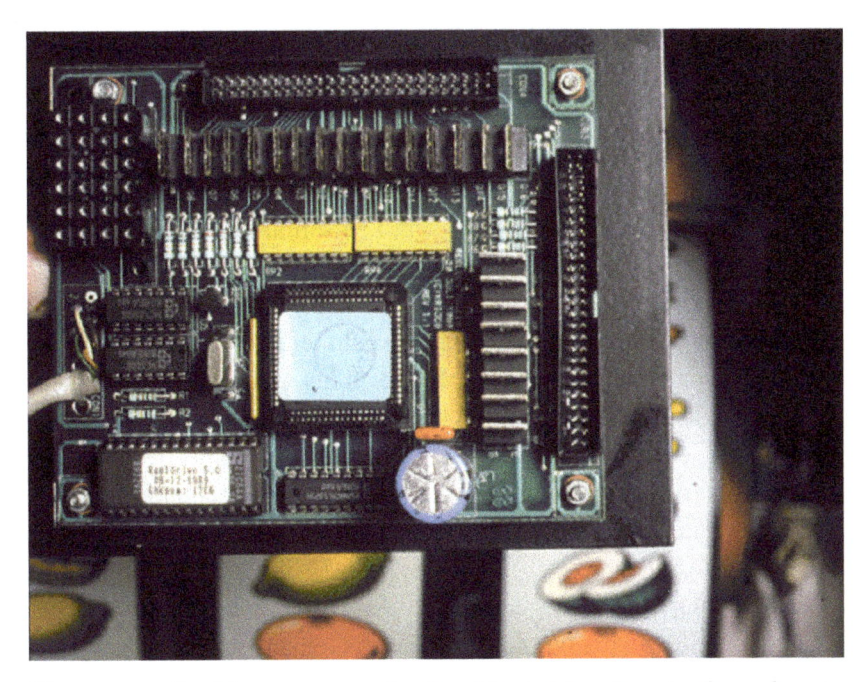

Figuur 15.1 De chip zorgt ervoor dat de gokkast zich gedraagt volgens de wettelijke eisen, zoals uitkeringspercentage, gemiddeld uurverlies en de lengte van een spelletje.

Een spel waarbij de uitkomsten geheel op basis van toeval tot stand komen kan ook niet slim gespeeld worden. Kenmerk van gokken is dat de speler overgeleverd is aan het toeval.
Gokken is dus een spel waarbij iemand geld inzet op een bepaald spelresultaat dat geheel volgens toeval tot stand komt zonder dat kennis of kunde daarbij een rol speelt.
Het feit dat iemand geld kan inzetten, maakt het gokken spannend. Vooral als de speler al na enkele seconden na de inzet weet of hij dat geld gaat verliezen of daarvan een veelvoud terugkrijgt. Het is het ervaren van deze spanning die het gokken voor zoveel mensen aantrekkelijk maakt.

Er zijn ook spelen waarbij de speler wél invloed heeft op het spelresultaat, bijvoorbeeld door zijn vaardigheden. Dit soort spelen zijn behendigheidspelen, bijvoorbeeld het spel op de flipperkast of games op internet. Behendigheidspelen mogen volgens de wet niet in geld uitkeren.
De scheiding tussen gok- en behendigheidspelen is niet helemaal absoluut. Er zijn gokspelen waarbij behendigheid een kleine rol kan spelen, zodat het wel zin heeft om slim te spelen. Bij blackjack kan de

speler bijvoorbeeld onthouden welke kaarten eruit zijn en bij poker kan de speler gebruik maken van kansrekening en bluffen.

15.3 Uitkeringspercentage en kansberekening

Gokspelen zijn onderling te vergelijken. Een aantal begrippen is daarbij van belang.

– *Uitkeringspercentage.* Bij de meeste gokspelen wordt in de vorm van prijzen een gedeelte van het ingelegde geld terugbetaald. Dat wordt uitkeringspercentage genoemd. Bedraagt het uitkeringspercentage bijvoorbeeld vijftig procent, dan krijgt de speler van elke ingelegde euro vijftig eurocent aan prijzen uitgekeerd. Elk kanspel heeft een ander uitkeringspercentage. Bij de Staatsloterij bedraagt het uitkeringspercentage ten minste zestig procent en bij gokkasten rond de tachtig procent.
– *Gemiddeld uurverlies.* Het gemiddeld uurverlies is het bedrag dat een speler gemiddeld per uur spelen verliest. Gokkasten zijn zodanig afgesteld dat het gemiddelde uurverlies op veertig euro uitkomt. Dit bedrag is in de wet vastgelegd om de risico's van het spel te beperken. Volgens de wet moet dit gemiddelde na honderd uur spelen tot stand komen. Er zijn dus uren dat de speler wint en uren dat hij verliest, maar uiteindelijk komt hij op veertig euro verlies per uur uit. Hij kan dan ook precies uitrekenen wat hij op gokkasten gemiddeld verliest. Speelt hij elke week twee uur dan speelt hij 104 uur per jaar. Dit kost hem 4160 euro per jaar.
– *Kansberekening.* Bij elk gokspel is precies uit te rekenen hoe groot de kans is dat de speler iets wint. Een dobbelsteen heeft zes getallen. De kans dat de speler bijvoorbeeld 4 gooit, is 1 op de 6. De kans dat een speler bij roulette op het juiste getal inzet is 1 op de 37. De kans op rood en zwart is iets minder dan vijftig procent. De kans dat iemand de hoofdprijs wint in de staatsloterij is 1 op de 3.000.000.
– *Enkele kansen/combinaties van kansen.* De kans is op een enkel getal uit te rekenen maar ook op een serie getallen. Bij het spelen op gokkasten is dit belangrijk: de speler moet precies kunnen berekenen wat de kans is op een combinatie van een aantal symbolen. Bij dobbelen moet hij kunnen berekenen wat de kans is dat hij eerst een 1 gooit en daarna een 6. De kans dat hij 1 gooit is een zesde. Bij de tweede keer gooien zal in een zesde deel daarvan de 6 te voorschijn komen. De kans op de combinatie 1 en daarna 6 is dus 1/6 * 1/6 = 1/36. De kans op twee keer achter elkaar rood bij roulette is 1/2 * 1/2 = 1/4. Bij een gokkast met drie rollen en tien symbolen, waarvan een

symbool de bes is, dan is de kans op drie bessen 1/10*1/10*1/10 = 1 op de 1000.
- Afhankelijke/onafhankelijke kansen. Een kans is onafhankelijk als het eerste spel geen invloed heeft op het tweede spel. De kansen bij het eerste spel zijn gelijk aan het tweede spel. Bij roulette is de kans dat het rood wordt iedere keer iets minder dan vijftig procent. De uitkomst van de eerste keer heeft geen invloed op de uitkomst van de tweede keer. De kansen zijn onafhankelijk. Bij de meeste gokspelen zijn de kansen onafhankelijk. Bij kaarten is dit niet zo. Een speler die wacht op de schoppen boer, heeft meer kans dat hij valt naarmate er meer kaarten uit het spel zijn. De kansen zijn afhankelijk. Het eerste rondje beïnvloedt het tweede rondje. Eigenlijk geloven mensen er niet in dat kansen onafhankelijk zijn. Als het drie keer rood is geweest, denken velen dat het nu wel zwart moet worden. De vraag hoe groot de kans is dat het vier keer achter elkaar rood wordt (combinatie van kansen), wordt verward met de vraag hoe groot is de kans dat het weer opnieuw rood wordt.

Tabel 15.1 Het uitkeringspercentage voor de verschillende vormen van gokken.

Gokspel		Uitkeringspercentage
Loterijen (2006)	Staatsloterij	65%
	lotto/dagelijkse lotto/sportwedstrijden/krasloten	49%
	Postcodeloterij	33%
	Bankgiroloterij	29%
	Sponsorloterij	25%
	wedden op paarden	72% (4)
Casinospelen	roulette	97,3%
	gokkasten casino	80%, in de praktijk 93%
Cafés/gokhallen	gokkasten	60% (wettelijk) in de praktijk rond 80%
Overig	bingo	onbekend
	internetgokken/illegaal gokken	onbekend

15.4 Soorten gokspelen en regelgeving

Er zijn vele gokspelen. De bekendste zijn loterijen, gokkasten en roulette.

15.4.1 LOTERIJEN

Er zijn vele loterijen in Nederland. De belangrijkste zijn de Staats-, Postcode-, Sponsor- en Bankgiroloterij, de Lotto, Toto, Krasloterij en het wedden op uitslagen van voetbalwedstrijden of paardenraces. Meestal bestaat het lot uit een combinatie van cijfers en letters, zoals bij de Staats-, Postcode- en Bankgiroloterij. Bij de Lotto bestaat het lot uit een serie van zes cijfers die de deelnemer op een kaart met 45 cijfers aangekruist heeft. Bij Dayzers, een loterij die elke dag te spelen is, bestaat het lotnummer uit de favoriete datum van de deelnemer plus drie letters. Bij de Krasloterij moet de deelnemer een beschermlaag wegkrassen, waarna een eventueel winnend nummer tevoorschijn komt. Sommige loterijen zijn eens per maand, zoals de Staats- en Bankgiroloterij en de jackpot van de Postcodeloterij. Andere zijn elke week, zoals de Lotto, het wedden op voetbaluitslagen en de straatprijs van de Postcodeloterij. Dayzers en de dagelijkse Lotto kunnen elke dag gespeeld worden.

Wettelijke bepalingen
In de Wet op de kansspelen staat dat voor het beginnen van een loterij een vergunning nodig is. De opbrengst van een loterij gaat naar de schatkist of wordt besteed aan goede doelen. Bij de Staatsloterij moet ten minste zestig procent uitgekeerd worden aan de spelers. Bij de Lotto, sportprijsvragen en Krasloterij ten minste 47,5 procent (Wet op de kansspelen). Bij de Postcode-, Bankgiro- en Sponsorloterij is geen bepaling over wat aan de spelers uitgekeerd moet worden. Wél is vastgelegd hoeveel er aan goede doelen besteed moet worden. Dit is ten minste vijftig procent (Beschikkingen Postcode-, Bankgiro- en Sponsorloterij). De rest mag met aftrek van kosten aan de spelers uitgekeerd worden. In de praktijk ligt dat rond de dertig procent.
De uitkeringspercentages tussen de verschillende loterijen verschillen nogal. Maar het uitkeringspercentage is niet de enige reden om aan een gokspel mee te doen. Met veel loterijen, bijvoorbeeld de Postcodeloterij, worden ook goede doelen gediend. Met het kopen van een lot levert de koper daar een bijdrage aan en neemt hij het lage uitkeringspercentage van dertig procent voor lief.

15.4.2 GOKKASTEN

Bij gokkasten kan de speler gokken op het verschijnen van een bepaalde combinatie symbolen. Sommige combinaties betalen uit, de meeste niet. Deze symbolen bevinden zich op drie of vier afzonderlijke rollen, die in beweging kunnen worden gezet door een bedrag in te zetten. Als de rollen stoppen met draaien, verschijnt er in het venster

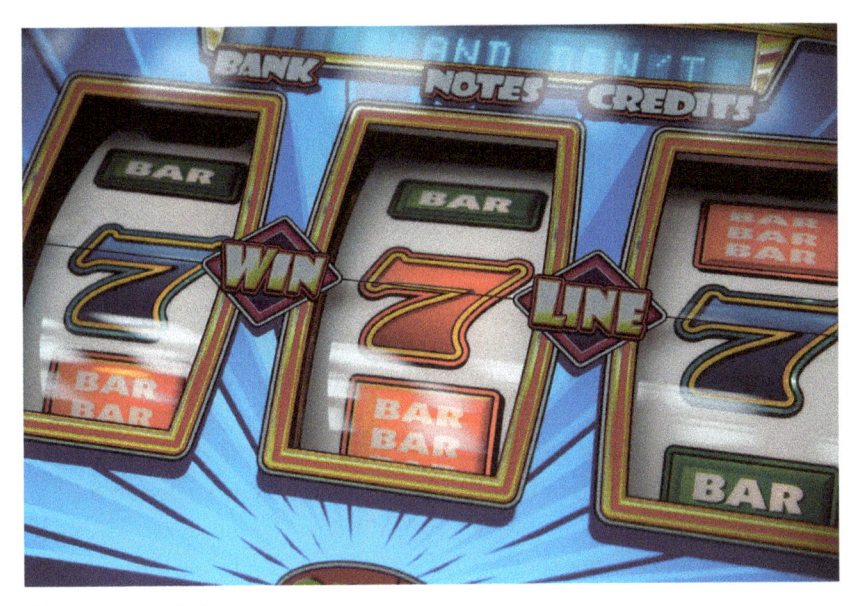

Figuur 15.2 *Gokkast.*

een combinatie van symbolen. De rollen moeten volstrekt willekeurig tot stilstand komen. Net zoals de getallen bij een dobbelsteen, moet elk afzonderlijk symbool op de rol op den lange duur even vaak voorkomen.

Wettelijkeb epalingen

Gokkasten mogen alleen in hoogdrempelige horeca, gokhallen en casino's staan. Dit betekent dat een horecazaak een Drank- en Horecavergunning moet hebben en dat de activiteiten zich vooral moeten richten op personen van achttien jaar en ouder. In de praktijk gaat het hierbij om cafés en restaurants. Gokkasten zijn dus niet toegestaan in cafetaria's, jeugdclubs, bowlingbanen en sportkantines. Voor het beginnen van een gokhal is toestemming van de gemeente nodig.
Bij het plaatsen van een gokkast zijn twee partijen betrokken: de exploitant en de opsteller. De exploitant is de eigenaar van een gokkast die een café- of restauranthouder wil interesseren om een gokkast in zijn zaak te plaatsen. De opsteller is de café- of restauranthouder die een gokkast in zijn café wil. Beiden hebben voor het plaatsen van een gokkast een vergunning nodig. Over de opbrengst van de gokkast moet de exploitant 29 procent kansspelbelasting betalen. De opbrengst die resteert wordt verdeeld tussen exploitant en opsteller. Hiermee zijn gokkasten de enige vorm van kanspelen waarbij de winst naar particulieren gaat.

Cafés, gokhallen en casino's hebben niet dezelfde soorten gokkasten en de wettelijke eisen voor deze gokkasten verschillen. De gokkasten in casino's zijn het meest agressief.

Voor gokkasten in cafés/restaurants gelden de volgende wettelijke voorschriften (Tweede Kamer der Staten-Generaal, 2000):

1 *Speltijd*. De speltijd ofwel de tijd tussen de druk op de knop die de rollen in beweging zet en de uitkomst, moet (gemiddeld) vier seconden bedragen en mag niet korter zijn dan drieënhalve seconde.
2 *Uitkeringspercentage*. Het terug te krijgen bedrag per ingezette euro moet minimaal zestig procent bedragen (in de praktijk ligt het op 83%).
3 *Uurverlies*. Het gemiddelde uurverlies mag niet groter zijn dan veertig euro per uur, binnen honderd speeluren moet de speler op dit verlies uitkomen.
4 *Inzet*. Twintig cent per spel.
5 *Maximale prijs*. Per spel mag niet meer uitgekeerd worden dan twintig keer de inzet.

In gokhallen gelden voor een deel van de gokkasten minder strenge bepalingen (Tweede Kamer der Staten-Generaal, 2003). Zo mag de speltijd voor een deel van de gokkasten gemiddeld drie seconden bedragen. Dit lijkt onbelangrijk maar is het niet. Het is de korte speeltijd die ervoor zorgt dat het spel zo spannend blijft. Verder geldt er in gokhallen een leeftijdsgrens. Mensen onder de achttien jaar mogen niet in een gokhal aanwezig zijn.

Voor gokkasten in casino's gelden de volgende wettelijke voorschriften (Beschikking Casinospelen, 1996):

1 *Speltijd*. Ten minste drie seconden.
2 *Uitkeringspercentage*. Moet op tachtig procent liggen, in de praktijk is dit 93 procent.
3 *Inzet*. Twintig cent tot vijftig euro.
4 *Maximale prijs*. Vele duizenden malen de inzet.
5 *Uurverlies*. Voor gokkasten is hierover geen wettelijk voorschrift.

Voordat een gokkast wordt toegelaten in een café, gokhal of casino wordt hij gekeurd op het toevalskarakter en op de wettelijke eisen die aan de gokkast gesteld zijn. Dit gebeurt door het Nederlands Meetinstituut (NMi-certin). Ze bestuderen de software van een gokkast en ze kijken naar het 'gedrag' van de gokkast. Het NMi laat een gokkast dagenlang spelen en noteert alle uitslagen. Vervolgens kijkt het NMi of de uitslagen overeenkomen met wat volgens toeval te verwachten zou zijn. Gedraagt een gokkast zich niet volgens toeval of volgens de wettelijke eisen, dan wordt hij afgekeurd en mag hij niet geplaatst worden. Voldoet hij, dan wordt de kast voorzien van een merkteken.

15.4.3 CASINOSPELEN

Er zijn verschillende casinospelen. Behalve het spelen op gokkasten zijn de bekendste:

- Roulette. De speler zet geld in op de cijfers 0 tot en met 36, die afgebeeld zijn op een groen laken. Minimum inzetten variëren per tafel en gaan vanaf twee tot honderd euro. De maximuminzet varieert ook en kan oplopen tot tienduizend euro. Inzet op het juiste cijfer betaalt 35 maal de inzet uit. De kans hierop is 1 op 36. Het winnende nummer wordt bepaald door een balletje te laten rollen op een draaitafel waarop de getallen 0 tot en met 36 staan.
- Blackjack/eenentwintigen. De speler moet met kaarten zo dicht mogelijk bij de 21 komen. De plaatjes zijn ieder tien punten waard, de aas een of elf punten, de overige kaarten hebben hun normale waarde. De spelers moeten voordat het spel begint hun geld inzetten. In het casino bedraagt de minimale inzet vijf euro en de maximale inzet vijfduizend. Is de bank de winnaar dan kost het de speler zijn inzet. Bij een of meer winnaars wordt een keer de inzet uitbetaald.
- Poker. Om te winnen is behendigheid nodig, dus het is geen zuiver gokspelletje. Ervaren spelers winnen altijd van minder ervaren spelers. Maximaal tien spelers spelen het spel. De speler moet een combinatie van vijf kaarten maken die het hoogste puntenaantal oplevert. Hij heeft twee kaarten in de hand en maximaal vijf kaarten komen in de loop van het spel open op tafel te liggen. Wie de meeste punten heeft wint de pot. De spelers zetten in verschillende ronden om de beurt fiches of geld in. Om mee te kunnen blijven spelen moet de hoogste inzet van de tegenspelers geëvenaard worden. In het spel kunnen spelers gedwongen worden net zo hoog in te zetten als de tegenspeler dan wel om het spel te verlaten. Iedere speler krijgt bij aanvang twee kaarten en kan een bedrag inzetten. Vervolgens worden drie nieuwe kaarten op tafel gelegd en moet er opnieuw ingezet worden. Een speler kan passen (speelt niet meer mee), checken (inzet niet verhogen maar dit overlaten aan volgende speler, al moet de inzet meegaan op het niveau van die speler om mee te kunnen blijven doen), inzet verhogen of meegaan met de verhoogde inzet van een ander. Het resultaat van deze inzetronde is dat iedereen die wil blijven meespelen hetzelfde bedrag inzet. Vervolgens komt de vierde kaart op tafel en volgt weer een ronde van inzetten en passen. Ten slotte volgt een vijfde kaart en een ronde inzetten of passen. Als iedereen gepast heeft is de pot voor de laatst

Tabel 15.2 Wettelijke voorschriften voor gokkasten in cafés/gokhallen en casino's (Tweede Kamer der Staten-Generaal, 2000; Beschikking Casinospelen, 1996).

Wettelijke voorschriften voor gokkasten	Cafés/restaurants	Gokhallen	Casino's
Toevalskarakter	moet zich gedragen volgens toeval	moet zich gedragen volgens toeval	moet zich gedragen volgens toeval
Speltijd (tijd tussen inzet en uitkomst)	gemiddeld 4 ten minste 3,5 seconden	ten minste 3 seconden	ten minste 3 seconden
Uitkeringspercentage	60%, in de praktijk 83%	60%, in de praktijk 83%	80%, in de praktijk 93%
Gemiddeld uurverlies	niet groter dan € 40	niet groter dan € 40	niet vastgelegd
Inzet	€ 0,20	€ 0,20	€ 0,20 tot € 50
Maximale prijs	200 keer de inzet ofwel € 40	200 keer de inzet ofwel € 40	vele duizenden malen de inzet
Maximaal verlies per spel	200 keer de inzet ofwel € 40	200 keer de inzet ofwel € 40	€ 150
Automatisch doorspelen	nee, ieder spel moet opnieuw gestart worden	ja	ja
Uitschakelen na hoofdprijs	ja, na uitkering van de hoofdprijs schakelt het apparaat zich 15 seconden uit	nee	ja
Jackpot (door het koppelen van gokkasten)	nee	ja, maximale prijs € 2500	ja, maximale prijs niet vastgelegd
Opschrift op de kast met tekst: Voorkom gokverslaving, speel met mate en niet onder de 18	ja	ja	nee

overblijvende. Zijn er nog spelers over dan moeten de kaarten op tafel. Degene met de meeste punten in de hand heeft gewonnen en krijgt de pot. De benodigde behendigheid om te winnen zit hem in het kunnen toepassen van kansrekening en bluffen. Goede spelers kunnen aan de hand van de kaarten die zij in de hand hebben en op tafel liggen, uitrekenen hoe groot de kans is dat zij een bepaalde combinatie kunnen maken. Professionele spelers zijn hierin getraind. Bluffen doen zij door royaal in te zetten, waarmee ze net doen of zij hele goede kaarten in hun hand hebben. Ook verraadt de lichaamstaal van je tegenspeler veel. Goede spelers interpreteren deze lichaamstaal perfect.

Wettelijkeb epalingen

Voor het exploiteren van een casino is een vergunning nodig. Deze vergunning is gegeven aan Holland Casino. De opbrengst van de veertien casino's komt ten goede aan de staat. De minimumleeftijd om te kunnen spelen is achttien jaar. De inzet bij casinospelen varieert van vijf tot tienduizend euro, bij gokkasten twintig cent tot vijftig euro. Holland Casino moet volgens de wet een preventiebeleid voeren op gebied van kansspelverslaving (Wet op de kansspelen; Beschikking Casinospelen, 1996).

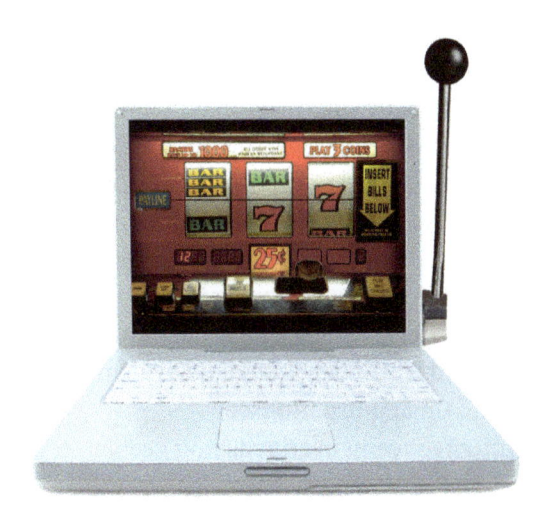

Figuur 15.3 *Dankzij internet wordt (anoniem) gokken via de pc almaar populairder.*

15.4.4 GOKKEN OP INTERNET

Er zijn in Nederland veel sites waarop gegokt kan worden. Deze sites overtreden in Nederland de Wet op de kansspelen. Voor het aanbieden van een gokspel is immers een vergunning nodig. De overheid wil dat providers deze sites niet langer doorgeven en wil dat financiële instellingen betalingen naar deze sites blokkeren.

Voordat gokken op internet toegestaan wordt, moet er eerst een proef komen waarbij onderzocht zal worden welke risico's spelers lopen. Holland Casino zal voorlopig als enige partij mogen meedoen aan deze proef en dus de mogelijkheid krijgen om gokspelen via internet aan te bieden. Een voorstel hiertoe is in 2006 door de Tweede Kamer aangenomen. Als de site eenmaal in de lucht is zal de speler zich eerst bij een vestiging van Holland Casino moeten legitimeren en registreren. Als de speler achttien jaar is krijg deze een inlognaam en wachtwoord en kan hij een speelrekening openen. Met het op deze rekening gestorte bedrag kan online gespeeld worden.

Een aantal beperkende maatregelen moet voorkomen dat er riskant gespeeld wordt. Zo kunnen spelers een stortingslimiet en een speellimiet opgeven. De stortingslimiet is het bedrag dat de speler maximaal per week wil verspelen. Is dat bedrag op dan kan er die week niet meer gespeeld worden. Jongeren tussen 18 en 24 jaar krijgen een stortingslimiet van honderd euro per week. De spellimiet is het bedrag dat de speler per dag wil verspelen. Vindt overschrijding plaats dan krijgt de speler een waarschuwing en een e-mail. Hij kan echter wel blijven doorspelen (Holland Casino, 2007).

Het weren van gokspelen op internet, zoals de overheid wil, staat onder druk. De Europese Commissie vermoedt dat de Nederlandse regels strenger zijn dan de EU-regels toelaten. Online gokbedrijven zouden gewoon de Nederlandse markt op moeten kunnen, zo stelt de commissie. Nederland verdedigt zich met het argument dat het huidige beleid gericht is op het tegengaan van gokverslaving. Dit wordt echter als ongeloofwaardig beschouwd gezien de grote uitgaven voor reclames voor gokken. Vermoed wordt dat Nederland erop uit is om het gokmonopolie van Holland Casino te handhaven.

Het gokken op internet neemt overigens nog geen grote vlucht.

Telefoonspelletjes worden, nadat de overheid in 2007 een strafrechtelijk onderzoek startte, niet meer aangeboden. Het waren spelletjes waarbij de speler een prijs kon winnen door te bellen of te sms'en naar een niet gratis nummer om een antwoord op een bepaalde vraag door te geven. Het gokelement zat hem in het al of niet verbinding kunnen krijgen met de quizmaster. De speler was zich van dit gokelement niet bewust en had geen enkel idee hoe groot de kans was dat een verbinding tot stand werd gebracht. De spelletjes werden met name door commerciële TV-zenders aangeboden. In feite waren de belspelletjes kansspelen die zonder vergunning op het scherm werden gebracht en waarbij gewoon geld verdiend werd.

15.5 Riskante gokspelen

Sommige gokspelen zijn riskant, andere veel minder. Riskante gokspelen worden gekenmerkt door:

1 *Onmiddellijk resultaat.* Bij spelletjes met een korte speltijd (gokkasten, roulette) komt de uitslag meteen. Een druk op de knop van een gokkast en de rollen gaan draaien. Drieënhalve seconde later is de uitslag. Deze onmiddellijke uitslag maakt het spel spannend, waarbij winst of verlies niet uitmaakt. Het gaat om het gevoel van spanning dat ontstaat bij het onmiddellijk krijgen van het spelresultaat. Gokkers willen die spanning ervaren, dat is de beloning. Ze kicken op de spanning en juist die spanning is het verslavende aspect bij gokken. Is de speltijd langer, dan wordt het spelletje veel minder interessant door het uitblijven van de uitslag. In Duitsland bijvoorbeeld duurt een spelletje op een gokkast veel langer. Dat levert meteen veel minder risico op. Bij loterijen zit een dermate lange speltijd tussen twee spellen dat daaraan nog nooit iemand verslaafd is geraakt of door in de problemen is gekomen. Hoe korter de speltijd, hoe groter de spanning en hoe groter de kans op verslaving. Extra spanning kan ook veroorzaakt worden door de mogelijkheid veel geld in te zetten. Dat kan bij gokkasten in het casino, maar ook bij roulette (maximale inzet 10.000 euro). De combinatie van grote bedragen en een korte speltijd maakt roulette tot een verslavend gokspel.

2 *Vaak achter elkaar kunnen spelen.* De korte speltijd maakt het mogelijk het spel heel vaak achter elkaar te spelen. In gokhallen en in het casino (speltijd 3 sec.) kan de speler twaalfhonderd keer per uur spelen. Al deze hits zorgen voor de roes en maken het spel extra riskant. Bij continu spelen kunnen de verliezen snel oplopen.

3 *Anoniem en zonder sociale controle spelen.* In gokhallen en casino's kan de speler langdurig doorgaan zonder dat iemand daarop let. Mensen kunnen uren achter een kast zitten en voortdurend spelen. Het gokken wordt hierdoor extra riskant. Niet-verslavend zijn krasloten en bingo, al hebben ze een korte speltijd. Bij deze manieren van gokken wordt de speler gezien (in de tabakszaak, tussen andere mensen) en is er dus sociale controle.

4 *Gokken in een aangename sfeer.* Het spelen in gokhallen en casino's wordt zo aantrekkelijk mogelijk gemaakt. In casino's creëert men een sfeer van luxe en overdaad. Gokkasten worden door hun kleuren, lichtjes en geluidjes feestelijke apparaten. Hierdoor neemt de kans op regelmatig spelen toe. Bij gokken op internet kan men thuis achter het bureau gaan gokken. De sfeer thuis heeft echter

niet de verleidelijke sfeer van een gokhal of casino. Dit zou de risico's van internetgokken wel eens kunnen beperken.

5 *Suggestie van controle.* Sommige gokkasten geven de suggestie dat controle over het spel mogelijk is. Geld kan op verschillende manieren worden ingezet, waardoor de speler denkt slim te kunnen spelen en het apparaat te verslaan. Een speler kan dan te lang en te vaak gaan spelen, waardoor de risico's toenemen.

6 *Effecten en motieven.* Sommige mensen vinden gokken buitengewoon spannend. Ze kunnen van gokken echt in een roes raken. De spanning en de daarmee samenhangende gevoelens zijn te vergelijken met de effecten van een drug. Mensen kunnen verlangen naar de roes en de vergetelheid die dat geeft. Geld is het middel om dat gevoel te bereiken. Om die reden houden verslaafde gokkers als ze op winst staan maar zelden op met spelen. Het gewonnen geld geeft ze de mogelijkheid om door te gaan en langer in een roes te zijn. Gokkers gaan daarom alleen maar met geld naar huis als ze een enorme klapper maken die ze die avond niet meer opgespeeld krijgen. Er is onderzoek gedaan onder bezoekers van gokhallen naar hun motieven om te gokken. Mensen kunnen spelen om positieve redenen, zoals het hebben van contact met anderen, de gezelligheid, spanning of juist ontspanning. Ze kunnen ook om negatieve redenen spelen, zoals het tegengaan van verveling, snel geld willen verdienen of omdat het afleidt van problemen. Interessant is dat volgens het onderzoek blijkt dat probleemspelers vaker om negatieve redenen spelen dan om positieve redenen (De Bruin & Braam, 2006). Spanning werd in dit onderzoek als een positieve reden genoemd. Dat is het uiteraard niet meer als men naar die spanning gaat verlangen of als men de spanning wil ervaren omdat dat afleidt van problemen.

Intermezzo 15.1   Bestaat geluk?

Geluk bestaat alleen als je zo nu en dan gokt. Gok je vaak dan zorg je ervoor dat geluk geen kans meer krijgt. Dit valt het beste te verduidelijken met behulp van het gooien van een dobbelsteen. Als iemand 1200 keer gooit met een dobbelsteen en alle uitslagen noteert, zal na afloop elke cijfer ongeveer 200 keer voorkomen. Dus 200 keer 1, 200 keer 2, 200 keer 3 enzovoort. Als je nu alleen naar de eerste 20 worpen kijkt, kan het best zo zijn dat in die serie van 20, 6 keer een 2 is gegooid. Als iemand op 2 had gegokt heeft hij geluk gehad en gewonnen. Echter als deze zelfde persoon vaak speelt en alle 1200 worpen uitzit zal het gokken op 2 geen extra resultaat meer opleveren. Door vaak te spelen heeft hij de kans op geluk tot 0 teruggebracht.

15.6 Omvang

Gokken in Nederland is populair. In 2004 heeft zestig procent van de bevolking van zestien jaar en ouder heeft aan loterijen meegedaan. Twaalf procent heeft een kraslot gekocht, negen procent (ruim een miljoen mensen) heeft op een gokkast gespeeld en 4,5 procent heeft in het casino roulette, blackjack of poker gespeeld. Slechts dertien procent van de bevolking heeft nog nooit gegokt.

Jaarlijks vindt er ook een onderzoek plaats naar deelname aan gokspelen op internet en telefoonspelen bij de bevolking tussen 18 en 55 jaar. Volgens dit onderzoek heeft in 2005 3,5 procent (277.000) van de bevolking tussen 18 en 55 jaar meegedaan aan gokspelen op internet (Lampert et al., 2005). Dit aantal neemt niet toe. In 2003 speelde 3,8 procent van de bevolking tussen 18 en 55 jaar. Ook het bedrag wat besteed wordt aan gokken op internet nam in 2005 af.

Een aanzienlijke groep doet aan meerdere gokspelletjes mee. Bekeken is hoe vaak mensen aan een of meerdere gokspelen hebben deelgenomen. Het blijkt dan dat zestien procent van de bevolking aan vier of meer verschillende gokspelen heeft meegespeeld. Zeven procent van de mensen heeft aan vier of meer spelen meegedaan als loterijen buiten beschouwing worden gehouden en het gaat om spelen met een korte speeltijd.

Er is een verschil tussen mensen die aan loterijen meedoen en mensen die vooral spelen op gokkasten. Mensen boven de dertig jaar doen vaker aan loterijen mee dan mensen onder die leeftijd. Bij gokkasten is de leeftijdsverdeling juist andersom. Aan loterijen doen evenveel mannen mee als vrouwen. Spelen op gokkasten is typisch een mannenzaak. Loterijen zijn niet populair onder allochtonen. Bij de tweede generatie allochtonen zijn gokkasten wel populair (De Bruin et al., 2005).

Aantalp robleemspelers/verslaafden

Nederland kent 40.000 probleemspelers of verslaafden aan kansspelen. Dit is 0,3 procent van de bevolking van zestien jaar en ouder. Om te bepalen of iemand kansspelverslaafd is, wordt gebruikgemaakt van een vragenlijst: de South Oaks Gambling Screen (SOGS). Een score van 3 of 4 betekent een risico om kansspelverslaafd te raken. In Nederland spelen 76.000 mensen op een riskante manier.

Wordt er gekeken naar mensen die in het verleden problemen hadden met kansspelen maar dat inmiddels hebben overwonnen, dan blijkt dat er in Nederland ongeveer 93.000 mensen zijn die ooit van hun leven kansspelproblemen gehad hebben. Bij elkaar opgeteld zijn er dan in Nederland 133.000 mensen (1% van de bevolking) die gokverslaafd zijn of dat ooit geweest zijn (De Bruin et al., 2005).

Van het aantal verslaafden zoekt ongeveer acht procent hulp. In 2006 zochten 2646 mensen hulp voor gokproblemen. Slechts twaalf procent van hen is van het vrouwelijke geslacht (IVZ, 2007).

Dem eeste gokproblemen

Bekeken is bij welke vormen van gokken de meeste verslaafde spelers voorkomen. Zoals verwacht blijkt dat spelers op gokkasten en casinospelen vaker verslavingsproblemen hebben dan spelers bij de andere vormen van gokken (De Bruin et al., 2005). In dit licht is het ook niet vreemd dat op plekken waar gokkasten staan veel probleemspelers te vinden zijn. Geschat wordt dat vijftien procent van de bezoekers die in een jaar tijd een gokhal bezoeken in feite gokverslaafd is. Gokverslaafden komen natuurlijk regelmatig en blijven lang, waardoor zij bij een willekeurig bezoek aan een gokhal oververtegenwoordigd zullen zijn. Dat betekent dat in een gokhal 24 procent van de bezoekers (1 op de 4) gokverslaafd is (De Bruin & Braam, 2006).

Bij Holland Casino is 1,3 procent van de bezoekers die in een jaar tijd komen gokverslaafd. Het aantal verslaafde bezoekers op een willekeurige dag is ongeveer vijf procent van het totaal (De Bruin et al., 2001). Aan de hand van de frequente bezoekers is een idee te krijgen over het percentage problematische spelers. Tachtig procent van 1.100.000 bezoekers van Holland Casino bezoekt het casino een tot drie keer per jaar. Twintig procent komt meer dan vier keer per jaar. Tien procent van deze laatste groep ofwel 2,2 procent van het totaal komt gedurende een lange periode meer dan eens per week. Dat zijn ongeveer 23.000 mensen (Holland Casino, 2006).

15.7 Risico's van gokken

Iemand die veel gokt heeft kans op:
- *Lichamelijke problemen.* Uit onderzoek onder ervaren gokkers bleek dat mensen die veel gokken regelmatig last hebben van hoofdpijn, slaapstoornissen, maag- en darmklachten en stress. Probleemspelers schatten hun lichamelijke gezondheid ook lager in dan mensen

die weinig gokken. Daarnaast drinken en roken problematische gokkers meer dan recreatieve gokkers (De Bruin et al., 2005).
- *Sociale problemen.* Mensen die veel gokken lopen het risico problemen te krijgen met familie en vrienden. Er bestaat eveneens het risico dat werk of studie wordt verwaarloosd. Uit bovengenoemd onderzoek onder ervaren gokkers bleek dat van de probleemspelers een kwart wel eens fraude of diefstal had gepleegd. Tweederde van de probleemspelers zegt schulden te hebben. In veruit de meeste gevallen zijn deze schulden door het gokken ontstaan. De hoogte van de schulden varieert sterk, maar ligt gemiddeld op 23.000 euro (De Bruin et al., 2005).
- *Verslavingsproblemen.* Verslaafd raken aan gokken kan in verschillende fasen verlopen: een winnende, verliezende en verslaafde fase (Lesieur & Rosenthal, 1991). In de winnende fase is gokken leuk en amusant. De inzetten zijn gering en de gevolgen te verwaarlozen. Het gokken heeft een sterk psychisch effect. De speler gaat op in het spel en raakt in een roes. Hij begint ook steeds meer te geloven in geluk. Geleidelijk aan worden de inzetten verhoogd. In de verliezende fase wordt steeds fanatieker gegokt, vaker en met hogere bedragen. De verliezen worden groter en opnieuw gokken moet de verliezen weer terugwinnen. Om aan geld te komen gaat de speler bij anderen lenen. Er beginnen spanningen te ontstaan met partner of familie en er wordt gelogen over de bedragen die verloren zijn. In de wanhopige/verslaafde fase kost het steeds meer moeite om aan geld te komen. De schulden worden groter. Sommigen gaan frauderen of stelen om aan geld te komen. Er ontstaan steeds meer problemen met familie, vrienden en op het werk. Door alle problemen ziet de speler geen uitweg meer, krijgt last van angsten, paniekaanvallen en depressies. De indeling in fasen veronderstelt een chronisch progressief verlopend ziekteproces en dat gaat maar zelden op. Mensen kunnen op eigen kracht vaak terug naar een minder ernstige fase, waardoor de fasen meer episoden zijn waarin mensen terecht kunnen komen. Een groep gokkers die in een onderzoek drie jaar werden gevolgd, werd ingedeeld in recreatieve, riskante en problematische verslaafde gebruikers (indeling naar score op SOGS). Van de recreatieve spelers ging een vijfde vaker spelen, de rest minder. Bij de risicospelers ging ongeveer een kwart vaker spelen, de rest minder. Opvallend is dat de score op SOGS bij de groep risicospelers afnam. Drievierde van de risicospelers werd weer een recreatieve speler of hield ermee op. Bij de probleemspelers ging vijftien procent vaker spelen, zeven procent bleef op hetzelfde niveau en de rest ging minder spelen. De SOGS daalde sterk. Twee-

derde van de probleemspelers werd in de periode van drie jaar weer een recreatieve speler (Benschop & Korf, 2006). Probleemgokken blijkt bij veel gokkers dus een episode waarna weer minder gespeeld wordt.

Intermezzo 15.2 Wat kost gokken?
Dat gokken tot schulden leidt is niet verbazingwekkend. Hiervoor is al genoemd dat het gemiddelde uurverlies bij een gokkast 40 euro bedraagt. Als je elke week maar een uurtje speelt kost je dat 52 keer 40 euro is 2080 euro per jaar. Speel je twee uur per week dan kost je dat 4160 euro per jaar.

Definitie verslaving
In de DSM-IV is ook een aantal criteria beschreven aan de hand waarvan gokverslaving vast te stellen valt. Er is sterke aanwijzing voor gokverslaving als aan vijf van onderstaande criteria wordt voldaan. Als een tot vier criteria van toepassing zijn, kan er sprake zijn van een probleemspeler (APA, 1994).

1 Voortdurend bezig zijn met gokken. Voortdurend nadenken over gokervaringen, plannen van nieuwe gokavonturen of het nadenken over hoe aan geld te komen om te kunnen gokken.
2 Steeds hogere bedragen inzetten om in een roes te kunnen raken.
3 Mislukte pogingen om te minderen of te stoppen.
4 Onrustig of geïrriteerd raken bij pogingen te minderen of te stoppen.
5 Gokken om van problemen weg te lopen of om geen last te hebben van angst, depressie en schuldgevoelens.
6 Verloren geld terug willen winnen.
7 Liegen over gokken tegen familie en bekenden.
8 Diefstal, bedrog en fraude plegen om het gokken te kunnen betalen.
9 Vriendschappen, werk of school verwaarlozen.
10 Anderen nodig hebben om financiële problemen op te lossen.

DeS OGS
Om na te gaan of iemand een risico- of mogelijk verslaafde speler is, is het screeningsinstrument SOGS ontwikkeld (Lesieur & Blume, 1987). Deze lijst wordt ook vaak in onderzoeken gebruikt. De SOGS is gebaseerd op de vorige editie van de DSM-IV, de DSM-III en bestaat uit twaalf vragen. Er is sterke aanwijzig voor gokverslaving als vijf vragen

bevestigend worden beantwoord. Als drie tot vier criteria van toepassing zijn, kan er sprake zijn van een probleemspeler. De SOGS heeft de volgende vragen:
1. Ben je in het afgelopen jaar wel eens teruggegaan om geld terug te winnen dat je de dag daarvoor verloren had?
2. Heb je in het afgelopen jaar wel eens gezegd dat je geld gewonnen had met gokken, terwijl je eigenlijk geld had verloren?
3. Heb je het afgelopen jaar wel eens problemen gehad met gokken?
4. Heb je het afgelopen jaar wel eens meer geld vergokt dan je je had voorgenomen?
5. Zijn er in het afgelopen jaar mensen geweest die kritiek hadden op je gokken of die zeiden dat je een gokprobleem had (ook al vind je misschien dat ze geen gelijk hadden)?
6. Heb je je het afgelopen jaar wel eens schuldig gevoeld over de manier waarop je gokt of over wat er gebeurt wanneer je gokt?
7. Heb je het afgelopen jaar wel eens gedacht om te stoppen met gokken en tegelijkertijd het gevoel gehad dat je dat niet zou kunnen?
8. Heb je het afgelopen jaar wel eens deelnamebewijzen voor loterijen, geld voor gokken of andere tekenen dat je gokt, verborgen gehouden voor je partner, kinderen of andere belangrijke mensen in je leven?
9. Heb je het afgelopen jaar wel eens ruzie gehad met mensen waarmee je samenleeft over de manier waarop je met geld omgaat?
10. Als je het afgelopen jaar ruzie hebt gehad over geld, ging het dan wel eens over het feit dat je gokt?
11. Heb je het afgelopen jaar wel eens van iemand geld geleend en niet terugbetaald omdat je gokt?
12. Ben je het afgelopen jaar als gevolg van gokken wel eens van je werk of opleiding weggebleven?

15.8   Wat bevordert de kans om in de problemen te raken?

Drie factoren kunnen bijdragen aan verslaving: de aard van de gebruikte stof, omgevinginvloeden en persoonlijke factoren (vatbaarheid) (zie ook hoofdstuk 1). De aard van de gebruikte stof valt te vergelijken met het type kansspel.
- *Type gokspel.* Aangetoond is dat spelen met een korte speeltijd het grootste risico vormen om met gokken in de problemen te raken. Dat zijn dan vooral de gokkasten en de casinospelen (De Bruin et al., 2005). Waarschijnlijk speelt het urenlang anoniem door kunnen spelen ook een belangrijke rol. Verder is de sfeer belangrijk. Het geroezemoes van het casino, het feit dat iedereen om je heen gokt,

de drankjes en lichtjes zorgen voor een sfeer die je makkelijk in een roes brengt.
- *Omgevingsinvloeden*. We leven in een samenleving waarin gokken behoorlijk aangemoedigd wordt. Loterijen zijn niet verslavend, maar de reclame die ervoor gemaakt wordt draagt wel bij aan een sfeer waarin gokken heel normaal is. Dat kan zijn uitwerking hebben naar agressievere vormen van gokken. Beschikbaarheid van gokmogelijkheden speelt ook een belangrijke rol. Aangetoond is dat het wonen in een stad waar een casino gevestigd is een risico vormt. In plaatsen met een Holland Casino heeft 0,6 van de bevolking een SOGS van vijf of meer. In plaatsen zonder een casino bedraagt dit 0,2 procent (De Bruin et al., 2005). Het terugdringen van het aantal gokkasten vanaf de jaren 1990 heeft een grote invloed gehad op het aantal gokverslaafden.
- *Persoonlijke factoren*. Aangetoond is dat mannen een veel grotere kans hebben op een gokverslaving dan vrouwen. In het hierboven genoemde bevolkingsonderzoek blijkt dat 0,1 procent van de vrouwen een SOGS van vijf of meer heeft tegenover 0,5 procent van de mannen. Alleenstaanden en gescheiden personen scoorden hoger dan gehuwden. Van de gescheiden personen had 2,1 procent en van de alleenstaanden 1,3 procent een SOGS van vijf of meer. Bij de gehuwden lag dit op 0,9 procent (De Bruin et al., 2005). Probleemspelers spelen vaker om negatieve redenen dan positieve. Spelen uit verveling, snel geld willen of spelen om geen last te hebben van problemen, komt bij probleemspelers vaker voor dan bij recreatieve spelers. Mensen die zich snel vervelen en niet weten hoe ze hun tijd moeten besteden, zullen snel aan gokken verknocht raken. Het snel geld willen verdienen duidt mogelijk op overdreven geloof in geluk. De indruk bestaat dat nogal wat gokkers behept zijn met magische ideeën en bijgeloof (bijv. het idee dat de geboortedatum een geluksgetal is of 17 bij roulette het getal van de dag is) (Benshop & Korf, 2006). Werkloos zijn of in de WAO zitten draagt ook bij aan gokproblemen gehad hebben: 5,7 procent van de werklozen en 4,9 procent van de WAO-ers heeft ooit een gokprobleem gehad. Bij de werkenden ligt dit op 1,4 procent. Een laatste goede voorspeller van gokproblemen is meedoen aan veel verschillende gokspelen. Wie slechts een kansspel speelt heeft vrijwel nooit gokproblemen, van de groep die aan twee of drie kansspelen meedoet heeft 1,2 procent problemen, van de respondenten die aan drie of vier kansspelen meedoen heeft 6,1 procent problemen met gokken (De Bruin et al., 2005).

15.9 Preventie

Manieren om gokproblemen te voorkomen zijn:
- *Beschikbaarheid beperken.* In Nederland is de beschikbaarheid van de meest riskante vormen van gokken beperkt. Voor gokhallen en Holland Casino geldt een leeftijdsgrens. Gokkasten mogen alleen in de hoogdrempelige horeca staan en niet zoals vroeger in tabakswinkels of in laagdrempelige horeca zoals snackbars.
- *Technopreventie.* Wettelijke eisen aan de aard van het spel kunnen het verslavingsrisico beperken. Hierin kan men makkelijk verdergaan dan tot nu toe gedaan is, bijvoorbeeld de speeltijd verlengen van gemiddeld 3,5 naar vijf seconden.
- *Vroegtijdige ontdekking van problematische gokkers.* In Holland Casino en een aantal gokhallen worden mogelijk problematische spelers aangesproken. Holland Casino voerde in 2006 24.000 zogenaamde preventiegesprekken. In dit gesprek worden spelers attent gemaakt op hun speelgedrag en wordt eventueel doorverwezen naar de hulpverlening. Eventueel kan de speler zichzelf een entreeverbod opleggen of om een bezoekbeperking vragen. In 2006 hebben 5404 mensen om een entreeverbod gevraagd en hebben ruim 4127 mensen om een bezoekbeperking gevraagd (Holland Casino, 2007).
- *Voorlichting.* Mensen die nog niet gokken, kunnen informatie krijgen over kansrekening en de risico's van het spel. Mensen die al gokken, kunnen adviezen krijgen over hoe zij het gokken kunnen beperken (zie intermezzo 15.3).

> **Intermezzo 15.3 Tips om het gokken in de hand te houden.**
> Wanneer mensen zich aan deze tips houden zal het gokken niet gauw een probleem worden.
> - Als je gaat gokken, bepaal dan van tevoren hoeveel geld je wilt verspelen en pak niet nog iets extra's. Dus ga met een bepaalde hoeveelheid euro's op stap en stop met gokken als dat bedrag op is.
> - Als je verloren hebt, probeer dan niet je verliezen terug te winnen. In de regel worden die verliezen alleen maar groter. Er is immers bij gokken altijd meer kans op verlies dan op winst.
> - Als je wint, stop dan ook eens een keer en neem de winst mee naar huis. De meeste gokkers blijven maar gokken en verspelen hun winst weer.

- Speel met vrienden en niet alleen. Als je alleen speelt kun je gemakkelijk uren doorspelen. Dat is riskant. Als er anderen bij zijn ga je vanzelf met elkaar praten of even iets drinken.
- Realiseer je altijd dat gokken een spelletje is dat gebaseerd is op toeval. Je kunt het spel niet beïnvloeden. Jouw inzicht of allerlei magische krachten (geluksgetallen, geboortejaren) spelen helaas geen enkele rol. Of je wint of verliest hangt af van de kans op een bepaalde uitkomst en die kans kan met behulp van kansberekening precies berekend worden. Zo nuchter is het.
- Realiseer je dat gokken een spelletje is en nooit een manier om snel rijk te worden.
- Als je veel gokt, houdt dan eens een tijdje bij hoe vaak en hoe lang je speelt. Houdt ook bij hoeveel geld je eraan besteed hebt. Kijk na een maand terug en vraag je af of je dat wel wilt.

15.10 Behandeling

In de vorige paragraaf is genoemd dat probleemspelers vaker werkloos zijn dan recreatieve spelers, dat problematische gokkers vaak negatieve redenen hebben om te gokken en dat zij nogal eens behept zijn met magische ideeën en bijgeloof. In het in paragraaf 15.7 genoemde onderzoek onder ervaren gokkers bleek ook dat probleemspelers vaker psychische problemen hebben. Ze zijn in vergelijking met recreatieve spelers vaker somber, verdrietig of depressief. Ze hebben vaker last van angst- of paniekaanvallen, zijn vaker paranoïde, horen vaker stemmen en zijn vaker euforisch of manisch. Bij een vijfde van de probleemspelers is ooit een psychiatrische diagnose gesteld (De Bruin et al., 2005). Verder bleek uit dit onderzoek dat probleemspelers vaker lichamelijke problemen en schulden hebben. Logisch dat velen behandeling zoeken. Meestal worden gokkers ambulant behandeld. Met behulp van cognitieve gedragstherapie word geprobeerd om gokkers de controle over het gokgedrag terug te geven. Meestal wordt een zogenaamde leefstijltraining aangeboden (zie hoofdstuk 20). Gokkers krijgen inzicht in hun gedrag, leren zelfcontrolemaatregelen te nemen en leren omgaan met situaties waarin het risico om te gaan gokken groot is. Verder wordt geprobeerd om eventuele schulden bij een partij onder te brengen en een aflossingsplan te maken. Is de verslaving onder controle, dan kan voor de overige problematiek andere vormen van hulpverlening gezocht worden.

Referenties

American Psychological Association (APA). Diagnostical and statistical Manual For Mental Disorders-IV (DSM-IV); 1994.
Benschop A, Korf DJ. Natuurlijk verloop in kansspeldeelname en -problematiek. Amsterdam: Bonger instituut voor criminologie; 2006.
Beschikking Casinospelen, artikel 8; 1996.
Beschikkingen Postcodeloterij, Bankgiro loterij, Sponsorloterij.
Bruin D de, Braam R. Meerspelers. Utrecht/Amsterdam: CVO UvA; 2006.
Bruin D de, Meierman C. et al. Verslingerd aan meer dan een spel. Utrecht: CVO; 2005.
Bruin D de, Leenders F. e.a. Gasten van Holland Casino. Utrecht: CVO; 2001.
College van toezicht op de kansspelen. Jaarverslag 2005. Den Haag; 2006.
Holland Casino. Inzicht, het jaar 2005. Hoofddorp; 2006.
Holland Casino. Inzicht, het jaar 2006. Hoofddorp; 2007.
Lampert M, Lelij B van der. et al. Kansspelen via nieuwe media. Amsterdam: Motivaction; 2005.
Lesieur H, Rosenthal R. pathological gambling: a review of the literature. Journal of gambling studies 1991; 7(1): 5-39.
Lesieur H, Blume S. The SOGS: a new instrument for the identification of pathological gamblers. Am Journ of Psychiatry 1987; 144: 1184-8.
Nederlandse Staatsloterij. Wat geluk betreft. 1991.
Stichting Informatie Voorziening Zorg (IVZ). Ladis. Houten: IVZ; 1995.
Stichting IVZ. Kerncijfers Verslavingszorg 2006. Houten: IVZ; 2007.
Tweede Kamer der Staten-Generaal. Speelautomatenbesluit 2000. Den Haag: Staatsblad; 2000.
Wet op de kansspelen. 1964.

Internetverslaving

Gert-Jan Meerkerk en Regina van den Eijnden

16.1 Inleiding

Traditioneel wordt verslaving gerelateerd aan het gebruik of misbruik van middelen als heroïne, cocaïne, alcohol en tabak. De laatste decennia is echter de idee in opkomst dat ook bepaalde gedragingen, waarbij geen middel ingenomen wordt, een verslavende werking kunnen hebben (Potenza, 2006; Griffiths, 1996; Holden, 2001). Voorbeelden hiervan zijn gokverslaving, seksverslaving en, meer recentelijk, internetverslaving. Griffiths en Davies spreken, daar waar sprake is van excessieve mens-machine-interacties, van technologische verslavingen die zowel passief (bijv. televisie) als actief (bijv. computerspelen) van aard kunnen zijn en, evenals andere vormen van verslaving, gekenmerkt worden door:
- saillantie of preoccupatie (subjectief ervaren belangrijkheid);
- *mood modification* (stemmingsbeïnvloeding);
- tolerantie;
- onthoudingsverschijnselen;
- conflict (interpersoonlijk: met bijv. naasten, intrapersoonlijk bijv. gevoelens van wroeging dan wel conflicterend met andere activiteiten zoals werk of studie);
- terugval (Griffiths & Davies, 2005).

Diagnostiek
De term internetverslaving werd midden jaren negentig van de vorige eeuw bij wijze van grap geïntroduceerd door de Amerikaanse psychiater Ivan Goldberg (Wallis, 1997). Ondanks aanvankelijke scepsis (Grohol, 1995) wordt deze verslaving inmiddels door steeds meer wetenschappers als serieus te nemen verschijnsel beschouwd (Mitchell, 2000). Jim Orford (2005) noemt zelfs online gaming, online

pornografie en chatten: *Activities that may carry greatest future risk for behavioural addiction.* Uit beschrijvingen van casussen in de literatuur worden de typische kenmerken van internetverslaving duidelijk (Young, 1996; Hall & Parsons, 2001; Chou & Hsiao, 2000; Griffiths, 2000; Meerkerk et al., 2003). Het meest in het oogspringende en voor de hand liggende kenmerk is het verlies van de controle over het gebruik van het internet. Internetverslaafden gaan telkens weer langer door met internetten dan ze zich hadden voorgenomen en het lukt hen maar niet het internetgebruik te beperken. Het internet, of de favoriete toepassing op internet (gamen, pornografie), neemt daarbij een steeds belangrijkere plaats in het leven van de internetverslaafde in. Andere activiteiten, zoals huishouden, studie of werk, of het onderhouden van contacten IRL (*in real life*), worden verwaarloosd en de betreffende persoon raakt vaak in een isolement (saillantie, preoccupatie).

Bij internetverslaafden ziet men ook vaak dat het internet gebruikt wordt om te vluchten voor de problemen van alledag naar een veiligere en overzichtelijkere virtuele wereld (stemmingsverbetering, coping). Verder gaan internetverslaafden vaak door met hun internetgebruik ondanks inzicht in de negatieve gevolgen van het gedrag (conflict). Tot slot blijken 'internetverslaafden' soms ook ontwenningsverschijnselen te vertonen (bijv. onrust en agitatie) wanneer zij niet meer online kunnen gaan. Het gedrag vertoont daarmee duidelijk overeenkomsten met afhankelijkheid en pathologisch gokken zoals gedefinieerd in de DSM-IV (APA, 1994) en met de criteria voor gedragsverslaving zoals gedefinieerd door Griffiths (1996).

De gevolgen van het gedrag spelen zich in eerste instantie niet op het medische of financiële vlak af, maar hebben vooral betrekking op het psychosociaal functioneren. Zo kan bijvoorbeeld de relatie met de partner ('internetweduwe') of met vrienden onder druk komen te staan en leidt het excessieve internetgebruik vaak tot slaapgebrek, wat weer problemen kan geven bij het functioneren in werk of studie. Vaak wordt zoveel tijd aan internetten besteed dat andere, vaak ook essentiële taken worden verwaarloosd. In de populaire pers wordt zelfs met een zekere regelmaat melding gemaakt van sterfgevallen ten gevolge van uitputting door extreem lang online gamen, maar hierover is in de wetenschappelijke literatuur nog niet bericht.

Consensus

Toch is er nog weinig consensus over de definiëring en validiteit van het fenomeen en de criteria waaraan voldaan moet zijn. Door verschillende wetenschappers worden verschillende termen gebruikt; bijvoorbeeld internetverslaving (*addiction*), internetafhankelijkheid, pathologisch internetgebruik of excessief internetgebruik. De oorzaak voor deze 'conceptuele chaos' ligt mede in het feit dat ook op het gebied van het begrip verslaving zelf er nog geen eenduidige en alom geaccepteerde definitie is van wat nu verslaving is en hoe het zich verhoudt tot bijvoorbeeld afhankelijkheid en impulscontrole stoornissen (Chou & Hsiao, 2000). Daarnaast vormt de heterogeniteit van het internetgedrag een probleem; internetverslaving kan betrekking hebben op het overmatig spelen van online games, op een monomane geïnvolveerdheid met online pornografie of op het excessief gebruik van chatprogramma's als de MSN-messenger. Wellicht is het beter te spreken van respectievelijk gameverslaving, seksverslaving en chatverslaving. Resultante van de verschillende internetgerelateerde verslavingen is echter wel een compulsief gebruik van het internet, waardoor sommige auteurs de voorkeur geven aan de term compulsief internetgebruik (Meerkerk, 2007).

Diagnostische instrumenten

Het gebrek aan consensus over de definiëring van het fenomeen en over de criteria waaraan voldaan moet worden is er mede debet aan dat er weinig gevalideerde diagnostische instrumenten beschikbaar zijn met behulp waarvan compulsief internetgebruik gekwantificeerd kan worden. Voor het Engelse taalgebied zijn verschillende instrumenten beschikbaar, waarvan de Internet Addiction Test (IAT) en de Online Cognition Scale (OCS) de bekendste zijn (Widyanto & McMurran, 2004; Davis et al., 2002). Voor het Nederlandse taalgebied is de Compulsief Internetgebruik Schaal (Compulsive Internet Use Scale: CIUS) ontwikkeld en gevalideerd (zie intermezzo 16.1). Deze unidimensionele, korte en eenvoudig af te nemen schaal bestaat uit veertien items met een 5-punts Likertschaal (Meerkerk et al., submitted).

> ### Intermezzo 16.1 Compulsive Internet Use Scale: CIUS
> Om compulsief internetgebruik te meten is de Compulsive Internet Use Scale (CIUS) ontwikkeld. De vragenlijst bestaat uit veertien items waarin verschillende aspecten van compulsief internetgebruik aan de orde komen en de respondent kan aangeven hoe vaak (nooit, zelden, soms, vaak of zeer vaak) hij dergelijke ervaringen heeft.
> 1 Hoe vaak vindt u het moeilijk om met internetten te stoppen?
> 2 Hoe vaak gaat u langer door met internetten, terwijl u zich voorgenomen had om te stoppen?

3 Hoe vaak zeggen anderen (bijv. partner, kinderen, ouders, vrienden) dat u minder zou moeten internetten?
4 Hoe vaak gaat u liever internetten dan dat u tijd met anderen (bijv. partner, kinderen, ouders, vrienden) doorbrengt?
5 Hoe vaak komt u slaap tekort door het internetten?
6 Hoe vaak bent u in gedachten met internet bezig, ook als u niet online bent?
7 Hoe vaak ziet u al van tevoren uit naar uw volgende internetsessie?
8 Hoe vaak denkt u dat u eigenlijk minder zou moeten internetten?
9 Hoe vaak heeft u geprobeerd om minder tijd aan internetten te besteden en is dat niet gelukt?
10 Hoe vaak raffelt u uw werk (huiswerk) af om te kunnen internetten?
11 Hoe vaak komt u uw dagelijkse verplichtingen (op het gebied van werk, school of gezin) niet na omdat u liever wilt internetten?
12 Hoe vaak gaat u internetten wanneer u zich rot voelt?
13 Hoe vaak internet u om problemen te ontvluchten of negatieve gevoelens te verlichten?
14 Hoe vaak voelt u zich rusteloos, gehumeurd of geïrriteerd wanneer u niet kunt internetten?

Antwoordmogelijkheden: nooit (0), zelden (1), soms (2), vaak (3), zeer vaak (4)

Prevalentie
Door het gebrek aan een eenduidige definiëring van het fenomeen en aan criteria waaraan voldaan moet worden, is er ook weinig overeenstemming over de prevalentie van internetverslaving of compulsief internetgebruik. Bijkomende beperking is dat compulsief internetgebruik geen alles of niets fenomeen is maar een gradueel verschijnsel waarbij voor de bepaling van de prevalentie een min of meer arbitrair afkappunt moet worden gekozen. De gerapporteerde prevalentiecijfers lopen dan ook ver uiteen. Zo melden Nichols en Nicki een prevalentie van minder dan een procent 'mogelijke internetverslaving' in een steekproef van 18 tot 24-jarige Canadese universiteitsstudenten en meldt Wang een prevalentie van 27,9 procent 'lichte internetverslaving' en 4 procent 'ernstige internetverslaving' in een steekproef van

17 tot 57-jarige Australische universiteitsstudenten (Nichols & Nicki, 2004; Wang, 2001). Leung meldt zelfs een prevalentie van 37,9 procent internetverslaafden in een steekproef van 16 tot 24-jarige jongeren uit Hongkong (Leung, 2004).

Over het algemeen lijkt de groep internetgebruikers met ernstige compulsieve verschijnselen beperkt te zijn tot hooguit enkele procenten, door het grote aantal mensen dat gebruik maakt van het internet is echter het absolute aantal mensen met internetgerelateerde problemen substantieel (Meerkerk, 2007). Daarbij komt dat computers en internet zeer recente ontwikkelingen zijn en van andere verslavingen bekend is dat de ontwikkeling tot problematisch gebruik enige jaren in beslag kan nemen. Het is dan ook niet uit te sluiten dat compulsief internetgebruik in de toekomst meer en meer voor zal komen. Ook de verdergaande technologische ontwikkeling kan daaraan bijdragen door de komst van steeds geavanceerdere toepassingen die steeds beter aansluiten bij de menselijke behoeftes.

Patiënt, 28 jaar

Bij een verslavingszorginstelling meldt zich B., een 28-jarige intelligente, mogelijk zelfs hoogbegaafde jongeman die sinds enige tijd weer bij zijn ouders woont nadat hij door zijn verslaving aan de online game *World of Warcraft* (WoW) zijn werk kwijtraakte en schulden kreeg. B. ging regelmatig te lang door met spelen, tot wel acht uur per dag, en stond daardoor vaak niet op tijd op of vertrok te laat naar zijn werk omdat hij zijn spel af wilde maken. Uiteindelijk leidde dit tot ontslag. Uit gesprekken blijkt dat B. introvert is, weinig contact heeft met zijn emoties en moeite heeft met sociale relaties. Hij beschrijft zichzelf als perfectionistisch, neigend tot uitstelgedrag, faalangstig en wantrouwend. Hij heeft behoefte aan controle, maar krijgt maar moeilijk grip op zijn leven. Hij heeft nog geen zelfstandigheid opgebouwd en prefereert de virtuele wereld die hij zelf kan creëren, waarin hij zich zeker en veilig voelt en waarin hij makkelijker communiceert met anderen. Bij problemen zoekt hij zijn toevlucht in het spel en gaandeweg is B. zich steeds meer gaan isoleren van de werkelijkheid en het dagelijks leven. Vroeger op school was hij veel ziek en is hij vaak gepest, uitgescholden en geslagen. B. geeft aan daardoor erg onzeker te zijn geworden. Er is geen sprake van comorbiditeit, hij drinkt niet, gebruikt geen andere middelen en ook in het gezin waarin hij is opgegroeid kwamen niet veel psychische problemen voor. Wel is B. al sinds zijn dertiende jaar een fanatiek spelletjesspeler; hij kickt, zoals hij het zelf zegt, op het kunnen winnen of verliezen. Bij WoW speelt daarnaast ook het sociale element een belangrijke rol. Tijdens het spelen kan hij over van alles praten met zijn vrienden en uitdrukking geven aan zijn emoties door middel van zijn *avatar* (representatie van een speler in het spel).

16.2 Wat maakt het internet zo verleidelijk?

Verscheidene onderzoekers hebben de karakteristieken van het internet beschreven die het zo verleidelijk maken en daarmee bijdragen aan de verslavende werking ervan. Orford, Cooper (Triple A engine: accesibility, affordability, anonimity) en Young en collega (ACE-model: anonimity, convenience, escape) beschrijven hoe het alom aanwezige en toegankelijke internet mensen in staat stelt via internet een instant bevrediging te krijgen voor een variëteit aan behoeften, zoals de behoefte aan seksuele prikkels, sociaal contact, erkenning, controle, status, prestige of het gevoel van competentie (Orford, 2005; Cooper, 1998; Young et al., 1999). Deze mogelijkheden zijn volcontinu *on demand* beschikbaar en bieden internetgebruikers eenvoudig de mogelijkheid te vluchten in een virtuele wereld waarin alles mogelijk en beschikbaar is, en daarmee te ontsnappen aan de dagelijkse problemen. Illustratief is het fenomeen van het verlies van tijdsbesef dat internetgebruikers vaak ervaren (Rau et al., 2006), een fenomeen ook wel aangeduid met *flow* (Chou & Ting, 2006). Het subjectieve gevoel van anonimiteit en het ontbreken van lokale repercussies (Benschop, 1998) nemen verdere drempels weg en verlagen remmingen (Suler, 2004). Daarbij komt dat de materiële kosten meestal beperkt zijn en de meeste mensen zich het (langdurig) gebruik van het internet probleemloos kunnen permitteren. Samenvattend kan gesteld worden dat de belonende werking van het internet vooral wordt veroorzaakt door het grote gemak waarmee online een grote diversiteit aan menselijke behoeften direct en zonder grote kosten of investeringen kan worden bevredigd.

> ### Intermezzo 16.2 Internetgebruik
> Internet is in nog geen vijftien jaar uitgegroeid tot één van de belangrijkste bronnen van informatie, communicatie en amusement voor een inmiddels zeer grote groep mensen. In 1993 startte de eerste Nederlandse Internet Service Provider (XS4ALL) met het verzorgen van internettoegang voor particulieren. Enkele jaren

later, in 1996, had minder dan vijf procent van alle Nederlandse huishoudens toegang tot internet. Anno 2008 heeft ruim tachtig procent van de Nederlandse huishoudens toegang tot internet (Comscore, 2007). Van de jongeren van tien tot en met zeventien jaar heeft zelfs 97,2 procent thuis toegang tot internet (Van Rooij & Van den Eijnden, 2007).

Hoewel aanvankelijk internet het domein was van de *nerd*, komt inmiddels de internetgebruikende populatie grotendeels overeen met de algemene populatie en blijven alleen de oudste leeftijdsgroepen relatief wat achter. Zo maakte 86 procent van de 12- tot 25-jarigen de afgelopen drie maanden (bijna) dagelijks gebruik van het internet, 80 procent van de 25- tot 45-jarigen, 75 procent van de 45- tot 65-jarigen en 61 procent van de 65- tot 75-jarigen (CBS, 2007). Ook wereldwijd neemt de internetpenetratie in een ras tempo toe en hebben inmiddels meer dan 1,2 miljard mensen, 19 procent van de wereldbevolking, toegang tot internet. Nederland behoort, samen met de Scandinavische landen, de Verenigde Staten, Canada, Hongkong, Zuid-Korea, Japan en Singapore, tot de landen met de hoogste internetpenetratie en staat wat betreft de verspreiding van breedband internet zelfs op een plaats in de top vijf (www.internetworldstats.com, 2007).

16.3 Compulsief internetgebruik, psychosociaal welzijn en persoonlijkheid

Bovenstaande maakt duidelijk dat de typische kenmerken van het internet voor sommige mensen zeer belonend kunnen zijn. Toch blijkt slechts een kleine minderheid van alle internetgebruikers compulsief gedrag te ontwikkelen (Meerkerk, 2007). Onderzoek gericht op het ontdekken van factoren die deze vatbaarheid verklaren is onder te verdelen in onderzoek naar min of meer stabiele persoonlijkheidsfactoren (*traits*), zoals de Big Five persoonlijkheidsdimensies, en onderzoek naar meer toestandafhankelijke factoren (state), zoals de indicatoren van psychosociaal welzijn (Goldberg, 1992).

Vele studies hebben een verband aangetoond tussen compulsief internetgebruik en diverse parameters van psychosociaal welbevinden, zoals *self-esteem*, verlegenheid, het hebben van depressieve klachten en eenzaamheid. De resultaten van deze studies laten zien dat compulsief internetgebruik meestal samengaat met een laag niveau van psychosociaal welzijn. Compulsieve internetgebruikers hebben minder zelf-

vertrouwen, zijn meer verlegen, hebben vaker depressieve klachten en zijn vaker eenzaam (Niemz et al., 2005; Yuen & Lavin, 2004; Lee et al., in press; Caplan, 2007). Onduidelijk is echter of compulsief internetgebruik leidt tot een lager niveau van psychosociaal welzijn of dat een laag niveau van psychosociaal welzijn vatbaar maakt voor het ontwikkelen van compulsief internetgebruik. Kraut en collega's concluderen op basis van hun longitudinale Homenetstudie dat excessief internetgebruik kan leiden tot een lager niveau van psychosociaal welzijn door het:
- verwaarlozen van sociale structuren en het als gevolg daarvan verminderen van sociale steun;
- verwaarlozen van werk of studie;
- gevoel afhankelijk te zijn van iets en dat niet te kunnen veranderen (Kraut et al., 1998).

Aan de andere kant beargumenteren bijvoorbeeld Davis en Caplan dat juist bestaande psychosociale problemen een persoon vatbaar maken voor het ontwikkelen van compulsief internetgebruik, doordat internet gebruikt kan worden als (inadequate) copingstrategie (vluchten in een virtuele wereld) (Davis et al., 2002; Caplan, 2002; Davis, 2001). Dit maakt internet nog meer belonend en daardoor meer verslavend. Een derde mogelijkheid zou kunnen zijn dat er juist sprake is van elkaar versterkende mechanismen (Meerkerk et al., submitted2; Van Eijnden et al., in press).

De relatie tussen compulsief internetgebruik en persoonlijkheidsdimensies is minder vaak onderzocht, maar de studies die gedaan zijn wijzen uit dat compulsieve internetgebruikers vooral lager scoren op emotionele stabiliteit (Meerkerk et al., submitted; Danforth, 2003; Yang et al., 2005). Verder blijken compulsieve internetgebruikers ook vaker psychiatrische symptomen te vertonen. Shapira en collega's vonden een relatie tussen compulsief internetgebruik en DSM-IV-As-1-diagnosen (vooral bipolaire stoornissen) en Yang en collega's vonden dat compulsieve internetgebruikers meer psychiatrische symptomen vertoonden op de SCL-90-R, vooral obsessief-compulsieve stoornissen en vijandigheid. Yoo en collega's vonden een verband tussen compulsief internetgebruik en *attention deficit hyperactivity disorder* (ADHD). Deze laatste studie wijst ook op een verband tussen impulsiviteit en compulsief internetgebruik, iets wat evenzeer in een aantal andere studies is aangetoond (Davis et al., 2001; Yang et al., 2005; Shapira et al., 2000; Yang, 2001; Derogatis et al., 1973; Yoo et al., 2004; Meerkerk et al, submitted3).

(Emotionele) beloning

Er is tot nu toe weinig onderzoek gedaan naar de etiologie van compulsief internetgebruik. Uit het voorgaande kunnen echter wel enkele aanwijzingen worden afgeleid over de oorzaken van de gevoeligheid voor het ontwikkelen van compulsief internetgebruik.

Binnen een biopsychosociaal model van verslaving zal een verklaring deels gezocht moeten worden in de (emotionele) beloning die internetgebruikers online ervaren en de daaraan gerelateerde rol van het mesolimbisch dopaminerge beloningssysteem in het brein. De vele onderzoeken die een relatie aantonen tussen compulsief internetgebruik en een laag niveau van psychosociaal welzijn, zouden kunnen duiden op anhedonie (geen bevrediging meer vinden in bezigheden die voordien wel als plezierig werden ervaren) bij de betreffende persoon die hem of haar gevoeliger maakt voor sensitisering, dus voor de persoonlijk belonende prikkels die via internet gevonden kunnen worden (Robinson & Berridge, 2003; Thaleman et al., 2007). De prefrontale cortex speelt een rol bij de regulering van impulsen. Een verhoogde mate van impulsiviteit speelt bij vele psychiatrische problemen een rol, niet in de laatste plaats bij (gedrags)verslaving (Moeller et al., 2001; Dawe & Loxton, 2004; Chambers & Potenza, 2003). De combinatie van een verhoogde impulsiviteit en de typische eigenschappen van het internet die het verkrijgen van belonende prikkels juist zo eenvoudig maakt, zou mede kunnen bijdragen aan de verklaring voor het niet kunnen weerstaan van de impuls om door te gaan met internetten en daarmee aan het ontstaan van compulsief internetgebruik.

Operante en klassieke conditionering

Verder lijken door de mogelijkheid van de directe emotionele beloning ook operante en klassieke conditionering en aspecten als beschikbaarheid en toegankelijkheid een belangrijke rol te spelen (Siegel, 1999; Solomon, 1980). Conditioneringsmechanismen zijn aangevoerd ter verklaring van compulsief online seksueel gedrag en compulsief online gaming, maar zouden meer algemeen van toepassing kunnen zijn op het ontstaan van compulsief internetgebruik. Internet kan immers eenieder van een breed scala aan uiterst eenvoudig toegankelijke belonende stimuli voorzien (Putnam, 2000; Yee, 2001). Met enige fantasie zou men internet kunnen zien als een groot web van individueel op maat toegesneden Skinnerboxen, waar het internetgedrag bekrachtigd wordt door in eerste instantie operante en later ook klassieke conditioneringsmechanismen. Positieve en negatieve (problemen ontvluchten door op te gaan in een virtuele wereld) intermitterende bekrachtigingen dragen bij aan steeds sterker wordende stimulus-responsassociaties (operante conditionering). De positieve bekrachtigingen kunnen daarbij heel divers zijn, sterk afhankelijk van de persoon, en aspecten omvatten als erotische sensaties, aandacht, waardering, status, steun, acceptatie, het gevoel van winnen en het meester worden van ingewikkelde vaardigheden. Na verloop van tijd leert de internetgebruiker bovendien steeds beter de stimuli te vinden die hem of haar het meest bevallen (*shaping*).

Daarnaast draagt klassieke conditionering ertoe bij dat het zien van een computer en andere aan het gedrag geassocieerde cues de hunkering naar het internetgedrag kan oproepen en versterken, waardoor een voorgenomen onthouding van het internetgedrag bemoeilijkt kan worden. Bijkomend probleem is dat in onze huidige samenleving computers alom beschikbaar zijn en daarmee de begeerde internetprikkel nooit verder weg is dan enkele vingerklikken.

Communicatiemedium

Het is duidelijk dat internet voor velen een belangrijk communicatiemedium is en dat dientengevolge sociale aspecten belangrijk kunnen zijn voor de etiologie van compulsief internetgebruik (Bellamy & Hanewitcz, 2001). Zo hebben diverse onderzoeken een verband aangetoond tussen een voorkeur voor online communicatie en compulsief internetgebruik (Caplan, 2003). Deels zou dit door de belonende werking van sociale interactie via internet kunnen worden veroorzaakt, deels door de door *peers* uitgeoefende druk om door te gaan met het online gedrag (Amichai Hamburger & McKenna, 2006; Choi & Kim, 2004). Voor sociaal angstige en zeer verlegen mensen komt daar nog het gevoel van veiligheid bij als het gaat om online contacten (Van Eijnden et al., 2007).

Intermezzo 16.3   Games

In relatief korte tijd zijn computerspelletjes, of *(online) games*, onder vooral jongeren en jongvolwassenen, bijzonder populair geworden en streeft de internationale omzet aan games de omzet van bijvoorbeeld de filmindustrie voorbij. Volgens recent marktonderzoek bezoekt wereldwijd een op de vier internetters websites over online gaming. Dit zijn 217 miljoen unieke bezoekers, een groei van zeventien procent sinds 2006 (Comscore, 2007). Gamen is dan ook een zeer serieus te nemen verschijnsel zoals Bainbridge opmerkt: 'The present moment marks a major historical transition. Video games and computer games are in the process of evolving into something much richer, namely virtual worlds, at the same time that electronic games are surpassing the motion picture industry in dollar terms and beginning to cut into television. Already, many families forgo watching TV dramas to quest together in WoW' (Bainbridge, 2007).

Niet alle games zijn hetzelfde. Zo zijn er sinds de jaren zeventig van de vorige eeuw consolegames die op een aparte spelmachine, die op een televisie is aangesloten, worden gespeeld (bijv. Atari, Playstation, Xbox360, of Nintendo Wii). Daarnaast zijn er zogenaamde pc-games die op een pc of laptop worden gespeeld. Een belangrijk aspect is de mogelijkheid online met of tegen anderen te spelen. Zo is het mogelijk om met grote groepen mensen samen in één 'virtuele' wereld aanwezig te zijn en daar een virtuele identiteit aan te meten die weergegeven wordt door een grafische representatie, een avatar, die naar believen vormgegeven kan worden. Met deze avatar kan de speler zich door de virtuele wereld bewegen en met andere spelers, met behulp van tekstberichten, maar vaak ook met een audiofunctie, *in real time* interacteren. Grootste succes op dit gebied is het in 2004 uitgebrachte World of Warcraft (WoW). In 2007 was WoW met negen miljoen abonnees de best verkopende Massive Multiplayer Online Role Playing Game (MMORPG) op de markt.

16.4 Perspectief en trends; behandeling en preventie

De ontwikkeling van het internet is het afgelopen decennium bijzonder snel gegaan. De internetpenetratie in Nederland is gestegen van minder dan tien procent in 1998 tot meer dan tachtig procent in 2008. Hoewel al snel berichten de ronde deden over de mogelijke verslaving van internettoepassingen en al in de eerste helft van de jaren tachtig van de vorige eeuw artikelen over videogame en computerverslaving verschenen (Soper & Miller, 1983), is het onderzoek naar compulsief internetgebruik nog maar net op gang gekomen. Onduidelijk is nog of er sprake is van verslaving/afhankelijkheid, van een obsessief compulsieve stoornis (OCD) of van een impulscontrole stoornis. Ook is het nog een vraag of compulsief internetgebruik als een op zichzelf staande gedragsstoornis beschouwd moet worden, of dat bestaande stoornissen eerder door internet getriggerd en gevoed worden. Wel is duidelijk dat er mensen zijn die dermate door bepaalde toepassingen van internet gegrepen worden dat zij tot monomaan gedrag vervallen en daardoor belangrijke andere activiteiten verwaarlozen en problemen ontwikkelen op het persoonlijke, relationele en/of maatschappelijke/professionele vlak, dan wel dat zij op een inadequate wijze met bestaande problemen omgaan door te vluchten in een virtuele werkelijkheid. Hoewel slechts een klein deel van de internetgebruikende populatie compulsieve kenmerken ontwikkelt, betreft het uiteindelijk toch een relatief grote groep mensen vanwege het grote aantal mensen dat toegang tot het internet heeft. Gezien de voortgaande ontwikkeling van zowel hardware als software mag bovendien verwacht worden dat het verslavingspotentiaal van internet nog verder zal toenemen en daarmee navenant ook de hulpvraag verder zal toenemen. Dit maakt de ontwikkeling van adequate behandel- en preventieprotocollen wenselijk.

Vooralsnog is er weinig bekend over (effectieve) behandel- en preventiemethoden. Bijkomend probleem is dat compulsief internetgebruik betrekking kan hebben op verschillende soorten gedrag waarvan de bekendste zijn het excessief bezig zijn met online pornografie, online gamen en chatten (Meerkerk et al., 2006). Zoals hiervoor al werd betoogd, is het zeer wel mogelijk dat aan deze verschillende vormen van internetverslaving andere problemen ten grondslag liggen en er ook navenant andere behandel- en preventiemethoden moeten worden toegepast. Verder dient bij behandel- en preventiemethoden rekening te worden gehouden met de prominente plaats die computers en internet in de hedendaagse samenleving hebben. Volledige abstinentie kan bij alcoholverslaving een realistisch doel zijn, maar volledig afstand doen van alles wat met computers en internet te maken heeft is voor een internetverslaafde irreëel. Zij zullen ermee moeten leren leven dat het begeerde gedrag altijd slechts enkele muisklikken verwijderd is.

Referenties

American Psychological Association (APA). Diagnostic and statistical manual of mental disorders. 4th ed. 1994: Washington: American Psychiatric Publishing; 1994.

Amichai Hamburger Y, McKenna KYA. The Contact Hypothesis Reconsidered: Interacting via the Internet. Journal of Computer Mediated Communication 2006; 11(3): 825-43.

Bainbridge WS. The scientific research potential of virtual worlds. Science 2007; 317(5837): 472-6.

Bellamy A, Hanewicz C. An exploratory analyses of the social nature of Internet addiction. Electronic Journal of Sociology 2001; 5; 3.

Benschop A. Sociaal-psychologie van het internet. Verleidingen, dwangmatig internetgebruik en webverslaving. Internet 1998.

Caplan SE. Preference for online social interaction: A theory of problematic Internet use and psychosocial well-being. Communication Research 2003; 30(6): 625-48.

Caplan SE. Problematic Internet use and psychosocial well-being: Development of a theory-based cognitive-behavioral measurement instrument. Computers in Human Behavior 2002; 18(5): 553-75.

Caplan SE. Relations Among Loneliness, Social Anxiety, and Problematic Internet Use. CyberPsychology & Behavior 2007; 10(2): 234-42.

CBS. Statline databank. Voorburg/Heerlen: Centraal Bureau voor de Statistiek; 2007.

Chambers R, Potenza MN. Neurodevelopment, impulsivity, and adolescent gambling. Journal of Gambling Studies 2003; 19(1): 53-84.

Choi D, Kim J. Why People Continue to Play Online Games: In Search of Critical Design Factors to Increase Customer Loyalty to Online Contents. CyberPsychology & Behavior 2004; 7(1): 11-24.

Chou C, Hsiao MC. Internet addiction, usage, gratification, and pleasure experience: the Taiwan college students' case. Computers & Education 2000; 35(1): 65-80.

Chou TJ, Ting CC. The role of flow experience in cyber-game addiction. CyberPsychology & Behavior 2003; 6(6): 663-75.

Comscore. Russia Has Fastest Growing Internet Population in Europe. Internet, cited 13 dec 2007.

Comscore. Worldwide Online Gaming Community Reaches 217 Million People. Internet, cited 16 jan 2008.

Cooper A. Sexuality and the Internet: Surfing into the New Millennium. CyberPsychology & Behavior 1998; 1(2): 181-7.

Danforth IDW. Addiction to Online Games: Classification and Personality Correlates. Internet, cited 27 jan 2005.

Davidson RS, Walley PB. Computer fear and addiction: Analysis, prevention and possible modification. Journal of Organizational Behavior Management 1984; 6(3/4): 37-51.

Davis RA. A cognitive-behavioral model of pathological Internet use. Computers in Human Behavior 2001; 17(2): 187-95.

Davis RA, Flett GL, Besser A. Validation of a new scale for measuring problematic Internet use: Implications for pre-employment screening. CyberPsychology & Behavior 2002; 5(4): 331-45.

Dawe S, Loxton NJ. The role of impulsivity in the development of substance use and eating disorders. Neuroscience and Biobehavioral Reviews 2004; 28(3): 343-51.

Derogatis LR, Lipman RS, Covi L. SCL-90: an outpatient psychiatric rating scale-preliminary report. Psychopharmacology bulletin 1973; 9(1): 13-28.

Eijnden R van den, Rooij T van, Meerkerk GJ. Excessief en compulsief internetgebruik: een kwalitatieve analyse, in Factsheet. Rotterdam: IVO; 2007.

Eijnden R van den. et al., Online Communication, Compulsive Internet Use and Psychosocial Well-being among Adolescents: a Longitudinal Study. Developmental Psychology, in press.

Goldberg LR. The development of markers for the Big-Five factor structure. Psychological Assessment 1992; 4(1): 26-42.

Griffiths MD. Behavioural addiction: an issue for everybody? Journal of Workplace Learning 1996; 8(3): 19-25.

Griffiths MD, Davies M. Does video game addiction exist? In: Handbook of Computer Game Studies, J. Raessens and J. Goldstein, Editors. 2005, MIT Press: Cambridge, p 359-69.

Griffiths MD. Does Internet and computer "addiction" exist? Some case study evidence. CyberPsychology & Behavior 2000; 3(2): 211-8.

Grohol JM. Unprofessional Practices; On "Internet Addiction Disorder"; 1995. Internet, cited 8 jan 2008.

Hall AS, Parsons J. Internet addiction: College student case study using best practices in cognitive behavior therapy. Journ of Mental Health Couns 2001; 23(4): 312-27.

Holden C. 'Behavioral' Addictions: Do They Exist? Science 2001; 294(5544): 980-2.

Internetworldstats. Internet usage statistics. World Internet Users and Population Stats. Internet, cited 13 dec 2007.

Kraut R. et al. Internet paradox. A social technology that reduces social involvement and psychological well-being? Am Psychologist 1998; 53(9): 1017-31.

Lee YS. et al. Depression like characteristics of 5HTTLPR polymorphism and temperament in excessive internet users. Journ of Affect Disorders. In Press, corrected Proof.

Leung L. Net-Generation Attributes and Seductive Properties of the Internet as Predictors of Online Activities and Internet Addiction. CyberPsychology & Behavior 2004; 7(3): 333-48.

Meerkerk GJ. et al. The Compulsive Internet Use Scale (CIUS), Some psychometric properties.

Meerkerk GJ. et al. The Relationship between Personality, Psychosocial well-being and Compulsive Internet Use: The Internet as Cyberprozac?

Meerkerk GJ, Laluan AME, Eijnden RJJM van den. Internetverslaving: hoax of serieuze bedreiging voor de geestelijke volksgezondheid? Rotterdam: IVO-reeks 2003; 30; 154.

Meerkerk GJ. Pwned by the internet, Explorative research into the causes and consequences of compulsive internet use, in Addiction Research Institute Rotterdam (IVO). Thesis. Rotterdam: Erasmus University; 2007.

Meerkerk GJ. et al. Is Compulsive Internet Use related to Sensitivity to Reward and Punishment, and Impulsivity?

Mitchell P. Internet addiction: genuine diagnosis or not? Lancet 2000; 355(9204): 632.

Nichols LA, Nicki R. Development of a Psychometrically Sound Internet Addiction Scale: A Preliminary Step. Psych of Addictive Behaviors 2004; 18(4): 381-4.

Niemz K, Griffiths M, Banyard P. Prevalence of Pathological Internet Use among University Students and Correlations with Self-Esteem, the General Health Questionnaire (GHQ), and Disinhibition. CyberPsychology & Behavior 2005; 8(6): 562-70.

Orford J. Problem Gambling and Other Behavioural Addictions 2005. Internet.

Potenza MN. Should addictive disorders include non-substance-related conditions? Addiction 2006; 101 Suppl 1: 142-1.

Putnam DE. Initiation and maintenance of online sexual compulsivity: Implications for assessment and treatment. CyberPsychology & Behavior, 2000; 3(4): 553-63.

Rau PLP, Peng SY, Yang CC. Time Distortion for Expert and Novice Online Game Players. CyberPsychology & Behavior 2006; 9(4): 396-403.

Robinson TE, Berridge KC. Addiction. Annual Review of Psychology 2003; 54: 25-53.

Rooij T van, Eijnden RJJM van den. Monitor Internet en Jongeren 2006 en 2007. Ontwikkelingen in internetgebruik en de rol van de opvoeding. Rotterdam: IVO; 2007.

Shaffer HJ. The most important unresolved issue in the addictions: Conceptual chaos. Substance Use and Misuse 1997; 32(11): 1573-80.

Shapira NA. et al. Psychiatric features of individuals with problematic internet use. Journ of Affective Disorders 2000; 57(1-3): 267-72.

Suler J. The online disinhibition effect. CyberPsychology & Behavior 2004; 7(3): 321-6.

Wallis D. The Talk of the Town, "Just Click No". The New Yorker 1997; jan 13: 28.

Wang W. Internet dependency and psychosocial maturity among college students. Intern Journ of Hum Comp Studies 2001; 55(6): 919-38.

Widyanto L, McMurran M. The Psychometric Properties of the Internet Addiction Test. CyberPsychology & Behavior 2004; 7(4): 443-50.

Yang CK. et al. SCL-90-R and 16PF profiles of senior high school students with excessive internet use. Can Journ of Psychiatry 2005; 50(7): 407-14.

Yang CK. Sociopsychiatric characteristics of adolescents who use computers to excess. Acta Psychiatrica Scandinavica 2001; 104(3): 217-22.

Yoo HJ. et al. Attention deficit hyperactivity symptoms and internet addiction. Psychiatry and clinical neurosciences 2004; 58(5): 487-94.

Young KS. et al. Cyber disorders: The mental health concern for the new millennium. CyberPsychology & Behavior 1999; 2(5): 475-9.

Young KS. Psychology of computer use: XL. Addictive use of the Internet: a case that breaks the stereotype. Psychological Reports 1996; 79(3 Pt 1): 899-902.

Yuen CN, Lavin MJ. Internet Dependence in the Collegiate Population: The Role of Shyness. CyberPsychology & Behavior 2004; 7(4): 379-83.

Websites

comscore.com/press/release.
foresight.gov.uk/Previous_Projects.
grohol.com/new2.
iandanforth.net/pdfs/addiction.
internetworldstats.com.
nickyee.com/eqt/report.
sociosite.org/index.

17 Moderne verslavingen

Carien Karsten

17.1 Inleiding: moderne verslavingen

Wat is de overeenkomst tussen webcamseks, vreetbuien en postorderaankopen? Dat is duidelijk: het zijn moderne verschijnselen waaraan iemand verslaafd kan raken. Althans: als dit soort gedrag verslaving genoemd mag worden. Dat hangt af van de definitie. Als verslaving gedrag is dat iemand niet kan laten, waarover hij geen controle heeft, zich ertoe gedwongen voelt, ook al is het schadelijk voor relaties en gezondheid, dan zijn dit inderdaad vormen van verslaving. De schade voor de gezondheid zit voornamelijk in het psychisch en sociaal lijden, maar lichamelijke schade kan ook optreden. De seksverslaafde kan zichzelf verwonden door de aard en frequentie van zijn seksuele gedrag, hij kan bijvoorbeeld een seksueel overdraagbare aandoening oplopen of met het hiv-virus besmet raken. De lichamelijk schade bij eetstoornissen bestaat bijvoorbeeld uit de kans op overlijden voor een anorexia nervosa patiënt, of een tekort aan de elektrolyten natrium, kalium en chloride bij iemand die lijdt aan vreetbuien en gewichtstoename beperkt door zelfopgewekt braken of gebruik van laxeermiddelen. Zoals in hoofdstuk 1 beschreven staat is iemand volgens de DSM-IV van middelen afhankelijk wanneer zich het afgelopen jaar drie van onderstaande zeven symptomen hebben voorgedaan:

1 Ontwikkeling tolerantie, ofwel de behoefte aan duidelijke toenemende hoeveelheden.
2 Last hebben van onthoudingsverschijnselen bij stoppen.
3 Meer en gedurende langere tijd gebruiken dan het plan is.
4 Aanhoudende wens of mislukte pogingen om te minderen of te stoppen.
5 Veel tijd besteden aan het verkrijgen van het middel, het gebruik ervan en het herstellen ervan.

6 Minder aandacht besteden of opgeven van sociale contacten, hobby's en werk.
7 Doorgaan met gebruik ondanks de wetenschap dat er problemen zijn die door het gebruik veroorzaakt zijn of verergeren.

Deze definitie is grotendeels van toepassing op moderne verslavingen. Voor (middelen)gebruik is seks, eten of shoppen in te vullen. Wat de eerste twee kenmerken betreft: natuurlijk raakt iemand niet echt fysiek afhankelijk van seks, eten (of hongeren) of shoppen, maar de hunkering (*craving*) wordt vaak wel fysiek gevoeld, net als de onthoudingsverschijnselen wanneer iemand niet aan de drang kan toegeven.
De overige vijf kenmerken van verslaving bestaan uit gedrag. Als dit gedrag ook van toepassing is op seksuele handelingen, eten (of niet-eten) en shoppen, is er sprake van verslaving. Net zoals aan gokken kan iemand dus ook aan seks, eten of shoppen verslaafd raken.

17.2 Geschiedenis

Gedrag bestempelen als verslaving is problematiseren wat er gebeurt: het wijkt af van het normale. De term 'verslaving' verwijst naar medicalisering: aan het gedrag ligt een stoornis ten grondslag. Iemand is verslaafd als hij ervaart iets niet uit vrije wil te doen, zich gedwongen voelt en handelt tegen beter weten in. Hij verliest de controle over het eigen handelen.
De moderne verslaving is ontstaan na de Verlichting. Het idee verslaving veronderstelt dat de verslaafde anders kan en gaat daarmee uit van een rationeel subject dat controle heeft over zijn doen en laten. In feite heeft medicalisering van gedrag de plaats ingenomen van religie. Binnen de religie werd gedrag als masturberen, onmatige gehechtheid aan het materiële bestaan, of teveel eten veroordeeld en als zondig bestempeld. De religie reguleerde het dagelijks bestaan en bood het hiernamaals als compensatie voor het alledaagse lijden. Met het verdwijnen van religie in de twintigste eeuw en de opkomst van een materialistische cultuur en het media- en technologietijdperk is het terrein van normen en waarden verschoven naar de wetenschap en gezondheidszorg. De seksuologie maakt uit wat normaal en niet-normaal seksueel gedrag is, de voedingsleer bepaalt wat iemand moet eten en hoeveel, en de neurobiologie in samenwerking met psychologie geven inzicht in verslaving.
Wat tegenwoordig normaal of abnormaal (verslaafd), goed of fout gedrag is, hangt samen met culturele opvattingen en inzichten vanuit de neurowetenschappen, psychologie, filosofie, technologie en me-

dia. De inhoud van de moderne verslaving ligt niet vast, maar is sterk onderhevig aan en wordt gecreëerd door maatschappelijke ontwikkelingen en uitvindingen. Door nieuwe technologie ontstaan nieuwe verslavingen, zoals aan Second Life op internet of aan de Blackberry. Door soaps op televisie wordt het consumptiegedrag gestimuleerd; als iemand dezelfde laarzen draagt als de actrice in GTST is zij even gelukkig.

17.3 Neurobiologische verklaring van seks, eet- en koopverslaving

Vanuit het moderne hersenonderzoek is de moderne verslaving goed te begrijpen. Deze verslaving heeft als overeenkomst dat de handelingen de huishouding van de neurotransmitters beïnvloeden. Neurotransmitters zijn stoffen die de doorgifte van prikkels in de hersenen beïnvloeden (zie hoofdstuk 1). Net als drugs kunnen seks, eten en shoppen zorgen voor een dopaminepiek. De emotionele hersenen worden geactiveerd en het beloningscentrum in de hersenen (nucleus accumbens) trakteert op kortstondig genot. Bij vrijen, eten of nieuwe spullen kopen gedraagt iemand zich doelgericht en stimuleert hij het brein door zichzelf te belonen. Een voldoende niveau aan neurotransmitters levert een prettig gevoel op.

Gedrag dat een kick geeft, heeft de neiging zich te settelen en tot een verslaving uit te groeien. Dat komt vooral doordat het als prettig ervaren gedrag een steeds grotere plek in het geheugen gaat innemen. Bovendien wordt het gedrag naarmate het vaker plaatsvindt, steeds vaker gekoppeld aan allerlei situaties (bijv. schoenen kopen in een schoenenwinkel). Bij terugkerende situaties ((bijv. een schoenenwinkel zien) ontstaat een sterk verlangen te gaan kopen. Het rationele deel van de cortex zal proberen dit verlangen te beheersen. Bij verslaafden of mensen die vatbaar zijn voor verslaving functioneert de cortex minder goed. De impuls wordt niet weerstaan. Er wordt al gekocht voordat de koper zich dat realiseert. Het gedrag is als het ware automatisch geworden.

Deze automatisering van het gedrag is de spelbreker en zorgt voor een omslag in het gevoel. De lust slaat om in leegte, het gedrag wordt routine zonder er nog vreugde aan te beleven. De automatisering zorgt ervoor dat de frontaalkwab geen rol meer speelt en dat het gedrag dus ook niet meer gestuurd kan worden. De kern van de moderne verslaving is dat het gaat om ingesleten gedrag, een routine die niet gemakkelijk te doorbreken valt en waaraan weinig vreugde wordt beleefd. Het ingesleten gedrag kan mensen jarenlang parten spelen en tot wanhoop drijven. Het zoogdieren- en reptielenbrein dwingt haast het gedrag voort te zetten. De neocortex, het rationele deel van het brein dat handelingen aanstuurt, staat buiten spel.

Natuurlijk raakt niet iedereen verslaafd. Sommige mensen hebben een betere impulscontrole dan anderen. Ook scheelt de gevoeligheid voor kicks per persoon. Mensen zijn wel gevoeliger voor verslaving als hun dopamineniveau laag is, zoals in tijden van stress, en in sommige levensfasen, zoals in de puberteit wanneer de nucleus accumbens nog niet optimaal functioneert.

Intermezzo 17.1 Verslaafde muizen

In 1954 stak een Amerikaanse onderzoeker per ongeluk een elektrode in het beloningscentrum van een muis. De muis waardeerde dat zeer, hoefde niet meer op een andere manier vermaakt te worden. De onderzoeker plaatste een hefboom in het hok en door te duwen op de hefboom kon de muis zelf de elektrische prikkeling opwekken in het beloningscentrum. Dat deed hij, wel vijfduizend keer per dag. De muis at niet meer, dronk niet meer, sliep alleen af en toe als hij omviel van de slaap. Met de jacht op de kick dreigde de muis zichzelf ten gronde te richten.

Later werd dit experiment herhaald met mensen. Ook bij hen leidde de prikkeling van de nucleus accumbens tot verlangen naar meer. Maar, zo viel het de onderzoeker op, ze keken er niet blij bij.

17.4 Behandeling

Wie verslaving wil behandelen kan zich richten op:
- psychisch en sociaal lijden dat voorafgaat aan de verslaving;
- psychisch en sociaal lijden dat wordt veroorzaakt door de verslaving;
- ontmoedigen van het verslavingsgedrag.

Voor al deze benaderingen bestaan evenveel methoden als psychologische scholen. Eveneens wordt druk geëxperimenteerd met medicamenteuze beïnvloeding van de moderne verslaving. Specifiek voor hulpverlening aan verslaafden is echter dat bij de behandeling de verslaving centraal staat en niet bijvoorbeeld de depressie of de persoonlijkheid.

Bij de behandeling van verslaving gaat de voorkeur uit naar op evidentie gebaseerde behandelingen:
- *Cognitieve gedragstherapie* (CGT). Beoogt een verandering in gedrag en gevoelens door verandering in het denken te bewerkstelligen. De oorzaken worden niet in het verleden gezocht maar in het hier en nu. Belangrijk is hardnekkige denkpatronen te veranderen, bijvoorbeeld het alles-of-nietsdenken, rampdenken, of denken in termen van goed of slecht. Voor verandering in het denken bestaan veel zelfhulpboeken (bijv. RET jezelf van Verhulst, 1993).
- *Eye Movement Desensitisation and Reprocessing* (EMDR) voor angststoornissen en trauma's volgens de ggz-richtlijnen. Het is een traumabehandeling die eind jaren tachtig van de vorige eeuw door Francine Shapiro is geïntroduceerd. Door oogbewegingen worden mensen ongevoelig voor de trauma's die in het verleden hebben plaatsgevonden. Tegenwoordig worden ook bij angststoornissen goede resultaten bereikt. Als een traumatische gebeurtenis de verslaving heeft uitgelokt of mede in stand houdt, dan is behandeling met EMDR een optie (zie ook www.ggzrichtlijnen.nl).
- *Interpersoonlijke therapie* (IPT). Oorspronkelijk is het een methode om depressies te behandelen. Het is een kortdurende therapie met aandacht voor het belang van processen en gebeurtenissen die zich tussen mensen voordoen. Sociale interacties kunnen verslavingen in stand houden. Als de relaties tussen mensen verbetert, is er ook vooruitgang in het sociaal functioneren en daarmee de zelfwaardering en stemming. De emotionele uitlokkers van het verslavingsgedrag nemen af, waardoor ook de verslaving minder op de voorgrond staat. Bij eetstoornissen is aangetoond dat deze behandeling na een jaar een goed effect heeft (Jansen & Elgersma, 2007).
- *Medicatie* (antidepressiva), maar daaraan zijn nadelen verbonden (bijwerkingen).
- Een *combinatie van medicatie en cognitieve gedragstherapie* geeft een langdurig effect.

17.5 Seksverslaving

17.5.1 WAT IS HET?

Over seksverslaving wordt vaak wat lacherig gedaan. Wat is er fijner dan seks? Daar kun je toch niet genoeg van krijgen? Onze hersenen zijn even dol op seks als op lekker eten. In de negentiende eeuw had men vooral oog voor het benoemen van seksueel afwijkend gedrag, men vroeg zich af welk gedrag pathologisch was. In de twintigste eeuw vond de seksuele revolutie plaats. Seksueel gedrag werd onderzocht en er vond laboratoriumonderzoek plaats naar bijvoorbeeld seksuele opwinding.

In de 21e eeuw gaat het vooral om het begrijpen van seksuele functies, het bevorderen van seksueel plezier door bijvoorbeeld drugs en het verhelpen van seksuele problemen als erectiestoornissen door bijvoorbeeld medicijnen. Ook is er aandacht voor seksuele problemen als bijwerking van medicijnen en doet men onderzoek naar hoe bijvoorbeeld seksueel plezier te ervaren in een langdurige relatie.

17.5.2 KENMERKEN

In de seksuologie staan seksuele functies en seksuele stoornissen centraal. De wetenschap van de seksualiteit is geïnteresseerd in man-vrouwverschillen, in wat er gebeurt als iemand een orgasme heeft, wat een erectiestoornis is en hoe je met sekstherapie seksuele stoornissen kunt verhelpen. De seksuologie kan zich bijvoorbeeld bezighouden met het vraagstuk of het downloaden van kinderporno risicovol is: leidt een dergelijke handeling tot incest of verkrachting?

Seksuele stoornis

Slob (et al., 1998) schrijven in hun *Leerboek seksuologie* over de seksuele stoornis: 'Seksueel normaal gedrag wordt gedefinieerd als consensuele seksualiteit tussen partners die tot consensus in staat geacht worden. Deviante (afwijkende) seksualiteit wordt gedefinieerd als parafiele (perverse) seksualiteit waardoor consensuele seksualiteit belemmerd of onmogelijk gemaakt wordt, of als seksueel geweld/misbruik waardoor consensus instrumenteel met de voeten getreden wordt.'

De DSM-IV behandelt de volgende seksuele stoornissen:
- exhibitionisme;
- fetisjisme;
- frotteurisme;
- pedofilie;
- seksueel masochisme;
- seksueel sadisme;
- fetisjistisch transvestitisme;
- voyeurisme;
- overige parafilieën (seks met dieren, poep- en plasseks).

Wat als seksueel deviant wordt gezien hangt nauw samen met culturele opvattingen. Zo werd vroeger homoseksualiteit als een perversie gezien. Dertig jaar geleden leerden psychologen in opleiding hoe je iemand via het toedienen van schokjes van zijn homoseksualiteit kon afhelpen.

Seksverslaving

Een omschrijving van seksverslaving ontbreekt in de DSM-IV, omdat er te weinig empirisch onderzoek naar seksverslaving is gedaan. Hierdoor is het niet mogelijk seksverslaving in bruikbare categorieën onder te brengen (Leiblum, 2006).

Voor seksverslaving worden verschillende omschrijvingen gehanteerd. Aan het einde van de negentiende eeuw werd seksverslaving beschreven als een onverzadigbaar seksueel verlangen. Verschillende termen beschreven dit onverzadigbaar verlangen:
- Don Juancomplex;
- Satyriasis (naar de Griekse mythologische figuur satyr die een meer dan normale drang naar seks had);
- nymfomanie (het onverzadigbare seksuele verlangen bij vrouwen).

De opvatting dat excessief seksueel verlangen seksverslaving is wordt door Patrick Carnes in 1992 gepopulariseerd. Hij definieert seksverslaving als herhaald gedrag, moeilijk te controleren, met ongewenste en ingrijpende gevolgen. Coleman signaleert dat het excessieve seksuele gevoel niet alleen als verslaving beleefd wordt, maar ook als dwang. Hij kiest voor de hybride term seksuele dwang/verslaving. Kafka (2006) ten slotte wijst erop dat de seksuele appetijt bij mannen vooral biologisch gedreven is en noemt het excessieve verlangen hyperseksualiteit.

Seksverslaving is schadelijk als het bijvoorbeeld leidt tot depressiviteit, relatieproblemen, financiële problemen en werkproblemen. Het downloaden van porno kan bijvoorbeeld een reden zijn voor ontslag. Ook lopen seksverslaafden het risico met justitie in aanraking te komen als ze steeds sterkere prikkels opzoeken om bevrediging te ervaren. Vanwege de wanhoop over het dwangmatige karakter van het gedrag bestaat er het risico van suïcide. Seksverslaving kan gepaard gaan met eetstoornissen, koopverslaving en middelenmisbruik.

> **John, veertig jaar, en Arend, negentien jaar**
> John, veertig jaar, meldde zich aan voor koopverslaving. John werkte bij een rechtbank en woonde op zichzelf. Buiten zijn werk kwam hij nauwelijks de deur uit. Hij had geen vrienden. Zijn moeder had hem ertoe aangezet in behandeling te gaan, want ze zag met lede ogen aan hoe hij zijn geld verspilde aan de aanschaf van allerlei tijdschriften, video's en cd's. John kocht zijn tijdschriften vooral tijdens de lunchpauze, als hij het gevoel had de tijd te moeten doden. Tijdens de behandeling kwam naar voren dat hij al

vanaf de puberteit fantaseerde dat hij als galeislaaf vastgebonden zat op een schip en er met de zweep van langs kreeg. Hij kocht vooral porno om te masturberen en kwam door zijn excessieve uitgaven financieel in de problemen.

Arend, negentien jaar, zegt over zijn seksverslaving: "Ik zat in constante spanning, wetend dat het niet goed was. Ik zat voortdurend in tweestrijd, maar verloor het van mezelf. Als ik was doorgegaan was het uitgelopen op aanranding en verkrachting." Arend masturbeerde dwangmatig in het openbaar, bijvoorbeeld als hij op de fiets zat. Hij fantaseerde dan dat als een meisje hem dat zag doen, zij onmiddellijk met hem naar bed wilde. Dat gebeurde in pornofilms toch ook?

Zedendelict

Een modern verschijnsel als bijvoorbeeld stalken is volgens de psychiatrische diagnostiek geen seksuele stoornis en, aangezien seksverslaving niet genoemd wordt in de DSM-IV, ook geen verslaving. Het wordt vooral als strafbaar seksueel gedrag, als zedendelict, beschouwd. Wellicht kijken we daar in de toekomst anders tegenaan. Afgaand op de beschrijving van stalking van Christiaan Weijts in zijn boek *Artikel 285b*, zou het wel degelijk als verslaving beschouwd kunnen worden: niet te stoppen, al wil degene er dolgraag vanaf. Zedendelicten zijn bij wet vastgestelde strafbare seksuele gedragingen. Het Wetboek van Strafrecht geeft onder andere als strafbaar seksueel gedrag aan:
- verkrachting en aanranding;
- ontucht;
- schennis van de eerbaarheid;
- pornografie (o.a. het gebruiken van kinderen voor het maken van kinderpornografie).

Zoals in de casus van Arend te lezen valt kan een seksverslaving uitlopen op strafbaar seksueel gedrag, zoals stalken, aanranding en verkrachting. Maar een zedendelict is op zichzelf geen aanleiding om van seksverslaving te spreken.

17.5.3 OORZAKEN

Volgens zelfhulporganisaties op het gebied van de seksverslaving is het ongewenste gedrag een antwoord op in de jeugd ervaren trauma's. Door het trauma zou de hechting tussen kind en verzorger niet goed tot stand zijn gekomen, waardoor het kind als volwassene kwetsbaar is voor teveel of juist te weinig seksueel verlangen. Het gevolg van de verstoorde hechting is het onvermogen intieme relaties aan te gaan en een 'gezonde' seksualiteitsbeleving te ervaren.

De seksverslaving zou een probleemhanteringsstrategie kunnen zijn voor gevoelens van angst, eenzaamheid, lage zelfwaardering of andere frustrerende gevoelens. Volgens onderzoeker Kafka (2006) zou de hyperseksualiteit veroorzaakt kunnen zijn door cerebrale deregulatie van serotonine, dopamine en norepinefrine.

Psychologische en biologische verklaringen hoeven elkaar niet uit te sluiten. Als de hechting bijvoorbeeld in de jeugd niet goed tot stand komt kan dit ontregeling van hersencentra en de neurotransmitters tot gevolg hebben. De genoemde oorzaken zijn hypothetisch en hebben nog geen bevestiging gevonden in empirisch onderzoek.

17.5.4 OMVANG

Amerikaanse onderzoekers vermoeden dat zes procent van de bevolking seksverslaafd is, waarvan tweederde man (Carnes et al., 2004). Er zijn geen cijfers bekend van de prevalentie van seksverslaving in andere landen, dus ook niet van seksverslaving in Nederland.

17.5.5 BEHANDELING

Bij de hulpverlening wordt seksverslaving vaak niet als zodanig onderkend. Zo meldde een derdejaars geneeskundestudente zich vanwege een sociale fobie bij een hulpverleenster. Tijdens het intakegesprek zegt ze tussen neus en lippen door: 'ik masturbeer me suf'. De hulpverleenster schrijft haar gedrag op, maar vraagt niet door. Ze is op zoek naar de persoonlijkheidsstoornis van de studente. Volgens de zelfhulporganisatie voor seksverslaafden (zie www.seksverslaving.nl) is deze situatie typerend voor de hulpverlening. Seksverslaving wordt nauwelijks onderkend en er is nauwelijks behandeling voor (wel zelfhulp via het twaalfstappenprogramma).

Als therapeutische strategie wordt individuele cognitieve gedragstherapeutische behandeling voorgestaan, met gebruikmaking van directieve technieken. Vanwege het dwangmatige karakter van de seksverslaving – het zou ook gezien kunnen worden als een obsessief compulsieve stoornis – kan de cognitieve gedragstherapie gecombineerd worden met een hoge dosis van het antidepressivum seroxat.

17.6 Eetverslavingen

Eetstoornissen als anorexia nervosa en boulimia nervosa zijn op te vatten als verslaving, aan te weinig of teveel eten. Het maakt meteen duidelijk dat het om gedrag gaat dat iemand misschien wel wil maar niet kan stoppen. Hij heeft er geen controle over en daar zit de pijn. Vooral vrouwen zijn eetverslaafd.

17.6.1 WAT IS HET?

Anorexia nervosa en boulimia nervosa zijn de twee ernstigste eetstoornissen of -verslavingen. De derde eetstoornis is atypisch: er is wel sprake van een eetstoornis, maar deze voldoet niet aan de strenge criteria van anorexia nervosa of boulimia nervosa. De eetbuistoornis valt binnen deze categorie.

Anorexia nervosa betekent dat iemand door een nerveuze oorzaak niet wil eten, verslaafd is aan het hongeren. Het is niet zo dat er geen eetlust is. Het hongergevoel wordt weggedrukt, zoals ook wel pijn van een blessure genegeerd wordt als iemand een spannende voetbalwedstrijd speelt (de pijn is er pas na de wedstrijd).

Boulimia nervosa beschrijft het tegenovergestelde, er is sprake van vreetbuien. De term nervosa verwijst naar een nerveuze oorzaak van het vreetgedrag. Er is geen medische of lichamelijke reden om zich te overeten. Iemand die lijdt aan boulimia nervosa kan achter elkaar broden, een hele cake, eierkoeken, pasta, chocola eten. Hierbij wordt het eten nauwelijks geproefd en volgt erna vaak braken. Trots kan de boulimia-nervosacliënte vertellen hoe ze alles weer kwijtraakt door een vinger achter in haar keel te stoppen.

De eetbuistoornis houdt in dat iemand last heeft van vreetbuien, maar niet in dezelfde mate als de boulimia-nervosacliënte. Iemand met een eetbuistoornis neemt geen maatregelen om op normaal gewicht te blijven, braakt niet en gebruikt geen laxeermiddelen. De eetbuistoornis komt relatief veel voor, eenderde tot de helft van de mensen die behandeling zoekt voor overgewicht heeft last van eetbuien (Jansen & Elgersma, 2007).

Eetstoornissen kunnen ernstige medische gevolgen hebben. In het extreme vermageringsproces van anorexia nervosa worden de meeste orgaansystemen aangetast. Het kan tot de dood leiden. Eveneens ernstige medische gevolgen worden veroorzaakt door het laxeren en braken na vreetbuien (Exterkate, 2007).

17.6.2 KENMERKEN

Kenmerken van anorexia nervosa zijn:
- ondergewicht (15% of meer onder het normale, of te verwachten gewicht);
- intense angst om in gewicht toe te nemen of dik te worden, terwijl er juist sprake is van ondergewicht;
- stoornis in het ervaren van het lichaamsgewicht of het lichaamsbeeld (een te dikke buik of billen zien terwijl de ribben te tellen zijn);
- uitblijvende menstruatie, langer dan drie maanden.

Daarnaast worden twee typen anorexia nervosa onderscheiden:
1. strikte anorexia nervosa (beperkt tot uithongeren);
2. vreetbuientype (gebruik van laxeermiddelen, plaspillen, klysma's (darmspoelingen), braken).

Ellis, twintig jaar
Ellis volgt een hbo-opleiding nadat ze geblesseerd is geraakt als danseres. Tijdens haar opleiding aan de dansacademie heeft ze geleerd dat haar buik een kuiltje moet zijn. Ook al danst ze nu niet meer, ze krijgt vaak complimentjes over haar houding en lichaamsgewicht. Nu ze gestopt is met dansen is ze doodsbenauwd dikker te worden. Iedere dag bespiedt ze haar buik in de spiegel: kun je nog een kuiltje zien? Het ontbijt slaat ze over, ze eet vooral yoghurt met nul procent vet en sla. Ze weet welke calorieën goed zijn en welke slecht. Met andere mensen erbij eet ze haast niet, want ze heeft een heel eigen ritueel van volgorde van eten. Soms laat ze zich verleiden tot pizza eten of chocoladetruffeltaart met medestudenten, maar dan staat ze een uur later in het toilet alles uit te braken. Hoewel ze de hbo-opleiding sportmanagement heel erg leuk vindt, zijn haar resultaten niet goed. Ze kan zich niet goed concentreren en is vaak te moe om te werken. Ze denkt dat er iets met haar hormonen aan de hand is, want ze is ook al maanden niet ongesteld geweest.

Kenmerken van boulima nervosa zijn:
- normaal gewicht, of lichte schommeling tussen over- en ondergewicht;

- terugkerende perioden van vreetbuien (binnen een paar uur een grotere hoeveelheid dan normaal eten, niet kunnen stoppen, niet kunnen bepalen hoeveel, controleverlies over eigen gedrag);
- voorkomen van gevolgen van de vreetbui (dikker worden) door braken, gebruik van laxeermiddelen, plaspillen, klysma's, extreem fitnessen of rennen, een tijdje vasten;
- gemiddeld twee vreetbuien per week gedurende drie maanden of langer;
- zelfbeeld wordt disproportioneel beïnvloed door lichaamsvorm of gewicht, net als bij anorexia nervosa;
- geen last van boulimia nervosa afgewisseld met anorexia nervosa (anders is de diagnose anorexia nervosa van toepassing, vreetbuien-type).

Andere lichamelijke klachten die kunnen voorkomen bij de eetstoornissen anorexia nervosa en boulimia nervosa zijn:
- hartklachten;
- maagdarmstoornissen;
- verstoorde hormoonhuishouding;
- verstoorde elektrolytenhuishouding (belangrijkste elektrolyten zijn natrium, kalium en chloride, een tekort aan kalium is levensgevaarlijk: het kan de hartspier verlammen);
- botontkalking.

Psychologische en psychiatrische gevolgen van een eetstoornis kunnen depressie en een negatief zelfbeeld zijn. De eetstoornis kan een negatief effect hebben op relaties, financiën en werkprestatie. Meisjes en vrouwen met een eetstoornis kunnen zich moeilijk concentreren, schamen zich en voelen zich schuldig. De eetstoornis gaat mogelijk samen met drugs- en alcoholmisbruik en automutilatie (zelfbeschadiging). Er is sprake van co-morbiditeit met andere psychiatrische ziektebeelden zoals stemmingsstoornissen en angststoornissen (Exterkate, 2007).

17.6.3　RISICOFACTOREN

Voor eetverslaving is niet één oorzaak aan te geven. Er is sprake van een combinatie van lichamelijke, biologische, psychologische en maatschappelijke factoren die invloed kunnen hebben op het ontstaan van eetstoornissen en de instandhouding ervan. Er is nog maar weinig zeker over de mate waarin een risicofactor een eetstoornis kan voorspellen. Onderzoeken erover spreken elkaar nogal eens tegen. Ook is niet altijd zeker of bijvoorbeeld een verstoorde hormoonregulatie een oorzaak of gevolg is van de eetstoornis.

Genetischee n biologische risicofactoren

Vermoedelijk zit een eetstoornis in de genen. Ze komen vaker voor bij familieleden dan op basis van toeval te verwachten is. Het tweelingenonderzoek laat zien dat tweelingen die identieke genen hebben vaker allebei een eetstoornis hebben dan tweelingen met de helft identieke genen. Dit geldt ook voor tweelingen die niet met elkaar opgroeien. Genetische effecten kunnen ook ontstaan door ondervoeding tijdens en vlak na de zwangerschap. Bij de baby kunnen dan genen aangeschakeld worden die zorgen voor vetzucht. Dit effect kan drie generaties aanhouden (Mieras, 2007). Invloed vanuit de genen betekent niet dat iemand onontkoombaar een eetstoornis ontwikkelt. De genen zijn niet de enige factor, ook andere factoren als karaktertrekken en persoonlijkheid spelen een rol.

Onze hersenen zijn dol op eten. Zelfs bij het lezen van de kookboeken van Jamie Olivier raakt het beloningscentrum in de hersenen, de nucleus accumbens, geprikkeld. Maar de begeerte naar het eten is niet onbegrensd. Na een overvloedige maaltijd staan nog meer ijs, chocola, andere toetjes tegen.

Honger zit tussen de oren. Het lichaam produceert een stofje, ghrelin, waardoor honger ontstaat en het verzadigingshormoon PYY3-36 bij eten. Biologisch gezien is een eetstoornis een verstoring in de hormoonregulatie. Toen Amerikaanse onderzoekers bij muizen het hongergevoel afkomstig uit de hersenen uitschakelden, kregen de muizen last van anorexia.

Kant en klaarmaaltijden en fastfood leveren nauwelijks een gevoel van verzadiging op en dat leidt uiteindelijk tot overgewicht. In de film *Super Size Me* (2004), waarin de filmmaker Morgan Spurlock gedurende dertig dagen drie keer per dag bij McDonalds at, kwam de filmmaker meer dan elf kilo aan (voor de film woog hij 84 kilo) en het heeft veertien maanden geduurd voordat hij het gewicht kwijt was. Door de gewichtstoename kreeg hij last van stemmingswisselingen, seksuele disfunctie en schade aan de lever. De stemmingswisselingen ontstonden door het minder goed functioneren van het beloningscentrum in de hersenen, de nucleus accumbens.

Door stress, frustratie, negatieve emoties en eenzaamheid eten mensen al gauw teveel. Als het beloningscentrum minder functioneert, is de weg naar wat extra chocola snel gevonden. Extra suiker in het bloed leidt tot insulineproductie, waardoor de opname van het aminozuur tryptofaan wordt gestimuleerd. Dit is de grondstof voor de signaalstof serotonine. Suiker eten zorgt voor een serotoninepiek en geeft even een lekker en ontspannen gevoel. Vervolgens daalt het serotonineniveau tot onder het niveau van voor de vreetbui wat resulteert in een akelig gevoel en meer eten (Mieras, 2007).

Psychologische risicofactoren

Vreetbuien worden door gedragstherapeuten gezien als een vorm van geconditioneerd gedrag: iemand grijpt bij vervelende gebeurtenissen en frustraties direct naar eten.

Anorexia nervosa kan gezien worden als overlevingsgedrag: controle over het eten geeft een gevoel van controle over het eigen leven en een verlichting van gevoelens van machteloosheid of hulpeloosheid. Door de aandacht op iets anders te richten – controle over het lichaam – hoeven vervelende gevoelens als verdriet, angst en onzekerheid niet gevoeld te worden. Mensen met anorexia nervosa voelen zich sterk in plaats van zwak en voelen minachting voor anderen die zich maar aan het volstoppen zijn.

Eigenschappen zijn waarschijnlijk ook als risicofactor van belang. Mensen met anorexia nervosa leggen de lat vaak hoog en zijn wat aan de dwangmatige kant. In hun eetgedrag zijn ze obsessief, ze weten echt alles van diëten. Mensen met boulimia nervosa zijn meer impulsief en uitbundig. Voor alle eetstoornissen geldt dat de mensen die eraan lijden extreem kritisch zijn en een negatief zelfbeeld hebben. Wetenschappelijk zijn er aanwijzingen dat een negatief zelfbeeld en lage zelfwaardering de kans op een eetstoornis vergroten (Jansen & Elgersma, 2007). Volgens Jansen & Elgersma is ontevredenheid over het eigen lichaam de grootste risicofactor voor gestoord eetgedrag. Zoals eerder wel werd gedacht is het niet zo dat mensen met een eetstoornis een vertekend beeld hebben van hun lichaam, ze hebben een te realistisch beeld. Meisjes zonder een eetstoornis zien zichzelf en hun lichaam door een roze bril, ze vinden zichzelf mooier dan anderen hen zien (Jansen & Elgersma, 2007). Dat helpt dus om een eetstoornis te voorkomen.

Denkpatronen zijn vaak verstoord bij mensen met een eetstoornis. Ze denken in termen van alles of niets, goed of slecht, altijd of nooit. Als ze slecht (te calorierijk) voedsel eten, is alles verpest en komt het nooit meer goed. Een meisje met anorexia denkt door een plakje cake kilo's aan te komen. Als ze dat plakje cake toch gegeten heeft, dan kan ze net zo goed nog meer verboden voedsel eten, want haar gewicht is toch al toegenomen. Dan geeft ze zich over aan een vreetbui en zit daarna diep in de put, omdat alle controle weg is. Ze herstelt haar 'fout' door zich een nog rigider eetgedrag en beweegpatroon op te leggen.

Seksueel misbruik wordt door veel hulpverleners gezien als risicofactor voor het ontstaan van een eetstoornis. Het is niet zo dat seksueel misbruik specifiek eetstoornissen voorspelt, maar wel hebben mensen die vroeger seksueel misbruikt zijn vaker last van psychische problematiek dan mensen die niet misbruikt zijn. Door het verhoogde risico op psychische problematiek is er ook een verhoogd risico op een eetstoornis.

Maatschappelijke risicofactoren

Factoren als de slankheidscultuur, de nadruk op het gezondheidsideaal, conflicterende rolverwachtingen voor vrouwen, de veranderingen in de maatschappij kunnen leiden tot een grote mate van onzekerheid en een angst te dik te zijn. Toch is het zo dat alle vrouwen aan deze beelden bloot staan en slechts een zeer klein gedeelte een eetstoornis ontwikkelt. Het zou wel kunnen dat als iemand toch al kwetsbaar is voor een eetstoornis, bijvoorbeeld door een genetische aanleg, de slankheidscultuur de factor is die het ontstaan van de eetstoornis faciliteert.

Tegenwoordig wordt terecht veel aandacht besteed aan het voorkomen van obesitas (te dikke kinderen). De schaduwkant is dat meisjes van acht jaar elkaar al te dik gaan noemen en vetplooien gaan meten en flesje water meenemen naar school. Dat is riskant, want anorexia nervosa kan al ontstaan na een krenkende opmerking over het uiterlijk. Als sociale risicofactor gelden ook internewt en de vele websites waarop anorexiacliënten elkaar moed inspreken en tips geven. Daarnaast is ook de groepsbehandeling in klinieken waar meisjes en vrouwen zijn opgenomen een risicofactor voor het in stand houden van de eetstoornis. Meisjes bieden tegen elkaar op wie bijvoorbeeld het sterkst is in het afvallen.

17.6.4 OMVANG

Eetstoornissen komen vooral voor bij jonge vrouwen, slechts één op de tien cliënten is een man. Homoseksuele mannen lopen een groter risico op het verkrijgen van een eetstoornis dan heteroseksuele mannen (Jansen & Elgersma, 2007). Vooral meisjes in de puberteit en adolescentie hebben ermee te maken. In een groep van duizend Nederlandse meisjes en vrouwen lijden er drie aan anorexia nervosa (prevalentie 0,3%, Steinhausen, 2003), tien aan boulimia nervosa (prevalentie 1%) en tien tot veertig aan een eetbuistoornis (Jansen & Elgersma, 2007). In de afgelopen dertig tot veertig jaar nemen de eetstoornissen toe en overlijden meer mensen tengevolge van een eetstoornis (Hoek & Van Hoeken, 2002, WHO, 2006).

Slechts zes procent van de boulimia- en 34 procent van de anorexia-nervosacliënten zoekt hulp. Het weigeren om hulp te zoeken heeft onder andere te maken met het moeilijk erkennen van de ziekte als ziekte voor degene die eraan lijdt en met schaamte- en schuldgevoelens. De eetverslaafde zal haar eetgedrag zoveel mogelijk verborgen houden voor haar omgeving en draagt bijvoorbeeld kleding die verhult hoe mager ze is. Professionele hulp is echter vaak wel nodig: ongeveer zestien procent van de anorexia nervosa cliënten sterft binnen twintig jaar aan een aan de anorexia gerelateerde ziekte (Zipfel e.a. 2000).

17.6.5 BEHANDELING

In veel gevallen zal gespecialiseerde hulp nodig zijn en bij zware ondervoeding opname in het ziekenhuis. In Nederland is in iedere provincie een in eetstoornissen gespecialiseerd behandelcentrum te vinden (zie www.eetstoornis.info). De instellingen bieden allemaal behandeling voor anorexia nervosa, boulimia nervosa, eetbuien en obesitas. Het Centrum Eetstoornissen Ursula te Leidschendam is het grootste gespecialiseerde centrum voor eetstoornissen en obesitas. Het centrum biedt poliklinische-, deeltijd- en klinische behandelingen. Mensen met zeer ernstige eetstoornissen uit het hele land kunnen daar behandeld worden (www.centrumeetstoornissen.nl). De behandeling voor de mensen die opgenomen worden bestaat vaak uit groepsbehandeling. Nadeel van de opname is dat mensen uit hun dagelijks leven worden gehaald. Een dagbehandeling, zoals geboden in de in eetstoornissen gespecialiseerde instelling Amarum in Zutphen, onderdeel van ggz-net, ondervangt dit nadeel. Men werkt daar met op evidentie gebaseerde geestelijke gezondheidszorg (Exterkate, 2007), waaronder cognitieve gedragstherapie.

De instellingen verschillen vooral in behandelduur, niet in het aanbod. Nog niet is wetenschappelijk aangetoond hoe lang de behandeling moet duren voor iemand met een eetstoornis.

Veelvoorkomende behandelvormen zijn gedragstherapie, cognitieve gedragstherapie, gezinsbehandeling, groepsbehandeling en inzichtgevende psychotherapie. Cognitieve gedragstherapie is de meest effectieve behandelmethodiek bij patiënten met eetstoornissen (Trimbos-instituut, 2006). Op de lange termijn geeft ook de interpersoonlijke therapie (IPT) goede resultaten. Voor een beginnende eetstoornis is begeleiding via internet mogelijk (www.interapy.nl).

Veelbelovend voor de behandeling van overgewicht door teveel eten is het medicijn rimonabant, dat sinds 2006 onder de naam Acomplia op de Europese markt is. Rimonabant werkt op 'cannabisreceptor nr 1' in de hersenen. Het effect van het middel is omgekeerd aan cannabis.

Wie een joint rookt krijgt honger en wie rimonabant slikt is eerder verzadigd (Mieras, 2007). Lijnen met dit middel zorgde voor negen kilo gewichtsverlies binnen een jaar. Het is een veelbelovend middel, maar over de bijwerkingen was in 2007 nog niet veel bekend. Ook het medicijn naltrexone zou effectief kunnen zijn bij boulimia. Voor duurzame effecten is het aan te bevelen een farmacologische interventie met cognitieve gedragstherapie te combineren.

Een voorbeeld van een cognitief gedragstherapeutische interventie is het bijhouden van een eetdagboek (Spaans, 1998). In het eetdagboek schrijf de cliënt op: hoe vaak ze eet, waar, wat, wanneer en hoe. Daarin kan ze aangeven wat er aan de hand is als ze niet wil eten, wat de belemmeringen zijn (emotionele triggers als negatieve gevoelens) en hoe ze die kan veranderen. Als de cliënt een tijdje een eetdagboek heeft bijgehouden is te bepalen welke veranderingen in het eetpatroon nodig zijn.

Intermezzo 17.2 Test: heb ik een eetstoornis?

Om te weten of je lijdt aan een eetstoornis en zo ja welke, kun je de onderstaande vragenlijst invullen. Baseer je antwoorden op de afgelopen drie maanden. Deze vragenlijst geeft een indicatie van het probleem. Voor een echte diagnose en eventuele behandeling kun je het beste je huisarts raadplegen voor doorverwijzing.

		Ja	nee
1	Ik ben me vaak bewust van wat ik eet		
2	Ik koop in de supermarkt geen vet eten of zoete dingen		
3	Ik sla het ontbijt en soms het avondeten over		
4	Mijn avondeten bestaat vaak uit een cracker en een appel		
5	Gisteren at ik nog te veel		

		Ja	nee
6	Ik denk alleen nog maar aan eten en calorieën		
7	In geen geval eet ik een patatje		
8	Ik denk negatief over mezelf		
9	Ik vind dat iedereen een beter figuur heeft dan ik heb		
10	Als ik in de spiegel kijk, vind ik mezelf te dik		
11	Ik heb weinig zelfvertrouwen en ben angstig		
12	Ik lieg wel eens over wat ik heb gegeten		
13	Ik sloof me uit voor anderen die komen eten		
14	Ik word zenuwachtig als ik te weinig beweeg		
15	Ik eet niet graag waar anderen bij zijn		
16	Als ik te veel gegeten heb, steek ik wel eens mijn vinger in mijn keel		
17	Ik doe langer over het eten dan anderen, heb last van dwangmatig handelen		
18	Soms laat ik me gaan en stop ik me vol		

	Ja	nee
19	Ik honger mezelf niet uit, maar heb twee keer per week een vreetbui	
20	Ik gebruik laxeermiddelen, plaspillen, klysma's enzovoort	
21	Ik ben al meer dan drie maanden niet ongesteld	

Beantwoord voordat je de scores optelt, de volgende vragen:
1 Weeg je 15% onder het normale gewicht?
2 Ben je mager?
3 Heb je drie maanden of langer gemiddeld twee vreetbuien per week?

Als je antwoord op de eerste twee vragen nee is, heb je geen anorexia nervosa. Als het antwoord op de derde vraag nee is, heb je geen boulimia nervosa. Heb je op de test 10 punten of meer gescoord (ieder ja telt als een punt), dan loop je risico een eetstoornis te ontwikkelen. Bij 15 of meer punten is het risico erg groot.

Vragenlijst is deels gebaseerd op artikel over eetverslaving in het themanummer van Le Nouvel Observateur (2005).

17.7 Koopverslaving

Welke vrouw (en enkele man) vindt het niet heerlijk om even een middagje te shoppen? Het geeft een prettig gevoel, alleen al het kijken naar de mooie etalages is ontspannend. Velen maken er een leuke belevenis van door samen met een vriendin, zus of moeder te shoppen. Voor sommigen is shoppen ultiem genot, lekkerder dan chocola, zelfs verrukkelijker dan seks. Zij waarderen shoppen boven alle andere activiteiten, snakken naar shoppen op een zelfde manier als een alcoholist naar drank.

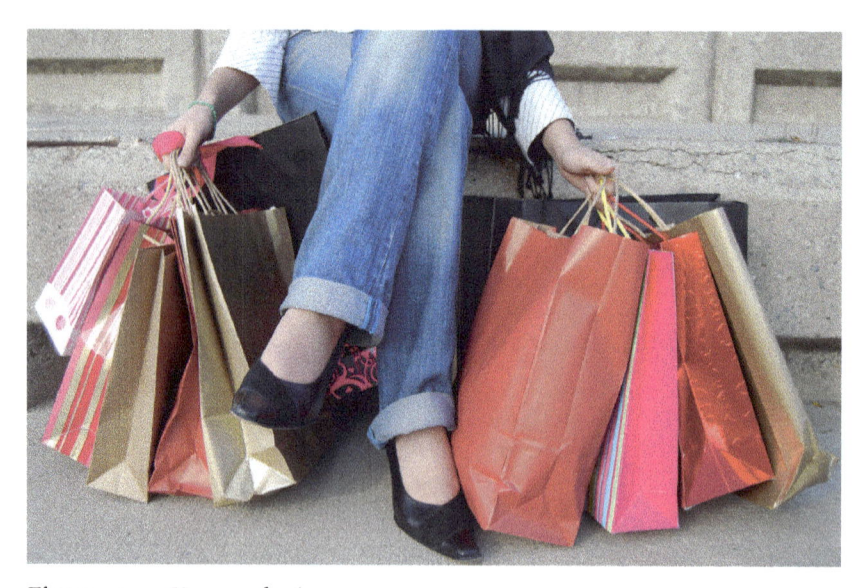

Figuur 17.1 Koopverslaving.

De 21e-eeuwse samenleving is een consumptiesamenleving. Hyperconsumptie is volgens de Franse socioloog Gilles Lipovetsky (2006) de nieuwste fase in de evolutie van de consumptiemaatschappij en van het kapitalisme als economisch systeem. Volgens de socioloog Geldof (2007) is in een samenleving van hyperconsumptie consumptie niet langer een middel om behoeften te bevredigen en goed te leven, maar een doel op zich. In die zin is iedereen als het aapje dat niets anders doet dan maar op een hefboom drukken om een goed gevoel te krijgen.

Maar net als bij alcohol sociaal drinken te onderscheiden is van verslaving, is bij shoppen een verschil te maken tussen sociaal en plezierig shoppen (controle over uitgaven) en de destructieve, alles overheersende drang tot shoppen. Dit onderscheid komt tot uitdrukking in de mail die ik kreeg tijdens het schrijven van dit hoofdstuk: 'Een dierbare buurvrouw is koopziek en maakt alles op en zit vet in de schulden. Ik heb haar geholpen, financieel, maar kan ik ook nog wat anders voor haar doen? Ze heeft alle kenmerken van alle artikelen, in bed blijven als het moeilijk wordt, alles ontkennen, deurwaarders hebben het allemaal verkeerd enzovoort. Ik zou een klein advies zeer op prijs stellen. Zelf vindt ze niet dat ze psychische hulp nodig heeft en ze is zestig jaar.'

Twee buurvrouwen, waarvan de een wel en de ander niet koopverslaafd is. Op individueel niveau is niet iedereen koopverslaafd, al leven we wel allemaal in een maatschappij die koopverslaving faciliteert, want

kopen is een ongekende motor voor de economie en maakt ook mogelijk dat er werk is en geld voor onderwijs en gezondheidszorg.
Samen met Klazien Laansma onderzocht ik koopverslaving en dit leidde in 2003 tot het eerste boek over het verschijnsel. In de Verenigde Staten, Groot-Brittannië en Duitsland bestaat al langer onderzoek.
In Duitsland verscheen zelfs al in 1910 het eerste psychiatrische onderzoek naar 'oniomanie', zoals de officiële term van koopverslaving luidt.

17.7.1   WAT IS HET?

Kopen wordt een verslaving als het kopen een niet te onderdrukken impuls is, als iemand ondanks schulden móet kopen waardoor hij sociaal of financieel in de problemen komt. Het gaat om het moment van hunkering (*craving*): in de winkel loopt de spanning op en die ontlaadt zich bij de aankoop. De koper voelt de *rush* van het kopen, niet van het hebben. Want van de spullen zelf wordt deze koper niet gelukkig. Sommige mensen hebben al spijt als ze de winkel uitlopen. Bij het stoppen met kopen kunnen, net als bij andere verslavingen, afkickverschijnselen optreden. Iemand kan dus ook koopverslaafd zijn als hij geld genoeg heeft en voldoende inloopkasten om alle schoenen en kleren op te bergen. Het criterium voor verslaving is dat er problemen ontstaan op het gebied van relatie of dat de koper er zich zelf ongelukkig door voelt.

Bij koopverslaving zijn verschillende typen onderscheiden:
- *troostkopers*: shoppen vooral om de stemming te verbeteren, maken door het shoppen dopamine aan en dat geeft een goed gevoel;
- *funshoppers*: hebben geen tekort aan belonende stofjes, maar willen meer en meer positieve gevoelens, zijn verslaafd aan zich lekker voelen;
- *koopjesjagers*: vooral gevoelig voor de adrenalinekick die het scoren van een koopje geeft, het is de tijdelijke high, de roes waaraan zij verslaafd zijn;
- *dwangkopers*: shoppen is meer een obsessief-compulsieve stoornis, zij worden niet verleid door bladen of koopjes, de drang om te shoppen komt van binnenuit. De hele dag zijn zij bezig met shoppen en komen aan vrijwel niets anders toe. Dwangkopers voelen zich niet plezierig door het kopen, het is een automatische handeling geworden waaraan geen vreugde meer beleefd wordt.

Yvonne, zeventien jaar

Yvonne is zeventien jaar en zit in 5 havo. Ze heeft een schuld van duizend euro bij haar moeder. Voor de derde keer in korte tijd. Gelukkig heeft ze een bijbaantje en kan ze haar moeder terugbetalen. Vrijwel iedere dag koopt ze iets nieuws, meestal kleding. Ze vindt het heerlijk steeds iets nieuws aan te trekken en dat mensen dan zeggen: wat heb jij voor leuks aan. Ze denkt dat ze zoveel shopt, omdat ze zichzelf niet knap vindt. Ze zegt: 'Als ik dat truitje nou koop, voel ik me er goed in. Ik moet het echt nu kopen, anders is het weg.' Haar koopverslaving kent nog een diepere oorzaak dan ontevredenheid over haar uiterlijk. Ze heeft op jonge leeftijd haar vader verloren, maar tijd om te rouwen was er niet voor haar. Ze heeft vooral haar moeder moeten steunen die toen veel begon te drinken. Ze denkt dat als ze uit huis is, ze het contact met haar moeder verbreekt. Maar zolang ze last heeft van haar koopverslaving, kan ze niet uit huis.

17.7.2 KENMERKEN

De volgende kenmerken typeren koopverslaving:
- impulsen om te shoppen niet kunnen beheersen;
- toenemend gevoel van spanning voorafgaand aan het kopen;
- lust, bevrediging of opluchting na het kopen die echter snel plaatsmaakt voor walging, schaamte of een sombere stemming, hetgeen weer leidt tot toenemende spanning;
- psychische, relationele, financiële of sociale problemen ten gevolge van het shoppen;
- afkickverschijnselen bij het niet toegeven aan de impuls te shoppen, waardoor spanning toeneemt;
- regelmatig proberen te stoppen zonder dat dit lukt.

17.7.3 OORZAKEN

Plezier in het kopen ervaren mensen van kinds af aan:
- zakgeld om snoep te kopen, of plaatjes te ruilen;
- sparen voor een Playstation;
- de kick het eerst verdiende geld uit te geven (wat tegenwoordig erg makkelijk gaat, omdat voor velen rood staan een omgekeerde manier van sparen is).

Maar veel kopen kan finaal uit de hand lopen als er iets naars gebeurt, of wanneer iemand zich door psychische of lichamelijke problemen ongelukkig voelt. Het einde van een relatie of echtscheiding is een sterke emotionele uitlokker van koopverslaving. Ontslagen worden of ziek thuiszitten van het werk creëert een zee van ruimte, die al gauw wordt gevuld met shoppen. De koper heeft een laag zelfbeeld, voelt zich een *loser* en heeft het gevoel de greep op het eigen leven te verliezen. Dan is het fijn om een winkel in te duiken en de stemming door het kopen van iets leuks op te krikken.

Een andere maatschappelijke uitlokker van koopverslaving is het enorme aanbod, de verleiding van de reclame, het betalen met *plastic money* en het gemakkelijke lenen. Iemand telt niet mee zonder het nieuwste mobieltje, is het waard om gekleed te zijn naar de laatste mode. De behoefte om erbij te horen, het verlangen naar status zijn eveneens oorzaken van koopverslaving.

Volgens de Amerikaanse onderzoeker Black (2001) is er een relatie tussen koopverslaving en tekort aan de neurotransmitter serotonine. Bij het tekort aan serotonine ontstaat er een depressief gevoel. Koopziekte gaat volgens hem vaak gepaard met andere psychiatrische ziektebeelden, zoals stemmingsstoornissen, alcohol- en drugsverslaving, angst, eetstoornissen en persoonlijkheidsstoornissen.

17.7.4 OMVANG

Uit onderzoek in de Verenigde Staten blijkt dat twee tot acht procent van de bevolking koopverslaafd is (Black, 2001). In Nederland is geen onderzoek gedaan naar de omvang, maar omgerekend naar Nederland betekent het dat tussen de 320.000 en 1,3 miljoen mensen koopverslaafd zouden zijn. Amerikaans onderzoek ging uit van negentig procent vrouwelijke koopverslaafden en tien procent mannen, maar waarschijnlijk verandert de verhouding en raken ook meer mannen koopverslaafd. Naar schatting is nu van de koopverslaafden dertig procent man (schatting is gebaseerd op eigen internetonderzoek). Vrouwen kopen vaak kleren, make-up en dingen voor in huis. Mannen gaan traditioneel voor gereedschap, technologische gadgets en zaken die met hobby's als fotografie, film of muziek te maken hebben. Daar rechtvaardigen ze hun uitgaven mee, ook al komen ze door tijdgebrek nauwelijks meer aan hun hobby toe.

17.7.5 BEHANDELING

Net als bij seks- en eetverslaving liggen aan koopverslaving vaak emotionele uitlokkers ten grondslag, zoals eenzaamheid, angst of boosheid. Daarnaast spelen ook irrationele gedachten, zich gespannen voelen, niet begrepen, depressief en/of gefrustreerd.
De aanbevolen behandeling is cognitieve gedragstherapie.

In Roermond is in 2006 een polikliniek gestart voor behandeling van koopverslaafden. Zij krijgen gedurende tien weken groepstherapie. In de therapie achterhalen shopaholics de reden van hun koopgedrag, ze stabiliseren en komen emotioneel en fysiek tot rust. Verder komen zij erachter wat zij willen in hun leven. Hun gevoel van identiteit wordt daardoor sterker. Ten slotte krijgen de deelnemers ook onderricht in budgetbeheer.

Er bestaan medicijnen tegen koopverslaving. In de Verenigde Staten wordt met antidepressiva gewerkt om het serotoninegehalte in de hersenen te verhogen, waardoor onlustgevoelens verminderen. In 2006 werd de pil Nalmefene voor mensen die aan gokverslaving lijden ontwikkeld. In Groot-Brittannië wordt inmiddels met dit medicijn geëxperimenteerd bij koopverslaafden.

Intermezzo 17.3   Test: ben ik koopverslaafd?

Vul onderstaande test in en tel het aantal keren dat je 'ja' hebt gescoord.

		Ja	Nee
1	Koop je dingen en verberg je ze, zodat partner, kinderen of ouders ze niet zien?		
2	Koop je omdat het een kick geeft en niet omdat je het nodig hebt? Voel je je na die kick vaak down?		
3	Maak je je meer zorgen over hoe je aan het geld komt dat je wilt uitgeven, dan over hoe je het verdient?		
4	Speel je een soort schuldenroulette en vul je het ene gat met het andere?		
5	Koop je impulsief dingen die je eigenlijk niet nodig hebt of die je je niet kunt veroorloven?		
6	Ga je winkelen omdat je je terneergeslagen voelt en je stemming wilt verbeteren?		
7	Rechtvaardig je onnodige aankopen door te zeggen dat ze afgeprijsd waren, of dat je ze voor je werk nodig hebt? Of dat je ze bewaart voor de verjaardag van een vriendin? Doe je het hele jaar door alvast inkopen voor kerst?		
8	Vind je het onmogelijk je aan je boodschappenlijstje te houden, of geef je altijd meer uit dan je van plan was?		
9	Doe je continu een beroep op je spaargeld, of bouw je ondanks je goede inkomen geen reserves op?		
10	Heb je het gevoel dat je niet weet waar je geld blijft?		
11	Maak je grapjes over de overvloed aan spullen die je hebt?		

Als je vier vragen met 'ja' beantwoordt: je bent misschien koopverslaafd. Vijf of zes vragen 'ja': waarschijnlijk koopverslaafd. Zeven of meer keer 'ja': je bent zeker koopverslaafd.

De vragenlijst is gebaseerd op het boek: Shoppen! De lust, het lijden en de lol van Carien Karsten en Klazien Laansma.

17.8 Discussie: hoe moderne verslavingen te behandelen

Verslaving kan vele vormen aannemen. Maar dat is niet het meest interessante aan de moderne verslavingen. Waar het voor de hulpverlener om gaat is in te zien dát er sprake is van verslaving. Veel cliënten zijn er bij gebaat dat de verslaving wordt aangepakt, en niet in eerste instantie de veronderstelde oorzaak ervan. Verslaving creëert zijn eigen problemen waar de cliënt het beste zo snel mogelijk vanaf geholpen kan worden voordat er aan andere problemen aandacht besteed kan worden. Dat dit lastig is, staat buiten kijf. Verslaving is ingesleten gedrag dat gepaard gaat met een moeilijk te doorbreken fysiologisch proces.

De mogelijke oorzaak van verslaving is dat op een of andere manier niet aan de normale behoefte aan warmte, intimiteit en erkenning voldaan kan worden. Dit maakt de weg vrij voor vervangende behoeftebevrediging en controle. Afhankelijk van de omstandigheden doen zich verschillende mogelijkheden voor. Dit kunnen meer of minder schadelijke vormen van gedrag zijn die als algemeen kenmerk hebben dat ze een fysieke reactie teweegbrengen die als substituut werkt voor het ervaren gemis. De vervangende behoeftebevrediging werkt vervolgens als een parasiet: het voedt zich met de vitale functies van de cliënt en put deze uit.

Inzicht alleen helpt meestal niet om het verslavingspatroon te doorbreken. Daar zijn krachtiger middelen voor nodig. Allereerst de schok van de herkenning. De verslaafde is doorgaans een meester in het ontkennen van zijn of haar eigen problemen. Pas als de problemen zeer nijpend worden ontstaat het besef dat er iets aan gedaan moet worden. De hulpverlener kan dit proces versnellen door zich confronterend op te stellen en duidelijk te maken dat er sprake is van verslaving. Die confrontatie moet wel gepaard gaan met een grote mate van empathie voor het lijden van de cliënt en empathie met de *craving*, de trek die de cliënt ervaart en de behoefte aan controle. De valkuil is om het lijden buiten de verslaving zelf te zoeken. Zo ziet de verslaafde dat zelf vaak ook graag: de verslaving is slechts een middel om grotere pijn te bestrijden. Dit mag zo zijn, maar als de verslaving zelf niet wordt doorbroken, dan zullen alle nadelige gevolgen daarvan ook blijven bestaan. Als de cliënt zich bewust is van zijn verslaving zal hij zo snel mogelijk de *craving*, of dat nu naar seks is, eten, hongeren of shoppen, de baas moeten worden. Gezien het biologisch substraat van de behoefte en de kick die de bevrediging geeft, kunnen hiervoor medicijnen gebruikt worden. Maar daarnaast zal de cliënt moeten werken aan de eigen lichamelijke en psychische conditie. Voor dit laatste is het van belang dat de cliënt verantwoordelijkheid leert nemen voor het eigen gedrag en gevoelens. In deze fase van de behandeling kan aandacht worden besteed aan de achterliggende problematiek. In alle gevallen is het van belang de verleiding voor het verslavende gedrag zoveel mogelijk te beperken om terugval te voorkomen. Het einddoel voor behandelaar en cliënt is dat de cliënt een leven heeft opgebouwd met een zinvolle invulling voor relaties, werk en vrije tijd. Gedurende de behandeling moet dan ook worden gezocht naar concrete nieuwe invulling van deze gebieden.

Referenties

American Psychiatric Association. Beknopte handleiding bij de Diagnostische Criteria van de DSM IV. Lisse: Swets & Zeitlinger; 1995.

Black DW. Compulsive buying disorder: definition, assessment. Epidemiology and clinical management. CNS Drugs Jan 2001; 15(1): 17-27.

Carnes PJ. Out of the shadows: understanding sexual addiction (2nd ed). Minneapolis: ComCare publishers; 1992.

Carnes PJ, Murray RE, Charpentier L. Addiction Interaction Disorder. In: Coombs RH. Handbook of addictive disorders, a practical guide to diagnosis and treatment. John Wiley and Sons; 2004.

Coleman E. Is your patient suffering from sexual behaviour? Psychiatric Annual 1992; 22: 320-5.

Coombs RH. Handbook of addictive disorders, a practical guide to diagnosis and treatment. John Wiley and Sons; 2004.

Exterkate C. Eating disorders in Day Treatment: aspects of assessment and outcome. Academisch proefschrift, Radboud Universiteit Nijmegen; 2007.

Geldof D. We consumeren ons kapot. Antwerpen: Houtekiet; 2007.

Hoek HW. Omgaan met eetstoornissen. Utrecht: Kosmos; 1994.

Hoek HW, Hoeken D van. Epidemiologie. In: Vandereycken W, Noordenbos G.: Handboek eetstoornissen. Utrecht, De Tijdstroom; 2002.

Jansen A. A learning model of binge-eating: cue reactivity and cue exposure. Behaviour Research Therapy 1998; 36: 257-72.

Jansen A, Elgersma H. Leven met een eetstoornis. Houten: Bohn Stafleu van Loghum; 2007.

Kafka MP. The evaluation and treatment of nonparaphilic hypersexuality, opgenomen in: Leiblum, SR. Principles and Practice of Sex Therapy, 4e druk. The Guilford Press; 2006.

Karsten C, Laansma K. Shoppen, de lust, het lijden en de lol. Rijswijk: Elmar; 2003.

Leiblum SR. Principles and Practice of Sex Therapy, 4e druk. The Guilford Press; 2006.

Le Nouvel Observateur. Les nouvelles addictions, addiction sexuelle, cyberdependence, dependance affective, addiction aux therapie, achat compulsif. Mai/juin 2005.

Lipovetsky G. Le bonheur paradoxal. Essai sur la société d'hyperconsommation. Gallimard; 2006.

Mieras M. Ben ik dat? Wat hersenonderzoek ons vertelt over onszelf. Nieuw Amsterdam uitgevers; 2007.

Noordenbos G. Eetstoornissen, preventie en therapie. Lochem: De Tijdstroom; 1990.

Roodvoets C. Het monsterverbond, de aantrekkingskracht van foute mannen. Haarlem: Aramith; 2003.

Shapiro F, Silk M. E.M.D.R.: the breakthrough therapy for overcoming anxiety, stress, and trauma, New York Basic Books; 1997.

Slob AK, Vink CW, Moors JPC, Everaerd WTAM. Leerboek seksuologie. Houten: Bohn Stafleu van Loghum; 1998.

Spaans J. Slank, slanker, slankst. Meppel/Amsterdam: Boom; 1998.

Steinhausen HC. The outcome of anorexia nervosa in the 20th century. Am Journ of psychiatry 2003; 159 (8): 1284-93.

Trimbos Instituut. Multidisciplinaire richtlijn eetstoornissen. Houten: Ladenius Communicatie BV; 2006.

Verhulst J. Ret jezelf. Lisse: Swets en Zeitlinger; 1993.

Vandereyken W. Eetstoornissen. Wormer: Immerc BV; 1994.

World Health Organisation. Fact sheet no 311 on obesity. Website WHO; September 2006.

Zipfel S, Lowe B, Deter HC, Herzog W. Long term prognosis in anorexia nervosa: lessons from a 21-year follow-up study. Lancet 2000; 26/355(9205): 721-2.

Preventie

Hans Keizer

18.1 Wat is preventie?

De effecten van preventie zijn herkenbaar als wordt gekeken naar de verkeersveiligheid in Nederland. Om een zo groot mogelijke verkeersveiligheid te bereiken, wordt er geïnvesteerd in het versterken van beschermende factoren en het verminderen van risicofactoren. Voorbeelden hiervan zijn het stellen van hoge eisen voor het rijbewijs, goede en veilige bewegwijzering en wegen, veilige auto's, goede verlichting op de fiets en een verbod om te rijden met alcohol op. Er wordt geïnvesteerd in voorzieningen, zoals oversteekplaatsen voor voetgangers, maar ook in regelgeving en handhaving: de kans om een boete te krijgen voor te hard rijden is de afgelopen jaren toegenomen. Verder wordt er veel voorlichting gegeven over hoe je op een zo veilig mogelijke manier aan het verkeer kunt deelnemen, onder andere over het veilig bevestigen van kinderzitjes, maar ook over de gevolgen van te hard rijden via televisieprogramma's. Al deze afzonderlijke activiteiten leiden gezamenlijk tot een bijdrage aan de hoofddoelstelling, namelijk een afname van het aantal verkeersdoden in Nederland.

Preventie algemeen
Er zijn vele definities en indelingen van preventie. Een algemene definitie luidt:

> *Preventie is het voorkomen van ziekten en het bevorderen van gezondheid door het wegnemen van risico's, bevorderen van gezond gedrag en creëren van voorwaarden voor een gezond bestaan, alsmede het beperken van de gevolgen van ziekte door vroegtijdige opsporing met als doel het bevorderen van een lang en gezond leven voor zoveel mogelijk mensen.*

Deze definitie gaat uit van een multidisciplinaire invalshoek, waarbij ook interventies buiten de gezondheidszorg inbegrepen zijn.

Het voorbeeld dat vaak wordt gegeven als meest effectieve maatregel voor de gezondheid, is de aanleg van riolering en drinkwatervoorziening – gepropagandeerd door artshygiënisten. Dat was zo in 1900 en is nog steeds zo in 2008. Had de overheid in Nederland in die tijd enkel de individuele verantwoordelijkheid benadrukt, dan zou men volstaan hebben met het advies om regelmatig de handen te wassen. Naast de overtuigingskracht van de hygiënisten en de bestuurlijke durf van visionaire leiders, was er voor de aanleg van riolering meer dan honderd jaar geleden nog een andere belangrijke factor aanwezig. Grote industriëlen zagen in dat investeren in gezondere werknemers ook in hun belang was.

Preventie verslavingszorg

Een definitie van preventie die in de verslavingszorg wordt gebruikt is:

> 'Preventie is het bereiken van duurzame effecten die bijdragen aan winst voor de gezondheid en de kwaliteit van leven teneinde (ernstige) verslavingsproblemen door middel van beproefde preventiemethoden te voorkomen of tijdig op te sporen. Daarbij richten we ons op zowel gezondheidsbevordering als ziektepreventie.'

Mrazek & Haggerty, Reducing risks of mental disorder: Frontiers for preventive intervention research, 1994.

Er zijn verschillende manieren om preventie verder te definiëren:
- naar de mate waarin de activiteit (on)gevraagd is;
- of het een op het collectief of op het individu gerichte activiteit betreft;
- in hoeverre preventie zich richt op gezonde of op zieke mensen.

Er kan gekeken worden naar:
- het ziektestadium;
- de mate waarin mensen op hun individuele gedrag worden aangesproken;
- het type activiteit.

Een algemeen gangbare indeling naar ziektestadium verdeelt preventie in:

- *primair*: ziekteoorzaken, risicofactoren en blootstelling daaraan verminderen of wegnemen;
- *secundair*: risicofactoren en predisposities opsporen en behandelen;
- *tertiair*: monitoren en voorkomen van complicaties en gevolgen van bestaande ziekte (Witte, 2007).

De indeling in primair, secundair en tertiair volgt de fasen in de ontwikkeling van een gezondheidsprobleem en kan als een meer wetenschappelijke indeling worden beschouwd.

In de verslavingspreventie is het gebruikelijker om gebruik te maken van de indeling volgens het schema van Mrazek en Haggerty (1994). In dit schema is het hele spectrum van interventies voor psychische problemen weergegeven, waaronder ook de preventieve interventies. Het onderscheid ligt in het moment waarop je met een interventie gaat ingrijpen. Zo kun je ingrijpen op het moment dat er nog geen gezondheidsprobleem is, maar je kunt ook kiezen om in te grijpen als een gezondheidsprobleem zich aan het ontwikkelen is. Ten slotte kun je ingrijpen als het gezondheidsprobleem al zichtbaar aanwezig is, in de vorm van behandeling en nazorg (zie figuur 18.1).

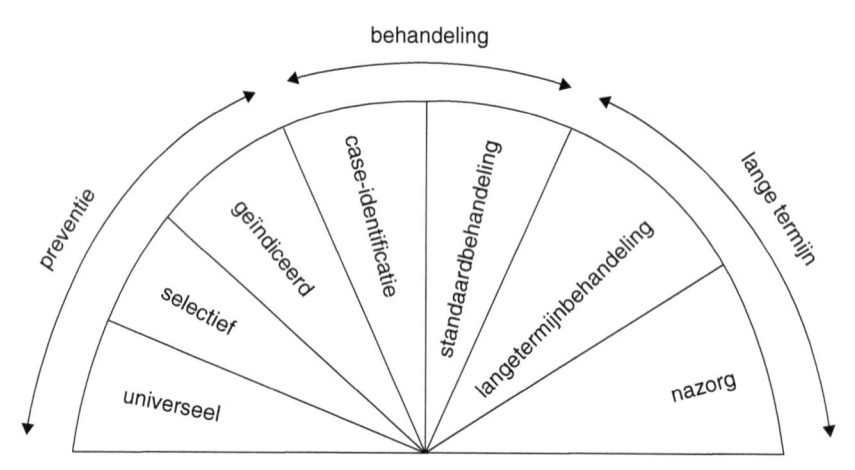

Figuur 18.1 *Interventiespectrum (Mrazek & Haggerty, 1994).*

In het interventiespectrum van Mrazek en Haggerty worden vier vormen van preventie onderscheiden, die hierna worden toegelicht (Cuijpers, Scholten & Conijn, 2006):
1 universele;
2 selectieve;
3 geïndiceerde;
4 zorggerichte.

Universele preventie is gericht op de algemene bevolking of een deelpopulatie die niet geïdentificeerd is op basis van een individuele risicofactor. Universele preventie is gericht op de gehele bevolking. Voorbeelden hiervan binnen de verslavingspreventie zijn massamediale campagnes en preventieprogramma's op school, zoals de Gezonde School en Genotmiddelen (zie intermezzo 18.1).

Intermezzo 18.1 Universele preventie

De Gezonde School en Genotmiddelen is een preventieproject van het Trimbos-instituut voor basis- en voortgezet (speciaal) onderwijs. Het project geeft informatie over genotmiddelen, besteedt aandacht aan de risico's, aan houdingsaspecten en sociale vaardigheden als 'nee' leren zeggen, groepsdruk en weerbaarheid. Het project zorgt in het basis- en voortgezet onderwijs voor een doorlopende leerlijn (www.dgsg.nl).

Bob jij of Bob ik? is de titel van een oorspronkelijk Belgische campagne tegen rijden onder invloed. In Nederland is het een initiatief van het ministerie van Verkeer en Waterstaat. Hierin is Bob de officiële naam van degene die nuchter blijft, zodat hij of zij andere mensen veilig naar huis kan rijden. In december 2001 werd de campagne gestart (www.wieisdebob.nl). De campagne bestaat onder andere uit attentieborden langs de snelwegen, commercials op radio en tv en Bob-pakketten voor onder andere horeca en lokale en regionale overheden (zie figuur 18.2).

Selectieve preventie is gericht op individuen of een subgroep van de populatie waarbij het risico op het ontwikkelen van een verslavingsprobleem aanzienlijk groter dan gemiddeld is. Voorbeelden hiervan zijn het testen van pillen via het DIMS-systeem en voorlichting in de horeca of coffeeshops. Andere voorbeelden zijn het project *Uitgaan en drugs*, *homeparty's*, *Theater2daagse* en *Unity* (zie intermezzo 18.2).

Intermezzo 18.2 Selectieve en geïndiceerde preventie
- Met het project *Uitgaan en drugs* wordt geprobeerd riskant gebruik van uitgaansdrugs (inclusief alcohol) te voorkomen. Dat wordt gedaan door voorlichting te geven aan jongeren die tijdens het uitgaan in contact komen met drugs. Het personeel

in het uitgaanscircuit wordt getraind in middelenkennis, het signaleren van middelengebruik en hoe te handelen.
- De *homeparty* is een kleinschalige vraaggestuurde voorlichtingsbijeenkomst voor moeilijk bereikbare allochtone én autochtone ouders van kinderen tussen tien en achttien jaar. De voorlichting wordt thuis gegeven en is georganiseerd volgens het tupperwareconcept.
- De *Theater2daagse* is een project waarin, in samenwerking met allochtonenorganisaties in een wijk, een groep allochtone jongeren wordt geworven om binnen een weekend een toneelstuk te schrijven en uit te voeren over het thema alcohol en drugs.
- Het *DIMS* (Drugs Informatie en Monitoring Systeem) verzamelt informatie over het aanbod en de samenstelling van recreatieve drugs in Nederland. Deze informatie wordt verkregen door een landelijk netwerk van deelnemers met testfaciliteiten, voornamelijk instellingen voor verslavingszorg. Het doel is inzicht krijgen in de markt van recreatieve drugs in Nederland en de veranderingen die zich daar op voordoen. De belangrijkste vragen die DIMS zich stelt zijn: welke stoffen komen op de markt voor, wat zijn de gezondheidsrisico's en welke trends zijn er te bespeuren in Nederland en de veranderingen die zich daarin voordoen? DIMS voert dit project uit in opdracht van het ministerie van Volksgezondheid, Welzijn en Sport (VWS) en heeft een beleidsondersteunende functie voor dit ministerie.
- *Unity* is een vrijwilligersproject voor en door jongeren uit de dancescene (peers of leefstijlgenoten). Unity geeft voorlichting op dance-evenementen, party's en in clubs over veilig(er) gebruik van alcohol en andere drugs.
- *My Mind* bestaat uit vijf groepsbijeenkomsten van anderhalf uur en is bedoeld voor jongeren die hun alcohol of drugsgebruik (nog) geen probleem vinden en hier met leeftijdsgenoten over willen praten. My Mind is er ook voor jongeren die soms twijfels hebben over hun middelengebruik, maar die nog niet weten of ze hun gebruik ook daadwerkelijk willen veranderen. My Mind is niet primair gericht op verandering van het middelengebruik. Wel kan inzicht in gebruik leiden tot verandering ervan. Het belangrijkste doel van My Mind is dat de jongere een bewuste keuze kan maken met betrekking tot zijn gebruik.

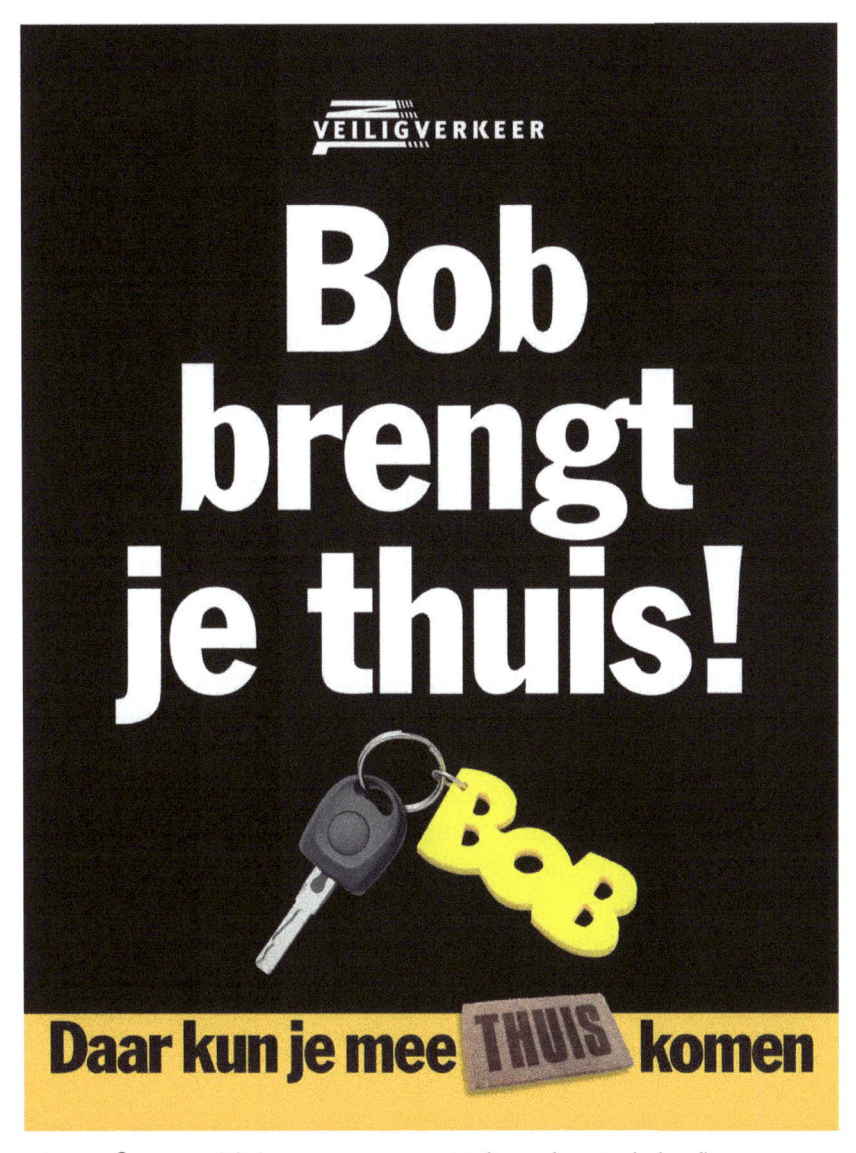

Figuur 18.2 Landelijke BOB campagne (Veilig Verkeer Nederland).

Geïndiceerde preventie is gericht op individuen die niet voldoen aan diagnostische criteria voor een psychische stoornis, maar die wel symptomen hebben die voorafgaan aan een stoornis. Waar bij selectieve preventie nog geen problemen aanwezig hoeven te zijn, is dit bij geïndiceerde preventie wel het geval. Voorbeeld hiervan in de verslavingspreventie is My Mind, een groep waar jongeren met leeftijdgenoten praten over alcohol en drugs (zie intermezzo 18.2).
Zorggerichte preventie is gericht op mensen die verslaafd zijn volgens de DSM-IV-criteria. De interventies voor deze groep bestaan uit terugval-

preventie, het voorkomen van comorbiditeit en het verminderen van de consequenties van het gedrag van de verslaafden voor de directe omgeving. Voorbeelden hiervan zijn: spuitomruil, gebruiksruimtes en lotgenotencontact (zie intermezzo 18.3).

> **Intermezzo 18.3   Zorggerichte preventie**
> In Nederland zijn er veel *spuitomruilvoorzieningen*. Bij de spuitomruil kunnen drugsgebruikers gratis hun gebruikte spuit en naald omruilen voor een schone spuit en naald. Het effect hiervan is afname van riskant gedrag (zoals het delen van naalden) en daarmee ook een afname van in elk geval het aantal hiv-besmettingen. Positieve neveneffecten kunnen zijn: een afname van het aantal weggegooide spuiten op straat, gezondheidswinst voor drugsgebruikers door meer contact met hulpverleners en kansen voor preventie om drugsgebruikers voor te lichten over veilig gebruik. In verschillende grote steden in Nederland zijn *gebruiksruimten* ingericht, waar harddrugsgebruikers hun drugs kunnen gebruiken. De gebruiksruimten zijn er vooral voor het reduceren van overlast in een bepaald gebied en het beperken van gezondheidsschade bij drugsgebruikers. Voor de gebruikers zijn het opvangvoorzieningen waar zij tot rust kunnen komen en de mogelijkheid hebben drugs te gebruiken zonder opgejaagd te worden. Verder voorzien de gebruiksruimten in basisbehoeften, zoals eten en drinken en het bieden van noodzakelijke medische hulp.

Hoewel er nog veel onbekend is, ontwikkelt de wetenschap van menselijk gedrag zich snel. (Probleem)gedrag is de uitkomst van een complex samenspel van erfelijke, biologische en individuele factoren enerzijds en sociale en economische omstandigheden anderzijds. Voor preventie zijn twee aangrijpingspunten cruciaal, namelijk risicofactoren en beschermende factoren. Risicofactoren zijn factoren die de kans op problematisch middelengebruik vergroten. Een bekende risicofactor is de buurt waarin iemand opgroeit: mensen die opgroeien in een wijk met een lage sociaal economische status hebben een grotere kans op ongezond middelengebruik, dan mensen uit een wijk met een hogere sociaal economische status.
Beschermende factoren verkleinen juist die kans. Een bekende beschermende factor is ouders die grenzen stellen. Kinderen met ouders die duidelijke grenzen stellen hebben later minder kans op problematisch middelengebruik dan kinderen met ouders die dat niet doen (Hommels, 2007).

Effectieve preventieprogramma's kenmerken zich door de volgende uitgangspunten:
- *Positieve aanpak.* Preventie is gericht op het mobiliseren van de kracht van mensen en hun omgeving én het vergroten van de kans op een gezonde, sociale ontwikkeling.
- *Aansluiting bij de doelgroep.* Effectieve verslavingspreventie sluit zoveel mogelijk aan bij de leefwereld van de doelgroep en is daardoor per definitie dynamisch. Er wordt snel ingespeeld op trends en nieuwe leefstijlen. Steeds meer wordt daarbij gebruik gemaakt van kennis uit de sociale marketing en over culturele diversiteit.
- *Integrale aanpak.* Een integrale, duurzame aanpak is noodzakelijk om daadwerkelijk beschermende factoren te versterken en risicofactoren te reduceren. Voor het realiseren en handhaven van de leeftijdsgrens (16+) voor de verkoop van alcohol in de supermarkt, zijn bijvoorbeeld voorlichtingscampagnes, prijsbeïnvloedingen en weerbaarheidtrainingen nodig.
- *Zo vroeg mogelijk ingrijpen.* Het vroeg starten van preventie is van belang, omdat uit onderzoek blijkt dat juist kinderen die op jonge leeftijd experimenteren, in de problemen komen. Hoe eerder je kunt ingrijpen, hoe kleiner de kans op problemen en blijvende schade (Grant & Dawson, 1997; Ellickson, Tucker & Klein, 2003).
- *Onderzoek.* Bevolkingsonderzoeken en monitors zijn van belang voor een onderbouwde interventiekeuze en om de effecten van beleid zichtbaar te maken (Bohlmeier, 2004).

Lange tijd was preventie een vak waarin flink werd gepionierd. Die tijd is nu voorbij. De intrede van de evidence-based medicine, leidt ook tot evidence-based preventie. Het is de trend dat de verslavingspreventie verder wordt gefaciliteerd om programma's die op bovenstaande uitgangspunten zijn gebaseerd te ontwikkelen, uit te voeren en bewijskracht te ontwikkelen. De wetenschap toont overtuigend aan dat alleen een samenhangende aanpak effectief is.

Doelstellingen die we van verslavingspreventie mogen verwachten zijn:
- Bevorderen van gezond leven en sociale ontwikkeling.
- Bevorderen van betrouwbare, feitelijke kennis over middelen.
- Uitstel of voorkomen van het eerste gebruik.
- Afname van het aantal probleemgebruikers.
- Afname van het aantal nieuwe mensen dat ernstig verslaafd raakt.
- Beperken van de risico's voor de omgeving.
- Afname van de schade ten gevolge van middelengebruik.

18.2 Modellen van gedragsverandering

In deze paragraaf wordt een overzicht gegeven van een aantal modellen waar professionele gezondheidsbevorderaars en preventiewerkers in de praktijk mee werken en die in het vakgebied gangbaar zijn. Per model wordt een afbeelding en een korte toelichting gegeven. In de dagelijkse praktijk wordt vaak gewerkt met een combinatie van modellen of onderdelen uit verschillende modellen. Voor de duidelijkheid zullen we modellen hier echter afzonderlijk beschrijven.
Het transtheoretische model en het sociaal cognitieve model worden, naast preventie, ook bij behandeling toegepast.

18.2.1 TRANSTHEORETISCH MODEL

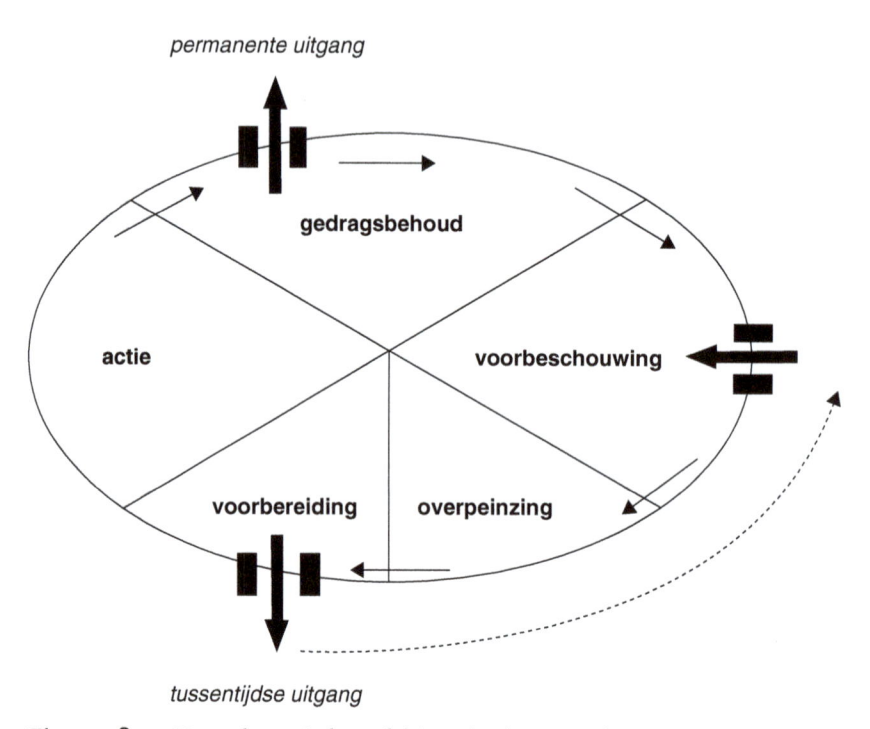

Figuur 18.3 Transtheoretisch model (Prochaska & DiClemente, 2002).

Het transtheoretisch model (Prochaska & DiClemente, 1983; Prochaska, Redding & Evers, 2002), ook wel 'Stages of Change model' genoemd, onderscheidt een aantal stadia van (gedrags)verandering (zie figuur 18.3):
– *voorbeschouwing*: mensen ervaren geen probleem, ze hebben onvoldoende kennis van de gevolgen of onterecht positieve opvattingen, de persoon overweegt nog geen verandering van gedrag;

- *overpeinzing*: voor- en nadelen worden afgewogen en er wordt overwogen om (binnen zes maanden) het gedrag te veranderen;
- *voorbereiding*: de persoon neemt zich voor om (binnen een maand) wat aan het gedrag te doen;
- *actie*: de persoon vertoont het nieuwe gedrag;
- *gedragsbehoud*: het nieuwe gedrag wordt (al zes maanden) volgehouden.

Wanneer het nieuwe gedrag niet kan worden volgehouden, zal iemand terugvallen naar een eerdere fase (relapse). Iedereen doorloopt de stadia van gedragsverandering in eigen tempo. Ook kan het zijn dat iemand voor een langere tijd in een bepaalde fase blijft steken. Het komt bijvoorbeeld veelvuldig voor dat een jongere wel weet dat hij meer drinkt dan verantwoord is, maar hier niets aan wil veranderen. Hij blijft dan gedurende een langere periode in de fase van overpeinzing. Preventieve interventies kunnen als doel hebben om mensen in een volgende fase terecht te laten komen. Preventieprogramma's hanteren per fase verschillende typen interventies. Zo is het in de beginfase van belang om mensen bewust te maken van een thema, dat kan bijvoorbeeld door een massamediale campagne. Als mensen gemotiveerd zijn om iets aan hun gedrag te doen, zijn ondersteunende activiteiten nodig, zodat mensen succeservaringen kunnen opdoen met het nieuwe gedrag en weten waar ze terechtkunnen als het nieuwe gedrag lastig vol te houden is. Dat kan bijvoorbeeld via een training of een behandelprogramma.

18.2.2 ASE-MODEL

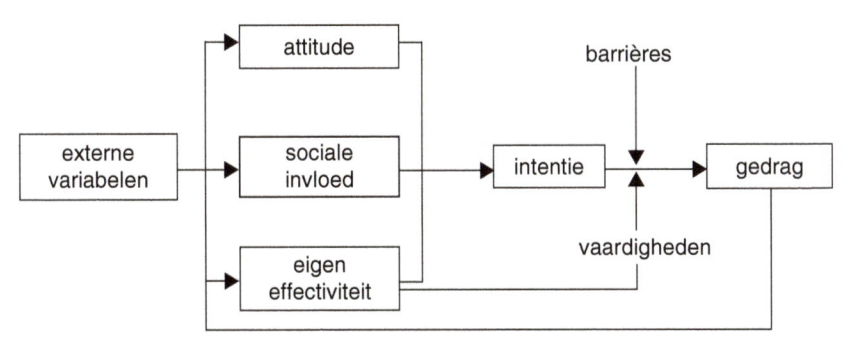

Figuur 18.4 ASE-model (De Vries, Dijkstra & Kuhlman, 1988).

Het ASE-model (De Vries, Dijkstra & Kuhlman, 1988) is een geïntegreerd gedragsmodel, gebaseerd op inzichten en aspecten uit diverse andere modellen, zoals de Theory of Reasoned Action (Fishbein &

Ajzen, 1975), Theory of Planned behavior (Ajzen, 1991), Social Learning Theory (Bandura, 1986) en het Transtheoretical Model. De kerngedachte van het ASE-model (zie figuur 18.4) is dat gedrag verklaard wordt vanuit de intentie om dat gedrag te vertonen. Het voornemen van iemand om te gaan blowen, leidt ertoe dat iemand daadwerkelijk gaat blowen. De gedragsintentie wordt vervolgens, op haar beurt, bepaald door drie factoren: attitude, sociale invloed en eigen effectiviteit. De attitude is de opvatting of houding van een persoon ten aanzien van het te verklaren gedrag. Hoe positief is een gebruiker bijvoorbeeld ten aanzien van cocaïnegebruik? Wat zijn volgens hem de voor- en nadelen hiervan? Met de sociale invloed wordt de invloed van belangrijke mensen uit de omgeving bedoeld. Wat is bijvoorbeeld de mening van ouders en vrienden over het cannabisgebruik van een jongere? Bij de eigen effectiviteitverwachting gaat het erom of iemand zichzelf in staat acht het betreffende gedrag uit te voeren. Denkt een zwangere vrouw bijvoorbeeld dat het haar lukt om gedurende de hele zwangerschap niet te roken?

Preventieprojecten kunnen op bovenstaande drie factoren inspelen. Een doelstelling kan bijvoorbeeld zijn om jongeren te leren niet meer dan twee glazen alcohol te drinken op een avond. Mogelijke activiteiten om een positieve attitude ten aanzien van het thema te ontwikkelen, zijn het vertonen van een film of het voeren van een discussie in de klas. Het werkt ook goed als een rolmodel, zoals een bekende sportheld, het goede voorbeeld uitdraagt. Mogelijke activiteiten ten aanzien van sociale invloed zijn bijvoorbeeld bijeenkomsten voor ouders waar ze leren hun kind positief te stimuleren niet teveel te drinken, of het voeren van discussies in de klas over dit thema. Mogelijke activiteiten om de eigen effectiviteit te stimuleren zijn het oefenen van de situatie in een rollenspel of een forum op internet waarin mensen elkaar ondersteunen.

Hoe specifieker de determinanten en het gewenste gedrag zijn geformuleerd en hoe beter de activiteiten passen bij het gewenste gedrag, hoe groter het effect zal zijn en hoe beter het te toetsen is. 'Maximaal twee glazen per dag' is specifieker dan 'minder drinken'. Binnen dit model wordt ervan uitgegaan dat externe variabelen, zoals leeftijd en geslacht, niet direct van invloed zijn op het gedrag, maar alleen indirect via de determinanten. De leeftijd is niet direct van invloed op bijvoorbeeld het alcoholgebruik, maar wel indirect. Denk bijvoorbeeld aan verschillen in attitude, waarbij jongeren van twaalf jaar een minder positieve houding hebben ten aanzien van alcohol, dan jongeren van vijftien jaar.

18.2.3 MODEL VAN PERSUASIEVE COMMUNICATIE

Een belangrijk onderdeel van alle preventie is het tot stand brengen van communicatie. Een interventie zal namelijk geen effect hebben als niemand eraan wordt blootgesteld, niemand er belangstelling voor heeft of niemand de interventie begrijpt. Het model van persuasieve communicatie (McGuire, 1985) omvat alle voorwaarden voor gedragsverandering via communicatie. Het model laat zien hoe je tot succesvolle communicatie en gedragsverandering kunt komen en welke factoren daarbij een rol spelen.

	bron	bericht	kanaal	ontvanger
succesvolle communicatie: - aandacht voor het bericht - begrijpen van bericht				
verandering van determinanten en gedrag: - attitudeverandering - sociale steun - verhoging - gedragsverandering				
behoud van de gedragsverandering				

Figuur 18.5 *Model van persuasieve communicatie (McGuire, 1985).*

Het model onderscheidt een aantal voorwaarden om succesvolle communicatie tot stand te brengen. Aandacht voor de boodschap en begrijpen wat ermee wordt bedoeld, zijn voorwaarden die de eerste stap vormen in het proces tot succesvolle gedragverandering. Vervolgens moet de boodschap de determinanten van gedrag kunnen beïnvloeden. De boodschap beïnvloedt dan de houding tegenover bijvoorbeeld alcohol of zorgt ervoor dat mensen het idee krijgen dat het gewenste gedrag gemakkelijk uit te voeren is (eigen effectiviteit). Bijvoorbeeld het effectief kunnen weigeren van een drankje. Nadat het gedrag veranderd is, moet de boodschap erop gericht zijn het nieuwe gedrag te behouden. De voorwaarden voor succesvolle communicatie worden ook wel de outputvariabelen genoemd en worden weergegeven op de verticale as (zie figuur 18.5). Naast de outputvariabelen onderscheidt het model ook de zogenaamde inputvariabelen. De inputvariabelen gaan over de boodschap zelf. Er zijn vier inputvariabelen:

1 *De ontvanger.* Dit is de groep voor wie de boodschap bedoeld is. De boodschap moet op deze groep afgestemd worden. Een boodschap over de risico's van alcohol zal op een andere manier worden ge-

communiceerd naar jongeren dan naar ouders, en weer anders naar professionals in de verslavingszorg.
2 *Het bericht.* Bij het type bericht zijn veel keuzen te maken. De presentatiestijl (bijv. alleen tekst of ook plaatjes en foto's, zakelijk of juist informeel, humoristisch) zal variëren, maar ook de lengte, structuur en inhoud van de boodschap.
3 *Het kanaal.* Het kanaal geeft aan op welke manier de boodschap overgebracht wordt. Is massamedia via televisie of internet het beste kanaal, of is interpersoonlijke informatieoverdracht via een preventiewerker in de klas effectiever?
4 *De bron.* De betrouwbaarheid van de bron is van wezenlijke betekenis. De geloofwaardigheid van de boodschap wint aan kracht als de bron van informatie kundig en objectief is.

Binnen de preventie wordt communicatie gebruikt om mensen te overtuigen iets te gaan doen (bijv. gezond eten) of juist iets te laten (bijv. stoppen met roken). Binnen de gezondheidsbevordering wordt daarom bewust stilgestaan bij alle variabelen die een rol spelen bij persuasieve communicatie. Wordt de ontvanger (doelgroep) op een logische wijze gestimuleerd tot gedragsverandering? Is met het gekozen kanaal (massamedia) het doel te bereiken of moet een ander kanaal gekozen worden?

Het model helpt de preventiewerker om keuzen te maken in wijze van communicatie.

De beslissingen die genomen worden, kunnen soms met elkaar in conflict zijn. Zo kan massamedia zeer geschikt zijn voor het krijgen van aandacht van jongeren voor het onderwerp alcohol of drugs, maar is het juist minder geschikt voor het aanleren van vaardigheden om weerstand te bieden aan sociale druk. Dit is de reden dat in de praktijk vaak gewerkt wordt met gecombineerde oplossingen. Zo kan eerst met behulp van massamedia aandacht gevraagd worden voor het onderwerp en later via cursussen getracht worden om vaardigheden aan te leren.

18.2.4 SOCIAALCOGNITIEVE THEORIE

De sociaalcognitieve theorie (zie figuur 18.6) is ontwikkeld door de sociaal-psycholoog Bandura (1986), als een verdere uitwerking van zijn sociale leertheorie (Bandura, 1977). De theorie stelt dat menselijk gedrag in grote mate bepaald wordt door de verwachtingen die iemand heeft van het gedrag. Hierbij spelen een rol, verwachtingen over:
– gevolgen van gebeurtenissen in de sociale en fysieke omgeving zonder dat er sprake is van persoonlijke actie, bijvoorbeeld: het rook-

gedrag

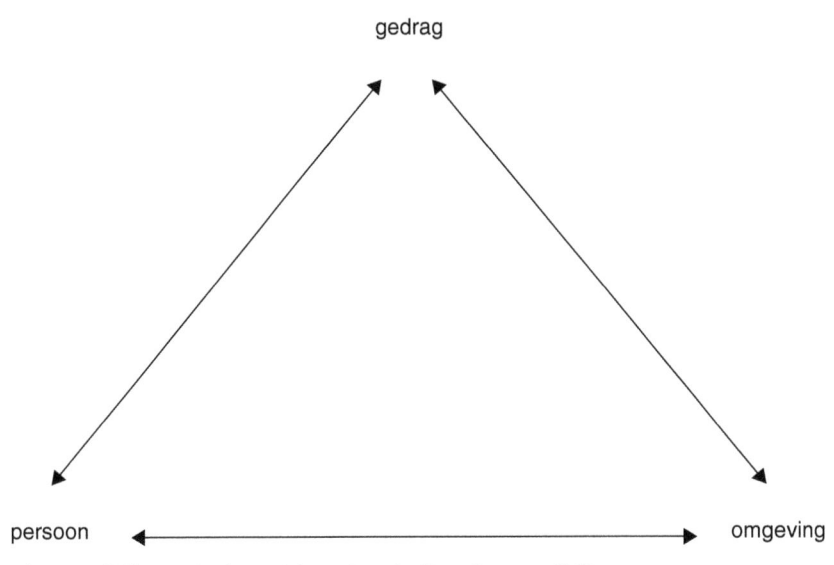

persoon ←——————————————→ omgeving

Figuur 18.6 *Sociaalcognitieve theorie (Bandura, 1986).*

verbod in de horeca maakt het bezoekers lastiger een sigaret op te steken;
- gevolgen van persoonlijke acties, bijvoorbeeld: als ik alcohol ga drinken dan voel ik me losser en maak ik makkelijker contact op het feestje;
- of iemand zichzelf in staat acht bepaalde acties uit te voeren, bijvoorbeeld: lukt het mij om een joint te weigeren als mijn vrienden wel gaan blowen?

Bandura benadrukt verder dat gedrag dynamisch is. Volgens hem is gedrag een gevolg van interacties tussen de persoon, zijn gedrag en zijn omgeving. Deze beïnvloeden elkaar onderling. Een voorbeeld is de drinker die met een niet-drinkende vriend een avond op stap gaat en in dit gezelschap veel minder drinkt dan met zijn vaste drinkende stapmaten. Een ander voorbeeld is de fervente rookster die het nooit gelukt is om langere tijd te stoppen met roken. Een jaar geleden bleek ze echter zwanger van haar eerste kind en is het haar gelukt onmiddellijk te stoppen met roken. Niets is zo stimulerend als succeservaringen, uiteraard de eigen ervaringen, maar ook de succesverhalen van anderen werken motiverend. Ook positieve feedback is erg belangrijk. Deze positieve ervaringen samen kunnen zorgen voor een opwaartse spiraal. Bandura spreekt hier over 'self-control' in het menselijk functioneren: zelf doelen stellen en strategieën hanteren.
Binnen de sociaalcognitieve theorie speelt de omgeving eveneens een belangrijke rol. De omgeving biedt niet alleen diverse mogelijkhe-

den, maar legt ook beperkingen op, waardoor het gedrag dus zowel bekrachtigd als tegengewerkt kan worden. Het rookverbod in de horeca, dat medio 2008 is ingevoerd, illustreert mooi hoe bezoekers een beperking wordt opgelegd rondom het roken. Binnen preventieve activiteiten wordt zowel aandacht besteed aan de omgeving als aan succeservaringen.

Een ander belangrijk aspect van de sociaalcognitieve theorie is dat mensen niet alleen leren door zelf het gedrag uit te voeren en de gevolgen ervan te ondervinden, maar ook door anderen te observeren. Mensen kunnen worden beïnvloed door rolmodellen in hun omgeving. Door middel van deze modelfunctie kan goed gedrag worden beïnvloed.

18.3   Preventiemethoden

Preventie bestrijkt een breed terrein en kent verschillende instrumenten om het gedrag van mensen te sturen. Te denken valt aan wet- en regelgeving, voorzieningen, voorlichting en educatie en het vroegtijdig signaleren van beginnende problematiek. In deze paragraaf worden de methoden nader besproken. Welke methoden worden toegepast in een preventieproject, hangt af van de randvoorwaarden en de keuze die de preventiewerker maakt uit alle mogelijkheden. De modellen die in paragraaf 18.2 staan beschreven, helpen om een onderbouwde keuze te maken.

Voor alle preventiemethoden geldt dat ze voortdurend inspelen op de laatste stand van zaken en de nieuwste trends.

Middelengebruik en verslavingen zijn onderhevig aan snelle veranderingen. Daarom is het belangrijk continu te monitoren en signaleren. Dit gebeurt enerzijds op landelijk niveau door middel van onderzoeken en grootschalige monitors, anderzijds gebeurt dit door intensieve samenwerking op lokaal niveau tussen onder andere politie, GGD, verslavingszorg, scholen en horeca. Op basis van de signalen en trends wordt de wet- en regelgeving vormgegeven, beleid geformuleerd en de inhoud van een voorlichting bepaald.

Om daadwerkelijk het beleid of de preventieve activiteit van de grond te krijgen, is het nodig aandacht te vragen voor het probleem op diverse niveaus (o.a. politiek, gemeente, instelling, directie). Pas als het probleem op de agenda staat van de betrokkenen, kan het belang ervan worden erkend. Een volgende stap is dan voorzieningen en maatregelen te treffen en noodzakelijke voorwaarden te creëren om bepaalde activiteiten te ontwikkelen, bijvoorbeeld financiering.

Globaal zijn er drie belangrijke methoden van preventie:
1 Beschikbaarheid beperken.
2 Voorlichting geven.
3 Vroegsignalering.

18.3.1 BESCHIKBAARHEID BEPERKEN

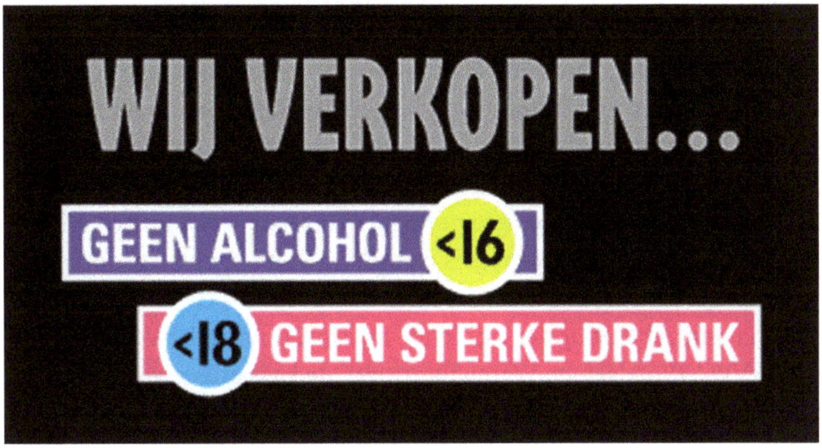

Figuur 18.7 *Wettelijke leeftijdsgrens alcohol.*

Een zak chips in huis is een meer dan goede reden deze ook maar op te eten tijdens een avondje op de bank. Hetzelfde principe is ook van toepassing op de beschikbaarheid van alcohol, drugs en gokkasten: de gelegenheid maakt de dief!
De beschikbaarheid van middelen heeft invloed op het ontstaan van eventuele problematiek. Wie geen tijd, geld of mogelijkheid heeft om alcohol of drugs te kopen of te gebruiken, zal minder snel vervallen in een negatief patroon van gebruik. Het niet beschikbaar hebben van genotmiddelen werpt een drempel op voor eventueel gebruik en heeft zo een sterk preventieve werking.
De keuze om te gaan drinken of te gaan gebruiken wordt grotendeels bepaald door de omstandigheden. Waar en waarom we gebruiken is veelal een zaak van persoonlijke afwegingen, gebaseerd op eigen opvattingen en normen.
De wetgever kan om gezondheidsrisico's of maatschappelijke risico's tegen te gaan echter beperkingen opleggen en grenzen opwerpen. Daarbij moet gezocht worden naar een balans tussen de behoeften van mensen enerzijds en de invloed van beperkende maatregelen anderzijds.

De overheid kan de beschikbaarheid van bijvoorbeeld alcohol beperken door financiële en fysieke drempels op te werpen. Onder financiële beperking vallen vooral de accijnsheffingen. Deze wettelijk opgelegde vorm van belasting verhoogt de financiële drempel voor aanschaf van het product. De beschikbaarheid van middelen kan daarnaast sterk aan banden gelegd door het kopen van de middelen fysiek moeilijker te maken. Voorbeelden hiervan zijn de wettelijke leeftijdsgrens voor het kopen van alcoholische drank en sigaretten, maar ook het beperken van de verkoop van sterk alcoholische drank tot slijterijen en het verwijderen van fruitautomaten uit laagdrempelige horecavoorzieningen (zie intermezzo 18.4).

Om ervoor te zorgen dat de regels ook worden nageleefd en effectief zijn, is handhaving van de regelgeving een vereiste. Preventie en PR kan draagvlak creëren voor regels en de kans van slagen zo groot mogelijk maken.

Handhaving gebeurt op verschillende niveaus: door medewerkers van de VWA (Voedsel- en Warenautoriteit), de kassamedewerkers en politieagenten. Handhaving kan voor een groot deel op lokaal niveau worden geregeld.

Intermezzo 18.4 Gokkasten uit de cafetaria

In 2000 is het Speelautomatenbesluit van kracht geworden. Hierin staan diverse reguleringen die het gokken aan banden legt. Een goed voorbeeld is de verwijdering van gokkasten uit laagdrempelige voorzieningen als cafetaria's. Daarnaast is er de beperking van twee speelautomaten voor hoogdrempelige voorzieningen vastgelegd in het Speelautomatenbesluit. Deze beperking heeft een preventieve werking op eventuele problematische gokkers. Het aantal gokverslaafden en het aantal aanmeldingen van gokverslaafden is volgens schattingen flink teruggelopen na invoering van deze maatregelen. Het effect is ontstaan door de mix aan maatregelen, zoals het beperken van de beschikbaarheid, het verhogen van de leeftijd, het minder agressief maken van de gokkasten en voorlichting. Meer informatie is te vinden in hoofdstuk 15.

18.3.2 VOORLICHTING EN EDUCATIE

Gezondheidsvoorlichting vormt de basiscomponent van gezondheidsbevordering. Het omvat alle activiteiten die worden ondernomen om mensen te stimuleren zich op vrijwillige basis gezonder te gedragen (Green & Kreuter, 1999). Leefstijlfactoren als roken, alcohol drinken en lichamelijke inactiviteit zijn belangrijke determinanten van ongezondheid en voortijdige sterfte. Met gedragsbeïnvloeding is daarom in potentie aanzienlijke gezondheidswinst te boeken. De effectiviteit van voorlichting wordt bepaald door onder andere de doelgroep, de te beïnvloeden leefstijlfactor en de gekozen methode. In de praktijk blijken onvoldoende inzicht in de gedragsdeterminanten, onvoldoende bereik van de doelgroep en gebrekkige implementatie te leiden tot geen of weinig effectieve interventies.

Het is daarom van belang om bij gezondheidsvoorlichting systematisch een aantal stappen te doorlopen. Het gaat hierbij allereerst om een zorgvuldige analyse van het gezondheidsprobleem en het vaststellen van het risicogedrag. Hiervoor kan enerzijds gebruik worden gemaakt van literatuur, prevalentiecijfers en onderzoeksresultaten en anderzijds van de kennis van deskundigen. Als tweede is de analyse van de gedragsdeterminanten belangrijk. Hierbij wordt gezocht naar de factoren die veranderd zouden moeten worden om een gedragsverandering te bewerkstelligen. Op basis van de verkregen inzichten is de derde stap het ontwikkelen van interventies gericht op de beïnvloeding van deze determinanten en de zorgvuldige implementatie hiervan. Als vierde en laatste is het van belang de activiteit zorgvuldig te evalueren, om inzicht te krijgen in de effecten van de voorlichting. Zowel proces- als effectevaluatie (uitkomst) leveren waardevolle informatie op.

Het zijn onder andere de bovenstaande vier aspecten die gezondheidsvoorlichting planmatig maken (Brug et al., 2001). Daarbij willen we nog wel vermelden dat een voorlichtingscampagne over gezond gedrag vooral zin heeft als deze wordt gecombineerd met maatregelen in de leefomgeving.

Bij het geven van voorlichting over genotmiddelen kunnen drie benaderingswijzen worden onderscheiden:
- *Waarschuwende benadering.* Hierbij staan de risico's en gevaren van genotmiddelen centraal. Het doel is om door middel van het benadrukken van de negatieve aspecten het gebruik van genotmiddelen tegen te gaan. Het gevaar bestaat echter dat de waarschuwende benadering averechts werkt. De spanning van iets doen wat niet mag, kan juist aanzetten tot het proberen ervan. De waarschuwende benadering werkt ook averechts als mensen genotmiddelen hebben genomen en daar niet direct negatieve gevolgen van ondervinden. Ze nemen de informatie dan niet meer serieus.
- *Informatieve benadering.* De voorlichting beperkt zich tot informatieoverdracht. Hierdoor neemt de kennis op korte termijn toe, maar

zal op de langere termijn weer verdwijnen. Het effect van deze informatieve benadering op gedragsverandering is niet aangetoond.
- *Persoonsgerichte benadering.* Deze benadering gaat zowel in op kennis, waarden en normen, eigenwaarde vergroten, keuzen maken, als weerstand bieden aan groepsdruk. Oefenen met vaardigheden, zoals weerstand bieden tegen sociale druk of het vergroten van eigen effectiviteit, is onderdeel van de persoonsgerichte benadering. Bewustwording van de invloed van de omgeving staat centraal, evenals het corrigeren van opvattingen over riskante gewoonten. In de verslavingszorg wordt veelal de persoonsgerichte benadering gebruikt.

18.3.3 VROEGSIGNALERING

Vroegsignalering bevindt zich tussen de 'domeinen' preventie en behandeling. Het gaat om het herkennen van risicofactoren en voorkomen dat er (ernstiger) problemen ontstaan. Het is van belang dat er zowel vanuit preventie als vanuit behandeling afstemming plaatsvindt over activiteiten richting de doelgroep, inclusief vroegsignalering.
In de praktijk zal vroegsignalering zowel vanuit preventie als vanuit behandeling plaatsvinden, afhankelijk van de lokale situatie. Als uit vroegsignalering blijkt dat individuen meer nodig hebben dan een preventieve interventie, dan is het van belang deze mensen te motiveren richting behandeling te gaan.

Effectieve preventieve werking
Vroegtijdige detectie van beginnende problematiek ten aanzien van genotmiddelen en gokken is belangrijk, omdat het gerichte interventies in een vroegtijdig stadium mogelijk maakt. De interventies in een vroeg stadium zijn vaak kortdurend en relatief goedkoop. Vroegsignalering voorkomt allerlei lichamelijke en psychische klachten en daarmee onnodige zorgconsumptie. Maar ook arbeidsongevallen, ziekteverzuim, verlies van productiviteit, sociale en relationele problemen worden voorkomen door tijdige herkenning van middelenproblematiek.
De omgeving van een kind of jongere, zoals ouders, familie en buren, maar ook de huisarts, jeugdhulpverlener of leerkracht op school, zijn goed in staat afwijkend gedrag en signalen te herkennen. Om op een effectieve manier vroegsignalering te kunnen realiseren, is het nodig dat signalering gebeurt op zoveel mogelijk plaatsen en door zoveel mogelijk verschillende mensen en disciplines. Allerlei beroepsgroepen dienen te leren welke signalen alarmerend kunnen zijn en wat te doen bij het signaleren ervan. Vroegsignalering bij werknemers werkt, als

signalen bijvoorbeeld door collega's en door een leidinggevende worden opgemerkt.
Na het signaleren dienen betrokkenen te weten bij wie ze met hun vragen of zorgen terechtkunnen. Of op welke manier ze zelf het signaal bespreekbaar kunnen maken en de betrokkene kunnen stimuleren op zoek te gaan naar hulp.

Feitelijke gegevens
Sommige kinderen hebben genetisch bepaalde gedragskenmerken waarvan we weten dat ze een risicofactor vormen voor middelengebruik (Matthys, 2006). Een voorbeeld hiervan is agressief gedrag of 'sensation seeking' gedrag. Dit risicogedrag kan gesignaleerd worden en preventie activiteiten kunnen hierop worden aangepast, bijvoorbeeld de inhoud van de interventie kan beter worden afgestemd op hun belevingswereld of door extra aandacht te besteden aan motiverende gespreksvoering. Preventiewerkers kunnen ouders en intermediairs leren om signalen te herkennen en wat ze kunnen doen met die signalen.
Signaleren betekent dat er op grond van signalen vermoedens ontstaan van misbruik. Signalen zijn nooit een absoluut bewijs. Hoe meer signalen er zijn, hoe aannemelijker het is dat er sprake is van problematisch gebruik. Het is daarom van belang zoveel mogelijk feitelijke gegevens te verzamelen van mogelijk afwijkend gedrag van de persoon in kwestie. Op basis van deze feiten kan in een gesprek meer zekerheid over de vermoedens verkregen worden.

Zelfsignalering
Zelfsignalering heeft de afgelopen jaren steeds meer aandacht gekregen, denk aan preventie van borstkanker. Mensen kunnen voor een groot gedeelte zelf de regie voeren als ze daarin voldoende worden gefaciliteerd. Mensen moeten worden gestimuleerd hun klachten serieus te nemen. Op websites, via folders of zelftests kunnen mensen nagaan of hun eigen gedrag gezond en verantwoord is. Ze kunnen zichzelf een spiegel voorhouden en op basis daarvan beslissen of ze hun leefstijl willen of zouden moeten aanpassen. Daarbij is het belangrijk om een handelingsperspectief aan te bieden, vroegsignalering heeft namelijk alleen zin als er vervolgens concrete acties op volgen. Een voorbeeld in de verslavingszorg is het online zelfhulpprogramma voor jonge cannabisgebruikers: www.watwiljijmetwiet.nl. De zelfhulpsite voorziet jongeren van informatie en daagt ze uit hun eigen cannabisgebruik onder de loep te nemen.

Internet is een eenvoudig toegankelijk medium, dat voor veel mensen bereikbaar is. Daarom wordt het steeds meer gebruikt voor zelfsignalering en preventieve doeleinden. Een voorbeeld hiervan is het online preventieaanbod ten aanzien van alcoholgebruik en -misbruik in Nederland, wat zich afspeelt op alle vier genoemde terreinen van preventie. Het spectrum van universele tot geïndiceerde preventie bestaat onder andere uit informatieve websites met veel achtergrondinformatie over alcohol, fora voor lotgenotencontact, zelftests, zelfhulpprogramma's en volledige behandeling (met een therapeut) via internet. Voorbeelden van websites die één of meer van de genoemde onderdelen bieden zijn: www.drinktest.nl (NIGZ), www.minderdrinken.nl (Trimbos-Instituut), www.jellinek.nl (zelfhulp alcohol en drugs) en www.alcoholdebaas.nl (Tactus Verslavingszorg).

Diverse signalen wijzen op problematisch middelengebruik. Deze signalen zijn globaal te verdelen in de drie groepen:

1 *Redenen van gebruik.* Het gebruik van alcohol, cannabis en gokken heeft redenen die voor de gebruiker zelf positief zijn. Jongeren die problematisch gebruiken noemen bijvoorbeeld andere voordelen dan jongeren die experimenteren of recreatief gebruiken. Bij recreatief gebruik spelen het versterken van positieve gevoelens als gezelligheid, vrijetijdsbesteding en spanning om te winnen een grote rol. Bij problematisch gebruik van genotmiddelen of gokken spelen andere voordelen: alle rompslomp vergeten, negatieve gevoelens bestrijden en het onbereikbare willen bereiken. Een uitspraak van een problematische cannabisgebruiker is bijvoorbeeld: Als ik blow voel ik me tenminste relaxed.

2 *Hoeveelheid en patroon.* Hoeveelheden en patronen van gebruik vormen ook aanwijzingen voor problematisch gebruik. Het is niet altijd eenvoudig om aan te geven wat een verantwoorde hoeveelheid alcohol (zie intermezzo 18.5) of cannabis is, of wanneer iemand teveel tijd aan gokken besteedt. Dit hangt mede af van de leeftijd, de hoeveelheden per keer, de sterkte van het middel (cannabis), de hoeveelheid geld die men besteedt aan het middel, en het soort gokspel dat gespeeld wordt.

3 *Klachten en incidenten.* Het is belangrijk te letten op de signalen die aangeven dat er iets aan de hand kan zijn. Hierbij maakt het niet uit of de persoon zelf of de omgeving de klachten ervaart. In een open gesprek zal de persoon zelf ook wel de nadelen kunnen benoemen. Voor degene zelf zijn de nadelen echter aanvaardbaar of hij zal allerlei drogredenen aanvoeren om de oorzaak van de klachten ergens anders te kunnen zoeken. Klachten en incidenten zijn door observaties waar te nemen, maar kunnen ook in een gesprek met de

persoon op tafel komen. Er zijn ook testen beschikbaar waarmee riskant middelengebruik gemeten kan worden. De AUDIT (Alcohol Use Disorders Identification Test) is een internationaal veelgebruikt instrument voor het meten van riskant alcoholgebruik (Bador et al., 1989). Voor het meten van problematisch gokken wordt de SOGS (South Oak Gambling Screen) veelal gebruikt (Lesieur et al., 1987). De verslavingszorginstelling Jellinek ontwikkelde Nederlandstalige testen voor het meten van riskant gebruik van cannabis, cocaïne en amfetamine (De Graaff, 2003).

Intermezzo 18.5 Richtlijnen verantwoord alcoholgebruik

Voor alcoholgebruik bij volwassenen vormen de richtlijnen voor verantwoord gebruik een goed uitgangspunt.

Voor mannen
Maximaal vijftien glazen per week én ten minste twee dagen per week niet drinken. Bij voorkeur: niet meer dan drie standaardglazen per dag én ten minste twee dagen per week niet drinken.

Voor vrouwen
Maximaal tien glazen per week én ten minste twee dagen per week niet drinken. Bij voorkeur niet meer dan twee standaardglazen per dag én ten minste twee dagen per week niet drinken.

Bespreekbaar maken
Nadat een vermoeden van gebruik is gesignaleerd of vastgesteld, volgt een uiterst lastige stap: het bespreekbaar maken van dit vermoeden. Ook als het vermoeden vrij duidelijk is, kan het lastig zijn om met iemand uit de naaste omgeving te spreken over het vermoeden van riskant middelengebruik. In de Nederlandse verslavingszorg vormt motiverende gespreksvoering één van de basiselementen in de preventie en behandeling van verslaving. William Miller is de grondlegger van de motiverende gespreksvoering (Miller & Rollnick, 2002): een directieve, persoonsgerichte gespreksstijl die bedoeld is om veranderingsbereidheid te vergroten. Het is voor mensen met een verslavingsprobleem een bijzonder effectieve methode, omdat zij weerstand ervaren om het middelengebruik bespreekbaar te maken en meestal ambivalent staan tegenover verandering.

18.4 Evidence-based werken

Het zorgaanbod in Nederland wordt steeds professioneler. De huidige, kritische burger neemt niet zomaar iets voor waar aan, maar vraagt om diensten die gedegen onderbouwd en bewezen effectief zijn. Ook de overheid en zorgverzekeraars stellen steeds hogere eisen aan de zorg. Er wordt alleen nog betaald voor methoden waarvan bewezen is dat ze doeltreffend zijn. De burger heeft recht op goed onderbouwde hulp- en dienstverlening. De verslavingszorg en verslavingspreventie gaan mee met deze verdere professionalisering door middel van 'evidence-based practice'.

'Evidence-based practice' is afgeleid van de binnen de geneeskunde bestaande stroming 'evidence-based medicine' (EBM), waarbij artsen, onderzoekers, professoren en beleidsmakers zich hebben ingezet om het toepassen van bewijs uit wetenschappelijk onderzoek in de klinische praktijk te verbeteren (Sackett et al., 1996). EBM is het zorgvuldig, expliciet en oordeelkundig gebruik van het beste bewijsmateriaal om beslissingen te nemen met betrekking tot de zorg voor individuele patiënten (Offringa et al., 2003). Met 'evidence-based practice' wordt dus op een onderbouwde manier aan gezondheidsbevordering gewerkt: gezondheidsbevorderende acties, interventies en maatregelen worden gestaafd met bewijsmateriaal.

Idealiter wordt de wetenschappelijke kennis dus vertaald naar de praktijk en daarin toegepast. Uit onderzoek blijkt echter dat wetenschappelijk bewijsmateriaal de dagelijkse praktijk nog onvoldoende beïnvloedt. Er is sprake van een kloof tussen kennis en praktijk (Gezondheidsraad, 2000). Er gaan daarom ook steeds meer stemmen op voor een verbreding van de definitie van 'evidence'. Die definitie laat, naast het gebruiken van wetenschappelijke gegevens, ruimte voor professionele ervaringen en overwegingen met aandacht voor de cliënt, de context en maatschappelijke ontwikkelingen (Keijsers, 2003). Er wordt dus gestreefd naar een tweerichtingsverkeer tussen praktijk en wetenschap, waarbij het leren van elkaar centraal staat. Deze ontwikkeling komt weliswaar op gang, maar er is nog een lange weg te gaan.

18.4.1 DE PREVENTIEPRAKTIJK

In de dagelijkse preventiepraktijk is bij 'evidence-based practice' (in meer of mindere mate) sprake van het verzamelen, verspreiden en implementeren van bestaande en nieuwe kennis. Drie soorten kennis spelen hierbij een rol.

1 *Kennis verkregen uit onderzoek, wetenschappelijke kennis.* Preventief handelen baseren op het best beschikbare bewijs, leidt tot betere en

efficiëntere preventie en voorlichting. Daardoor is de kans groter dat het ook daadwerkelijk leidt tot de gewenste effecten. Professionals nemen kennis van de wetenschappelijke informatie door middel van het lezen van artikelen, factsheets en informatiebulletins, die veelal worden aangeleverd door landelijke kenniscentra als het Trimbos-instituut. Waar mogelijk wordt informatie toegepast in het dagelijks handelen.

2 *De expertise en de ervaringen van de preventiewerker of professional.* De preventiemedewerker gebruikt zijn professionele expertise als basis. Goede preventie vereist vakkennis, zowel inhoudelijk als van de doelgroep en de context. Het is belangrijk dat deze professionele expertise ook wordt gedeeld met directe collega's, professionals bij collega-instellingen en wetenschappers. Door ervaringen en expertise te delen wordt optimaal gebruik gemaakt van de kennis en kunde van anderen; dit komt de kwaliteit van de preventie ten goede.

3 *De ervaringsdeskundigheid van de doelgroep.* Naast wetenschappelijke kennis en de expertise van de preventiemedewerkers, dienen de ervaringen en waardeoordelen van de doelgroep in ogenschouw te worden genomen. De doelgroep bepaalt de vraag en weet als geen ander hoe bepaalde situaties tot vragen of problemen leiden. De doelgroep dient daarom altijd als deskundige benaderd te worden.

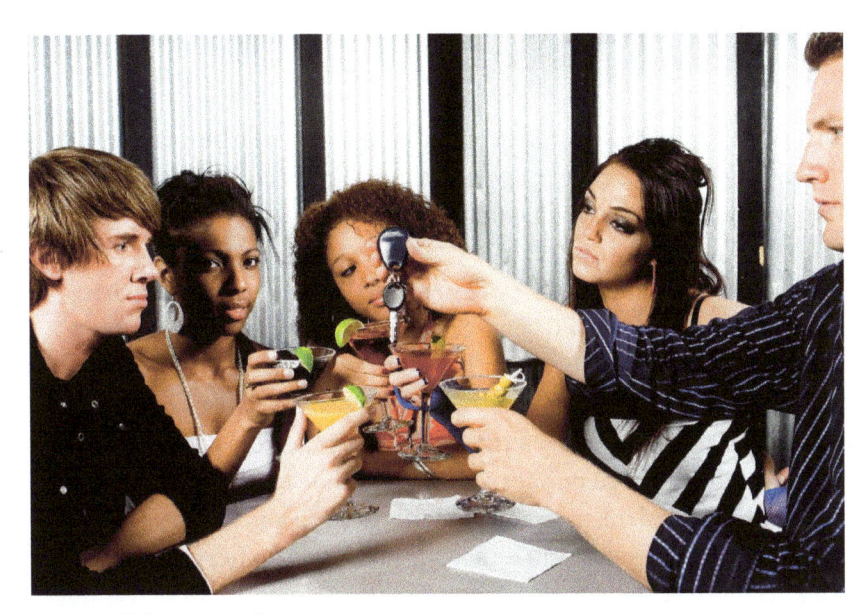

Figuur 18.8 *Wie rijdt er?*

18.4.2 EFFECTIEVE PREVENTIEPROJECTEN

In de dagelijkse praktijk van gezondheidsbevordering blijkt de meerderheid van de preventieve interventies (nog) niet bewezen effectief te zijn (www.rivm.nl). Dit wil niet zeggen dat de interventie niet effectief is. Er is alleen nooit onderzoek naar gedaan, of het onderzoek kende beperkingen, waardoor geen uitspraak over de effectiviteit gedaan kon worden.

Nederlands effectonderzoek op het terrein van verslavingspreventie is een relatief jong onderzoeksveld dat in omvang beperkt is (Cuijpers, Scholten & Conijn, 2006). Maar het aantal onderzoeken is de laatste jaren sterk toegenomen. Vonden Gageldonk en Cuijpers zeventien studies over een periode van 25 jaar (1974-1997), in 2006 leverde de zoektocht van Cuijpers et al. (2006) naar onderzoek over de periode 1997 tot 2006 al 22 studies op. Deze bevinding sluit aan op de in gang gezette ontwikkeling richting 'evidence-based practice' in de verslavingspreventie. Om 'evidence-based' te zijn, moeten positieve effecten van een interventie zijn aangetoond in één of meer gerandomiseerde trials.

De eisen voor 'best practice' liggen minder hoog. Een interventie wordt tot de 'best practices' gerekend als de interventie:
- duidelijk is beschreven;
- is onderzocht in een goed opgezet evaluatieonderzoek, waarbij in ieder geval is nagegaan of de interventie uitvoerbaar en acceptabel is;
- door meerdere organisaties worden aangeboden.

'Best practice' in de Nederlandse verslavingspreventie bestaan vooral uit universele en selectieve preventieve interventies; geïndiceerde preventieve interventies komen nauwelijks voor.

Een goed voorbeeld van een 'evidence based' interventie of een 'best practice' is het project *De Gezonde School en Genotmiddelen* (zie intermezzo 18.1). Uit onderzoek naar het effect van dit project (ResCon research & consultancy, 1999) bleek dat het een positief effect heeft op kennis over tabak, alcohol en cannabis. Leerlingen die deelnemen aan het project hebben een minder positieve attitude ten aanzien van middelengebruik. Ze denken genotmiddelen beter te kunnen weigeren en ze zijn zich meer bewust van de sociale invloeden op het middelengebruik. Het project heeft ook een positief effect op hun gedrag. De algemene trend is dat het gebruik van genotmiddelen minder toeneemt op de projectscholen.

Een ander voorbeeld van een 'best practice' is de Homeparty (zie intermezzo 18.2). Het doel is om díe gezinnen te bereiken voor wie reguliere preventieactiviteiten een hoge drempel hebben. Het gaat om gezinnen uit achterstandswijken en gezinnen met een niet-Nederlandse achtergrond. De interventie bestaat uit een aantal huiskamerbijeenkomsten, georganiseerd door een gastouder met back-up vanuit het preventiewerk, waarin ouders voorlichting krijgen en vaardigheden ontwikkelen om beter te leren omgaan met het experimenteren en/of gebruiken van genotmiddelen door hun kinderen. Uit de procesevaluatie blijkt dat de huiskamerbijeenkomsten een goed middel vormen om de beoogde doelgroep te bereiken en daarmee een signalerende functie hebben voor de verslavingspreventie.

Naar de overige interventies (gezinsinterventies, interventies in het uitgaanscircuit, intensieve interventies voor specifieke doelgroepen en interventies met peers) zijn nog geen studies verricht of hiervan zijn de effecten onvoldoende in kaart gebracht (jeugdgezondheidszorgprogramma's op scholen). Bij (massamediale) campagnes zijn effecten moeilijk te meten.

Een relatief nieuw onderzoeksterrein is online hulpverlening op het gebied van verslaving, variërend van zelfhulpprogramma's tot volledige behandelprogramma's via internet. Deze interventies bevinden zich vaak op het grensvlak van preventie en behandeling. In hoofdstuk 21 wordt hierop verder ingegaan. De preventieve functie van internetinterventies bestaat uit het vergroten van het bereik en de toegankelijkheid van het behandelaanbod (Postel et al., 2005; Riper et al., 2007; Blankers et al., 2007).

Het blijven investeren in onderzoek naar de effectiviteit van preventieve interventies is belangrijk en verdient continue aandacht. Het faciliteren van praktijkonderzoek en het stimuleren van communicatie tussen wetenschappers en praktijkmensen, zal uiteindelijk leiden tot meer en betere 'evidence-based practice'.

Om de toepassing van kennis te bevorderen, wordt in de preventiepraktijk gebruik gemaakt van het Preventie effectmanagementinstrument (www.preffi.nl). Dit is een kwaliteitsinstrument dat aanknopingspunten biedt voor het verhogen van de effectiviteit van gezondheidsbevorderende projecten. Preffi is een praktisch hulpmiddel dat de preventiewerker helpt om op systematische wijze een nieuwe interventie te ontwikkelen.

Referenties

Ajzen I. The theory of planned behaviour. Organi Behavior and Hum Decis Proces 1991; 50: 179-211.

Babor TF, Fuente JR de la, Saunders J, Grant M. Audit: the Alcohol Use Disorders Identification Test. Guidelines for use in primary care. Geneve: WHO; 1989.

Bandura A. Social Learning Theory. Englewood Cliffs: Prentice-Hall; 1997.

Bandura A. Social foundations of thought and action: A social cognitive theory. New Your, NY: Prentice-Hall; 1986.

Blankers M, Kerssemakers R, Schrammada MH, Schippers GM. Eerste ervaringen met internet-zelfhulp voor probleemdrinkers. Maandbl Geestel Volksgezond 2007; 62(12).

Bohlmeier E. Verslavingspreventie manifest. Voor een betere gezondheid en meer veiligheid. Zwolle: Stichting Cad, afdeling Preventie; 2004.

Brug J, Schaalma H, Kok G, Meertens RM, Molen HT Van Der. Gezondheidsvoorlichting en gedragsverandering: een planmatige aanpak. Assen: Van Gorcum; 2001.

Cuijpers P, Scholten M, Conijn B. Verslavingspreventie. Een overzichtsstudie. Den Haag: ZonMw; 2006.

Ellickson PL, Tucker JS, Klein DJ. Ten-year prospective study of public health problems associated with early drinking. Pediatrics 2003; 111(5): 949-55.

Fishbein M, Ajzen I. Belief, attitude, intention and behaviour: An introduction to theory and research. Reading, MA: Addison-Wesley; 1975.

Gezondheidsraad. Van implementeren naar leren: het belang van een tweerichtingsverkeer tussen praktijk en wetenschap in de gezondheidszorg. Den Haag: Gezondheidsraad; nr 2000/18; 2000.

Graaff D de. Validiteitsonderzoek. Test voor riskant druggebruik. Haarlem: Rescon, research & consultancy; 2003.

Grant BF, Dawson DA. Age at onset of alcohol use and its association with DSM-IV alcohol abuse and dependence: results from the National Longitudinal Alcohol Epidemiologic Survey. Journ of Subst Abuse 1997; 9: 103-10.

Green LW, Kreuter MW. Health promotion and planning: An educational and ecological approach (3rd ed.). Mayfield: Mountain View; 1999.

Hommels L. De verslaafde als vindplaats voor preventie?! Final paper Master of Public Health; 2007.

Keijsers JFEM. Gefundeerd werken aan de kwaliteit van preventie. Tijdsch voor Gezondheidswetenschap 2003; 81(5): 229-30.

Lesieur HR, Blume SB. The South Oaks Gambling Screen (SOGS): a new instrument for the identification of pathological gamblers. Am Journ of Psychiatry 1987; 1444: 1184-8.

Matthys W, Vanderschuren LJMJ, Nordquist RE, Zonnevylle-Bender MJS. Verslaving deel 1. Factoren die bij kinderen en adolescenten een risico vormen voor gebruik, misbruik en afhankelijkheid van middelen. UMC Utrecht: Rudolf Magnus Instituut voor Neurowetenschappen: ZonMW: 2006.

McGuire WJ. Attitudes and attitude change. In: Lindzey G, Aronson E. The handbook of social psychology; 2: 233-5. New York: Random House; 1985.

Miller WR, Rollnick S. Motivational Interviewing: Preparing People to Change. New York: Guilford Press; 2002.

Mrazek PJ, Haggerty R. Reducing risks of mental disorder: Frontiers for preventive intervention research. Washington: National Academy Press; 1994.

Offringa M, Assendelft WJJ, Scholten RJPM. Inleiding in evidence-based medicine. Houten: Bohn, Stafleu van Loghum; 2003.

Postel MG, Jong CAJ de, Haan HA de. Does e-therapy for problem drinkers reach hidden populations? Am Journ of Psychiatry 2005; 162: 2393.

Prochaska JO, DiClemente CC. Stages and Processes of Self-Change in Smoking: Toward an Integrative Model of Change. Journ of Consult and Clinic Psychology 1983; 51: 390-5.

Prochaska JO, Redding CA, Evers KE. The transtheoretical model and stages of change. In: Glanz K, Rimer BK, Lewis FM. et al. Health behaviour and health education: theory, research and practice, 3rd ed; 99-0. San Francisco: Jossey-Bass; 2002.

ResCon research & consultancy. De Gezonde School en genotmiddelen 1995-1998. Eindevaluatie. Haarlem: ResCon; 1999.

Riper H, Smit F, Zanden R Van Der, Conijn B, Kramer J, Mutsaers K. E-mental health: high tech, high touch, high trust. Programmeringsstudie e-mental health in opdracht van het Ministerie van VWS. Utrecht: Trimbos-instituut; 2007.

Sackett DL, Rosenberg WM, Gray JA, Haynes RB, Richardson WS. Evidence based medicine: what it is and what it isn't. BMJ 1996; 312: 71-2.

Witte KE. Wat is preventie? In: Volksgezondheid Toekomst Verkenning, Nationaal Kompas Volksgezondheid. Bilthoven: RIVM; 2007.

Vries H de, Dijkstra M, Kuhlman P. Self-efficacy: The third factor besides attitude and subjectieve norm as a predictor of behavioral intentions. Health Education Research 1988; 3: 273-82.

Websites

alcoholdebaas.nl
dgsg.nl
drinktest.nl
minderdrinken.nl
nationaalkompas.nl
preffi.nl
rivm.nl

Verslavingsgedrag en somatiek

Els Noorlander

19.1 Inleiding

Twee factoren maken de behandeling van verslaafden gemiddeld ingewikkelder dan die van patiënten met andere psychiatrische ziektebeelden. Ten eerste het gedrag dat veel verslaafden vertonen en dat door de omgeving als onaangenaam wordt ervaren. Ten tweede de somatisch-medische kant van veel verslavingsproblematiek. In dit hoofdstuk wordt op deze punten dieper ingegaan.

19.2 Verslavingsgedrag

Verslaving is een chronisch recidiverend ziektebeeld. Er is meestal sprake van herstel en dan weer verslechtering en bij een ernstige verslaving is definitief herstel voor velen niet haalbaar. Toch heeft verslaving duidelijk een andere 'kleur' dan andere chronische beelden, zoals astma, diabetes, depressie en schizofrenie. Niet voor niets bestaat een aparte 'verslavingszorg'. De algemene geestelijke gezondheidszorg kan niet zoveel met verslavingsproblemen, en huisartsen en algemene ziekenhuizen zijn er ook niet dol op. Hoe komt dat, als verslaving toch zo'n 'gewoon' ziektebeeld is?
Het antwoord valt te vinden in het zogenaamde 'verslavingsgedrag'. Anders dan andere patiënten is de verslaafde erop uit het gedrag dat bij zijn probleem hoort te continueren. Niemand wil verslaafd zijn, ook de verslaafde niet, maar de verslaafde wil wel erg graag blijven gebruiken. De depressieve patiënt verlangt niet terug naar zijn laatste depressie, de verslaafde die clean is verlangt wel hartstochtelijk terug naar een belangrijk symptoom van zijn ziekte. Niet naar de problemen die ermee samenhangen, maar wel naar het gebruik zelf. Dat maakt dat de verslaafde in eerste instantie niet bij de hulpverlener komt om

te stoppen met het gebruik; hij of zij komt om de problemen rond het gebruik kwijt te raken. Dat geldt voor de nicotineverslaafde die 'pufjes' wil tegen de benauwdheid maar niet met roken wil stoppen, de alcoholist die zijn huwelijk wil redden zonder het drinken op te geven en de drugsgebruiker die drugs wil gebruiken maar ook onderdak en schuldsanering wil.

Hulpverleners zijn over het algemeen geneigd de nadruk te leggen op het stoppen met gebruik, terwijl dat niet is wat de patiënt wil. De patiënt heeft echter wel hulp nodig; zonder meer doorgaan met gebruik levert onoverkomelijke problemen op. Het gevolg is een ingewikkeld gedragspatroon, waarin de verslaafde probeert te blijven gebruiken en tegelijk de hulp die hij nodig heeft niet te verspelen. Dit begint simpel met beloften om niet meer te drinken en de toezegging om echt niet meer te blowen. Echter, naarmate het proces voortschrijdt en de verslaving ernstiger wordt, wordt dit ingewikkelder.

Van Epen (2002) beschrijft een aantal verschijnselen van dit 'junkiesyndroom', waaronder liegen, manipuleren en het zich onttrekken aan verantwoordelijkheden. Kortom, een verslaafde loopt het risico te 'psychopathiseren'. Niet voor niets is wel eens opgemerkt dat het geweten hét deel van de persoonlijkheid is dat oplosbaar is in alcohol. Normale, intelligente mensen, langzaam vastlopend in alcoholisme, gaan liegen (ik heb echt niet gedronken gisteren), manipuleren (hoe kun je kwaad worden dat ik drink terwijl ik het zo moeilijk heb; dokter, u moet me valium geven anders zie ik het niet meer zitten), en zich onttrekken aan verantwoordelijkheden (meld me maar ziek).

In het geval van drugsgebruikers neemt dit nog andere vormen aan. Drugs, in tegenstelling tot alcohol en nicotine, zijn met een normaal inkomen niet te betalen, dus voegt criminaliteit in alle mogelijke vormen zich bij het verslavingsgedrag. De samenleving, maar vooral gezinsleden en ook hulpverleners worden daarvan het slachtoffer.

De uitingsvorm van verslavingsgedrag verschilt van stof tot stof. Het grootste slachtoffer bij tabak is de patiënt zelf, die loopt uiteindelijk tegen het meest onoverkomelijke probleem van allemaal aan: hij gaat dood, vele jaren eerder dan nodig was geweest. Natuurlijk heeft hij daar niet alleen zichzelf mee, zijn omgeving lijdt ook en de toekomstverwachting van mensen om hem heen worden drastisch op zijn kop gezet. Maar hijzelf heeft het meeste te lijden. Bij alcohol en verboden drugs is dat anders.

Alcohol- en drugsgebruikers die in een beginstadium geconfronteerd worden met gevolgen van hun gebruik, kunnen goed geholpen worden met interventies als:

- alcoholverkeerscursus;
- viergesprekkenmodel;
- interventiebrief van de huisarts bij teveel benzodiazepinegebruik;
- leefstijltraining;
- anti-cravingmiddelen gaan gebruiken (zie hoofdstuk 20).

Een verstandige verslavingshulpverlener houdt altijd wel de mogelijkheid in het achterhoofd dat de alcoholverslaafde alleen aan deze behandelingen meewerkt om aan de omgeving te laten zien hoe gemotiveerd hij is, zodat hij even van het gezeur over zijn drinken af is. De verhalen van alcoholisten die zogenaamd gemotiveerd disulfiram gaan slikken, maar er op alle mogelijke manieren voor zorgen de stof vooral niet binnen te krijgen, zijn hilarisch. De jonge drugsgebruiker die zich door zijn ouders langs een aantal voorzieningen in jeugdzorg, ggz en verslavingszorg laat slepen doet hetzelfde. Hij geeft blijk van grote motivatie, maar is niet echt van plan te investeren in clean worden. Hij wil alleen de steun van zijn ouders niet verliezen door hulpverlening af te wijzen.

Het gaat niet aan verslaafden dit gedrag kwalijk te nemen. Het is een onlosmakelijk onderdeel van het probleem verslaving. Willen stoppen met gebruik is niet hetzelfde als het ook kunnen. De wil is nodig, maar is maar al te vaak niet voldoende om drugs- en alcoholgebruik op te kunnen geven of te kunnen stabiliseren. De goede professionele hulpverlener neemt een schizofreniepatiënt zijn hallucinaties niet kwalijk, en de verslaafde niet zijn verslavingsgedrag.

Nieuwere inzichten over de neurofysiologische aspecten van verslavingsproblematiek en de opkomst van effectieve behandelingen, hebben de aandacht voor het dagelijkse gedrag van verslaafden wat doen verslappen. Het gedrag is daarmee echter niet minder hinderlijk geworden. De omgeving van verslaafden en de dagelijkse hulpverlening hebben er nog steeds grote problemen mee. Het is daarom goed wat langer bij het verschijnsel stil te staan.

19.2.1 ALCOHOL

Gelukkig komen tegenwoordig alcoholisten dank zij oplettende huisartsen, bedrijfsartsen en de wegenverkeerswet eerder in beeld dan vroeger, maar ook dan zijn de problemen soms al ernstig. Hoe intelligenter en hoe hoger opgeleid de alcoholist, hoe ernstiger de problemen; immers hij of zij heeft al jarenlang interventies op een afstand weten te houden, juist omdat hij slim is en vaardigheden heeft. In die jaren zijn er al talloze problemen geweest, in relaties en werk, is de alcoholist geïsoleerd geraakt, al is mogelijk de gezinssituatie nog in-

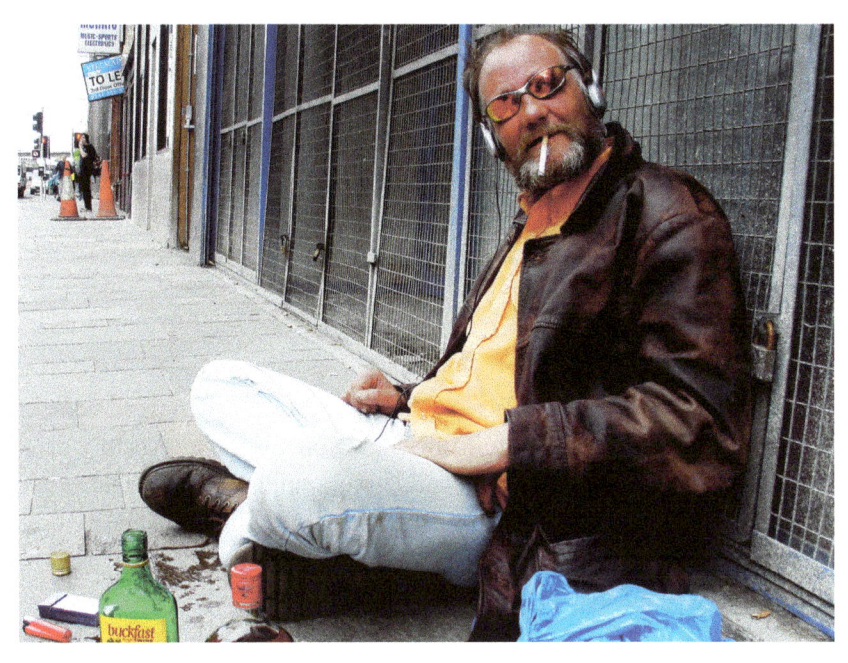

Figuur 19.1 Dronken man.

tact. Al die jaren heeft hij of zij één grote troost gehad: alcohol. Altijd beschikbaar, altijd betrouwbaar, behalve dat de problemen verder zijn toegenomen. Als hij die problemen kwijt wil, dan moet hij juist het enige opgeven wat hem al die moeilijke jaren op de been gehouden heeft: alcohol. Dat is niet te overzien. De Anonieme Alcoholisten, ervaringsdeskundigen bij uitstek, adviseren niet voor niets 'het niet drinken' voor een dag tegelijk te plannen; bij de gedachte nooit meer te kunnen drinken wordt menige alcoholist acuut suïcidaal.
Hulpverleners kunnen best beweren dat feestjes met goede vrienden ook heel leuk kunnen zijn als er niet gedronken wordt, voor een alcoholist met alle receptoren gillend om alcohol en iedereen om hem heen prettig dronken wordend voelt dat bepaald niet zo aan. Craving op zo'n moment is bijna niet te verdragen. De alcoholist raakt enorm gespannen en kan nergens anders meer aan denken dan aan drinken. Er zijn talloze situaties waarin mensen zich fantastisch voelen, waarin alles meezit en iedereen blij is; en de alcoholist besluit dat daar drank bij hoort want anders is het allemaal niet echt compleet. Voor één keertje moet dat kunnen. In andere situaties voelen mensen zich ongelukkig, weten niet wat ze daarmee aan moeten en kiezen voor alcohol om even de broodnodige ontspanning te voelen.
De meeste alcoholisten maken zichzelf wijs dat ze wel éven, een dagje of zo, kunnen drinken en dat ze dan hun droge bestaan wel weer zul-

len oppakken. Helaas slaan craving en controleverlies weer toe. Zij gaan door met drinken en bedenken eindeloos smoezen waarom ze dat wel moeten. Als puntje bij paaltje komt zijn de belangen van het gezin minder belangrijk dan de behoefte aan alcohol, maar natuurlijk zal de alcoholist dat tot het uiterste ontkennen. Later, als de alcoholist ooit stopt met drinken, zal hij met veel schaamte terugkijken op hoe hij toen met andere mensen is omgegaan.

> **Patiënte, vijf jaar droog, 42 jaar**
> Ik kreeg allerlei werkproblemen. Vlak voor ik ontslagen werd nam ik ontslag zogenaamd om fulltime voor mijn kinderen te gaan zorgen. Ik was zó'n goede moeder! In werkelijkheid lag ik hele dagen dronken in bed, ik kwam er pas uit als ze bijna uit school kwamen.

Overmatig alcoholgebruik bestaat meer dan tien jaar voordat gemiddeld hulp wordt gezocht, tijd genoeg om dit gedrag er heel langzaam in te laten sluipen. De DSM-IV-definitie van verslaving heeft het niet voor niets over het verwaarlozen van plichten en het besteden van onevenredig veel tijd aan gebruik. Veel alcoholisten hebben zelf niet door hoe alcohol langzaam hun leven overneemt.

> **Patiënt, drie jaar droog, 35 jaar**
> Ik stopte met de schaakvereniging, ik vond het beter wat aan sport te gaan doen. Dat vond mijn omgeving ook, dus iedereen tevreden. Eén keer raden waar zich de kantine met veel alcohol bevond?

Vrienden die weinig drinken worden minder bezocht, collega's die veel drinken juist meer, en ga zo maar door. Na tien jaar is het grootste deel van het bestaan alcoholgerelateerd geraakt. Nuchtere momenten worden zeldzamer en worden verdragen, verlangend naar het moment dat weer gedronken kan worden. Pogingen het tij te keren van de kant van de omgeving worden steeds moeilijker geaccepteerd.

Patiënt, drie jaar droog, 36 jaar, hbo-opgeleid, twee jaar na ontslag uit detentie
Ik hield me nog net overeind overdag, ik vergat steeds meer, kwam steeds vaker te laat, kreeg steeds meer kritiek van collega's en mijn werk kwam op het spel te staan. Ik had alcohol als ik thuiskwam broodnodig om weer een beetje te ontspannen. Toen begon op een dag mijn vrouw weer te zeuren dat ik minder moest drinken. Toen sloegen de stoppen door. Ik ben ontzettend blij dat ze het overleefd heeft, want aan mij heeft dat niet gelegen.

De greep die alcohol op iemands leven krijgt is voor een niet verslaafde moeilijk te bevatten. Voor de verslaafde heeft alcohol niets gezelligs meer. Goedbedoelde adviezen in de zin dat het leven toch ook leuk kan zijn zonder alcohol, maken voor de alcoholist alleen maar pijnlijk duidelijk hoe ver zijn belevingswereld verwijderd is geraakt van die van andere mensen. Het is een kloof die het best weer kan worden gevuld met die alom aanwezige, altijd betrouwbare hulp: alcohol.

Ontkenning
Over de ontkenning bij alcoholisten is het nodige geschreven (Brisset, 1988; Kanas, 1984; Henderson, 1984). Het gaat over patiënten met bijvoorbeeld alcoholhepatitis; een alcoholpromillage van 2,5 bij een alcoholcontrole of een delirium tremens, die desondanks stug volhouden hooguit in het weekend wel eens een paar biertjes te drinken. Dit is een van de gedragingen die bij behandelaars en bijvoorbeeld ook bij de politie zoveel irritatie en zelfs minachting oproepen. Op interne afdelingen heeft men niet veel sympathie voor de patiënt die voor de derde keer met een alcoholhepatitis verschijnt en herhaling van rijden onder invloed ontmoet ook weinig begrip.

Ontkenning door alcoholisten is onder andere beschreven door Gregory Bateson (1972). Gefascineerd door het verschijnsel beschrijft hij het proces als de eeuwige strijd tussen alcohol en de alcoholist. De alcoholist wil absoluut bewijzen dat hij alcohol de baas kan en dus geen alcoholist is. Hij gaat steeds weer drinken om zijn gelijk te bewijzen en blijft zo steeds verliezen. De alcoholist kan alleen winnen door definitief de strijd op te geven: door de strijd nooit meer aan te gaan kan hij alcohol van haar macht ontdoen, en uiteindelijk overwinnaar worden. Het werkingsmechanisme van de AA ziet Bateson dan ook in hun eerste stap: het zich machteloos verklaren tegenover alcohol.

Men kan het ook wat simpeler zien. De functie van ontkenning is heel begrijpelijk: áls ik toegeef te veel te drinken, dan gaan ze mij mijn alcohol afpakken, en zonder alcohol kan ik het leven absoluut niet aan. Goldschmidt en Green publiceerden in 1988 een aardige bruikbare 'schaal voor alcoholontkenning': hoe heftiger de ontkenning, hoe minder zin het heeft met intensieve behandeladviezen te komen. In zo'n situatie moet de nadruk vooral op motiveren liggen.

Omgeving

Verdere irritatie bij de omgeving ontstaat door de neiging van de alcoholist om, als hij eenmaal definitief door de mand is gevallen, enorm te investeren in het krijgen van begrip voor zijn drinken. In zijn eigen beleving is hij ergens in verzeild geraakt wat hij nooit heeft gewild, wat totaal niet in zijn zelfbeeld past, wat nooit de bedoeling geweest kan zijn en wat dus alleen maar gebeurd kan zijn doordat anderen hem enorm hebben dwarsgezeten. Dit proces wordt ondersteund door de werking op het geheugen van alcohol zelf, de alcoholist herinnert zich in alle eerlijkheid meestal niet wat hij allemaal aan onacceptabel gedrag heeft vertoond. Dit, in hulpverlenerstermen 'de oorzaak buiten zichzelf leggen', maakt de alcoholist niet populairder als patiënt. Het kan in hulpverlening, en ook wel bij zelfhulp, destructieve vormen aannemen: een groep alcoholpatiënten, bij elkaar om stoppen met drinken mogelijk te maken, kan ontaarden in massaal begrip voor elkaar en massaal uitwisselen van goede excuses om vooral door te gaan met drinken. Veel alcoholpatiënten hebben oorspronkelijk goede sociale vaardigheden en gebruiken die ook om de omgeving naar hun hand te zetten. Ze begrijpen goed, veel beter dan de meeste drugsgebruikers, met welke uitspraken en handelingen ze hun omgeving, of de hulpverlening, kunnen manipuleren.

Patiënt, 39 jaar

Een patiënt, 39 jaar, opgenomen in een forensische kliniek, werd betrapt op alcoholgebruik. Hij vertelde dat het delict dat hij gepleegd had op die dag vijf jaar geleden was en dat hij de gedachte eraan niet had kunnen verdragen en dus was gaan drinken. Dit werd als een positief teken van een functionerend geweten beschouwd door enkele van zijn (nog niet al te ervaren) hulpverleners.

De verhalen vooral van de omgeving van alcoholisten zijn soms hartverscheurend: altijd weer beloften, altijd weer goedmaken, altijd weer enorme inzet. Partners en kinderen, maar ook bijvoorbeeld vrienden en werkgevers van alcoholisten, worden in hun gedrag niet zozeer gestuurd door het bedrog en de agressie van de alcoholist. Het zijn meer de momenten dat het goed ging, dat de betrokken persoon zo aardig was, zo begripvol, een harde werker, altijd bereid iedereen te helpen, een bijna ideale man en vader en werknemer en vriend. Het bleek helaas steeds weer tijdelijk, en het gevoel verraden te zijn is bij de omgeving daardoor des te groter. Henderson (1984) schrijft dat mensen die moeten leven met alcoholisme in de familie het wel afleren om te vertrouwen op wat iemand zegt, immers, woorden worden in hun ervaring steeds weer gebruikt om te bedriegen en te manipuleren, niet om iets van de realiteit weer te geven.

De vereniging van familieleden van alcoholisten, Al-Anon, adviseert niet voor niets vooral de eigen grenzen in de gaten te houden en vooral niet mee te gaan in het gedrag van de alcoholist. Hem of haar niet krampachtig van drinken afhouden, niet uit de kroeg halen, niet de werkgever bellen in geval van een kater en niet tegen de politie liegen als die wordt ingeschakeld. Dat kan er bovendien toe leiden dat de alcoholist sneller de bodem van het bestaan bereikt en hulp zal willen accepteren. De eerlijkheid gebiedt wel te zeggen dat het regelmatig voorkomt dat alcoholisten die alleen zijn komen te staan, aan hun alcoholgebruik ten onder gaan.

De Nederlandse wetgeving geeft wel mogelijkheden om patiënten met andere psychiatrische ziektebeelden desnoods tegen hun zin tegen zichzelf te beschermen, maar de desbetreffende wet, de BOPZ, sluit hier nadrukkelijk verslavingsproblematiek bij uit. Dit is jammer, omdat de ervaring leert dat alcoholpatiënten die op een crisismoment, somatisch, sociaal of psychiatrisch, in de hulpverlening terechtkomen, toch soms andere keuzen maken als ze eenmaal nuchter zijn en naar abstinentie gaan streven. Het wordt snel onderschat dat iemand die al vele jaren niet meer langer dan een dag nuchter is geweest, feitelijk niet meer in staat is rationele beslissingen over zijn bestaan en toekomst te nemen. Eenmaal langere tijd nuchter willen de overwegingen nog wel eens een andere kant op gaan.

19.2.2 ILLEGALE DRUGS

De drugsgebruiker is meestal veel jonger verslaafd geraakt dan de alcoholist en dat heeft ernstige consequenties. Jonge mensen in onze samenleving leren veel noodzakelijke vaardigheden nog tussen hun vijf-

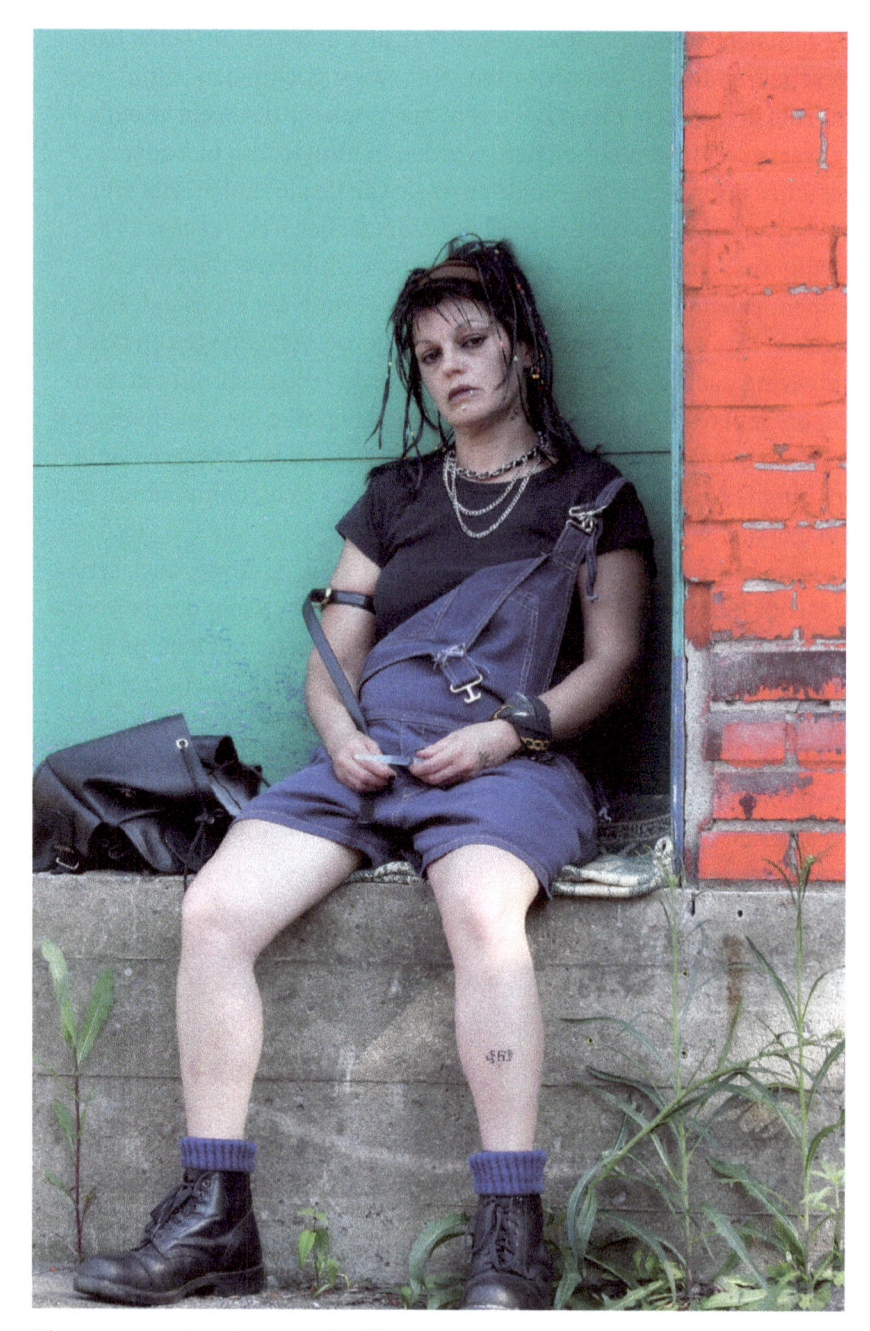

Figuur 19.2 *Aan drugs verslaafde vrouw.*

tiende en hun 25e jaar. Bovendien heeft recent onderzoek aangetoond dat menselijke hersenen op het vijftiende levensjaar nog helemaal niet klaar zijn voor volwassen gedrag. Impulsiviteit en directe behoeftebevrediging regeren nog. Als jonge mensen op deze leeftijd verslaafd raken, en het is precies de leeftijd dat drugsgebruik begint, ontstaat een achterstand in ontwikkeling. Adolescenten leren, naarmate hun hersenen rijpen, als het goed is hun gedrag aan te passen al naar gelang hun gedrag negatieve of positieve consequenties heeft. Eenmaal dagelijks drugs gebruikend leren ze niet veel meer bij. Immers, de adolescent hoeft niet te leren het gedrag aan te passen om zich prettig te voelen, hij hoeft alleen maar voldoende drugs te vinden om zichzelf vanzelf prettig te voelen. Gelukkig kunnen de meeste adolescenten prima zien wanneer er gevaren dreigen; ze gebruiken cannabis en eventuele andere stoffen op geschikte tijdstippen (feestje, houseparty) en bouwen intussen een normaal bestaan op. Echter, sommigen lopen vast en worden afhankelijk van stoffen om zich prettig te voelen. Deze jongeren leren heel snel de regels en normen van de drugsscene, maar de regels van de 'normale' samenleving leren ze niet. Eenmaal langdurig verslaafd hebben ze een groot probleem als ze willen afkicken en normaal willen gaan functioneren: ze hebben geen flauw idee hoe je dat doet. De fantasieën van volwassen drugsgebruikers over een volwassen bestaan zijn opvallend puberaal.

Patiënt, 27 jaar
Patiënt, 27 jaar, intelligentie hoog gemiddeld; tien jaar verslaafd, drie jaar detentie: 'Ik wil graag een baan als bankdirecteur, dan kun je wel een goede vrouw vinden om kinderen mee te krijgen.'

De mate van kritiekstoornis bij deze patiënt is indrukwekkend. Hij blijkt geen flauw idee te hebben over hoe de wereld functioneert. Zijn toekomstfantasieën lijken op die van een veel jonger kind. In zijn beleving hebben niet-verslaafde mensen een mooi bestaan, en nu hij geen drugs meer gebruikt moet dat bestaan ook voor hem openliggen. Als hij in behandeling gaat voor zijn verslaving, reageert hij verongelijkt als hij ontdekt dat onbetaald vrijwilligerswerk terwijl zijn schuldsanering loopt na zijn afkick een heel mooi resultaat zou zijn. Hij is nu toch clean, dan moet hij nu toch dezelfde kansen krijgen als ieder ander? Dat valt dus vreselijk tegen.
De afgekickte harddrugsgebruiker moet dus na zijn afkick nog heel veel leren en inhalen.

Agressieve patiënt
Een drugsgebruiker ging naar het ziekenhuis voor een chirurgisch consult. Hij kwam drie uur te laat en werd niet meer gehol-

> pen. Hij werd woedend, die dokter was er nog en kon hem dus best even helpen. Zo niet, dan zou hij even een stoel door de ruit gooien, hij zat toch onder de coke en het kon hem niets schelen. Daarop werd hij inderdaad snel even tussendoor geholpen, het ziekenhuis had helemaal geen zin in een escalatie. De drugsgebruiker vond dit allemaal doodnormaal.

Maar hoe gaat hij dit aanpakken als hij clean is en 'gewoon' probeert te leven? Hoe doe je dat, vrienden maken? Hoe ga je met collega's om? Wat mag hij van een werkgever verwachten en een werkgever van hem? Hoe brengen gewone mensen eigenlijk hun vrije tijd door? Hoe krijgt hij zijn zin als hij niet meer kan dreigen en manipuleren? Maar ook, hoe moet hij met zichzelf leven nadat hij anderen zoveel ellende heeft aangedaan?
De zogenaamde Therapeutische Gemeenschappen (zie hoofdstuk 20) besteden altijd veel tijd aan dergelijke problemen. Binnen zo'n gemeenschap kan de deelnemer weer leren met anderen en zichzelf te leven. Hij of zij kan sociale vaardigheden oefenen, maar ook: leren dingen te doen en vol te houden ook al heeft hij er geen zin in, leren afspraken niet alleen te maken maar zich er ook aan te houden, leren consequenties te aanvaarden als hij zich niet aan de regels houdt, leren de behoeften van anderen werkelijk mee te nemen in zijn beslissingen. Het kost veel tijd; gedragspatronen die in de loop van een aantal jaren ontstaan zijn niet in een paar weken afgeleerd. Deze behandeling is zwaar; maar patiënten die het hele programma doorlopen blijken een redelijke kans te hebben clean te blijven. Een nadeel van de TG's is overigens wel dat een dergelijke samenlevingsvorm niet direct aansluit op het leven van alledag. Het leven 'na de TG' kan ingewikkeld en frustrerend blijken. Het 'Minnesotamodel' is een vorm van klinische behandeling die een aantal aspecten van het TG-model combineert met een sterke nadruk op zelfhulpsystemen.

De drugsgebruiker die nog gebruikt zit in een ander patroon. Aantrekkelijke illegale drugs als heroïne en cocaïne werken snel en heel kort. Eenmaal verslaafd is er dus snel steeds meer nodig, en het vooruitdenken van de verslaafde vernauwt zich tot enkele uren, hoogstens dagen. Het verkrijgen van de volgende dosis wordt het enige waarmee men nog bezig is. Terwijl dat proces loopt blijft de verslaafde echter wel oog houden voor risico's en mogelijkheden. Stelen bij ouders is handiger dan elders, want die doen geen aangifte. Agressief worden tegen de politie leidt tot arrestatie en afsnijden van de toevoer van drugs en dient dus vermeden te worden. Huisartsen die bekend staan als bang voor agressie worden belaagd, hulpverleners die bekend staan als gemakkelijk beïnvloedbaar worden bestookt met suïcidedreiging. Het is opvallend dat de drugsgebruiker dit gedrag ook tegenover zichzelf blijft vergoelijken: mijn ouders hebben geld genoeg die kunnen wel wat missen, die huisarts moet toch begrijpen dat ik echt wat nodig heb, die winkelier had toch gewoon de kassa kunnen geven, de verzekering betaalt toch. Alles zakt in het niet bij zijn of haar eigen enorme behoefte aan drugs. Het gaat hier overigens niet om per definitie antisociale persoonlijkheidsstructuren. Eenmaal clean is er vaak geen sprake meer van antisociaal gedrag.

Bij dit patroon hoort ook het gedrag in crisissituaties: verslaafd en er is geen geld meer, er zijn nu drugs nodig, dus iemand moet betalen. Bij drugsgebruikers zijn vooral de verhalen van ouders indrukwekkend: nu geld of ik pleeg zelfmoord, nu geld of ik gooi de tv het raam uit, nu geld of ik bel aan bij ieder adres in de buurt en vertel wat een slechte ouders jullie zijn. Ouders laten soms jarenlang hun hele bestaan dicteren door het verslaafde kind. Ze gaan niet meer met vakantie, want anders steelt hij het huis leeg. Ze vieren geen verjaardagen meer, want als hij komt opdagen en agressief wordt weet niemand meer raad. Er is grote opluchting als het kind een tijd veilig gedetineerd raakt en grote wanhoop als na detentie alle ellende weer opnieuw begint.

De vereniging van familieleden van drugsverslaafden, LSOVD, werkt niet voor niets vanuit de noodzaak vooral grenzen te stellen, vooral niet mee te gaan in dit verslavingsgedrag. Ouders die in een vroeg stadium een grens stellen, hebben soms jaren later een band met hun verslaafde kind die voor beide partijen acceptabel is. Ouders die wanhopig aan hun kind blijven trekken en intussen steeds weer in het gedrag van hun kind meegaan, moeten soms noodgedwongen definitief breken met hun kind om hun eigen leven overeind te kunnen houden.

19.3 Overige verslavingen

Bij verslavingen aan andere stoffen of handelingen ziet men min of meer dezelfde gedragingen optreden, maar wat anders gekleurd door de specifieke omstandigheden. Of het nu gaat om cannabis, benzodiazepinen, gokken of internetverslaving, het algemene patroon is hetzelfde: verslavingsgedrag is de techniek van een verslaafde om niet afgesneden te worden van datgene waar hij of zij het meest naar verlangt. Daarbij spelen de belangen van andere mensen een heel geringe rol.

19.3.1 WAT BETEKENT VERSLAVINGSGEDRAG VOOR DE HULPVERLENER?

De hulpverlener die voor verslavingshulpverlening kiest moet beseffen dat hij of zij niet per definitie hetzelfde doel heeft als zijn of haar patiënt. Er zullen vele patiënten zijn die een probleem bij zichzelf signaleren en die graag geholpen zullen worden met informatie, adviezen en steun of met duidelijke gedragsalternatieven. Maar er zullen ook vele patiënten zijn die zullen proberen de hulpverlener in te schakelen voor een heel ander doel: namelijk zo comfortabel mogelijk doorgaan met zoveel mogelijk alcohol- en/of drugsgebruik.

Daar zullen patiënten bij zijn die proberen te blijven functioneren in een niet-verslaafde samenleving en voortdurend daarin vastlopen. Of het zullen patiënten zijn die een dergelijk normaal bestaan allang hebben opgegeven, en die proberen in leven te blijven met zoveel mogelijk hulp. Het is onvermijdelijk dat een hulpverlener in de verslavingszorg herhaaldelijk ontdekt dat hij of zij domweg is beduveld: voorgelogen of ingezet voor een uiterst onwenselijk doel (ik heb nu toch hulp gezocht, wil jij nu aan de rechter verklaren dat ik mijn kind kan terugkrijgen, anders is het jouw schuld dat ik suïcidaal word; of talloze variaties op dit thema). De hulpverlener wringt zich bijvoorbeeld in allerlei bochten om een patiënt opgenomen te krijgen en eenmaal opgenomen loopt de patiënt weer na een paar dagen weg (ze waren zó vervelend in die kliniek!).

Als-er-maar-principe

Het 'als-er-maar-principe' is een verraderlijk principe, omdat de hulpverlener gemakkelijk kan meegaan in de verslavingspatronen van patiënten:
- áls ze hem maar hadden tegengehouden toen hij wilde weglopen;
- áls er nou maar huisvesting geregeld kon worden;
- áls hij nou maar aan het werk geholpen kon worden;
- áls de schulden nou maar opgelost zouden kunnen worden;
- áls hij maar iemand vond die een relatie met hem wilde;
- áls iemand nou maar zijn psychische problemen kon behandelen.

De realiteit is dat:
- geen enkele kliniek aan de dwingende eisen van de verslaafde voldoet;
- huisvesting raakt de verslaafde snel weer kwijt als de huur niet betaald wordt;
- de nieuwe relatie geeft het weer op als het gebruik doorgaat;

- behandeling van psychische problemen niet voorkómt dat gebruik van alcohol en drugs doorgaat, want een verslaving moet als een autonoom probleem behandeld worden.

De 'als-er-maar-redeneringen' zijn uiterst besmettelijk. Ouders, partners, hulpverleners gaan er frequent in mee.
Als er maar:
- iemand zou zijn die zou begrijpen wat hun kind of partner echt nodig had, dan zou alles goed kunnen komen.

Samenleving en politiek zijn er levendige consumenten van, de hele wetgeving wordt er soms op aangepast. Beginnend in de jaren zeventig van de vorige eeuw kan de volgende (onvolledige) lijst worden samengesteld.
Als er maar:
- voldoende methadon verstrekt werd, dan zouden verslaafden zich wel gaan gedragen;
- voldoende plekken zouden zijn om een verslaafde direct na detentie op te nemen;
- gedwongen behandelingen konden worden toegepast;
- heroïne verstrekt kon worden;
- mogelijkheden zouden zijn om onder narcose af te kicken;
- de mogelijkheid was dat de verslaafde voor zichzelf een rechtelijke machtiging kon aanvragen;
- voldoende mogelijkheden waren om naast de verslaving ook psychiatrische problemen aan te pakken.

Het interessante is dat al deze alternatieven ook wel zijn toegepast:
- er is veel methadon beschikbaar gekomen;
- de criminele verslaafde kan gedwongen van de straat worden gehaald (ISD-maatregel);
- heroïneverstrekking is voor een aantal ernstig verslaafden mogelijk;
- verslaafden kunnen vanuit detentie rechtstreeks met een aantal verschillende maatregelen in de hulpverlening instromen;
- er zijn speciale dubbel diagnose afdelingen gekomen;
- verslaafden kunnen binnen de BOPZ voor zichzelf een rechtelijke machtiging aanvragen.

Er zijn bij al deze methoden enkele individuele succesverhalen te vertellen en soms is er bewezen resultaat, zoals bij de heroïneverstrekking, maar aan het probleem verslaving in de samenleving als geheel heeft geen enkele interventie tot nu toe een definitieve wending ten goede kunnen geven.

Terugval en houding hulpverlener

Dat verslavingshulpverlening veel met terugval en verslavingsgedrag te maken heeft, geeft de verslavingszorg bij sommige professionals een slechte naam als werkplek. Maar dat is onterecht. Als de hulpverlener beseft hoe verslaving in elkaar zit, is het geen groot probleem. Hulpverleners moeten zich voorbereiden op de dubbele agenda van verslaafden, op het feit dat ze gebruikt kunnen worden om een verborgen doel te realiseren.

Het helpt de hulpverlener om voor ogen te houden dat de patiënt niet aan het strijden is met hem of haar maar met de stof. De hulpverlener is geen partij in de strijd, het negatieve gedrag van de alcohol- of drugsverslaafde is niet tegen hem of haar gericht. De hulpverlener is secondant in de strijd en reikt mogelijkheden en alternatieven aan. Als de patiënt weer drugs of alcohol gaat gebruiken, is dat geen probleem tussen patiënt en hulpverlener maar tussen patiënt en stof. De hulpverlener moet ervoor waken niet mee te gaan in de smoezen en uitvluchten, want die houden uiteindelijk de verslaving in stand. Maar de hulpverlener moet wel altijd weer beschikbaar zijn als de strijd tussen patiënt en stof weer eens ten nadele van de patiënt is uitgevallen.

Het is de kunst om niet vanuit een waardeoordeel te werken. De patiënt vecht zijn eigen strijd, hij mag de hulpverlener inschakelen, maar hij mag ook andere keuzes maken. Als hij liever wil blijven gebruiken heeft hij andere hulp nodig dan wanneer hij clean wil blijven, maar het is zijn keus. Bij de methode van de motiverende gespreksvoering is het vooral belangrijk open met de patiënt over zijn gebruik te praten, zonder op afkicken aan te sturen. Doet men het wel, dan wordt het gesprek vooral in de 'ja, maar'-vorm gevoerd en leidt het nergens toe. De patiënt mag andere keuzes maken dan de hulpverlener graag zou willen. Het is zijn leven en zijn verantwoordelijkheid. Misschien moet de hulpverlener soms wel iets van de zorg overnemen – de huur regelen, schuldsanering oppakken en samen met een kliniek een plan voor de lange termijn opstellen – maar de verantwoordelijkheid voor het gebruik zelf kan hij of zij niet overnemen.

Het helpt wel als de hulpverlener over gevoel voor humor beschikt en ertegen kan regelmatig voor een karretje gespannen te worden. Zelfs de meest ervaren hulpverlener overkomt dat nu eenmaal zo nu en dan. Het blijkt overigens uit onderzoek van onder andere Robert Drake dat verslavingen op de lange duur niet eens een heel slechte prognose hebben, vergeleken met andere ziektebeelden, en zelfs niet als ze gepaard gaan met andere psychiatrische problemen (Drake et al., 2006). Maar op de lange duur wil zeggen tien of twintig jaar, niet een of twee jaar. Sommige verslaafden komen er uiteindelijk bovenop, ook na jaren. Voor alcoholisten blijkt het soms mogelijk toch een normaal leven te gaan leiden, ook al waren er jarenlang problemen. Drugsgebruikers stoppen soms toch weer met gebruik. Als ze er niet mee stoppen, weten velen uiteindelijk een manier van leven vorm te geven, gebruik makend van alle beschikbare hulpverlening, waar zijzelf tevreden mee zijn en waar andere mensen geen last van hebben.

19.3.2 INFORMATIE

Er is over verslavingsgedrag in wetenschappelijke zin niet veel bekend. De literatuur erover bestaat uit beschrijvingen van hulpverleners over hoe ermee om te gaan, uit egodocumenten van patiënten en uit literaire werken.

Een zeer beperkte selectie : *Drinken, een Liefdesverhaal* van Caroline Knapp (1997) geeft een goed beeld van het alcoholprobleem van de auteur. *De Moeder van David S.* van Yvonne Keuls (1980) beschrijft de vergeefse worsteling van een moeder om greep op de drugsverslaving van haar zoon te krijgen. Jan Kees den Bakker (1997) beschrijft ervaringen in het omgaan met mensen met verschillende verslavingen. Een schitterende roman is Lowry's *Under the Volcano* (1947), waarin pijnlijk duidelijk wordt hoe ver de wereld van de hoofdpersoon met een alcoholprobleem verwijderd raakt van de wereld van andere mensen.

De diverse zelfhulporganisaties en organisaties van familieleden van verslaafden geven folders en boeken uit waarin veelvuldig over verslavingsgedrag wordt geschreven. Voorbeelden zijn *De Droom van Mary*, van Margo Colijn (1996), en *Leven met een Alcoholist*, een uitgave van Al Anon familiegroepen.

19.4 Somatisch-medische problemen bij drugsgebruikers

19.4.1 ALGEMEEN

Tabak is, somatisch gezien, verreweg de meest schadelijke stof die door verslaafden gebruikt wordt. Tabaksgebruikers sterven statistisch gezien vele jaren eerder dan niet-gebruikers. Tienduizenden mensen sterven ieder jaar in Nederland veel te vroeg aan de gevolgen van tabaksgebruik. Daarbij vergeleken is de sterfte aan alcohol gering: enkele duizenden per jaar in Nederland. Maar alcoholgebruik zorgt wel voor veel somatische klachten en problemen (zie hoofdstuk 2), met veel lijden, veel arbeidsverzuim en hoge medische kosten als gevolg (Van Epen, 2002).

Bij alcohol en tabaksgebruik vergeleken hebben de illegale drugs op somatisch gebied maar heel weinig schadelijke effecten. Opiaten kunnen een obstipatie veroorzaken die soms tot drastische behandelingen leidt. De vaatvernauwende werking van cocaïne kan ontstekingen van het neustussenschot veroorzaken en bij gigantisch gebruik (bolletjesslikkers bij wie een bolletje knapt) infarcten veroorzaken in bijvoorbeeld hart of hersenen met zelfs dodelijk gevolg. Maar bij overmatig gebruik van keukenzout of kraanwater ontstaan uiteindelijk ook levensbedreigende ziektebeelden.

Desondanks hebben langdurige gebruikers van illegale drugs veel somatische problemen (Van Epen, 2002). De oorzaken zijn tweeërlei:
1 De leefstijl van drugsgebruikers werkt het ontstaan van somatische problemen in de hand.
2 De toedieningsvorm van drugs heeft ernstige gevolgen voor de gezondheid.

Drugsverslaafden die in een kliniek worden opgenomen ontwikkelen gewoonlijk in de eerste weken van de opname de ene lichamelijke klacht na de andere. Het gaat soms om nieuwe klachten, maar ook soms om zaken die al jaren verwaarloosd zijn. Het is opvallend dat drugsverslaafden, eenmaal clean, hevig gepreoccupeerd zijn met allerlei klachten en geneigd zijn snelle en drastische behandelingen te eisen. Voor keelpijn moet er een antibioticum komen, voor spierpijn pijnstillers en voor de pijnlijke knie moet een orthopeed of minstens een fysiotherapeut worden ingeschakeld. Dit kan een kinderachtige indruk maken, maar is wel begrijpelijk als men beseft dat deze mensen zich in geen jaren bewust zijn geweest van de signalen die hun lichaam uitzendt. Ze hebben geen ervaring meer in het beoordelen van wat ernstig is en wat niet, wat waarschijnlijk tijdelijk is en wat niet.

Een drugsgebruiker die wordt opgenomen heeft recht op een grondig lichamelijk onderzoek, zowel klinisch, met stethoscoop, stemvork en reflexhamer, als biochemisch, met uitgebreid bloed- en urineonderzoek (Van Epen, 2002). Er kan in het bloed gezocht worden naar mogelijke bloedarmoede en infecties, naar stoornissen in lever, nierfuncties en elektrolyten als natrium, chloor en kalium. Er kan getest worden op schildklierfunctie, suikerspiegel en botstofwisseling door het bepalen van calcium en fosfaat, en op de aanwezigheid van antilichamen tegen ziekten als hepatitis, hiv en syfilis. In de urine kan naar tekenen van infectie gekeken worden, naar de aanwezigheid van eiwit of suiker en naar de aanwezigheid van drugs in het lichaam. Een röntgenfoto van de longen is ook zeker aan te bevelen, telkens weer blijkt onder deze populatie tuberculose de kop op te steken.

Het zou een goede zaak zijn als ook ambulante patiënten regelmatig somatisch zouden worden onderzocht, men kan immers niet op de patiënt zelf rekenen als het gaat om symptomen aan te geven of hulp bij een huisarts te zoeken.

Ernstig drugsgebruik begon in Nederland in het midden van de jaren zeventig van de vorige eeuw. Toen waren de meeste beginnende gebruikers rond de twintig jaar oud. Velen zijn met gebruik gestopt, maar degenen die doorgingen zijn nu inmiddels rond de vijftig jaar oud. Dat wil zeggen dat er nog maar heel weinig drugsverslaafden in Nederland zijn die zestig, zeventig of tachtig jaar oud zijn. Dat verschijnsel komt er echter onvermijdelijk aan en hun somatische problemen zullen toenemend belangrijk worden. Drugsverslaafden zullen hartinfarcten krijgen, CVA's doormaken, heupen breken en behoefte krijgen aan alle zorg die voor die problemen noodzakelijk is. Dat wil niet zeggen dat hun behoefte aan drugs daarmee ook zal verdwijnen. Hun primaire steunsysteem is meestal al niet erg adequaat, dus de Nederlandse verzorgings- en verpleegtehuizen kunnen een aanzienlijk probleem tegemoet zien.

> **Patiënt, 50 jaar**
> Een vijftigjarige, dakloze, langdurig verslaafde vrouw ontwikkelt een longcarcinoom. Er worden pogingen gedaan dit te behandelen, maar ze onttrekt zich doorlopend aan behandeling en blijft drugs gebruiken, prostitueren en zwerven. Eenmaal opgenomen gedraagt ze zich uiterst lastig, is agressief en bedreigt andere patiënten. Ze is echter niet psychotisch, ze wil alleen maar in haar laatste maanden niet van drugs afgesneden worden. Uiteindelijk, na uitgebreid overleg tussen een groot aantal voorzieningen, overlijdt ze op de medische afdeling van een algemeen psychiatrisch ziekenhuis. Er was geen sprake van psychiatrische problematiek in engere zin, maar dat was de enige plek waar haar gedrag enigszins hanteerbaar was.

Dat voor deze problemen nog geen specifieke voorzieningen zijn is mogelijk verontrustend, maar eerder in het verleden is wel degelijk adequaat ingesprongen op een plotselinge somatische noodsituatie vanuit de verslaafde populatie. Bij het begin van de aids-epidemie zijn mogelijkheden gecreëerd voor terminale zorg, ook voor de verslaafde patiënten. Bij het optreden van de zogenoemde gifheroïne, die voor een aantal patiënten langdurige verpleeghuiszorg noodzakelijk maakte, is dit ook gerealiseerd.

19.4.2 DE LEEFSTIJL

Ernstig drugsverslaafden hebben weinig aandacht voor hun lichamelijk welzijn. Somatisch specialisten kunnen bij drugsgebruikers ziektebeelden tegenkomen in stadia die anders alleen in ontwikkelingslanden worden aangetroffen.

Drugs gaan immers voor de ernstig verslaafde vóór alles. Het voedingspatroon raakt verstoord, voedsel kost immers geld. Veel drugs verlagen het suikergehalte van het bloed met een behoefte aan zoete stoffen als gevolg, hele pakken vla of hele suikerpotten kunnen dan worden leeggegeten als de gelegenheid zich voordoet. Vitamines, mineralen en vezelstoffen worden niet gebruikt. Er is geen aandacht voor gebitsverzorging en dat kan tot ernstige ontstekingen leiden. Lichamelijke klachten worden genegeerd en/of opgevangen met een beetje meer drugs om symptomen niet te voelen. De primaire symptomen van syfilis kunnen worden genegeerd, waardoor jaren later de verdere stadia opeens opduiken. Datzelfde geldt ook voor andere genitale infecties. Huidproblemen als psoriasis of eczeem worden genegeerd en kunnen dramatisch verergeren. Infecties als schurft en voetschimmel, normaliter snel en effectief behandelbaar, krijgen de kans door te woekeren. Langdurige eenzijdige voeding kan leiden tot tekorten aan vitaminen, de ziekte beriberi (veroorzaakt door vitamine B1-tekort) en scheurbuik (veroorzaakt door vitamine C-tekort) zijn allebei bij Nederlandse drugsgebruikers beschreven.

Verwaarlozing en drugsgebruik leiden tot hormonale verschuivingen. Bij vrouwen kan de menstruatie stoppen, waardoor de kans bestaat dat een eventuele zwangerschap veel te laat wordt opgemerkt. Een groot deel van de Nederlandse drugsgebruikers is ook alcoholverslaafd en loopt dus een risico op alle bijwerkingen die bij alcoholisme horen, zoals hersenbeschadigingen en het korsakovsyndroom.

Bij de leefstijlrisico's horen ook de ongelukken en vechtpartijen waar ernstig verslaafden dikwijls slachtoffer van zijn en die kunnen leiden tot botfracturen of letsel aan hersenen of interne organen.

19.4.3 DE TOEDIENINGSVORM EN SCHADELIJKE GEVOLGEN

Stoffen die op zichzelf weinig negatieve effecten op het lichaam hebben, kunnen wel degelijk schade aanrichten door de manier waarop ze toegediend worden. Het roken van cannabis, heeft negatieve effecten op de luchtwegen. Het spuiten van drugs kan tot allerlei infecties leiden. De soms ernstige gevolgen hiervan kunnen de hulpverlening aan drugsverslaafden aanzienlijk belemmeren. Het is daarom goed er nader bij stil te staan.

Hoofd/halsgebied

De meeste schade door drugs valt in het niet bij de schade die tabak aanricht, maar aangezien de meeste drugsgebruikers fors roken moet toch rekening gehouden worden met het ontstaan van tumoren in de mond- en keelholte. Cocaïne snuiven kan leiden tot neusproblemen: chronische ontstekingen, of zelfs perforatie van het neustussenschot. Dit is het gevolg van de vaatvernauwende werking van cocaïne, waardoor stukjes weefsel kunnen afsterven.

Luchtwegen

Het tabaksgebruik van veel verslaafden leidt tot allerlei longklachten: benauwdheid, chronisch hoesten enzovoort. Dit kan uiteindelijk leiden tot longemfyseem, waarbij de mogelijkheid van de longen om zuurstof op te nemen ernstig wordt beperkt. Behandeling wordt wel ingezet maar heeft weinig langdurig resultaat als het tabaksgebruik doorgaat. Daarnaast worden ook andere drugs via de longen gebruikt. Bij de joint waarmee cannabis wordt gerookt is over het algemeen geen sprake van een filter, zodat alle schadelijke stoffen in de longen terechtkomen. Heroïne en cocaïne base worden gerookt. Opiaten (heroïne, codeïne en methadon) verminderen hoestprikkels, waardoor vuil en slijm minder goed worden opgehoest en de longproblemen op den duur verder toenemen.

Klachten die bij verminderde longfunctie horen worden genegeerd en opgevangen door meer drugsgebruik. Sterfgevallen door falende longfunctie bij langdurig drugsgebruikers komen voor en zullen in de toekomst verder toenemen.

Tuberculose is een longinfectie die in Nederland vooral optreedt bij mensen met een verminderde weerstand (bijv. ernstig verslaafden), maar ook bijvoorbeeld door een besmetting met hiv (Jaarrapport Tuberculose in Nederland, 2008). Met enige regelmaat zijn er kleine epidemieën op plaatsen waar veel verwaarloosde mensen bij elkaar komen, doordat besmetting plaatsvindt door 'aanhoesten'. Meestal zijn deze infecties goed behandelbaar, hoewel er toenemend sprake is van tbc-bacteriën die resistent zijn geworden tegen de gangbare medicijnen.

Spuitende drugsgebruikers hebben kans op longembolie als stukjes stolsel losraken vanuit ontstoken bloedvaten en in de longen vastlopen.

Maag en darmen

De belangrijkste stoornis, een hardnekkige obstipatie, treedt op bij opiaatverslaafden (Van Epen, 2002). Het krachtig persen op te harde ontlasting leidt dan ook regelmatig tot het ontstaan van hemorroïden (aambeien), uitgezette bloedvaten rond de anus die kunnen bloeden en tot pijn en jeuk aanleiding geven.

Infectieziekten

Spuitende gebruikers kunnen allerlei micro-organismen meespuiten. Soms vermenigvuldigen deze zich in het lichaam en kunnen leiden tot een acute sepsis, ofwel bloedvergiftiging. Micro-organismen reizen met het bloed het hele lichaam door en kunnen zich ergens vasthechten. Berucht zijn de ontstekingen die op deze manier aan hartkleppen kunnen ontstaan (*endocarditis*) en de longabcessen die kunnen optreden. De verslaafde kan ook virussen meespuiten. Virussen kunnen eveneens via vuile naalden van de een op de ander worden overgebracht. Vooral de verschillende hepatitissoorten en hiv (het virus dat aids kan veroorzaken) geven bij verslaafden heel wat problemen.

- *Hepatitis* (Nationaal Hepatitis Centrum, 2007) betekent leverontsteking. De ontsteking kan ontstaan door alcohol, vergiftiging (bijv. zware metalen, sommige geneesmiddelen als paracetamol) en virussen. Er zijn momenteel zes verschillende hepatitisvirussen bekend: A, B, C, D, E en G. De lever maakt een aantal belangrijke stoffen aan en maakt talloze giftige stoffen die het lichaam binnenkomen of in het lichaam ontstaan onschadelijk. Een mens kan zonder lever niet in leven blijven. Een virushepatitis kan een acuut beeld van geelzucht en koorts geven en zelfs tot de dood leiden, maar er kunnen ook lichte klachten zijn (bijv. vermoeidheid). Soms blijft de infectie helemaal onopgemerkt, terwijl de drager ervan wel besmettelijk kan zijn voor anderen. Bloedonderzoek kan aantonen of men met het virus in aanraking is geweest.
    - *Hepatitis A* is een voedselinfectie die via besmet drinkwater, vooral in het buitenland, wordt overgebracht. Men kan zich er tegen laten vaccineren.
    - *Hepatitis B* wordt overgebracht via lichaamsvloeistoffen als bloed en sperma. Speeksel kan besmettelijk zijn als het vermengd met bloed is, want een heel kleine hoeveelheid bloed is voldoende voor een overdracht. Hepatitis B is niet zeldzaam. Een op elke

tweehonderd Nederlanders maakt een hepatitis B-infectie door. Geschat wordt dat besmetting bij meer dan de helft van de spuitende drugsgebruikers voorkomt (Nationaal Kompas Volksgezondheid, 2008). Bij de meeste mensen met een acute hepatitis B verdwijnt het virus na een aantal maanden, maar een kleine groep blijft het virus bij zich houden ('drager') en blijft besmettelijk. Tegen hepatitis B kan goed gevaccineerd worden. Tegenwoordig gebeurt dat ook vaak, in methadonprogramma's bijvoorbeeld. Hepatitis B behandelen met medicatie is lang niet altijd succesvol en besmettingsgevaar blijft vaak bestaan. Als iemand per ongeluk in aanraking komt met bloed dat besmet is met hepatitis B, krijgt deze persoon direct antilichamen tegen hepatitis B toegediend en volgt er vaccinatie. De meeste werkers in de gezondheidszorg zijn al tegen Hepatitis B gevaccineerd. Bij de bevalling kan de baby van een besmette moeder besmet raken, daarom worden alle zwangere vrouwen in Nederland op hepatitis B getest en wordt de baby eventueel direct na de geboorte gevaccineerd en krijgt het antistoffen tegen hepatitis B (Draaiboek prikaccidenten, 2005).

- *Hepatitis C* wordt vrijwel alleen via bloed overgebracht. Enkele tienduizenden mensen in Nederland zijn met hepatitis C besmet. Geschat wordt dat deze besmetting bij meer dan de helft van de spuitende drugsgebruikers voorkomt (Nationaal Kompas Volksgezondheid, 2008). Onbeschadigde huid en ook onbeschadigd slijmvlies, zoals in mond en geslachtsorganen, vormen een goede barrière tegen hepatitis C. Het moet er bij seksueel contact erg ruw aan toegaan wil hepatitis C kunnen worden overgebracht, tenzij bijvoorbeeld menstruatiebloed aanwezig is. Via bloed is het namelijk wel erg besmettelijk. Een enkel spuitincident, een rietje delen waardoor cocaïne wordt gesnoven waarbij minimale wondjes in de neus ontstaan, of het delen van een scheermesje kan voldoende zijn. Berucht zijn de tatoeages en piercings door ondeskundige tatoeëerders. De meeste mensen bemerken de besmetting in eerste instantie niet, omdat er bij hen geen acute fase optreedt. Na jaren begint de lever functiestoornissen te vertonen en in een aantal gevallen ontstaat leverkanker of levercirrose, waarbij de lever langzaam zijn functie verliest. Tegen hepatitis C kan niet gevaccineerd worden, maar behandeling is beter mogelijk dan bij hepatitis B. Via een langdurige kuur met meerdere medicijnen lukt het bij de meerderheid van de patiënten het virus weg te krijgen. Zo'n kuur duurt echter een half of heel jaar (afhankelijk van het type virus) en gaat met veel bijwerkingen gepaard (misselijkheid, koorts, vermoeidheid, bloedarmoede, depressie). Zulke

bijwerkingen kunnen de behandeling bij mensen aan de rand van de samenleving met maar een gering netwerk onmogelijk maken. Met intensieve samenwerking tussen internist, daklozenzorg en verslavingszorg is er soms nog wel iets te bereiken (Hool & Uithof, 2005). Komt iemand per ongeluk in aanraking met besmet bloed, dan volgt behandeling met medicatie tot duidelijk is geworden of er al dan niet besmetting is opgetreden. Dat duurt echter enkele maanden. De kans dat hepatitis C overgaat van een besmette moeder op een baby tijdens zwangerschap en bevalling is maar heel klein, er zijn geen speciale maatregelen nodig bij zwangerschap (Draaiboek prikaccidenten, 2005).
- *Hepatitis D* wordt overgebracht via een zogenaamd incompleet virus, dit kan alleen problemen veroorzaken als er ook een hepatitis B-infectie is. Vaccineren tegen hepatitis B voorkomt ook hepatitis D.
- *Hepatitis E* is een voedsel- en waterbesmetting, waarschijnlijk vergelijkbaar met hepatitis A. Of er ook een hepatitis F bestaat is nog niet met zekerheid bekend.
- Het laatst ontdekt is het *hepatitis G*-virus. Over het beloop van hepatitis D, E en G is nog weinig bekend. D en E lijken in Nederland weinig voor te komen, hepatitis G komt waarschijnlijk in Nederland vaker voor, maar het is nog onbekend of dit virus ook werkelijk tot ziekteverschijnselen leidt. De hepatitisvirussen A en E geven alleen een acute hepatitis, de hepatitis virussen B, C en D kunnen zowel een acute als een chronische hepatitis geven (Draaiboek prikaccidenten, 2005).

– *Human immunodeficiency virus* (hiv) (Aidsfonds, 2006). Als een hiv-besmetting zich ontwikkelt tot aids wordt het vermogen van het lichaam om zich te verweren tegen infecties aangetast. Daardoor ontstaan levensbedreigende ziekten. Het kan echter jaren duren voordat de symptomen zich openbaren bij iemand die besmet is. Dit maakt het virus des te gevaarlijker, want al die tijd is de patiënt besmettelijk. Men gaat ervan uit dat het merendeel van de patiënten die besmet zijn met hiv ook werkelijk aids zal ontwikkelen indien geen behandeling plaatsvindt.

– *Acquired immune deficiency syndrome* (aids) werd voor het eerst zichtbaar in de VS en iets later in Europa rond 1980. Een vreemde, gevaarlijke vorm van longontsteking bleek vooral homoseksuele mannen te treffen. Vaak zag men ook een kwaadaardige huidtumor optreden, het kaposisarcoom. Later bleek dat ook hemofiliepatiënten (mensen die lijden aan een ziekte waardoor het bloed niet goed stolt en die dus frequent bloedtransfusies nodig hebben) en intraveneuze drugsgebruikers getroffen werden. Dat het virus via bloed of seksueel contact werd overgebracht was dan ook al snel duidelijk. In 1984 werd het virus ontdekt. Het is waarschijnlijk oorspronkelijk afkomstig uit Afrika. UNAIDS, de aidsorganisatie van de WHO, vermeldt dat in 2007 er op de wereld 33,2 miljoen mensen met hiv besmet zijn, in 2007 zijn er 2,5 miljoen bijgekomen en in 2007 overleden 2,1 miljoen mensen aan aids (UNAIDS, 2007). Het aantal hiv-besmette personen in Nederland wordt geschat op 16.000 tot 23.000. In 2006 werden in Nederland 1017 nieuwe hiv-besmettingen gemeld (Aidsfonds, 2006). In Afrika zijn gebieden waar tien procent van de bevolking besmet is met hiv en waar de samenleving ernstig wordt ontwricht door het wegvallen van mensen in de vruchtbare en productieve leeftijdsfasen. De kans dat iemand in aanraking komt met bloed van een hiv-besmette patiënt en daardoor aids ontwikkelt is klein, maar als er een reëel risico is wordt wel gestart met anti-hiv-behandeling tot vastgesteld kan worden of er besmetting is opgetreden (Draaiboek prikaccidenten, 2005). Dit kan echter pas na drie maanden echt duidelijk worden. De kans dat een baby van een seropositieve moeder tijdens de bevalling besmet raakt is ongeveer 25 procent. De kans is kleiner als de moeder tijdens de zwangerschap goed wordt behandeld. Een keizersnede kan het risico ook verkleinen. De baby krijgt direct na de geboorte medicatie tot duidelijk is geworden of het besmet is of niet. Dat duurt echter enkele maanden. Dat aids ook voorkomt onder hoog opgeleide, maatschappelijk goed geïntegreerde mensen, waaronder beroemde kunstenaars en sportlieden, heeft ertoe bijgedragen dat de belangstelling voor de ziekte in het rijke westen snel toenam. In 1985 kwam er een test beschikbaar om aids aan te tonen. Het eerste medicijn, AZT, werd in 1986 geïntroduceerd. In datzelfde jaar startte de WHO een wereldwijde aidscampagne. De nadruk lag, en ligt nog steeds, op de preventie. Een vaccin is nog niet beschikbaar, maar een behandeling wel. Medicijnen doden het virus niet, maar kunnen voorkomen dat het virus zich verder uitbreidt en vermenigvuldigt. Verschillende medicijnen doen dat op een verschillende manier, daarom bestaat de behandeling uit meerdere stoffen. De eerste combinatietherapie werd in 1992 toegepast. Er komen nog steeds nieuwe stoffen beschikbaar die de behandeling steeds comfortabeler maken, maar het gaat wel nog steeds om een behandeling die mogelijk levenslang moet worden volgehouden en die ook bijwerkingen heeft, zoals misselijkheid, buikpijn, diarree, vermoeidheid, allergische huidreacties, veranderingen in de vetverdeling van het lichaam en gevoelens van angst en agitatie. Er bestaat natuurlijk ook altijd nog het risico dat het virus resistent wordt voor de diverse combinaties. Verder weet nog niemand hoe lang de vermenigvuldiging van het virus kan worden tegengehouden. Het blijft dus van groot belang te mikken op preventie, op het gebruik van schone spuiten door spuitende drugsgebruikers en het gebruik van condooms bij seksueel verkeer. Behandeling vereist dat de patiënt zich kan houden aan een strak medicatieschema om het ontwikkelen van resistentie tegen te gaan. Dit kan bij drugsverslaafden soms behandeling onmogelijk maken.

- *Andere seksueel overdraagbare aandoeningen* treden logischerwijze vooral op bij personen die hun geld voor drugs verkrijgen via betaald seksueel contact. Het gaat dan nadrukkelijk zowel over mannen als vrouwen. Bij vrouwen kunnen verwaarloosde soa's als gonorroe en herpes uiteindelijk tot onvruchtbaarheid leiden.
- *Extremiteiten.* Spuitende drugsverslaafden hebben regelmatig last van infecties van de bloedvaten door een slechte spuithygiëne. Abcessen en trombose komen regelmatig voor. In eerste instantie wordt in de armen gespoten, maar als steeds meer bloedvaten dicht komen te zitten door littekenweefsel wordt in de benen en voeten gespoten. In een later stadium wordt zelfs in de hals of geslachtsorganen gespoten. Dat sommige verslaafden vrijwel geen bruikbare aders meer hebben om in te injecteren kan forse problemen opleveren als later intraveneuze toediening van medicijnen, vocht of bloed nodig is voor het behandelen van bepaalde ziekten. Gebruik van cocaïne of amfetamine leidt regelmatig tot een jeukend gevoel, dat ook wel beschreven wordt als een gevoel of er beestjes onder de huid kruipen. Bij veel gebruik ziet men dan ook op armen en in het gelaat veel, al of niet geïnfecteerde krabeffecten.

Referenties

Aidsfonds. Amsterdam: website; 2006.
Al-Anon familiegroepen: leven met een Alcoholist. Gouda.
Bakker JK den. Verslaafd aan de Verslaafde. Kampen: Uitgeverij Kok; 1997.
Bateson G. 'De Cybernetica van het Zelf. Oorspr gepubliceerd als Steps to an Ecology of Mind; 1972. Heruitgegeven door University of Chicago Press; 2000.
Brisset D. Denial in alcoholism: a sociological interpretation. J Drug Issues 1988; 18[3].
Colijn M. De Droom van Mary. Ouders over hun drugsverslaafde kind. Zutphen: Land Stich Ouders van Drugsgebr; 1996.
Draaiboek prikaccidenten. Bilthoven: Rijksinst voor Volksgezon en Milieu; 2005.
Drake RE, McHugo GJ, Xie H, Fox M, Packard J, Helmstetter B. Ten-Year Recovery Outcomes for Clients With Co-Occurring Schizophrenia and Substance Use Disorders. Schizophrenia Bulletin 2006; 32(3): 464-73.
Epen JH van. Drugsverslaving en alcoholisme. Houten: Bohn Stafleu van Loghum; 2002.

Goldschmidt J, Green BL. A Rating Scale for Alcoholic Denial. J Nerv and Ment Dis 1988; 176 10.
Henderson CD. Countering Resistance to Acceptance of Denial and the Disease Concept in Alcoholic Families. Alc Treatment Quarterly 1984; 1[4].
Hool C, Uithof M. Ambulante hepatitis C behandeling voor drugsverslaafden. Tijdschr Verslaving 2006[2]; 2.
Jaarrapport Tuberculose in Nederland. Den Haag: KNCV tuberculosefonds; 2008.
Kanas N. Stress and alcoholic denial. J. Drug education 1984; 14[2].
Keuls Yvonne. De moeder van David S. Baarn: Ambo;1980.
Knapp Caroline. Drinking, a love story. (Drinken, een liefdesverhaal). Bantam Dell Pub Group; 1997.
Lowry Malcolm. Under the Volcano. Penguin books; 1947.
Nationaal Hepatitis Centrum, Amersfoort. Website 2007.
Nationaal Kompas Volksgezondheid. Bilthoven: Rijksinstit voor Volksgez en Milieu; 2008.
UNAIDS 2007, AIDS Epidemic Update. Genève: WHO; 2007.

Website

aidsfonds
al-anon.nl

Behandeling van verslaafden

Ruud Rutten

20.1 Inleiding

De afgelopen decennia is de hulpverlening aan verslaafden sterk geprofessionaliseerd met behulp van sociale en psychologische interventiestrategieën, zoals motiverende gespreksvoering, cognitieve gedragstherapie en minimale interventiestrategieën, maar ook zaken als case management en arbeids-, woon- en werkprojecten. Daarnaast heeft neurobiologisch en genetisch onderzoek een sterke impuls gegeven aan het medisch-biologisch denken over een verslaving. Er is inmiddels een aantal veelbelovende farmacologische ontwikkelingen, zoals medicijnen die het verlangen naar gebruik verminderen of die de werking van de verslavende stof blokkeren.
In dit hoofdstuk worden behandelvormen beschreven die bewezen effectief zijn zoals beschreven in het Nederlandse verslavingszorg kwaliteitsproject *Resultaten Scoren*. Als onderliggend meer fundamenteel theoretisch referentiekader gelden de 'State of the art'-studies van NWO en ZonMw uit 2006 over de thema's risicofactoren, neurologie, chroniciteit, comorbiditeit en interventies bij preventie en justitiële verslavingszorg (ZonMw, 2006). Basisreferentie in de internationale literatuur zijn de Mesa Grande studies van Miller en Wilbourne (2002), de resultaten van de zogenaamde Cactusmeeting (Conference on Approaches for Combeting the Troublesome Use of Substances) in New Mexico van 2004 (Miller & Carol, 2006) en de internetsite van het Amerikaanse National Insitute on Drug Abuse (www.nida.nih.com).
In paragraaf 20.2 komt de zelfhulp aan bod en in de paragrafen daarna de professionele behandeling. Daarin worden twee belangrijke begrippen besproken die iets zeggen over de manier waarop behandelvormen aangeboden worden: stepped care en disease management. In paragraaf 20.4 wordt een goede probleemverkenning en diagnostiek

besproken en in paragraaf 20.5 de motivatieontwikkeling, een centraal thema in de verslavingszorg. De eigenlijke behandeling komt aan de orde in paragrafen 20.6 tot en met 20.9. Eerst wordt het ontgiften besproken, daarna de verschillende veranderstrategieën waarbij het doorbreken van het middelengebruik vooropstaat. Vervolgens wordt het voorkomen van terugval en nazorg besproken en tot slot de behandeling van enkele specifieke cliëntengroepen: verslaafden die met justitie in aanraking komen, met psychiatrische problematiek en met een verstandelijke beperking. In een aparte paragraaf wordt nog aandacht besteed aan de chronische verslaafden. Het hoofdstuk eindigt met een belangrijke nieuwe ontwikkeling, de behandeling via internet.

20.2 Zelfhulp

In Nederland nemen wekelijks ongeveer zesduizend verslaafden deel aan een zelfhulpaanbod voor verslaafden. Nederland bevindt zich met deze deelnemersaantallen in de onderste regionen van Europa. Bij zelfhulp leert de deelnemer om zichzelf te helpen door aan lotgenoten te vertellen over eigen ervaringen, hoogtepunten en tegenslagen. De verslaafde leert hiermee om over zichzelf te praten en krijgt een luisterend oor van mensen die begrijpen waarover het gaat. Tegelijkertijd wordt de verslaafde deelgenoot van een schat aan ervaringen waaruit hij of zij kan putten bij het opnieuw vormgeven van het eigen bestaan. Hij ervaart dat hij niet de enige is. De deskundigheid binnen de groep is geen therapeutische maar ervaringsdeskundigheid.

Intermezzo 20.1 Zelfhulp
Goede zelfhulp voldoet aan de volgende kenmerken:
- Er wordt geluisterd naar wat gezegd wordt.
- Er wordt niet geoordeeld.
- Er is respect voor elkaar.
- Het is motiverend.
- Het gaat uit van het positieve.
- Het ondersteunt zelfs de deelnemer die 'in de goot' ligt.
- Het biedt een sociaal netwerk.

Voor de meeste zelfhulpgroepen komen daar de volgende kenmerken bij:
- Er wordt gestreefd naar een volledig abstinent bestaan.
- Binnen de groep neemt men anoniem deel.

Bron: www.emna.org.

20.2.1 VERSCHILLENDE MODELLEN

Zelfhulp is geen nieuw fenomeen. Het bestaat al vele decennia en in enkele gevallen zijn er organisaties in Europa die een traditie van meer dan een eeuw hebben. Het wereldwijd meest dominante model van zelfhulp is het zogenaamde twaalfstappenmodel (zie intermezzo 20.2) en wordt onder andere gehanteerd door de Anonieme Alcoholisten (AA). Het is ontstaan in Amerika, waar het ruim zeventig jaar geleden ontwikkeld werd door twee alcoholisten. De methodiek wordt inmiddels gebruikt voor andere middelen. Er zijn ook zelfhulpgroepen voor partners en kinderen. In Europa nemen deze twaalfstappengroepen eveneens een belangrijke positie in, maar daar zijn zij, Nederland uitgezonderd, niet dominant (Narcotics Anonymous World Services, 2003).

Iets meer dan de helft van de zelfhulpgroepen in Europa werkt volgens andere modellen. In tegenstelling tot wat gangbaar is in het twaalfstappenmodel mogen leden reageren op de ander en de ander kritisch bevragen. Kenmerkend echter is dat ook deze zelfhulp zonder oordeel is. Een Nederlands voorbeeld van een zelfhulpmodel dat uit deze Europese traditie is ontstaan, is INTACT-zelfhulp voor verslaafden en hun naasten (www.zelfhulpvoorverslaafden.nl). Deze organisatie ontwikkelt zich van een regionaal initiatief langzaam maar zeker tot een landelijk opererende zelfhulporganisatie.

Vanuit Resultaten Scoren (2003) is naast een literatuurstudie over de resultaten een handleiding beschikbaar met een beschrijving en tips voor samenwerking tussen professionele hulp en zelfhulp. Ook is er literatuuronderzoek gedaan naar de effectiviteit (Resultaten Scoren, 2004). Over dat laatste valt weinig met zekerheid te zeggen. Er zijn zeker aanwijzingen voor effectiviteit, maar gecontroleerde studies zijn er niet. Bovendien laat met name de twaalfstappenmethode ook veel drop-out zien: tachtig procent in de eerste maand en 95 procent in het eerste jaar. Er is dus veel behoefte aan onderzoek, met name in Europa (alle onderzoek is Amerikaans), en naar diverse methoden. Alle onderzoek spitst zich toe op de twaalfstappenmethode.

Intermezzo 20.2   De twaalf stappen van het twaalfstappenmodel
1. Wij erkennen dat wij machteloos stonden tegenover onze verslaving, dat ons leven onhanteerbaar was geworden.
2. Wij kwamen ertoe te geloven dat een Macht groter dan onszelf ons weer geestelijk gezond kon maken.
3. Wij namen de beslissing om onze wil en ons leven over te dragen aan de zorg van God zoals wij Hem begrepen.

4 Wij maakten een grondige en onbevreesde morele inventaris van onszelf op.
5 Wij bekenden tegenover God, onszelf en iemand anders de ware aard van onze fouten.
6 Wij waren volkomen bereid God al deze fouten in ons karakter weg te laten nemen.
7 Wij vroegen Hem nederig onze tekortkomingen weg te nemen.
8 Wij maakten een lijst van alle mensen die wij schade berokkend hebben en werden bereid het met hen allen goed te maken.
9 Wij maakten het waar mogelijk direct goed met deze mensen, behalve wanneer dit hen of anderen zou schaden.
10 Wij gingen door met het opmaken van een persoonlijke inventaris en wanneer wij fout waren, gaven wij dat onmiddellijk toe.
11 Wij trachtten middels gebed en meditatie ons bewuste contact met God zoals wij Hem begrepen te verbeteren, enkel biddend om kennis van Zijn wil voor ons, en de kracht die uit te voeren.
12 Tot een geestelijk ontwaken gekomen als resultaat van deze stappen, probeerden wij deze boodschap uit te dragen naar verslaafden en deze uitgangspunten in al ons doen en laten toe te passen.

20.3 Stepped care en disease management

Niet iedere cliënt heeft eenzelfde behandeling nodig. Vooral qua intensiteit en duur zijn er grote verschillen in het aanbod aan behandelvormen. *Stepped care* wil zeggen dat op basis van een beperkt aantal criteria beslist wordt welke zorg iemand moet krijgen. Hierbij wordt gestart met de gemakkelijkst toe te passen, eenvoudigste en meestal ook de goedkoopste behandelingen. Pas wanneer die interventie niet helpt, wordt er overgegaan op zwaardere interventies. Zo komt iemand alleen in een intensieve en vaak kostbare behandeling terecht wanneer eerdere behandelingen onvoldoende gewerkt hebben.

Bij verslaafden waar de klachten zich beperken tot middelengebruik is het doorgaans aangewezen eerst een korte, snelle interventie te plegen. Een behandeling zal vaak bestaan uit een ambulante cognitief-gedragstherapeutische aanpak gericht op het kunnen beheersen, ofwel stoppen van het middelengebruik. Dit wordt eventueel ondersteund met medicatie ter vermindering van de zucht naar gebruik of de onderdrukking van onthoudingsverschijnselen.

Wanneer de diagnostiek aanwijst dat er ernstige problemen zijn, is het aangewezen ook andere interventies in te zetten. Hierbij valt te denken aan ernstige psychiatrische comorbiditeit en/of een maatschappelijk ontwricht leven.

Bij het toepassen van het stepped care-principe wordt meestal uitgegaan van vier zorgniveaus:
1 minimale interventies;
2 ambulante behandelingen, waarbij het aantal in te zetten therapieën naast elkaar beperkt is;
3 intensieve en voor een belangrijk deel klinische behandelingen;
4 behandeling die niet primair gericht is op ontwenning, maar op rehabilitatie bij ernstige chronische verslaafden.

Comorbiditeit is hier de regel; dat wil zeggen dat er sprake is van meerdere stoornissen tegelijkertijd. De term wordt meestal gebruikt wanneer het gaat om stoornissen die met elkaar interfereren, zodanig dat de behandeling van beide stoornissen nodig is om tot resultaat bij een van beiden of beide stoornissen te komen.

Kijkend naar het aanbod op individueel niveau, dan is er sprake van stepped care. Kijkend naar hoe de behandelmethoden worden ingezet en geordend voor de totale populatie verslaafden, dan is er sprake van *disease management* (DM). In algemene zin is DM de programmatische en systematische aanpak van specifieke ziekten en gezondheidsproblemen door gebruik te maken van managementinstrumenten met als doel de kwaliteit en doelmatigheid te bevorderen. De kenmerken van DM zijn:
1 heeft betrekking op een gezondheidsprobleem of is gericht op welomschreven (sub)populaties;
2 is gericht op samenhang tussen de onderdelen van het zorgproces;
3 kent sterk geprotocolleerde en op evidence gebaseerde behandeling;
4 gaat uit van methodische educatie van cliënten en hun naasten en bevordering van hun zelfmanagement;
5 kent een grote mate van taakherschikking van artsen naar verpleegkundige;
6 maakt gebruik van moderne informatie- en communicatietechnologie en van andere moderne technologieën;
7 gaat uit van grootschaligheid en indeling van cliënten in behandelstromen op grond van subkenmerken;
8 focust op gebruik van een scala aan managementinstrumentarium, zoals op informatie gebaseerde benchmarking en feedback;

9 gaat uit van externe financiering die samenhang bevordert;
10 wil een robuuste organisatiestructuur met centrale sturing door zorgaanbieders of zorgverzekeraars;
11 is vooral zinvol bij chronisch zieken, zoals verslaafden (Spreeuwenberg, 2006).

De opbouw van de Nederlandse verslavingszorg voldoet niet aan het criterium van een op instrumenten en managementinformatie gestuurd samenhangend systeem. Wel is het zo dat grote verslavingszorgcentra steeds meer werken op een manier die deze ordening benadert, een opbouw van preventie via lichtere naar zwaardere behandeling tot chronische zorg. Door in toenemende mate te werken in één organisatorisch kader met geüniformeerde intake en diagnostiekinstrumenten, zorgplannen en zorgcoördinatie wordt DM in de ideaaltypische zin steeds meer benaderd.

20.4 Probleemverkenning en diagnostiek

Effectieve zorg begint met een effectieve en efficiënte toeleiding, dat wil zeggen een goede analyse van de problematiek en een goede zorgtoewijzing. Als diagnostisch instrument wordt in veel instellingen de Addiction Severety Index (ASI) gebruikt. In enkele instellingen is deze vervangen door de MATE. MATE is acroniem voor: Meten van Addicties voor Triage en Evaluatie (Schippers et al., 2008). Essentieel voor de MATE is dat het bestaat uit een set instrumenten en deelinstrumenten die wetenschappelijk getoetst zijn.

De belangrijkste functies van het instrument zijn het identificeren van de verslaving en een eventueel psychiatrische of somatische comorbiditeit. Vervolgens moet er op basis van de afname van de MATE een indicatiebesluit plaatsvinden, dat wil zeggen een zorgtoewijzing naar zorgniveaus. Hiervoor wordt triage gehanteerd, een begrip uit de oorlogsgeneeskunde. In een oorlog met veel gewonden is het noodzakelijk om snel te kunnen vaststellen waar ingrijpen nog niet nodig is dan wel een hoogste prioriteit heeft. Triage in de huidige behandeling wil zeggen dat aan het begin van een behandelproces alleen die gegevens verzameld worden die nodig zijn om tot een goede zorgtoewijzing te komen. Dat zijn gegevens over het gebruik, de ernst van de afhankelijkheid, de verslavingsgeschiedenis, het sociaal en persoonlijk functioneren en de somatische en psychiatrische comorbiditeit.

Na toewijzing aan het juiste zorgniveau beschikt de behandelaar over een veelheid aan gegevens. Hij hoeft in de loop van het behandelproces alleen nog maar die gegevens te verzamelen die nodig zijn om de behandeling zelf goed uit te voeren.

20.5 Het motiveren van de cliënt

Beïnvloeding van het motivatieproces is een essentieel onderdeel in de behandeling. Er wordt wel onderscheid gemaakt in interne en externe motivatie. Bij externe motivatie zijn het de omgevingsfactoren die aanzetten tot gedrag, bijvoorbeeld clean blijven omdat de partner dreigt op te stappen. Bij interne motivatie bepalen eigen motieven het gedrag, bijvoorbeeld het motief om een goede conditie te hebben.
Een veel gehanteerd model over motivatie en gedragsverandering is ontwikkeld door Prochaska en DiClimente (1984). Zij onderscheiden verschillende fasen in gedragsverandering die in een vaste volgorde doorlopen worden. Soms gaat men zeer snel door een fase heen, om vervolgens lang in een andere fase te blijven hangen. Hieraan gekoppeld is de veronderstelling dat men door gerichte hulp dit proces positief kan beïnvloeden. De fasen zijn:
- precontemplatie;
- overweging of voorbeschouwing;
- beslissing;
- actiefase;
- volhouden;
- terugval.

Het is belangrijk de verslaafde van bijvoorbeeld de precontemplatie- naar contemplatiefase te krijgen. Dat kan door de relatie tussen bepaalde klachten en gebruik te versterken. Vervolgens is het zaak veranderingsgerichte beslissingen uit te lokken en te versterken. De essentie van het model is er op te letten welke actie in welke fase het meest effectief is. Teveel veranderingsondersteuning terwijl de cliënt eigenlijk nog niet echt zelf gekozen heeft om te veranderen leid tot weerstand en afhaken.

Er zijn diverse goede meetinstrumenten ontwikkeld om te meten waar de cliënt in het motivatieproces zit, zoals de Motivation for Treatmentlijst (MfT) en de Readiness to Change Questionnaire (RCQ). Bovendien is er bijzonder veel onderzoek mee gedaan. In weerwil hiervan is er ook kritiek. Bandura beweert dat de mate waarin er vertrouwen is in eigen kracht meer bepalend is voor de therapie-uitkomst dan de motivationele fase (Davidson, 1998). Farkas liet op zijn beurt zien dat de ernst van lichamelijke verslaving dominant is in het voorspellen van de therapie-uitkomst (Farkas et al., 1996). Recent vonden ook Callag-

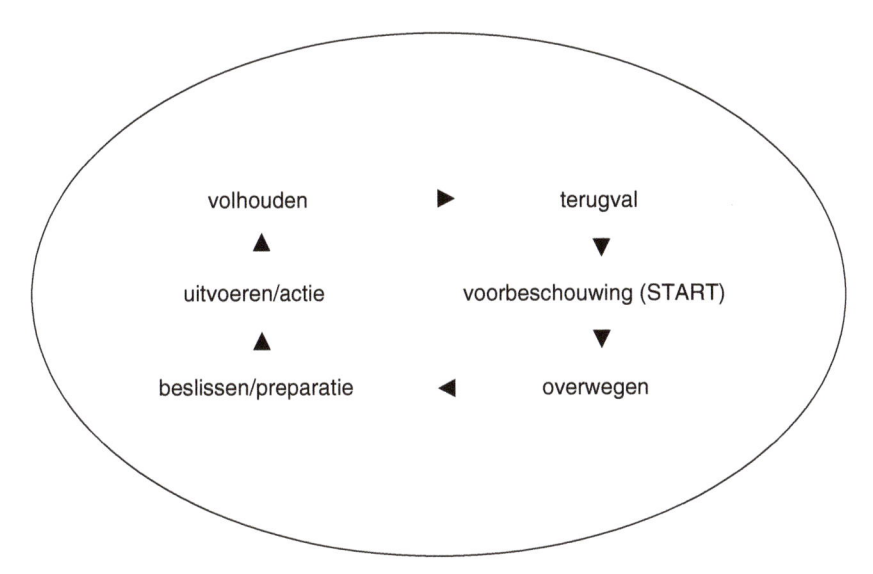

Figuur 20.1 *Fasemodel van Prochaska en DiClimente.*

han (et al., 2007) in zes van acht testen geen correlatie tussen de fase waarin cliënten zaten en hun alcoholgerelateerde gedrag.

Miller ontwikkelde de zogenaamde motiverende gesprekstechnieken (Miller & Rolnick, 2005). Deze kunnen gebruikt worden om de cliënt van de ene fase naar de andere te brengen. Een van deze technieken is bijvoorbeeld het veroorzaken van een gevoelde discrepantie tussen de huidige situatie en de na te streven situatie.
Zelfs waneer behandelaars zich beperken tot het toepassen van deze technieken, is er al een resultaat te boeken dat vergelijkbaar is met kortdurende behandeling. Het gericht toepassen van motiverende technieken is een conditio sine qua non in de professionele verslavingszorg en een van de belangrijkste bijdragen van de psychologie aan de behandeling van verslaafden.

> **Typische cliënt voor het viergesprekkenmodel**
> Sjoerd gebruikt vaak xtc en GHB en regelmatig ook cocaïne en speed. Hij woont bij zijn ouders. Hij heeft geen vaste relatie. Van beroep is hij kraanmachinist. Sjoerd maakt deel uit van een vriendengroep die veel drugs gebruikt, veelal met als doel verveling te bestrijden, makkelijker contact te leggen en sociaal wat losser te zijn. Ondanks zijn intensieve gebruik is Sjoerd lichamelijk gezond en heeft hij geen psychiatrische klachten. Hij is nooit eerder in behandeling geweest, vandaar het advies: leefstijltraining.

20.6 Detoxificatie

Het behandelproces begint met detoxificatie: het ontgiften. Bij het ontgiften ontstaan onthoudingsverschijnselen. In zijn algemeenheid zijn ze onaangenaam en in een enkel geval kan het ook zeer riskant zijn. Of een detoxificatie ambulant of klinisch moet plaatsvinden is afhankelijk van de te verwachtten symptomen en de structuurbehoefte van de cliënt. Klinisch ontgiften geeft een veel hogere therapietrouw dan ambulant, 95 versus 72 procent. Voor het ontgiften is een uitvoerige richtlijn in Nederland beschikbaar, die is opgesteld in het kader van Resultaten Scoren (Jong et al., 2004).

20.6.1 ALCOHOL

Milde ontgiftingsverschijnselen worden in de verslavingszorg regelmatig gezien, het zogenaamde alcoholonthoudingssyndroom of AOS. Het bestaat uit een aantal symptomen die zich tussen zes en 24 uur na de laatste alcoholconsumptie ontwikkelen en na de tweede tot vierde dag hun hoogtepunt bereiken. Veelvoorkomende symptomen zijn trillerigheid, zweten, misselijkheid, braken, angst en agitatie. De onthoudingsverschijnselen kunnen opgevangen worden door het instellen op benzodiazepine die dan vervolgens in enkele dagen wordt afgebouwd. Het ontgiften van alcohol duurt doorgaans maximaal een week. Volgens sommige wetenschappers is het af te raden dat mensen op eigen houtje afkicken, omdat er een vermoeden is dat er op vrij korte termijn hersenschade kan optreden die voorkomen kan worden door een adequate medicinale begeleiding van het ontgiften.

Onthouding kan tot ook tot ernstige verschijnselen leiden als delirium tremens (zie paragraaf 2.9.6) en insult. In dat geval is een klinische opname noodzakelijk. Een delirium tremens komt weinig voor en in de reguliere verslavingszorg is het eigenlijk zelden of nooit te zien. Een delirium treedt meestal ongeveer drie tot vijf dagen na alcoholonthouding op en duurt twee tot drie dagen.

Een epileptisch insult is alleen al gevaarlijk door de val die iemand kan maken. Van de mensen die insulten krijgen ontwikkelt ongeveer dertig procent een delirium tremens, indien niet adequaat met medicatie wordt gereageerd.

20.6.2 BENZODIAZEPINE

Veel mensen die verslaafd zijn aan deze medicatie hebben erg veel moeite met het ontgiften, vandaar dat daar vaak ook wat meer tijd voor wordt genomen (zie hiervoor paragraaf 4.1). De symptomen van onthouding lijken veel op die van een gegeneraliseerde angststoornis.

Het ontgiften vindt meestal plaats door de benzo's te vervangen door langer durende benzodiazepines die dan weer geleidelijk worden afgebouwd. Veel mensen zijn verslaafd aan benzodiazepinen. Hoeveel precies is moeilijk vast te stellen, maar een minimumschatting is 400.000 (De Valk, 2004).

20.6.3 OPIATEN

Bij opiaten beginnen de meeste onthoudingsverschijnselen vanaf zes tot twaalf uur vanaf de laatste dosis. Onthoudingsverschijnselen in de acute fase zijn geïrriteerdheid, angst, vrees, spierpijnen, buikklachten, koude rillingen, misselijkheid, diarree, en algemene zwakte en slapeloosheid. De piek van de symptomen wordt tussen de twee en vier dagen bereikt. Voor totaal ontgiften wordt meestal zo'n twee weken gebruikt.

Er zijn verschillende behandelmethoden:
1 de opiaatagonist, een medicatie van hetzelfde type als de opiaten zelf maar dan met een langere halfwaardetijd;
2 methadon;
3 partiële agonisten als biprenofine;
4 antagonisten, medicijnen die de werking geheel blokkeren zoals naltrexon.

Voor verslavingen als cocaïne en cannabis is nog geen afdoende medicinale behandeling beschreven. Cocaïne geeft doorgaans slechts milde lichamelijke klachten. Vooral het psychische verlangen naar de stof (*craving*) is erg sterk. Bij cannabis is het beeld wisselend. Een standaard farmacotherapie is er niet. (Zie verder hoofdstuk 3 en 12.)

20.7 Behandeling

20.7.1 INLEIDING

Behandelvormen die het verminderen dan wel stoppen van het middelengebruik tot doel hebben en medicamenteuze ondersteuning die hierbij geboden kan worden, kunnen ambulant of klinisch zijn. Bij ambulante behandelingen komen mensen op gesprek, bij klinische behandelingen volgt opname. Behandelingen kunnen verder enkelvoudig of meervoudig zijn. Bij enkelvoudige behandeling wordt een interventie aangeboden, bijvoorbeeld leefstijltraining en bij meervoudig behandeling worden meerdere interventies aangeboden, bijvoorbeeld farmacologische behandeling gecombineerd met gedragstherapie, maatschappelijk werk en relatietherapie.

20.7.2 MINIMALE INTERVENTIESTRATEGIE

Met minimale interventiestrategie wordt bedoeld de uit de Angelsaksische en Amerikaanse praktijk afkomstige methoden die veelal een mengeling zijn van probleemanalyse, advies en (beperkte) training, al dan niet in de vorm van zelfhulp of opdrachten. In de oorspronkelijke vorm is er vaak sprake van diagnostische activiteit, liefst medisch gekleurd, bijvoorbeeld met behulp van laboratoriumproeven die het disfunctioneren van de lever aantonen. Vervolgens wordt door motiverende gespreksvoering de cliënt gestimuleerd tot het maken van een keuze de zaken anders aan te gaan pakken. Een advies en enige hulp volgen dan.

Zowel uit epidemiologisch onderzoek als uit effectstudies blijkt dat toepassing van deze methoden bij een relatief grote groep verslaafden tot positieve veranderingen leidt. Helaas zijn deze methoden nooit onderwerp geweest van duidelijke protocollering, waardoor invoering in de praktijk te beperkt is gebleven. De oorspronkelijke mengvorm van medische diagnostiek, voorlichting, motivering en advies wordt echter wel incidenteel in de Nederlandse praktijk met succes toegepast, bijvoorbeeld als Doorlichting Voorlichting Alcohol (DVA). Dit is een interventie die bestaat uit diagnostiek, voorlichting en motivatiebeïnvloeding richting keuze tot gedragsverandering (Schippers et al., 1994).

20.7.3 LEEFSTIJLTRAININGEN

Leefstijltrainingen zijn gebaseerd op cognitieve gedragstherapie, dit is een integratie van cognitieve- en gedragstherapie. Cognitieve therapie gaat ervan uit dat psychische klachten voortkomen uit de wijze waarop mensen informatie verwerken. Hierbij gaat het om denkprocessen en cognities die verbonden zijn met emoties, herinneringen en gedragingen. Gedragstherapie gaat ervan uit dat het gedrag zelf onderwerp van behandeling moet zijn, wat gedrag veroorzaakt, of waardoor het in stand blijft, versterkt wordt of juist uitdooft. Bij cognitieve gedragstherapie gaat het dus om de samenhang tussen gedrag, gedachten en emoties.

Via analyse van het drinkgedrag, de situatie waarin het drinken plaatsvindt en bewustwording van de cognities, wordt geprobeerd het drinkgedrag onder controle te krijgen. Bij vergelijkende studies naar effectiviteit van behandeling scoort cognitieve gedragstherapie naast of in combinatie met verschillende farmacologische behandelingen meestal het hoogst bij de behandeling van psychische klachten.

Er zijn vier typen leefstijltrainingen:

1 individueel, duur: vier sessies, bevat naast een plannings- en evaluatiesessie een analyse van risicosituaties en een sessie over omgaan met terugval en de risico's daartoe (De Wildt, 2000a);
2 individueel, duur: tien sessies, met meer tijd om dieper op thema's (voor- en nadelen van gebruik, risicosituaties herkennen, zelfcontroletechnieken aanleren, herkennen en omgaan met trek, omgaan met sociale druk) in te gaan en om te oefenen (De Wildt, 2000b);
3 groepsvariant van zes sessies (Van den Broek & Merks, 2003a);
4 groepsvariant van twaalf sessies (Van den Broek & Merks, 2003b).

20.7.4 SYSTEEMBEHANDELING

In het veranderproces naar abstinent of gecontroleerd gebruik is steun van partner, ouders of kinderen van grote waarde. Een ernstige verslaving heeft vaak een ontwrichtende werking op relatie en gezin. Relatie- en gezinbegeleiding worden dan ook vaak ingezet. Naarmate de relatieproblematiek ernstiger is en een eigen cruciale rol vervult in de behandeling is er sprake van systeemtherapie. Er zijn diverse werkwijzen beschreven (O'Farrell & Fals-Steward, 2005).

Naast het directe therapeutische effect heeft het betrekken van partner of familie vaak een gunstig effect op de therapietrouw en de geëngageerdheid met de behandeling.

Gezinstherapie is vooral effectief gebleken bij de behandeling van jongeren. Daar is de behandeling, evenals cognitieve gedragstherapie, effectiever dan andere behandelmethoden. Er is een groot aantal varianten beschreven, vooral in de Amerikaanse literatuur. Onderlinge verschillen in effectiviteit zijn nog onvoldoende overtuigend aangetoond (Verdurmen et al., 2008).

20.7.5 MEDICAMENTEUZE BEHANDELING

Bij de behandeling aan alcoholverslaafden kunnen diverse medicijnen worden voorgeschreven:
- benzodiazepinen om onthoudingsverschijnselen op te vangen;
- aversieve medicatie, bijvoorbeeld disulfiram, als extra ondersteuning in het begin van de abstinentieperiode: in combinatie met drinken ontstaan er ziekteverschijnselen. Voor de langere termijn is het middel echter minder geschikt en zijn de effectiviteitstudies ook minder consequent positief. Vroeger was er ook wel sprake van onderhuidse implantaten die langzaam in het bloed werden opgenomen, maar deze zijn in Nederland niet meer op de markt;
- medicijnen die de zucht of het verlangen naar alcohol verminderen, bijvoorbeeld acamprosaat, al is de precieze werking niet bekend, maar op de korte en middellange termijn is het middel aantoonbaar

effectiever dan placebo's. Het middel is vooral effectief wanneer het behandeldoel abstinentie is en wanneer het gecombineerd wordt met psychosociale interventies. Effectiviteit op de langere termijn moet nog meer onderzocht worden (Wittenberg, publicatie in voorbereiding);
- vitamine B suppletie gecombineerd met goede voeding, omdat zwaar drinken kan leiden tot een tekort aan vitamine B (zie ook paragraaf 20.6.1 en 2.9.2).

Bij de behandeling aan opiaatverslaafden kan worden voorgeschreven:
- methadon om onthoudingsverschijnselen bij heroïne op te vangen;
- medicatie gericht op het verminderen van het positieve effect van gebruik met behulp van agonisten (methadon), deelagonisten (buprenorphine), of antagonisten (naltrexon), waarmee receptoren, waar anders de drug zich nestelt, bezet of geblokkeerd worden zodat de drug minder effect heeft (zie paragraaf 20.6.3 en hoofdstuk 3).

De NIDA besteedt een zeer groot deel van haar toch al forse budget aan onderzoek naar de inzet van vele medicijnen. Alle enigszins relevante medicijnen worden apart en in combinaties bij alle denkbare verslavingen ingezet. Naast alle trial en error-onderzoek, zo zijn immers veel psychofarmaca ontdekt, zijn er ook gerichte zoektochten. Hierbij gaat het vooral om middelen die ingrijpen in de neurobiologische kern van de verslavingscyclus, bijvoorbeeld het verminderen van de dopamine-afgifte na drinken (ondanstron), het vooraf bezetten van de dopamine-d2-receptoren (Aripiprazole) of het stimuleren van de neurotransmitter GABA (zie paragraaf 2.7), zodat die zijn inhiberende/afremmende werking meer uitoefent (topiramaat).

20.7.6 COMMUNITY REINFORCEMENT APPROACH (CRA)
Bij CRA worden verschillende wetenschappelijk bewezen interventies samengevoegd, variërend van farmacotherapie en motiverende gesprekstechnieken tot gedragstherapie. In Nederland wordt vaak gewerkt met 'pakketten' van samengestelde behandeling en begeleiding.

20.7.7 DEELTIJDBEHANDELING
Deeltijdbehandeling zit qua intensiteit tussen ambulant en klinisch behandelen in. De tijdsbesteding varieert vanaf één dagdeel tot tien dagdelen met een 24-uursachtervang opnamemogelijkheid.
Ondanks de goede behandelresultaten van deeltijdbehandelingen hebben ze een nog relatief bescheiden aandeel in het totale behandelarsenaal. Behandelaren en cliënten hebben, daar waar ambulante

behandeling onvoldoende is, meestal een voorkeur voor een klinische behandeling.

Voordeel van een deeltijdbehandeling is echter dat zelfcontrole en zelfstandigheid maximaal in stand blijven. Dit heeft doorgaans een gunstig effect op het behandelresultaat. De nadelen van klinisch behandelen – verlies van zelfstandigheid, zelfcontrole en toename van regressie – worden vaak miskend. De programmaonderdelen zijn verder dezelfde als bij klinische en intensieve ambulante behandelingen: medicamenteuze behandeling, cognitieve gedragstherapie, psychiatrische behandelingen, psychotherapie, systeemtherapie, vaardigheidstrainingen en sociotherapie (Rutten, 1995).

20.7.8 KLINISCHE BEHANDELING

In Nederland is er geen richtlijn voor klinisch behandelen. Richtlijnen zijn meestal het product van gezamenlijke inspanningen van kennisinstituten, wetenschappers, beroepsbeoefenaren en beleidmakers. Ze moeten stimuleren dat hulpverleners de beste, meest werkzame en efficiënte behandelingen uitvoeren. Inspecties, en in toenemende mate ook zorginkopers, zien erop toe dat men dan ook volgens die richtlijnen werkt. Evenmin is er op het gebied van klinisch behandelen ooit vergelijkend onderzoek gedaan, waardoor er geen overzicht beschikbaar is.

Klinisched etoxificatie

Klinische ontgiftingsafdelingen waren oorspronkelijk vooral klinische introductieafdelingen ten behoeve van langdurige behandelingen in klinieken. Later werden het vooral afdelingen voor crisisinterventie, ontgiften en diagnostiek. Ontgiftingsafdelingen ontwikkelen zich tegenwoordig van high-care medische units naar motivatieafdelingen en semiverpleegafdelingen. Soms is er samenwerking met algemene ziekenhuizen, bijvoorbeeld wanneer iemand onder narcose wil afkicken of een versnelde afkick met behulp van antagonisten wil ondergaan. Nederlands onderzoek heeft overigens aangetoond dat afkicken onder narcose geen meerwaarde heeft (De Jong et al., 2004). Uit het onderzoek bleek dat de resultaten met en zonder narcose dezelfde waren. Aangezien de methoden extra kosten en risico's met zich meebrengen, worden deze niet standaard in Nederland toegepast. De detoxificatie behandelduur varieert van enkele dagen tot zes weken, afhankelijk van het doel (kort ontgiften bij alcoholterugval) of middel (ontgiften bij langdurige benzodiazepineverslaving).

Therapeutische gemeenschappen (TG's)

In een TG zijn het gezamenlijk leven en werken en de intensieve groepsontmoetingen ('encounters') wezenlijke onderdelen van de behandeling. De methode is in de Verenigde Staten ontwikkeld vanuit zelfhulpcommunes, gesticht en beheerd door ex-verslaafden zelf. Bron was de Synanonbeweging. De oorspronkelijke TG's zijn sterk hiërarchisch geordend en richten zich op een uniform groepsklimaat onder een sterke sociale, normatieve druk. Er zijn/waren allerhande specifieke groepsfuncties en educatieve en therapeutisch straf- en leerervaringen als wastobbe en 'pak-aans'. Alles is erop gericht de negatieve, onvolwassen identiteit van verslaafde af te leggen en een positieve op groei gerichte levenshouding aan te leren.

In Nederland is de invoering van dit type behandeling van meet af aan vermengd geraakt met een meer professioneel toegepaste therapeutische aanpak. De staf bestond meteen uit een combinatie van ex-verslaafden en professionals. Het is dan ook niet toevallig dat deze methode vooral is beschreven door twee psychiaters: Kooyman en Schaap (Kooyman et al., 1992; Schaap, 1987).

De behandelduur van de TG varieert van een tot twee jaar. In de loop van de tijd zijn de programma's steeds meer 'aangekleed' met psychotherapeutische en psychiatrische behandelingen.

Kortdurende klinische behandeling

In de jaren tachtig en negentig van de vorige eeuw stimuleerde de overheid de langdurige klinische opnamen in de geestelijke gezondheidszorg te vervangen door kortdurende klinische, ambulante en deeltijdbehandelingen. Hierdoor kwamen de TG's in een andere fase terecht. Deze ontwikkeling is inmiddels zover doorgeschoten dat er opnieuw een roep om kentering komt nu de harde kern van de Grand Psychiatrie, schizofrenen en autisten met een alcohol- of drugsverslaving als dak- en thuislozen onze stadsparken bevolken. Naast de introductie van de deeltijdbehandeling, werd de kortdurende klinische psychotherapie ontwikkeld (Bolten & Hesselink, 1986).

In de verslavingszorg ontwikkelde zich een gedragstherapeutische variant hierop met een verblijfsduur van drie maanden, wat een behoorlijke breuk met de traditie betekende. Vrijwel meteen werden weekenden buiten de kliniek doorgebracht en werken met gezin en relatie was ook van meet af aan de orde.

In de huidige klinische methoden is het werken en leven in groepsverband, ofwel leefgroepen, nog steeds onderdeel van de therapie. Nieuwe ontwikkelingen maken dit deel van de behandeling echter minder dominant. Deze ontwikkelingen zijn: individualisering, transmuralisering (zorg zowel binnen als buiten de muren van een instelling) en een grotere inbreng van psychiatrische interventies.

Naast de algemene tendens tot individualisering in de samenleving heeft de verslavingszorg zich sterk uitgebreid en verbreed. Cliëntengroepen zijn meer heterogeen en vragen om een gedifferentieerdere aanpak zowel in de instelling als daarbuiten (transmuralisering). Bovendien moet een behandeling niet meer belastend en tijdrovend zijn dan nodig. Zeker wanneer zelfstandigheid en resocialisatie belangrijke therapeutische doelen zijn. Dus niet de groep, maar de mogelijkheden van het individu bepalen of er nog in de kliniek geslapen moet worden of dat het ook thuis kan. Ten slotte vraagt de grotere inbreng van psychiatrische interventies bij een populatie die veelal ook lijdt aan andere psychiatrische problemen, om een individuele behandelaanpak.

Typische cliënt voor kortdurende klinische behandeling

Miriam experimenteerde op puberleeftijd veel met drugs, ook dronk ze stevig. Ze had in de loop van haar jonge leven regelmatig relaties met mannen die een verslavingsprobleem hadden. Uiteindelijk kreeg ze een vaste relatie met een man die niet gebruikte. Met hem trouwde ze ook en samen kregen ze twee kinderen. Rond haar dertigste nam haar gebruik, vooral het drinken, weer geleidelijk aan toe. Dit was naar eigen zeggen vooral ten gevolge van angsten die ze had na een verkeersongeluk. Via de huisarts kreeg ze hiervoor benzodiazepinen voorgeschreven. Inmiddels is haar huwelijk op de klippen gelopen en is er een echtscheiding uitgesproken. Mede hierdoor is ook haar cocaïnegebruik geëscaleerd. Ze wordt nu opgenomen om klinisch te ontgiften met vermoedelijk aansluitend een kortdurende klinische behandeling. Klinisch, gezien haar gebruik, en kortdurend omdat zij toch grote delen van haar volwassen leven zonder gebruik heeft gekend en in verband met de zorg voor haar kinderen. Uiteraard zal bij een geslaagde behandeling nog langer ambulante therapie en nazorg wenselijk zijn.

Minnesotamodel

Het Minnesotamodel is een klinische behandeling die is gebaseerd op de principes uit de zelfhulp, en wel specifiek die van de AA. Het is in 1949-1950 ontstaan in de Amerikaanse staat Minnesota. In die jaren ontstonden er enkele 24-uursvoorzieningen, opgericht door AA-deelnemers. Bovendien zette Ralf Rossen in het Willmarer State General

Hospital een behandelprogramma op voor verslaafden en stelde daarbij AA-leden aan als counselors. Uitgangspunt was: verslaving is een ziekte die in fasen verloopt en behandeld kan worden.
Tijdens de deelname aan het programma worden cliënten geacht deel te nemen aan de twaalfstappenzelfhulpbijeenkomsten, zoals bij de AA. In het algemeen bestaat een programma uit drie fasen.
1 intensieve behandeling van vier tot acht weken;
2 vervolgbehandeling van een maand of zes;
3 blijven deelnemen aan zelfhulpbijeenkomsten.

Het gaat om een multidisciplinaire aanpak waarbij het betrekken van het systeem (partner, ouders, kinderen) als belangrijk wordt gezien. Veel gebeurt er in de groep, waarbij thema's als ontkenning, eerlijkheid, verantwoordelijkheid en de eigen individuele stappen in het herstel centraal staan.
Belangrijke elementen uit de filosofie zijn dat de cliënt:
1 moet inzien dat zijn verslaving een ziekte is waarvan hij nooit zal genezen en dat hij kan herstellen door levenslange abstinentie;
2 moet inzien dat hij voor herstel de hulp van anderen nodig heeft;
3 levenslang de twaalfstappenzelfhulpsessies moet bijwonen (Spicer, 1993).

Het model heeft zich vooral in de jaren zestig van de vorige eeuw wijd verbreid in de Verenigde Staten en van daaruit in de rest van de wereld. Het is vooral in de Angelsaksische wereld een dominant model, zeker in de behandeling van alcoholisme. In Nederland was het tot voor kort vooral in de particuliere markt te vinden, maar inmiddels starten ook reguliere verslavingszorginstellingen programma's in deze traditie. De belangrijkste reden hiervoor is dat de verschillen in uitgangspunten minder groot geworden zijn. Bovendien sluit het model goed aan op veel zelfhulpgroepen, vooral die in de twaalfstappentraditie. Ten slotte is het een antwoord van de reguliere zorg op de concurrentie uit het buitenland.
De afgelopen tien jaar is het denken over verslaving in de reguliere verslavingszorg en de wereld van onderzoek sterk gemedicaliseerd. Dit heeft nu en in de toekomst veel invloed op de opzet en inrichting van de zorg. Hierdoor is het verschil met typisch Nederlandse en traditionele Angelsaksische behandelmodellen zoals het Minnesotamodel verkleind.
Er zijn echter nog wel verschillen. Vooral de strakke abstinentiegerichtheid en de aandacht voor spiritualiteit zien we in Nederlandse behandelmodellen minder terug. Deze beide kenmerken zijn de kracht

en de zwakte van het Minnesotamodel. Die rechtlijnigheid komt niet alleen tegemoet aan behoeften van velen die willen afkicken, het zorgt ook voor een robuustheid tegen vervuiling van het model en maakt het, zeker ook in zelfhulpkringen, goed overdraagbaar. Tegelijkertijd is het daardoor minder geschikt voor een concept als stepped care en disease management. Ook is het model niet geschikt voor verslaafden of potentieel verslaafden die niet willen stoppen maar willen minderen met drinken.

20.7.9 TERUGVAL EN TERUGVALPREVENTIE

Terugvalpreventie maakt een groot deel uit van alle cognitief gedragstherapeutische behandelingen. De Amerikaanse onderzoekers en behandelaren Marlatt en Gordon (1985) hebben methoden voor terugvalpreventie ontwikkeld. Het startpunt van de behandeling is het analyseren van de factoren die het gebruik beïnvloeden. Belangrijk hierin is het herkennen van terugvalbevorderende factoren en hoge risicosituaties, en het aanleren van alternatieven voor gebruik.

Marlatt en Gordon beschrijven een aantal intrapersoonlijke determinanten die terugval bevorderen, zoals negatieve en positieve gevoelens, driften en verleidingen alsook het verlangen de zelfcontrole te testen of uit de dagen. Als interpersoonlijke determinanten beschrijven zij: conflicten, sociale druk en positieve emotionele omstandigheden als gezelligheid of feestelijke gebeurtenissen.

Miller noemt nog belangrijke levengebeurtenissen, positieve verwachtingen van gebruik, zucht (*craving*), stemming en algemene karakteristieken als leeftijd, geslacht, sociale herkomst.

Terugvalpreventie kan natuurlijk gecombineerd worden met farmacologisch ingrijpen, waardoor de trek in gebruik (bijv. Campral), het vooruitzicht op negatieve consequenties (Disulferan), of het uitblijven van positieve effecten (naltrexon) beïnvloed kunnen worden.

20.7.10 NAZORG

De term 'nazorg' is strikt genomen niet meer juist. Bij chronische en meervoudige problematiek is er eerder sprake van doorlopende hulp. Dat kan variëren van levenslange deelname aan een zelfhulpgroep tot aan rehabilitatie middels intensieve zorg. Daar waar de verslaving tijdelijk was en niet is doorgewoekerd op alle levensterreinen, is intensieve nazorg vaak niet nodig.

In een protocol over nazorg worden onder andere de volgende doelen omschreven:
- consolidatie van de tijdens de behandeling bereikte resultaten;
- verminderen van de kans op terugval;

- het ondersteunen van de maatschappelijke reïntegratie (De Wildt, 2005).

20.8 Meervoudige problematiek

Behandelvormen voor drie specifieke cliëntengroepen komen hier aan bod:
1 verslaafden die in aanraking komen met justitie;
2 verslaafden met psychiatrische stoornissen;
3 verslaafden met verstandelijke beperkingen.

20.8.1 JUSTITIËLE VERSLAVINGSZORG

De grote verslavingszorginstellingen hebben reclasseringsafdelingen. Justitie kan aan hen de opdracht geven om verslaafden die met het strafrecht in aanraking zijn gekomen te begeleiden of om extra informatie over hen te verzamelen. In intermezzo 20.3 staat een korte opsomming van de taken van deze afdelingen.

Justitie kan in samenwerking met de verslavingszorginstellingen er ook voor zorgen dat verslaafden in plaats van een straf een behandeling ondergaan. De voorlopige hechtenis, de zitting, dan wel de uitvoering van de straf kan opgeschort worden onder voorwaarde dat een verslaafde succesvol behandeld wordt. Ook is het mogelijk dat de verslaafde het laatste deel van zijn straf omzet in een behandeling in een kliniek. Dit is de zogenaamde artikel 43 plaatsing.

Justitie heeft ook nog een aantal eigen voorzieningen voor de opvang van justitiabele verslaafden. De Inrichting voor Stelselmatige Daders (ISD) is bedoeld voor mensen die herhaaldelijk in criminaliteit vervallen. Via de ISD is het mogelijk deze veelplegers twee jaar gedwongen te behandelen. Onderzoek toont aan dat in ieder geval de gespecialiseerde variant, de SOV, effectief is (Koeter & Bakker, 2005). Ten slotte is er ook nog een forensische verslavingskliniek (Piet Roorda-kliniek).

In 2004 maakte een werkgroep namens de stichting verslavingsreclassering een overzicht van alle interventies, de zogenaamde *Interventiematrix* (GGZ, 2004). In het kader van de State of the Art studies verscheen er ook een overzicht door Koeter (Koeter & Van Maastricht, 2006).

> **Intermezzo 20.3   Taken van reclasseringsafdelingen**
> In opdracht van justitie voeren de reclasseringsafdelingen van de verslavingszorg de volgende taken uit:

- *Vroeghulpbezoek.* De bedoeling van vroeghulp is om in een zo vroeg mogelijk stadium (in de politiecel of bij de Rechter Commissaris) contact te leggen met de verdachte. Er wordt een inschatting gemaakt of een interventie, bijvoorbeeld of een toeleiding naar een kliniek haalbaar en wenselijk is.
- *Vroeghulpinterventie.* De bedoeling van een vroeghulpinterventie is het maken van afspraken voor de start van een behandeling. Contact vindt plaats als verdachte in verzekering is gesteld in een politiecel of in een Huis van Bewaring. De reclasseringswerker legt alle afspraken vast in een rapport aan de Rechterlijke Macht. Die kan op grond van zo'n rapport besluiten de voorlopige hechtenis op te heffen ten behoeve van de behandeling.
- *Rapportage: advisering aan justitie en gevangeniswezen.* Er kunnen drie soorten rapporten gemaakt worden. Een *voorlichtingsrapport* geeft antwoord op de vraag hoe herhaling van strafbaar gedrag kan worden voorkomen. Een *adviesrapport* bevat een advies naar aanleiding van een specifieke vraag zoals een gratieverzoek. Een *maatregelrapport* wordt uitgebracht als de rechter overweegt de maatregel tbs met voorwaarden op te leggen.
- *Toezicht en begeleiding.* De verslavingsreclassering kan erop toezien of een bepaalde voorwaarde die door de rechter wordt opgelegd wel wordt nageleefd. Een voorwaarde kan bijvoorbeeld zijn het volgen van een afkickprogramma. Ook kan de verslavingsreclassering nagaan of de verslaafde bepaalde cursussen volgt die de herintegratie bevorderen, zoals een budgetteringscursus of een training agressiebeheersing.
- *Uitvoeren van sancties.* De verslavingsreclassering kan erop toezien of bepaalde sancties worden nageleefd, zoals werkstraffen en taakstraffen. Een werkstraf bestaat uit onbetaald werk voor bijvoorbeeld gemeenten, ziekenhuizen of boswachterijen. Bij een leerstraf gaat het om het aanleren van vaardigheden of het krijgen van inzicht om nieuwe delicten te voorkomen, zoals het moeten volgen van een cursus over alcohol in het verkeer. De reclasseringsmedewerker kan van verschillende instrumenten gebruik maken om de situatie van de cliënt in kaart te brengen en de rechtelijke macht te adviseren. Met de Quickscan wordt een snelle inschatting gemaakt of er kans op herhaling van het delict is en zo ja of er aanknopingspunten zijn om iets aan de oorzaak te doen. Met de RISc (Recidive Inschattingsschalen) bepaalt de reclasseringswerker welke factoren bij een cliënt de

kans op recidive bepalen en hoe het risico's op recidive verminderd kan worden.

20.8.2 DUBBELDIAGNOSTIEK: VERSLAVING EN PSYCHIATRISCHE STOORNISSEN

De term dubbeldiagnostiek wordt in de praktijk gereserveerd voor de cliënt met een combinatie van verslaving met andere psychiatrische stoornissen. Onder psychiatrische cliënten komt middelenmisbruik tweemaal zoveel voor als in de algemene bevolking (29%). Van hen die in zorg zijn variëren uitkomsten van onderzoek van twintig tot vijftig procent. Bij schizofrenie is 47 procent verslaafd en bij bipolaire stoornissen 56 procent. Schattingen van psychiatrische comorbiditeit onder verslaafden die in zorg zijn variëren van zestig tot tachtig procent (Posthuma & Vos, 2003).

Vooralsnog wordt ervan uitgegaan dat er vier vormen van causaliteit kunnen zijn:

1. De psychiatrische stoornis is een gevolg van middelenmisbruik, hierbij kan gedacht worden aan het ontstaan van psychosen door het misbruik van hallucinogene middelen zoals lsd en cannabis of het ontstaan van paranoia door overmatig cocaïnegebruik. Ook kunnen depressies en angststoornissen optreden door frequent gebruik van benzodiazepinen, alcohol, heroïne of cocaïne.
2. Het middelenmisbruik is het gevolg van een psychiatrische stoornis. Zo is met name bij ernstige AS-II-stoornissen (persoonlijkheidsstoornissen) te zien dat middelenmisbruik een van de begeleidende symptomen is. Ook bij schizofrenie is bijna altijd wel sprake van middelenmisbruik.
3. De psychiatrische stoornis en de verslaving kennen een gemeenschappelijk neurobiologische basis, een structuur in de persoonlijkheid die tot beide vormen van problematiek leidt. Hierbij wordt met name gedacht aan vormen van ADHD, impulscontrolestoornissen en antisociale persoonlijkheidsstoornis.
4. De twee psychiatrische stoornissen bestaan naast elkaar en beïnvloeden elkaar.

In zijn algemeenheid geldt dat daar waar stoornissen samen voorkomen ze beiden gelijktijdig behandeld dienen te worden. Voortgang bij de ene stoornis heeft doorgaans een gunstig effect op de behandeling van het andere stoornis. Bij angst-, stemming- en antisociale persoonlijkheidsstoornis is het aan te bevelen eerst het middelenmisbruik te behandelen.

Het stellen van de juiste diagnose is relatief moeilijk. Algemeen wordt ervan uitgegaan dat er een abstinentieperiode van drie tot vier weken nodig is om tot goede diagnostiek te komen. Een goede analyse van de levensloop en de behandelgeschiedenis zijn daarbij onontbeerlijk.

Bij comorbiditeit is het moeilijker gunstige behandelresultaten te bereiken en is er meer terugval. De therapietrouw is doorgaans minder groot, er is vaker sprake van destructief gedrag, geweld, justitiecontacten, lichamelijke problematiek (bijv. hepatitis), zwerven en dak- en thuisloosheid.

Het aantal gespecialiseerde klinische afdeling voor de behandeling van dubbeldiagnosen neemt in Nederland snel toe. Deze afdelingen zitten nog in de ontwikkelfase. Algemeen beschrijvend of effectonderzoek is nog niet gedaan. Voor een aantal combinaties van ziektebeelden zijn specifieke handleidingen ontwikkeld: ADHD en verslaving (Van Duin & Van de Glind, 2004), verslaving en borderline, en verslaving en depressie (zie www.ggzkennisnet.nl).

> ### Typische cliënt met comorbiditeit
> Wim is een veertiger met een lange verslavingsgeschiedenis, aanvankelijk vooral alcohol. De laatste jaren is daar in toenemende mate ook speed en cannabis bijgekomen. Hij heeft een lange geschiedenis van behandelingen en opnamen die altijd na verloop van tijd werden afgebroken. De oorzaak hiervan was veelal het aangaan van relaties met vrouwen. Ook buiten de behandeling gaat hij relaties aan met jongere vrouwen die zwaar in de problemen zitten (zwerven, gebruik) en hem lijken uit te buiten tot aan het vernederende toe. Wim heeft ook een geschiedenis van delicten, vooral diefstal. Tijdens behandelingen neigt hij tot grensoverschrijdend gedrag naar de verpleegkundigen. Ook moet hij regelmatig gecorrigeerd worden in zijn antisociale gedrag. Hij heeft veel last van angstklachten. In de loop van zijn geschiedenis zijn er verschillende diagnosen gesteld, zowel op As I als op As II. De symptomatologie lijkt sterk verweven met zijn verslaving. Naast zijn middelenafhankelijkheid lijkt er sprake van een angststoornis en een persoonlijkheidsstoornis niet anders omschreven (NAO: voldoet niet aan de criteria van één specifieke classificatie, maar is meer een mengvorm).

20.8.3 VERSTANDELIJKE BEPERKINGEN EN VERSLAVING

Een verstandelijke beperking wordt gezien als een risicofactor voor criminaliteit en middelenmisbruik. Oorzaken zijn dan:
- gemakkelijker beïnvloedbaar zijn;
- minder of geen weerstand kunnen bieden aan groepsdruk;
- te goed van vertrouwen zijn.

Naast deze beperkte sociale weerbaarheid is er het gebrekkige kennisniveau en inzicht in oorzaken en gevolgen. Wellicht bood de intramuralisatie (opnemen op chronische afdelingen in psychiatrische ziekenhuizen) in het verleden ook een zekere bescherming en duikt het probleem nu weer op na de jarenlange tendens tot extramuralisatie. De meeste zorgcentra voor mensen met een verstandelijke beperking zijn weinig ingericht op het omgaan met middelenmisbruik en verslaving. Omgekeerd is de verslavingszorg niet ingericht op het helpen van deze categorie cliënten. Een verstandelijke beperking wordt vaak aangezien voor luiheid, gebrek aan toewijding (*commitment*) met de behandeling of gebrekkige motivatie om met gebruik te stoppen.

Overigens is de verslavingszorg over het algemeen wel gewend te werken met zwakbegaafden (mensen met een IQ tussen 70 en 85). Voor hen zijn varianten op het bestaande aanbod ingericht die een meer praktische en structurerend karakter hebben.

Voor de mensen met een lichte verstandelijke beperking (IQ tussen 50 en 70) zijn er echter geen programma's. Bovendien mag over de behandeling van zwakbegaafden kritisch de vraag gesteld worden of er voldoende gebruik wordt gemaakt van de inzichten die er zijn voor deze specifieke doelgroep. Het ontbreekt in ieder geval aan op wetenschap gebaseerde programma's en aan onderzoek ter ontwikkeling en verbetering.

De komende jaren zal het aanbod moeten worden toegespitst op deze doelgroep. Nog meer dan anders al het geval is moet er gewerkt worden in kleine haalbare stapjes. Er zijn meer herhalingen en langere leertrajecten nodig, omdat er veel minder generalisatie van het geleerde plaatsvindt (Van der Nagel, 2007).

20.9 Chronisch verslaafden/sociale verslavingszorg

Niet iedereen die aan een verslaving lijdt wordt binnen redelijke termijn beter. Zo'n tien tot vijftien procent van de in zorg zijnde verslaafden, kan gerekend worden tot de chronische groep waarbij sterk op gebruiksreductie gerichte interventies een averechts effect hebben. In het verleden was deze groep onderwerp van harm-reductionstrategieën en overlastbestrijding. Deze benadering was in het verleden niet altijd in staat verloedering bij de doelgroep te voorkomen. Mede door de toegenomen neurobiologische kennis is de in de algemene ggz ontwikkelde en in de somatische zorg algemeen gangbare rehabilitatiebenadering, meer en meer leidraad voor zorg en behandeling van de groep chronisch verslaafden geworden. Wanneer iemand een stoornis of handicap heeft, kan hij met de nodige behandeling en ondersteuning een zo volwaardig mogelijke plek in de samenleving bereiken. Gevolg is dat hij daarbij ook zijn omgeving minder tot last is (overlastbeperking), minder kans heeft op complicaties en secundaire schade van zijn of haar stoornis.

Rehabilitatie bestaat uit de volgende elementen:
- blijvende aandacht voor de primaire symptomen, in dit geval het middelen(mis)bruik;
- hulp op alle (waar nodig) levensgebieden;
- versterking van de eigen autonomie en zelfstandigheid;
- versterking van de emancipatie en het zelfbewustzijn;
- ondersteuning van de (ook wijdere) omgeving. Met name in het omgaan met de stoornis en de consequentie daarvan.

Overigens sluit het fundamenteel accepteren van het aanwezig zijn van de stoornis niet uit dat iemand door deze aanpak zodanig verbeterd dat er alsnog wordt gekozen voor afkicken. Zo neemt een vast deel van de deelnemers aan heroïneverstrekkingsprogramma's na verloop van tijd deel aan een afkickprogramma. Dat moet niet gezien worden als een relativering, maar als een bevestiging van het nut van de rehabilitatiebenadering. We zien momenteel dat cliënten zelf steeds meer aan het stuur gaan staan, door actieve deelname aan cliëntenraden, politiek overleg en het opzetten van eigen projecten. De gangbare term voor deze zorg is 'sociale verslavingszorg'. In deze paragraaf behandelen we enkele belangrijke delen hiervan.

20.9.1 METHADONVERSTREKKING

Methadonverstrekking (zie ook hoofdstuk 3) is de oudste vorm van sociale verslavingszorg of, zo men wil, harm-reductionbehandeling die de verslavingszorg rijk is. Al in de jaren zestig begonnen in Amerika Niswander en Doyle vanuit hun neurobiologische visie op de stoornis met het combineren van een behandeling en verstrekken van een substituutopiaat. Methadon is een synthetisch gemaakt opiaat dat dezelfde werking heeft als heroïne, zij het dat het euforiserende effect minder is. Het heeft een langere halfwaardetijd waardoor men met een dosis per dag voldoende heeft. Werd methadonverstrekking aanvankelijk uitsluitend uit medisch oogpunt gegeven, in de loop van de tijd is het in Nederland een vorm van schadebeperking en overlastbestrijding geworden. Doelen waren: contact houden met de cliënten en hun gezondheid te bewaken, bijvoorbeeld het voorkomen en bestrijden van infectieziekten middels condoomverstrekking, spuitomruil en dergelijke.

Systematische bezuinigingen op de verstrekkingprogramma's, zorgde ervoor dat een zekere druk op het professionele karakter van deze vorm van hulp ontstond. Mede door het programma Resultaten Scoren is hierin een kentering teweeggebracht. Binnen het programma is een richtlijn tot stand gekomen, de RIOB. Uitgangspunt is om op basis van goede diagnostiek te komen tot een op maat gesneden aanpak voor de cliënten. Cliënten worden aan de hand van diagnostiek ingedeeld in profielen die vervolgens verwijzen naar zorgzwaarte. Per profiel wordt beschreven welke vorm van hulpverlening noodzakelijk is in de zin van verstrekkingfrequentie, verpleegkundig casemanagement enzovoort. De richtlijn bevat ook aanwijzingen over dosering van de verschillende vormen van medicatie, zowel opiaatvervangende medicatie als ook andere medicatie, urineonderzoek, vakantieverstrekkingen enzovoort. Verder zijn er richtlijnen voor de inzet van artsen, ook psychiaters, en verpleegkundigen voor zowel de verstrekking als het noodzakelijk casemanagement en de bemoeizorg, alsook de inrichting van de posten zelf. Al met al komen de richtlijnen neer op een stevige intensivering en professionalisering op de verschillede dimensies van deze behandelvorm (Loth et al., 2005; 2006).

20.9.2 HEROÏNEVERSTREKKING

In Nederland is er de afgelopen jaren experimenteel heroïne verstrekt aan chronische opiaatverslaafden. Op grond van het aangetoonde resultaat, dat een bevestiging was van al eerder in het buitenland behaalde resultaat, vindt er verstrekking plaats in een groot aantal grote en middelgrote steden in Nederland. Heroïne is ten behoeve hiervan inmiddels in Nederland officieel geregistreerd als geneesmiddel. De verstrekking vindt driemaal daags, zeven dagen in de week plaats onder zeer strenge, gecontroleerde omstandigheden. Heroïne moet ter plaatse en onder toezicht worden gebruikt. Om in aanmerking te komen voor vrije, gecontroleerde verstrekking moeten spuiters onder meer gewend zijn aan een methadondosis van zestig milligram en rokers aan vijftig milligram over een periode van vijf jaar. Met moet al langer in de gemeente ingeschreven staan, minimaal 25 jaar oud zijn en al vijf jaar verslaafd aan heroïne zijn. Ook moet men aan de behandelvoorschriften voldoen en aan onderzoek mee willen werken.

Er zijn grote verbeteringen op medisch, sociaal en psychisch vlak (Van den Brink et al., 2002). Verder laat het onderzoek naar de effecten van heroïneverslaving door de Centrale Commissie Behandeling Heroïneverslaafden (CCBH) zien dat de criminaliteit met vijftig procent afneemt.

> **Typische chronische drugsgebruiker met eventueel behandeltraject**
> Trudy is een vijftiger en moeder van twee kinderen, een zoon van twintig jaar en een dochter van negentien jaar. Als kleine kinderen, rond hun zevende en achtste levensjaar, zijn ze al uit huis geplaatst. Met haar zoon heeft Trudy nog wel wat contact op afstand, met haar dochter is alle contact verbroken. Zij wil haar moeder niet meer zien.
> Sinds haar jonge volwassenheid gebruikt Trudy veel drugs. Aanvankelijk vooral heroïne en cocaïne. De laatste twintig jaar gebruikt ze ook veel benzodiazepinen.
> In de loop van haar leven heeft ze veel opnamen gehad, gericht op afkicken dan wel op crisisinterventie. Het gaat om tientallen opnamen. Daarnaast heeft ze perioden gebruik gemaakt van inloopcentra, materiële diensverlening en dergelijke.
> Qua gebruik is ze nu redelijk stabiel op methadon, antidepressiva en een benzodiazepine. Daarnaast gebruikt ze incidenteel nog cocaïne. Ze krijgt laagdrempelige begeleiding, gericht op stabilisatie. In contact is het een plezierige, maar eenzame vrouw. Ze komt afspraken slecht na. Als er spanningen in haar leven optreden is dat goed aan haar te merken. Ze wordt dan nerveus en schichtig. In het verleden leed ze aan gordelroos en hepatitis B. Recent heeft ze gynaecologische klachten. Ook heeft ze in de loop van haar leven diverse psychiatrische klachten gehad, waaronder anorexia nervosa, suïcidaliteit en stemmingswisselingen. Tot een eenduidige psychiatrische diagnostiek is het eigenlijk nooit gekomen, mede door de verwevenheid van de klachten met haar drugsgebruik.
> De hulpverlening richt zich naast het voorkomen van achteruitgang tot het komen van een zinvollere daginvulling.

20.9.3 GEBRUIKSRUIMTEN

Voor gebruiksruimten is er een handleiding van Resultaten Scoren (Linsen et al., 2002 en een update Bransen et al., 2004). Uit deze studie

valt op dat er sprake is van een grote diversiteit en gebruiksruimten onderscheiden kunnen worden in:
- gebruiksruimten die op zichzelf staan en uitsluitend tot doel hebben mensen te laten gebruiken;
- meer geïntegreerde voorzieningen waarbij de gebruiksruimten onderdeel uitmaakt van een bredere aanpak.

Veel gebruiksruimten zijn aanvankelijk provisorisch ontstaan vanuit de maatschappelijke noodzaak of behoefte. Geleidelijk aan is een professionalisering gaande en maken gebruiksruimten ook deel uit van een geprofessionaliseerde, geïntegreerde voorziening. Het gaat hierbij zowel om spuit- als rookruimten en in een aantal organisaties ook om drinkruimten. Gezien de grote risico's van gebruik van alcohol en drugs is er een grote behoefte aan wetenschappelijk onderzoek en richtlijnontwikkeling op dit terrein.

20.9.4 WOON, WERK EN ACTIVITEITENBEGELEIDING

Woon, werk en activiteitenbegeleiding zijn er in alle soorten en maten: apart of als onderdeel van een geïntegreerde voorziening, als categoriale instelling of als algemene voorziening. Het ontbreekt echter aan goede beschrijvingen en wetenschappelijk onderzoek. Vooral werk en activiteitenprojecten zijn daardoor nogal eens het slachtoffer van algemeen beleid waardoor ze voortdurend in staat van opbouw of afbouw verkeren. Dit laat onverlet dat zij met minimale financiële middelen een onevenredig grote bijdrage leveren aan gezondheidsbevordering en criminaliteitsbestrijding (Biersma et al., 2003).

20.9.5 INTRAMURAAL MOTIVATIECENTRUM (IMC)

De midden jaren negentig van de vorige eeuw gestarte IMC's waren de eerste voorzieningen waar op methodische wijze harm-reductionmethoden en systematisch behandelen werden gecombineerd (Rutten & Hulshoff, 2001). Het zijn klinische afdelingen waar het ontwikkelen van motivatie tot verandering het doel is. Volledig ontwennen is niet het doel, wel het vergroten van de controle over het gebruik. De aanpak is sterk geïndividualiseerd, gericht op het hier en nu. De gedragsgerichte aanpak probeert vooral aan te sluiten op de fase van motivatieontwikkeling waar de cliënt zit.

Doelen zijn:
- lichamelijke diagnostiek en herstel;
- psychiatrische screening en behandeling;
- aanleren van basale woonvaardigheden;

- inzicht verwerven in het hoe en waarom van gebruik en het van daaruit komen tot een grotere zelfcontrole;
- verbetering van sociaal functioneren en verbeteren van sociaal-maatschappelijke positie.

Het IMC vervult vooral een bemiddelende rol, een schakelfunctie. Zo kan heropname na een achteruitgang ook een belangrijke functie zijn. Iemand wordt dan weer teruggezet op een afgebroken traject. Vanuit Resultaten Scoren is er een handboek voor het IMC beschikbaar (Diepraam, 2003).

20.9.6 TRAJECTBEGELEIDING, BEMOEIZORG EN CASEMANAGEMENT

Voor een goede ontwikkeling van de zorg aan verslaafden is het belangrijk dat zij gebruik kunnen maken van de voorzieningen die voor hen in het leven zijn geroepen. Hiertoe dienen:
- *Casemanagement.* Dit heeft tot doel ervoor te zorgen dat de hulp die nodig is voor de verslaafde aanwezig en toegankelijk is. Verslaafden worden actief benaderd en krijgen een geïntegreerd pakket aan diensten en opvang (Wolf et al., 2002). De casemanager zorgt voor goede continuïteit en coördinatie van de zorg. Ook zorgt hij voor goede efficiency, dat wil zeggen een goede mix van voorzieningen, zonder gaten en dubbelingen. Vanuit Resultaten Scoren is een richtlijn beschikbaar (Tielemans & De Jong, 2007). Voor casemanagement voor kinderen van verslaafde ouders is er ook een handreiking (Bool, 2003) en er zijn enkele beschrijvingen van ervaringsdeskundigen en hun hulpverleners (Engelbertink et al., 2004).
- *Bemoeizorg.* De uitvoerende medewerker zoekt de verslaafden met langdurige meervoudige problemen actief op en tracht hen te bewegen op een hulpaanbod in te gaan. Tevens tracht de werker het netwerk van voorzieningen zodanig te beïnvloeden dat er sprake is van een op de specifieke problematiek van de cliënt toegesneden hulpaanbod (Doedens et al., 2004).
- *Trajectbegeleiding.* De term trajectmatig werken wordt gebruikt voor activiteiten die primair zijn bedoeld voor het bewerkstelligen van soepele overgangen en aansluitingen naar de verschillende vormen van zorg. Trajectbegeleiding dient altijd aan de orde te zijn waar sprake is van meervoudige problematiek (Zeegers et al., 2003).

20.10 Nieuwe ontwikkelingen: internettherapie

De komst van het world wide web biedt mogelijkheden om informatie, advies en ook behandeling voor een bijzonder grote groep toegankelijk te maken. Vooral op het gebied van alcoholbehandeling is er al een fors deel van het denkbare stepped care aanbod op het net beschikbaar.

online stepped care

- informatie
- screening
- advies op maat
- zelfhulp (+)
- diagnostiek
- kortdurende interventies
- behandeling
- zelfmanagement (chr)
- terugval preventie
- zorg

preventie
- universeel
- selectief
- geïndiceerd

← behandeling — zorg →

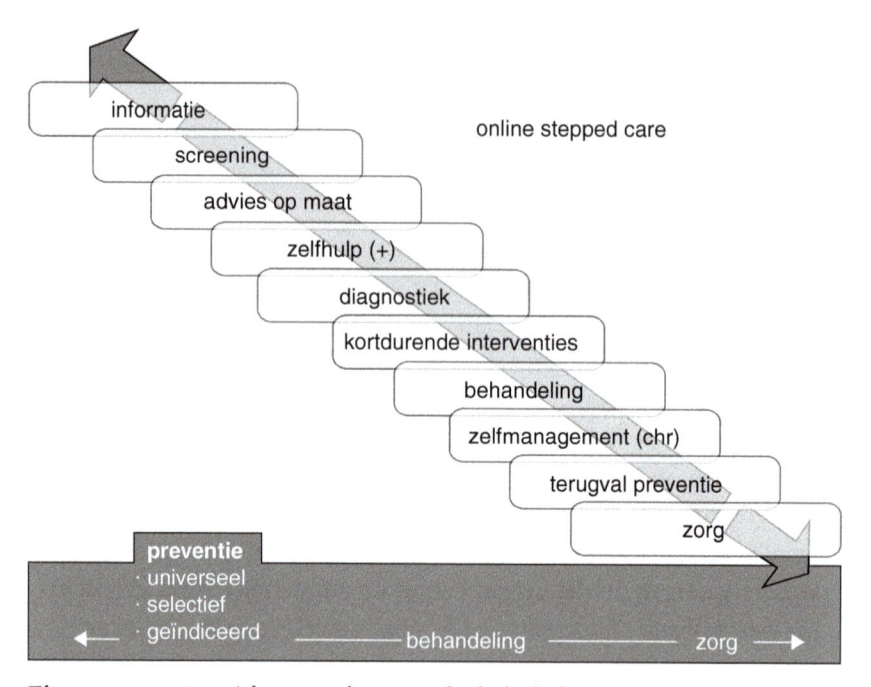

Figuur 20.2 *Overzicht stepped care aanbod alcohol internetpreventie en -behandeling (Riper et al., 2007).*

Het face to face aanbod van de verslavingszorg is niet erg toegankelijk voor mensen met beginnende verslavingsproblematiek. Schaamte houdt velen lange tijd tegen om de stap naar een instelling te zetten. Dit is vooral het geval bij alcoholverslaving: slechts een op de tien mensen met een alcoholprobleem komt uiteindelijk terecht bij de hulpverlening en slechts drie procent van de problematische drinkers in behandeling in de verslavingszorg (Van Laar et al., 2007; Ouwehand et al., 2004). Ook het tijdstip waarop cliënten de reguliere hulpverlening bereiken is zorgwekkend. Vaak wordt de stap naar de verslavingszorg pas na jarenlange problematiek gemaakt. Van de alcoholcliënten die zich in 2000 meldden bij de ambulante verslavingszorg kampte 43 procent al meer dan tien jaar met alcoholproblematiek (Van Alem et al., 2002). De schade op alcoholgerelateerde leefgebieden is dan vaak opgelopen, zoals gezondheidsschade, maar ook verlies van baan en partner. Behandelingen slaan bovendien minder goed aan in een later stadium van verslavingsproblematiek. De drempel om hulp te zoeken is blijkbaar hoog.

Internetbehandeling maakt de hulpverlening voor de probleemdrinker beter toegankelijk, omdat de cliënt zelf de regie in handen heeft. Hij kan namelijk in zijn eigen vertrouwde omgeving hulp ontvangen en bepaalt zelf wanneer hij de hulp wil krijgen. Hierdoor zal de cliënt eerder tijdig hulp zoeken en minder schaamte en ziektelast ervaren. Met internetbehandeling worden dan niet alleen meer mensen bereikt, ook wordt er een andere doelgroep bereikt. Van de deelnemers aan de internetbehandeling op alcoholdebaas.nl was een veel hoger percentage vrouw, werkend en hoger opgeleid (Postel et al., 2005).

Drinktests

Naast internetbehandeling bestaan er in Nederland andere internetinterventies op het gebied van alcoholproblematiek. De drinktest van het Nationaal Instituut voor Gezondheidsbevordering en Ziektepreventie (NIGZ) is bedoeld voor mensen die regelmatig alcohol drinken en hun drinkgedrag willen analyseren: www.drinktest.nl. De website wordt zeer goed bezocht.

Volgens het NIGZ slaat de voorlichting via internet goed aan. Dit wordt bevestigd door een effectstudie, uitgevoerd onder ruim tweehonderd overmatige drinkers (Boon & Huiberts, 2004). De resultaten laten zien dat het online advies op maat vaker en beter wordt gelezen dan een gedigitaliseerde brochure met algemene publieksinformatie over alcohol. De nameting laat zien dat dertig procent van de mensen uit de experimentele groep bij de nameting daadwerkelijk bezig was hun alcoholgebruik te minderen, tegenover slechts achttien procent uit de controlegroep. Het NIGZ vond ook een bescheiden gedragseffect. Het alcoholgebruik, gemeten in aantallen glazen per week, van de experimentele groep was sterker gedaald dan dat van de controlegroep.

Zelfhulp

Een andere internetinterventie in het online stepped care model is het aanbieden van zelfhulp. Dit is bijvoorbeeld te vinden op www.jellinek.nl/jellineklive en www.minderdrinken.nl. Deze sites bieden probleemdrinkers ondersteuning bij het zelfstandig veranderen van hun drinkgedrag (minderen of stoppen). De effectiviteit van de online zelfhulpmodule 'Minder Drinken' is onderzocht in een gerandomiseerd onderzoek (zie www.trimbos-instituut.nl). Deelnemers aan de pilotstudie bleken na de start hun alcoholconsumptie te verminderen.

Na zes maanden dronken ze gemiddeld 14,6 glazen (± 1/3) minder per week. Na een jaar was het aantal glazen nog eens afgenomen met 11,8 per week (27%). Vijftien procent van de probleemdrinkers zat na een jaar onder de norm voor verantwoord drinken. Vooral het drinken van veel glazen alcohol in een korte tijd wordt minder bij deelnemers aan het zelfhulpprogramma.

Een evaluatie van het zelfhulpprogramma van de Jellinek uit 2005 laat zien dat 28 procent van de deelnemers die voor de deelname aan de zelfhulpmodule overmatig dronk, na afloop van de zelfhulp drinkt binnen de grenzen die de WHO heeft opgesteld voor verantwoord drinken.

Met de online zelfhulpprogramma's wordt een groep probleemdrinkers bereikt die grotendeels buiten het bereik van de hulpverlening valt (Blankers et al., 2007). Inmiddels heeft de Jellinek ook zelfhulpprogramma's voor cannabis en cocaïne en gokken.

Internetbehandeling

Binnen Resultaten Scoren is ook een protocol voor internetbehandeling ontwikkeld: www.alcoholdebaas.nl (Bransen et al., 2004). Deze website is een toegankelijk en volwaardig hulpaanbod voor overmatige drinkers. Deze internetinterventie bestaat uit de volgende onderdelen:
- een informatieve website;
- online lotgenotencontact;
- internetbehandeling;
- online nazorg.

Parallel aan de internetbehandeling loopt wetenschappelijk onderzoek. Het is een stepped care aanbod waarbij de regie, in vergelijking met het face to face hulpaanbod, veel meer bij de cliënt ligt dan bij de deskundige. De cliënt kiest zelf wat hij wil doen, bijvoorbeeld alleen hulp via lotgenotencontact of een volledige online behandeling met een professionele hulpverlener. Alle hulp, informatieverstrekking en informatievergaring verloopt volledig via internet, ook alle contacten tussen hulpverlener en cliënt.

Op de website is relevante informatie te vinden voor de doelgroep. Het forum op www.alcoholdebaas.nl biedt mensen met een alcoholprobleem een veilige plek om elkaar online te ontmoeten. Hier worden berichten uitgewisseld en ervaringen gedeeld, zonder tussenkomst van een hulpverlener.

Chatgroep

Een andere mogelijkheid voor lotgenotencontact is deelname aan een chatgroep voor (voormalige) overmatige drinkers. In de chat worden de principes van zelfhulp gehanteerd. Dit betekent dat er géén professionele hulpverlener als gesprekspartner meedoet. Aan de hand van thema's kan er op een vooraf bepaalde dag en tijd met elkaar via het chatprogramma gecommuniceerd worden. De chatgesprekken worden geleid door een van de groepsleden.

De online behandeling is gericht op stoppen of minder drinken. De deelnemer krijgt volgens een gestructureerd behandelprogramma persoonlijke, één op één begeleiding van een professionele hulpverlener via het internet. De gemiddelde duur van de behandeling is drieënhalve maand waarin er twee keer per week contact is tussen hulpverlener en cliënt. Interactie verloopt asynchroon, dat betekent dat er tijd zit tussen de reactie van cliënt en hulpverlener. Dit heeft het voordeel dat zowel de cliënt als de hulpverlener de mogelijkheid heeft goed na te denken alvorens een antwoord te geven. De internetbehandeling bestaat uit twee delen:
1. gericht op diagnostiek, functieanalyse en educatie;
2. gericht op verandering van de drinkgewoonte.

De cliënt kiest in overleg met de hulpverlener zelf zijn doel, stoppen of minder drinken, en werkt daar stap voor stap aan, onder meer door het maken van huiswerkopdrachten.

Er zijn tot een halfjaar na de internetbehandeling nog twee follow-upcontacten waarin de stand van zaken op dat moment aan bod komt. Onderzoeksgegevens, verkregen op basis van een voor- en nameting, laten zien dat na het volgen van de www.alcoholdebaas.nl zowel het alcoholgebruik als de alcoholgerelateerde klachten significant zijn afgenomen. Alcoholgebruik daalt gemiddeld van een problematisch niveau tot het niveau van normale consumptie. Deze verbetering blijft gehandhaafd zes weken en zes maanden na afronding van de internetbehandeling. Wat betreft alcoholgerelateerde klachten laten deelnemers een verbetering zien ten aanzien van geheugenproblemen, transpireren, hartkloppingen, trillen, diarree, seksuele problemen en maagklachten (Postel et al., submitted; Postel et al., 2005).

Individuele nazorg

Individuele nazorg wordt op indicatie aangeboden aan deelnemers op het moment dat zij hun internetbehandeling hebben afgerond. De deelnemer kan ook kiezen voor nazorg in één van de nazorg-chatgroepen. Aan deze chat nemen cliënten deel die al een alcoholbehandeling

hebben afgerond en waarbij de gespreksthema's dus vooral gericht zullen zijn op het volhouden van gedragsverandering.
Ook de Jellinek en Parnassia hebben inmiddels een eigen online behandelaanbod ontwikkeld. Verschil tussen www.alcoholdebaas. nl en het programma van de Jellinek is dat de communicatie tussen therapeut en cliënt wel synchroon verloopt. De online behandeling bestaat uit een aantal oefeningen en zeven chats van veertig minuten. Het programma kent verder ook een forum waar deelnemers aan het programma elkaar kunnen ontmoeten. Op dit moment loopt een onderzoek naar de effectiviteit van dit programma.

20.11 Prognose, verloop en behandelresultaten

Over het verloop van alcoholverslaving is al langere tijd bekend dat de helft vroeg of laat ophoudt met problematisch drinken. Dat gebeurt op eigen kracht of met professionele hulp, al dan niet na een lange, pijnlijke weg van terugvallen en weer opstaan.
Het algemene beeld is echter als volgt: reeds enkele decennia weten we uit de RAND-studies (Armor et al., 1976) dat zeker zo'n vijftig procent van alle alcoholverslaafden vroeg of laat afkickt, al dan niet met hulp. Velen daarvan, zo blijkt uit die studies, kicken af zonder of met slechts beperkte hulp, bijvoorbeeld de huisarts. Schippers en Broekman zetten in hun *State of the Art Studie* (2006) het onderzoek van de laatste tijd nog eens op een rijtje. Daaruit blijkt dat zeker zo'n zestig procent van alle alcoholisten vroeg of laat van hun verslaving herstellen.
De Bruin (et al., 2006) analyseerden recent data van NEMESIS (Netherlands Mental Health Survey and Incidence). Uit deze gegevens blijkt hetzelfde als uit de eerder genoemde studies; een groot deel van mensen die teveel alcohol gebruiken en zelfs verslaafd zijn, zijn dat bij nametingen niet meer, los van de vraag of zij hiervoor behandeld zijn. In toenemende mate wordt er in de verslavingszorg van uitgegaan dat het bij verslaving gaat om een naar chroniciteit tenderende hersenziekte. Toch laat dit soort populatieonderzoek zien dat alcoholisme in veel gevallen geen chronisch verloop kent.
Studies in de verslavingszorg daarentegen laten juist een somberder beeld zien, daar is wel degelijk chronisch recidiverend verloop en verder terugvallen te zien.

Wat is er nu aan de hand? Verdere studie zal dit moeten uitwijzen. Er is hoogstwaarschijnlijk sprake van verschillende onderzoekspopulaties. Wanneer een moderne grootschalige verslavingszorgorganisatie geanalyseerd wordt en de instroomcijfers bekeken worden, dan is er ongeveer een volgend beeld te zien: zeker zo'n driekwart van de mensen die in contact komen met de verslavingszorg vanwege hun verslavingsprobleem zijn na drie maanden weer uitgeschreven en keren ook niet heel snel weer terug. Vervolgens resteert er een categorie mensen die vaak jarenlang gebruik maakt van de diensten van de verslavingszorginstellingen. Dit is vaak de populatie die ook in klinische studies meedoet, omdat daar vaak cliënten uit verslavingsklinieken als onderzoeksgroep dienen. Tot slot is er ongeveer een tien procent van de totale populatie die gedurende zeer lange tijd of zelfs levenslang een beroep doet op de rehabiliterende zorg.

Dit beeld wordt bevestigd door harddrugsgebruikers in de door Cramer en Schippers (1994) op een rij gezette groot aantal internationale studies met betrekking tot opiaatverslaafden (Cramer & Schippers, 1994). Schippers en Broekman deden hetzelfde in hun *State of the Art Studie* (2006). Het toont hetzelfde beeld als bij alcoholisme.

Referenties

Alem VCM van, Schippers GM, Vlaanderen JL van. Alcoholgerelateerde problematiek en hulpverlening in Nederland in de periode 1994-2000: trends, informatiebronnen en hulpverleningscarrières. Houten: IVZ; 2002.

Armor, DJ, Polich JM, Stambul HB. Alcoholism and treatment. Prepared for the US National Institute on Alcohol Abuse and Alcoholism. Santa Monica, CA: Rand Corp; 1976.

Biersma S, Hoiting J, Valk V de, Bielerman B. Welbestede dagen, evaluatie project dagbesteding. Apeldoorn: Intraval; 2003.

Blankers M. et al. Eerste ervaringen met internethulpverlening voor probleemdrinkers. MGV 2007; 1/2: 1026-31.

Bolten MP, Hesselink AJ. Kortdurende klinische psychotherapie en behandeleffecten op lange termijn, Tijdsch voor Psychother 1986; 12.

Bool M. Handreiking casemanagement voor kinderen van verslaafde ouders. Utrecht: Resultaten Scoren; 2003.

Boon B, Huiberts A. Drinkadvies op maat of voorlichtingsfolder: wat werkt beter? Rotterdam: Presentatie op het Nederlands Congres Volksgezondheid; 2004.

Bransen E, 't Land H van, Wolf J. Gebruiksruimten in Nederland, trends en ontwikkelingen 2001-2003. Utrecht: Resultaten Scoren; 2004.

Brink W Van Den, Hendriks VM, Blanken P, Huijsman IA, Ree JM van. Heroïne op medisch voorschrift, verkorte weergave van de rapportage. Utrecht: Centr Com Behan Heroïneverslaaf; 2002.

Broek B Van Den, Merks M. Leefstijltraining 3, handleiding trainer. Utrecht/Amersfoort: Resultaten Scoren; 2003.

Broek B Van Den, Merks M. Leefstijltraining 4, handleiding trainer. Utrecht/Amersfoort: Resultaten Scoren; 2003.

Bruin C de, Brink W Van Den, Graaf R de. Alcoholisme: een chronische recidiverende ziekte? Verslaving, tijdsch over verslavingsprobleem 2006; 2/1.

Bureau NDM. Nationale Drug Monitor. Jaarbericht 2003. Utrecht: Bureau NDM; 2003.

Callaghen RC, Taylor L, Cunningham JA. Does progressive stage transition mean getting better? A test of the Transtheoretical Model in alcoholism. Addiction 2007.

Cramer EASM, Schippers GM. Zelfcontrole en ontwenning van harddrugs, eindrapport van een onderzoek naar de ontwikkeling en evaluatie van een zelfcontrole-programma voor druggebruikers, Nijmegen: Universiteitsdrukkerij KUN; 1994.

Davidson R. The Transtheoretical Model, A Critical Overview. In: Miller WR, Heather N.: Treating Addictive Behaviors, New York/London; 1998.

Diepraam A. Intramuraal Motivatie Centrum, Ontwikkelcentrum Sociaal Verslavingsbeleid in opdracht van GGZ Nederland. Utrecht: Resultaten Scoren; 2003.

Doedens P, Meulders WAJ, Knibe RA. Handreiking bemoeizorg. Utrecht: GGZ Nederland; 2004.

Duin D van, Glind G van de. Handleiding implementatie bij het protocol ADHD bij verslaving. Utrecht: Trimbos Instituut; 2004.

Engelbertink M, Ouden R den, Engelbertink I. Het blijven toch je ouders, ervaringsverhalen van kinderen met verslaafde ouders. Lisse: Harcourt Assessment BV; 2004.

Farkas AJ, Pierce JP, Gilpin EA, Zhu S, Rosbrook B, Berry C, Kaplan RM. Is stage-of-change a useful measure of the likelihood of smoking cessation? Annals of Behavioural Medicine 1996; 18/2.

Jong C de, Hoek AFM van, Jongerhuis M. Richtlijn Detox, verantwoord ontgiften door ambulante of intramurale detoxificatie. Amersfoort: Resultaten Scoren; 2004.

Jong C de, Roozen HG, Krabbe PFM, Kerkhof AJFM. Edocra, van detoxificatie naar abstinentie, eindrapportage. Amsterdam: Vrije Universiteit van Amsterdam; 2004.

Koeter MWJ, Bakker M. Effectevaluatie van de Strafrechtelijke Opvang Verslaafden (SOV) in voorbereiding bij WODC.

Koeter MWJ, Maastricht AS van. De effectiviteit van verslavingszorg in een justitieel kader. Den Haag: ZonMw programma Verslaving; 2006.

Kooyman M. The therapeutic community for addicts; intimacy, parent involvement and treatment outcome. Rotterdam: Erasmus Universiteit Rotterdam; 1992.

Laar MW van, Cruts AAN, Verdurmen JEE, Ooyen-Houben MMJ van, Meijer RF. Nationale Drug Monitor. Utrecht: Trimbos Instituut; 2007.

't Land H van, Duijvenbooden K van, Plas A Van Der, Wolf J. Opgenomen onder dwang. Utrecht: procesevaluatie strafrechtelijke opvang verslaafden; 2005.

Linssen L, Graaf I de, Wolf J. Gebruiksruimten in beeld, handreiking bij de organisatie en inrichting. Trimbos-instituut en Landelijk Steunpunt Druggebruikers. Utrecht: Resultaten Scoren, GGZ Ned; 2002.

Loth C, Oliemolen L, Jong C de. RIOB Richtlijn Opiaatonderhoudsbehandeling. Amersfoort: Resultaten Scoren; 2005.

Loth C, Oliemolen L, Jong C de. RIOB Richtlijn Opiaatonderhoudsbehandeling, eindverslag van de ontwikkeling en evaluatie van een kleinschalige implementatie. Amersfoort: Resultaten Scoren; 2006.

Marlatt GH, Gordon JR. Relapse prevention. New York; 1985.

Miller R, Wilbourne P. Mesa Grande: a methodological analysis of clinical trials of treatments for alcohol use disorders. Addiction 2002; 97.

Miller WR, Carroll KM. Rethinking Substance Abuse, what the science shows, and what we should do about it. The Guilford Press; 2006.

Miller WR, Rollnick S. Motiverende gespreksvoering, een methode om mensen voor te bereiden op verandering. Ekklesia; 2005.

Nagel J. Van Der. Lezing LVG en Verslaving. Apeldoorn; 2007.

Narcotics Anonymous World Services Inc. Narcotics Anonymous NA; Anonieme Verslaafden; 2003.

O'Farrell TJ, Fals-Stewart W. Alcoholmisbruik. Gezinstherapie; 2005.

Onbenutte mogelijkheden. Handleiding voor de aansluiting tussen verslavingszorg en zelfhulpgroepen. Utrecht: Resultaten Scoren; 2004.

Ouwehand AW, Mol A, Kuijpers WGT, Boonzajer Flaes S. Kerncijfers Verslavingszorg 2004. Lan Alc en Drugs Infor Syst. Houten: SIVZ; 2005.

Postel MG, Jong CAJ de, Haan HA de. Does e-therapy for problem drinking reach hidden populations? Am J Psychiatry 2005; 162(12): 2393.

Postel MG, Haan HA de, Jong CAJ de. Evaluation of an e-therapy program for problem drinkers: A pilot study.

Posthuma T, Vos R. Dubbele Diagnose, Dubbele Hulp, richtlijnen voor diagnostiek en behandeling Utrecht : GGZ Nederland; 2003.

Prochaska JO, DiClimente CC. The Transtheorerical Approach, Crossing traditional Boudaries of Therapy. Illinois: Homewood; 1984.

Riper H, Smit F, Van Der Zanden R, Conijn B, Kramer J, Mutsaers K. E-Mental Health, High Tech, High Touch, High Trust. Programmeringsstudie E-Mental Health in opdracht van het Ministerie van VWS. Utrecht: Trimbos-Instituut, 2007.

Rutten R, Hulshoff A. Het intramurale Motivatie-Centrum (IMC), klinische rehabilitatie tussen straat en systematische hulp. Handboek Verslaving nr 27; 2001.

Rutten RJTh. Deeltijdbehandeling voor verslaafden in Nederland. Handboek verslaving; 1995.

Schaap G. De therapeutische gemeenschap voor alcoholisten; diagnostiek, behandeling en effectiviteit bij afhankelijkheidsproblemen. Assen/Maastricht: Van Gorcum; 1987.

Schippers G, Broekman T, Buchholz A. MATE handleiding en protocol. Amersfoort: Resultaten Scoren; 2008.

Schippers GM, Broekman TG. The course of alcohol dependence, The course of drug dependence, Den Haag: ZonMw Programma verslaving; 2006.

Schippers GM, Broekman TG. The course of alcohol dependence. The course of 19.7.11. Den Haag; 2006.

Schippers GM, Brokken LCMH, Verweij JWM. Doorlichting voorlichting alcoholgebruik: Een protocol voor motivatie en assessment ten behoeve van vroegtijdige interventie bij alcoholproblematiek. Tijdsch voor alc, drugs e.a. psychotrope stoffen 1994; 20.

Spicer J. The Minnesota Model. The evolution of the Multidisciplinary Approach to Addiction Recovery. Minnesota; 1993.

Spreewenberg C. Tien kenmerken voor een ideaal disease management programma. In: Schrijvers AJP, Spreewenberg C, Laag H van der, Rutten G, Schene A, Linden B van der, Acampo M. Disease Management in de Nederlandse context. Utrecht: Igitur; 2006.

Stel JC Van Der. Verslaving, co-morbiditeit verslaving plus een psychische stoornis. Den Haag: ZonMw Programma verslaving; 2006 (www.zonmw.nl).

SVG Werkgroep Interventiematrix JVZ, in opdracht van de Beleidsgroep Justitiële Verslavingszorg, onderdeel van het programma Terugdringen Recidive, Interventies voor verslaafde justitiabelen. GGZ Nederland; 2004.

Tielemans LIG, Jong C de. Richtlijn Casemanagers in de Verslavingszorg. Utrecht: Resultaten Scoren; 2007.

Valk V de. 'CVZ wil slaap- en kalmeringsmiddelen verder terugdringen. 1.86 miljoen Nederlanders is teveel.' Pharmacologisch Weekblad 2004;139(49).

Verdurmen J, Smit E, Monshouwer K, Bolier L. Jongeren en verslaving, de effectiviteit van behandelinterventies voor jongeren. Amersfoort: Resultaten Scoren; 2008.

Verslaving. State of the art studies verslavingsonderzoek. Den Haag: ZonMw Programma verslaving; 2006.

Wildt WAJM de. Nazorg na deeltijd en klinische behandeling Utrecht: Resultaten Scoren; 2005.
Wildt WAJM de. Handleiding trainer leefstijltraining 1. Zeist; 2000a.
Wildt WAJM de. Handleiding trainer leefstijltraining 2. Zeist; 2000b.
Wittenberg S. Medicamenteuze behandeling terugvalpreventie alcoholafhankelijkheid. Literatuurstudie. Amersfoort: Resultaten Scoren (publicatie in voorbereiding).
Wolf J, Mensink C, Lubbe P Van Der, Planije M. Casemanagement voor langdurig verslaafden. Utrecht: Resultaten Scoren; 2002.
Zeegers M, Thuijls M, Hees M van. Invoering van trajectmatig werken in een complexe omgeving. Utrecht: GGZ Nederland; 2003.
Zelfhulp. Literatuurstudie over de waarde van zelfhulpgroepen en 12 stappenprogramma's. Utrecht: Resultaten Scoren; 2003.

Websites

alcoholdebaas.nl
drankendrugs.nl
drinktest.nl
emna.org
ggzkennisnet.nl
jellinek.nl/jellineklive
minderdrinken.nl
nida.nih.com
trimbos-instituut.nl
watwiljijmetwiet.nl
zelfhulpvoorverslaafden.nl

21 Beleid

Roel Kerssemakers

21.1 Geschiedenis van beleid: de eerste maatregelen

Het gebruik van alcohol en drugs is al duizenden jaren oud. Bij gebruik in religies of als medicijn ontstonden de eerste regels over hoe het gebruik moest plaatsvinden. Al heel vroeg nemen de overheden maatregelen tegen misbruik. Zo besloot de Chinese keizer Yu in 2200 voor Christus belasting te gaan heffen op wijn om het excessieve drinken tegen te gaan. Een latere keizer legde hoge boetes op voor iedere keer dat iemand dronken was. Drastische maatregelen werden ook in het Romeinse Rijk genomen. In 81 na Christus vernietigde keizer Domitianus de helft van alle wijngaarden. Mensen die teveel dronken werden publiekelijk te schande gezet. De maatregelen waren niet gericht op het totaal verbieden van alcohol, maar wel op het matigen van gebruik.
Dat veranderde bij Mohammed. Hij verbood in de zevende eeuw het gebruik van alcohol. Als moslim mag je niet drinken. Zelfs een beetje alcohol was bij hem taboe. In de dertiende eeuw werden in Engeland en Zwitserland sluitingstijden voor pubs ingevoerd. Rond 1700 was gin in Engeland razend populair. Er was sprake van een heuse epidemie van voortdurend dronken mensen. De overheid besloot toen al dat de prijs van alcohol omhoog moest. Ze ging belasting heffen op drank. Ook werd het aantal verkooppunten beperkt.
Sinds de Middeleeuwen werd ook in Nederland het dronken zijn steeds meer als een probleem gezien. Iets soortgelijks gebeurde met opium in China. Het gebruik leidde tot veel problemen en de Chinese keizer wilde de handel en verkoop verbieden. Daar waren de Engelsen het niet mee eens. Ze voerden een oorlog met China om de handel veilig te stellen (Inaba et al., 2000).

In de negentiende eeuw ontstaan in de VS en Europa allerlei drankbestrijdingsorganisaties die alcoholgebruik als de oorzaak zien van armoede, economische malaise en verval van de goede zeden. Eind negentiende eeuw werd de roep aan de staat om in te grijpen steeds heviger. In 1881 komt de eerste drankwet, de voorloper van de huidige Drank en Horecawet. De wet wilde vooral het aantal verkooppunten voor sterke drank beperken (Van der Stel, 1995). In de VS ging men een stapje verder. Van 1920 tot 1933 werd alcohol in de VS verboden. Ook in Nederland is het bijna zover gekomen.

De houding tegenover drugs was dezelfde als tegenover alcohol. In 1912 vond in Den Haag de Eerste Internationale Opium Conferentie plaats. Onder druk van de VS werd een overeenkomst gesloten waarin het niet medische gebruik van cocaïne en opiaten werd verboden. In 1919 werd als direct gevolg van deze conferentie de opiumwet aangenomen. Drugs waren vanaf die datum verboden. In 1976 werd de opiumwet weer gewijzigd. Vanaf die datum wordt een onderscheid gemaakt in soft- en harddrugs.

21.2 Verbieden of regelen

Bij het ontwikkelen van beleid over alcohol en drugs heeft een samenleving de volgende opties:
- verbieden van gebruik, productie en verkoop;
- gebruik, productie en verkoop overlaten aan de vrije krachten in de samenleving;
- wetten en regels maken die ervoor zorgen dat productie en verkoop met zo min mogelijk problemen verloopt.

Bij verbod en het instellen van regels moet het mogelijk zijn om boetes en straffen op te leggen wanneer het verbod of de regels overtreden worden. In de meeste landen en ook in Nederland is gekozen voor een verbod op drugs, terwijl voor producten als alcohol, tabak en gokken regels zijn gemaakt die productie en of verkoop mogelijk maken. De opstelling die een samenleving kiest hangt natuurlijk nauw samen met de vragen als:
- komt gebruik überhaupt voor;
- brengt het gebruik problemen met zich mee;
- is gebruik al of niet moreel aanvaardbaar?

Niet dat een samenleving zich deze vragen voortdurend stelt. Immers wetgeving is ook een historisch product die van de ene generatie op de andere overgedragen wordt zonder dat daarbij de vraag gesteld wordt

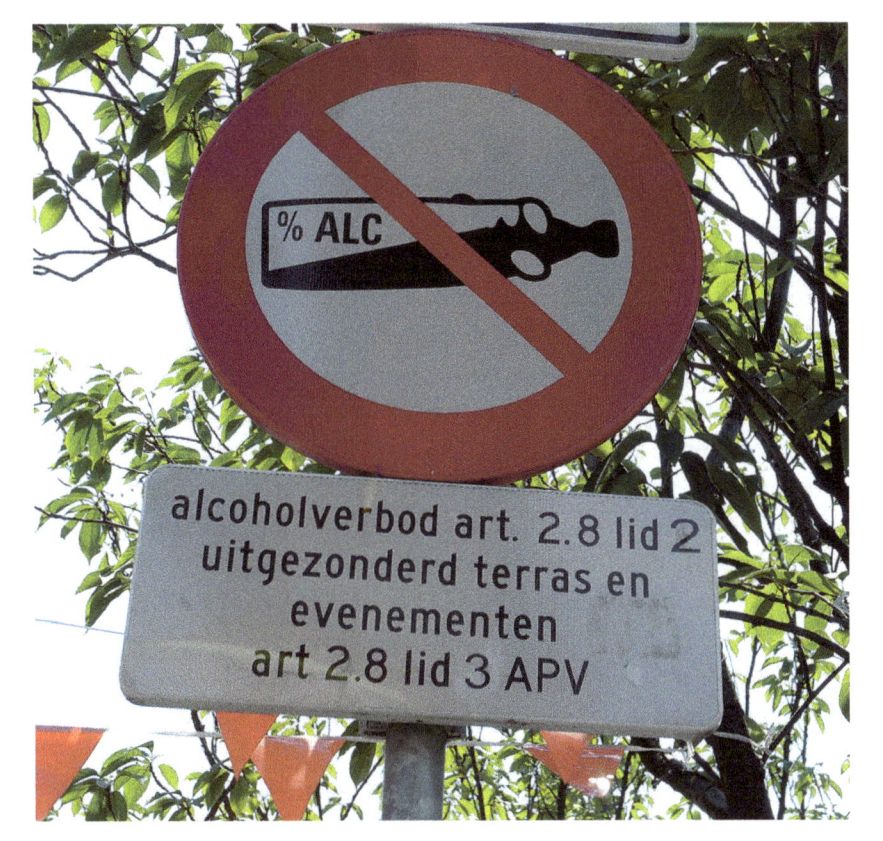

Figuur 21.1 Alcoholverbod.

waarom ze dat ook alweer deden. Het huidige drugsverbod is in 2012 een eeuw oud. Een mooi moment om te kijken of de eventuele problemen van toen nu nog gelden en of het verbod nog steeds het beste antwoord is op die eventuele problemen.

> **Intermezzo 21.1   Het Nederlandse drugsbeleid in vergelijking met het buitenland (1)**
>
> Een vergelijking van het Nederlandse beleid met het buitenland is niet zo gemakkelijk te maken. Het eenvoudigst is de vergelijking aan de hand van vijf keuzes te maken:
> 1 Maak je in de wet een onderscheid in soorten drugs?
> 2 Stel je in de wet *gebruik* van drugs strafbaar?
> 3 Ga je bij de benadering van verslaafden uit van straffen of van behandeling?
> 4 Moet de zorg voor verslaafden enkel gericht zijn op ontwennen of mag de zorg ook gericht zijn op beperken van de risico's van gebruik (*harm reduction*)?

5 Moet voorlichting enkel gericht zijn op voorkomen van gebruik of mag de voorlichting ook gericht zijn op beperking van de risico's van gebruik?

21.2.1 VERBIEDEN VAN ALCOHOL EN DRUGS

Interessant is om na te gaan wat de motieven waren voor een verbod op drugs en alcohol. Volgens Mohammed waren alcohol en gokken de bron van al het kwaad. Het was het werk van de duivel. Ook matig alcoholgebruik was uit den boze (Inaba et al., 2000).

In de negentiende eeuw waren in Amerika en Europa veel matigheidsbewegingen en geheelonthouders actief. Zowel christenen als socialisten en liberalen zagen in alcohol een gevaar en ieder vanuit zijn eigen achtergrond. De christenen zagen het gebruik van alcohol en later ook van drugs als een ondermijning van de moraal en een stimulans voor zonde. De socialisten zagen de strijd tegen alcohol en drugs als onderdeel van de strijd voor verheffing van het volk en de liberalen zagen alcohol als een bedreiging van de goede arbeidsverhoudingen (Van der Stel, 1995).

Maar vrij fundamenteel in het verbod is ook de impliciete afkeer van de roes. Op de opiumconferentie van 1912 werd het gebruik van drugs om medische redenen als enige legitieme reden beschouwd. Het idee dat drugs ook als genotmiddel gebruikt zou kunnen worden kwam niet eens ter sprake en werd dus impliciet verwerpelijk gevonden (Van Ree, 2000).

Sterker dan deze impliciete veronderstelling was waarschijnlijk dat in het genot juist het gevaar van alcohol en drugs besloten ligt. Dat brengt de mens tot zonde, tot maatschappelijk verval en tot slechte arbeidskrachten. Zowel christenen, socialisten en liberalen geloven niet dat het genot van de roes een bijdrage levert aan het menselijk bestaan. Over alcohol en tabak is altijd anders gedacht. Misschien komt dat wel omdat deze middelen ook gebruikt worden omdat ze lekker smaken. Dat maakt het een stuk aanvaardbaarder. Voor tabak geldt hetzelfde. Mensen genieten van de smaak, althans rokers kunnen lange tijd volhouden dat ze om die reden roken.

De opties verbieden en regelen sluiten elkaar uit. Bij de keuze voor verbieden vallen er geen regelingen te maken over hoe de productie en verkoop zou moeten plaatsvinden. Verbieden houdt immers in dat de betreffende stof niet geproduceerd en verkocht wordt. De consequentie daarvan kan zijn dat criminele partijen productie en verkoop uitvoeren als een bepaald middel ondanks het verbod veel gebruikt wordt. In feite vergroot een verbod de kans dat productie en verkoop door dubieuze krachten in de samenleving uitgevoerd gaan worden, met extra risico's voor de gebruiker. Bovendien zal het verbod van de samenleving een grote inspanning vragen om illegale productie en verkoop op te sporen. De consequenties van de opiumwet houden voor de Nederlandse samenleving een enorme last in. Een wet die verbiedt is in feite zwartwit, er is geen nuance. Het enige waarin de opiumwet kan differentiëren is in de energie die men in vervolging en de mate van strafoplegging stopt.

21.2.2 REGULEREN VAN GEBRUIK

In veel landen, behalve in een groot aantal islamitische staten, is productie en verkoop van alcohol toegestaan. Bij gokken ligt het verschillend. In veel landen is het nog verboden. In Nederland wordt de productie en verkoop van alcohol en tabak geregeld in de Drank- en Horecawet en in de Tababakswet. Voor gokken kent Nederland de Wet op de Kansspelen.

In deze wetten gaat de overheid ervan uit dat gebruik van alcohol en tabak en het spelen van gokspelletjes mogelijk moet zijn, maar dat er ook regels moeten zijn die de risico's van gebruik of het beoefenen van gokspelen zoveel mogelijk beperken. Uitgangspunt van deze wetten is dat het hier gaat om riskante stoffen of handelingen en dat de consument of de beoefenaar beschermd moet worden. Dat betekent dat er regels moeten komen voor productie, wijze van verkoop (verkooppunten, leeftijdsgrens), reclame en accijnzen.

21.2.3 LEGALISEREN VAN ALCOHOL EN DRUGS

Legaal wil zeggen dat iets wettelijk toegestaan is. Illegaal wil zeggen dat iets bij wet verboden is. Bij legalisering wordt vaak gedacht dat alles zomaar vrij is. Dat productie en verkoop overgelaten gaat worden aan de vrije krachten in de samenleving. Dat nu zal niet vlug het geval zijn. Nergens in de wereld wordt de productie en verkoop van alcohol en tabak overgelaten aan partijen die hun eigen regels stellen. Legalisering wil dus zeggen dat er wetten komen over hoe productie en verkoop moeten gaan plaatsvinden. Legalisatie van bijvoorbeeld cannabis zal betekenen dat cannabis uit de opiumwet gehaald wordt en ondergebracht in een andere wet, bijvoorbeeld de 'Rook en Coffeeshop Wet' of in 'Cannabis Wet'. In deze wet zullen dan bepalingen staan over hoe hennep gekweekt moet worden, wie het mogen verkopen, waar het verkocht mag worden, aan wie het verkocht mag worden, welke productinformatie geleverd moet worden, hoe en of er accijns zal worden

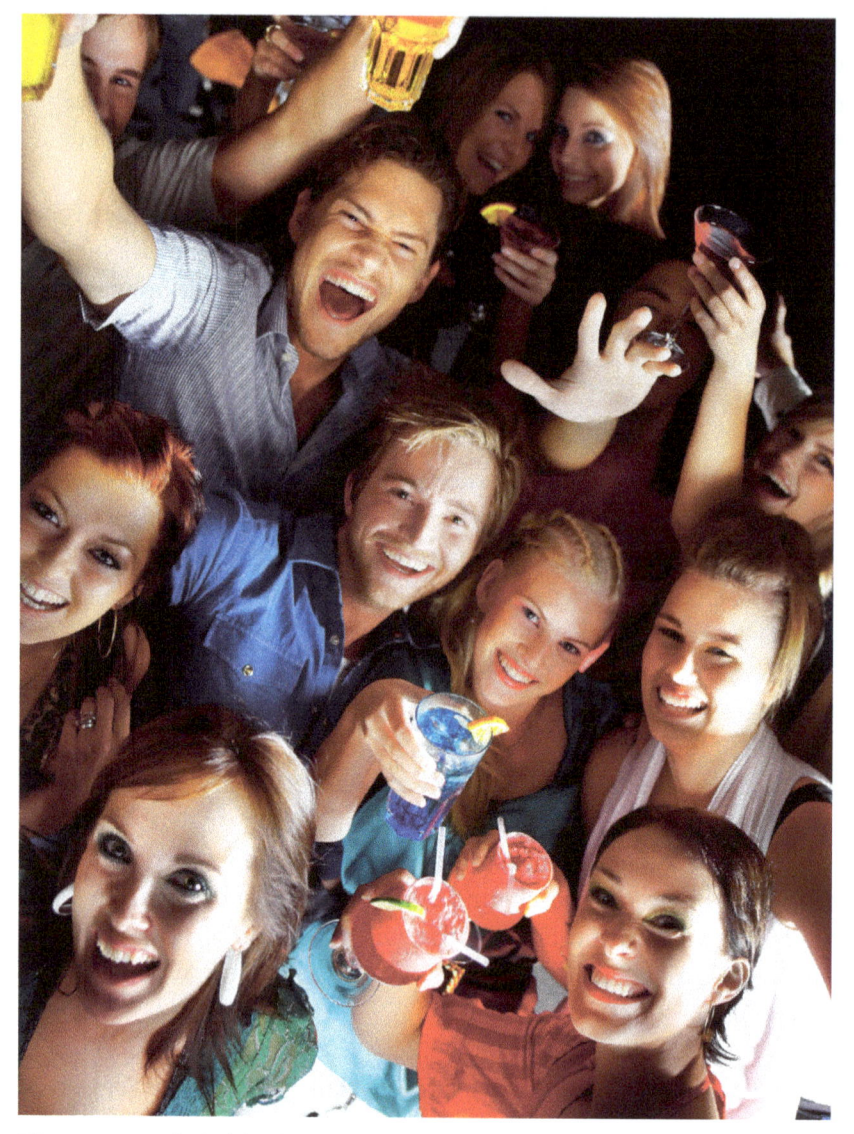

Figuur 21.2 *Alcohol heeft ook zijn gezellige kanten.*

geheven enzovoort. Door al deze regelgeving zal de prijs van cannabis waarschijnlijk fors omhooggaan. Legaliseren betekent dus ook niet dat het goedkoper wordt.

Intermezzo 21.2 Het Nederlandse drugsbeleid in vergelijking met het buitenland (2)

In Nederland wordt in de wet een *onderscheid* in *drugs* gemaakt. Er zijn drugs met een groot aantal risico's, zoals heroïne en cocaïne, en drugs met een geringer risico, bijvoorbeeld hasj en wiet. In veel landen wordt dit onderscheid tussen zogenaamde harddrugs en softdrugs niet gemaakt. Drugs is een verzamelnaam voor heel veel verschillende stoffen met allerlei verschillende eigenschappen en risico's. Het is ongenuanceerd om ze in een wet over één kam te scheren.

In Nederland zijn bezit, handel, import, export en productie *strafbaar*. Gebruik is niet strafbaar. Ook bezit dat voor eigen gebruik bestemd is, leidt niet tot vervolging. In veel landen wordt gebruik ook verboden. Gevolg daarvan is dat gebruikers met het strafrecht in aanraking komen en gecriminaliseerd worden.

21.3 Het drugsbeleid

Het Nederlandse drugsbeleid is gebonden aan verschillende internationale verdragen. Het Enkelvoudig Verdrag uit 1961 van de Verenigde Naties bepaalt dat landen erop moeten toezien dat gebruik van drugs alleen plaatsvindt als daar geneeskundige of wetenschappelijke doelen mee gediend zijn. In een later verdrag hebben de ondertekenaars zich ook nog verplicht om het strafrecht in te zetten bij de bestrijding van drugs. De International Control Board (INCB) van de VN houdt toezicht en kan landen ter verantwoording roepen.

Rekening houdend met de internationale verdragen heeft Nederland ook nog een aantal eigen uitgangspunten geformuleerd (Van Ooyen-Houben, 2006):
- Drugsgebruik kun je niet uitroeien maar wel beheersen.
- Bij de benadering van drugsgebruik moet het volksgezondheidsbelang vooropstaan.
- Met criminaliseren van drugsgebruikers vererger je het probleem.
- Bij het vervolgen moet een onderscheid gemaakt worden in softdrugs en harddrugs.

Het doel van het Nederlandse drugsbeleid is de risico's van het drugsgebruik beperken voor het individu, zijn directe omgeving en de samenleving (Voortgangsrappotage Drugsbeleid, 2002). Dit kan bereikt worden door:
- de vraag te verminderen (*demand reduction*) door preventie en voorlichting;
- het aanbod te verminderen (*supply reduction*) door handhaving van de opiumwet;

- de risico's te beperken (*harm reduction*) door professionele zorg aan te bieden.

Voor het drugsbeleid zijn verschillende ministeries verantwoordelijk. Het ministerie van:
- VWS coördineert het drugsbeleid;
- Binnenlandse Zaken gaat over het lokale bestuur en politie;
- Justitie is verantwoordelijk voor handhaving van de opiumwet.

In gemeenten wordt het lokale drugsbeleid ontwikkeld en uitgevoerd door het zogenoemde driehoeksoverleg van burgemeester, politie en hoofdofficier van justitie.

21.3.1 DE OPIUMWET

De opiumwet verbiedt drugs en stelt verschillende handelingen met betrekking tot drugs strafbaar, zoals bezit, bereiding/productie, verkoop en import en export van drugs. Gebruik is niet strafbaar. Hierdoor worden gebruikers niet gecriminaliseerd en is een benadering mogelijk waarbij het volksgezondheidsbelang vooropstaat.

De opiumwet somt alle drugs op die verboden zijn. Sinds 1976 wordt onderscheid gemaakt in verschillende soorten drugs. Op lijst 1 staan drugs met een onaanvaardbaar risico. Het gaat dan om drugs als cocaïne, amfetamine, xtc, heroïne en LSD. In totaal staan er tientallen drugs op lijst 1. Op lijst 2 staat de hennepplant waar hasj en wiet van gemaakt wordt. De straffen die in de wet voor drugs op lijst 1 genoemd worden zijn veel hoger en zwaarder dan de straffen voor hennep.

Richtlijnen behorende bij de Opiumwet

Het openbaar ministerie kan afzien van vervolging van strafbare feiten om reden van algemeen maatschappelijk belang. Deze mogelijkheid om af te zien van vervolging wordt het opportuniteitsbeginsel genoemd. De hoogste officieren van justitie (de procureurs-generaal) kunnen op basis van dit beginsel richtlijnen vaststellen waarin beschreven staat aan welke strafbare feiten de politie de meeste aandacht moet geven en welke straffen door rechters opgelegd kunnen worden. Wat betreft drugs staat in de richtlijnen dat handel in harddrugs de meeste aandacht moet krijgen en het strengst bestraft moet worden, daarna volgt handel in softdrugs. Bezit voor eigen gebruik van zowel harddrugs en softdrugs hoeven niet opgespoord en bestraft te worden. Dit heeft wat betreft de vervolging de laagste prioriteit.

In de richtlijnen staat beschreven wat beschouwd kan worden als een hoeveelheid voor eigen gebruik. Voor hasj en wiet is dat vijf gram, voor xtc een pil en voor cocaïne een halve gram (Staatscourant, 2000). Treft de politie een dergelijke hoeveelheid aan, dan moet zij de hoeveelheid in beslag nemen maar er volgt geen boete of vervolging. Dit heet afstand met sepot. Overigens blijven het richtlijnen. Dat betekent dat met een beroep op de wet een plaatselijke officier van justitie altijd een afwijkende beslissing kan nemen.

Straftoemeting

Bezit van grotere hoeveelheden dan eigen gebruik zullen wel bestraft worden. Bij de straftoemeting wordt gewerkt met een zogenaamd puntensysteem. Voor een bepaalde strafbare handeling krijg de gebruiker een aantal strafpunten. Bezit van drugs levert de minste strafpunten op, exporteren de meeste. Vervolgens wordt gekeken naar de grootte van de partij. Hoe groter de partij, hoe meer strafpunten iemand krijgt. Ten slotte wordt aan de hand van verzwarende (bijv. al eerder veroordeeld zijn) of verlichtende (bijv. alleen medeplichtig zijn) factoren het aantal strafpunten verzwaard of verminderd. Elk punt kost 22 euro boete, 2 uur taakstraf of een dag gevangenisstraf. Hoe meer punten hoe hoger de straf of boete. Bij een hoog aantal punten zal altijd gevangenisstraf geëist worden.

De puntentoekenning is bij cannabis veel lager dan bij de overige drugs (Staatscourant, 2000).

Enige voorbeelden: bij bezit van 5 gram cannabis of minder krijg de gebruiker geen boete, bij 10 gram kan hij 125 euro boete krijgen en bij 50 gram 225 euro. Bij bezit van een xtc-pil is er geen boete, bezit van bijvoorbeeld 10 xtc-pillen levert een boete van 467 euro op, bij verkoop is dat 934 euro en bij uitvoeren 1540 euro.

Intermezzo 21.3   Gevolgen van de Opiumwet

De opiumwet biedt ruimte voor toepassing van de uitgangspunten van het Nederlandse drugsbeleid, zoals het niet vervolgen van gebruik en onderscheid in soorten drugs. Maar het legt ook een enorm beslag op de capaciteit van politie, justitie en gevangeniswezen. De volgende percentages overtredingen die voor rekening van de opiumwet komen maken dat duidelijk:
- 7% van alle processen verbaal;
- 8% van alle door de rechter uitgesproken vonnissen;
- 16% van de vrijheidstraffen;
- 25% (ruim 2000 jaar) van alle opgelegde gevangenisstraf (ruim 8787 jaar).

In 2005 (peildatum 30 september) zat 16% van de gevangenispopulatie gedetineerd wegens overtreding van de opiumwet.

Overige relevante wetgeving voor het drugsbeleid
Behalve de opiumwet zijn de overige wetten ook van belang voor de opiumwet.
- De *Wet Bevordering Integriteit Beoordelingen door het Openbaar Bestuur* (Wet BIBOB) maakt het mogelijk om mensen die een vergunning aanvragen, bijvoorbeeld voor het beginnen van een coffeeshop, te toetsen op integriteit. Met deze wet kunnen bestuursorganen malafide ondernemers buiten de deur houden. Het Bureau BIBOB voert het onderzoek uit en vervolgens het bestuur.
- De *Geneesmiddelenwet* is gericht op de legale productie en handel in geneesmiddelen. Bereiden en verhandelen van geneesmiddelen mag alleen gedaan worden door apothekers en apotheekhoudende artsen. Geneesmiddelen die receptplichtig zijn mogen alleen onder medische begeleiding worden gebruikt. GHB kende in het verleden medische toepassingen en is receptplichtig. Het onder niet-medisch toezicht verstrekken kan zwaar bestraft worden. GHB valt ook onder de opiumwet.
- Bepaalde grondstoffen die ook gebruikt worden voor de fabricage van drugs, vallen op basis van de *Wet voorkoming misbruik Chemicaliën* onder een vergunningstelsel. Ongebruikelijke transacties moeten gemeld worden.
- De *warenwet* verbiedt het verhandelen van schadelijke levensmiddelen. De handelaar in een gevaarlijk product is verplicht de consument op de hoogte te brengen van dit gevaar. Alle producten die niet onder een van de hier bovengenoemde wetten vallen, vallen in ieder geval onder de warenwet.
- Het *wetboek van strafrecht* verbiedt het verkopen van waren die schadelijk zijn voor de gezondheid.
- De *Algemene Plaatselijke Verordening* (APV) is een regel of bepaling die de gemeente kan opleggen, bijvoorbeeld regels voor parkeren of voor het buiten zetten van afval. Gemeenten hebben ook de mogelijkheid om parallel aan openbare dronkenschap in bepaalde gebieden een blowverbod in te stellen. Overtreding kost 50 euro boete.

21.3.2 HET CANNABISBELEID
Na het bespreken van de algemene regelgeving wordt nu afzonderlijk ingegaan op het beleid ten aanzien van cannabis, harddrugs en

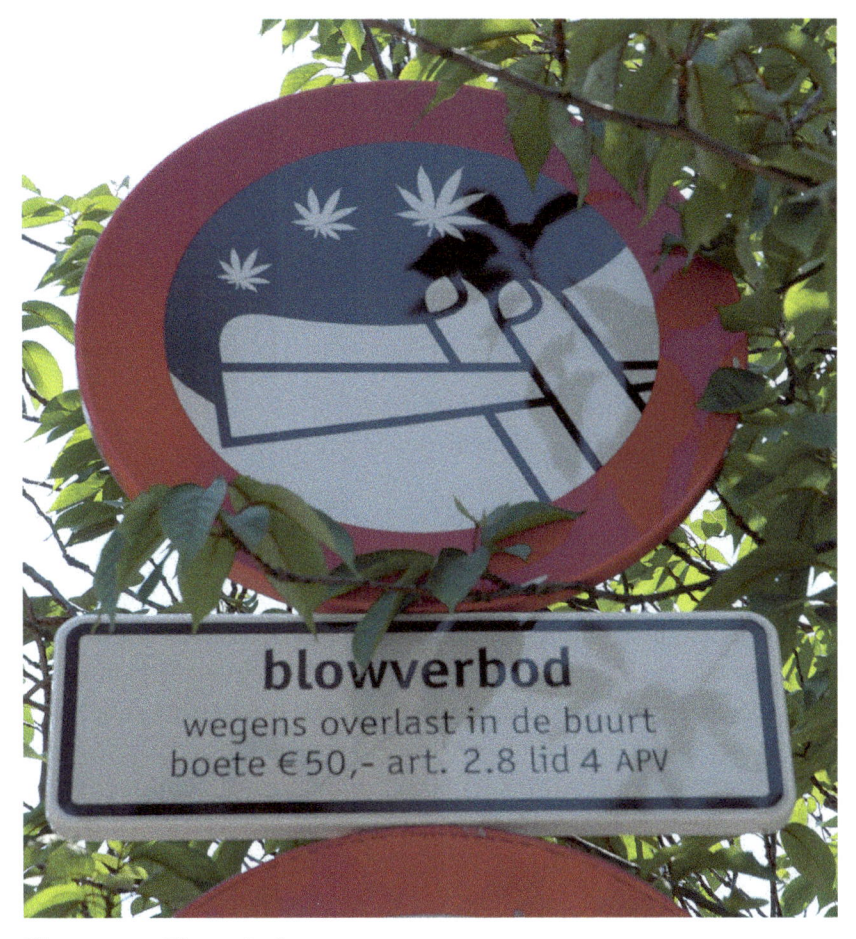

Figuur 21.3 *Blowverbod.*

uitgaansdrugs. Voor cannabis zijn de algemene doelstellingen van drugsbeleid van toepassing. Dat betekent dat preventie en hulpverlening mogelijk gemaakt worden. Het meest kenmerkende van het cannabisbeleid is de verkoop in coffeeshops. Richtlijnen behorend bij de opiumwet maken het bestaan van coffeeshops mogelijk. Lokaal wordt het beleid ontwikkeld en uitgevoerd door de driehoek burgemeester, officier van justitie en hoofdcommissaris van politie.

Richtlijnenvo orv erkoop in coffeeshops
In Nederland is het, als bijna enige land in de wereld, mogelijk om hasj en wiet in coffeeshops te kopen. In de richtlijnen behorend bij de opiumwet staat beschreven dat politie en justitie tegen de verkoop van sofdrugs niet hoeven optreden indien de coffeeshops zich aan bepaalde voorwaarden houden (Staatscourant, 2000). Volgens de opiumwet blijft cannabis verboden. De richtlijnen zeggen echter dat bij

overtreding van dit verbod, in bepaalde gevallen niet opgetreden hoeft te worden door politie en justitie. In de praktijk betekent het dat de verkoop vrij is ofwel gedoogd wordt. De voorwaarden die aan coffeeshops gesteld worden zijn:
- geen reclame;
- geen verkoop van harddrugs;
- geen toegang en verkoop aan jongeren onder de achttien jaar;
- geen verkoop van meer dan vijf gram per dag per persoon;
- geen overlast;
- geen alcohol;
- geen voorraad groter dan vijfhonderd gram;
- vestiging in sommige steden, niet in de buurt van scholen of de Nederlandse grens.

Gemeentelijk beleid

In de lokale driehoek (burgemeester, officier van justitie, hoofdcommissaris van politie) wordt het lokale beleid ten aanzien van coffeeshops ontwikkeld en uitgevoerd. Gemeenten kunnen een vergunningenstelsel invoeren voor coffeeshops. In de APV kan de gemeente een exploitatievergunning voor horecazaken en dus ook voor coffeeshops verplicht stellen. Bij de aanvraag van de exploitatievergunning zal de gemeente met behulp van de wet BIBOB de aanvrager toetsen op goed gedrag. Behalve de exploitatievergunning zijn coffeeshops ook verplicht om een gedoogbeschikking aan te vragen. In de gedoogbeschikking staat dat niet zal worden opgetreden indien coffeeshops zich aan de voorschriften houden.

De politie controleert of coffeeshops zich aan de voorwaarden houden. Zo niet dan kunnen sancties worden opgelegd en kan de exploitatievergunning worden ingetrokken.

In Amsterdam wordt bij de eerste overtreding de exploitatievergunning een week ingetrokken, bij een tweede overtreding twee weken, terwijl een derde overtreding sluiting betekent. Met de dreiging dat de exploitatievergunning ingetrokken wordt, hebben de lokale overheden een sterk instrument in handen om naleving van de gedoogcriteria af te dwingen. Het is dan ook niet vreemd dat uit onderzoek blijkt dat coffeeshops zich over het algemeen goed houden aan de criteria. Vooral het criterium geen harddrugs wordt maar zelden overtreden (Broekhuizen et al., 2006). Daarmee wordt duidelijk dat het doel om verkoop van soft- en harddrugs gescheiden te laten plaatsvinden goed lukt. Jongeren die softdrugs gebruiken komen door deze scheiding van markten niet zo snel in aanraking met harddrugs.

Medicinale cannabis

Sinds 2003 kunnen artsen cannabis voor medische doeleinden voorschrijven en kunnen apotheken de medicinale wiet leveren. Het bureau voor medicinale cannabis (een onderdeel van het ministerie van VWS) regelt de productie, aflevering en kwaliteitscontrole. Artsen zijn nog niet erg bereid medicinale wiet voor te schrijven. Ook wordt medicinale cannabis lang niet altijd vergoed. Samen met de prijs zijn dit redenen waarom de verkoop tot nu toe is achtergebleven bij de verwachtingen.

Intermezzo 21.4 Overtredingen opiumwet bij cannabis in 2005

In vergelijking met voorgaande jaren blijkt het aantal softdrugzaken duidelijk toe te nemen.

Aantal overtredingen van de opiumwet 2005:
- 8100 processen-verbaal wegens cannabis, waarbij het gaat om delicten als productie, vervoer, bezit voor handel en import/export van cannabis.
- 2500 processen-verbaal wegens cannabis en harddrugs.
- 5200 zaken kwamen voor de rechter.
- 245 mensen kregen een vrijheidsstraf opgelegd, in totaal werden zij veroordeeld tot 248 jaar gevangenisstraf.

Bron: NDM.

Is het cannabisbeleid succesvol

Uit verschillende beleidsnota's blijkt dat de overheid met cannabis de volgende resultaten nastreeft (Van Ooyen-Houben, 2006):
- cannabisgebruik neemt niet toe;
- markten van soft- en harddrugs blijven gescheiden;
- coffeeshopsector is clean;
- overlast is beperkt.

In een evaluatieve verkenning over het drugsbeleid van de afgelopen tien jaar blijkt dat deze resultaten voor een deel bereikt zijn (Van Ooyen-Houben, 2006). Tussen 1996 en 2003 is het gebruik onder scholieren tussen twaalf en achttien jaar duidelijk afgenomen (Monshouwer et al., 2004). De markten van soft- en harddrugs zijn duidelijk gescheiden. De voorwaarde geen harddrugs wordt slechts zelden overtreden (Broekhuizen et al., 2006). De overige resultaten zijn minder positief. Bij een doorlichting van coffeeshophouders in enkele gemeenten bleken velen iets op hun kerfstok te hebben (Snippe et al., 2005). Coffeeshops blijken ook nogal wat overlast te veroorzaken, vooral bij drugstoerisme in de grensstreken. Het criterium 'geen overlast veroorzaken' wordt van alle gedoogcriteria het vaakst overtreden (Broekhuizen et al., 2006). Dat ligt aan de overlast zelf, maar ook omdat het vervolgen van overlast bij de politie een hoge prioriteit heeft.

21.3.3 HET HARDDRUGSBELEID: HEROÏNE EN BASECOKE

Het beleid ten aanzien van heroïne/harddrugs is gericht op preventie en opvang van verslaafden, het bestrijden van overlast en uiteraard op het vervolgen van handel in harddrugs. Preventie en behandelingen wordt besproken in de hoofdstukken 18 en 19. Hier komt kort het beleid over hulpverlening en overlastbestrijding aan bod en de vermelding van het aantal mensen dat op grond van de opiumwet vervolgd is.

> **Intermezzo 21.5 Het Nederlandse drugsbeleid in vergelijking met het buitenland (3)**
>
> Moet men een verslaafde *straffen of behandelen*? In Nederland staat de hulpverlening aan verslaafden voorop. Als een verslaafde strafbare feiten heeft gepleegd, wordt hem altijd de mogelijkheid geboden hulp te krijgen voor de verslavingsproblemen in plaats van een (deel) van de straf. Pleegt een verslaafde zeer veel criminele feiten dan kan hij gedwongen worden behandeld.
>
> In veel landen bestaat de hulpverlening aan verslaafden enkel uit op *ontwenning* gerichte behandeling. Een deel van de verslaafden is echter niet in staat om deze behandelingen te volgen. Daarom zijn er in Nederland ook programma's ontwikkeld die gericht zijn op beperken van de risico's en op bieden van *sociaal medische zorg*. Ontwennen is dan niet het doel. Men is al tevreden als men de drugsgebruiker kan bereiken en hem in medisch en sociaal opzicht kan begeleiden. Methadonverstrekking, verstrekking van heroïne en spuitomruil maken deel uit van deze programma's. Deze programma's hebben in het buitenland al veel navolging gevonden.

Hulpverlening

De hulpverlening aan harddrugverslaafden is zeer uitgebreid en divers. Het gaat hierbij om verslaafden die met name heroïne of basecoke gebruiken. Globaal is er hulpverlening voor drie groepen verslaafden:

1 Degene die willen ontwennen: voor hen zijn er ambulante en klinische voorzieningen. Nieuw is behandeling waarbij snel ontgift wordt en naltrexon wordt voorgeschreven. Naltrexon zorgt ervoor dat heroïne geen effect meer geeft.

2 Opvang voor chronische verslaafden: voor hen zijn er op sociaal-medische zorg gerichte voorzieningen waarbij het doel is de risico's die met drugsgebruik samenhangen te beperken. Voorkomen moet worden dat de drugsgebruiker verder afglijdt. Deze programma's zijn succesvol wanneer de gebruiker beter functioneert en zijn lichamelijke en geestelijke gezondheid verbetert. Een deel van de chronische verslaafden krijgt methadon in onderhoudsdosis voorgeschreven. Dat betekent dat men de dosis constant houdt en niet afbouwt. De laatste jaren is de gemiddelde voorgeschreven dosis methadon omhooggegaan (Van Laar, 2007). Een deel van de chronische verslaafden vindt onvoldoende baat bij de methadonprogramma's en glijdt toch verder af. Voor hen is het mogelijk om in aanmerking te komen voor medische verstrekking van heroïne. Op dit moment zijn er duizend plaatsen voor verstrekking van heroïne (Van Laar, 2007). Voor de groep die blijft gebruiken en slechts zo en dan gebruik maakt van de geboden hulp, zijn er ook nog voorzieningen gericht op beperken van de risico's (gebruikersruimten, spuitomruil). In de gebruikersruimten mag niet gedeald worden. Deze benadering wordt ook wel harm reduction genoemd, sociale verslavingszorg of rehabilitatieprogramma.

3 Hulp voor verslaafden die met het strafrecht in aanraking zijn gekomen: het beleid van justitie is erop gericht om criminele verslaafden zoveel mogelijk hulp te bieden in plaats van straf. Daarom krijgt de verslaafde de keus voorgelegd tussen het aanvaarden van hulpverlening of het ondergaan van straf. Als de verslaafde gekozen heeft voor hulpverlening en zich later hieraan onttrekt volgt alsnog straf. Hiernaast kunnen drugsgebruikers twee jaar gedwongen worden behandeld op basis van de maatregel 'Plaatsing in een inrichting voor stelselmatige daders'. Het gaat hierbij om drugsgebruikers die herhaaldelijk in criminaliteit vervallen en geen gebruik willen of kunnen maken van de bestaande hulpverlening. In totaal zijn er op dit moment 219 plaatsen waar drugsgebruikers op basis van de ISD gedwongen behandeld kunnen worden (Van Laar, 2007).

Bestrijden van overlast

Burgers ondervinden vaak overlast van drugsgebruik op straat of in buurt. Of zij maken zich zorgen over bepaalde mensen in hun buurt die hard achteruitgaan. In veel steden kunnen burgers de ervaren overlast of hun zorgen melden bij de zogenoemde 'meldpunten overlast'. Het meldpunt zorgt er vervolgens voor dat aan de overlastveroorzaker de juiste hulp wordt geboden of dat de overlast afneemt. Het meldpunt werkt vaak samen met politie, verslavingszorg, GGD en instellingen voor maatschappelijk werk.

Het is ook mogelijk om drugsgebruikers voor acht uur of langer weg te sturen in bepaalde gebieden waar veel drugsoverlast is. De burgemeester heeft de bevoegdheid om een woning waarin in drugs gehandeld wordt dicht te timmeren. Tot slot helpen gebruikersruimten overlast van drugsgebruik op straat tegen te gaan.

Intermezzo 21.6 Overtredingen van de Opiumwet bij harddrugs in 2005

Aantal overtredingen Opiumwet harddrugs:
- 10.592 processen-verbaal betreffen overtredingen van de Opiumwet wegens harddrugs. Het gaat om delicten als productie, vervoer, bezit voor handel en import/export van heroïne, cocaine en xtc.
- 6100 zaken werden voor de rechter gebracht.
- 3217 mensen kregen een vrijheidsstraf opgelegd, in totaal werden zij veroordeeld tot 2066 jaar gevangenisstraf.

Is he t harddrugsbeleid succesvol?

Uit verschillende beleidsnota's blijkt dat de overheid ten aanzien van harddrugs de volgende resultaten nastreeft (Van Ooyen-Houben, 2006):
- harddrugsgebruik blijft beperkt;
- sterfte en ziektes bij verslaafden blijven stabiel;
- prijs van harddrugs is hoog;
- productie en handel zijn beheersbaar;
- overlast is beperkt.

In een evaluatieve verkenning over het drugsbeleid van de afgelopen tien jaar blijkt dat deze resultaten slechts voor een deel bereikt worden (Van Ooyen-Houben, 2006). Het gebruik van harddrugs onder scholieren was altijd al zeer laag en is sinds 1996 verder afgenomen (Monshouwer et al., 2004). Ook bij de algemene bevolking ligt het gebruik van harddrugs laag en is de afgelopen tien jaar stabiel (Rodenburg et al., 2007). Het aantal overdoses als gevolg van drugs ligt in vergelijking met andere landen in Europa laag (EMCDDA, 2007). Tot zover is het beleid succesvol. De overige resultaten zijn niet wat beoogd wordt. De prijzen van drugs vertonen een dalende trend. Dit is overigens in heel Europa het geval. Sinds 1999 (het eerste jaar van meting) gaan de prijzen in Europa omlaag (EMCDDA, 2006). Het Nederlandse beleid lijkt hier niet veel invloed op te hebben. Gezien het aantal overtreders van de opiumwet (zie intermezzo 21.6) blijkt dat de vervolging van productie en handel een enorme inspanning vereist van politie en justitie. Ook is duidelijk dat de overlast die met name criminele drugsgebruikers veroorzaken nog steeds erg groot is. In de toekomst wordt dit alles misschien beter. Als het gebruik onder jonge mensen blijft dalen, dooft de problematiek op de lange duur vanzelf uit.

21.3.4 HET BELEID TEN AANZIEN VAN UITGAANSDRUGS

Uitgaansdrugs zijn drugs die vooral tijdens het nachtelijke stappen gebruikt worden zoals xtc, amfetamine en snuifcocaïne. Smartdrugs kunnen ook hiertoe gerekend worden. In de hoofdstukken 18 en 19 komt preventie en hulp aan bod. Bij preventie kan het gaan om voorkomen dat mensen gaan gebruiken, maar ook op het beperken van de risico's van gebruik. Als mensen eenmaal gebruiken zal de boodschap om niet te gebruiken weinig effect sorteren. Het is dan beter om adviezen te geven om het gebruik zo veilig mogelijk te laten gebeuren.

- DIMS is het Drugs informatie en Monitoring systeem. Het is in Nederland mogelijk drugs te laten testen. Hierdoor is het mogelijk de markt te monitoren en kan er gewaarschuwd worden in geval er gevaarlijke pillen op de markt zijn. Bij de meeste verslavingszorginstellingen kunnen monsters worden ingeleverd. Een deel van deze monsters kunnen op basis van logo, kleur en diameter door de instelling zelf worden herkend. De uitslag kan dan onmiddellijk worden gegeven. Monsters die niet worden herkend worden doorgestuurd naar het laboratorium. De uitslag kan dan pas een week later worden gegeven. DIMS verzorgt de coördinatie van de testservice.
- *Smartshops* verkopen een aantal plantaardige producten die een bewustzijnsbeïnvloedend effect kunnen hebben. Een aantal van deze producten zijn besproken bij de hoofdstukken 5, 10 en 13. De afgelopen tijd zijn steeds meer van de in de smartshop verkochte producten verboden, zoals GHB en efedra. Bij paddo's zijn alleen gedroogde paddo's verboden. In oktober 2007 liet de minister weten ook verse paddo's te willen verbieden (Van Laar, 2007).

- *Vervolgen handel xtc.* Nederland is een belangrijke producent van xtc. In 2002 is besloten om de handel in en productie van xtc stevig aan te pakken (Van Ooyen-Houben, 2006). In 2002 werd de politie uitgebreid met vijf speciale xtc-teams. Daarnaast is er de Unit Synthetische Drugs (USD), een samenwerkingverband met medewerkers vanuit verschillende diensten zoals douane, belasting, politie. Ook de controle op de uitvoer van xtc werd geïntensiveerd. Het beleid heeft geleid tot het in beslag nemen van een groot aantal pillen en ontmanteling van diverse laboratoria. Verschillende landen rapporteerden verder een daling van pillen die vermoedelijk vanuit Nederland afkomstig waren (Van Laar, 2007).

Intermezzo 21.7 Het Nederlandse drugsbeleid in vergelijking met het buitenland (4)

In Nederland richt preventie zich niet alleen op mensen die nog *niet gebruiken* maar ook uitdrukkelijk op mensen die *wel gebruiken*. Op scholen zijn er allerlei preventieprogramma's voor mensen die nog niet gebruiken. In coffeeshops of op grote feesten is de preventie gericht op mensen die wel gebruiken. Bij deze groep is gebruik niet meer te voorkomen, maar risico's van gebruik kunnen wel zoveel mogelijk worden beperkt. In deze benadering passen onder meer:
- campagnes in coffeeshops;
- voorlichting over xtc op party's;
- pillen testen.

In veel landen wordt deze benadering afgewezen, omdat gebruik niet wordt afgekeurd. Praten over verantwoord gebruik moedigt het gebruik alleen maar aan, zo wordt gesteld.

21.4 Het alcoholbeleid

Het alcoholbeleid heeft als doel het voorkomen van schadelijk alcoholgebruik. Alcohol is geen verboden maar wel een riskante stof. Er moeten dus regelingen komen die de risico's van het gebruik zoveel mogelijk inperken. Dat gebeurt door preventie, hulpverlening en regelgeving over productie en verkoop. Voor preventie en behandeling zie de hoofdstukken 18 en 19 in dit boek.

De regelgeving krijgt vooral vorm door aanscherping en de Drank- en Horecawet. De overheid heeft recentelijk een alcoholbrief uitgebracht die het beleid moet aanscherpen (Ministerie VWS, 2007).

21.4.1 DE HUIDIGE DRANK- EN HORECAWET

In tegenstelling tot de Opiumwet die verkoop en handel in drugs verbiedt, is de Drank- en Horecawet een wet die de verkoop en handel van alcohol op een verantwoorde manier wil laten gebeuren. De wet richt zich vooral op de verkopers (verstrekkers) van alcohol in winkels, slijterijen, horeca, sportkantines enzovoort. De wet kent op dit moment een aantal regels over de volgende onderwerpen.

- *Vergunningen voor het verstrekken van alcohol.* Voor het verkopen van alcohol is een vergunning nodig die door de gemeente wordt verstrekt. Een gemeente kan voorwaarden stellen aan de vergunning: bepalingen over sluitingstijden, happy hours, toegangsleeftijd en het aantal bezoekers. De gemeente kan de vergunning intrekken wanneer een zaak zich niet aan de voorwaarden houdt.
- *Diploma Sociale Hygiëne.* In cafés/restaurants moet altijd iemand aanwezig zijn die in het bezit is van het diploma Sociale Hygiëne. Door dit diploma heeft de horeca-exploitant kennis over alcohol en het verantwoord schenken daarvan. Bij bars in clubs en verenigingen (de niet-commerciële horeca) moet er minimaal een zogenoemde 'geïnstrueerde barvrijwilliger' aanwezig zijn. Een barvrijwilliger is geïnstrueerd als hij de cursus 'Instructie Verantwoord Alcoholgebruik' (IVA) gevolgd heeft. Dit is een veel lichtere cursus dan het diploma Sociale Hygiëne. Verenigingen, stichtingen en clubs moeten bij het aanvragen van een vergunning een zogenaamd alcoholreglement overleggen. Dit reglement moet een aantal huisregels bevatten over het verantwoord schenken van alcohol. Een voorbeeld van een dergelijke huisregel is dat er voor 17.00 uur niet geschonken wordt.
- *Leeftijdsgrens.* Aan jongeren onder de zestien jaar mag geen zwakalcoholische drank verkocht worden. Bij sterke drank ligt de grens op achttien jaar. De verkoper moet in geval van twijfel aan jongeren om een geldig leeftijdsbewijs vragen. Als aan jongeren toch alcohol verstrekt wordt, moet de verkoper een boete betalen of loopt hij het risico zijn vergunning kwijt te raken. De jongere zelf is op dit moment niet strafbaar. Thuis alcohol drinken onder de zestien jaar mag wel. Zwakalcoholhoudende dranken hebben een alcoholgehalte van minder dan vijftien procent, sterke dranken vijftien procent of meer.
- *Verkoopverbod.* Er mag geen alcohol verkocht worden in tankstations en winkeltjes bij restaurants langs de snelweg. Ook mag er geen

alcohol verkocht worden in winkels waar geen levensmiddelen verkocht worden, zoals muziekwinkels, bouwmarkten en kledingwinkels.
- *Toelatings- en schenkverbod.* Personen die dronken zijn mogen niet toegelaten worden in gelegenheden waar drank wordt gekocht. Ook mag er geen alcohol verkocht worden aan personen die al dronken zijn. De Voedsel- en Warenautoriteit (vroeger Keuringsdienst van Waren) controleert of de Drank- en Horecawet wordt nageleefd. Zij kunnen boetes opleggen. De gemeenten kunnen eventueel de vergunning intrekken.

21.4.2 OVERIGE RELEVANTE WETGEVING VOOR HET ALCOHOLBELEID

- *Bierverordening.* In de Drank- en Horecawet staan geen regelingen over hoe alcohol geproduceerd moet worden en aan welke kwaliteitseisen het moet voldoen. Deze zijn weer opgenomen onder aparte regelingen, zoals de bierverordening, het wijnbesluit en verschillende verordeningen voor gedistilleerde dranken. De handhaving van deze verordening loopt via de reguliere instanties, Voedsel- en Warenautoriteit en Economische Controle Dienst.
- *De strafwet.* Het doortappen aan iemand die al dronken is, is een strafbaar feit. Behalve door de Drank- en Horecawet is het ook verboden door het wetboek van strafrecht. Iemand dwingen tot het gebruik van drank is eveneens strafbaar.
- *APV.* Gemeenten kunnen een exploitatievergunning voor horeca-inrichtingen verplicht stellen met een APV (zie paragraaf 21.3.1). Verder kunnen er bepalingen worden opgenomen in de APV over het aantal cafés, de vestigingsvoorwaarden, sluitingstijden en kan een gemeente gebruik van alcohol in overlastgebieden verbieden. De gemeente kan ook straffen opleggen voor het overtreden van regels. Dat kan lopen via het Openbaar Ministerie of bestuurlijke handhaving. Bestuurlijke handhaving betekent dat de gemeente een burger aanschrijft en opdraagt om de situatie in overeenstemming te brengen met de regels. Daarbij kan een boete of dwangsom in het vooruitzicht worden gesteld die wordt opgeëist als de overtreding voortduurt.
- *De reclamecode voor alcoholhoudende dranken.* Deze bestaat uit een aantal regels over de manier waarop reclame gevoerd mag worden. Deze regels heeft de alcoholbranche zichzelf opgelegd en is dus een vorm van zelfregulering. De verschillende kabinetten zijn er tot nu toe van uitgegaan dat zelfregulering beter werkt dan wetgeving. De code bestaat onder andere uit de volgende regels:

- alcoholreclame mag zich niet richten op jongeren;
- aan alcohol mogen geen eigenschappen toegekend worden die onjuist zijn, bijvoorbeeld het idee dat alcohol gezond zou zijn;
- reclame door middel van sms, games en ringtones is verboden wanneer deze zich met name richt op minderjarigen.

21.4.3 RECENTE BELEIDSWIJZIGINGEN EN PLANNEN

In 2007 verscheen een brief over het alcoholbeleid (VWS, 2007). In deze nota wordt een aantal concrete doelstellingen voor het alcoholbeleid genoemd zoals:
- bereiken dat jongeren minder drinken en niet beginnen voor hun zestiende jaar;
- afhankelijkheid voorkomen;
- schadelijke gevolgen van alcohol verminderen in bijzondere situaties, zoals bij uitgaan, werk en verkeer en in het gezin.

Concreet streeft het kabinet ernaar dat het aantal:
- alcoholgebruikende jongeren tussen 12 en 15 jaar omlaaggaat van 82 procent nu naar 62 procent in 2011;
- volwassen probleemdrinkers omlaag gaat van 9,5 procent nu naar 8 procent in 2011.

Om dit te bereiken worden de volgende maatregelen voorgesteld:
- *Beperking reclame.* Het kabinet wil in de nieuwe mediawet reclame voor alcohol verbieden tussen 6.00-21.00 uur. Dit betekent dat er naast de reclamecode nu ook wetgeving zal komen om de alcoholreclame te beteugelen. In 2005 overwoog de regering ook al een reclameverbod in te voeren tussen 6.00-21.00 uur. Dat plan werd toen door lobby van de alcoholbranche niet ingevoerd. Wel werden televisiereclames voorzien van een slagzin zoals 'Geniet, maar drink met mate'. Voorheen gebeurde dit slechts bij veertig procent van de reclames.
- *Accijnsverhoging.* Uit onderzoek is gebleken dat accijnsverhoging een van de meest effectieve maatregelen is om alcoholgebruik te beperken, mits de prijsverhoging daadwerkelijk doorwerkt in de prijs (Dekker, 2006). In het belastingplan 2008 is een beperkte accijnsverhoging opgenomen van 2,3 cent per flesje bier en 0,65 cent per kratje bier. Een zeer beperkte verhoging dus. Nadeel van accijnsverhoging zou zijn dat het ook groepen treft die matig drinken. Echter het zijn juist de matige drinkers die van accijnsverhoging vrijwel niets merken.

- *Mixdranken.* Het kabinet wil de verkoop van mixdranken aanpakken en zoekt nog naar methoden waarop dat kan, door beperking van verkoop of via verhoging van de prijs.
- *Aanpassen Drank- en Horecawet.* Burgemeesters zullen meer mogelijkheden krijgen om verkooppunten die alcohol verkopen aan jongeren onder de zestien jaar harder aan te pakken. De burgemeester krijgt de bevoegdheid de vergunning tijdelijk te schorsen, naast de al bestaande mogelijkheden als opleggen van boete of intrekken van de vergunning. Gemeenteraden krijgen ook meer mogelijkheden. Zo kunnen zij in bijzondere omstandigheden de leeftijdsgrens waarop alcohol verstrekt mag worden verhogen naar achttien jaar. Verder krijgen gemeenten meer mogelijkheden om happy hours tegen te gaan. Ook wil het kabinet bevorderen dat gemeenten actief optreden tegen hokken en keten waar alcohol wordt verstrekt.
- *Strafbaar stellen van jongeren.* Gemeenten krijgen de bevoegdheid om jongeren strafbaar te stellen indien zij in de openbare ruimte (straten, parken, pleinen) alcohol bezitten. Dit is een nieuwe maatregel, zelfs bij drugs wordt bezit voor eigen gebruik niet vervolgd.
- *Stimuleren voorlichting.* Naast bestaande voorlichting zullen ouders ervan bewustgemaakt worden dat ze een belangrijke rol hebben in het uitstellen van alcoholgebruik bij hun kinderen. In de opvoeding moeten ouders weer regels durven stellen, zoals onder de zestien jaar geen alcohol. Er zal een campagne gevoerd worden met als slogan: 'Zeg Nee, tegen alcoholschade bij uw opgroeiende kind'. Gestimuleerd wordt om alcoholproblemen vroeg te ontdekken en kortdurende behandelvormen aan te bieden. Sinds enige tijd wordt er extra aandacht besteed aan het vroeg signaleren van alcoholproblemen en het aanbieden van kortdurende interventies in de eerste en tweede lijn. Dit project zal versterkt worden voortgezet.

21.4.4 EFFECTIEVE MAATREGELEN BIJ ALCOHOL

Inmiddels is er door uitgebreid onderzoek een goed zicht op welke maatregelen effectief zijn als het gaat om het terugdringen van alcoholproblematiek. Het meest effectief zijn een relevante prijsverhoging en een beperking van het aantal verkooppunten en openingsuren. Beperking van reclame is vermoedelijk ook effectief, met name voor zover deze reclame zich op jongeren richt. De rol van voorlichting is beperkt en kan alleen helpen als ook andere maatregelen worden genomen. Ook kortdurende behandelvormen voor mensen met beginnende alcoholproblemen kunnen effectief zijn. Het is opvallend dat in de alcoholbrief weer niet voor de meest effectieve maatregelen gekozen wordt. De accijnsverhoging is beperkt. Ook zijn er geen voorstellen voor het beperken van de verkooppunten.

Intermezzo 21.8 Accijnzen op alcohol

Accijnzen worden uitgedrukt in euro's per hectoliter (Inaba, 2000). Bij sterke drank is de hoogte van de accijns ook nog afhankelijk van het percentage alcohol. Hoe sterker, hoe meer accijns.
Bier. Op een hectoliter bier zit 25,11 euro accijns. Een hectoliter is 100 liter. Op een liter bier zit dus 25 cent accijns. Per glas van 250 ml 6 cent. Per 1 januari 2009 is dit met 2 cent verhoogd.
Wijn. Op een hectoliter wijn zit 59,02 euro accijns. Op een liter 59 cent. Een fles bevat meestal drievierde liter, dus 44 cent accijns. Uit een fles gaan 7 tot 8 glazen van 100 milliliter, per glas dus 6 cent accijns.
Sherry/port. Bij sherry en port bedraagt de accijns 102,68 euro per hectoliter. Op een liter 1,02 euro. Op een fles van drievierde liter 70 cent. Uit een fles gaan ruim 12 glazen van 60 milliliter, is bijna 6 cent accijns per glaasje port.
Champagne. Op champagne zit veel accijns, 201,24 euro op een hectoliter. Op een liter 2,01 euro. Op een fles van drievierde liter 1,51 euro. Op een glas van 100 milliliter 21 cent.
Sterke drank. Bij sterke drank is de berekening iets anders. De accijns is 1504 euro per hectoliter alcohol. Het gaat hier dus niet om honderd liter jenever maar om honderd liter pure alcohol. Per liter alcohol is de accijns 15,04 euro. Per milliliter 0,015 cent. Een literfles jenever bevat 35 procent ofwel 350 milliliter alcohol. De accijns is dan 350 × 0,015 is 5,26 euro per fles. Een glaasje jenever bevat ongeveer 35 milliliter en bij 35 procent 12,25 milliliter alcohol. Per glas is dit 18 cent. Op een fles whisky van 40 procent zit dus meer accijns dan op een fles jenever.

Accijnsverhoging wordt als een effectieve preventiestrategie gezien. De hoogte van de prijs is vooral van invloed op de alcoholconsumptie van jongeren. Het werkt drempelverhogend voor beginnende drinkers.

Bron: Van Laar, 2007.

21.5 Het tabaksbeleid

Net zoals alcohol is tabak in Nederland niet verboden, al scheelt het niet veel meer. Roken is mogelijk maar wordt behoorlijk ontmoedigd. Het beleid ligt vast in de Tabakswet. Een strenge wet die wellicht als voorbeeld zou kunnen dienen wanneer een bepaalde drug, die nu verboden is, ooit gelegaliseerd zou worden. Belangrijk verschil met alcohol is dat de overheid betrekkelijk weinig investeert in hulpverlening. Over het algemeen is de gedachte dat mensen op eigen kracht van de tabaksverslaving af moeten komen. Hulp wordt vooral geboden door GGD en Kruisverenigingen. Wel wordt het nodige aan preventie gedaan (zie hoofdstuk 6). Opvallend is dat allerlei maatregelen die wel bij tabak genomen zijn, niet bij alcohol zijn genomen.

Het doel van de Tabakswet is het gebruik van tabak te beperken en niet-rokers te beschermen. Dit doet de wet aan de hand van een aantal bepalingen, waarvan sommige ook bij alcohol en gokken terug te vinden zijn (leeftijdsgrens, verkooppunten, reclame, accijnzen). Waarschuwingen op de verpakkingen gebeurt wel bij tabak en niet bij alcohol. De belangrijkste bepalingen van de Tabakswet zijn:

- *Verkooppunten.* De overheid heeft het aantal verkooppunten van tabak beperkt. Zo mag er geen tabak meer verkocht worden in overheidsinstellingen, ziekenhuizen, scholen, bibliotheken, gesubsidieerde sportclubs en jeugdhonken. Mogelijk zal op termijn tabak alleen nog maar verkocht mogen worden in tabaksspeciaalzaken.
- *Verbieden van gebruik.* Roken is op veel plekken verboden. De werkgever moet ervoor zorgen dat werknemers kunnen werken zonder overlast van rook van anderen. Dit betekent dat alle ruimten waar werknemers tijdens hun werk komen rookvrij moeten zijn. Ook in het openbaar vervoer geldt een rookverbod. Dat geldt voor alle vormen van personenvervoer, variërend van taxi tot trein. Per 1 juli 2008 is de hele horeca, hotels, cafés, restaurants, discotheken, sportkantines en poppodia rookvrij.
- *Leeftijdsgrens.* Aan jongeren onder de zestien jaar mogen geen tabaksartikelen worden verkocht. De verkoper moet bij twijfel aan jongeren vragen om zich te legitimeren.
- *Accijnzen.* Verhoging van accijnzen is het beste middel om te voorkomen dat jongeren gaan roken. Als de prijs van een pakje met 20 procent omhooggaat, daalt het aantal rokers al vrij snel met 20.000. Bijna alle volwassen rokers zijn begonnen voor hun 20^e jaar. De accijns op een pakje sigaretten is hoog en hangt af van de verkoopprijs. Op een pakje van 4 euro zit al 2,28 euro accijns. Het voornemen is om de accijns nog een keer met 25 cent te verhogen. Bij ta-

bak bestaat ruim 50 procent van de kostprijs uit accijns. Bij alcohol ligt de accijns veel lager.
- *Vermeldingen op de verpakking.* Op verpakkingen van sigaretten, shag, sigaren en pijptabak moeten waarschuwingsteksten staan. Deze nieuwe waarschuwingen zijn voorgeschreven in een Europese richtlijn waarin ook de teksten zijn vastgelegd. De waarschuwing op de voorkant moet ten minste dertig procent van de oppervlakte van het pakje beslaan. De waarschuwingstekst op de achterkant moet ten minste veertig procent van het pakje beslaan. De waarschuwingsteksten moeten elkaar afwisselen.
- *Reclame.* Tabaksreclame is zo goed als verboden. Het reclameverbod geldt voor televisie, radio, kranten, tijdschriften, billboards, bushokjes en op internet. Ook sponsoring van evenementen en festivals door tabaksfabrikanten is verboden. Dat geldt ook voor het gratis uitdelen van tabaksproducten. Er mag alleen nog reclame voor rookwaren worden gemaakt in tabaksspeciaalzaken. De reclame voor rookwaren die in een tabaksspeciaalzaak te zien is mag niet op jongeren gericht zijn.

21.6 Het gokbeleid

Het gokbeleid gaat ervan uit dat het aan de ene kant tegemoet moet komen aan de menselijke behoefte om te gokken en aan de andere kant de risico's, zoals verslaving en het krijgen van schulden, zoveel mogelijk moet tegengaan. Het gokbeleid krijgt vorm in de Wet op de kansspelen en in diverse beschikkingen. Hierin staan bepalingen over loterijen, casinospelen en gokkasten. In hoofdstuk 15 is uitgebreid op het gokbeleid ingegaan. Hieronder volgen de belangrijkste bepalingen.

Voor het houden van een *loterij* gelden de volgende bepalingen.
- Voor het organiseren van een loterij is een vergunning nodig.
- De opbrengst van een loterij komt ten goede aan de schatkist (staatsloterij) of aan goede doelen (overige loterijen).
- Voor de verschillende loterijen zijn er aparte bepalingen over het percentage dat uitgekeerd moet worden aan prijzen (het uitkeringspercentage) en/of over het deel van de opbrengst dat verplicht afgedragen moet worden aan goede doelen.
- Bij de staatsloterij wordt ten minste 60 procent van de inleg aan prijzen uitgekeerd.
- Bij de lotto, sportprijsvragen en de krasloterij wordt tenminste 47,5 procent van de inleg aan prijzen uitgekeerd. Bij de Postcode- en

Bankgiroloterij ligt het uitkeringspercentage in de praktijk op 31 procent en bij Sponsorloterij op 25 procent.
- Bij de Postcode-, Bankgiro- en Sponsorloterij moet 50 procent van de inleg besteed worden aan goede doelen.

De belangrijkste bepalingen voor *gokkasten* liggen vast in de Wet op de kansspelen (WOK), het Speelautomatenbesluit en de Beschikking casinospelen. De belangrijkste regels gaan over:

1 *Vergunningen.* Voor het plaatsen van een gokkast is een vergunning nodig. Over de opbrengst van een gokkast moet door de eigenaar van de gokkast 29 procent kansspelbelasting betaald worden. De winst van een gokkast wordt verdeeld tussen de eigenaar van de gokkast en degene die de gokkast heeft opgesteld (café-eigenaren)
2 *Plekken waar gegokt kan worden.* Gokkasten mogen alleen staan in hoogdrempelige horeca (in bezit van een Drank- en Horecavergunning, activiteiten richten zich op personen van 18 jaar en ouder) en speelhallen. In de praktijk gaat het hierbij om cafés en restaurants. Gokkasten zijn dus niet toegestaan in cafataria's, jeugdclubs, bowlingbanen en sportkantines. Voor het beginnen van een gokhal is ook toestemming van de gemeente nodig.
3 *Leeftijdsgrens.* De gokker moet voor gokkasten achttien jaar zijn, jongeren onder die leeftijd mogen niet in een gokhal aanwezig zijn.
4 *Wettelijke eisen die aan een gokkast gesteld worden.* Er zijn verschillen tussen gokkasten in cafés, gokhallen en Holland Casino. In hoofdstuk 15 is een schema opgenomen met de wettelijke voorschriften waaraan gokkasten moeten voldoen. Er zijn verschillen tussen speltijd (de tijd tussen inzet en uitkomst), uitkeringspercentage, inzet en gemiddeld uurverlies. Het Nederlands Meetinstituut (NMi-certin) controleert of de gokkasten voldoen aan de wettelijke eisen.

In de Wet op de kansspelen en in de Beschikking casinospelen 1996 is een groot aantal bepalingen opgenomen over *casinospelen*.
- Voor het exploiteren van een casino is een vergunning nodig. Deze vergunning is gegeven aan Holland Casino. De opbrengst van casino's komt ten goede aan de staat.
- De speler moet achttien jaar zijn om te kunnen spelen.
- In de wet en de beschikking is omschreven welke spellen gespeeld kunnen worden. Het gaat hierbij onder andere om casinospelen als: Roulette, Blackjack, Poker en het spelen op gokkasten.
- De inzet bij casinospelen varieert van vijf tot tienduizend euro. Bij gokkasten van twintig cent tot vijftig euro.
- Bezoekers krijgen pas toegang nadat hun identiteit is vastgesteld.

- Personeel dat in het casino werkt moet beschikken over een bewijs van goed gedrag.
- Het spelmateriaal wordt gecontroleerd door een onafhankelijke keuringsinstelling.
- Holland Casino moet een preventiebeleid voeren op gebied van kansspelverslaving.

21.7 De toekomst: een cannabiswet?

Als er een drug op dit moment in aanmerking komt om gelegaliseerd te worden is het cannabis. Hoewel de toenemende literatuur over de risico's van schizofrenie de kans hierop weer verkleint.

Uit het voorgaande moge duidelijk zijn dat een eventuele Cannabiswet en overige regelingen een groot aantal bepalingen zal bevatten over hoe cannabis op de markt gebracht zou moeten worden.

Er zou een cannabisverordening moeten komen over de productie van cannabis. Hier zou in kunnen staan dat voor het telen van cannabis een vergunning nodig is. Verder zou de verordening kwaliteitseisen kunnen bevatten, zoals de grenzen waartussen het THC-gehalte van cannabis zich mag bewegen. Ook zou erin staan of en welke bestrijdingsmiddelen gebruikt mogen worden.

In het belastingplan zouden bepalingen opgenomen kunnen worden over de accijns en hoe die berekend moet worden. Net als bij tabak zal een flink deel van de verkoopprijs uit accijns kunnen bestaan. Dit zal een remmende invloed hebben op het gebruik bij jongeren.

In de Cannabiswet zelf zouden bepalingen kunnen komen over de voorwaarden die gesteld worden aan de vergunningen om cannabis te mogen verkopen, over de eisen waaraan verkooppunten (tabaksspeciaalzaak) moeten voldoen, over de reclame (reclame alleen toegestaan bij verkooppunten), leeftijd (18 jaar), over de waarschuwingen op verpakkingen (roken van cannabis is slecht voor de longen) en over gebruiksverboden (alleen thuis blowen is toegestaan).

De opiumwet zal niet helemaal overbodig worden. Er zullen straffen komen op het illegaal telen en het illegaal in de handel brengen. Dit zal nodig zijn omdat de regelingen de prijs van cannabis flink zullen opdrijven waardoor illegale teelt lonend blijft.

Bij legalisering zullen er vijfduizend mensen minder onder de rechter komen. Dat scheelt, maar naleving van bovenstaande nieuwe regels zal veel aandacht vergen. Verbieden of regelen vraagt hoe dan ook het nodige van een samenleving. Zelfregulering van het individu is uiteindelijk wellicht het beste antwoord.

Referenties

Broekhuizen J, Raven J. et al. Handhaving en naleving van de coffeeshopregels in 2004. Utrecht: Bureau Driessen; 2006.
Dekker E. Beleid onder invloed. Utrecht: STAP; 2006.
Inaba DS, Cohen W. Uppers, Downers, all arounders. Ashland: CNS Publications; 2000.
Infectieziekten en sterfgevallen tengevolge van drugsgebruik. Jaarverslag 2007. Lissabon: EMCDDA; 2008.
Laar M van. Drugsituation 2005 Report tot the EMCDDA. Utrecht: Trimbos-instituut; 2007.
Laar M van. et al. Nationale Drug monitor. Jaarbericht 2006. Utrecht: Trimbos-instituut; 2007.
Laar M van. Factsheet drugbeleid. Utrecht: Trimbos-instituut; 2005a.
Monshouwer K. et al. Jeugd en riskant gedrag. Utrecht: Trimbos-instituut; 2004.
Ooyen-Houben M van. Hoe werkt het Nederlandse drugbeleid. Justitie verken 2006; 32: 24-45.
Ree E van. S&D 2000; (6): 293-302.
Rodenburgh G. et al. Nationaal Prevalentieonderzoek middelengebruik 2005. Rotterdam: IVo; 2007.
Snippe J. et al. Preventieve doorlichting cannabis sector. Groningen: Intraval; 2005.
Stand van de drugsproblematiek in Europa. Jaarverslag 2006. Lissabon: EMCDDA; 2007.
Stc 2000/250: Staatscourant 27 dec 2000 nr 250. Aanwijzing opiumwet. Den Haag: bsdu uitgevers; 2000.
Stel JC Van Der. Drinken, drank en dronkenschap. Vijf eeuwen drankbestrijding en alcoholhulpverlening in Nederland. Hilversum: Verloren; 1995.
Voortgangsrapportage Drugbeleid. Den Haag: Min VWS; 2002.
VWS 2007 Brief alcoholbeleid, 20 Nov 2007. Den Haag: Min VWS; 2007.

Websites

minvws.nl.

Begrippenlijst
Woordenlijst straattaal

m.m.v. Tom Nabben

afkick(en)
toestand van ontwenning; ontwenningskuur ondergaan

afteren
voortzetting van een feest, meestal bij iemand thuis (ook wel, afterparty of nazitje)

amfetamine
(synoniemen) *amf, pep, speed, snelheid, snel, vlug, run, dash-3*
soorten speed: appeltjes, apothekersspeed (zuivere amfetamine in tabletvorm) *perf* (pervetine)

amerikanen
spelletje waarbij een joint wordt doorgegeven en waarbij iedereen zijn adem moet inhouden tot de joint rond is gegaan, ook: mexen of ganzenborden

asisi
hasj (Surinaams)

basen
gekookte cocaïne of andere drugs roken door middel van een basepijp of bong; ook wel *knetteren, popeyen*

ballonnetje
een met lachgas gevulde ballon

bevert
'de bevert hebben': onthoudingsverschijnselen met tremoren

blokkertje(s)
lachgaspatronen van de Blokker (winkel)

blowen
cannabis roken; 'een blowtje', een trekje doen

bolletje
dosis cocaïne of heroïne (vroeger: een pakje)

bolletjesslikker
cocaïnesmokkelaar (via maag-darmkanaal)

bommetje
speed in vloeitje gevouwen en dan ingeslikt

bori
crack roken (Surinaams)

cannabis sativa
zowel hasj als wiet komen van deze plant

candy flip
combinatie van ecstasy met LSD

CK
oorspronk. logo van Calvin Klein, fantasienaam voor cocktail van *cocaïne* met *ketamine*

Chinezen, Chinese blow
heroïne wordt op een zilverpapiertje verhit en de vrijkomende heroïnedamp wordt door middel van een pijpje, buisje of koker geïnhaleerd (ook: *olie op de folie, chasing the dragon, barbecuen, kebappen, een kebappie roken, folieën, lassen, silver surfen, solderen*

cocaïne (poeder)
bijnamen: wit, witte rijst, sneeuw, sos(a) (uit scarface) charly, witty, lala (Marok), marcheerpoeder, snow, kabouterpost, perkie, schep, cola, coke

cocaïnegebruik(er)
snuiver(s); snuiver die te veel gebruikt: cokehead, cokie, crackhead, coke hoofd, nilfisk, snorkelaar

cocktail
drugsmengsel in de straatscene van heroïne met cocaïne of speed

cold turkey
ontwenning zonder vervangende medicamenten (= droge afkick)

Colombiaanse, 'een Colombiaanse verkoudheid'
een snotneus van het snuiven van cocaïne

craving
verlangen, hunkeren, meestal naar cocaïne basen of snuiven

dealer
(straatjargon: *apotheek, bakker* (naar de bakker voor een halfje wit en een halfje bruin');
brooddealer (dealer die zelf niet gebruikt); *de man; nachtapotheek, lijnkoerier* (06-cocaïnedealer)

deukie
kleintje pils

diehard
gebruiker die zéér veel gebruikt

dinsdagdip
iemand die een terugval ondervindt na het gebruik van xtc in het afgelopen weekend

djonkie
drugverslaafde (Surinaams)

dopa, dopu
drugs (Surinaams)

dope
drugs in het algemeen en meer in het bijzonder opiaten

doping
algemene term voor wekaminen (sportwereld), niet te verwarren met 'dope'

downers
tranquillizers, slaappillen

droog afkicken
zonder vervangende medicamenten (= cold turkey)

droogstaan
geen heroïne, andere opiaten of alcohol ter beschikking hebben (uitdrukking soms betrekking hebbend op een stad)

ecstasy
bewustzijnsveranderende psychedelische amfetamine (zie: xtc)

filterkick
het allerlaatste trekje van een joint

fix(en)
(zichzelf) intraveneuze injectie toedienen

flash back
spontaan terugkeren van lsd-effecten

flatliner
een gelatine capsule met daarin ecstasypoeder

flippen
voor gebruiker onaangenaam aflopende trip (met o.a. hevige angst); de term wordt ook meer algemeen gebruikt, bijvoorbeeld flippen op een teleurstellend muziekstuk, op het slechte weer, op een aanmer-king van een therapeut, enzovoort

flow: 'go with the flow'
gezegde in ecstasykringen wanneer je lekker stoned bent

freak
iemand die ergens zeer intensief mee bezig is (speedfreak, dopefreak, enzovoort)

gabber(s)
(geuzenaam voor 'maatje' of 'mattie') vaak geweerd in disco's wegens kleding, agressie en dergelijke (trainingspak, Nikes, blokhead of kale kop)

gabberinnetje
meisje uit de gabberscene (ook: reefteef, pepslet)

gelddealer
dealer die zelf niet gebruikt

gereedschap
spuit, lepel en riem om af te binden

GHB
gamma-hydroxy-buturaat (narcosemiddel) fantasienamen: G, vloeibare xtc, G-force, G-tje, gab, gap, gea, geebee, soep
verwijzing naar de inhoud/vorm: *buisje, flesje, flügel, doppie*

gramshotter
'een gramshotter': iemand die zeer veel gebruikt

hakken
dansen vooral bij gabbers

hangen
'in blijven hangen': in drugeffecten blijven steken (meestal LSD)

hasj(soorten)
rode/gele Libanon (rode/gele lieb); Pakistaanse (paak); Charras (India)
Marok (blonde en donkere Marok); Nepal(i); (zwarte) Afghaan; (schimmel) Kashmir; Pollen

hasjbonbons
hasj verwerkt in bonbons of ander suikergoed

heroïne, H
brown sugar, bruin, horse, smack, scag (= skag) heroïne (Surinaams)

high
lichte intoxicatietoestand door (cannabis)gebruik met overwegend psychische verschijnselen (de term wordt ook meer in het algemeen voor plezierige effecten van drugs gebruikt)

hippiecrack
gulzige lachgasgebruikers die de ene na de andere met lachgas gevulde ballon inhaleren

hit
intraveneuze injectie

hooked
zowel lichamelijk als geestelijk afhankelijk, eraan (vast)zitten

horselaar
dealer

hosselen (ook wel horselen)
de levenswijze rondom heroïnegebruik (stelen, zwerven, rondscharrelen, enzovoort) (Surinaams)

houseparty's
een houseparty bezoeken: *wousen, housen, raven*

de inslag
verwijst naar het piekmoment als de xtc inslaat bij een gebruiker

joint
groot formaat marihuanasigaret (om door te geven); 'een jointje bouwen'

junk
opium, opiaten

junkie
algemeen: drugverslaafde, spuiter

junkie XXL
gebruiker die zéér veel gebruikt

ketamine
narcosemiddel, fantasienamen: ket, keta, K, special k, teKno/onKet, kitkat, vitamin k, super k, kellox, ka

ketaminegebruikers
ketters, ketheads

kick
opwindend effect; meestal voor wekaminen gebruikt, echter ook meer in het algemeen

kick down
toestand na stoppen met kickmiddelen

kief
Noord-Afrikaanse term voor hasj

kilo
wordt meestal een kilo cocaïne mee bedoeld; *keylow* (hiphop), *key, een plaat of tegel*

kittenhuis
politiebureau

kittenkar
politieauto

klaboem
basepijp

klapsnuiver
iemand die altijd van anderen cocaïne meesnuift, maar daar nooit aan meebetaalt

knal
een shot (ook wel: de flash) (Dordrecht en omgeving)

knolsmeris
bereden politieagent

kopstoot(je)
glas bier plus glaasje jenever

leip(o)
gek, psychotisch

lorum: 'in de lorum zijn'
goed dronken

lsd
(synoniemen) microdot, acid, Lucie, Alice, Hoffie, postzegel

lsd (fantasienamen)
vaak afgeleid van de afbeelding op de 'papertrip': o.a. aardbeitje, Gorby, silver surfer, Buddha, Bart Simson, California dreamer, draakje enz.

lsd-gebruiker
tripkonijn, acid head, tripkopje, tripper

MDMA
methylene-dioxy-methyl-amfetamine (ook wel ecstasy)

marihuana
(Oorspronk. Mexicaans) Nederlandse fantasienaam is *Nederwiet*, Cannabisvariëteiten: *Orange bud*, *Thai*

mazzelen
overgewicht geven met drugs (ik mazzel je; ook: ik slof je)

mellow
'softe' vorm van housemuziek (hardere vorm: gabber)

methadon
meta, meet

monkey
'monkey on your back': verslaafd zijn aan heroïne

naar de klote: 'ik was goed naar de klote'
wordt meestal positief bedoeld als iemand het erg naar zijn zin heeft gehad o.a. met xtc

natte snuiver
iemand die altijd alcohol en cocaïne samen gebruikt

neusshot
methode om hasj te gebruiken waarbij iemand de rook in de neus van iemand anders blaast (ook: shotgun)

O
opium

ontbijtje
'heb je zin in een ontbijtje? Wil je wat ketamine? (zie: ketamine)

over de rooie gaan
dronken worden, zat worden

out gaan
ook wel (f)out gaan: bewusteloos of in coma raken

paddo's
paddenstoelen met hallucinogene werking

een pakje
een standaarddosis heroïne ('een pakje van een geeltje')

pal
palfium

peyote
Mexicaanse hallucinogene cactus

pieken
in een opperste staat van verrukking verkeren onder invloed van drugs

pipa
basepijp

placebo
placebootjes: vitaminetabletten die als drugs (xtc) worden verkocht

plofje
een plofje of poffie roken 'blowtje' cocaïne, ook: snertje

poffen
op de pof kopen, ook: sloffen

politie
bijnamen: blauwe, petje, muisje, veldwachter, bromsnor, wout, bout, stille of gladde (in burger, ook: 'stille willie'), de kit, diender, Surinaams: blaw, skowtu

pompen
zichzelf een intraveneuze injectie toedienen; pompje, pompie intraveneuze injectie (fix, shot)

poppers
amylnitriet (vluchtige stof). Geeft na inhaleren een kort maar hevig licht gevoel in het hoofd

popperdippen
inhaleren via een in de poppers gedoopte sigaret

pot head
habituele cannabisgebruiker

prostituee
die verslaafd is aan drugs, meestal heroïne, ook: stoephoer, tufhoer, smackdel, smackslet, knakenhoer, knakenslet, trottoirprostituee (deftig uitgesproken, Haags)

psychonaut
iemand die veel kennis en ervaring heeft (ervaringsdeskundige die tevens het experiment niet schuwt) met de werking van allerlei verschillende psychoactieve middelen

puntje
een heel kleine dosis heroïne die een dealer gratis geeft aan een ver-slaafde met onthoudingsverschijnselen, teneinde hem in staat te stellen te gaan 'scoren' (ook: een hulpje)

purple haze
fantasienaam voor tripmiddel (zie: lsd)

rave
houseparty

rohypnol-pillen
ropies, rofies, rooie knol

run
reeks wekamineninjecties, waarna verslaafde uitgeput raakt en/of psychotisch wordt

Russische roulette
zie: basen

scene (sien)
omgeving waarbinnen druggebruik plaatsvindt; ook: vriendenkring, sfeer, toestand

scoor
buit van diefstal ('een goede scoor')

scoren
heroïne of geld voor heroïne bemachtigen

sealtje
wit envelopje met dosis cocaïne of speed, *kabouterpost*

de shakes hebben
koude rilling na niet-steriele intraveneuze injectie; ook: met grove tremoren gepaard gaande alcoholonthoudingssymptomen

shit
hasj of drugs in het algemeen

shot(ten)
intraveneuze injectie (= fix, pomp, knal) zichzelf toedienen van opiaten door middel van intraveneuze injecties

shotgun
methode om hasj te gebruiken waarbij iemand de rook in de neus van iemand anders blaast (ook: neusshot)

shotter
spuit, spuiter

singbong
basepijp

skaffa
(Surinaams) stoned

skinny
zie: gabber

skuf
weed met stuf (hasj) gemengd

skunk
marihuana, fantasienaam voor Nederlands cannabisproduct

slafi
(Surinaams) verslaafd zijn (aan bijv. roken, drugs)

smart drugs
plantaardige drugs

smartshop
winkel die allerhande 'natuurlijke' middelen verkoopt en andere psychedelische parafernalia

smoko wwiri
(Surinaams) wiet roken

sneeuwbal
heroïne plus cocaïne; ook wel: *snowball*

sneuken
snuiven en neuken

snuiven
(een snuifje cocaïne of amfetamine) niffie, nakkie, lijntje, snorkelen, snuffelen, naffah (Marokkaans)

snuifbuis
kokertje waardoor cocaïne in de neus wordt gezogen, ook: snuffelpaal

soepbus
methadonbus

soetoe
(Surinaams) een 'hijsje' van een joint

spacecake
hasj verwerkt in cake

spacen
iemand die in een opperste staat van verrukking verkeert, meestal op de xtc

speedfreak
amfetamineverslaafde, chronische gebruiker (hulpverlenersterm)

speedbal
(heroïne plus speed)

speedtik
cola met speed erin

speedy
'high' zijn ten gevolge van speed

spliff
zie: joint

stick(ie)
klein formaat marihuanasigaret

stofzuiger
iemand die veel cocaïne gebruikt

stoned zijn
intoxicatietoestand ten gevolge van bepaalde drugs; vroeger meer in het bijzonder op cannabis betrekking hebbend (als 'high', maar dan zwaarder en met lichamelijke verschijnselen); tegenwoordig ook gebruikt voor intoxicatietoestand veroorzaakt door heroïne, een te hoge methadondosis, slaapmiddelen en dergelijke

stony malony
iemand die voortdurend stoned is

strak staan
effecten van speed, cocaïne of xtc

stronken
(stoned én dronken) onder invloed zijn van alcohol én cannabis

stuf
hasj (het woord 'stuf' wordt ook gebruikt voor drugs in het algemeen)

stuiteren
dansen onder invloed van xtc of onthoudingssymptomen na staken van opiaten

sunny explo
fantasienaam voor tripmiddel

te gek gaan
het te bont maken met druggebruik; ook: 'flippen', psychotisch worden

toerenbouwer
iemand die zich aanstelt of iemand die fantaseert tijdens het stoned zijn

toeter
glas bier

tranquillizer
trankies

trip
toestand die optreedt na lsd-gebruik; bad trip: ongewenste toestand, in de war ten gevolg van lsd-gebruik

tuchten
het zeer moeilijk hebben in huis van bewaring of gevangenis

uit je dak
'uit je dak gaan' (bol, plaat ster) flink onder invloed zijn van speed, cocaïne en vooral xtc

uitverkocht
nergens meer heroïne te koop

vaporizer
apparaat waar de marihuanadamp na verhitting via een ballon of condoom kan worden geïnhaleerd

vespa's
Vesparax-tabletten

wegtrekker
'opeens een wegtrekker krijgen' (zie: stronken)

wiet, weed
marihuana (fantasienamen voor Nederlandse cannabisproducten: skunk, nederwiet, B52, garlic, orange bud, purple haze

wiri
(Surinaams) wiet

xtc
ecstasy (fantasienamen) *adam*, X, E, eva
pillen: snackies, nootjes, tikkels, hamertjes, smarties, evaatjes, gabberbollen
logo's: playboys, klavertjes, mitsus, duifjes, armani's
(flink) onder invloed zijn van xtc: wappie, wous

zitkick
te stoned van de xtc om te kunnen staan

zwabber(s)
namaakgabber(s); iemand die erbij wil horen, neppert, ook wel, een zwarte gabber

Auteurs

Drs. B. Coumans, Certified Strength and Conditioning Specialist, is hoofd van de afdeling preventie van de Dopingautoriteit en heeft een jarenlange werkervaring op het gebied van sport en gezondheid. Hij is verantwoordelijk voor de voorlichtingsprogramma's over doping. In Nederland zijn deze vooral gericht op groep topsporters en op de sporters die fitnessen en/of aan krachttraining doen.

Dr. R.J.J.M. van den Eijnden is onderzoekscoördinator bij het IVO te Rotterdam. Ze heeft in 1999 aan de basis gestaan van het IVO-onderzoek naar compulsief internetgebruik, en is als copromotor betrokken geweest bij het proefschrift van Dr. Gert-Jan Meerkerk. Haar belangstelling gaat met name uit naar de bidirectionaliteit van de relatie tussen psychosociale problemen en compulsief internetgebruik bij jongeren en volwassenen. Daarnaast houdt zij zich bezig met onderzoek op het gebied van (stoppen met) roken en problematisch alcoholgebruik bij jongeren en volwassenen.

Drs. A. van Emst is klinisch psycholoog/gedragstherapeut. Zij is als seniorprojectleider verbonden aan STIVORO voor een rookvrije toekomst. Sinds haar afstuderen in 1980 is van Emst werkzaam op het gebied van verslaving, onder andere als therapeut en trainster, maar ook als ontwikkelaar en onderzoeker van internetinterventies. Zo ontwikkelde zij drinktest, en voor STIVORO instrumenten als de Hulpmiddelenwijzer, StopMail en de StopSite.

Drs. O. de Hon is wetenschappelijk beleidsmedewerker van de Dopingautoriteit. Hij heeft onder andere gepubliceerd over de onderwerpen Denksport & Doping, Voedingssupplementen & Doping, Genetische Doping en de Kwaliteit van Illegale Dopingmiddelen.

Mr. dr. C. Karsten is jurist en psychotherapeut. Als psychotherapeut/coach en trainer is zij verbonden aan de psychologische adviespraktijk

StroomQ. Voorheen werkte zij als lector arbeid & gezondheid aan de Hogeschool Rotterdam.

Carien Karsten promoveerde op de wijze waarop heroïneprostituees zich door het leven slaan. Na jarenlang werkzaam te zijn geweest in de verslavingszorg en geestelijke gezondheidszorg, richtte zij een eigen bedrijf op voor coaching, training en mediation. Zij schreef een groot aantal zelfhulpboeken waaronder het eerste Nederlandse boek over koopverslaving: Shoppen, de lust, het lijden en de lol (in 2008 in het Duits verschenen als *Kaufen ohne Ende*).

Drs. R. Kerssemakers studeerde sociale psychologie en is werkzaam bij de afdeling preventie van de Jellinek. Sinds de jaren tachtig van de vorige eeuw houdt Kerssemakers zich bezig met alcohol- en drugpreventie, preventie van hiv onder druggebruikers, gokbeleid, preventie van het gebruik van uitgaansdrugs en het aanwenden van internet voor preventie, zelfhulp en behandeling. Op dit vlak heeft hij meerdere publicaties op zijn naam.

H. Keizer is manager van de afdeling Preventie & Consultancy van Tactus Verslavingszorg en werkt al ruim 25 jaar binnen de verslavingspreventie. Hij is voorzitter van het Landelijk Steunpunt Preventie (LSP) hoofdenoverleg Verslavingspreventie. Medio 2007 werd hij tevens directeur van Tactive, een organisatie die internetbehandelingen onder andere op het gebied van verslavingszorg ontwikkelt.

Dr. G.-J. Meerkerk is senioronderzoeker bij het IVO te Rotterdam, houdt zich sinds 2000 bezig met onderzoek naar compulsief internetgebruik, in de volksmond ook wel aangeduid met de term internetverslaving. September 2007 mondde het onderzoek uit in een proefschrift getiteld *Pwned by the internet, explorative research into the causes and consequences of compulsive internet use*. Dr. Meerkerk houdt zich verder nog bezig met onderzoek naar andere vormen van gedragsverslaving en is naast onderzoeker ook coördinator van onderwijsprogramma's van het IVO.

R. van Meerten is al vanaf 1973 bekend met de verslavingszorg. In Delft was hij een van de eerste straathoekwerkers. In de jaren tachtig van de vorige eeuw begon hij in Rotterdam met de behandeling van primaire cocaïnegebruikers, waarbij hij intensief samenwerkte met psychiater Hans van Epen. In Columbia en de VS ervoer Van Meerten hoe cocaïnegebruik uit de hand kon lopen. Als een van de eersten begon hij in Nederland met een gedragsmatige aanpak die rekening hield met de werking van cocaïne op de neurotransmitters. Daarbij introduceerde hij de interventie 'time-out' in zijn behandeling. Vanaf 1995 tot 2000 zat hij voor Nederland in de Europese Federatie voor Professionals werkzaam in het drugsveld, ERIT geheten, en gaf hij door heel Europa trainingen over zijn behandelmethode. Tot 2007 zat Van Meerten in het bestuur van de Stichting Over de Brug, een laagdrempelige opvang voor drugsgebruikers, daklozen en psychiatrische patiënten. Deze stichting is inmiddels opgegaan in de Stichting Perspektief in Delft. Momenteel werkt hij als psychotherapeut bij GGz-Delfland.

Drs. A.L.W.M. Nabben is verbonden aan de UVA.

Dr. R.J.M. Niesink is universitair hoofddocent aan de faculteit Natuurwetenschappen van de Open Universiteit Nederland en senior wetenschappelijk medewerker bij het Trimbos-instituut.

Drs. E. Noorlander, psychiater, Delta Psychiatrisch Centrum.

Drs. R.J.Th. Rutten is al decennia actief als manager en bestuurder in de verslavingszorg. Hij is bestuursvoorzitter van TACTUS, een instelling voor verslavingszorg met tal van vestigingen in Overijssel, Gelderland en Flevoland. Rutten studeerde verpleegkunde, pedagogiek en arbeids- en organisatiepsychologie. Hij is als projectleider en als auteur actief op uiteenlopende terreinen als indicatiestelling, instrumentontwikkeling, verpleegkunde en zorgbeleid.

H.K.E. Vervaeke, Master of Science in de Biomedische Wetenschappen, is als onderzoeker verbonden geweest aan de (1) Universiteit van Amsterdam, Bonger Instituut, in het kader van de Netherlands XTC Toxicity Study (NeXT) en (2) het Drugs Informatie en Monitoring Systeem van het Trimbos Instituut. Voorts is ze freelancetrainer en geeft ze lezingen over ondermeer de werking van drugs in het brein. In september 2008 begint Hylke Vervaeke met de tweejarige masteropleiding Neuroscience aan de VU om zich verder te bekwamen in de hersenwetenschappen.

Dr. H. van Wilgenburg was tot 2002 hoofd van de afdeling Farmacologie van het Academisch Medisch Centrum van de Universiteit van Amsterdam. Hij is gespecialiseerd in de farmacologie van het zenuwstelsel. In dat kader heeft hij gepubliceerd over de farmacologie van verslavende stoffen, onder andere in het *Losbladig Handboek Verslaving*.

Nog regelmatig schrijft hij bijdragen voor *Verslaving: Tijdschrift over verslavingsproblematiek.*

Dr. M. Willemsen is psycholoog. Hij doet sinds 1990 onderzoek naar verschillende aspecten van tabaksverslaving en tabaksontmoediging. Eerst vanuit de Universiteit van Maastricht, waar hij bij de vakgroep Gezondheidsvoorlichting en -promotie promoveerde op een studie naar de effecten van stopprogramma's voor werknemers en sinds 1998 als Hoofd Onderzoek bij STIVORO voor een rookvrije toekomst, expertisecentrum op het gebied van tabaksontmoediging.

Register

2,5-dimethoxy-4-methylamphetamine (DOM) 377
2,5-dimethoxy-4-propylthiofenethylamine (2C-T-7) 378
2C-B 378
4-bromo-2, 5-dimethoxyfenethylamine (2C-B) 378

AA 554
aandachtstekortstoornis met hyperactiviteit (ADHD) 288
aanvullende behandeling 137
accijns 611
aceetaldehyde 73, 74, 77, 89
acetylcholine 401
acetylcholinereceptoren 175
ademalcoholgehalte 79
adenosine 282
ADH 73, 265
ADHD 288
afhankelijkheid 48, 131, 241, 275, 360
–, benzodiazepine 131
–, cannabis 360
–, lichamelijk 241
–, psychisch 241
–, xtc 275
aggregatie toxiciteit 236
agressie 274, 359
agressief gedrag 426
Albert Hofmann 305
alcoholdehydrogenase (ADH) 73, 265
alcoholhepatitis 85
alcoholist 531, 532
–, omgeving 532
–, ontkenning 531
alcoholonthoudingssyndroom (AOS) 560
alcoholpop 67
alcoholvergiftiging 80
Alexander Shulgin 246, 377

Algemene Plaatselijke Verordening (APV) 598
alkaloïde 102, 168
als-er-maar-principe 538
alternatieve nicotine delivery device 170
alvleesklierontsteking 86
amfetamine 408, 416
amfetaminesulfaat 224
ammonia 169
anabool middel 413
anadamide 41
anandamide 349
Angel dust 388
angstopwekkende campagne 184
anhedonie 464
Anonieme Alcoholisten (AA) 554
anorexia nervosa 480
antidiuretisch hormoon (ADH) 265
antipsychotische middelen 139
AOS 560
APV 598, 608
ASE-model 507
astma 179
atomoxetine 288
Atropa Belladonna (wolfskers) 400
atropine 401, 402
–, cocaïne 402
–, xtc 402
Attention-Deficit/Hyperactivity Disorder (ADHD) 288
automatisch proces 182
automatisering gedrag 473
axon 39
ayahuasca 380

bad trip 325
Banisteriopsis caapi 380
base 199
behendigheidsspel 435

beloningscentrum 37, 41
beloningsgedrag 239
beloningssysteem 92
bemoeizorg 579
benzedrine 224
benzodiazepine 131, 133
–, met alcohol 133
–, met drugs 133
beroerte 262
Beschikking casinospelen 614
best practice 522
bèta-2-agonist 414
bier 63
bierverordening 608
bigorexia 426
binge drinken 81, 85
blaster 67
bloedalcoholgehalte 79
bloeddoping 415
bloedsomloop 29
blokkeringshypothese 115
Blue Mystic 379
boulimia nervosa 480
brouwen 66
buprenorfine 122

cafeïne 416
cafeïnecapsule 281
cafeïnevergiftiging 283
cannabidiol (CBD) 340
cannabinoïde 340
cannabinoïde receptor 349
cannabinol (CBN) 340
cardiomyopathie 84
cardiovasculair risico xtc 262
casemanagement 579
casinospelen 441
cathinon 293
CBD 340
CBN 340
cerebrovasculaire accident (CVA) 262
CGT 475
chromosomale schade 323
chronisch obstructieve longziekten (COPD) 351
CIA 307
Claviceps purpurea 306
clusterhoofdpijn 333
coca-ethyleen 212
cocaïne 402, 416
cocaïneconcentratie 207

cocaïnedysforie 213
cocaïnegebruik 204
cocaïnehydrochloride 199
cocaplant 197
coffeeshop 339
coffeïne 279
cognitieve gedragstherapie (CGT) 475
cognitieve schade 353
colanoot 279, 282
combinatie MDMA SSRI 261
combinatietherapie 176
Community Reinforcement Approach (CRA) 564
compulsief internetgebruik 458
controleverlies 47
COPD 179, 351
cosmetische sporter 421
CRA 564
crack 199
craving 52, 491
CVA 262

Dantroleen 257
Datura 400
deeltijdbehandeling 564
deliranten 401
delirium tremens 87, 90
dendriet 39
depressie 269, 426
designer drug 20
detoxificatie 113, 217
dex-amfetamine 224
Diagnostic Statistical Manual (DSM-IV) 48
DIMS 605
dissociatief 389
distillatie 63, 65
disulfiram 75
DOM 377
doorlopende hulp 569
doornappel 400
dopamine 41, 175
dopamineheropnameremmer 208
dopamineniveau 474
doping 417, 418
–, alcohol 418
–, cannabinoïden 417
–, narcotica 417
dopinglijst 412
down regulation 43
Drank- en Horecawet 607

drinktest 581
Drugs informatie en Monitoring systeem (DIMS) 605
drugssterfte 256
drugsverslaafd 544, 548, 550
–, aids 548
–, hiv 548
–, infectieziekte 546
–, leefstijl 544
DSM-IV 48, 471
dubbeldiagnostiek 572

eetbuistoornis 480
eetlustremmer 282
efedrine 222, 284
egodissolutie 318
elektronische sigaret (e-sigaret) 170
EMDR 475
endocannabinoïden 349
energiedrankje 281
Enkelvoudig Verdrag 595
entactogeen 250
entheogeen 316
entheogene 23
enzym 32
enzymsysteem 74
ephedra 284
–, efedrine 284
–, Ma Huang 284
–, plant 284
–, pseudo-efedrine 284
ephedraverslaving 287
epo 414
ergot 305
erytropoëtine 414
e-sigaret 170
Ethanol 62
Ethylalcohol 62
Eye Movement Desensitisation and Reprocessing (EMDR) 475

familieleden drugsverslaafden 537
farmacotherapie 190
FAS 89
fenethylamine 369
fenethylaminen 222
flashback 325
foetaal alcoholsyndroom (FAS) 89
foezelalcohol 63
fosfodiësterase-remmer 298

gaba 41

GABA 76, 89, 90, 129
gamma-amino-boterzuur (GABA) 129
gastritus 85
gateway drug 359
gebit 270
gebruikerspatroon 208
gebruiksruimten 577
gedragsmatige counseling 191
geheugenprobleem 269
gen 42, 92
genetische doping 416
gereguleerde dosisreductie 136
ghrelin 483
Ginseng 300
gist 63
glutamaat 41, 76, 89, 90
Goede Vrijdag Experiment 308
gokkast 438
gokverslaving 450
guaranapoeder 282

halfsynthetisch preparaat 103
halfwaardetijd 33
Hallucinogen Persisting Perception Disorder (HPPD) 326
harm-reductionbehandeling 575
hart- en vaatziekten 178
hasjolie 342
herbal energizer 284
heroïne 123
heroïnegebruik
–, sociaal gevolg 111
heroïneverstrekking 576
hersenen 36
hersenonderzoek 473
hersenschade 267
house 245
HPPD 326
hulpverlener 540
–, houding 540
hyosciamine 401
hyperconsumptie 490
hyperthermie 256
hyponatriëmie 264

ibogaïne 386
illegale drug 536
immuunsysteem 355
informatiecampagne 184
Inrichting voor Stelselmatige Daders (ISD) 570
internetverslaving 459

–, klassieke conditionering   464
–, operante conditionering   464
–, prevalentie   459
–, preventie   466
interpersoonlijke therapie (IPT)   475
Interventiematrix   570
intoxicatie   107
IPT   475
ISD   570

Jan Bastiaans   331
joint   347, 364

kanker   87
kankerverwekkend   168
kater   77
ketamine   394
 –, antidepressivum   394
 –, psychotherapie   394
khat   223
K-hole   390
klinische behandeling   565
klinische detox   137
koolmonoxide   168, 178
koopverslavingstype   491
korsakovsyndroom   82
kortdurende klinische behandeling   566
Kougoed   297
kritiekstoornis   535

langzame afbouw   136
leefstijltraining   562
legalisatie   593
lever   32
levercirrose   86
leverschade   263
levo-amfetamine   224
lichte sigaret   169
longembolie   546
longkanker   177, 352
longklachten   545
loterij   438
lsd-behandeling   331
 –, alcoholverslaafd   331
lsd-geassisteerd   331
 –, psychotherapie   250, 331, 394
luchtwegschade   351, 363

Ma-Huang   222
MAO   234, 380

MAOI   261
MAO-remmers   380
massamediale voorlichting   184
MATE   557
MDA (3, 4-methyleendioxyamfetamine)   247
MDEA (3, 4-methyleendioxy-N-ethylamfetamine)   247
MDMA   246, 247, 249, 250
 –, posttraumatische stressstoornis   250
 –, psychotherapie   250
MDMA (3,4-methyleendioxymethamfetamine)   246
medicamenteuze behandeling   563
meeroken   180
mescaline   224
mesembrine   297
Meten van Addicties voor Triage en Evaluatie (MATE)   557
methadonverstrekking   114
methamfetamine   224
methylfenidaat   287
microdots   310
middelen   20, 21
 –, stimulerend   21
 –, verdovend   20
 –, waarnemingsveranderend   21
minimale interventiestrategie   189, 562
Minnesotamodel   567
model   53, 54, 55, 509
 –, aanvaardings-   55
 –, biopsychosociaal   54
 –, farmacologisch   54
 –, gedragstherapeutisch   54
 –, hersenziekte-   55
 –, medisch   54
 –, moreel   53
 –, persuasieve communicatie   509
 –, psychiatrisch   54
 –, sociaal   54
moederkoorn   306
monoamine   234
monoamine oxidase (MAO)   234
monoamine oxidase-enzym (MAO)   380
mono-amino-oxidase-inhibitor (MAOI)   261
motiverende gesprekstechniek   559
motiverende gespreksvoering   519
mout   66
mystieke ervaring   319

Nalmefene 494
naltrexone 124
narcolepsie 287
Native American Church 375
natural Viagra 300
nefron 33
neurotransmitter 39, 175, 473
nicotine 168, 175
 –, toxisch 168
nicotineafbraak 176
 –, cotinine 176
 –, genen 176, 181
nicotinespiegel 176
nier 33
NMDA antagonisten 391
noradrenaline 41
norefedrine 293
norpseudo-efedrine 293
nucleus accumbens 483

obesitas 485
obsessief-compulsieve stoornis (OCD) 333
OCD 333
Olympische Spelen 411
omgevingsrook 180
ontgiftingsverschijnsel 560
onthoudingsverschijnsel 51, 90, 107, 181
opiaatantagonist 104
opiaatreceptor 106
opiaatverslaving 111
 –psychiatrisch ziektebeeld 111
opiumwet 596
opportuniteitsbeginsel 596
orgaan 31
overdosis 109, 210
overdrachtsstof 39
overheidsregulering tabaksproduct 170
overlevingsgedrag 484
oververhitting 256
oxidatieve stress 268

papaver somniferum 101
papertrip 310
paracetamol 141
partydrug 252
PCP 388
peiling rookgedrag 172
Peyote 375
phenylcyclohexylpiperidine (PCP) 388

piperidine 287, 288
plantaardig 20
PMK 249
polyneuropathie 82
post-detoxificatiesyndroom 108
preventie 467, 500, 501, 503, 504, 505, 509, 513, 514, 520, 522
 –, beschermende factor 504
 –, communicatie 509
 –, effectief 522
 –, evidence-based 505, 520
 –, geïndiceerd 503
 –, kennis 520
 –, methode 513, 514
 –, primair 500
 –, risicofactor 504
 –, secundair 500
 –, selectief 501
 –, tertiair 500
 –, universeel 501
 –, voorlichting 514
 –, zorggericht 503
prikkeloverdracht 39
probleemdrinker 72
professionalisering methadonverstrekking 119
psilocine 312
psilocybine 312
psychiatrische stoornis 572
psychose 325, 354, 393
psychosociaal functioneren 457
psychotherapeutische interventie 130
psychotisch effect 332
Psychotria viridis 380

qathuis 295
qatverslaving 296

receptor 40
reclamecode 608
reconstituted tobacco 166
rhabdomyolysis 257
rijvaardigheid 274, 360
rimonabant 350, 486
ritalin 289, 290
 –, bijwerking 289
 –, misbruik 290
 –, verslaving 53, 288
roes 25
roken 189, 190
 –, behandeling 189
 –, effectieve therapievormen 190

–, farmacologische ondersteuning 190
–, minimale interventiestrategie 189
–, ondersteuning 189
rookloze tabak 174
rookopium 102
rookpreventieles 182
–, effectiviteit 182
rookverbod 187
rookvrije werkplek 181
ruwe opium 102

salicylisme 141
salvinorine A 398
Santo Daime 381
schizofrenie 332, 354, 393
scopolamine 401
screening 56
seksueel misbruik 485
seksuele stoornis 476
Serenity Tranquility Peace (STP) 377
serotonine 41, 254
serotonine-2A-agonist 321
serotonine-2A-receptor 375, 379, 383
serotonineheropnameremmer 254
serotoninereceptor 321
serotoninesyndroom 236, 260
serotoninetransporter 254, 267
set 21
setting 21
shooter 67
Sigmund Freud 197
Sint Antonius Vuur 306
slankheidscultuur 485
snelle detox 122
snus 174
sociaal angstig 465, 467
sociaalcognitieve theorie 510
SOGS 450
Spaanse vlieg 300
spacecake 348
speed 230
speedball 230
speltijd 440
stalken 478
stamwortgehalte 63
stepping stone 358
stereotype gedrag 231
STIVORO 185
stopcampagne 185
stoppen-met-roken campagne 185
stoppoging 189

STP 377
synthetisch preparaat 103
systeemtherapie 563

tabak 166, 168, 182
–, additief 168
–, lesprogramma 182
–, productie 166
tabakgebruik jongeren
tabaksepidemie 164
tabaksplant 165
tabaksverslaving
–, genen 181
Tabakswet 187, 612
Tabernanthe iboga 385
tadalafil 299
teer 168
terugval 540
terugvalpreventie 569
testosteron 413
tetrahydrocannabinol (THC) 340
TG 566
THC 340
THC-concentratie 342, 364
theïne 279
therapeutische gemeenschap (TG) 566
tijdsperceptie 317
Timothy Leary 308
tolerantie 50, 51, 241, 321
–, cyclisch 51
–, kruis 51
–, metabolisch 50
–, negatief 51
–, omgekeerd 51
–, weefsel 50
topsporters 423
trajectbegeleiding 579
transporter 40
transtheoretisch model 506
triage 557
tryptamine 371
tryptofaan 483
twaalfstappenmodel 554

up regulation 43
uurverlies 436, 450

vaporizer 364
vardenafil 299
verantwoord alcohol 78
verslaving

–, ontstaan 53
verslavingsgedrag 132, 527
–, uitingsvorm 527
verslavingskenmerken 472
verstandelijke beperking 574
vetlever 85
vetverbrander 282
vitamine B1 82
vliegenzwam 312
voorlichting 136, 514
vroeghulpinterventie 571
vroegsignalering 516

WADA 408
waterpijp 364
watervergiftiging 264
Wereld Anti-Doping Agentschap (WADA) 408
Wereld Anti-Doping Code 409
Wernicke/korsakovsyndroom 82

Wet op de kanspelen 613
Wet op de kansspelen 438
wetgeving drugsbeleid 598
wettelijke maatregel 186
wijn 64
wolfskers 400
wort 66

xtc 275, 402, 416

yaba 225
Yohimbine 300

zelfcontrole 182
zelfsignalering 517
zenuwstelsel 36, 39
zorgniveau 556
zuigtabak 174
zwaar drinken 72

Milton Keynes UK
Ingram Content Group UK Ltd.
UKHW051009061124
450709UK00001B/7

9 789031 350599